Ortopedia y Traumatología General

EDICIONES UNIVERSIDAD CATÓLICA DE CHILE
Vicerrectoría de Comunicaciones
Av. Libertador Bernardo O'Higgins 390, Santiago, Chile

lea.uc.cl

ORTOPEDIA Y TRAUMATOLOGÍA GENERAL
Jaime Paulos A., Jorge Vergara L., Sebastián Irarrázaval D., Mario Orrego L., editores

Julio 2025
ISBN 978-956-14-3453-0
ISBN digital 978-956-14-3457-8

Diseño y diagramación: versión productora gráfica SpA
Impresión: A Impresores

CIP - Pontificia Universidad Católica de Chile

Nombres: Paulos A., Jaime, editor.
Título: Ortopedia y traumatología general / Jaime Paulos A. [y otros] (editores).
Descripción: Santiago, Chile : Ediciones UC
Materias: CCAB: Traumatología - Manuales | Ortopedia - Manuales | Heridas y traumatismos.
Clasificación: DDC 617.1–dc23

Registro disponible en: https://buscador.bibliotecas.uc.cl/permalink/56PUC_INST/vk6o5v/alma997669438403396

FACULTAD DE MEDICINA

Ortopedia y Traumatología General

Jaime Paulos A.
Jorge Vergara L.
Sebastián Irarrázaval D.
Mario Orrego L.
(editores)

EDICIONES UC

TABLA DE CONTENIDO

AGRADECIMIENTOS

Este libro es el testimonio de un trabajo en equipo que numerosas personas hicieron posible, siguiendo la visión colaborativa que el Dr. Fortune habría imaginado. Hemos visto la convergencia del aprendizaje y la colaboración entre diversos estamentos: estudiantes e internos de Medicina, residentes de Traumatología, traumatólogos en etapas de formación de *fellowship*, así como traumatólogos y kinesiólogos consolidados, todos unidos por su vínculo con el Departamento de Ortopedia y Traumatología de la Pontificia Universidad Católica de Chile.

Quisiéramos expresar nuestro reconocimiento especial a los ilustradores. Su colaboración estrecha con los traumatólogos ha sido crucial, permitiéndoles materializar conceptos y procedimientos de manera excepcional en las páginas de este libro. Su talento no solo ha logrado complementar nuestros textos, sino que también ha enriquecido enormemente la experiencia de aprendizaje de nuestros lectores.

La creación de este libro se ha convertido en un testimonio excepcional de la importancia que reside en la colaboración generosa, demostrando cómo el esfuerzo conjunto puede consolidarse en logros sobresalientes. Es por esto que queremos expresar nuestra más sincera gratitud hacia todas las personas involucradas en este libro, cuyo apoyo y dedicación han sido indispensables y profundamente apreciados.

Ilustradores(as) (en orden alfabético):

María Jesús Echeverría
Carmen María Echeverría
Isabel Guerrero
Daniel Irarrázaval

Coautores (en orden alfabético):

Arturo Meissner
Rodrigo Menchaca
Davor Miranda
Pablo Moreno

Internos(as)/residentes/fellows (en orden alfabético):

Joaquín Ananías
Santiago Arze
Francisca Belmar
Diego Carrillo
Valentina Cox
Jorge Faundez
Montserrat Lemus
María Ignacia Morales
Pablo Moreno
Gonzalo Muñoz
Rocío Márquez
Arturo Meissner
Rodrigo Menchaca
Francesca Möller
Irini Nicolaides
Alejandra Núñez
José Antonio Jordán
Annette Madison
Davor Miranda

María José Poblete
Catalina Pavez
María José Ramírez
Felipe Rouret
Andrés Rosenbaum
Cristián Ruz
Joaquín Sharp
Andrés Schneider
Françoise Servanti
María Jesús Santander
Clara Schulze
Javier Ortiz

Traumatólogos(as) (en orden alfabético):

Pedro Pablo Amenábar
Philipp Anwandter
Francisco Bengoa
Eduardo Botello
Jorge Briceño
Claudio Calvo
Mauricio Campos
Jorge Filippi
Felipe Hodgson
Angélica Ibáñez
Sebastián Irarrázaval
Luis Irribarra
Ianiv Klaber
Rodrigo Liendo
Gino Martínez
Pablo Mery
Sebastián Mobarec
Mario Orrego
Jaime Paulos
Paula Pino
Juan Ritz
Javier Román
Daniel Schweitzer
Francisco Soza
Esteban Urrutia
Julio Urrutia
Rafael Vega
Jorge Vergara
Andrés Villa
Tomás Zamora

Kinesiólogos(as):

Javiera Fuentes
Gustavo Torres

PRÓLOGO

En esta tercera edición del libro *Ortopedia y traumatología general* de la Facultad de Medicina de la Pontificia Universidad Católica de Chile se aborda la necesidad de expresar los cambios que se han ido produciendo en los últimos veinte años, especialmente por el desarrollo de nuevas técnicas de diagnóstico, en específico de imágenes, y la tendencia a favorecer los tratamientos quirúrgicos sobre los tratamientos conservadores u ortopédicos. Sin embargo, los principios fundamentales siguen siendo válidos y las decisiones terapéuticas estarán determinadas por el ambiente médico quirúrgico en que se trabaje.

De todas maneras, es un texto dirigido a los alumnos de pregrado de Medicina y profesiones afines, médicos generales y especialistas que se inician en esta gran especialidad de la medicina que se preocupa de las enfermedades del aparato locomotor.

Una de las dificultades que enfrentan los alumnos al introducirse en la patología del aparato locomotor es encontrarse con voluminosos textos de la especialidad que no dan tiempo para su estudio en el currículo de las escuelas de medicina y, por otra parte, la gran frecuencia con que el médico general se enfrenta a esta patología y que debe conocer, tratar en su etapa de urgencia y conocer el devenir de esta patología, pues la importancia de su diagnóstico y tratamiento inicial será determinante en muchas ocasiones del resultado final.

Este texto es expresión de las enseñanzas del profesor Dr. Juan Fortune H., quien dedicó su vida profesional a sus alumnos y a la enseñanza de la ortopedia y traumatología en nuestra Escuela de Medicina.

Dr. Jaime Paulos
Profesor titular
Facultad de Medicina
Pontificia Universidad Católica de Chile

CAPÍTULO 1

GENERALIDADES EN ORTOPEDIA Y TRAUMATOLOGÍA

Mario Orrego y Jorge Vergara

Resumen

El origen de nuestra especialidad se remonta a los albores de la medicina, en los que, desde un comienzo, hubo especial interés por enfrentar a pacientes con patología músculo-esquelética. Esto ha permitido un constante desarrollo y perfeccionamiento de esta disciplina, siendo hoy en día una de las principales áreas de desarrollo dentro de los servicios de la salud.

La ortopedia y traumatología es la especialidad médica que se dedica al diagnóstico, tratamiento, rehabilitación y prevención de enfermedades y lesiones del aparato locomotor. Esta especialidad tiene sus raíces en la antigüedad, desde médicos en civilizaciones como Egipto y Grecia hasta avances médicos durante las guerras y la aparición de tecnologías como los rayos X, anestesia, técnicas quirúrgicas e implantes.

El aparato locomotor se compone de los sistemas osteoarticular, músculo-tendinoso y neurovascular. Las patologías que pueden afectarlo se categorizan en degenerativas, inflamatorias, tumorales, metabólicas y traumáticas.

Por último, se entrega una breve referencia a algunos términos o definiciones frecuentemente utilizados en la especialidad.

INTRODUCCIÓN

La ortopedia y traumatología es la especialidad de la medicina que se encarga del diagnóstico, tratamiento no quirúrgico (conservador) o quirúrgico, rehabilitación, prevención e investigación de las patologías del aparato locomotor.

El término "ortopedia" deriva del griego orthos (derecho) y paidos (niño). Fue acuñado por primera vez en 1741 por Nicholas Andry, quien publicó el primer libro de cirugía ortopédica llamado L' Orthopédie en el que enseñaba diferentes métodos para prevenir y tratar las deformidades de los niños. Desde esa época la imagen del árbol de Andry se ha convertido en el símbolo de esta especialidad [Figura 1.1].

Ya en Egipto, Grecia (con Hipócrates) y otras culturas milenarias los médicos tenían que encargarse de las lesiones traumáticas como heridas, fracturas y luxaciones. Fueron los romanos quienes, debido a sus múltiples campañas militares, subdividieron por primera vez la medicina en especialidades. Así fue como aparecieron los cirujanos, quienes se encargaron de curar a los gladiadores y acompañar a las legiones en sus conquistas (Galeno de Pérgamo).

Posterior a la Edad Media resurgió con fuerza la ciencia y el estudio de la anatomía, siendo esta última la herramienta fundamental para el ejercicio y desarrollo de nuestra especialidad. En el siglo XVII aparece Ambroise Paré quien comienza a tratar lesiones graves de extremidades sin realizar amputaciones. De ahí en adelante las grandes guerras y el avance científico y tecnológico como los rayos X, la anestesia y antibióticos

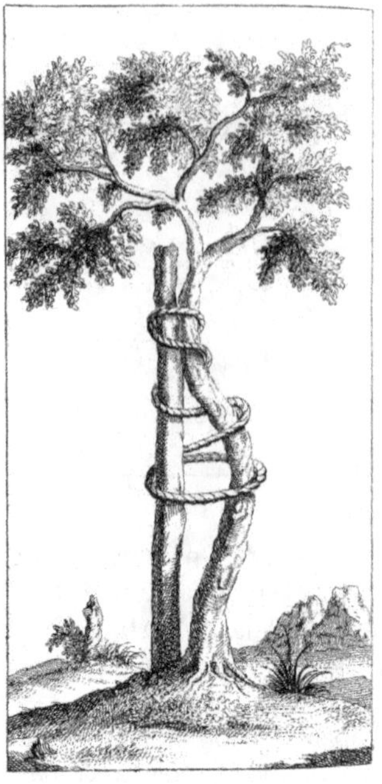

Figura 1.1. Árbol de Andry, símbolo de la ortopedia, en la portada del libro "Orthopédie" (Nicholas Andry de Bois-Regard, 1741).

permitieron consolidar los tratamientos basados en la cirugía. Progresivamente fueron apareciendo grupos de médicos "traumatólogos", independientes de los cirujanos, lo que llevó a formar sociedades científicas específicas de "ortopedia y traumatología" en distintas partes del mundo (Alemania 1901, Francia y Reino Unido 1918, Estados Unidos 1933, Chile 1949).

Con el éxito derivado del tratamiento quirúrgico de las fracturas por los alemanes en la Primera Guerra Mundial (Gerhard Küntscher), la aparición de los reemplazos articulares en Inglaterra durante los años cincuenta (John Charnley) y la artroscopia en Japón (Kenji Takagi y Masaki Watanabe), nuestra especialidad ha experimentado un crecimiento explosivo en las últimas décadas. Se estima que la patología del aparato locomotor corresponde hoy en día al 20% de las consultas médicas a nivel mundial y al 25% de los procedimientos diagnósticos y terapéuticos.

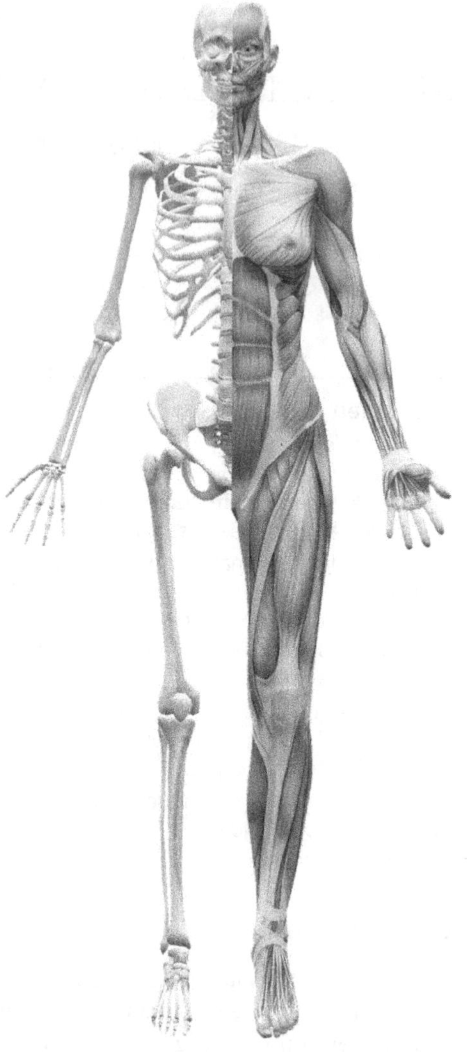

Figura 1.2. Sistema osteoarticular y músculo-tendinoso, dos de los tres sistemas que componen el aparato locomotor.

DEFINICIÓN DEL APARATO LOCOMOTOR

El aparato locomotor está compuesto por un conjunto de sistemas que se pueden agrupar de distintas maneras. Para efectos didácticos lo dividiremos en tres sistemas: osteoarticular, músculo-tendinoso y neurovascular [Figura 1.2].

Sistema osteoarticular

Formado por hueso y cartílago, entrega el soporte mecánico básico al organismo, protege estructuras nobles y permite el movimiento. Las funciones del tejido óseo son:

1. estructura mecánica y protección de órganos,
2. homeostasis y metabolismo del calcio, y
3. hematopoyesis

Se puede dividir en esqueleto axial (cráneo, columna vertebral, costillas y esternón) y esqueleto apendicular (cintura escapular, cintura pelviana y los que constituyen las cuatro extremidades) [Figura 1.3].

Las articulaciones son las encargadas de facilitar los movimientos. Existen diferentes tipos, los cuales entregan rangos y direcciones de movimiento específicos. Las articulaciones sinoviales (diartrosis) son las que poseen mayor rango de movimiento articular y están formadas por el cartílago articular (hialino) que recubre la epífisis de las estructuras óseas adyacentes, la membrana sinovial, el líquido sinovial y una cápsula articular fibrosa. La cápsula, en conjunto con los ligamentos, permite estabilizar las articulaciones, evitando la pérdida de su congruencia. Algunas articulaciones cuentan con estructuras blandas que ayudan a mejorar la congruencia, como meniscos, rodetes (labrum)

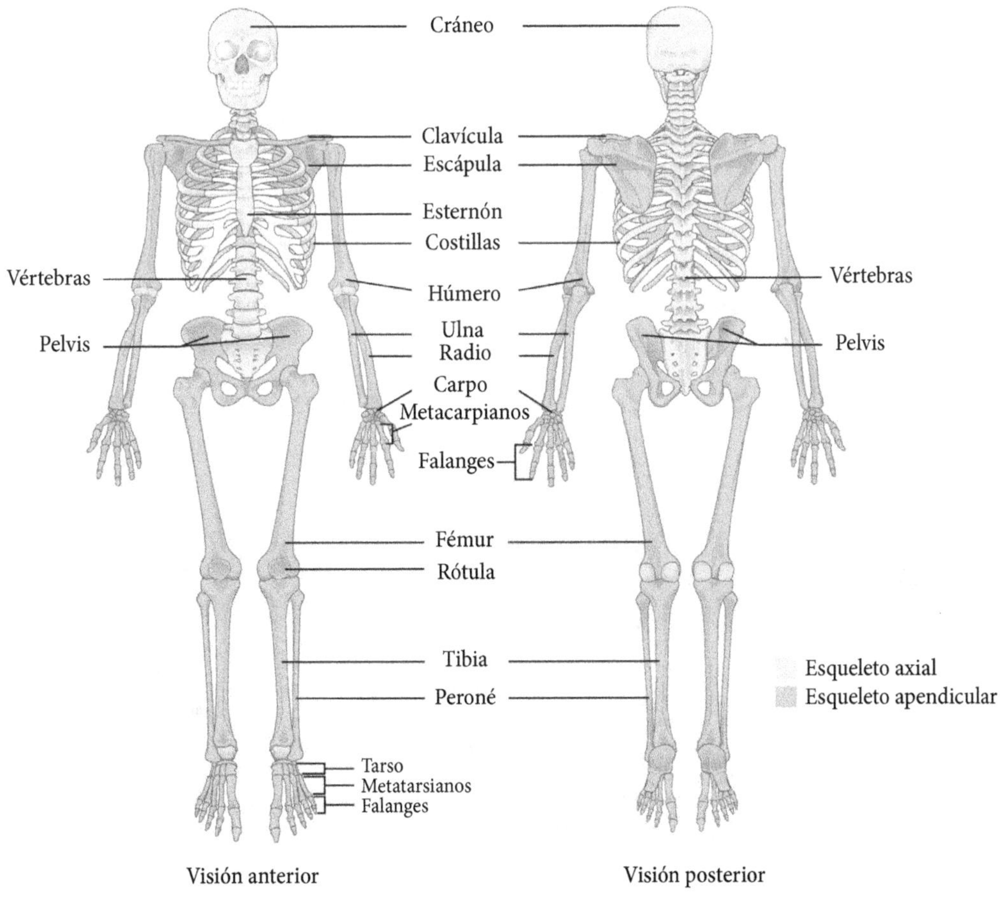

Figura 1.3. Esqueleto axial (gris claro) y apendicular (gris oscuro).

y discos intervertebrales. También existen articulaciones no sinoviales, en las que los huesos se unen por tejido fibrocartilaginoso y tienen un mínimo rango de movimiento articular. Por ejemplo: suturas craneanas (sinartrosis) o espacios intervertebrales (anfiartrosis) [Figuras 1.4 a 1.6].

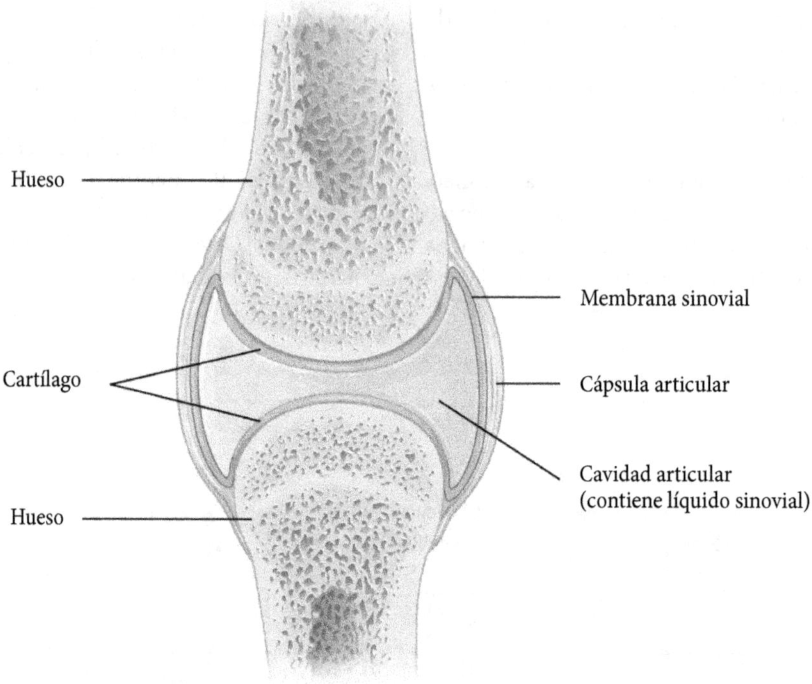

Figura 1.4. Articulación sinovial (diartrosis).

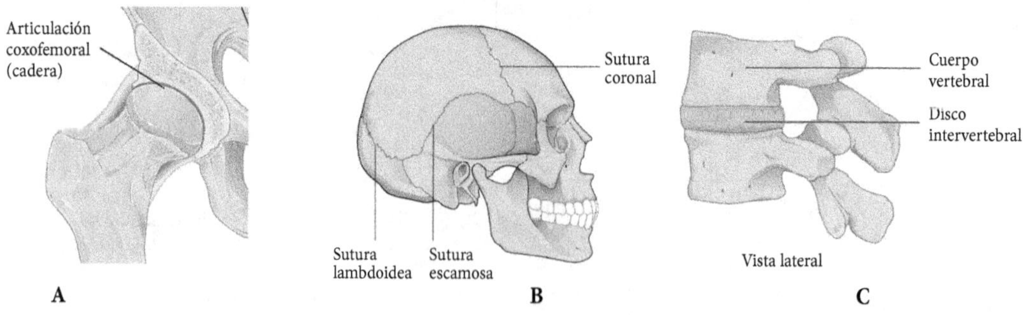

Figura 1.5. Ejemplos de tipos de articulaciones, en orden de rangos de movimiento de mayor a menor: A. Diartrosis; B. Sinartrosis; C. Anfiartrosis.

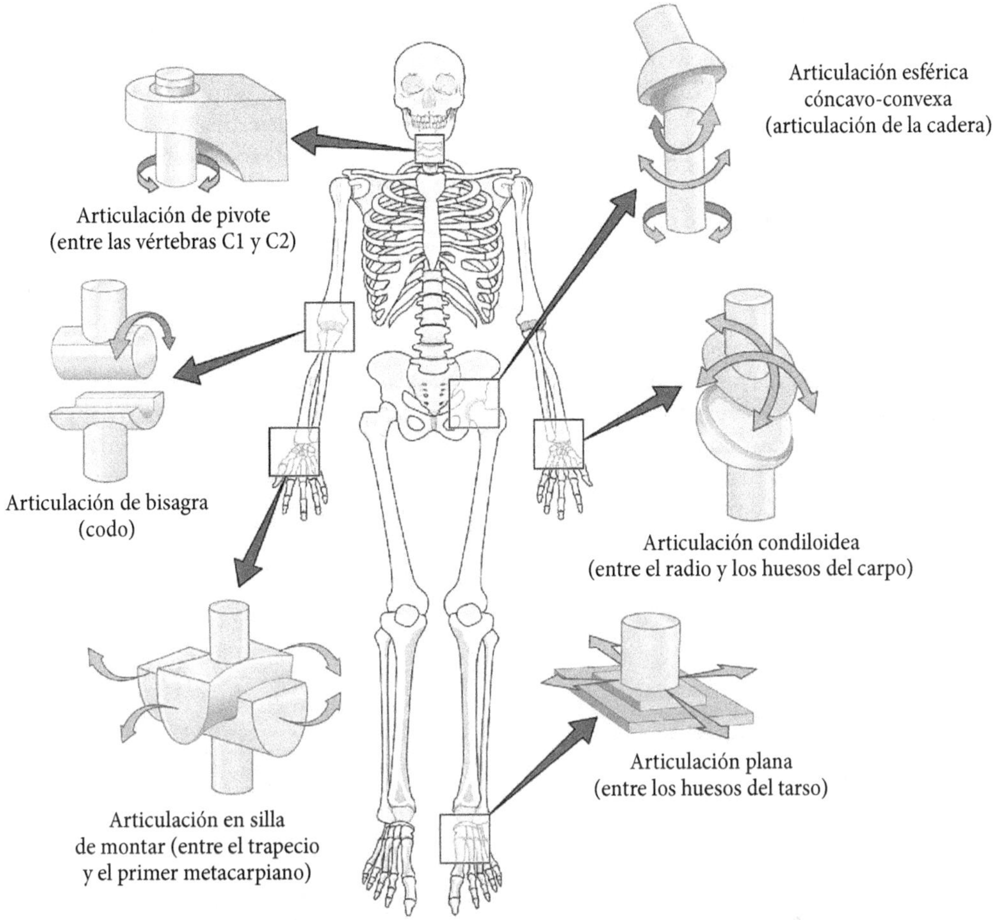

Figura 1.6. Tipos de articulaciones sinoviales.

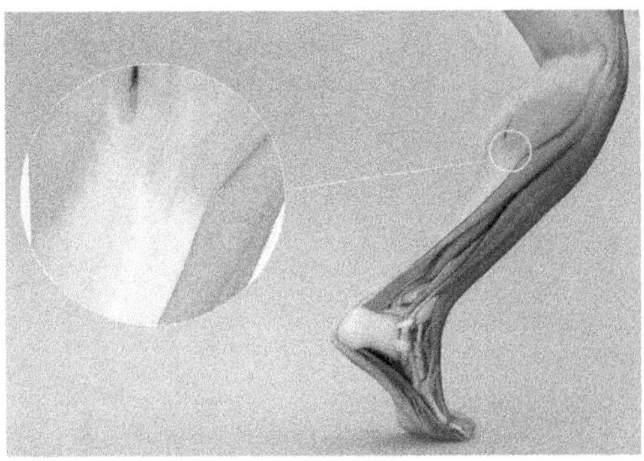

Figura 1.7. Ejemplo de tendón: porción proximal de tendón aquiliano, el cual une a los músculos gastrocnemios con el hueso calcáneo.

Sistema músculo-tendinoso

Está formado por el músculo-esquelético y tendones. Es el encargado de producir el movimiento del aparato locomotor [Figura 1.7].

Sistema neurovascular

Permite la irrigación, drenaje e inervación de las estructuras del aparato locomotor.

Estructura del tejido óseo

La estructura del tejido óseo puede dividirse en microscópica y macroscópica.

Microscópica

- Hueso cortical o compacto: es el tejido que soporta la mayor cantidad de carga del esqueleto y corresponde a 80% del esqueleto, concentrándose en la superficie de los huesos, con su máximo grosor en los huesos largos. Es compacto, organizado en los sistemas de Havers u osteonas (unidades anatómicas y funcionales del tejido óseo). Su estructura está orientada en dirección a las líneas de estrés [Figura 1.8].
- Hueso esponjoso o trabecular: es menos compacto y más elástico que el hueso cortical, con mayor tasa de recambio, ubicándose en los huesos largos adyacente al hueso cortical. No contiene verdaderas osteonas, sino que está formado por laminillas dispuestas en un encaje irregular de finas placas de hueso llamadas trabéculas. Presenta una mayor orientación que el hueso cortical según las líneas de estrés y es reservorio de médula ósea roja y, por lo tanto, de hematopoyesis en los adultos [Figura 1.9].

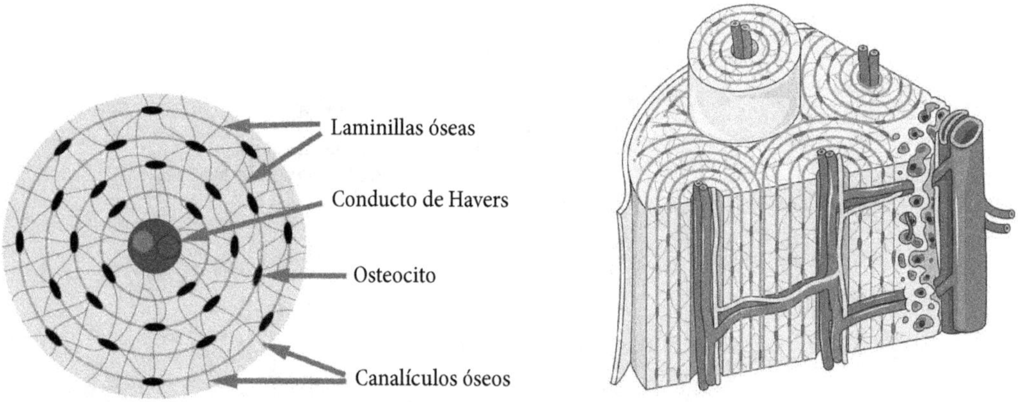

Figura 1.8. Sistema de Havers u Osteona: representación en corte axial (izquierda) y representación tridimensional (derecha).

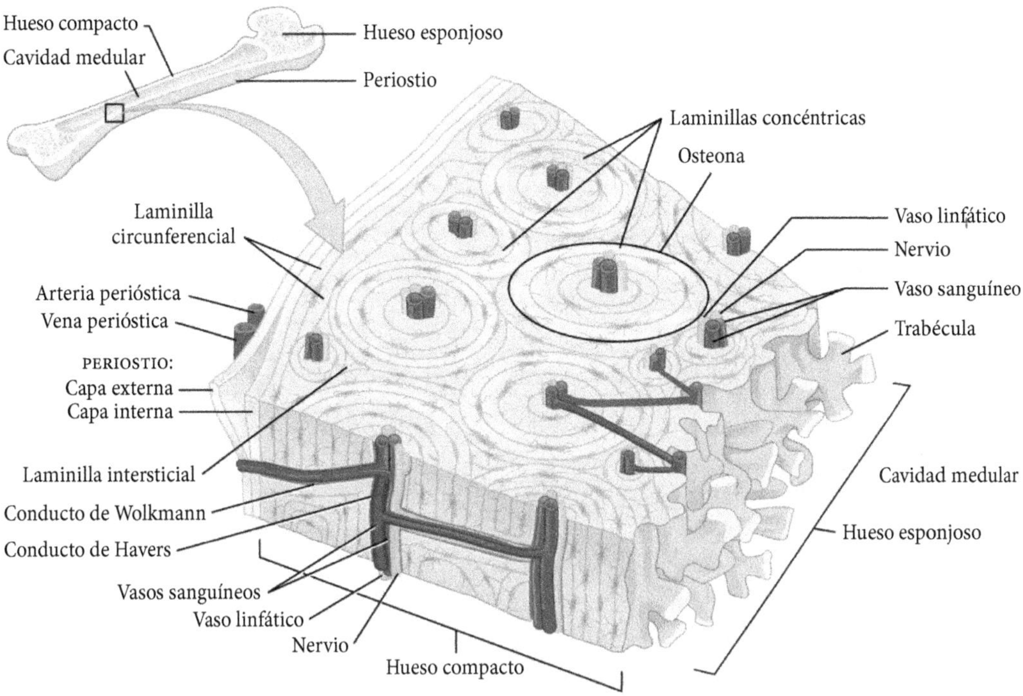

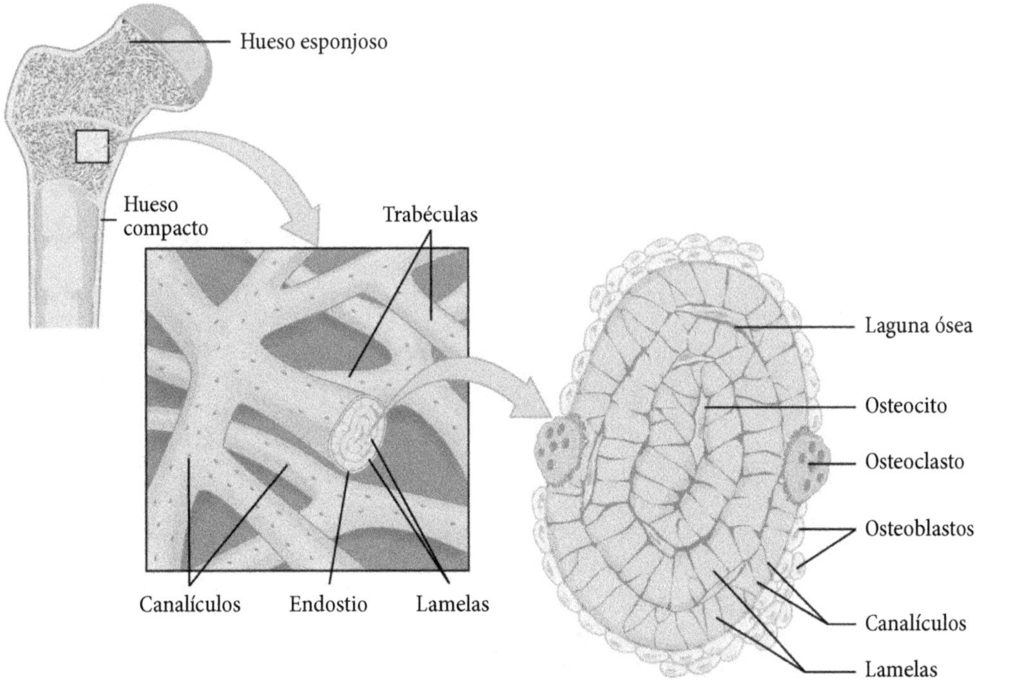

Figura 1.9. Diferencias en la microestructura entre el hueso cortical o compacto (superior) y hueso esponjoso o trabecular (inferior).

Macroscópica

Los huesos se diferencian según su morfología en los siguientes tipos [Figura 1.10]:

- largos: largo es mayor de ancho; ej.: fémur.
- cortos: largo es similar a ancho; ej.: huesos del carpo.
- planos: muy escaso hueso esponjoso, ej.: escápulas y clavículas.
- irregulares: no se pueden agrupar en los anteriores; ej.: vértebras.
- sesamoídeos: integrados a un tendón; ej.: rótula.

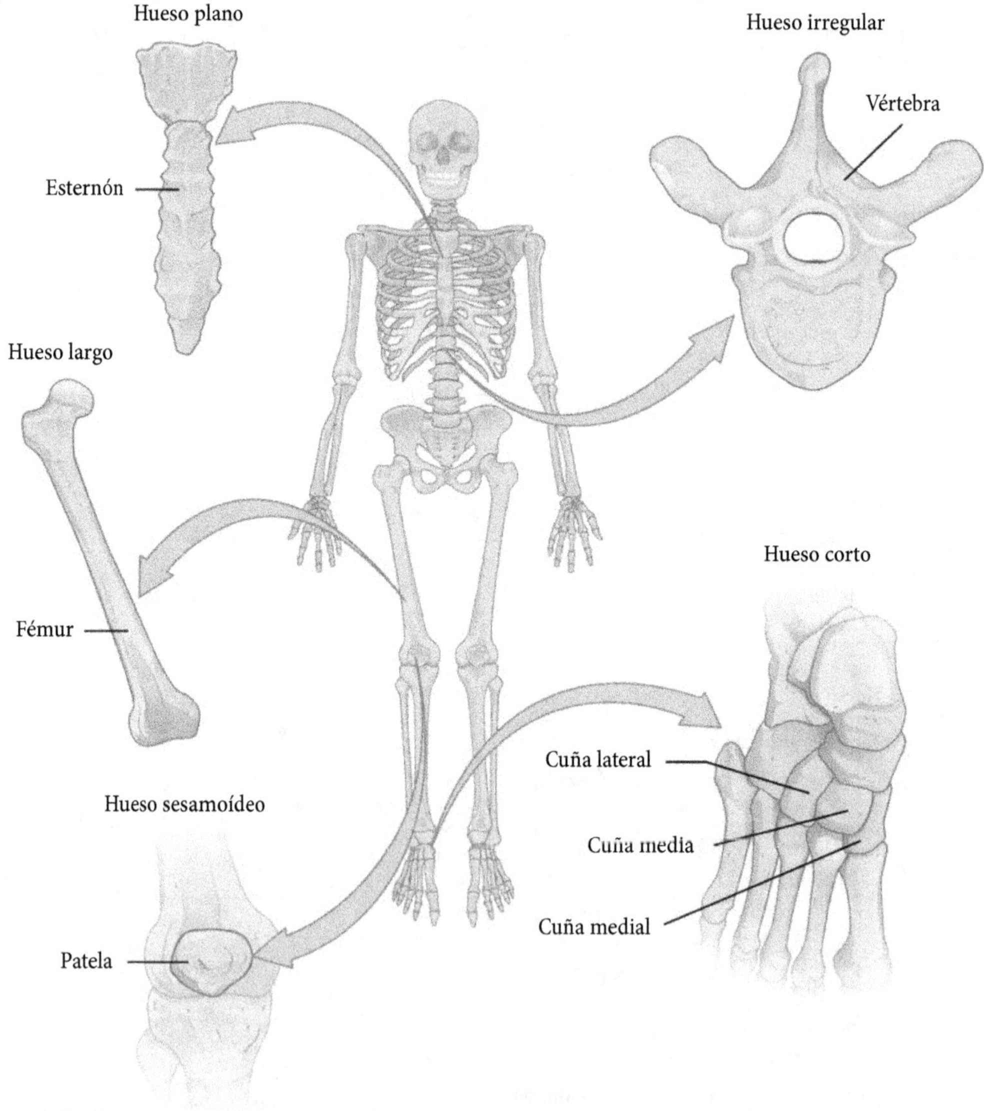

Figura 1.10. Tipos de huesos. © CC BY 4.0..

A su vez, los huesos largos presentan 3 zonas anatómicas distintivas [Figura 1.11]:

- diáfisis: zona central que abarca la zona cilíndrica del centro del hueso, predominantemente hueso cortical. No tiene un límite definido con la metáfisis, pero se considera diáfisis hasta la transición en que se produce el ensanchamiento progresivo del hueso y comienza a predominar el hueso esponjoso.
- metáfisis: zona intermedia, desde la fisis (cartílago de crecimiento en los niños) o línea epifisaria (fisis cerrada en los adultos) hasta la diáfisis.
- epífisis: zona de los extremos, desde la fisis o línea epifisaria hasta los extremos del hueso, cubierto habitualmente por cartílago articular.

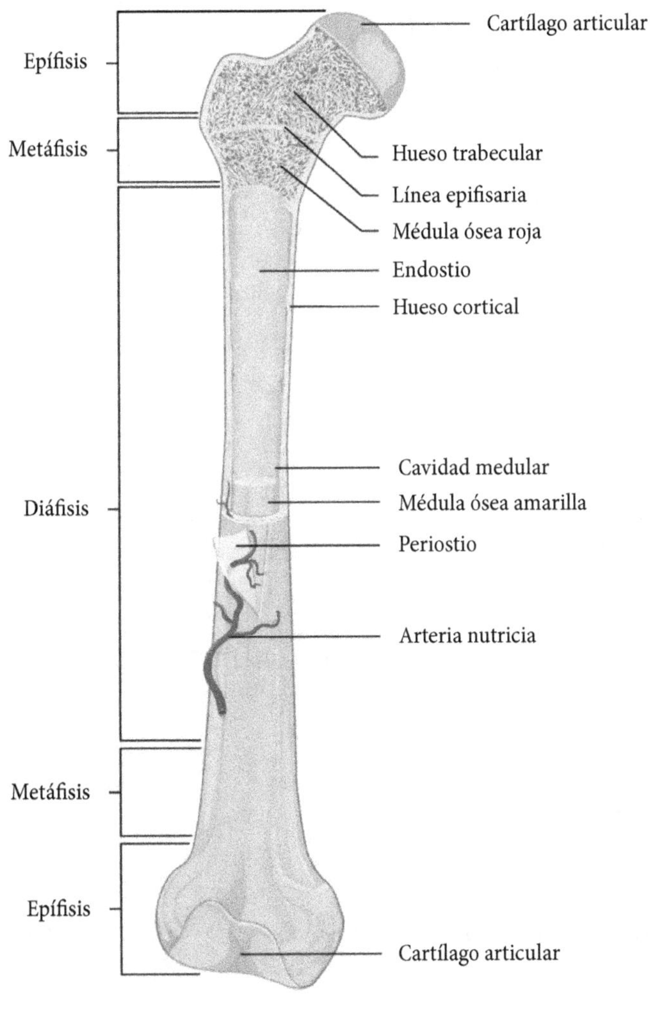

Figura 1.11. Estructura macroscópica de un hueso largo (fémur).

PATOLOGÍAS DEL APARATO LOCOMOTOR

A grandes rasgos, el aparato locomotor es susceptible de sufrir patologías de diferentes etiologías, clasificándose en degenerativas, inflamatorias, infecciosas, tumorales, metabólicas y traumáticas. A continuación, se describen sus características principales.

Degenerativas

La artrosis corresponde al fenómeno de daño y destrucción progresiva del cartílago articular con cambios secundarios en el hueso adyacente y que termina afectando todos los componentes de la articulación, incluidas también partes blandas como la membrana sinovial, meniscos, labrum, cápsula y músculos periarticulares. En la literatura anglosajona se le conoce como osteoartritis, y en el caso particular de la columna vertebral recibe el nombre de espondilosis. La artrosis puede ser primaria (en la cual su etiología es principalmente genética) o secundaria (a factores mecánicos, trauma, deformidades, sobrepeso y a otras artritis) [Figura 1.12].

Inflamatorias

La artritis corresponde a una inflamación de una articulación, ya sea de origen degenerativo, inmunológico, metabólico o infeccioso.

También pueden inflamarse tendones, bursas, músculos, denominándose tendinitis, bursitis o miositis respectivamente.

Tumorales

El aparato locomotor, incluidos todos sus componentes y no solo el hueso, puede presentar patología tumoral, ya sea benigna o maligna, de origen primario o, con mayor frecuencia, secundario a metástasis, sobre todo en el esqueleto axial.

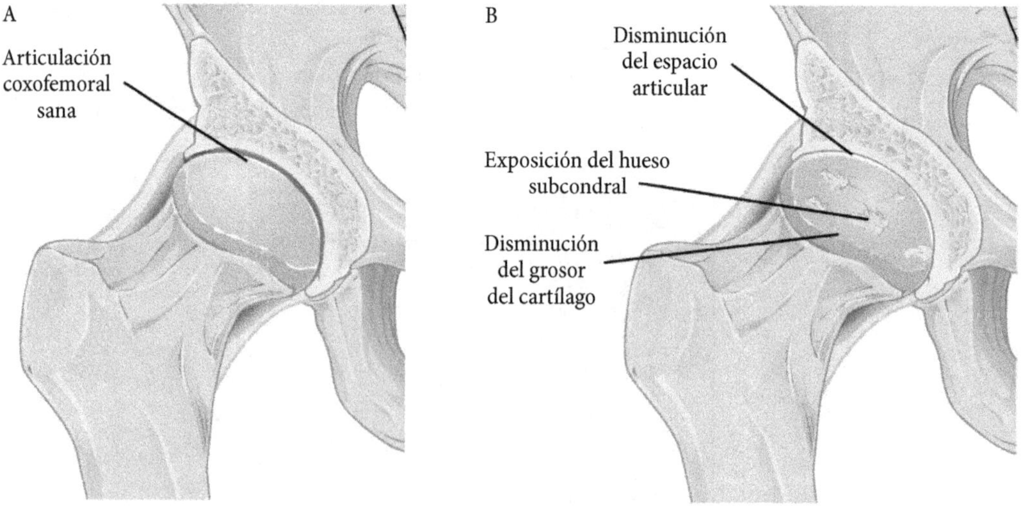

Figura 1.12. Articulación coxofemoral (cadera) sana (A) y con artrosis (B).

Metabólicas

A nivel óseo la mayoría de estas enfermedades tiene un sustrato endocrino, a partir del que la afectación del metabolismo del calcio y fósforo influye directamente en las características histopatológicas del hueso, lo que puede llegar a comprometer o alterar su resistencia y crecimiento. La enfermedad más común es la osteoporosis (enfermedad crónica que compromete la resistencia de la estructura del hueso, generalmente por disminución de su densidad) pero se incluyen muchas otras, por ejemplo:

- raquitismo: mineralización deficiente en el cartílago de crecimiento.
- osteomalacia: mineralización deficiente de la matriz ósea.
- osteodistrofia renal: cambios en el metabolismo y estructura ósea secundarios a enfermedad renal crónica.
- enfermedad de Paget: trastorno focal del metabolismo óseo, con crecimiento excesivo del hueso en uno o varios sitios asociado a integridad deteriorada del hueso afectado.

A nivel articular se debe recordar las artropatías por cristales, como gota (urato de sodio) y condrocalcinosis o pseudogota (pirofosfato de calcio).

Traumáticas

Las lesiones traumáticas tienen distintas denominaciones según el tejido que afectan, por ejemplo:

- músculos: desgarro muscular.
- tendones: roturas tendinosas.
- ligamentos: esguinces.
- articulaciones: luxaciones.
- hueso: fracturas.

Estas lesiones son abordadas con mayor profundidad en sus capítulos respectivos.

Otras definiciones de uso frecuente

- Anquilosis: corresponde al desarrollo de una articulación rígida secundaria a un proceso patológico. Una artrodesis, en cambio, corresponde a la fijación quirúrgica de una articulación [Figura 1.13].

A B

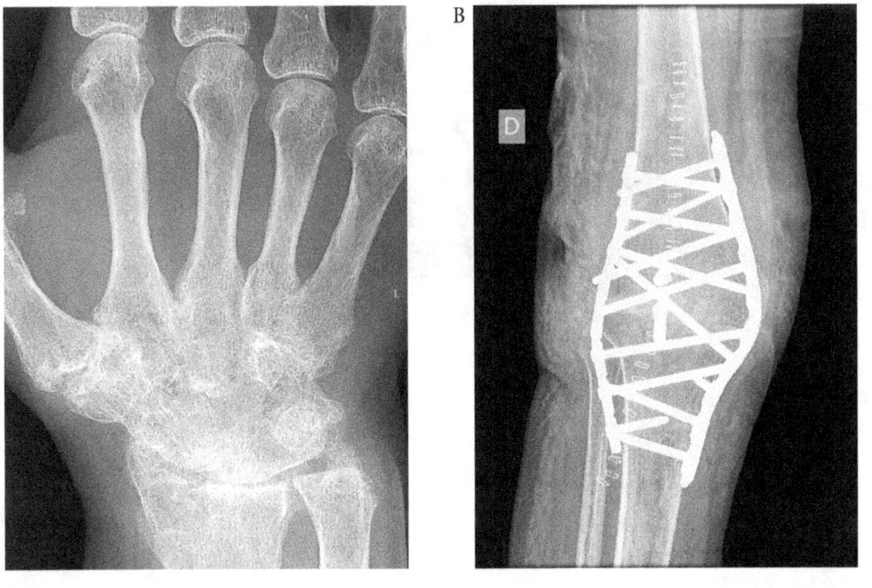

Figura 1.13. A. Anquilosis del carpo secundaria a artritis reumatoidea. B. Artrodesis de rodilla.

- Artroplastia: corresponde a la reconstrucción quirúrgica o reemplazo de una articulación. Por ejemplo, la artroplastia de cadera consiste en el reemplazo de la articulación coxofemoral [Figura 1.14].
- Osteosíntesis: corresponde a la unión quirúrgica de los fragmentos de un hueso mediante elementos (en general, metálicos) diversos (tornillos, placas, clavos endomedulares, etc.) [Figura 1.15].
- Infecciones: dentro de las infecciones que pueden afectar al aparato locomotor se identifican las infecciones articulares (denominadas artritis sépticas) u óseas (denominadas osteomielitis).
- Fragilidad ósea: se refiere a la disminución de la resistencia mecánica del tejido óseo secundario a distintas patologías (ejemplos: patologías metabólicas y tumorales) [Figura 1.16].

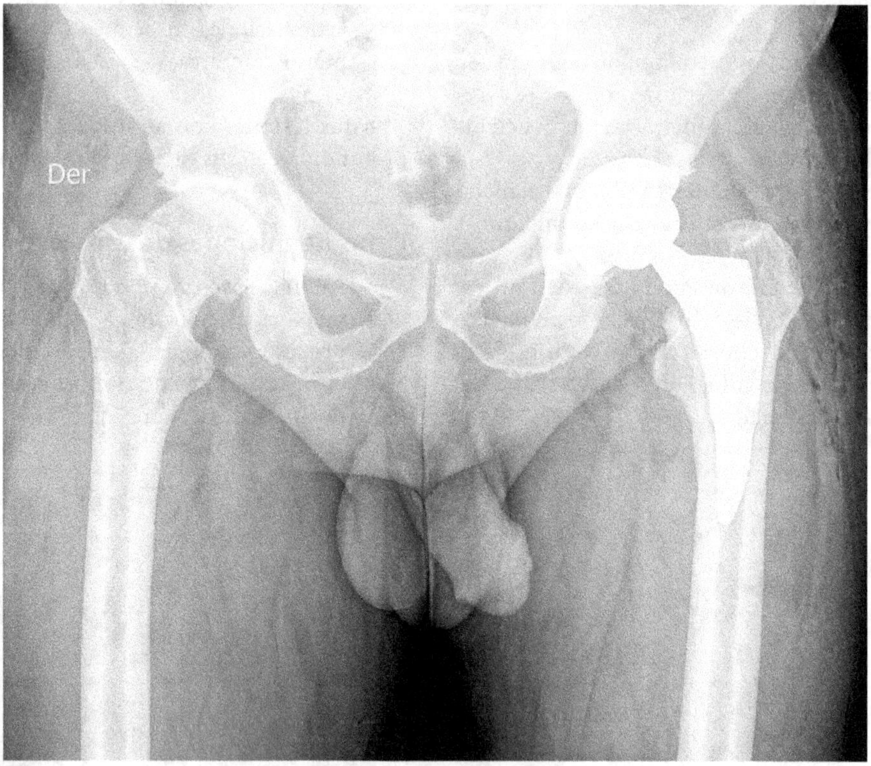

Figura 1.14. Artroplastia total de cadera izquierda.

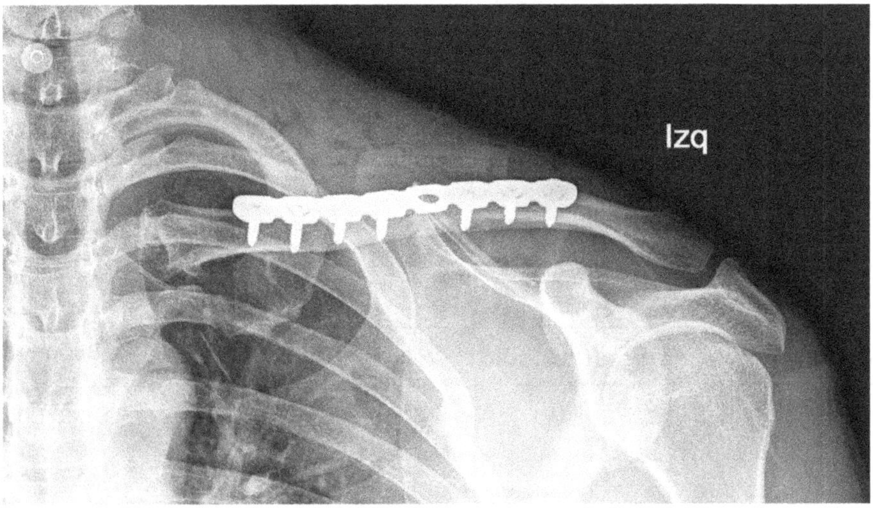

Figura 1.15. Osteosíntesis para fractura de clavícula utilizando una placa con tornillos.

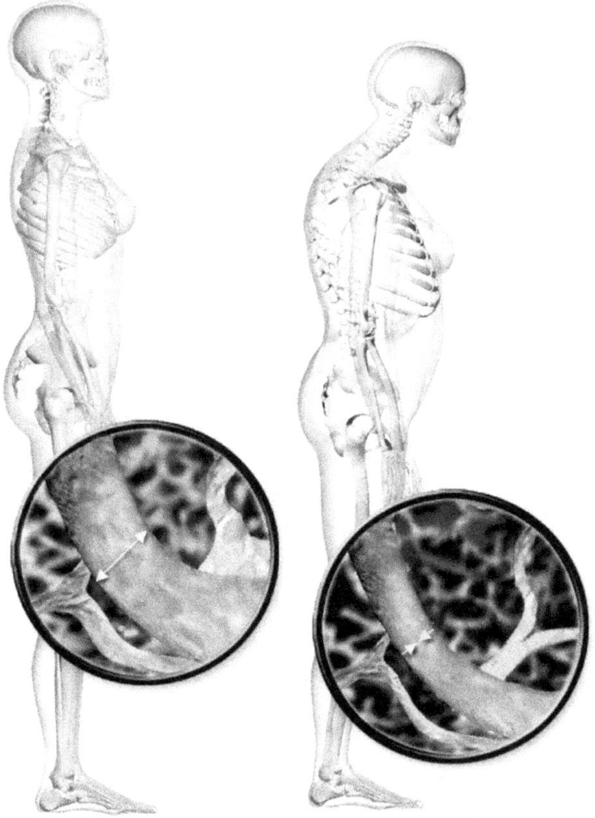

Figura 1.16. Fragilidad ósea secundaria a osteoporosis, en la cual se observa un deterioro de la microarquitectura del tejido óseo.

PUNTOS CLAVE

- La práctica de la ortopedia y traumatología es muy antigua y ha tenido grandes avances en los últimos años haciéndola una especialidad fundamental en la práctica médica.
- El aparato locomotor es base de múltiples patologías, por lo que se requiere de un adecuado conocimiento de la anatomía y un enfrentamiento integral del paciente para una buena resolución de los casos.
- Existen muchos términos y definiciones propios de esta especialidad que son utilizados con frecuencia y que, por lo tanto, deben ser conocidos.

Preguntas y ejercicios de autoestudio

- ¿De qué se encarga la especialidad de ortopedia y traumatología dentro de la medicina?
- Haga una breve reseña de la historia de la ortopedia y traumatología.
- Defina y describa el aparato locomotor y sus principales patologías.
- Mencione algunos términos y definiciones frecuentemente utilizados en la especialidad.

CAPÍTULO 2

APROXIMACIÓN CLÍNICA Y SEMIOLOGÍA DEL APARATO LOCOMOTOR

Paula Pino, Rodrigo Menchaca y Santiago Arze

Resumen

Para diagnosticar y tratar patologías del aparato locomotor, es crucial una adecuada aproximación clínica basada en una detallada anamnesis y examen físico, complementados por pruebas específicas según la sospecha diagnóstica. El entendimiento de la anatomía es fundamental, por lo que las imágenes y exámenes de laboratorio son herramientas valiosas en la confirmación diagnóstica.

La especialidad de la ortopedia y traumatología se beneficia de una rica semiología, y el correcto proceso diagnóstico y terapéutico conlleva una clara comunicación con el paciente.

Los exámenes complementarios como las radiografías, ecografías, tomografías y resonancias magnéticas ofrecen una visión detallada de posibles lesiones y pueden llegar a ser muy útiles en la medida en que se soliciten buscando responder preguntas específicas. Los exámenes de laboratorio ayudan a determinar la presencia de procesos inflamatorios o infecciosos. La interpretación de ambos siempre debe realizarse con base en el cuadro clínico en estudio.

INTRODUCCIÓN

La especialidad de ortopedia y traumatología se caracteriza por contar con una rica semiología, la que con una adecuada anamnesis y examen físico basado en un conocimiento anatómico básico permite una muy precisa aproximación diagnóstica que puede ser confirmada con imágenes.

Aproximación clínica

Ver Figura 2.1.

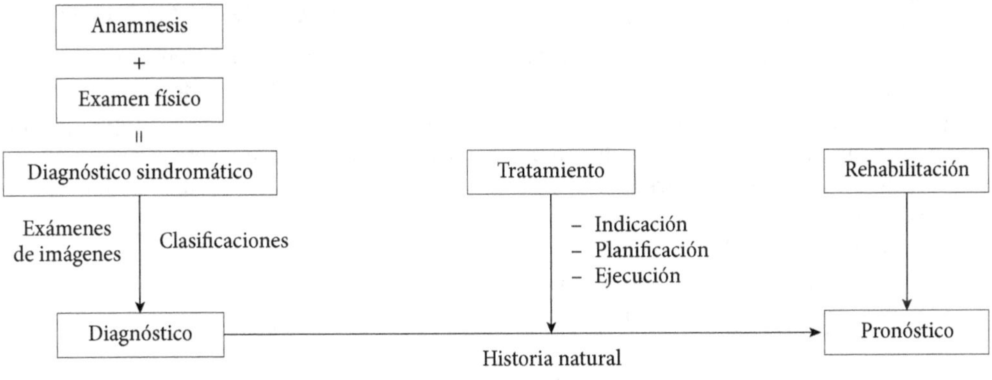

Figura 2.1. Algoritmo del proceso diagnóstico y terapéutico de la patología osteoarticular.

ANAMNESIS

Motivo de consulta y anamnesis próxima

Una adecuada anamnesis comienza con el motivo de consulta. Este es un elemento clave que debe ser constatado en la ficha clínica, puesto que orienta hacia el diagnóstico y también entrega información sobre la principal preocupación del paciente. En el área traumatológica, el principal motivo de consulta es el dolor. Se debe considerar cada una de las características del dolor:

1. localización: ¿dónde duele?,
2. irradiación: ¿hacia dónde se distribuye el dolor?,
3. temporalidad: cómo se inició, tiempo de evolución, relación con momento del día o actividades específicas,
4. desencadenantes (factores gatillantes o atenuantes): buscar específicamente desencadenantes mecánicos (ej.: si hubo un mecanismo inicial –trauma–, aumento con los movimientos o ciertas actividades específicas),
5. carácter: si es, por ejemplo, urente, pulsátil, sordo.
6. intensidad: ¿cuánto duele? Tanto en reposo como en actividad, y
7. síntomas asociados: aumento de temperatura local, fiebre, aumento de volumen, cambios de coloración de la piel, alteración neurológica.

En caso de existir una lesión traumática, se debe interrogar dirigidamente sobre el mecanismo involucrado, diferenciando aquellos de alta energía (ej.: accidente en vehículo, caídas de altura, heridas por arma de fuego) y baja energía (ej.: caída a nivel), lesiones asociadas y tiempo de evolución desde el traumatismo. El mecanismo nos ayudará a sospechar el tipo de patología traumática del paciente.

Otros motivos de consulta frecuentes dentro de la práctica traumatológica son los siguientes: claudicación de la marcha ("cojera"), aumento de volumen, rigidez o inestabilidad articular. En todos los casos mencionados, se debe definir la localización y temporalidad del síntoma, así como determinar otros síntomas asociados.

Luego de definir el motivo de consulta, debemos buscar en la anamnesis factores que puedan relacionarse a la etiología:

- traumática
- degenerativa
- sobreuso/sobrecarga
- inflamatoria infecciosa
- inflamatoria no infecciosa
- tumoral
- congénita
- metabólica
- vascular
- neurológica

Anamnesis remota

La anamnesis remota, al igual que en las otras especialidades de la Medicina, debe incluir:

- antecedentes mórbidos
- antecedentes quirúrgicos
- actividades deportivas
- ocupación
- medicamentos
- hábitos: tabaquismo y drogas
- alergias
- antecedentes familiares: historia de patología autoinmune, artrosis, cáncer, etc.

NOMENCLATURA PARA EL EXAMEN FÍSICO DEL APARATO LOCOMOTOR

El examen físico osteoarticular se basa en la anatomía, la cual el evaluador debe conocer en detalle. Dentro de la anatomía topográfica del cuerpo humano, son relevantes algunos conceptos fundamentales que se explican a continuación.

Regiones anatómicas

Ver Figura 2.2.

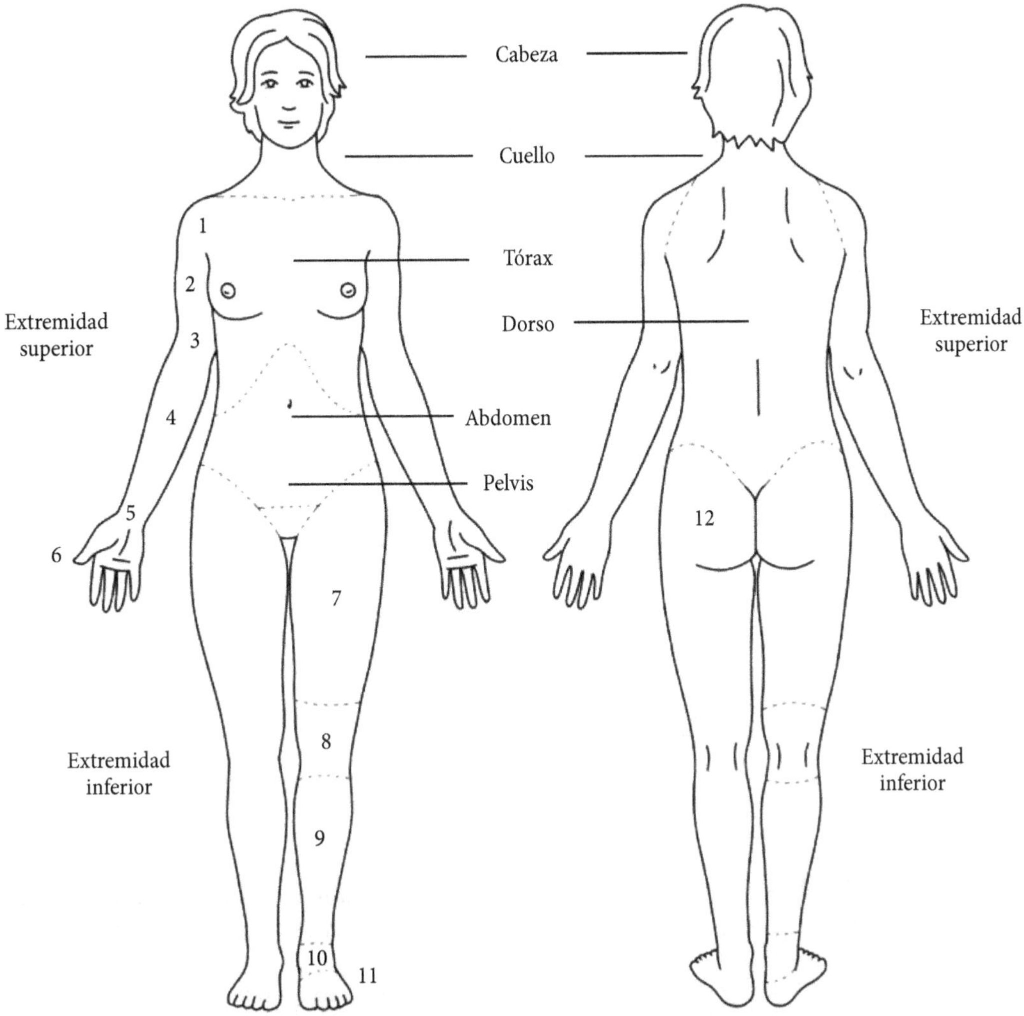

Figura 2.2. Regiones anatómicas. Visión anterior (izquierda) y posterior (derecha).
1. Hombro. 2. Brazo. 3. Codo. 4. Antebrazo. 5. Muñeca. 6. Mano. 7. Muslo. 8. Rodilla. 9. Pierna. 10. Tobillo. 11. Pie. 12. Región glútea.

Planos anatómicos

Ver Figura 2.3.

- Sagital o medio: corte longitudinal del cuerpo (o segmento) que va de anterior a posterior.
- Coronal: corte longitudinal del cuerpo (o segmento) que va de un lado al otro (sentido medial-lateral).
- Transversal: corte axial del cuerpo (o segmento), perpendicular a los otros dos planos.

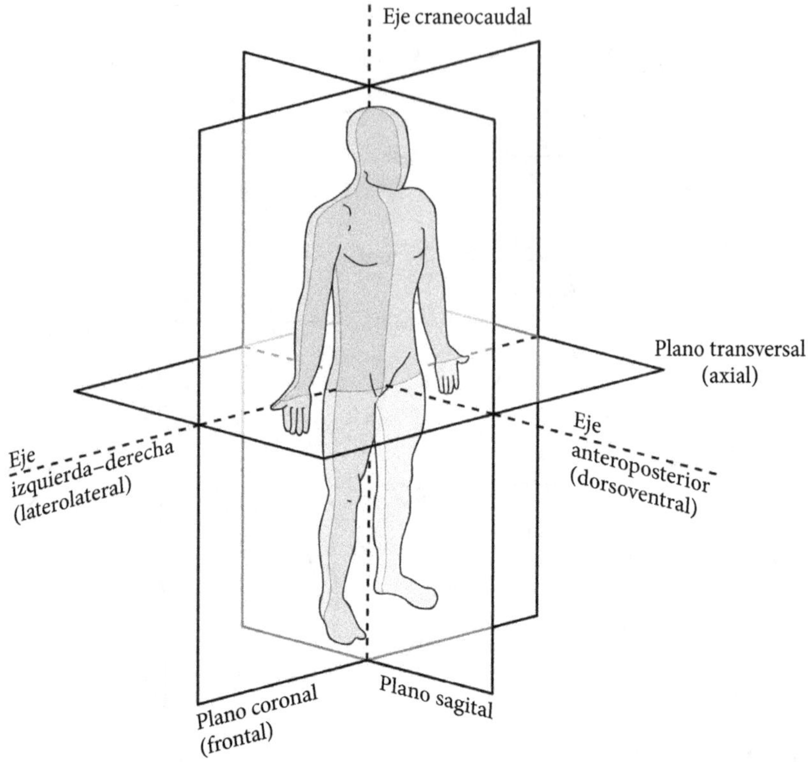

Figura 2.3. Planos y ejes anatómicos. © CC BY 4.0..

Relaciones espaciales

- Anterior: hacia el frente del paciente.
- Posterior: hacia atrás del paciente. En el caso de la mano y muñeca, anterior es sinónimo de volar (o palmar) y posterior es sinónimo de dorsal. Asimismo, para el pie se denomina plantar para la planta del pie y dorsal para el dorso.
- Lateral: que se aleja de la línea media.
- Medial: que se acerca hacia la línea media.
- Proximal: que se acerca al origen del segmento en discusión.
- Distal: que se aleja del origen del segmento.

Tipos de movimientos

Ver Figura 2.4.

- Flexión: reducción del ángulo entre los segmentos proximal y distal de una articulación.
- Extensión: aumento del ángulo entre los segmentos proximal y distal de una articulación.
- Dorsiflexión: movimiento del pie o los dedos del pie hacia la superficie dorsal.
- Flexión plantar: movimiento del pie o los dedos del pie hacia la superficie plantar.
- Abducción: movimiento del segmento distal hacia lateral.
- Aducción: movimiento del segmento distal hacia medial.
- Rotación interna: giro de la superficie anterior de la extremidad hacia medial.
- Rotación externa: giro de la superficie anterior de la extremidad hacia lateral.
- Pronación: movimiento conjunto de codo y muñeca en el cual el antebrazo rota internamente llevando la cara palmar hacia posterior.

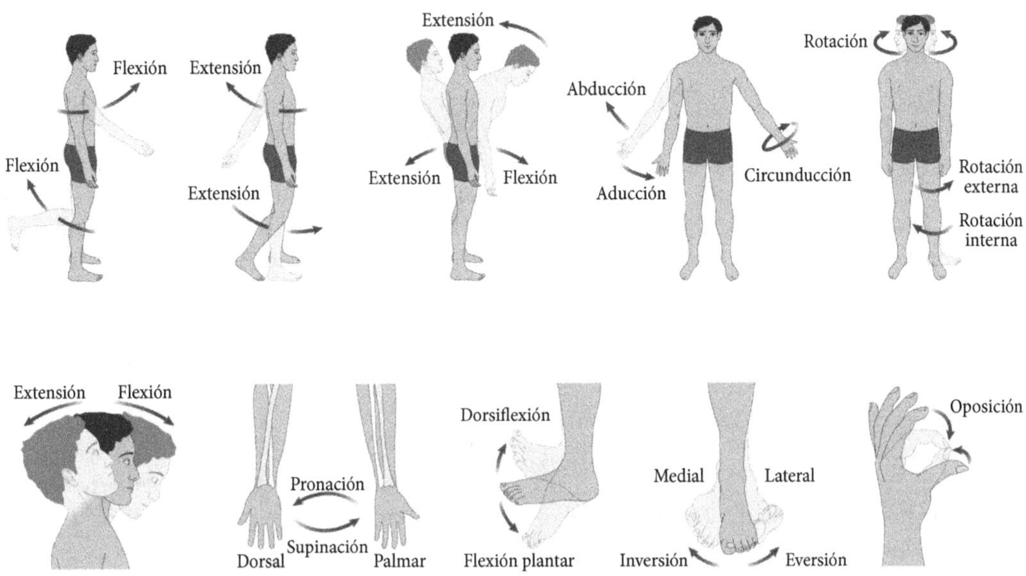

Figura 2.4. Nomenclatura de movimientos articulares.

- Supinación: movimiento conjunto de codo y muñeca en el cual el antebrazo rota externamente llevando la cara palmar hacia anterior.
- Inversión: movimiento del pie que lleva la planta hacia medial.
- Eversión: movimiento del pie que lleva la planta hacia lateral.

Desviaciones de ejes

Desviaciones del plano coronal:

- Varo: el segmento distal al punto de referencia se desplaza hacia medial.
- Valgo: el segmento distal al punto de referencia se desplaza hacia lateral.
  En el caso de la cadera, varo o valgo hace referencia al ángulo cérvico-diafisario, siendo valgo un aumento del ángulo y varo la disminución de este.

Desviaciones del plano sagital:

- Recurvatum: deformidad angular con ápex o vértice hacia posterior.
- Antecurvatum: deformidad angular con ápex o vértice hacia anterior.

Algunas desviaciones del pie:

- Talo: cuando el pie se mantiene en dorsiflexión.
- Equino: cuando el pie se mantiene en flexión plantar.
- Plano: cuando el arco longitudinal está disminuido.
- Cavo: cuando el arco longitudinal está aumentado.

Algunas desviaciones de la columna vertebral:

- Lordosis fisiológica: curvatura en el plano sagital, de concavidad posterior, presente en la columna cervical y lumbar.
- Cifosis fisiológica: curvatura en el plano sagital, de concavidad anterior, presente en la columna torácica y el sacro.
- Hiperlordosis: lordosis exacerbada respecto a la normal.
- Hipercifosis: cifosis exacerbada respecto a la normal.
- Escoliosis: desviación de la columna en el plano coronal.

EXAMEN FÍSICO DEL APARATO LOCOMOTOR

El examen físico comienza con la observación desde que se aproxima hacia la consulta. Se debe evaluar su marcha, presencia de claudicación, como se sienta y levanta de la silla, sube a la camilla, quita su vestimenta. Esto nos entrega valiosa información sobre las limitaciones y funcionalidad para las actividades básicas de la vida diaria.

Para cada paciente se debe realizar un examen ordenado:

1. Inspección (de pie y sentado o acostado en la camilla)
2. Palpación
3. Rangos de movimiento (activo y pasivo)
4. Pruebas especiales (test específicos)
5. Examen neurovascular

Equipamiento y recomendaciones previas al examen

Para realizar un adecuado examen físico osteoarticular, se debe contar con un goniómetro, martillo de reflejos osteotendíneos y cinta métrica. Para poder evaluar signos vitales se recomienda tener disponible un termómetro, saturómetro, estetoscopio y esfingomanómetro. Se recomienda tener disponible un podoscopio (instrumento que permite evaluar la superficie de apoyo plantar de un paciente estando de pie), balanza y tallímetro.

El paciente debe descubrirse la región del cuerpo por la cual consulta para poder realizar una adecuada inspección visual. Se debe procurar cuidar la privacidad del paciente a través del uso de un biombo, mampara o baño para que pueda desvestirse y vestirse, así como una bata desechable en los casos necesarios. No se debe evaluar a menores de edad o pacientes con discapacidad funcional sin un adulto que lo acompañe.

Inspección

Es importante considerar que el examen inicia con una inspección general de la condición del paciente, incluyendo revisión de sus signos vitales. Posteriormente, si es posible con el paciente de pie, se revisan deformidades, ejes del esqueleto axial y extremidades, para luego continuar la inspección en la camilla.

Se debe evaluar presencia de cambios de color o lesiones en la piel, aumento de volumen y deformidades. Los procesos traumáticos, inflamatorios e infecciosos se acompañan generalmente de aumento de volumen local, eritema y calor local. Los hematomas y equimosis son frecuentes en las lesiones traumáticas.

Palpación

Se debe conocer la anatomía de superficie para palpar estructuras óseas, ligamentosas, tendinosas y adyacentes. Hay que buscar puntos dolorosos y definir su relación con las estructuras anatómicas.

Durante la palpación también se evalúan los cambios de temperatura y aumento de volumen, ya sea localizado o difuso, incluyendo su consistencia (dura, blanda o fluctuante). Es importante saber que las articulaciones normalmente están un poco más frías que los sitios con musculatura, dada su escasa irrigación.

Rango de movimiento

Puede dividirse en movimiento activo (logrado a través de la acción muscular) y pasivo (logrado a través de acción externa sobre la articulación). Los rangos deben ser consignados en la ficha clínica. Diferencias entre el movimiento activo y pasivo permiten distinguir compromiso intraarticular (activo y pasivo disminuidos) de patología extraarticular (predominio del compromiso del rango activo sobre el pasivo).

Cada articulación se mueve en direcciones diferentes según su estructura. Así, podemos encontrar articulaciones:

- uniaxial: pivote (atlas y axis) o bisagra (codo, rodilla)
- biaxial: en silla de montar (trapecio-metacarpiana)
- triaxial: articulación esférica (hombro y cadera).

Es importante conocer los rangos normales que se espera en cada articulación, así como comparar los de cada extremidad, ya que estos pueden variar de paciente en paciente. Además, debe constatarse en la ficha si se desencadena dolor con el movimiento articular.

En la Figura 2.5, se detallan los rangos de movimiento fisiológico de las principales articulaciones.

Pruebas especiales

Son las pruebas que permiten evaluar estructuras y patología específicas. Hay muchas descritas y con frecuencia se utilizan nombres propios. Poseen distinta sensibilidad, especificidad y valores predictivos para variados diagnósticos. Estas pruebas serán detalladas en los próximos capítulos según cada segmento corporal.

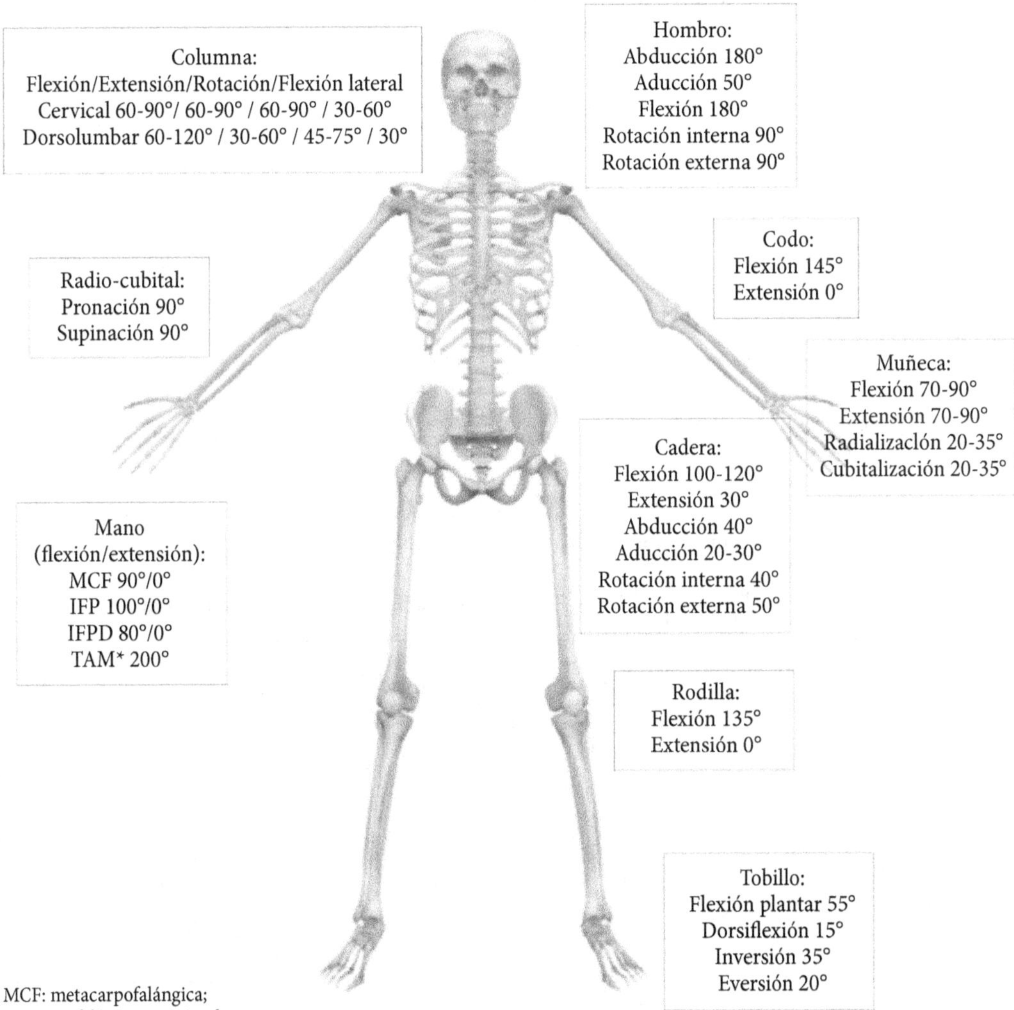

MCF: metacarpofalángica;
IFP: interfalángica proximal;
IFD: interfalángica distal;
TAM (*total active motion*): sumatoria del rango de las articulaciones metacarpofalángicas, interfalángicas proximales y distales

Figura 2.5. Rango de movimiento de las principales articulaciones.

Examen neurovascular

El examen neurovascular es fundamental en el examen osteoarticular, ya que permite descartar lesiones de vasos o nervios agudas (ej.: fracturas expuestas, trauma raquimedular) y crónicas (ej.: hernias del núcleo pulposo, tumores, síndrome de túnel carpiano). Se debe, por lo tanto, conocer la distribución sensitiva e innervación motora de la principales raíces y nervios periféricos en las extremidades, así como los reflejos osteotendíneos.

Existen escalas de estandarizadas para evaluar fuerza y sensibilidad. Una de las más usadas para medir función motora es la escala del Medical Research Council (MRC) que se presenta en el Cuadro 2.1.

Cuadro 2.1. Escala del Medical Research Council (MRC).

Escalas de evaluación sensitiva y motora			
Sensibilidad		Motricidad	
Grado	Clínica	Grado	Clínica
S0	Anestesia	M0	Sin contracción muscular
		M1	Trazas de contracción muscular, sin movimiento
S1	Sensibilidad disminuida	M2	Movimiento activo con gravedad eliminada
		M3	Movimiento activo que vence gravedad
S2	Sensibilidad normal	M4	Movimiento activo que vence resistencia leve y gravedad
		M5	Fuerza conservada

Examen motor de los principales nervios periféricos			
Nervio periférico (Raíces)	Músculo efector evaluado	Función evaluada	Examen clínico
Axilar (C5-C6)	Deltoides	Abducción de hombro	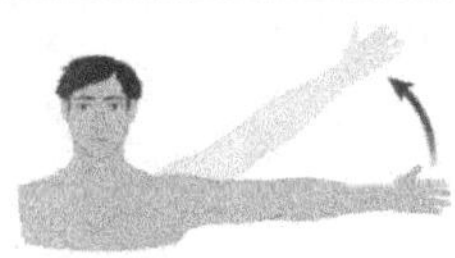
Musculocutáneo (C5-C7)	Bíceps braquial	Flexión de codo	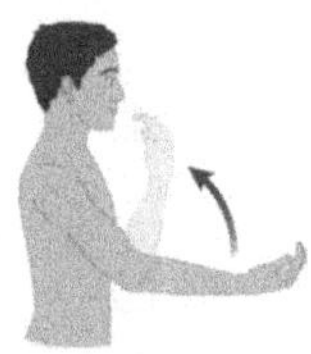
Radial (C5-T1)	Extensores de muñeca (extensor carpi radialis/ulnaris y de los dedos)	Extensión de muñeca y dedos Déficit: mano en gota	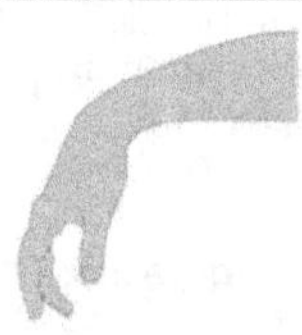

Ulnar (C8-T1)	Aductor del pulgar	Aducción del pulgar Déficit: signo de Froment: déficit de aducción de pulgar, con flexión compensatoria de interfalángica	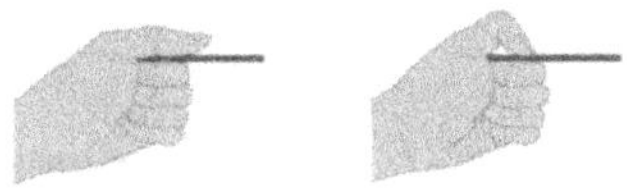
Mediano (C5-T1)	Oponente del pulgar	Oposición del dedo pulgar y meñique	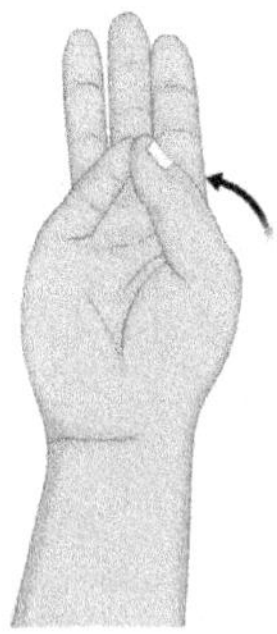
Femoral (L2-L4)	Cuádriceps femoral	Extensión de rodilla	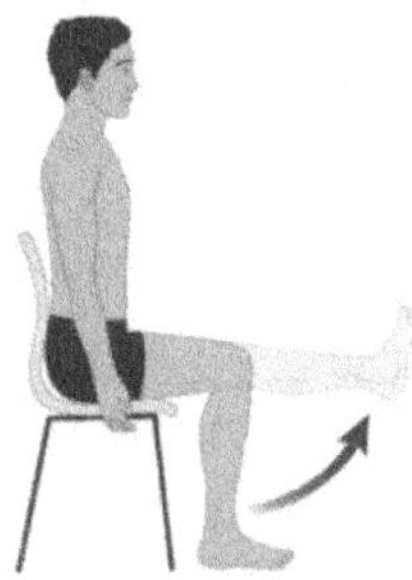
Tibial (L4-S3)	Gastrocnemios y Sóleo	Flexión plantar de tobillo	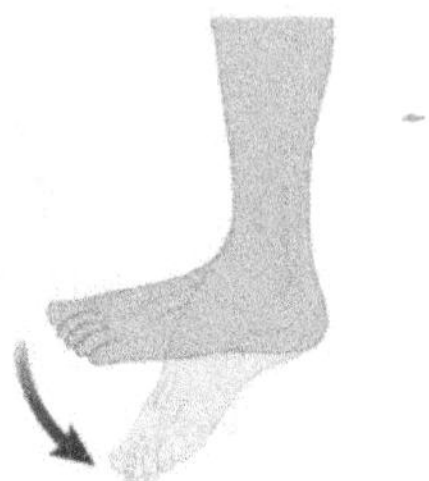
Peroneo profundo (L4-S2)	Tibial anterior	Dorsiflexión de tobillo	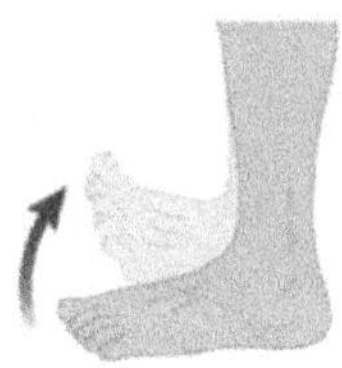

Una forma rápida y sencilla de evaluar la indemnidad de los nervios mediano, radial y ulnar en las extremidades superiores es solicitar que el paciente haga los símbolos de "piedra, papel y tijeras", que representan la función de cada nervio respectivamente [Cuadro 2.2]:

- piedra: flexor largo del pulgar y flexores superficiales de dedos (Mediano) y profundos índice y medio (Nervio interóseo anterior - Mediano)
- papel: extensores de dedos (Radial)
- tijeras: flexor profundo dedos anular y meñique + interóseos dedos índice y medio (Ulnar).

Cuadro 2.2. Símbolos de "piedra, papel y tijeras".

Posición de dedos		Músculos efectores evaluados	Nervio principal evaluado
Piedra	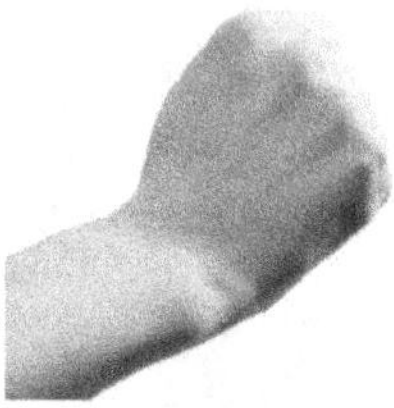	- Flexor largo del pulgar y flexores superficiales de los dedos (Mediano) - Flexores profundos del índice y medio (Nervio interóseo anterior)	Mediano
Papel	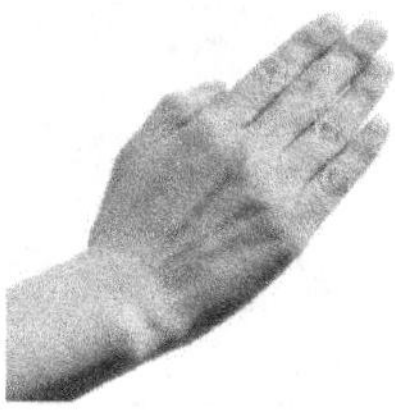	- Extensor radial largo y corto del carpo - Extensor ulnar del carpo - Extensores de los dedos	Radial
Tijeras	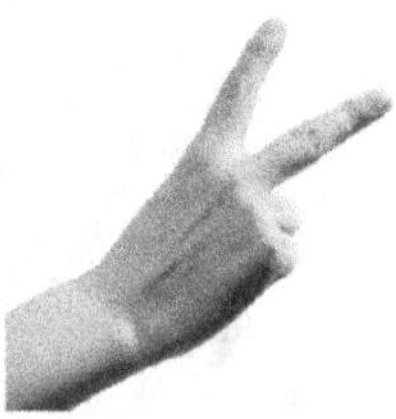	- Flexor profundo dedos anular y meñique - Interóseos dedos índice y medio	Ulnar

Examen sensitivo de los principales nervios periféricos

Ver Figura 2.6A y B.

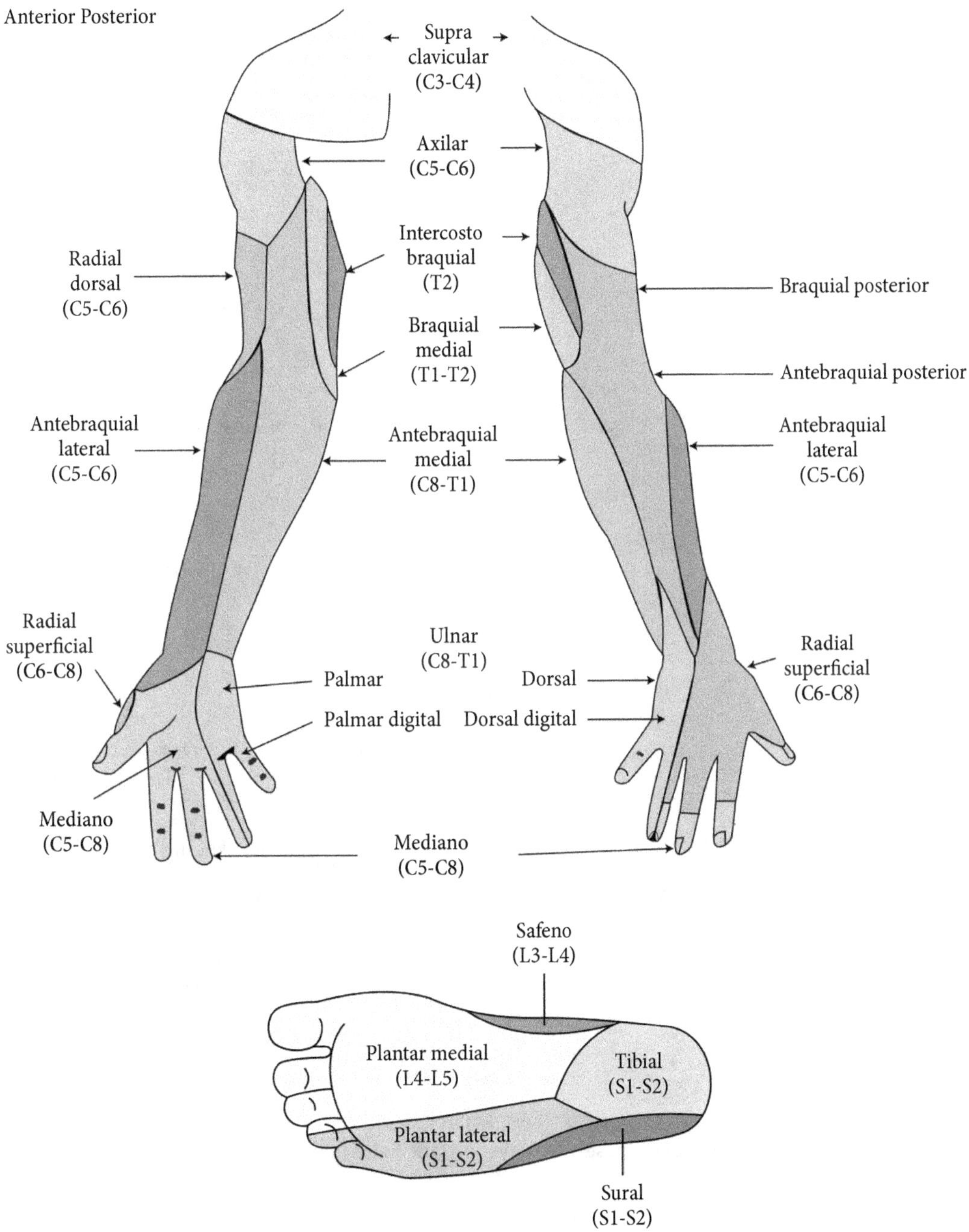

Figura 2.6A. Examen sensitivo de los principales nervios periféricos.

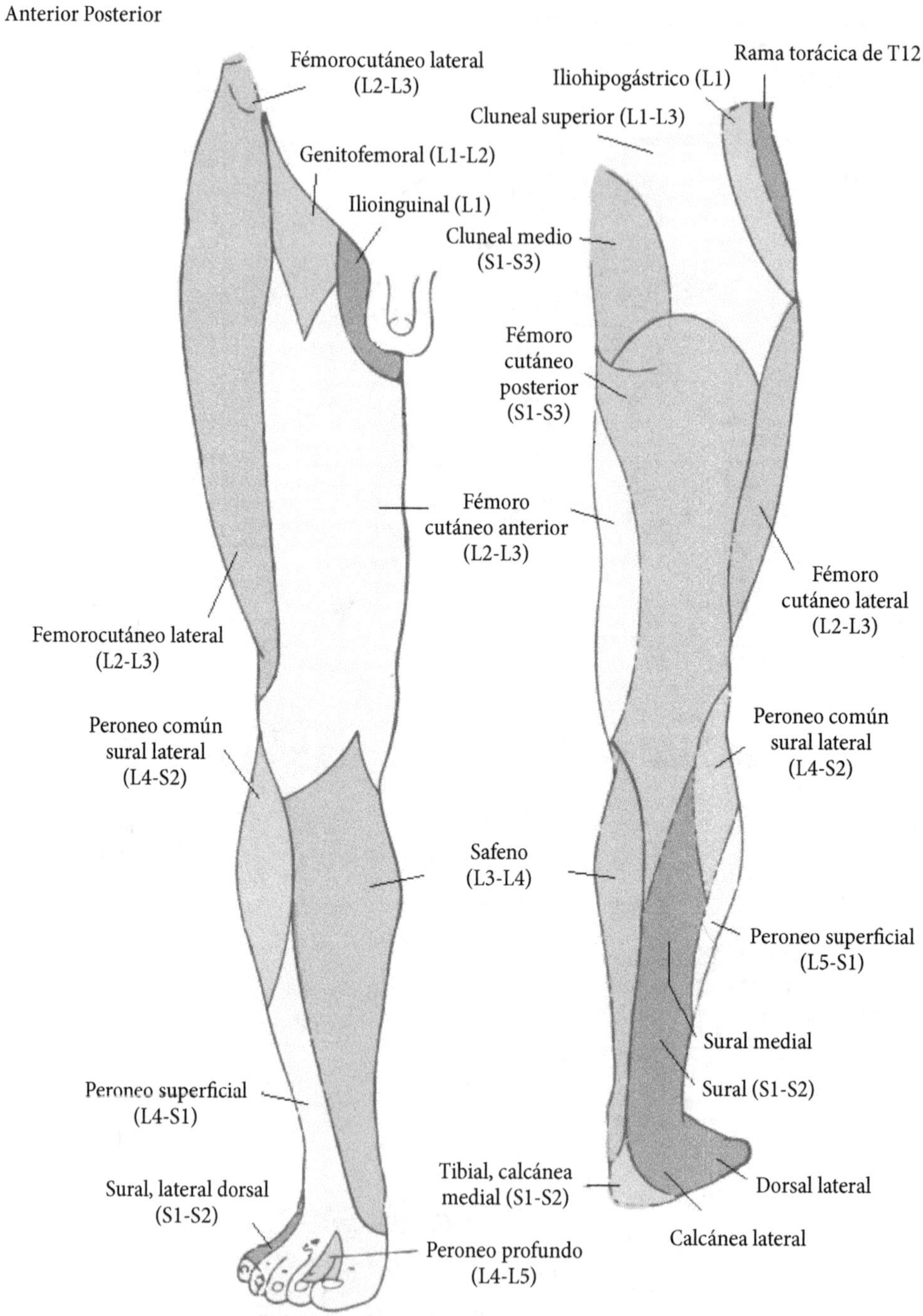

Figura 2.6B. Examen sensitivo de los principales nervios periféricos.

Examen neurológico de las raíces nerviosas

Ver Cuadro 2.3.

Cuadro 2.3. Examen neurológico de las raíces nerviosas.

Raíz	Evaluación motora	Reflejo osteotendíneo
C1-C4	Utilizar el nivel sensitivo y el diafragma para localizar el segmento neurológico normal más caudal. Diafragma: número de espacios intercostales que desciende la hemicúpula diafragmática en inspiración máxima a través de radioscopia: mayor o igual de 2 espacios: grado 5; menor de 2 espacios: grado 3; sin movimiento: grado 0	-
C5	Flexores de codo (bíceps braquial y coracobraquial)	Bicipital y Braquioradial
C6	Extensores de muñeca (extensor carpi radialis longus y brevis)	
C7	Extensores de codo (tríceps)	Tricipital
C8	Flexores de articulaciones interfalángicas distales (flexor profundo de los dedos)	
T1	Interóseos de la mano (separación de dedos) (interóseos)	-
T2-L1	Utilizar el nivel sensitivo y signo de Beevor para localizar el segmento neurológico normal más caudal. Signo de Beevor: movimiento cefálico del ombligo al flexionar el cuello con el paciente en decúbito supino. Puede estar presente o ausente y permite diferenciar lesiones sobre o bajo T10.	-
L2	Flexores de cadera (iliopsoas)	Rotuliano
L3	Extensores de rodilla (cuádriceps)	
L4	Dorsiflexores del tobillo (tibial anterior)	
L5	Extensor ortejo mayor (extensor largo del hallux)	-
S1	Flexión plantar del pie (gastrocnemio-sóleo)	Aquiliano

Evaluación sensitiva según raíces (dermatomos)

Ver Figura 2.7.

El examen físico en el contexto de paciente politraumatizado será tratado en un capítulo específico (ver capítulo 5: Politraumatizado).

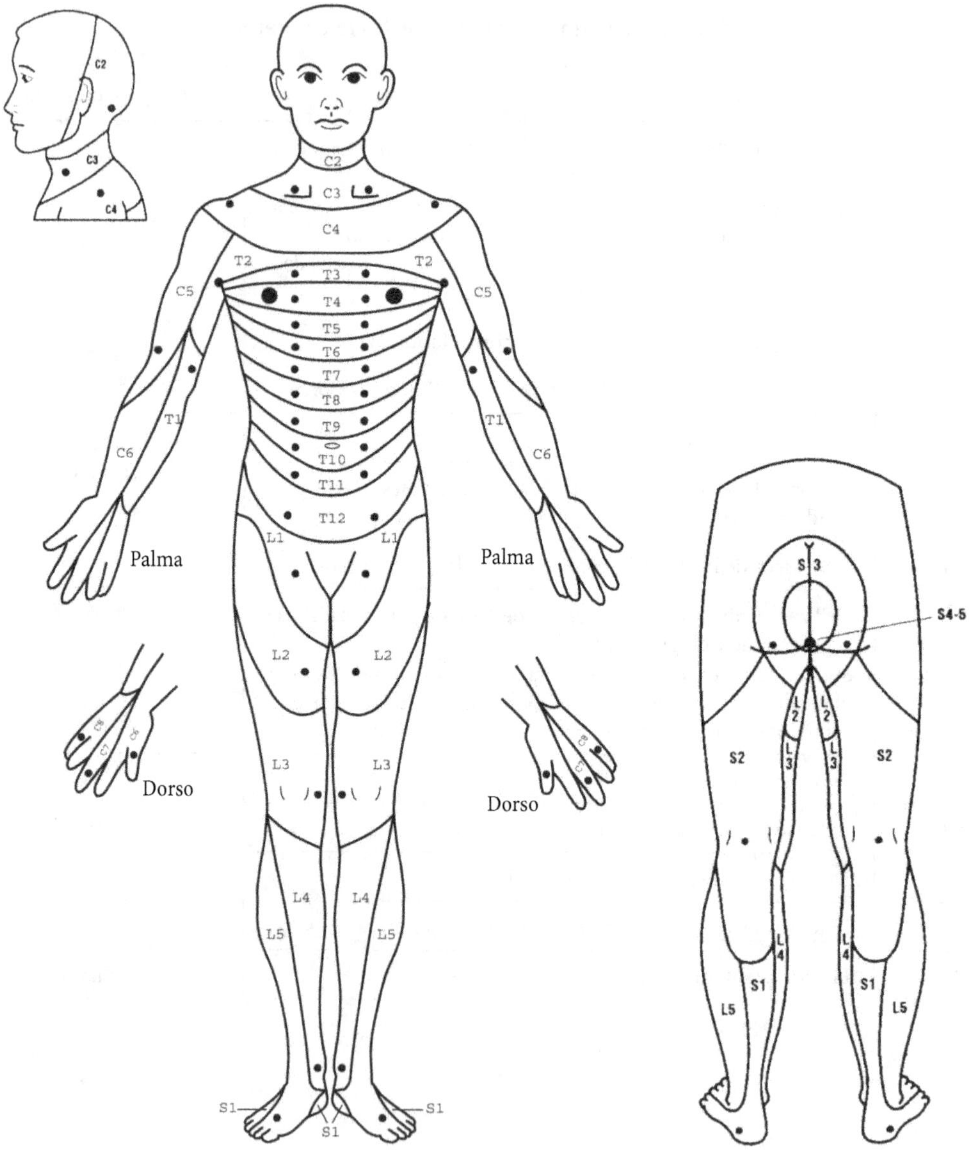

Figura 2.7. Evaluación sensitiva según raíces (dermatomos). © ASIA (American Spinal Injury Association).

EXÁMENES DE IMÁGENES

El uso de imágenes en traumatología cumple un rol clave para complementar el proceso diagnóstico. Es importante tener una pregunta clara que resolver antes de solicitar las imágenes, ya que muchas veces aparecen hallazgos que no están relacionados al motivo de consulta del paciente. En estos casos, la incorrecta interpretación de estos estudios puede llevar a diagnósticos y tratamientos equivocados.

Radiografías

El estudio radiográfico es el más simple y de bajo costo. La fuente emisora de rayos X proyecta los rayos dirigidos hacia el área a examinar, los que atraviesan el cuerpo del paciente y son detectados por una placa que luego se revela. Según la densidad de las estructuras atravesadas, los rayos proyectados tendrán menor o mayor penetrancia y la imagen se mostrará más radio-opaca (blanca) o radio-lúcida (negra) respectivamente. Las estructuras, según su densidad de mayor a menor, son: metal, hueso, líquido, grasa y aire.

Las radiografías son de mayor utilidad para el diagnóstico de patología ósea, especialmente en fracturas, ya que el hueso se ve con mejor definición que el resto de las partes blandas. Sin embargo, es importante al evaluar una radiografía observar el estado de las partes blandas (aumento de volumen), presencia de derrame articular, entre otras.

Es requisito evaluar al menos 2 proyecciones, idealmente ortogonales (perpendiculares), para tener una interpretación bidimensional del área a estudiar [Figura 2.8].

Tomografía computada (TAC)

La tomografía computada es un estudio que elabora una imagen procesada computacionalmente a partir de la suma de un gran número de radiografías tomadas en diferentes ángulos. Las imágenes muestran cortes axiales que pueden ser utilizados para reconstruir imágenes en distintos planos. Permite tener una visión tridimensional de la estructura estudiada, evitando la superposición de imágenes propias

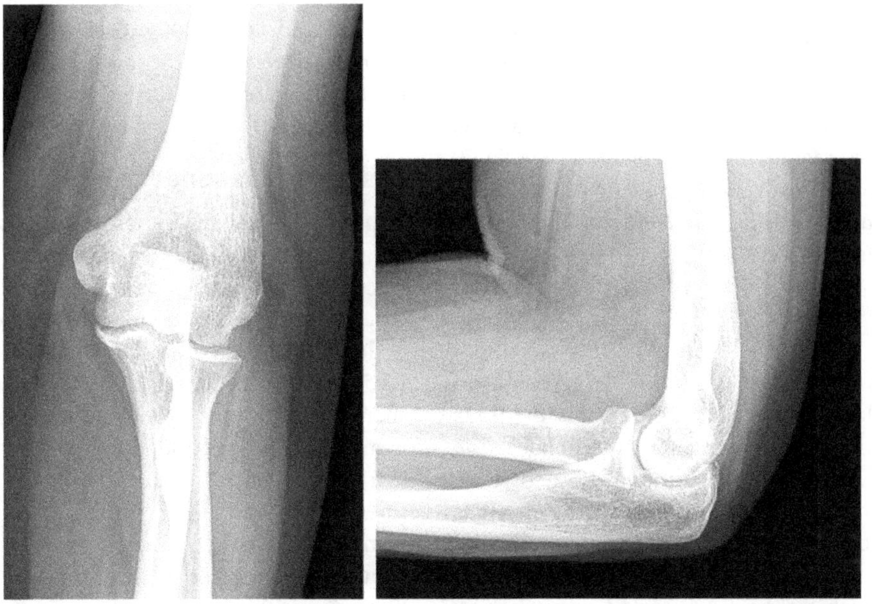

Figura 2.8. Radiografía de codo derecho, proyecciones anteroposterior (izquierda) y lateral (derecha).

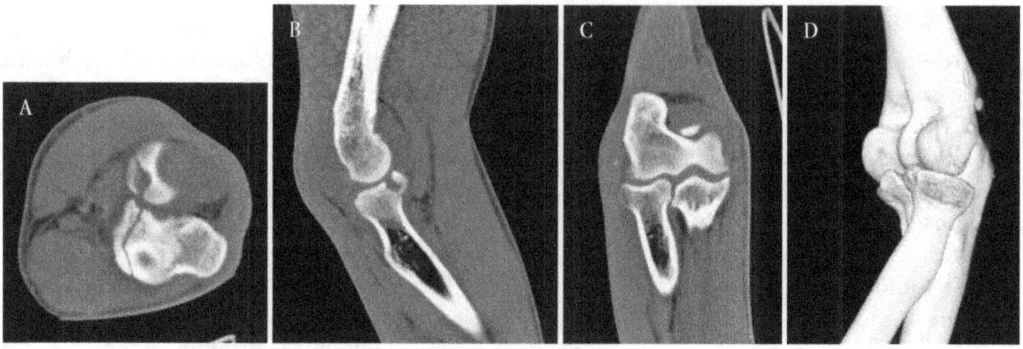

Figura 2.9. TAC de codo izquierdo:
A. Imagen axial. B. sagital. C. coronal. D. Reconstrucción tridimensional.

de la radiografía en dos dimensiones. Esto se traduce en una mejor evaluación morfológica de las estructuras óseas y superficies articulares, ayudando a un diagnóstico más preciso y una mejor planificación del tratamiento, sobre todo en casos de cirugía.

Se puede realizar con uso de contraste para resaltar estructuras vasculares y detallar mejor lesiones tumorales o infecciosas. Su uso intraarticular es capaz de mostrar indirectamente lesiones de partes blandas.

La principal desventaja de la TAC es los niveles altos de irradiación a los que se exponen los pacientes. Un set de radiografías de tórax (2 proyecciones) irradia 0,1 mSv, mientras que, en comparación, una TAC de tórax irradia 70 veces más (7 mSv). Por otro lado, tiene menor rendimiento que la RM en el estudio de partes blandas [Figura 2.9].

Ecografía (ecotomografía)

Se basa en el uso de ondas de ultrasonido emitidas por un transductor hacia distintas estructuras, habitualmente superficiales, que según su resistencia (impedancia acústica), las reflejan de forma diferenciada. Estas ondas son recibidas por el transductor y analizadas computacionalmente para crear una imagen.

Estructuras de alta densidad como metal y hueso producen una sombra acústica, ya que las ondas rebotan completamente. En estructuras blandas como el agua, las ondas viajan y producen una imagen clara.

Tiene la ventaja de ser un estudio seguro, no ionizante, que permite evaluar estructuras blandas, con la capacidad también de realizar pruebas dinámicas (ej.: se le puede pedir al paciente que mueva una articulación mientras es evaluado). Tiene mejor resolución en estructuras superficiales y puede complementarse con el estudio Doppler para evaluar el flujo vascular.

La principal desventaja es su bajo rendimiento en estructuras profundas y óseas, además de ser operador dependiente (depende de la experiencia del médico que la realice) [Figura 2.10].

Resonancia magnética (RM)

Logra visualizar imágenes tridimensionales detalladas del esqueleto y partes blandas. El resonador produce un campo magnético que carga y alinea los protones presentes en el agua de los diferentes tejidos. Una fuente de radiofrecuencia estimula a los protones que giran fuera de su equilibrio, venciendo las fuerzas del campo magnético. Cuando se apaga la fuente de radiofrecuencia, sensores detectan la energía liberada cuando los protones se realinean al campo magnético. El tiempo que le toma a los protones realinearse y la cantidad de energía liberada cambian según las propiedades químicas de los elementos. Esta señal es captada y procesada, permitiendo observar con gran detalle estructuras anatómicas, por lo que es un examen de alta precisión en el estudio de partes blandas. Es el examen de elección para estudiar estructuras blandas, especialmente profundas, como tumores, fracturas ocultas y por sobrecarga (se busca la presencia de edema óseo). La principal limitación para su uso es su elevado costo, junto con la escasa disponibilidad y el tiempo prolongado requerido para obtener una imagen. Además, visualiza con menor definición las corticales óseas, al ser estructuras con muy poca agua en su interior, por lo que para el detalle de fracturas se prefiere el uso del TAC [Figura 2.11].

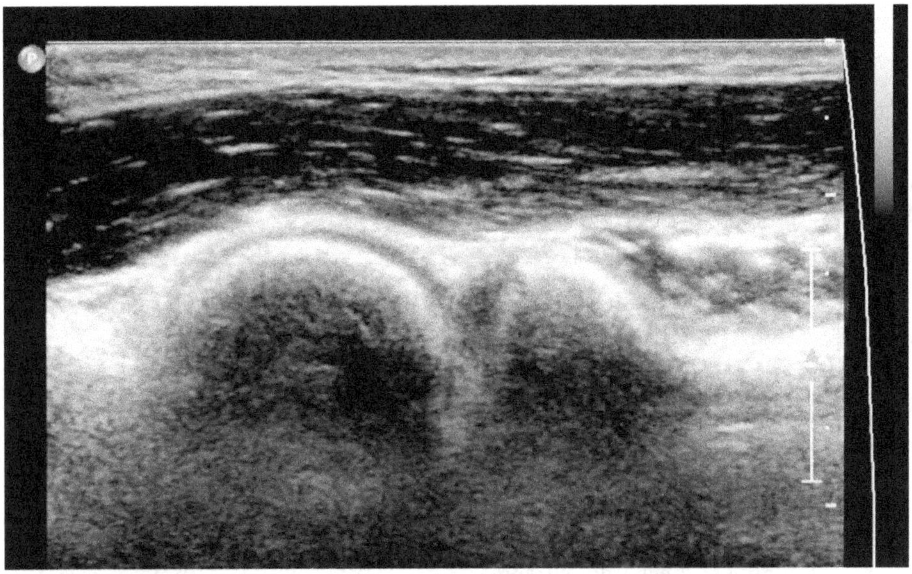

Figura 2.10. Ecografía de codo izquierdo: desde superficial (arriba) hacia profundo (abajo) se observa tejido graso y musculatura, cavidad articular y superficie ósea de húmero (izquierda) y cúpula radial (derecha).

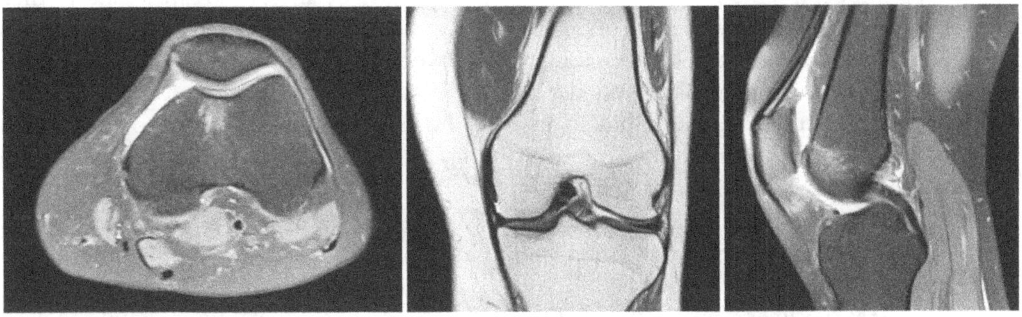

Figura 2.11. Resonancia magnética de rodilla. Izq.: corte axial. Medio: corte coronal. Der.: corte sagital.

Cuadro 2.4. Tabla resumen de los estudios por imágenes

Estudio	Tejido óseo	Partes blandas	Irradiación	Costo	Indicación frecuente
Radiografía	++	+/–	+	+/–	Fracturas Luxaciones
Tomografía computada (TAC)	+++	+	++	++	Fracturas complejas y articulares Fracturas de columna
Ecografía	+/–	++	–	+	Patología tendinosa y muscular Tumores de partes blandas superficiales
Resonancia magnética (RM)	+	+++	-	+++	Lesiones ligamentosas e intraarticulares Partes blandas de columna Fractura por estrés o fracturas ocultas Tumores

EXÁMENES DE LABORATORIO

Los estudios de laboratorio son un complemento en el proceso diagnóstico. Los más comúnmente utilizados, de acuerdo al cuadro clínico en estudio, se detallan a continuación:

1. Hemograma, VHS (Velocidad de hemosedimentación) y PCR (Proteína C reactiva): se solicitan ante sospecha de patología inflamatoria, infecciosa, no infecciosa y tumoral en su estudio inicial.
   - Hemograma: la leucocitosis con desviación izquierda sugiere un proceso infeccioso. Es importante considerar que esta alteración es tardía y puede ser leve en infecciones crónicas como osteomielitis.
   - VHS: altamente inespecífica. Su aumento puede observarse tanto en patología infecciosa, autoinmune y tumoral. Valores mayores que 100 mm/h sugieren patología neoplásica. Al igual que la leucocitosis, su elevación es tardía en cuadros agudos.
   - PCR: es el primer examen en alterarse ante patología inflamatoria o infecciosa aguda (ej.: infecciones, enfermedades autoinmunes, postcirugías). Es de gran ayuda para monitorizar la evolución del efecto del tratamiento.
2. Exámenes serológicos ante sospecha de patología tumoral: electrolitos plasmáticos, calcio, fósforo, fosfatasas alcalinas, antígeno carcinoembrionario (sospecha de tumor primario de colon), electroforesis de proteínas (mieloma múltiple), antígeno prostático específico (cáncer de próstata) (ver capítulo 28: Tumores óseos y lesiones pseudotumorales).
3. Estudio del líquido sinovial: es esencial en contexto de un derrame articular inflamatorio para evaluar su etiología. La técnica de artrocentesis se realiza bajo técnica estéril, y se debe solicitar los siguientes exámenes:
   - Cultivos y Gram
   - Recuento celular (absoluto y diferencial)
   - Estudio de cristales: los cristales de pirofosfato de calcio (condrocalcinosis o pseudogota) muestran birrefringencia positiva; los cristales de urato (gota) muestran birrefringencia negativa.
   - Además, al extraer el líquido se debe observar su aspecto (claro o turbio) y evaluar su filancia (viscosidad). En el Cuadro 2.5 se detallan los principales hallazgos del estudio del líquido sinovial según su etiología.

Cuadro 2.5. Parámetros específicos en el estudio del líquido sinovial

	Normal	No inflamatorio	Inflamatorio	Infeccioso
Aspecto	Transparente	Claro	Amarillo turbio	Gris, turbio opaco con filancia disminuida
Recuento leucocitos (por mm^3)	Menor de 200	200-2.000	2.000-50.000	Total: 50.000-100.000* Polimorfonucleares: mayor de 90%*
Gram	No se observan bacterias	No se observan bacterias	No se observan bacterias	Positivo en 30% de los casos
Ejemplos de patologías	-	Artrosis	Artritis reumatoide, gota, condrocalcinosis, artritis reactiva	Artritis séptica

* Los límites de los parámetros no son absolutos, dado que dependen de la sensibilidad y especificidad que se busque para la patología a evaluar. Las artritis sépticas pueden presentarse con recuentos de leucocitos sobre 25.000/ mm^3 y polimorfonucleares sobre 75%.

PUNTOS CLAVE

- La historia clínica debe centrarse en definir el motivo de consulta (con mayor frecuencia dolor) y en buscar factores desencadenantes según las diferentes etiologías de la patología.
- En caso de existir una lesión traumática, se debe definir el mecanismo de lesión y el grado de energía involucrada.
- El examen físico se divide en inspección, palpación, rangos de movimiento, pruebas especiales y examen neurovascular.
- Los estudios de imágenes y laboratorio buscan respuestas a preguntas específicas complementando la historia y el examen físico. Siempre se deben correlacionar con los hallazgos clínicos para no malinterpretarlos. Hay que considerar el costo-beneficio para el paciente.

Preguntas y ejercicios de autoestudio

- Describa cómo debe realizarse la aproximación clínica en un paciente con patología del aparato locomotor. ¿Cuáles son los pasos más importantes?
- ¿Cuál parte de la historia debe ser evaluada con máximo detalle durante la anamnesis?
- ¿Por qué es relevante conocer el mecanismo causante de una lesión?
- ¿Describa la secuencia de un examen físico tradicional en ortopedia y traumatología?
- ¿Cuáles son las características que se deben evaluar en el dolor?
- Describa los exámenes de imágenes y laboratorio más frecuentemente utilizados en traumatología, junto con las ventajas y desventajas de cada uno.

CAPÍTULO 3

GENERALIDADES Y COMPLICACIONES DE LAS FRACTURAS

Jorge Vergara, Javier Ortiz, Davor Miranda y Arturo Meissner

Resumen

Las fracturas son lesiones óseas frecuentes, graves y muchas veces complejas de enfrentar, relacionadas con traumatismos o debilidades óseas. El entender cómo se producen, diagnostican y tratan es fundamental en el ejercicio de cualquier médico.

El diagnóstico se basa en la historia clínica, el examen físico y estudios de imagen, siendo la radiografía simple el método más comúnmente requerido. El tratamiento general busca restaurar la anatomía, fijar la fractura, preservar la irrigación y promover una movilización temprana. En las etapas iniciales, la inmovilización y el control del dolor son esenciales, mientras que el manejo definitivo puede requerir intervenciones quirúrgicas u ortopédicas según la naturaleza y ubicación de la fractura.

Las fracturas pueden tener complicaciones locales o sistémicas debido a factores propios de la lesión o características del paciente. Para evitarlas se debe realizar control periódico clínico y radiológico de su recuperación, así como identificar y abordar estos problemas a tiempo para garantizar una recuperación óptima.

DEFINICIÓN

Una fractura corresponde a la solución de continuidad parcial o total de un hueso, que puede estar asociada a daño de otros elementos del aparato locomotor (articulaciones, músculos, tendones, vasos sanguíneos o nervios). La presencia de una herida en la piel del segmento fracturado nos permite sospechar y distinguir entre fracturas expuestas (abiertas) y cerradas. Dado que las fracturas expuestas conllevan un mayor riesgo de infección y complicaciones, requieren un tratamiento distinto. Este será revisado en el capítulo especialmente dedicado a las fracturas expuestas (capítulo 4).

ETIOPATOGENIA

En la etiopatogenia de las fracturas deben considerarse como factores fundamentales el mecanismo de lesión, incluyendo la energía asociada, y la edad del paciente.

Mecanismo de lesión y energía. Los mecanismos de lesión principales de las fracturas son:

- Traumatismos directos: un golpe directo genera la fractura y daña las partes blandas adyacentes ubicadas en la zona del impacto. También se denomina mecanismo directo.
- Traumatismos indirectos: el hueso se fractura en una zona más frágil por fuerzas transmitidas de forma indirecta, por ejemplo, torsiones o palancas a distancia, asociándose en general a un menor daño en partes blandas en el sitio de fractura. También se denomina mecanismo indirecto.
- Fatiga o sobrecarga (estrés): la fractura se produce en sitios de sobrecarga repetida, determinando una mayor fragilidad ósea y, por lo tanto, una fractura por estrés. Ejemplo de esto son los casos de deportistas, quienes suelen presentar fracturas

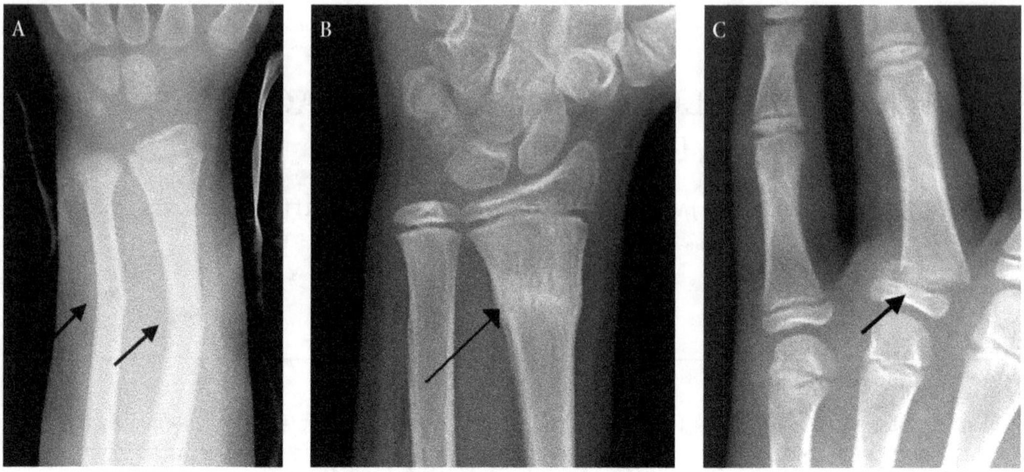

Figura 3.1. Fractura en tallo verde del antebrazo (radio y ulna) (A), en rodete o *torus* del radio (B) y con compromiso del cartílago de crecimiento de la falange proximal del dedo anular (fisis) (C).

por estrés debido a impacto repetitivo (ej.: metatarsianos, tibia, fémur).

- Insuficiencia: la fractura se produce cuando la resistencia mecánica del esqueleto se reduce como consecuencia de alguna enfermrdad sistémica, resultando así un tejido más fragil que un hueso sano. Algunos ejemplos son: osteoporosis, osteomalacia u osteogénesis imperfecta (trastorno congénito con déficit de colágeno I).
- Patológica: es una fractura por insuficiencia, pero por causa de un déficit localizado de resistencia mecánica del hueso. Ejemplos: tumores, quistes e infecciones.

Las fracturas ocurren producto de un traumatismo de energía variable que logra vencer la resistencia mecánica del hueso. En general se distinguen mecanismos de alta y baja energía, en los que el principal factor a tener en cuenta es la velocidad involucrada. A pesar de que no es claro el límite entre ambos tipos de mecanismos, se considera, a grandes rasgos, como alta energía las lesiones producidas en accidentes vehiculares, caídas de altura, lesiones por armas de fuego.

Edad:

Es fundamental considerar la edad del paciente en la etiopatogenia de las fracturas. En los niños, por ejemplo, los huesos tienen características propias: son más flexibles y están cubiertos de un grueso, resistente y muy irrigado periostio, en los que, por lo tanto, es frecuente observar fracturas incompletas con deformación elástica del hueso (ej.: fractura en tallo verde o rodetes). Además, presentan una consolidación (cicatrización) más rápida y mayor capacidad de remodelación (concepto que se refiere al reemplazo del tejido óseo; ver sección de consolidación indirecta más adelante), lo cual permite corregir deformidades iniciales. En general las fracturas en esqueleto inmaduro presentan un mejor pronóstico y menos complicaciones. Una excepción son las fracturas que comprometen el cartílago de crecimiento (fisis), ya que pueden producir su daño con posteriores alteraciones en el crecimiento óseo y pérdida del alineamiento normal [Figura 3.1].

Como contraparte, en el adulto mayor los huesos son más frágiles y presentan menor capacidad osteogénica (de formación ósea), favoreciendo las fracturas ante traumas de baja energía y una consolidación más lenta.

FISIOLOGÍA DE LA CONSOLIDACIÓN ÓSEA

La consolidación ósea corresponde a la serie de fenómenos fisiológicos que lleva a la reparación del hueso fracturado. Las etapas son similares a la de cualquier otro tejido y comprenden una fase corta inflamatoria seguida de una fase de reparación que finaliza con un período más largo de remodelación, en el cual el tejido lesionado adquiere características histológicas similares a las originales. En el hueso esto finaliza con tejido óseo maduro de características biomecánicas similares a un hueso sano. Por esto debe considerarse la reparación del hueso como una regeneración tisular, más que una simple cicatrización.

Este proceso depende principalmente de factores mecánicos y biológicos. Ejemplos de factores positivos, que permiten una adecuada consolidación, son la estabilidad de los fragmentos óseos y la irrigación local. Como contraparte, factores negativos para la consolidación son la falta de estabilidad de los fragmentos óseos, falta de irrigación o infección.

Esquemáticamente, el proceso de consolidación puede ser llevado a cabo de dos formas diferentes dependiendo de las características del hueso afectado y de las circunstancias externas a él.

Consolidación indirecta, secundaria o por callo óseo

Consta de tres fases –1. inflamatoria, 2. reparativa y 3. remodelativa–, las que se superponen. La duración de cada una de ellas dependerá sobre todo de la irrigación, el tipo de tejido, área de contacto de los fragmentos y tipo de fuerzas a las cuales está sometido el hueso fracturado. Esto explica por qué las metáfisis y epífisis, bien irrigadas y compuestas de hueso predominantemente esponjoso, con grandes áreas de contacto sometidas a cargas axiales, tienen una mayor capacidad de consolidación que las diáfisis, en las que, en general, sucede lo contrario [Figura 3.2].

1. Fase inflamatoria. Es la fase más corta, ya que dura algunas semanas. En el foco de fractura, el daño tisular genera un hematoma, lo que favorece la llegada de células inflamatorias que eliminan los desechos e inician la síntesis de matriz extracelular [Figura 3.3].
2. Fase reparativa. Por diferenciación, las células mesenquimales se transforman en fibroblastos y condroblastos, los que forman una matriz fibrocartilaginosa blanda y elástica, pero muy resistente, denominada callo blando (2-3 semanas). Posterior a la aparición de osteoblastos, se inicia una

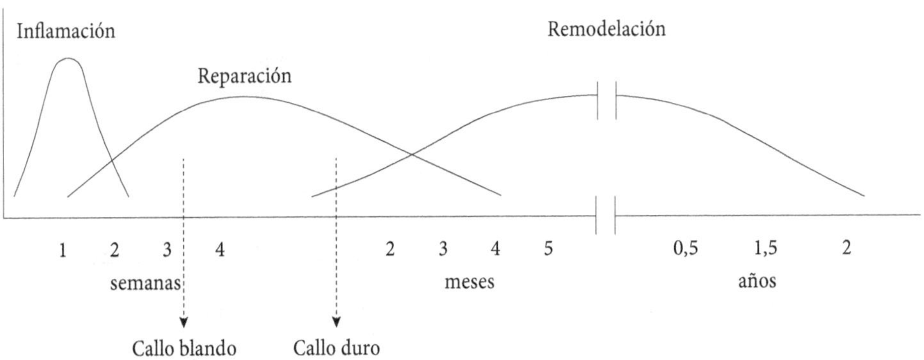

Figura 3.2. Etapas de la consolidación indirecta o secundaria.

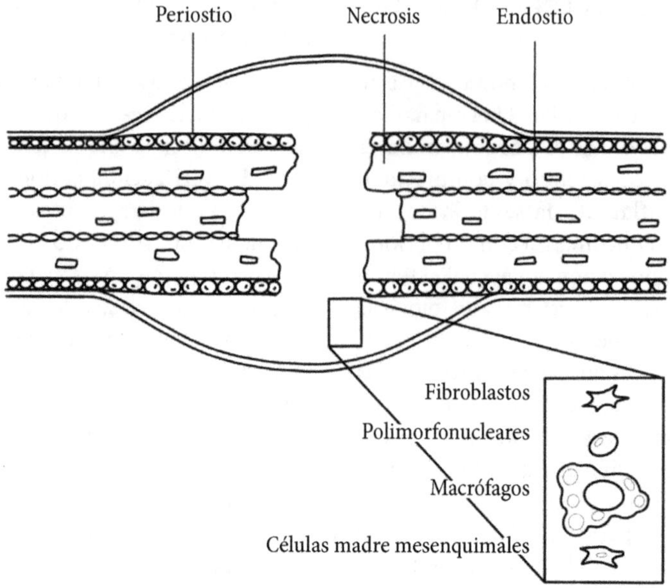

Figura 3.3. Fase inflamatoria de la consolidación indirecta o secundaria.

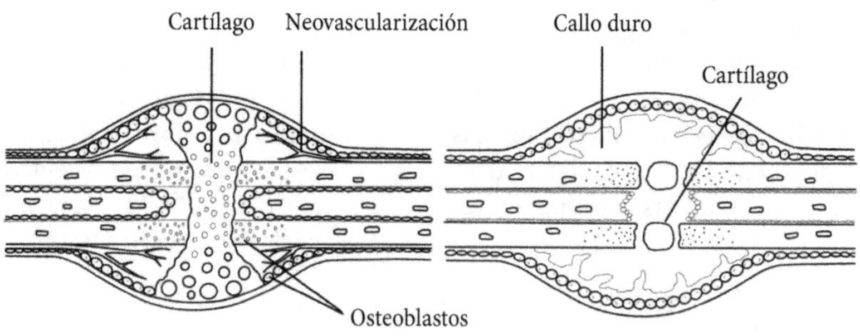

Figura 3.4. Fase reparativa de la consolidación indirecta o secundaria, con formación inicial de callo blando (izquierda) y posteriormente de callo duro (derecha).

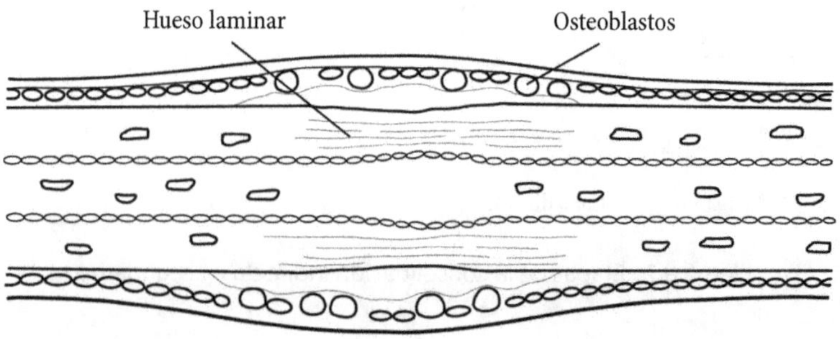

Figura 3.5. Fase remodelativa de la consolidación indirecta o secundaria.

lenta mineralización, denominada callo duro (3-4 meses) [Figura 3.4].

3. Fase remodelativa. Finalmente, el callo óseo es transformado en hueso maduro (laminar) por acción osteoclástica y osteoblástica con base en los patrones de fuerza a los que se somete el hueso. Al finalizar esta etapa el hueso ha adquirido una arquitectura e histología similar al tejido original [Figura 3.5].

En el esqueleto inmaduro se agrega una cuarta fase que se denomina modelación, en la que se restablece con los años la forma original del hueso.

Consolidación primaria por unión directa u osteonal

Es la reparación de la fractura directamente entre los fragmentos de fractura, sin requerir la formación de callo óseo. Esto ocurre en fracturas cuyos fragmentos están perfectamente reducidos, con una adecuada compresión entre ellos y estabilidad absoluta del foco de fractura, lo cual se logra utilizando elementos de osteosíntesis como placas y tornillos. Estas condiciones son las más difíciles de obtener, por lo que este tipo de consolidación es poco frecuente [Figura 3.6].

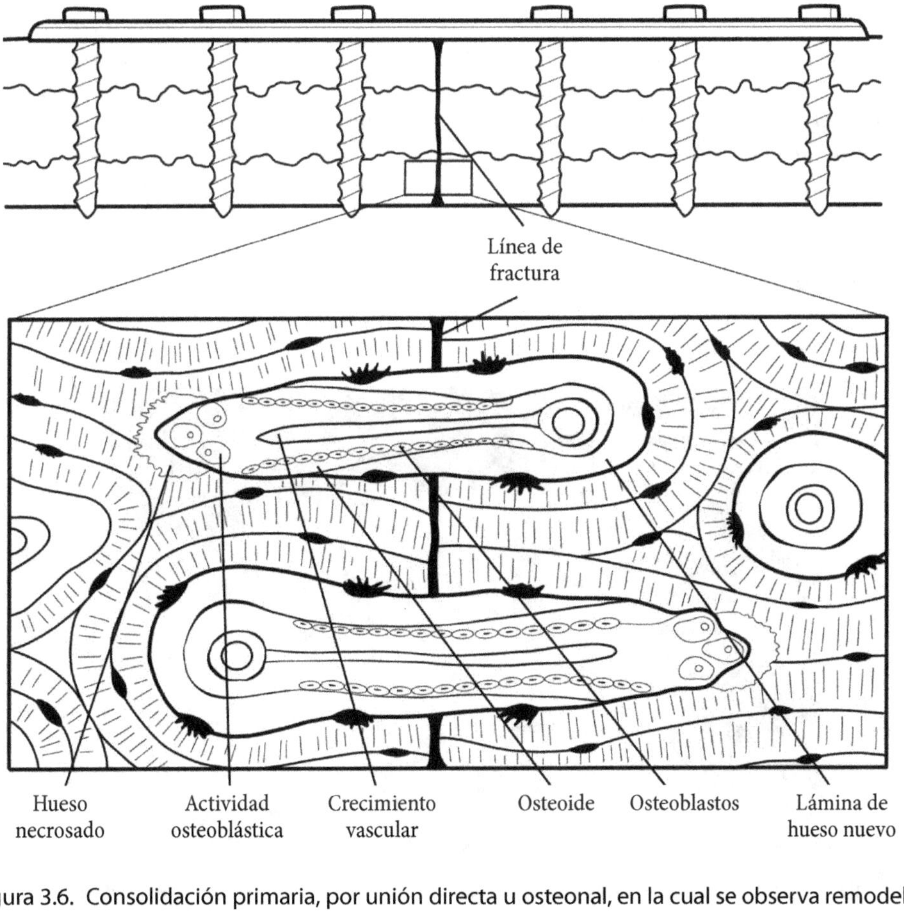

Figura 3.6. Consolidación primaria, por unión directa u osteonal, en la cual se observa remodelación directa del hueso en el foco de fractura, sin requerir la formación de un callo óseo.

CUADRO CLÍNICO

La sospecha de una fractura se basa en la historia y examen físico, evaluando las características específicas del paciente y el mecanismo de lesión. Hay que considerar que la ubicación de la fractura no necesariamente coincide con el sitio del trauma y que se pueden lesionar también tejidos u órganos vecinos por el mismo mecanismo que produjo la fractura.

El espectro de manifestaciones clínicas en las distintas fracturas es variable, siendo en general menos evidentes clínicamente en las fracturas incompletas, de rasgo simple (único), no desplazadas y aquellas que ocurren en huesos con poca exigencia mecánica.

El cuadro clínico de las fracturas se caracteriza por la presencia variable de 7 síntomas y signos principales:

1. Dolor: generalmente de una ubicación muy precisa e intensa en el sitio de fractura. Un signo muy característico es el denominado "*one finger pain*" que es el intenso dolor derivado de la sutil palpación de un foco de fractura.
2. Impotencia funcional: el segmento corporal afectado pierde su función en un grado variable, dependiendo de la exigencia mecánica a la que se encuentra sometida el hueso fracturado.
3. Aumento de volumen: asociado al edema postraumático y hematoma de fractura. Aparece precozmente y su magnitud está dada por el daño de partes blandas [Figura 3.7].
4. Deformidad: secundaria al desplazamiento de los fragmentos óseos debido a la tracción muscular de estos.
5. Movimiento anormal: dado por la inestabilidad de los fragmentos fracturados.
6. Equimosis: es el cambio de coloración de la piel por la presencia de derivados de la hemoglobina, secundarios a la hemorragia en el foco de fractura y daño de partes blandas adyacentes. Aparece horas o días posteriores al trauma según la magnitud y profundidad del hematoma.
7. Crepitaciones óseas: es el sonido que se produce por el roce entre los extremos del foco de fractura. No es necesario buscarlo si se presentan los otros signos, ya que al provocarlo puede aumentar el dolor en el paciente, desplazamiento de los fragmentos y daño de partes blandas.

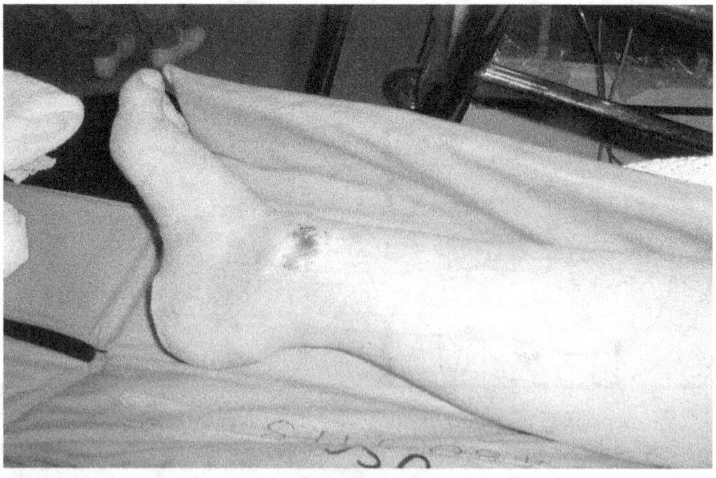

Figura 3.7. Fractura de tobillo, en la cual se observa aumento de volumen, deformidad y herida en relación con la fractura.

Dada la estrecha relación de los huesos con estructuras nobles como vasos sanguíneos y nervios, es fundamental evaluar síntomas de lesiones asociadas menos evidentes y signos de daño vascular o nervioso como paresias (pérdida de acción muscular motora), parestesias (sensibilidad anormal tipo cosquilleo), palidez, falta de pulsos o extremidades frías.

También es muy importante examinar toda la extremidad afectada buscando heridas en la piel, ya que de estar presentes cambian el panorama radicalmente, porque el tratamiento pasa a ser el de una fractura expuesta (ver capítulo 4: Fracturas expuestas).

ESTUDIO IMAGENOLÓGICO

Ante la sospecha de una fractura, el estudio radiográfico permite confirmar su existencia, clasificarla según los patrones descritos previamente y detectar lesiones óseas asociadas.

La radiografía simple es el examen de elección, con mayor costo-efectividad, frente a la sospecha de una fractura. Se debe solicitar al menos 2 proyecciones (en planos idealmente ortogonales –perpendiculares–) y cada radiografía debe estar centrada en el foco de fractura e incluir las 2 articulaciones adyacentes [Figura 3.8].

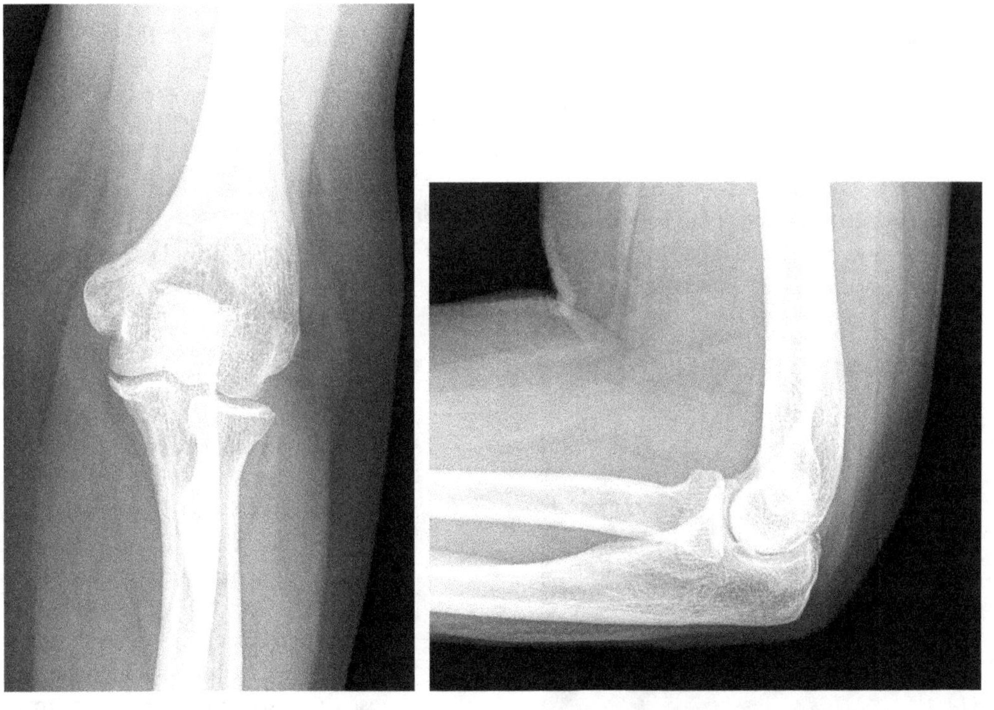

Figura 3.8. Radiografía de rodilla derecha, proyección anteroposterior (izquierda) y lateral (derecha), en la que se observa sutilmente una fractura de la tibia proximal.

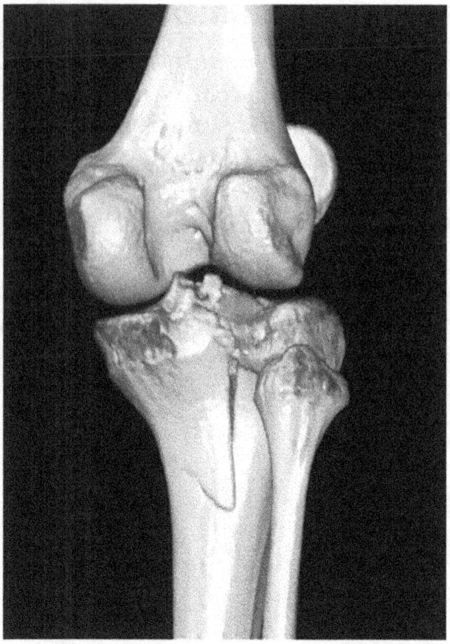

Figura 3.9. Tomografía computada con reconstrucción tridimensional de la rodilla izquierda del paciente anterior, en la que se observa con más claridad la fractura del platillo lateral.

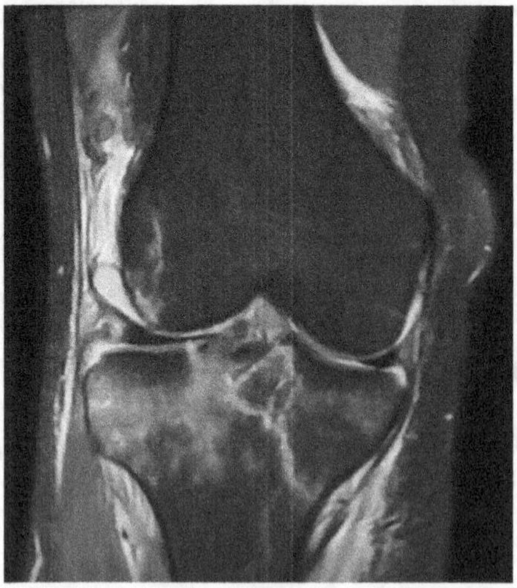

Figura 3.10. RM de la rodilla izquierda del paciente anterior, en la que se observa con mayor detalle el compromiso de partes blandas asociado a la fractura del platillo lateral.

En algunas ocasiones la radiografía puede ser insuficiente para la evaluación en detalle de una fractura, por ejemplo, en fracturas articulares complejas o lesiones en la columna, para lo cual la tomografía computada (TAC) es una opción adecuada [Figura 3.9].

Por último, la resonancia magnética (RM) es de utilidad para evaluar el daño de partes blandas asociado a las fracturas, también frente a la sospecha de compromiso ligamentario o medular en fracturas de columna, y para detectar daño precoz en fracturas por sobrecarga o estrés [Figura 3.10].

CLASIFICACIÓN DE LAS FRACTURAS

Las fracturas se pueden clasificar según distintos criterios. Los más utilizados son: ubicación, grado de compromiso óseo, dirección del rasgo de fractura y desviación de los fragmentos.

1. Según la ubicación del rasgo de fractura

- Epifisarias: la epífisis es la zona ubicada en los extremos de los huesos largos, delimitada por la fisis o cartílago de crecimiento. Es el sitio de inserción de la cápsula y ligamentos articulares, por lo que las fracturas pueden comprometer la superficie articular (fracturas intraarticulares). Es una zona de abundante irrigación, lo que favorece la rápida consolidación y puede haber riesgo de rigidez articular por daño de la superficie articular y de partes blandas adyacentes.
- Metafisarias: la metáfisis es una zona ubicada entre la fisis y el canal medular en los huesos largos, compuesta principalmente por hueso esponjoso. Es una zona bien irrigada, lo que favorece la consolidación.
- Diafisarias: la diáfisis es la zona intermedia entre las metáfisis, de hueso predominantemente cortical que rodea al canal medular. Es una zona cuya irrigación es variable. Así, las zonas óseas desprovistas de inserción de masas musculares son las que presentan menor irrigación, lo

que genera mayor riesgo de retraso en la consolidación y no unión. La acción muscular puede generar desplazamiento de los fragmentos (con riesgo de lesión de estructuras vecinas), inestabilidad y dificultad para la reducción de estos [Figura 3.11].

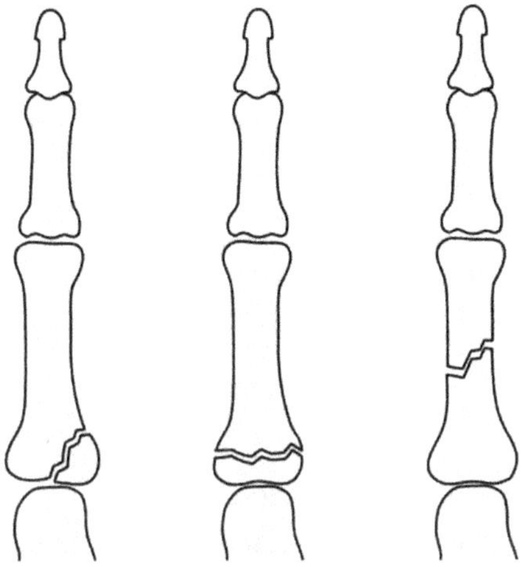

Figura 3.11. Tipos de fracturas según ubicación del rasgo de fractura.

2. Según el grado de compromiso óseo

- Incompleta: son las fracturas en que el rasgo no afecta completamente una sección transversal del hueso. Incluye a las fracturas en tallo verde y las fracturas por sobrecarga.
- Rasgo simple: fracturas con un rasgo único que compromete toda una sección ósea.
- Multifragmentaria o conminuta: fractura con múltiples rasgos que pueden determinar muchos fragmentos pequeños.
- Segmentaria: fracturas con 2 focos independientes que determinan la separación de un segmento intermedio. Se asocian a trauma de mayor energía.
- Avulsiva: fracturas que ocurren por una fuerza de tracción ejercida por los ligamentos o inserciones musculares, que pueden determinar la separación de un fragmento óseo [Figura 3.12].

3. Según la dirección del rasgo de fractura

Clasifica a las fracturas según la angulación del rasgo de fractura en relación al eje longitudinal del hueso afectado.

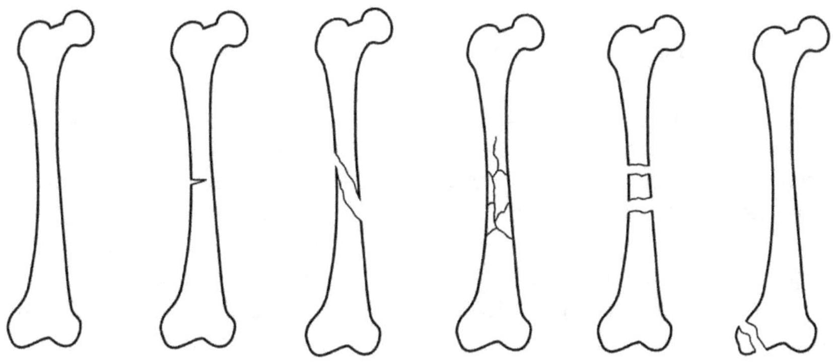

Figura 3.12. Tipos de fracturas según grado de compromiso óseo.

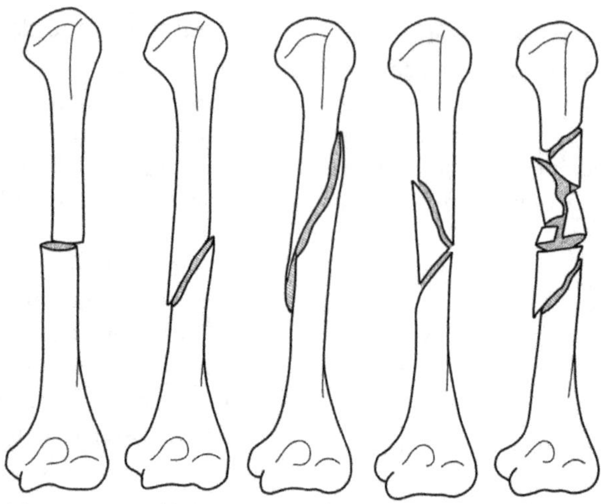

Figura 3.13. Tipos de fracturas según la dirección del rasgo.

- Transversa: fractura con rasgo que presenta una angulación menor de 30° respecto al eje longitudinal. En general es causada por traumatismo directo.
- Oblicua: fractura con rasgo que presenta una angulación mayor o igual a 30° con respecto al eje longitudinal del hueso. Se asocia a un mecanismo de flexión a nivel del foco.
- En cuña (ala de mariposa): fractura en la cual se distinguen 2 rasgos oblicuos que se originan a partir de un mismo punto, generándose un tercer fragmento en forma de triángulo. En general ocurre por un mecanismo de rotación y flexión a nivel del foco.
- Espiroidea: fractura en la que el rasgo gira en torno al hueso, cuando existe un mecanismo de rotación.
- Conminuta: fractura con múltiples rasgos. Habitualmente ocurre por mecanismos de alta energía [Figura 3.13].

4. Según desviación de los fragmentos

Clasifica a las fracturas según el grado de desviación del fragmento distal en relación al proximal. La desviación puede ser secundaria al trauma o a las fuerzas musculares.

- Traslación: si las superficies óseas pierden contacto entre sí, se produce una traslación del fragmento distal respecto al proximal. Esta puede ser anterior, posterior, lateral, medial o una combinación de ellas.
- Angulación:
- Valgo: angulación hacia lateral del fragmento distal.
- Varo: angulación hacia medial del fragmento distal.
- Antecurvatum: angulación hacia posterior del vértice entre los fragmentos.
- Retrocurvatum o recurvatum: angulación hacia anterior del vértice entre los fragmentos.
- Rotación: el segmento distal se puede girar hacia interno o externo.
- Longitud: los fragmentos pueden permanecer separados, dando mayor longitud

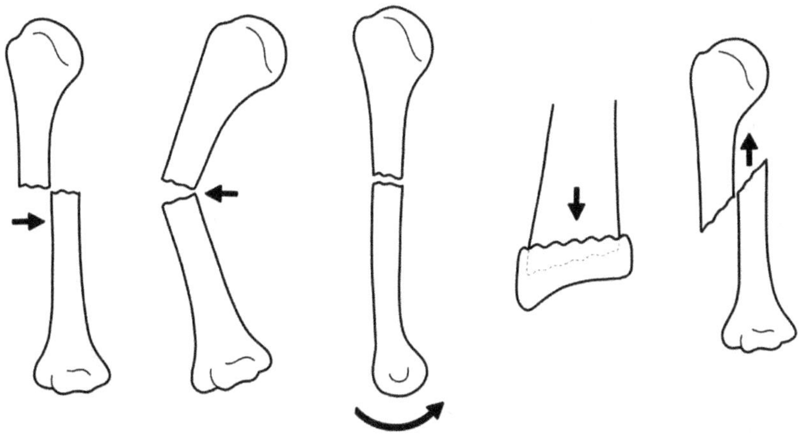

Figura 3.14. Tipos de fracturas según la desviación de los fragmentos.

al hueso, denominado diástasis ósea. En contraparte se pueden impactar el uno en el otro, reduciendo la longitud ósea, denominado acortamiento. Además, en el caso de fracturas completas, los músculos al contraerse pueden atraer el segmento distal, generando deformidad y acortamiento de la extremidad, lo que se denomina cabalgamiento [Figura 3.14].

TRATAMIENTO GENERAL DE LAS FRACTURAS

Como principio general del tratamiento de las fracturas se debe considerar al paciente en su totalidad, de manera que inicialmente se deben corregir situaciones de riesgo vital, a través de una evaluación sistemática dada por normas como el Apoyo Vital Avanzado en Trauma o ATLS (Advanced Trauma Life Support), para, posteriormente, centrarse en el tratamiento de la fractura propiamente tal.

El enfoque del tratamiento de las fracturas varía en relación al sitio de atención:

1. Inicial o en sitio de accidente

Primero, se debe descartar situaciones de riesgo vital. Una vez realizado aquello se procede a inmovilizar el segmento afectado para disminuir el dolor y evitar una mayor lesión de tejidos blandos. Luego, se gestiona el traslado al centro de resolución.

2. En servicio de urgencias:

Se comienza por una reevaluación completa del paciente, de la lesión y sus consecuencias de forma estandarizada, basado en normas del ATLS. Asociado a esto se debe administrar analgesia según el dolor que presente el paciente.

Posterior a la estabilización general del paciente, hay que repetir la anamnesis y examen físico sistemático en búsqueda de otras lesiones que podrían haber pasado desapercibidas. En esta evaluación es especialmente importante registrar en la ficha clínica el estado neurovascular de la extremidad comprometida.

Una vez concluida la evaluación médica se debe reinmovilizar la extremidad para poder realizar un adecuado estudio radiológico.

3. Sitio de atención definitivo

Posterior a la evaluación de urgencias (incluida la evaluación radiológica) corresponde decidir entre las distintas opciones de tratamiento definitivo de la fractura, considerando los principios generales del tratamiento de las fracturas.

Principios generales del tratamiento de las fracturas

1. Reducción de la fractura para la restauración de las relaciones anatómicas.
2. Fijación de la fractura, entregando estabilidad de la misma.
3. Preservación de la irrigación (a través de la preservación de las partes blandas alrededor de la fractura).
4. Movilización precoz y segura de la zona lesionada y del paciente de forma global.

TRATAMIENTO ESPECÍFICO DE LAS FRACTURAS

Para una adecuada comprensión de la nomenclatura de esta sección se describen los siguientes conceptos:

- Reducción: etimológicamente significa "regresar a la normalidad" y en el caso de las fracturas es el proceso terapéutico en el cual se corrige la posición de los fragmentos óseos de la fractura a la posición anatómica normal. Esto puede realizarse de forma cerrada (sin necesidad de abrir la piel) o abierta (realizando un abordaje quirúrgico en la zona de la fractura).
- Tratamiento conservador: tratamiento que no requiere una cirugía para su aplicación. Está basado en la reducción cerrada (cuando es requerida) e inmovilización. El sistema de inmovilización más utilizado es el yeso (abierto o valva y cerrado), pero existen también las órtesis y férulas. Conceptos sinonímicos que se utilizan para el tratamiento conservador son tratamiento no quirúrgico y tratamiento ortopédico.
- Órtesis o férula: dispositivo ortopédico con molde flexible y resistente, fácilmente removible, que impide la movilización de una articulación. A pesar de que muchas veces se utilizan estos términos indistintamente, técnicamente se diferencian en que el término órtesis incluye a dispositivos que pueden inmovilizar una o más articulaciones (pasivas) o bien mejorar la funcionalidad acompañando el movimiento de una o más articulaciones (activas). Las férulas serían, entonces, un tipo de órtesis pasiva.
- Valva de yeso: sistema de inmovilización que utiliza un soporte parcial de yeso (no cubre circunferencialmente el segmento de la extremidad) que se cubre con vendas, el cual no es fácilmente removible.
- Osteosíntesis: proceso terapéutico de las fracturas que se realiza después de la reducción, en el cual se fija con implantes metálicos los fragmentos óseos para permitir el proceso de consolidación (reparación). Los implantes utilizados con mayor frecuencia son placas, tornillos y clavos endomedulares.
- Fijación interna: implantes para osteosíntesis que se colocan profundos a la piel (ej.: placas, tornillos, clavos endomedulares).
- Fijación externa: implantes para osteosíntesis con un segmento de estos superficial a la piel (ej.: fijador externo).
- Estabilidad de la fractura: permanencia de los fragmentos en la posición postreducción, dado a través de la fijación interna o externa. Puede ser absoluta (sin movimiento entre los fragmentos) o relativa (con movimiento escaso entre los fragmentos, bajo cierto rango).
- Consolidación: serie de fenómenos fisiológicos que llevan a la reparación del hueso fracturado (explicado con más detalle en la sección previa de fisiología de la consolidación ósea) [Figuras 3.15, 3.16 y 3.17].

Para elegir la mejor alternativa de tratamiento de una fractura en particular se debe tener en cuenta los siguientes principios básicos:

- Basar el tratamiento en un diagnóstico preciso.
- Seleccionar el tratamiento con objetivos específicos, basados en los principios generales del tratamiento de las fracturas, y en las necesidades de cada paciente en particular.

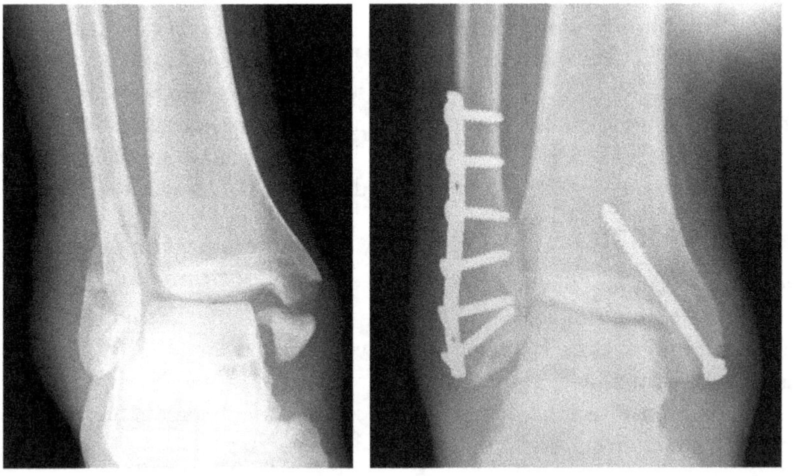

Figura 3.15. Fractura de tobillo (izquierda) tratada con reducción abierta (utilizando un abordaje lateral y medial de tobillo) y fijación interna con placa y tornillos.

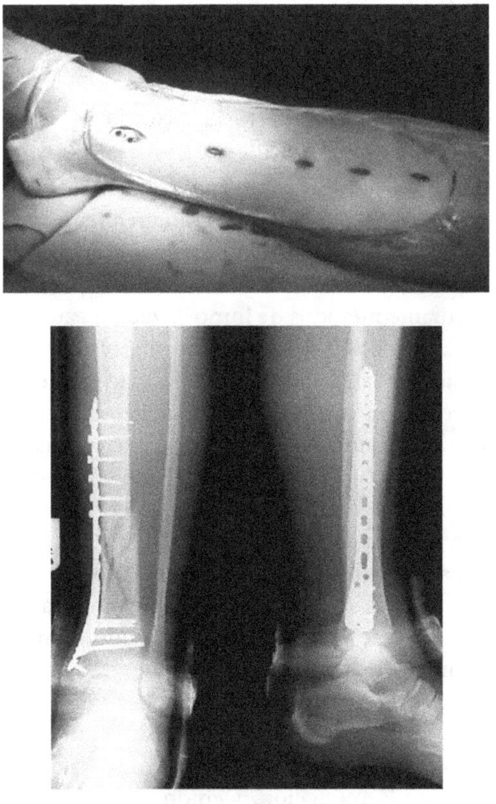

Figura 3.16. Fractura de tibia distal tratada con reducción cerrada (sin abordaje en el sitio de fractura) y fijación interna.

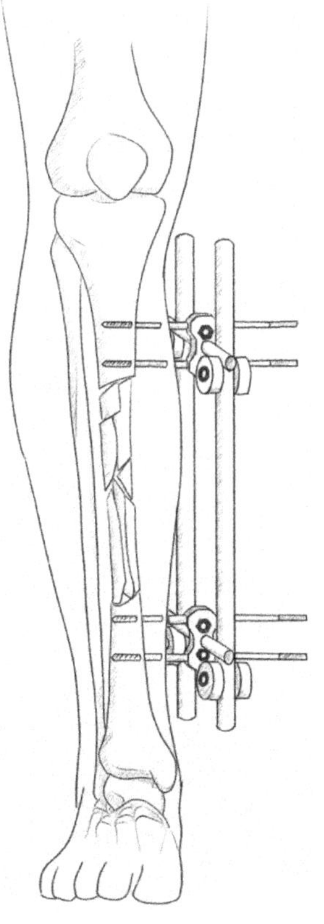

Figura 3.17. Fractura de tibia tratada con reducción cerrada (sin abordaje en el sitio de fractura) y fijación externa.

- Favorecer un medio y circunstancias óptimos para que actúen los mecanismos de consolidación.
- Identificar, prevenir y tratar eventuales complicaciones.

OPCIONES TERAPÉUTICAS

Las opciones terapéuticas más frecuentemente utilizadas son la protección simple, la inmovilización externa sin reducción, la reducción cerrada (asociada a inmovilización externa, tracción continua o inmovilización funcional) y la reducción abierta y fijación quirúrgica (interna o externa). Ocasionalmente se utiliza la resección de un fragmento de hueso y sustitución por una prótesis. Estas opciones se explican en detalle a continuación.

1. Protección simple (sin reducción ni inmovilización)

Consiste en minimizar las fuerzas fisiológicas a las cuales está sometido un determinado segmento. En la extremidad superior se puede realizar a través de cabestrillo y en la extremidad inferior con el uso de muletas para evitar soportar peso. Se reserva para ciertas fracturas no desplazadas y estables (ej.: fractura diafisaria de clavícula no desplazada, fractura diafisaria de peroné no desplazada) [Figura 3.18].

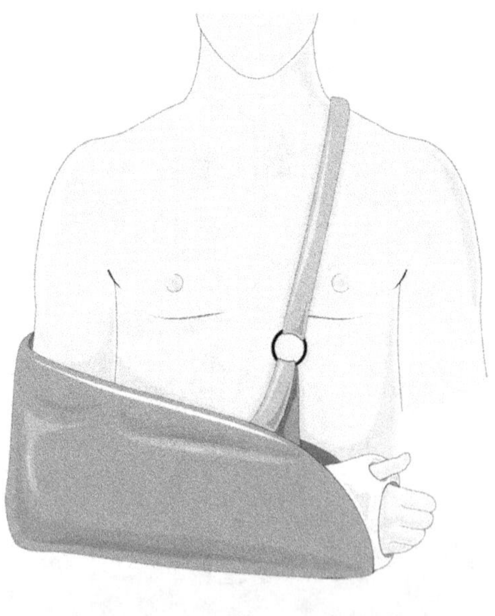

Figura 3.18. Cabestrillo para protección simple de la extremidad superior.

2. Inmovilización externa sin reducción

Corresponde a la inmovilización relativa, de una fractura en la que no hubo necesidad de reducción. Está indicada en casos de fracturas con mínimo desplazamiento o sin él. Se utilizan órtesis, férulas o valva de yeso [Figura 3.19].

Entre las complicaciones de la inmovilización se encuentran la excesiva compresión (que puede llevar al compromiso neurovascular o úlceras en la piel por presión), pérdida de la firmeza de la inmovilización posterior a la resolución del edema por la fractura y abrasiones cutáneas durante el retiro de la valva de yeso.

3. Reducción cerrada seguida de inmovilización externa

Esta alternativa está indicada en casos de fracturas desplazadas que requieren reducción cerrada y en los que se considera posible obtener y mantener los fragmentos óseos en buena posición mediante métodos de inmovilización externa.

La reducción cerrada de la fractura corresponde al reposicionamiento de los fragmentos óseos a su posición anatómica, generalmente mediante fuerzas inversas a las que ocasionaron la fractura. Posterior a ello se inmoviliza la fractura con un yeso, valva de yeso o férula, con fijación de las dos articulaciones adyacentes a la fractura para mantener la reducción. Durante la evolución se puede cambiar el inmovilizador a uno más corto que permita el movimiento articular una vez que se logre una consolidación más avanzada.

A las complicaciones propias de la inmovilización se agrega el potencial daño de estructuras durante la reducción. Debido a esto se debe realizar y consignar en la ficha clínica una evaluación neurovascular de la extremidad afectada antes y después de la reducción [Figura 3.20].

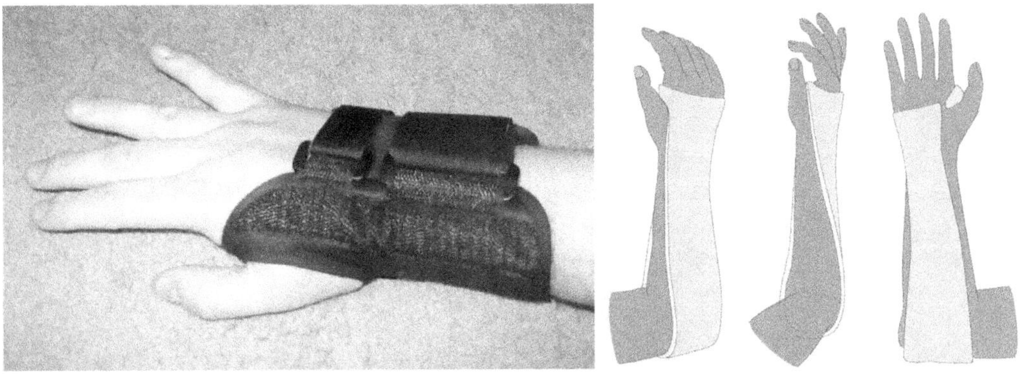

Figura 3.19. Tipos de inmovilización externa: férula de muñeca (izquierda) y valva de yeso (derecha) a la cual se agrega un vendaje alrededor para mantenerla en posición.

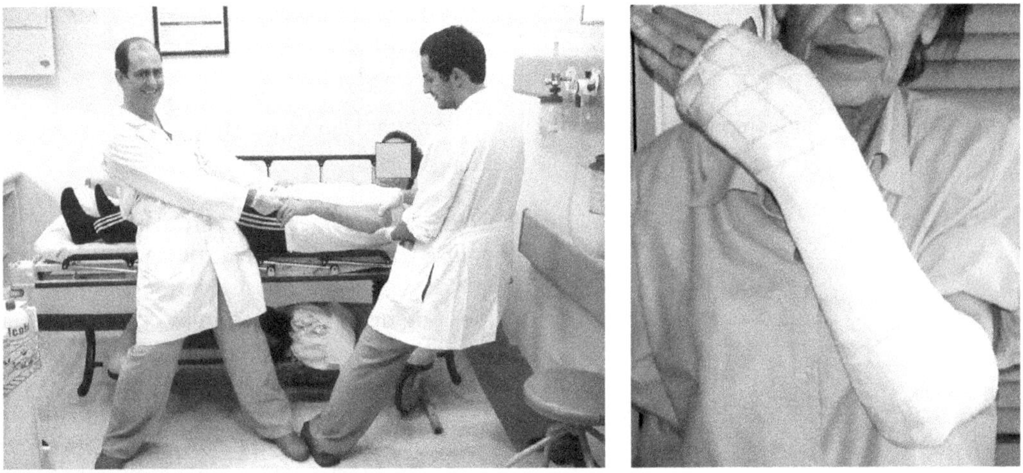

Figura 3.20. Reducción cerrada de una fractura de extremo distal del radio e inmovilización externa con valva de yeso.

4. Reducción cerrada mediante tracción continua

Técnica que busca contrarrestar la acción contracturante de los músculos, que genera deformidad y dolor, a través de tracción con una carga definida fijada a la piel o hueso del paciente.

Permite alivio del dolor, inmovilización relativa y alineación parcial, siendo útil sobre todo en luxofracturas de columna cervical y huesos largos con lesiones oblicuas o espiroideas que son fácilmente desplazadas por la contracción muscular. Se considera como un tratamiento transitorio, dada la incomodidad para el paciente y el largo tiempo de recuperación asociado.

Entre los riesgos asociados se encuentran las lesiones neurovasculares, lesiones cutáneas y fracaso de tratamiento por tracción excesiva [Figura 3.21].

5. Reducción cerrada seguida de inmovilización funcional

El método funcional se basa en el uso de órtesis, manteniendo la inmovilización de la

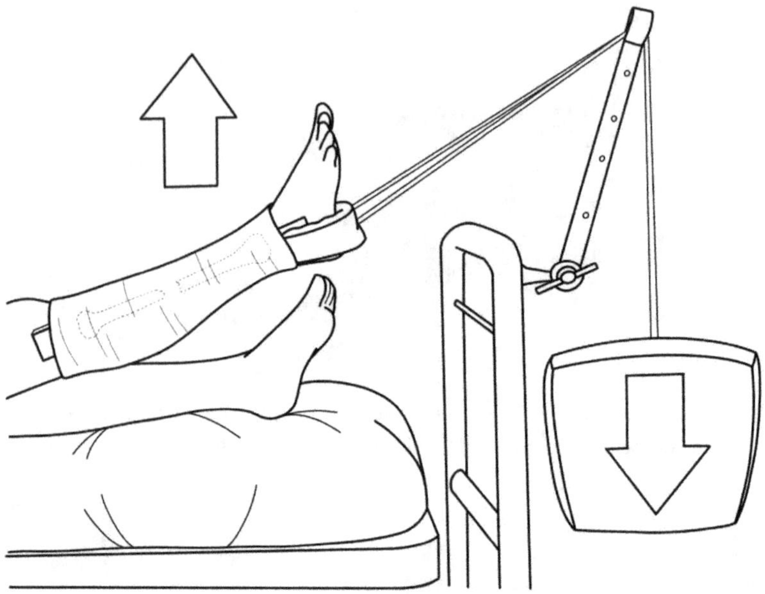

Figura 3.21. Reducción cerrada y tracción continua de partes blandas para fractura de pierna.

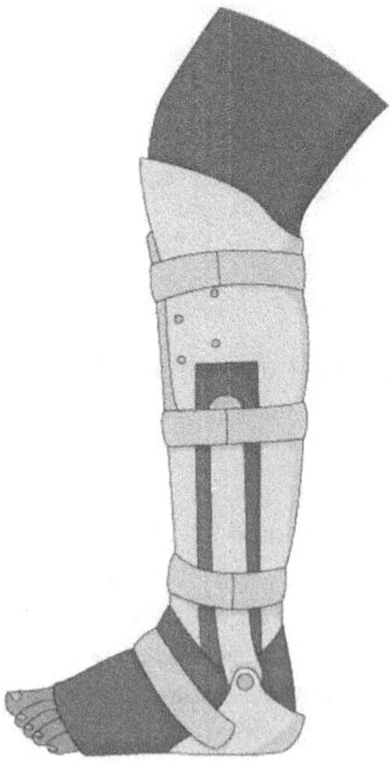

Figura 3.22. Inmovilización funcional para una fractura de tibia, no desplazada, a través de una órtesis, utilizada después de un tratamiento inicial con yeso.

fractura propiamente tal, pero al mismo tiempo permitiendo el movimiento de las articulaciones adyacentes, con lo que se favorece la prevención de la rigidez articular. Se utiliza de preferencia en fracturas estables o en aquellas en las que ya existe cierto avance en la consolidación [Figura 3.22].

6. Reducción abierta y fijación interna

Se basa en el abordaje del foco de fractura por medio de una intervención quirúrgica, con el objetivo de reposicionar directamente los fragmentos óseos y, en el mismo acto, estabilizarlos por un método de fijación específico (osteosíntesis). Busca disminuir las consecuencias de la llamada "enfermedad de la fractura" entre las que se incluyen la rigidez articular, atrofia muscular, enfermedad tromboembólica, escaras, infecciones broncopulmonares, urinarias y otras derivadas de la postración.

Se utiliza ante las siguientes indicaciones:

- Fractura irreductible de forma cerrada.
- Fractura incontenible por el método de inmovilización.

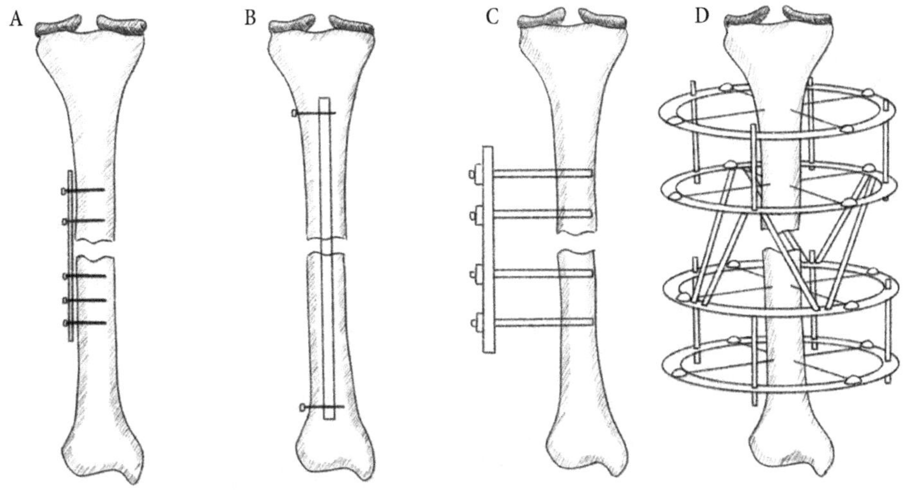

Figura 3.23. Esquemas de tipos de fijaciones para una fractura de tibia. A. Fijación interna con placa y tornillos. B. Fijación interna con clavo endomedular. C. Fijación externa con tutor externo monoplanar. D. Fijación externa con tutor externo multiplanar.

- Fractura expuesta.
- Fractura asociada a lesiones neurovasculares.
- Fracturas con gran compromiso de partes blandas.
- Compromiso articular grave.
- Fractura en hueso patológico.
- Falla en la consolidación.
- Fracturas en las cuales se encuentra demostrado que la fijación temprana disminuye la tasa de complicaciones.

Posterior a la reducción se debe fijar la fractura. Para esto se puede recurrir a dispositivos de fijación interna y externa.

Entre los elementos de fijación interna se encuentran las agujas, tornillos, placas y clavos endomedulares. Su principal riesgo es la infección, aunque otras complicaciones posibles son fallas en la consolidación (por ej.: retardo de la consolidación y no unión, tratados en la sección de complicaciones).

Entre los elementos de fijación externa destacan los tutores externos, compuestos por púas que se fijan a los segmentos óseos proximal y distal de la fractura, uniéndose a un marco externo de fijación. Esta alternativa se prefiere en casos de alto riesgo de infección, contaminación o daño importante de tejidos blandos y por este motivo se utiliza con frecuencia en casos de fracturas expuestas. Habitualmente no constituyen un tratamiento definitivo y su principal complicación es la infección de las púas que unen el marco exterior al hueso [Figura 3.23].

7. Resección de un fragmento de hueso y sustitución por una prótesis

En casos de alta probabilidad de falla en la unión de la fractura o de desarrollar una complicación como necrosis avascular, es preferible el reemplazo de un fragmento óseo por una prótesis. Esta alternativa se recomienda en algunos casos, como las fracturas de cuello femoral desplazadas en pacientes ancianos. Su principal riesgo es la infección [Figura 3.24].

PRONÓSTICO

Entre los factores que se asocian a un peor pronóstico en el tratamiento de las fracturas se encuentran:

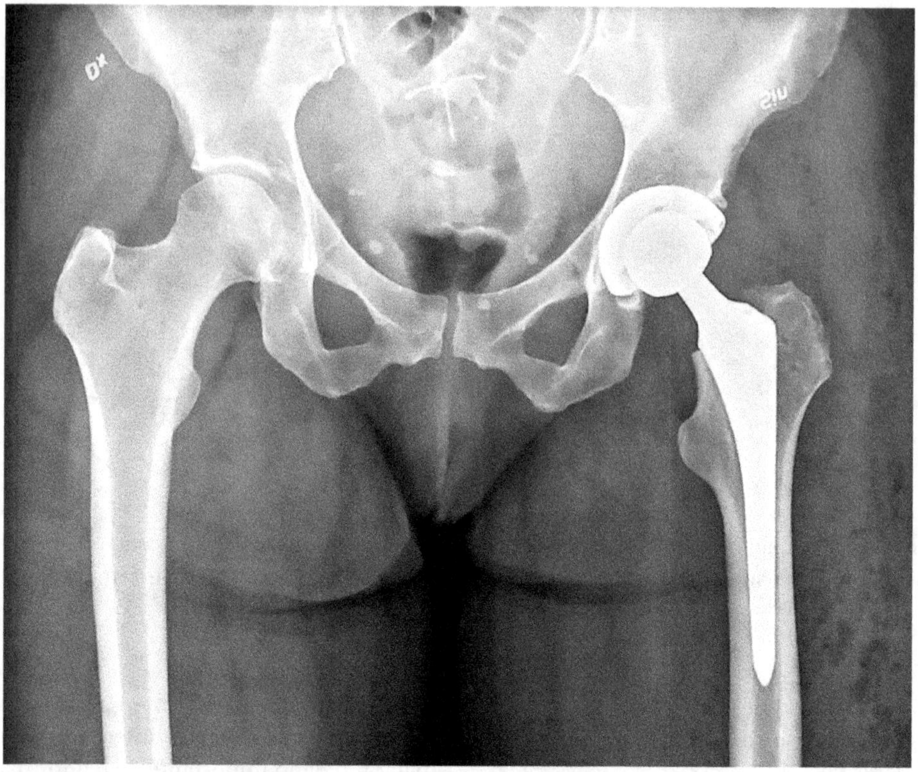

Figura 3.24. Fractura de cadera izquierda tratada con prótesis total de cadera.

1. Factores de la fractura:
   - Fracturas expuestas
   - Fracturas intraarticulares
   - Fracturas que requieren intervención quirúrgica
   - Compromiso de partes blandas alrededor de la fractura
   - Compromiso neurovascular
   - Fracturas en hueso patológico
   - Fracturas con compromiso de irrigación ósea. Por ejemplo, fracturas con irrigación terminal como son el cuello del talo, escafoides, tercio distal de la tibia, tercio distal del cúbito, cuello femoral.
2. Factores del paciente
   - Edad avanzada
   - Reposo excesivo/postración
   - Diabetes
   - Insuficiencia vascular
   - Desnutrición proteica
   - Enfermedades asociadas a alteraciones del metabolismo del calcio
3. Factores asociados a medicamentos/tabaquismo:
   - Corticoides (disminuye la diferenciación a osteoblastos)
   - Antiinflamatorios no esteroidales (AINEs) (inhiben las prostaglandinas, mediadores de la respuesta inflamatoria en la consolidación).
   - Nicotina (disminuye la irrigación local)

EVALUACIÓN DE LA CONSOLIDACIÓN DE LA FRACTURA

- Unión clínica: se determina cuando el paciente no presenta dolor, y no se detectan movimientos del foco de fractura al aplicar fuerzas de flexión, torsión y compresión.

En esta etapa se puede seguir apreciando radiológicamente el rasgo de fractura, ya que la estabilidad la entrega el callo óseo aún inmaduro. El hueso ya no requiere de inmovilización, pero dado que aún no ha recuperado su resistencia normal, debe ser protegido, hasta alcanzar la unión radiológica.

- Unión radiológica: se demuestra por la existencia de un callo óseo calcificado en las imágenes radiográficas que constituye un puente completo a nivel de la fractura (borrando la línea de fractura). El restablecimiento de la cavidad medular en fracturas diafisaria y de las trabéculas en el hueso esponjoso evidencian en la radiografía el avance en la fase de remodelación.

COMPLICACIONES DE LAS FRACTURAS

Se denomina complicación a cualquier daño asociado o producido a nivel local o sistémico. secundario a una fractura y/o su tratamiento. Pueden ocurrir de forma precoz o tardía (luego de meses o incluso años).

Complicaciones locales precoces

Las complicaciones locales precoces de las fracturas son principalmente las lesiones cutáneas, neurológicas, vasculares y de órganos adyacentes.

Lesiones cutáneas

La piel se puede comprometer de 2 formas características:

- Heridas: una fractura puede producir una lesión completa de la piel, perdiendo el aislamiento del medio externo y transformándose en una fractura expuesta o abierta (ver capítulo 4: Fracturas expuestas).
- Bulas o flictenas: corresponden a colecciones de líquido que separan el estrato córneo del resto de la piel. Cuando son pequeñas se denominan ampollas, si son más grandes se les llama bulas o flictenas. Se producen en áreas en las que se compromete la circulación sanguínea a nivel de la piel. La importancia de reconocerlas radica en que dificultan el tratamiento específico de la fractura, ya que la piel en estas condiciones presenta mayor riesgo a desarrollar necrosis e infección. Se deben prevenir mediante un adecuado alineamiento de la fractura e inmovilización precoz [Figura 3.25].

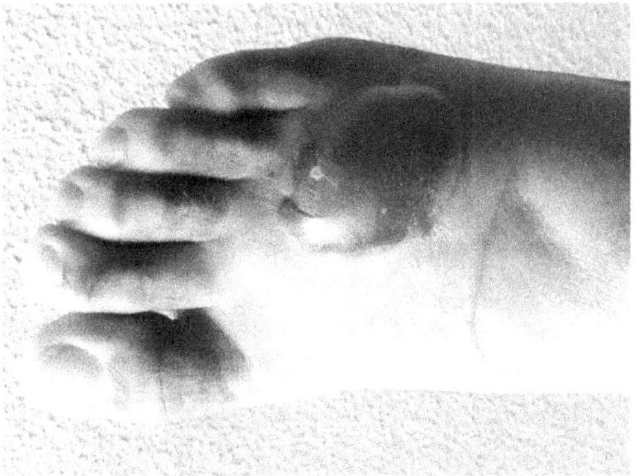

Figura 3.25. Flictena asociada a fracturas de los metatarsianos.

Lesiones neurológicas

Existen diferentes grados de compromiso de un nervio periférico.

- Neuroapraxia: es una alteración transitoria secundaria al trauma sobre un nervio, sin pérdida de continuidad del axón, que presenta recuperación espontánea, tardando en general 3-6 semanas.
- Axonotmesis: es la pérdida de función secundaria a un daño estructural del axón, generando denervación a nivel de la placa motora. Su recuperación espontánea es parcial, con un tiempo variable, proporcional a la distancia entre el sitio de la lesión y el músculo efector.
- Neurotmesis: es la pérdida de función por el daño estructural de la mayoría o todos los componentes de un nervio periférico. La desorganización estructural impide que el proceso de regeneración pueda progresar en busca del efector, por lo que

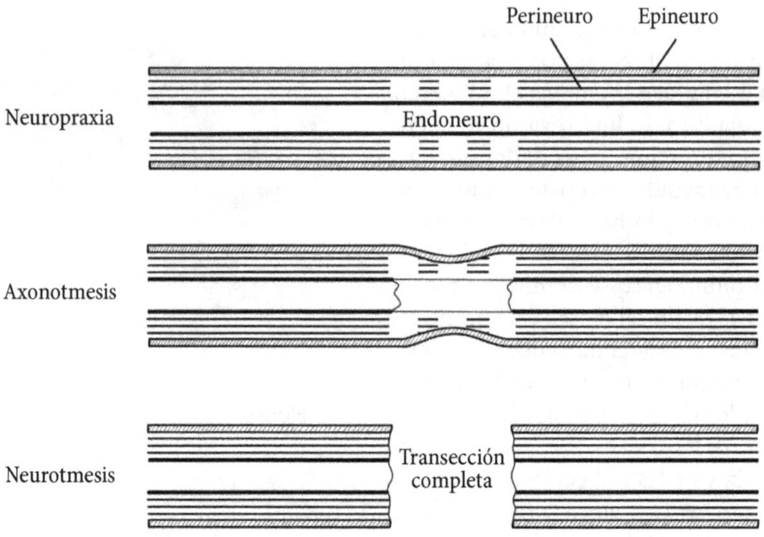

Figura 3.26. Tipos de lesiones neurológicas en nervio periférico, secundarias a trauma.

no presenta recuperación espontánea y requiere una reparación quirúrgica para obtener recuperación funcional [Figura 3.26].

Algunos ejemplos característicos de lesiones de nervios asociadas a fracturas son:

- fractura de diáfisis humeral: nervio radial.
- fractura supracondílea de húmero: nervio interóseo anterior, rama del nervio mediano.
- fractura de radio distal: nervio mediano.
- luxación de hombro: nervio axilar.
- luxación posterior de cadera: nervio ciático.
- luxación de rodilla o fractura de la cabeza del peroné: nervio peroneo común.
- luxofractura de Monteggia: nervio interóseo posterior, rama del nervio radial.

Lesiones vasculares

Una fractura puede dañar de distintas formas a un vaso sanguíneo adyacente. En caso de sospecha, lo ideal es realizar una angiografía con medio de contraste (angioTAC) de forma urgente, con la finalidad de objetivar el nivel del daño vascular y el compromiso de irrigación. Luego, en el caso de confirmarse el daño, se debe revaluar la necesidad de reparación vascular quirúrgica con el equipo de Cirugía Vascular.

Algunos ejemplos característicos de lesiones vasculares asociadas a fracturas son:

- fractura supracondílea de húmero: arteria braquial.
- luxofractura de rodilla: arteria poplítea.

Síndrome compartimental

Se produce por el aumento de presión dentro de un compartimento de partes blandas delimitado por aponeurosis, siendo, en general, secundario a un trauma (el cual ocasiona sangrado, edema o inflamación de los tejidos dentro del compartimento aponeurótico) y/o a una compresión externa (por ejemplo, posterior a la instalación de un yeso cerrado).

La elevación de la presión dentro del compartimento genera una disminución del flujo capilar y produce isquemia. Tienen mayor riesgo las fracturas de diáfisis de pierna y antebrazo, fracturas múltiples en mano o pie y fracturas asociadas a importante compromiso de partes blandas (como aplastamientos y quemaduras circunferenciales).

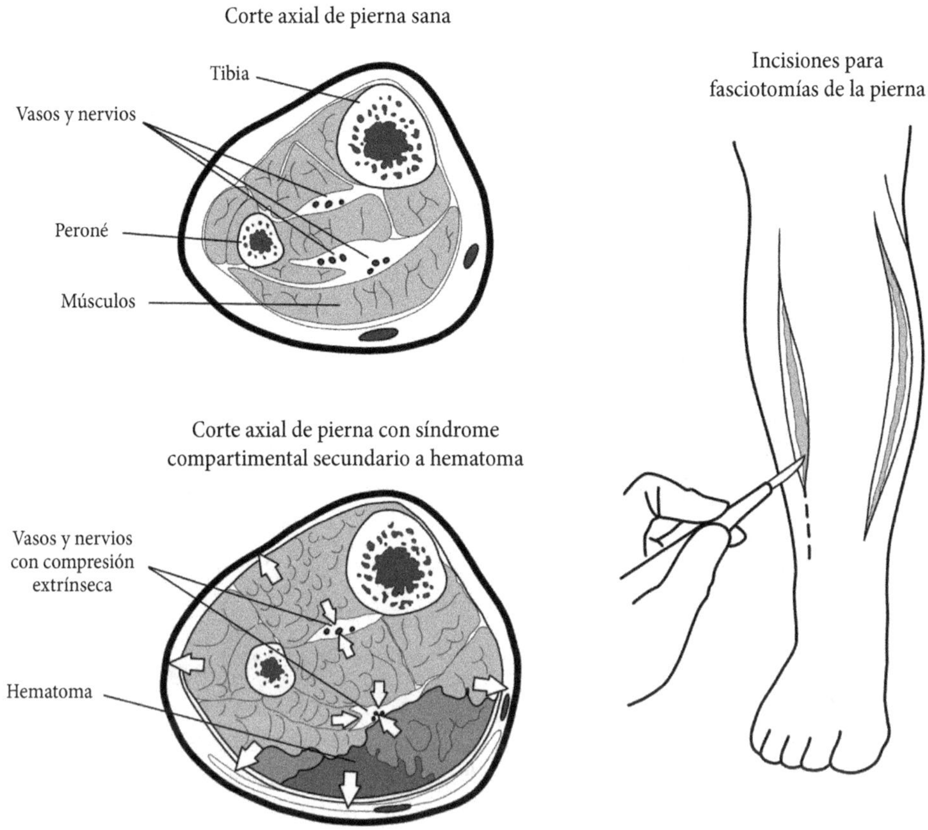

Figura 3.27. Síndrome compartimental de pierna.

El diagnóstico es clínico, y se debe sospechar con la presencia de dolor progresivo a pesar de inmovilización y analgesia, dolor asociado al movimiento pasivo de segmentos distales, parestesias, cianosis, palidez y finalmente disminución de pulsos de la extremidad comprometida. A la palpación del área afectada esta se encuentra tensa y sensible.

El tratamiento consiste en la remoción de elementos de inmovilización que mantengan la presión elevada (ej.: yeso) y una fasciotomía quirúrgica completa a lo largo de los compartimientos involucrados, la que se debe mantener abierta hasta que se resuelva el cuadro clínico y se verifique la vitalidad de los tejidos, posterior a lo cual se plantea el cierre primario diferido.

Es importante recalcar que la fasciotomía, si está indicada, debe realizarse de forma inmediata y constituye una emergencia quirúrgica, ya que está en riesgo la extremidad [Figura 3.27].

Lesión de órganos adyacentes

Variable según el sitio de fractura, siendo ejemplos el neumotórax asociado a fracturas de costillas o lesiones urológicas asociadas a fracturas de pelvis.

Complicaciones sistémicas precoces

Las complicaciones sistémicas precoces de las fracturas son principalmente la enfermedad tromboembólica y embolia grasa.

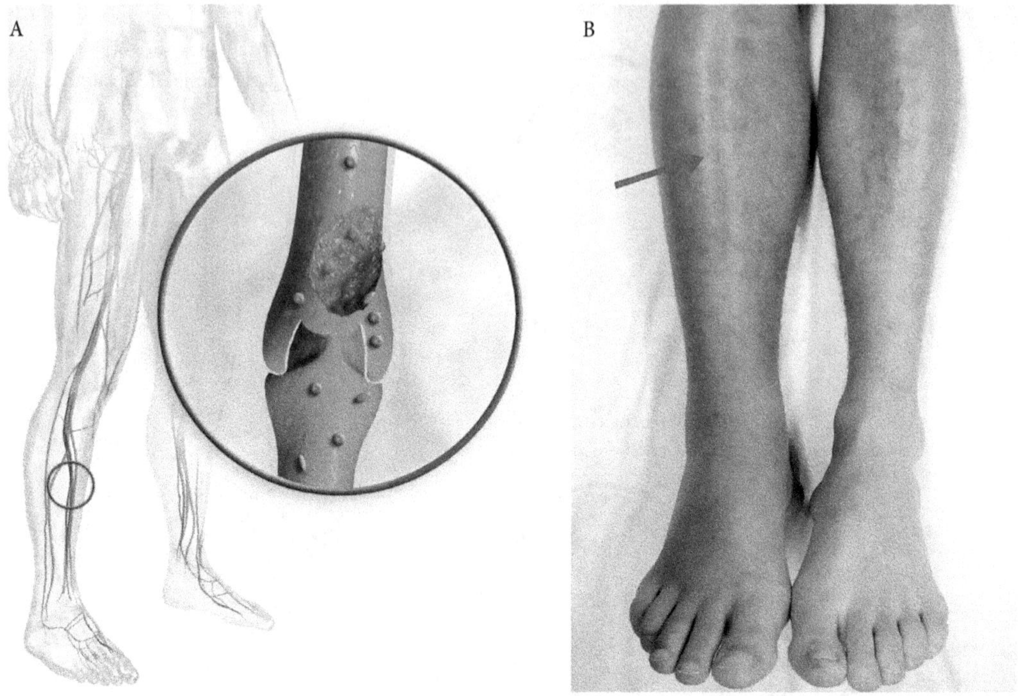

Figura 3.28. Trombosis venosa profunda, en la cual se observa la representación de un coágulo (A) y el consecuente aumento de volumen difuso unilateral de la pierna derecha (B).

Enfermedad tromboembólica

Corresponde al desarrollo de trombosis venosa profunda (TVP) o tromboembolismo pulmonar (TEP). El riesgo asociado a las fracturas aumenta principalmente debido a la estasia venosa (secundaria a la postración, compresión excesiva por elementos de fijación) y al mismo daño vascular asociado a las fracturas.

- TVP: la clínica consiste en la aparición de dolor y edema unilateral en un paciente con factores de riesgo, asociado a hallazgos de examen físico como empastamiento o prueba de Homans (dolor en la pierna por posterior o en la región poplítea al realizar dorsiflexión del tobillo). El diagnóstico se confirma con eco Doppler de la extremidad afectada y el tratamiento consiste en anticoagulación del paciente.
- TEP: sospechar en todo paciente con factores de riesgo tromboembólico que evolucione con dolor torácico, taquicardia, disnea, desaturación o cualquier otro síntoma o signo de descompensación respiratoria o hemodinámica. El diagnóstico definitivo se realiza con un angioTAC de tórax y el tratamiento consiste generalmente en anticoagulación del paciente.

Para prevenir estas patologías se realiza profilaxis antitrombótica, la cual depende del riesgo asociado. La profilaxis se basa en medidas mecánicas (compresión neumática de las extremidades inferiores en quirófano, medias elásticas graduadas o estimulando la movilización precoz, según lo permita la fractura) y/o farmacológicas (heparina de bajo peso molecular, inhibidores orales de factor X, dicumarínicos, ácido acetilsalicílico) [Figura 3.28].

Embolia grasa

Se produce por la entrada de émbolos grasos de la médula ósea en el sistema venoso, generalmente secundario a fracturas de huesos largos. El síndrome clínico se presenta con taquicardia, taquipnea, hipoxemia, trombocitopenia y signos neurológicos que incluyen compromiso de conciencia. Pueden aparecer petequias sobre la parte superior y anterior del cuerpo, incluyendo tórax, cuello, parte superior del brazo, axila, hombros, mucosas orales y conjuntivas, secundario a oclusión de capilares dérmicos.

La embolia grasa presenta letalidad si no es reconocida y tratada, basándose el tratamiento en el soporte ventilatorio y sistémico en una unidad de cuidados intensivos. La medida profiláctica más efectiva de esta complicación es reducir y estabilizar las fracturas precozmente.

Complicaciones tardías

Las complicaciones tardías de las fracturas son principalmente el síndrome de dolor regional complejo, necrosis ósea avascular, calcificación heterotópica, la retracción isquémica de Volkmann y las fallas en la consolidación (retardo de consolidación, no unión y mal unión o consolidación viciosa).

Síndrome de dolor regional complejo (SDRC)

Corresponde a un síndrome doloroso secundario a trauma de etiología desconocida. Sin embargo, se cree que está relacionado a un trastorno simpático vascular reflejo (algodistrofia) determinado por el dolor, con hiperemia del segmento lesionado y estasia vascular, lo que genera un círculo vicioso secundario a la inmovilidad.

Es más frecuente en lesiones de muñeca, carpo y falanges, sobre todo como complicación de fracturas de radio distal.

El diagnóstico es clínico, observándose los siguientes hallazgos, que suelen iniciar al mes de la lesión inicial, manteniendo un curso clínico y severidad variables a distintos niveles:

- Autonómico: puede observarse edema, eritema, calor local y aumento o disminución de sudoración.
- Sensitivo: el paciente refiere dolor continuo (habitualmente de carácter urente), asociado a hiperalgesia e hiperestesia frente a mínimos movimientos o roce de la zona afectada.
- Motor: el paciente puede experimentar diversos grados de disfunción motora (debilidad o temblores) y rigidez de articulaciones adyacentes.

En las etapas tardías del síndrome pueden observarse cambios tróficos en la piel, como crecimiento de pelo o uñas, atrofia cutánea, aumento del brillo de la piel o hiperqueratosis, pudiéndose visualizar en las radiografías una acentuada osteoporosis que excede a aquella propia de la inmovilización prolongada.

Una etiología propuesta en este síndrome es la inmovilización inadecuada, debido a una compresión excesiva del yeso u otro medio de inmovilización, por lo que resulta fundamental familiarizarse y entrenarse con una correcta técnica de inmovilización de la extremidad afectada.

El tratamiento del SDRC debe ser multidisciplinario y precoz, con el objetivo de interrumpir el círculo causado por el dolor y la inactividad. Como terapias de primera línea destacan el uso de analgésicos, fisioterapia supervisada y tratamiento psicológico. Lo más importante en el tratamiento y recuperación de esta complicación es intentar mantener activa la extremidad, ya que la inmovilidad retrasa la recuperación [Figura 3.29].

Necrosis ósea avascular

Corresponde a la pérdida de la irrigación del tejido óseo, lo que lleva, finalmente, a la necrosis. Puede afectar a cualquier hueso, pero tienen mayor riesgo aquellos segmentos óseos con irrigación terminal, como los casos de fracturas desplazadas de escafoides, cabeza femoral y cabeza humeral.

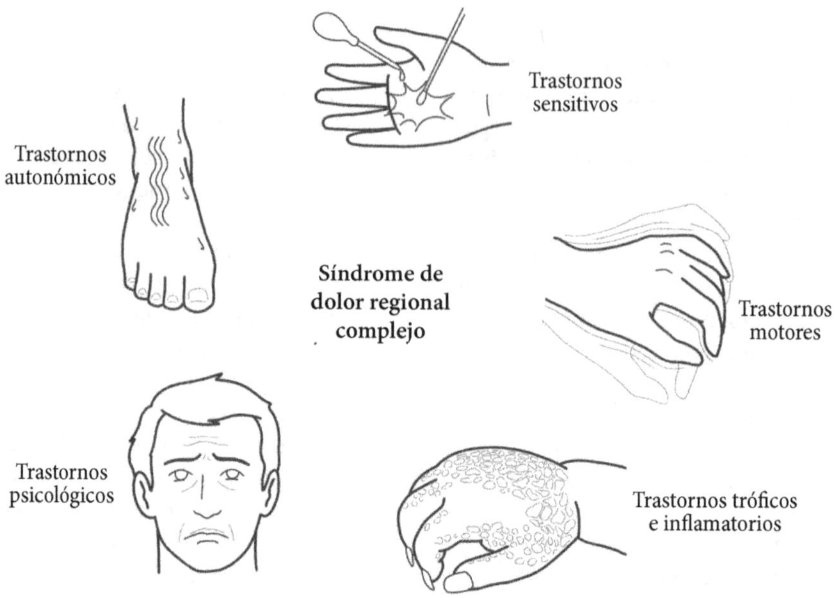

Figura 3.29. Hallazgos clínicos del síndrome de dolor regional complejo, destacando signos autonómicos, sensitivos, motores e inflamatorios/tróficos.

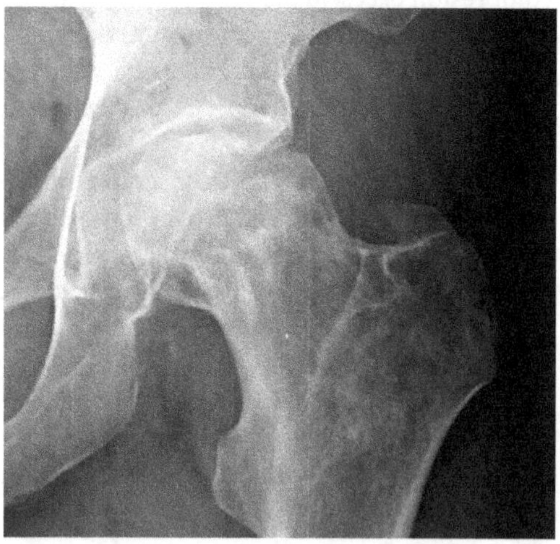

Figura 3.30. Necrosis avascular de la cabeza femoral.

Los signos clínicos y radiográficos son tardíos, por lo que, pese a producirse de forma aguda, se clasifica dentro de las complicaciones tardías. El signo clínico más precoz es el dolor, el cual puede acompañarse de cambios en la densidad ósea evaluada en las radiografías, con aumento de la densidad del segmento óseo necrótico en relación al tejido óseo circundante, dado por la esclerosis del hueso sano y por el colapso del hueso necrótico. El examen imagenológico de elección para el diagnóstico es la RM.

El tratamiento es variable, pudiendo incluir reposo prolongado, descompresión del tejido óseo, injertos óseos y prótesis. Su pronóstico es incierto, puesto que puede llevar a fallas en la consolidación y secuelas como artrosis secundaria [Figura 3.30].

Osificación o calcificación heterotópica

También conocida como miositis osificante, corresponde a la osificación muscular, en los tejidos adyacentes, posterior a una fractura o trauma. Clínicamente se manifiesta por dolor asociado a aumento de volumen sensible. Se caracteriza por la formación progresiva de tejido óseo en partes blandas visibles en la radiografía, que incluso puede ser palpable. El tratamiento incluye kinesiología, uso de medicamentos (indometaciona, bifosfonatos), radioterapia y eventualmente extirpación de la osificación [Figura 3.31].

Retracción isquémica o contractura de Volkmann

Producida por un daño vascular que produce una isquemia distal incompleta. Es más frecuente en lesiones a nivel de la arteria braquial que comprometen la circulación de los músculos del antebrazo (especialmente del grupo flexor), generando necrosis y reemplazo del tejido afectado por una cicatriz fibrosa y retráctil. Como consecuencia se produce una contractura en extensión de las articulaciones metacarpofalángicas con flexión de la muñeca y de las articulaciones interfalángicas [Figura 3.32].

Alteraciones de la consolidación ósea

Las principales alteraciones de la consolidación ósea son el retardo de la consolidación, no unión y mal unión (consolidación viciosa).

Retardo en la consolidación

El proceso de consolidación se desarrolla más lento, llegando a un resultado definitivo normal, pero en más tiempo de lo habitual. No es posible establecer un tiempo específico para definir el inicio de este proceso, ya que el tiempo de consolidación depende de cada hueso. Sin embargo, se acepta por convención que es un retardo cuando una fractura no ha consolidado después de 3 a 6 meses.

Se producen por los factores que dificultan el proceso normal de consolidación ya mencionados en la sección de pronóstico. Puede presentarse

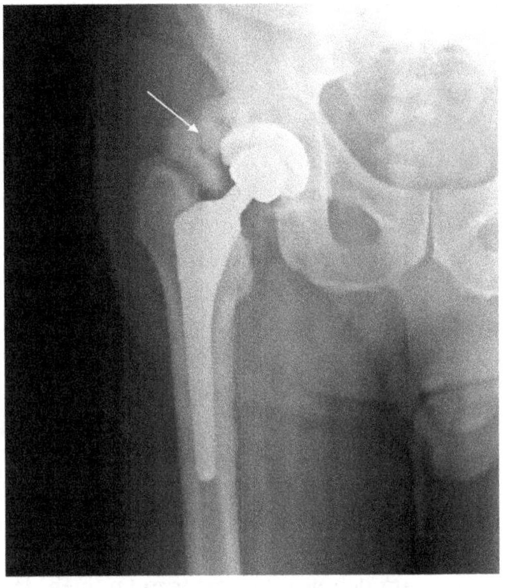

Figura 3.31. Osificación heterotópica alrededor de una prótesis de cadera (flecha).

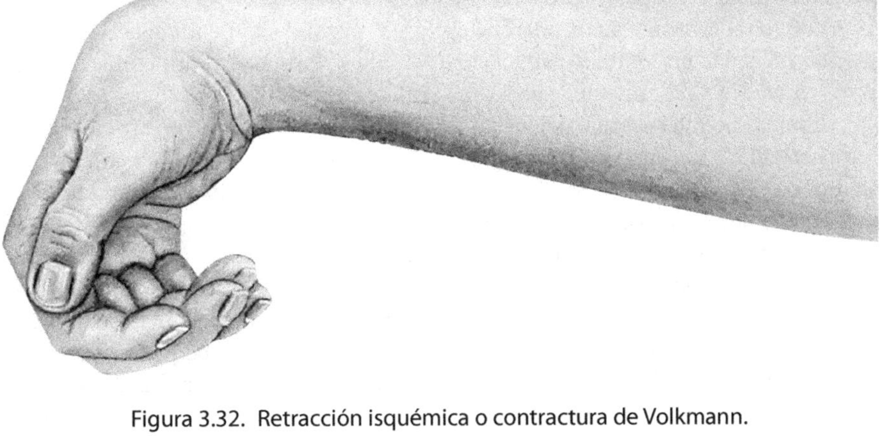

Figura 3.32. Retracción isquémica o contractura de Volkmann.

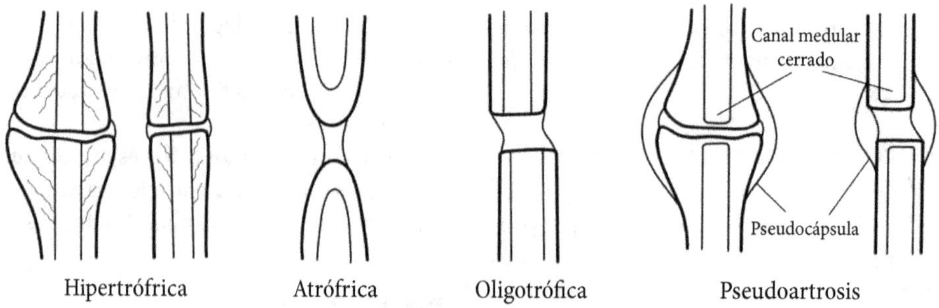

Figura 3.33. Tipos de no unión.

de forma asintomática o con dolor asociado en el foco de fractura. Radiológicamente se aprecia una falta de cierre de las corticales acompañado de un callo óseo incipiente. El tratamiento consiste en corregir los factores causales y mantener una correcta inmovilización hasta que el proceso de consolidación termine y así evitar que el cuadro progrese hacia una no unión.

No unión

Corresponde a la detención permanente del proceso de consolidación ósea de una fractura, sin lograr una consolidación completa. El tiempo límite para definir este trastorno también depende del tiempo promedio de consolidación de cada hueso, pero se acepta por convención que es no unión cuando se presenta un retardo de consolidación mayor de 6 meses o ausencia de consolidación 9 meses posfractura y sin signos de avance los últimos 3 meses.

La etiopatogenia es la misma que el retardo de consolidación, habiendo un continuo patológico entre ambas entidades. Clínicamente se presenta con dolor, desplazamiento anormal del foco de fractura e inestabilidad de la extremidad con los movimientos o posiciones de apoyo.

Radiológicamente se aprecia recalcificación y esclerosis de los extremos óseos, junto con cierre del canal medular. Dependiendo del tipo puede tener distintas características radiográficas:

- Hipertrófica: producto de inmovilización inadecuada e irrigación adecuada.
- Atrófica: producto de inmovilización e irrigación inadecuadas.
- Oligotrófica: producto de una reducción inadecuada, con desplazamiento en el foco de fractura.
- Pseudoartrosis: es una no unión a la que se agrega una pseudocápsula con membrana tipo sinovial y líquido en su interior [Figura 3.33].

El tratamiento suele ser quirúrgico y consiste en resecar la cicatriz fibrosa, revitalizar los extremos óseos, abrir el canal medular y usar injertos óseos para favorecer el proceso osteogénico. En casos de una no unión hipertrófica el tratamiento puede ser conservador, bastando una inmovilización adecuada. Sin embargo, muchas veces es necesario operar al paciente para mejorar la estabilización del foco mediante el uso de osteosíntesis.

Mal unión (consolidación viciosa)

Consolidación completa, sin embargo, asociada a un mal alineamiento en cualquiera de los ejes anatómicos del hueso. Puede ser sintomática en los casos severos, pero también puede ser asintomática cuando son mal alineamientos leves o huesos de baja demanda.

Su causa principal es una reducción o inmovilización inadecuada. Clínicamente se manifiesta con una deformidad en el sitio de fractura, más difícil de pesquisar en casos de deformidad rotacional y huesos pequeños. El diagnóstico se confirma con radiografías del segmento afectado, pudiendo sospecharse en forma precoz si se realizan controles radiográficos seriados del caso. Dependiendo del grado, puede requerir reducción abierta, osteotomía (corte controlado del hueso) y fijación interna [Figura 3.34].

¿Cuándo derivar al especialista?

- Cualquier derivación de un paciente con fractura a un especialista solo debe ser realizada cuando el paciente esté fuera de riesgo vital. El médico general es responsable de brindar las primeras atenciones en el lugar del accidente o servicio de urgencia de acuerdo a lo ya descrito, asegurando así un traslado seguro, con mínimo dolor y con el segmento estabilizado de manera provisoria.
- Hoy en día la mayoría de las fracturas requiere al menos ser evaluada en forma definitiva por un especialista. La tendencia es a recuperar lo antes posible la función afectada y para esto es cada vez más frecuente recurrir a tratamientos definitivos complejos o quirúrgicos.

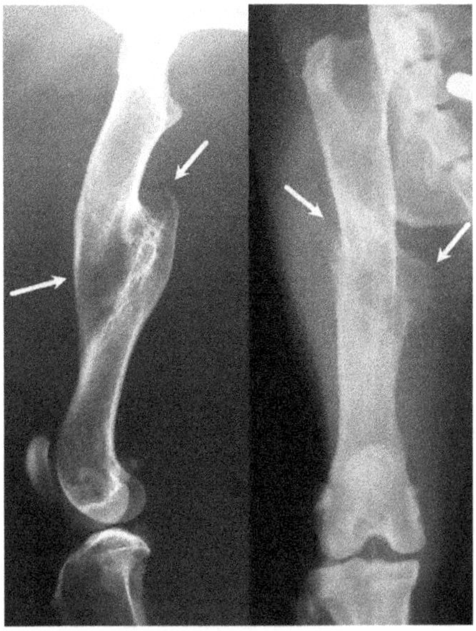

Figura 3.34. Mal unión (consolidación viciosa) de fémur.

- Ante la sospecha de una complicación también se debe derivar a la brevedad.

PUNTOS CLAVE

- Se debe sospechar fracturas cuando existe el antecedente de un traumatismo acompañado de dolor e impotencia funcional. Si en el examen físico se detectan puntos óseos sensibles, deformidades o aumentos de volumen importantes, corresponde realizar estudio con imágenes (inicialmente, al menos radiografías en dos planos).
- El examen físico siempre debe incluir una evaluación neurovascular y tiene que quedar registrado en la ficha clínica.
- El tratamiento inicial debe centrarse en estabilizar la fractura para evitar el aumento del daño de tejidos adyacentes.
- Una fractura bien tratada puede curar con tejido óseo normal y sin secuelas. Existen métodos conservadores u ortopédicos y procedimientos quirúrgicos para lograr este objetivo.
- Con frecuencia pueden aparecer distintos tipos de complicaciones y, por lo tanto, hay que conocerlas para sospecharlas y tratarlas precozmente.

Preguntas y ejercicios de autoestudio

- ¿Cómo se define una fractura?
- ¿Cuándo y cómo se diagnostica una fractura?
- Describa el proceso de consolidación ósea secundaria o indirecta
- ¿En qué se diferencia de la consolidación primaria?

CAPÍTULO 4

FRACTURAS EXPUESTAS

Tomás Zamora, Davor Miranda y Matías Álvarez

Resumen

Las fracturas expuestas, también conocidas como abiertas, se caracterizan por una ruptura en la piel que comunica la fractura con el exterior. Son patologías graves que resultan de accidentes de alta energía y requieren atención médica inmediata y ordenada. Aunque son poco comunes, su tratamiento adecuado es crucial para evitar complicaciones como infecciones y problemas de consolidación ósea. Una vez identificada la fractura expuesta, es esencial realizar un diagnóstico temprano, administrar antibióticos, realizar aseo quirúrgico y estabilizar la fractura. La elección del tratamiento depende de la localización, magnitud y gravedad de la fractura, y puede incluir desde la osteosíntesis hasta la utilización de tutores externos. Las principales complicaciones son infecciones, falta de consolidación, síndrome compartimental y, en casos graves, la amputación.

DEFINICIÓN E INTRODUCCIÓN

Se define fractura expuesta como aquella fractura que presenta una solución de continuidad en la piel y que comunica directa o indirectamente la fractura con el medio externo. Es una patología relevante tanto para el médico general como para el especialista, dado que su correcta evaluación y tratamiento disminuye la alta tasa de complicaciones asociadas tales como infección, no unión o mal unión (consolidación viciosa). De esta forma, se considera a una fractura expuesta como una urgencia traumatológica, y su pronóstico depende de su pronto y adecuado tratamiento.

ETIOLOGÍA

La etiología depende de diversos mecanismos, siendo los más frecuentes aquellos por un trauma directo de alta energía (ej.: accidentes automovilísticos, armas de fuego, caídas de altura, etc.). Sin embargo, las fracturas expuestas también pueden asociarce a mecanismos de baja energía, los que, generalmente, darán origen a lesiones "de adentro hacia afuera". Así, dependiendo de la morfología de fractura (por ejemplo, una espícula ósea), puede generar una lesión de partes blandas y su consecuente exposición con el exterior [Figura 4.1].

EPIDEMIOLOGÍA

En general son fracturas relativamente poco frecuentes, representando aproximadamente el 2% del total de fracturas evaluadas en centros de alto volumen. Las fracturas de mayor energía, como las secundarias a accidentes de tránsito o por caídas de altura, son sin duda las que se presentan en pacientes de mayor gravedad y demandan de mayor uso de recursos. Sin embargo, se ha visto un aumento en la tasa de fracturas expuestas de baja energía, ante el incremento constante de la población adulto mayor.

Las fracturas expuestas son más frecuentes en hombres en una proporción de 7:3. En cuanto a su distribución por lugar anatómico,

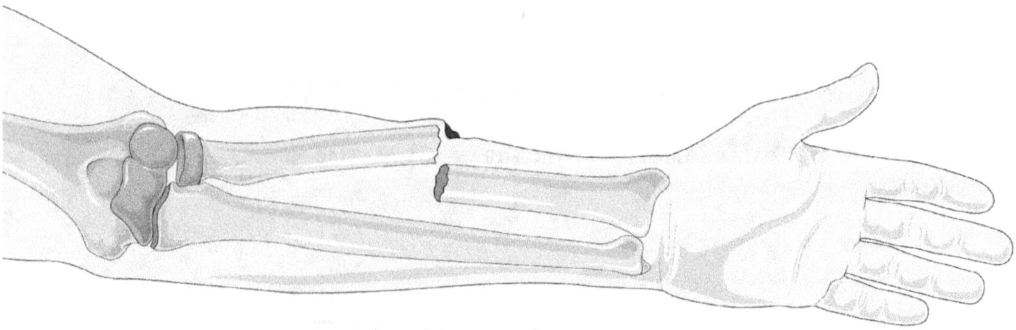

Figura 4.1. Fractura expuesta de radio, en la cual se observa una herida de la piel en relación al foco de fractura. En las fracturas expuestas puede o no estar expuesto el hueso superficial a la piel.

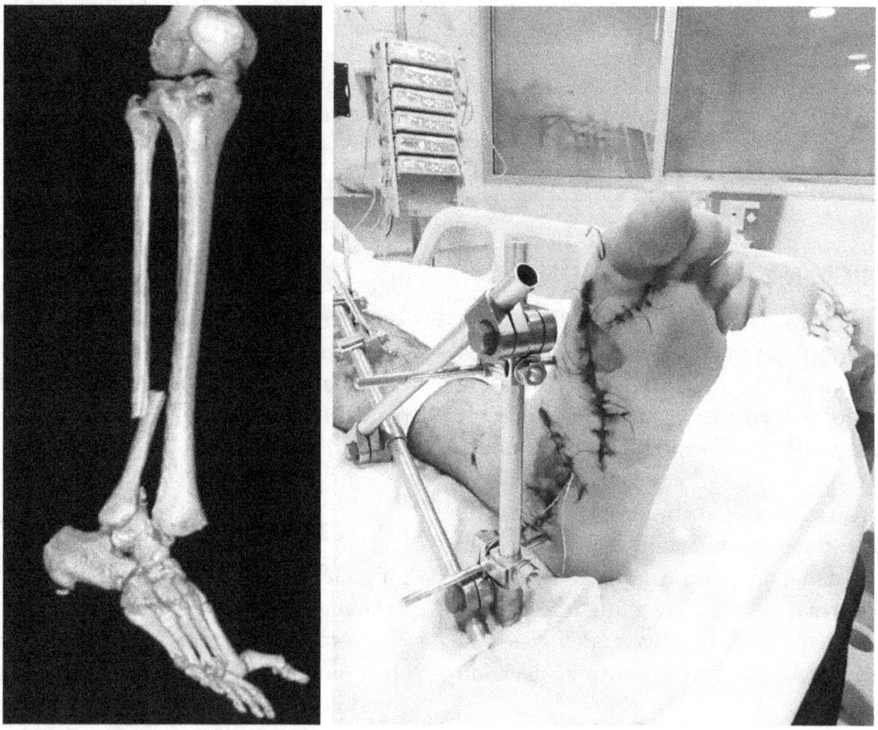

Figura 4.2. Luxofractura expuesta de tobillo y pie izquierdo producida por una explosión. Se observa en la imagen de la izquierda la TAC (reconstrucción 3D) que muestra la luxofractura de tobillo y en la imagen de la derecha la fijación con tutor externo.

los huesos más frecuentemente comprometidos son las falanges (hasta 40% aproximadamente), seguidas por pierna (tibia y/o peroné) y radio.

PRESENTACIÓN CLÍNICA

La presentación clínica dependerá del contexto del paciente y el hueso afectado. En la gran mayoría de los casos, lograr objetivar la fractura asociada a una comunicación con el medio externo a través de la piel es bastante evidente. No obstante, se debe tener especial sospecha en algunas zonas anatómicas como las manos o pies, en las que el diagnóstico puede ser menos claro.

De la misma forma, siempre debe sospecharse en contexto de pacientes politraumatizados, en quienes, por la alta energía del trauma, es muy probable encontrar más de una fractura con lesión de partes blandas asociada (ver capítulo 5: Politraumatizado).

En situaciones en las que la evaluación del compromiso óseo asociado a una lesión de piel no es evidente, debe siempre asumirse que hay una fractura expuesta hasta que se demuestre lo contrario.

ESTUDIO IMAGENOLÓGICO

Al igual que en la evaluación de todas las fracturas, se deben solicitar radiografías en dos planos para poder objetivarla, sin embargo, el diagnóstico de la exposición de la fractura es clínico y no requiere de exámenes especiales. Dependiendo del tipo de fractura, pudiera ser necesario un estudio imagenológico más completo como TAC o RM, lo que se explicará con mayor profundidad en los capítulos correspondientes a cada tipo de fractura [Figura 4.2].

CLASIFICACIÓN

La más utilizada es la de Gustilo y Anderson. Organiza las fracturas expuestas con base en el compromiso de partes blandas, considerando además los mecanismos de lesión, nivel de contaminación y tipos de rasgos de fractura.

Hay que recalcar que el diagnóstico final se realiza en el intraoperatorio, ya que es ahí donde se puede evaluar realmente el compromiso de partes blandas asociado a la fractura. Por otra parte, existe una alta variabilidad interobservador, llegando a un 50% en algunos estudios. A pesar de eso, sigue siendo muy utilizada y permite orientar la toma de decisiones para el tratamiento.

Hay algunas condiciones que, por su mayor riesgo de infección, se clasifican directamente como tipo III [Figura 4.3]:

- fracturas ocurridas en ambiente agrícola o de guerra
- fracturas por armas de fuego
- fracturas segmentarias (dos rasgos de fractura con un fragmento óseo intermedio)
- amputaciones traumáticas.

La clasificación se puede ver detallada a continuación en las siguientes Cuadros 4.1 y 4.2.

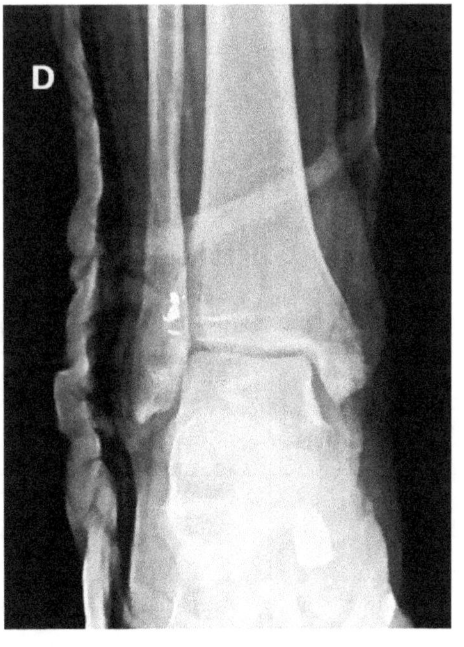

Figura 4.3. Radiografía de tobillo derecho que muestra una fractura expuesta por bala del peroné derecho. Se observa retención de elementos en el tobillo y de la bala en el pie.

Cuadro 4.1. Resumen del sistema de clasificación de fracturas expuestas de Gustilo y Anderson

Tipo	Descripción	Imagen
I	Herida menor de 1cm, limpia	
II	Herida mayor de 1cm, sin daño extenso de tejidos blandos	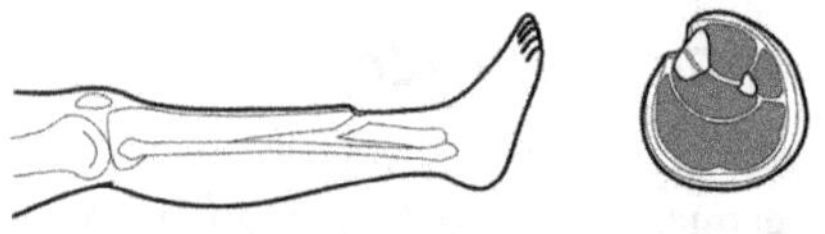
III A	Daño extenso de tejidos blandos con adecuada cobertura	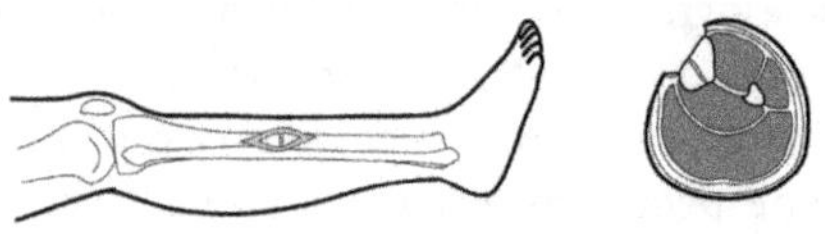
III B	Daño extenso de tejidos blandos con cobertura inadecuada	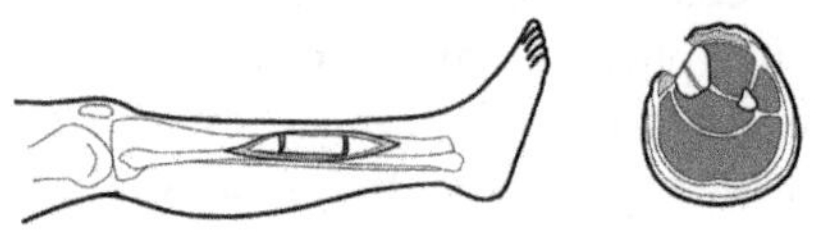
III C	Daño arterial que requiere reparación	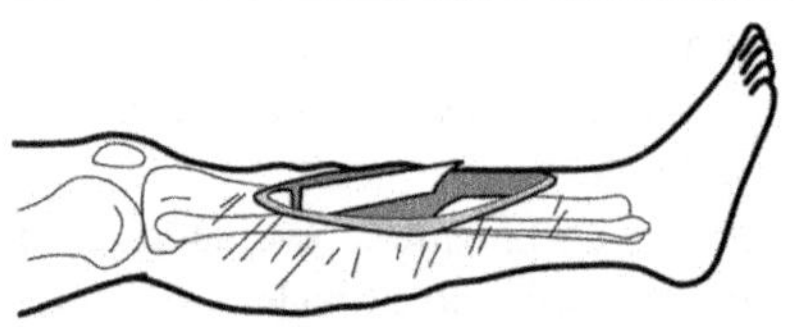

Cuadro 4.2. Sistema de clasificación de fracturas expuestas de Gustilo y Anderson

Característica	Tipo				
	I	II	IIIA	IIIB	IIIC
Tamaño de la herida	Menor de 1 cm	Mayor de 1 cm	Mayor de 1 cm	Mayor de 1 cm	Mayor de 1 cm
Energía	Baja	Mediana	Alta	Alta	Alta
Contaminación	Mínima	Moderada	Severa	Severa	Severa
Daño de tejidos blandos	Mínimo	Moderado	Severo	Severo	Severo
Conminución de fractura	Mínima	Moderada	Severa/ fractura segmentaria	Severa/ fractura segmentaria	Severa/ fractura segmentaria
Cobertura local	Adecuada	Adecuada	Adecuada	Inadecuada	Adecuada
Daño neurovascular	No	No	No	No	Sí
Riesgo de infección	0-2%	2-7%	7%	10-50%	25-50%

Tratamiento en servicio de urgencia

Comienza, como en todo paciente grave, aplicando criterios de Apoyo Vital Avanzado en Trauma (ATLS -*Advanced Trauma Life Support*-). Es imperativo descartar otras lesiones asociadas, ya que un elevado porcentaje puede presentar compromiso de otros órganos o sistemas, u otras fracturas.

Una vez estabilizado el paciente (ver capítulo 5: Politraumatizado), los objetivos de tratamiento en el servicio de urgencia son:

1. entregar analgesia.
2. realizar un aseo inicial de la herida.
3. inmovilizar transitoriamente la fractura.
4. entregar profilaxis antibiótica y antitetánica según corresponda.
5. solicitar radiografías y exámenes de laboratorio.

Es importante destacar que este es un proceso continuo y que muchas de las intervenciones se van realizando de forma simultánea. Además, es recomendable indicar régimen cero y la instalación de dos vías venosas periféricas.

Analgesia

Se recomienda utilizar analgésicos por vía endovenosa. Dependiendo del dolor y alergias del paciente, se recomienda analgésicos-antiinflamatorios (ej.: ketorolaco, ketoprofeno) asociados a opiáceos (ej.: tramadol, morfina).

Aseo inicial en urgencia

El aseo inicial en urgencias debe ser con suero fisiológico al 0,9%, por arrastre, para luego cubrir con un apósito estéril. No es recomendable realizar una exploración de la lesión en el box de urgencia, debido a la posibilidad de dañar diversas estructuras que pudieran estar comprometidas.

Inmovilización transitoria

Luego del aseo se debe realizar inmovilización precoz de la fractura fijando la articulación proximal y distal de esta mediante algún dispositivo transitorio (ej.: férula neumática, la cual es una férula de emergencia inflable).

Profilaxis antibiótica

Una de las medidas más importantes en el tratamiento de la fractura expuesta es la administración de profilaxis antibiótica. Esta se debe indicar lo antes posible, dado que luego de tres horas después del accidente aumenta el riesgo de infección. El esquema antibiótico variará según la clasificación de cada lesión.

En fracturas expuestas Gustilo I y II se prefiere el uso de cefalosporinas de primera generación (Cefazolina 1-2g c/8 horas ev), mientras que en fracturas expuestas Gustilo III se indica una cefalosporina de primera generación y un aminoglicósido (Gentamicina 3-5mg/kg/día, dividido en 3 dosis ev). En caso de sospecha de posible infección con anaerobios (trauma ocurrido en terreno agrícola, lesión intestinal) se debe aumentar el espectro con penicilina en dosis anaerobia (200.000 UI/kg/día ev en 4 dosis, máximo 6.000.000 UI/ dosis). En alérgicos a betalactámicos se puede utilizar Clindamicina (600-900 mg ev c/8 horas).108La duración del tratamiento antibiótico es controversial, sin embargo, la recomendación actual es mantener por mínimo 24 horas luego del aseo quirúrgico o cobertura de las partes blandas en el quirófano de operaciones, el cual debe ser repetido en el caso de nuevas intervenciones quirúrgicas [Cuadro 4.3].

Profilaxis antitetánica

El tétanos es una infección producida por la bacteria Clostridium tetani presente en el ambiente. Es adquirida por las personas debido a la contaminación de heridas con tierra u otros materiales sucios. Tiene un período de incubación de entre 3 y 21 días. El cuadro más frecuente es el tétanos generalizado que se manifiesta por compromiso del sistema nervioso. La enfermedad puede ser prevenida con vacuna. La vacuna (toxoide) entrega protección por 10 años y su

Cuadro 4.3. Antibióticos recomendados según clasificación de la fractura expuesta

Tipo	Antibiótico recomendado
I	Cefazolina 1-2g c/8 horas ev
II	Cefazolina 1-2g c/8 horas ev
III	Cefazolina 1-2g c/8 horas ev + Gentamicina 3-5mg/kg/día, dividido en 3 dosis Si hay riesgo de anaerobio: Penicilina 200.000 UI/kg/día ev en 4 dosis, máximo 6.000.000 UI/dosis Alergia a Penicilina: Clindamicina 15-40 mg/kg/día ev en 3 dosis, máximo 2,7 gr/día (habitualmente 600-900 mg c/8 hrs. ev)

Cuadro 4.4. Normas MINSAL* para vacunación antitetánica

Antecedentes de vacunación con componente antitetánico	Herida limpia		Herida sucia	
	Toxoide tetánico	Inmunoglobulina antitetánica	Toxoide tetánico	Inmunoglobulina antitetánica
Esquema completo y/o refuerzo menor de 5 años	NO	NO	NO	NO
Esquema completo y/o refuerzo entre 5-10 años	NO	NO	SÍ (1)	NO
Esquema completo y/o refuerzo mayor de 10 años	SÍ (1)	NO	SÍ (1)	NO
Sin antecedentes de vacuna o desconocido	SÍ (2)	NO	SÍ (2)	SÍ (3)

*Ministerio de Salud de Chile
(1) Vacunar con 1 dosis, las personas que nunca han recibido dTpa pueden recibir 1 dosis de esta vacuna.
(2) Vacunar con esquema de tres dosis: 0, 1 y 7 meses, las personas que nunca han recibido dTpa pueden recibir 1 de las dosis del esquema como dTpa.
(3) Una dosis de 250 UI de inmunoglobulina antitetánica por vía intramuscular.
dTpa es la vacuna combinada que protege para difteria, tétanos y tos convulsiva, la cual se incorporó al Programa Nacional de Inmunizaciones de Chile desde el 2013 en la educación primaria (8° Básico).

vía de administración es intramuscular. Todos los nacidos en Chile a partir del año 1975 han recibido el esquema completo de la vacuna contra el tétanos [Cuadro 4.4].

La vacunación de una persona que tiene una herida con riesgo potencial de tétanos se basa en el historial de vacunación y el tipo de herida: limpia o sucia.

- Aquellas personas con antecedente de esquema completo y/o refuerzo hace menos de 5 años no requieren ser vacunadas.
- Aquellas personas con antecedente de esquema completo y/o refuerzo entre 5-10 años solo necesitarán ser vacunadas, con 1 dosis, en caso de herida sucia.

- Aquellas personas con antecedente de esquema completo y/o refuerzo hace más de 10 años necesitarán ser vacunadas, con 1 dosis, en caso de herida limpia o sucia.
- Aquellas personas sin antecedente de vacunación o desconocido necesitarán ser vacunadas con 3 dosis (0, 1 y 7 meses) en caso de herida limpia. En caso de herida sucia deberán recibir, además, inmunoglobulina antitetánica.

Exámenes de imágenes y exámenes de laboratorio

Las radiografías de urgencia que deben solicitarse son al menos 2 proyecciones (planos ortogonales) del hueso comprometido, incluyendo ambas articulaciones adyacentes. Estas radiografías se recomienda tomarlas con un inmovilizador radiolúcido (ej.: férula neumática) para evitar el movimiento del foco de fractura.

Se solicitan exámenes imagenológicos complementarios según los requerimientos del paciente (ej.: TAC de cráneo, tórax, abdomen y pelvis, columna).

En urgencia también se solicitan exámenes de laboratorio, incluyendo hemograma, VHS y PCR.

TRATAMIENTO EN QUIRÓFANO

Luego del tratamiento inicial en el servicio de urgencia, se continua el tratamiento en quirófano. Esto lo debe realizar idealmente el traumatólogo especialista y los objetivos del tratamiento en quirófano son:

1. aseo quirúrgico
2. toma de cultivos
3. estabilización de la fractura

Aseo quirúrgico y toma de cultivos

El aseo quirúrgico, junto con el inicio de la antibioterapia, es crítico en la disminución del riesgo de infección. Se realiza una irrigación con abundante suero fisiológico (aproximadamente 5-10 lts.) y desbridamiento del tejido desvitalizado. El uso de un lavado pulsátil a alta presión puede aumentar el daño de partes blandas, por lo que su uso es cuestionado. Por otro lado, la solución más recomendada para el aseo es el suero fisiológico, sin agregar aditivos desinfectantes o antibióticos, ante potenciales efectos tóxicos de estos o efectos sobre el proceso normal de curación.

La evaluación de la vitalidad del tejido es importante, con el fin de conservar el tejido vital y debridar el tejido necrótico. La vitalidad del tejido óseo y la piel es determinada por la capacidad de sangrado, mientras que el tejido muscular, por las "4 C": color, contractilidad, consistencia y capacidad de sangrar.111Los cultivos predesbridamiento no se realizan, ya que tienen poca correlación con un eventual agente patógeno, por lo que se recomiendan realizar cultivos postdesbridamiento.

Estabilización de la fractura

La estabilización de la fractura va a depender del hueso afectado, su localización y magnitud, y el estado general del paciente. Según estas características existen diferentes alternativas, como la osteosíntesis con placas y tornillos, clavos endomedulares y en muchos de los casos mediante el uso de tutores externos.

Una adecuada estabilización de la fractura reduce el riesgo de infección y protege la integridad de las partes blandas. El tratamiento de cada fractura en particular se discutirá en su capítulo correspondiente, pero es importante destacar que, en la gran mayoría de los casos, con un adecuado aseo, y logrando una buena cobertura de partes blandas, se puede estabilizar de forma definitiva la fractura en un primer momento.

En casos de un déficit de cobertura importante o pacientes politraumatizados, en quienes su condición general no permite una cirugía definitiva, el uso de tutores externos de forma transitoria puede ser la alternativa de elección.

Es importante destacar que la reconstrucción y cobertura de partes blandas debe realizarse lo antes posible, idealmente en menos de 5 días. Para esto pueden ser necesarias múltiples intervenciones quirúrgicas y el uso de dispositivos especializados como la terapia VAC (vacuum assisted closure).

COMPLICACIONES

Las principales complicaciones de una fractura expuesta son la infección, la falla en la consolidación (retardo de la consolidación y no unión), el síndrome compartimental, la necesidad de reintervenciones quirúrgicas y la amputación en los casos severos.

Infección y falla en la consolidación

Es una de las complicaciones más frecuentes. Se ha visto que existen factores de riesgo relacionados con características propias del paciente como la edad y comorbilidades, y con características de la fractura como factores ambientales, precocidad de la consulta, uso de antibióticos y daño a las partes blandas. De la misma forma, la infección junto al daño de partes blandas son factores de riesgo importantes para una falla en la consolidación ósea.

Existe un riesgo de infección creciente según la clasificación de la fractura [Cuadro 4.5].

Síndrome compartimental

Complicación grave de las fracturas tanto expuestas como cerradas. Se da principalmente en la fractura de pierna (hasta un 9 % de las fracturas expuestas de este segmento). El diagnóstico es clínico y su tratamiento es la fasciotomía urgente de los compartimentos comprometidos (ver capítulo 3: Generalidades y complicaciones de las fracturas) [Figura 4.4].

Cuadro 4.5. Clasificación de fracturas

Tipo de fractura según Gustilo y Anderson	Riesgo de infección (%)
I	0-2
II	2-10
IIIA	7
IIIB	10-50
IIIC	25-50

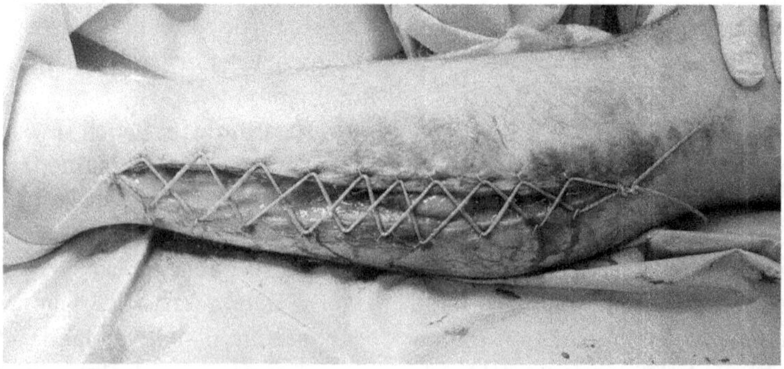

Figura 4.4. Fasciotomía lateral de pierna para el manejo de un síndrome compartimental.

Amputación

Es una complicación poco frecuente, más relacionada con fracturas IIIC, alcanzando una incidencia de entre el 25 al 90%. Dentro de las indicaciones de amputación destacan la isquemia arterial aguda mayor de 6 horas, falla orgánica múltiple en la que se sospecha que la extremidad es el único foco infeccioso, déficit severo en la funcionalidad de la extremidad post-revascularización, entre otras.113La indicación actual es privilegiar la amputación inmediata por sobre la amputación diferida, dado el menor trauma, costo para el paciente y mejores tiempos de recuperación, aunque no debe olvidarse que la pérdida de una extremidad tiene importantes consecuencias a nivel físico y psicológico [Figura 4.5].

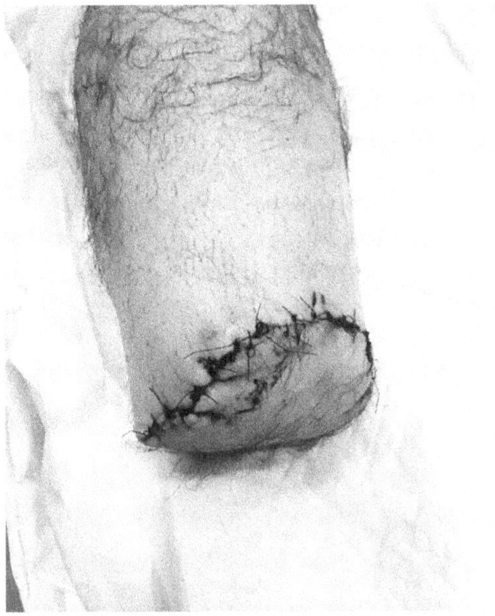

Figura 4.5. Amputación transtibial en paciente con fractura expuesta de peroné con compromiso severo de partes blandas y de estructuras neurovasculares.

¿Cuándo derivar al especialista?

- La estabilización del paciente y tratamiento de urgencia debe ser realizado precozmente, ya sea por un médico general o traumatólogo, según la disponibilidad de especialista en el centro hospitalario.
- El aseo quirúrgico y estabilización definitiva de la fractura debe ser realizado en quirófano por el equipo de Traumatología.
- No se debe trasladar a un paciente con fractura expuesta sin las medidas mínimas iniciales de tratamiento de urgencia (evaluación completa del paciente y estabilización, analgesia, aseo inicial en urgencia, inmovilización transitoria, profilaxis antibiótica y antitetánica).

PUNTOS CLAVES

- Toda fractura asociada a una lesión cutánea debe ser considerada una fractura expuesta hasta que se demuestre lo contrario.
- Las fracturas expuestas pueden estar asociadas a una alta tasa de morbilidad.
- Los pilares fundamentales del tratamiento de las fracturas expuestas son: tratamiento antibiótico y antitetánico, aseo quirúrgico y estabilización de la fractura.
- En urgencia es necesario entregar analgesia, realizar un aseo inicial de la herida, inmovilizar transitoriamente la fractura, entregar profilaxis antibiótica y antitetánica, según corresponda, y solicitar radiografías y exámenes de laboratorio.
- En quirófano es necesario realizar un aseo quirúrgico, toma de cultivos y estabilización de la fractura.
- El pronóstico de la fractura está dado por un adecuado tratamiento inicial en urgencia y posterior tratamiento definitivo por el especialista.

Preguntas y ejercicios de autoestudio

- ¿Cuándo debe sospecharse una fractura expuesta y cómo se confirma el diagnóstico?
- ¿En qué se basa la clasificación de Gustilo y Anderson? Describa los distintos tipos de fracturas expuestas según esta clasificación.
- ¿Cuáles son las bases del tratamiento de las fracturas expuestas?
- ¿En qué consisten los esquemas de tratamiento antibiótico y profilaxis antitetánica? Describa ambos esquemas.
- ¿Cuáles son las complicaciones más frecuentes en la patología de fractura expuesta? ¿Cómo se pueden prevenir?

CAPÍTULO 5

POLITRAUMATIZADO

Pablo Mery, Jorge Filippi y Davor Miranda

Resumen

El paciente politraumatizado es un paciente complejo, con riesgo vital secundario a traumatismo de alta energía, por lo cual es un desafío para el traumatólogo y el equipo médico de urgencia. Con un incremento en la incidencia de traumatismos graves y politraumatismos, es esencial para el equipo médico estar preparado para tratar estas situaciones. Un tratamiento inicial adecuado es crucial para mejorar las tasas de sobrevida y reducir las morbilidades asociadas. La evaluación y el tratamiento inicial se basan en principios estandarizados y sistemáticos, como el enfoque ABCDE (Vía Aérea, Respiración, Circulación, Discapacidad y Exposición/Control Ambiental) y la importancia de una revaluación constante para identificar y tratar adecuadamente cualquier complicación o lesión oculta. Es esencial una evaluación meticulosa y exhaustiva, respaldada por pruebas diagnósticas, para garantizar la atención completa del paciente y mejorar el pronóstico.

INTRODUCCIÓN

El trauma es una de las principales causas de muerte en pacientes jóvenes, generalmente asociada a accidentes de tránsito. Su tratamiento inicial sistematizado y eficiente es esencial para disminuir su mortalidad. Por este motivo el conocimiento del tratamiento del paciente politraumatizado es fundamental dentro de la atención médica en cualquier servicio de urgencia.

En este capítulo se abordará el enfrentamiento de un paciente politraumatizado principalmente en el servicio de urgencia. El tratamiento del trauma en el sitio del suceso, el traslado de pacientes graves y tratamiento de paciente en unidades de cuidados intensivos no es el objetivo de este capítulo, sin embargo, algunos conceptos básicos de triage y traslado serán abordados.

DEFINICIÓN

El paciente politraumatizado es aquel que ha sufrido un accidente traumático, con compromiso de más de un sistema y que, a consecuencia de ello, tiene riesgo vital. Los pacientes traumatizados graves son aquellos con lesión de un solo sistema, pero con riesgo vital. Este último aspecto distingue al paciente politraumatizado y al traumatizado grave del policontundido o polifracturado que, aún con lesiones graves como contusiones y fracturas respectivamente, no tiene implícito riesgo vital.

Cabe destacar que, en niños, considerando su tamaño y menor volemia, las fracturas múltiples pueden considerarse de por sí mismas un politraumatismo, ya que implican una mayor energía involucrada por superficie corporal que la de un paciente adulto.

EPIDEMIOLOGÍA

En la actualidad el trauma constituye a nivel mundial la principal causa de muerte dentro de las primeras cuatro décadas de la vida. En la atención de urgencia, la patología traumática de

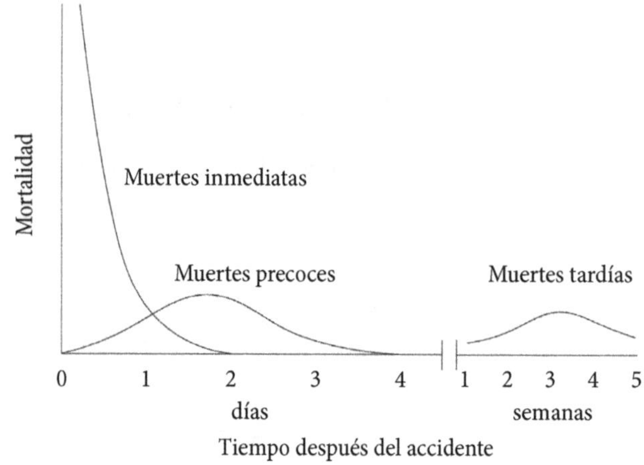

Figura 5.1. Distribución trimodal de la mortalidad en el trauma.

diversa gravedad corresponde al principal motivo de consulta, superando a las enfermedades cardiovasculares y respiratorias.

La mortalidad asociada al paciente politraumatizado tiene una presentación "trimodal" característica, descrita a continuación, la cual permite prever y actuar oportunamente frente a las complicaciones que ocurren en cada etapa.

Primera etapa

La mortalidad en esta etapa ocurre en segundos/ minutos posteriores al accidente y, por lo tanto, muy pocos de estos pacientes pueden ser salvados. Las principales causas de mortalidad en este período son lesiones del sistema respiratorio (interrupción de la vía aérea, rotura de tráquea, hemotórax a tensión, tórax volante, contusión pulmonar), lesiones del sistema cardiovascular (hipovolemia, shock en cualquiera de sus formas, hemopericardio con taponamiento, hemorragia masiva por rotura aórtica) y lesiones del sistema nervioso central (contusión cerebral grave, hemorragia cerebral masiva).

Segunda etapa

En esta etapa la muerte ocurre durante los primeros minutos a horas del accidente. Se denomina "la hora de oro" del politraumatizado, ya que corresponde al período en el que más muertes se pueden prevenir con una atención rápida y eficaz. Aquí las principales patologías graves causantes de mortalidad otorgan una ventana de tiempo (aunque estrecha) para su tratamiento. Entre estas se incluyen hematoma subdural/epidural, hemoneumotórax, laceraciones esplénicas/hepáticas, fracturas de pelvis y otras lesiones múltiples asociadas a hemorragia masiva.

Tercera etapa

La mortalidad en esta etapa ocurre varios días o semanas después del accidente y normalmente es secundaria a sepsis o falla multiorgánica. La mortalidad es frecuentemente secundaria a una sumatoria entre diversos factores, algunos no modificables (gravedad de la lesión y factores intrínsecos del paciente) y otros modificables (tiempo transcurrido antes de recibir atención médica y calidad de esta). Por esto es fundamental un adecuado nivel de sospecha, diagnóstico y tratamiento de las múltiples complicaciones existentes al recibir a un paciente politraumatizado, pues diversos estudios han demostrado que la mejora en estos dos aspectos (tiempo y calidad) disminuye la mortalidad de forma significativa [Figura 5.1].

Cuadro 5.1.

Fisiológicas	Anatómicas	Mecanismo	Factores agravantes
Presión Sistólica menor de 90 mmHg Hipopnea (menor de 10 por minuto) o taquipnea (mayor de 30 por minuto) Alteración de conciencia (Glasgow menor de 13)	2 o más fracturas de huesos largos Tórax volante Herida penetrante en cabeza, cuello, dorso o ingle Trauma + quemaduras Quemadura de vía aérea Amputación proximal Parálisis de extremidades	Extricación mayor de 20 min Muerte de otro involucrado Eyección desde el vehículo Caída mayor de 4 metros Impacto a gran velocidad, de alta energía	Edad mayor de 60 años Embarazo Comorbilidades Condiciones ambientales extremas

MANIFESTACIONES CLÍNICAS

El elemento clave de un buen tratamiento del paciente politraumatizado es la detección oportuna de lesiones graves. Para esto es necesario un alto nivel de sospecha, ya que, si no se es exhaustivo al momento de examinar a un paciente con antecedente de trauma, lesiones severas no evidentes pueden pasar desapercibidas. Existen ciertos elementos, antecedentes o criterios que nos sugieren que un paciente pudiera caer dentro de la categoría de politraumatizado [Cuadro 5.1].

Es importante establecer un orden claro de trabajo y administración óptima de los recursos disponibles, sobre todo cuando se trata de más de uno los pacientes admitidos al servicio de urgencia en el contexto de accidentes de alta energía. Esto es lo que se conoce como triage, que consiste en evaluar los casos según su gravedad para separar a aquellos cuya vida depende de una atención médica inmediata de aquellos que pueden esperar unos minutos. Para esto es necesaria una correcta evaluación inicial clínica de los pacientes en la que se podrán distinguir dos escenarios generales:

- El número de pacientes y la gravedad de sus lesiones no sobrepasan la capacidad de atención de la institución para proporcionar la atención médica necesaria. Primero se atiende a los pacientes que presenten riesgo vital y aquellos con lesiones múltiples.
- El número de pacientes y la gravedad de sus lesiones sobrepasa la capacidad de atención de la institución. Se atiende a aquellos con mayor probabilidad de sobrevida, racionalizando en función del menor consumo de tiempo, equipo material y personal.

EVALUACIÓN, DIAGNÓSTICO Y TRATAMIENTO

Las etapas correspondientes al tratamiento de un paciente politraumatizado consisten en:

1. Evaluación primaria y reanimación
2. Evaluación secundaria
3. Tratamiento médico definitivo.

EVALUACIÓN PRIMARIA Y REANIMACIÓN

La evaluación primaria consiste en la búsqueda sistematizada y ágil de complicaciones que ponen en riesgo de manera inmediata la vida del paciente. Esto significa que, en una primera instancia, la vía aérea, la respiración y la circulación deben ser evaluadas e inmediatamente diagnosticadas y tratadas.

Una nemotecnia para recordarlo y sistematizarlo fácilmente es ABCDE. El Cuadro 5.2 nos dará el orden jerárquico en el cual evaluar y solucionar los distintos problemas del paciente.

Cuadro 5.2.

Aspecto a evaluar de la evaluación primaria		Acciones y soluciones
A	Airway (Vía aérea permeable y estabilización de la columna cervical)	- Mantener columna cervical inmovilizada manualmente. - Permeabilizar Vía Aérea con maniobras básicas, o específicas en caso de obstrucción. - Cánula Mayo (paciente inconsciente). - Oxigenar con mascarilla de alto flujo con 15 lts/min. En caso necesario, asegurar vía aérea permeable con vía aérea avanzada (ej.: tubo endotraqueal, máscara laríngea).
B	Breathing (Ventilación)	- Evaluar frecuencia respiratoria y saturometría de oxígeno. - Si paciente mantiene ventilación espontánea efectiva: oxigenar. - Si paciente no presenta ventilación espontánea efectiva, con vía aérea avanzada: asistir ventilación a una frecuencia respiratoria ≈ 10 /min, evitando hiperinsuflar e hiperventilar. Descartar clínicamente lesiones que requieren tratamiento inmediato. Ante sospecha de neumotórax a tensión, realizar descompresión inmediata por punción con aguja.
C	Circulation (Circulación y estabilización de hemorragias)	- Evaluar circulación a través de pulso carotídeo, presión arterial y perfusión periférica. - Controlar hemorragias externas con compresión directa. Reponer pérdidas de volumen con: - 2 vías venosas de grueso calibre. - Aporte de volumen (suero fisiológico y/o hemoderivados) según condición clínica. No usar soluciones hipotónicas (Ringer lactato, isotónico) o glucosadas. En caso de sospecha de trauma de pelvis, realizar estabilización pélvica transitoria (sábanas, fajas) (ver capítulo 9: Fracturas de cadera y pelvis). No usar torniquetes salvo en amputaciones traumáticas y no usar instrumental para detener hemorragias en lesiones sangrantes.
D	Disability (Discapacidad neurológica)	- Evaluar Escala de Glasgow. - Evaluar tamaño y respuesta pupilar. - Evaluar hipertensión intracraneana y signos de focalidad neurológica. Prevención de isquemia/aumento de presión intracraneana evitando hiperventilar o utilizando soluciones con glucosa o hipotónicas.
E	Exposure/Enviroment control (Exposición y control ambiental)	- Exponer zonas afectadas. - Remover prendas que compriman u oculten sitios lesionados o sangrantes, ropa mojada o que contenga potenciales contaminantes. - Prevenir hipotermia.

Es importante destacar que la evaluación primaria no debiera tomar más de unos cuantos minutos, a no ser que se requieran otros procedimientos, y debe repetirse cada vez que las condiciones del paciente cambien (signos vitales, estado mental, utilización de medicamentos). Como regla general, el paciente debe evaluarse siempre en decúbito, en una cama dura, sin almohada, desnudo y debe registrarse la hora exacta de ingreso junto a los signos vitales. A continuación, veremos punto por punto las distintas etapas de la evaluación.

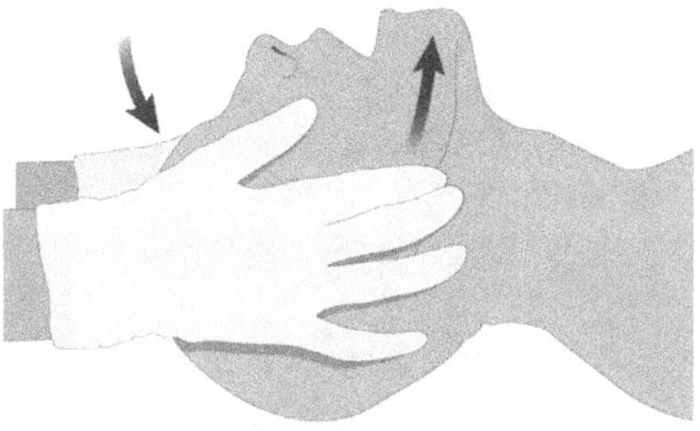

Figura 5.2. Maniobra de tracción mandibular para permeabilizar vía aérea en paciente sin mecanismo de lesión de columna cervical. En el caso que presente esto último, no se debe realizar hiperextensión de columna cervical, sino que solo tracción mandibular.

A. VÍA AÉREA PERMEABLE Y ESTABILIZACIÓN DE LA COLUMNA CERVICAL

Una vía aérea obstruida es una de las amenazas más directas e inmediatas para un paciente en riesgo vital. El objetivo en un paciente politraumatizado no es solo mantener una vía aérea permeable evitando una nueva obstrucción por sangre, edema, vómitos u otros, sino que además lograrlo manteniendo la indemnidad de la columna cervical.

Para su evaluación, se puede comenzar realizando una pregunta al paciente (por ejemplo, ¿cómo se siente?). Si el paciente responde normalmente de forma verbal, se puede inferir que tiene una vía aérea despejada, está respirando, está consciente y, por ende, tiene pulso. Aun así, deben buscarse activamente potenciales complicaciones que puedan cambiar esta situación repentinamente.

Si el paciente está respirando espontáneamente, se deben evaluar potenciales problemas en el futuro inmediato. Para esto el sonido de la respiración puede ser de gran ayuda. Un estridor puede indicar una obstrucción parcial de la vía aérea alta que podría volverse una complicación mayor. Una voz ronca, enfisema subcutáneo o crépitos a la palpación del cartílago tiroideo pueden ser señales importantes de trauma laríngeo.

Otro elemento útil es examinar la existencia de reflejo faríngeo (arcadas), ya que un paciente sin este reflejo no puede protegerse a sí mismo de aspirar secreciones a los pulmones por lo que requiere de intubación. En pacientes conscientes puede evaluarse viendo la capacidad de tragar saliva y en aquellos comprometidos de conciencia puede usarse un baja-lenguas para estimular la parte posterior de la faringe.

La causa más común de obstrucción de la vía aérea en un paciente comprometido de conciencia es que la base de la lengua se desplaza hacia posterior obstruyendo la faringe. Esto puede ser fácilmente manejado desplazando la mandíbula hacia anterior. Esta maniobra se realiza colocando el dedo índice detrás del ángulo de la mandíbula y traccionando hacia anterior [Figura 5.2].

Solo se debe intentar remover objetos que obstruyan la vía aérea que sean visibles, puesto que un barrido ciego podría empujar un cuerpo extraño aún más profundo en la vía aérea. Se puede usar succión para remover secreciones y/o sangre y se pueden elegir diversos mecanismos de control de vía aérea (cánula mayo, máscara laríngea, intubación orotraqueal) dependiendo de los recursos disponibles, condiciones del paciente y experiencia del operador.

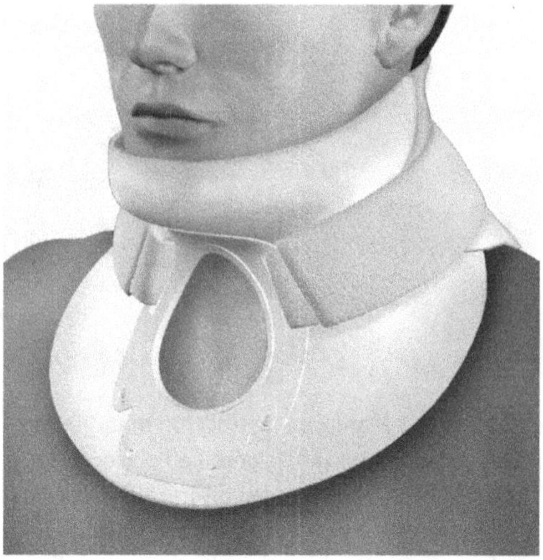

Figura 5.3. Collar cervical de Philadelphia.

Protección de la columna cervical

Debe asegurarse que a lo largo de todo el proceso de reanimación se mantenga la estabilidad del cuello. La sospecha de una lesión en la columna cervical se basa en el mecanismo de lesión.

Es importante destacar que la capacidad de caminar y mover las 4 extremidades no descarta la posibilidad de una fractura inestable de columna. Por lo tanto, frente a lesiones faciales, trauma contuso importante o déficit neurológico debe asumirse lesión cervical hasta que se demuestre lo contrario. Para esto se comienza por sujetar manualmente la cabeza en posición neutral para, posteriormente, fijarla con un collar cervical duro. Esta protección debe mantenerse hasta haber descartado una lesión inestable de la columna cervical [Figura 5.3].

B. VENTILACIÓN (BREATHING)

Para la evaluación de la respiración se debe observar y palpar el movimiento de la caja torácica con la respiración, además de la auscultación. Hay que observar también mucosas y extremidades en busca de cianosis. La saturometría de pulso es una herramienta útil, sin embargo, puede ser poco precisa en pacientes con pobre perfusión periférica después del trauma. El estudio de gases arteriales da un valor más preciso.

El uso de medidas generales incluye la administración de oxígeno en todo paciente que tenga vía aérea permeable y ventilación espontánea. En caso de no ventilar espontáneamente, deberá recurrirse a ventilación asistida, la cual puede ser mediante bolsa-mascarilla (ambú), máscara laríngea o intubación orotraqueal. Es importante recalcar que si el paciente ventila adecuadamente con bolsa-mascarilla no es una emergencia intubar y, por tanto, deben terminar de evaluarse otras posibles complicaciones que pongan en peligro inmediato la vida.

Cualquier obstáculo a la ventilación como un neumotórax a tensión, hemotórax o tórax volante puede poner en riesgo vital al paciente y debe ser resuelto rápidamente. En consideración con lo anterior, se describe brevemente cada uno de ellos a continuación.

Neumotórax a tensión

El neumotórax a tensión no tratado puede ser letal. Se produce un defecto en la pared pleural que actúa como válvula, permitiendo la entrada de aire, pero no su salida. Lo anterior ocasiona un aumento de la presión dentro de la cavidad pleural, lo que termina por colapsar el pulmón y desplazar el mediastino hacia el lado opuesto. A partir de lo anterior, se pueden llegar a comprometer los grandes vasos y el retorno venoso, llevando al paciente a un estado de shock en pocos minutos.

El diagnóstico es clínico, por lo que no se debe esperar la radiografía. Los signos clásicos son dolor torácico, disnea, shock, disminución del murmullo pulmonar y aumento de la presión venosa con desviación de la tráquea hacia el lado opuesto [Figura 5.4].

El tratamiento de emergencia es puncionar con una jeringa sin émbolo en el segundo espacio intercostal, en la línea media clavicular, para descomprimir rápidamente el tórax, transformándolo en un neumotórax no a tensión. El tratamiento definitivo con un tubo pleural se puede realizar con posterioridad.

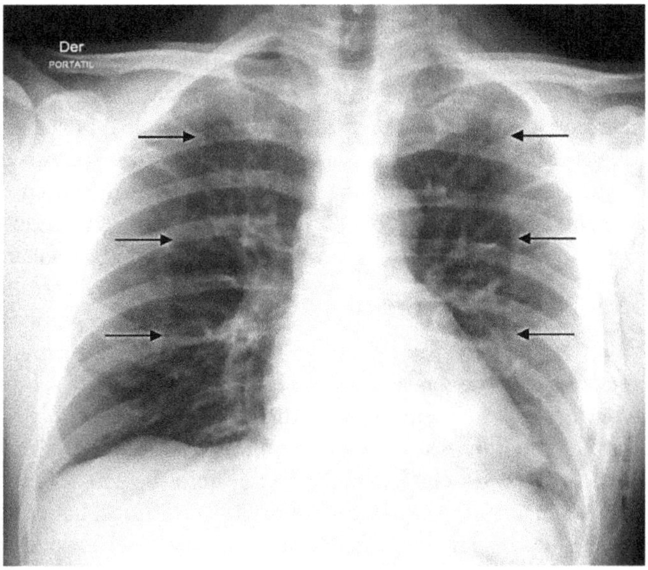

Figura 5.4. Radiografía de tórax anteroposterior (AP) que muestra un neumotórax bilateral.

Tórax volante

Se define como 3 o más costillas fracturadas consecutivamente en por lo menos 2 sitios. Esto genera una sección del tórax que no se mueve en conjunto con el resto de la caja torácica produciendo una respiración paradójica y generando hipoventilación e hipoxia. El diagnóstico es clínico, por lo que el tratante debe iniciar el tratamiento inmediatamente y confirmar el diagnóstico lo antes posible con una radiografía de tórax. El tratamiento incluye maximizar la oxigenación utilizando ventilación con presión positiva de ser necesario, además de tener precaución con el exceso de aporte de fluidos para no transformar la contusión pulmonar en un edema pulmonar [Figura 5.5].

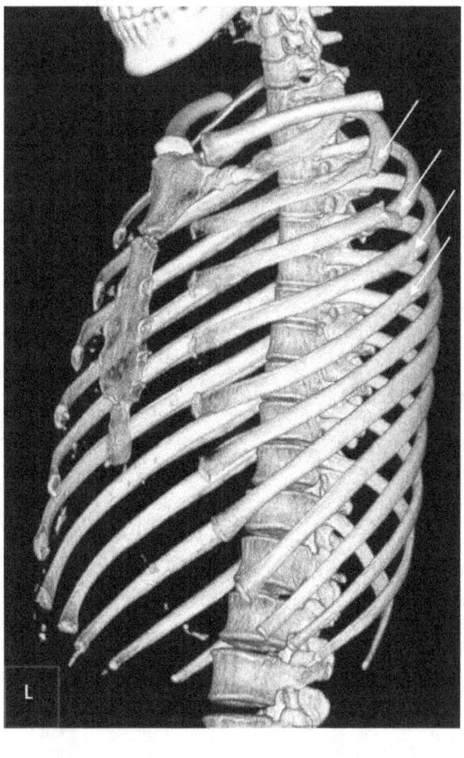

Figura 5.5. TAC de tórax con reconstrucción 3D que evidencia fracturas costales múltiples (flechas) y un tórax volante.

Hemotórax masivo

A pesar de que un hemotórax pequeño no compromete mayormente la integridad de la respiración, uno masivo puede causar problemas tanto a nivel respiratorio como circulatorio. Se define hemotórax masivo a aquel que tenga más de 1.500 ml de sangre en la cavidad pleural.

El tratamiento consiste en colocar un tubo pleural grueso y la recolección de la sangre evacuada para una posible autotransfusión, mientras el volumen intravascular se repone con fluidos. Pacientes que continúan sangrando a un ritmo de 200ml/hora o más podrían requerir una toracotomía para controlar el sangrado.

C. CIRCULACIÓN Y ESTABILIZACIÓN DE HEMORRAGIAS

Los signos vitales sumados al nivel de conciencia, la temperatura y color de la piel y el tiempo de llene capilar son elementos clínicos que nos permiten hacernos una idea de la condición hemodinámica en la que se encuentra el paciente.

Se deben identificar y controlar todas las hemorragias externas con compresión directa sobre la herida [Figura 5.6].

No hay que intentar clampear arterias y los torniquetes solo deben ser empleados de forma transitoria en caso de una hemorragia masiva en una extremidad. Un torniquete utilizado prolongadamente puede comprometer aún más la vitalidad de una extremidad. De manera

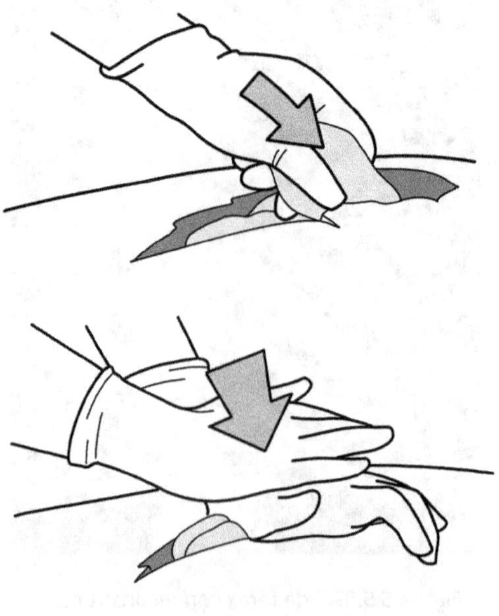

Figura 5.6. Compresión directa de una herida para controlar hemorragia.

simultánea, hay que tomar muestras de sangre para estudios de laboratorio (hemograma y grupo sanguíneo ante una eventual transfusión).

Para iniciar la reposición de fluidos hay que instalar dos vías venosas gruesas (14-16G). Inicialmente se infunden cristaloides (suero fisiológico) y dependiendo de la pérdida sanguínea y la respuesta a la reanimación se pueden infundir elementos sanguíneos (glóbulos rojos o plaquetas) en una segunda etapa.

Pacientes jóvenes previamente sanos pueden recibir 2L de solución salina de manera inmediata. Pacientes mayores o con falla cardiaca congestiva o insuficiencia renal crónica deben recibir bolos de 250-500ml para evitar una sobrecarga de fluidos. La respuesta a fluidos debe ser evaluada con base en la monitorización de signos vitales, la condición clínica, lactato, pH y estado ácido base.

En caso de falta de respuesta a la terapia de fluidos, corresponde considerar la posibilidad de una hemorragia oculta. La hemorragia intraabdominal hepática y esplénica están dentro de las más frecuentes, seguidas por lesiones a los grandes vasos que requieren hemostasia intraoperatoria. Ante la sospecha de hemorragia intraabdominal se puede realizar una ecografía abdominal focalizada al paciente traumatizado (FAST por su sigla en inglés Focused Abdominal Sonography for Trauma Scan).

Otra causa importante de hemorragia son las fracturas, ya que las fracturas de pelvis, fémur, tibia y húmero pueden llegar a ser responsables de grandes pérdidas de volumen intravascular, pudiendo la fractura de pelvis llegar a varios litros. En estos casos, la estabilización temporal de la fractura puede disminuir el sangrado y salvar la vida de un paciente. La resolución final de la fractura de pelvis será revisada en el apartado de revisión secundaria y en el capítulo 9.

Taponamiento cardíaco

El taponamiento cardíaco es el resultado de un aumento de fluido o sangre en el pericardio el cual comprime el corazón disminuyendo el retorno venoso y causando una disminución del débito. Se debe sospechar en todo paciente con trauma penetrante en el lado izquierdo del tórax, en shock que no responda a fluidos, yugulares ingurgitadas, ruidos cardíacos apagados, signo de Kusmaul (aumento de la ingurgitación yugular en inspiración) y pulso paradójico (caída de presión arterial de más de 10 mmHg en inspiración). Con un ecocardiograma se puede confirmar la presencia de una capa de líquido hipoecogénico entre el miocardio y el pericardio. El tratamiento es una periocardiocentesis inmediata o, en su defecto, una ventana pericárdica, ya que incluso aspirar solo 10-15 ml permiten aliviar la presión y ganar tiempo para el tratamiento definitivo.

Paro cardíaco

Todo paciente sin pulso debe ser inmediatamente evaluado con monitor cardíaco y ser preparado para desfibrilación. Las arritmias inestables deben cardiovertirse para prevenir que se conviertan en arritmias letales.

D. DÉFICIT NEUROLÓGICO (DISABILITY)

Una rápida evaluación neurológica del paciente permite conocer su nivel de conciencia, reacción pupilar y capacidad motora gruesa. La escala de Glasgow es la más comúnmente usada y evalúa apertura ocular, movimiento y capacidad verbal (puntaje mínimo 3, máximo 15). [Cuadro 5.3].

Alteraciones de conciencia pueden deberse a múltiples causas: uso de drogas y/o alcohol, hipoxia, hipotensión, hipoglicemia o lesión cerebral. La hipoxia, hipotensión, hipotermia e hipoglicemia son todas tratables, por lo que deben abordarse primero en el paciente politraumatizado. Si la alteración neurológica persiste después de normalizados estos parámetros, corresponde asumir que la condición es secundaria a daño neurológico y, por tanto, será estudiada en la evaluación secundaria.

E. EXPOSICIÓN Y CONTROL AMBIENTAL (EXPOSURE/ ENVIROMENTAL CONTROL)

Hay que desvestir al paciente para realizar una inspección exhaustiva. La hipotermia es una complicación frecuente causada tanto por el tiempo transcurrido como por la vasoconstricción periférica asociada. Muchas veces se olvida mantener al paciente con una temperatura adecuada durante la reanimación. Esto se puede lograr con medidas simples como calentadores o frazadas.

EXÁMENES QUE DEBEN SOLICITARSE EN LA EVALUACIÓN PRIMARIA

- Radiografías: el "set de trauma" consiste en 3 estudios radiológicos como mínimo

Cuadro 5.3.

Puntaje	Apertura ocular	Respuesta verbal	Respuesta motora
1	Ninguna	Ninguna	Ninguna
2	Al dolor	Sonidos incomprensibles	Descerebración
3	A la voz	Palabras inapropiadas	Decorticación
4	Espontánea	Confusa	Localiza al dolor
5		Orientada	Localiza al tacto
6			Espontánea

en todo paciente politraumatizado y corresponden a:

1. Radiografía de columna cervical lateral, que permite detectar hasta el 70% de las fracturas cervicales.
2. Radiografía de tórax AP (anteroposterior), buscando activamente alguna de las complicaciones mencionadas anteriormente.
3. Radiografía de pelvis AP (anteroposterior), fundamental debido a la importancia de la fractura de pelvis como marcador de gravedad y energía del traumatismo.

A pesar de que este set es considerado mínimo, el estudio radiológico habitualmente se extiende a las proyecciones complementarias (en columna cervical AP y transoral, en tórax lateral) y/o a exámenes de imágenes complementarios (TAC de cerebro y columna cervical, TAC de tórax, abdomen y pelvis).

- Estudio de laboratorio: hemograma, perfil bioquímico, electrolitos plasmáticos, nitrógeno ureico/creatinina, sedimento de orina y gonadotrofina coriónica humana en toda paciente mujer en edad fértil. Agregar además estudio de tipo sanguíneo y preparar unidades de glóbulos rojos compatibles.
- Monitorizar también temperatura, electrocardiograma, saturación de oxígeno y cuantificar diuresis por sonda Foley (en ausencia de trauma genitourinario).

EVALUACIÓN SECUNDARIA

La evaluación secundaria consiste en una anamnesis o evaluación médica completa y una exploración sistemática y detenida de pies a cabeza, buscando signos y lesiones concretas, con el objetivo de establecer intervenciones terapéuticas necesarias y detectar lesiones que comprometen la vida que no fueron descubiertas durante el reconocimiento primario. No debe iniciarse hasta que la evaluación primaria haya finalizado, se haya iniciado la resucitación y el ABC haya sido revaluado. Esta evaluación comprende cuatro aspectos:

1. Reevaluación periódica del ABCDE
2. Anamnesis
3. Examen físico
4. Estudios diagnósticos

Reevaluación del ABCDE

Como se ha mencionado con anterioridad, durante todo el proceso de evaluación inicial y reanimación, el estado de la vía aérea, la protección de la columna cervical, la ventilación, la circulación y la evolución neurológica deben ser periódicamente revaluados buscando cualquier signo de deterioro.

Anamnesis

Durante la evaluación secundaria, se deben rescatar todos los aspectos relacionados con los mecanismos del trauma, la escena del accidente, el estado inicial y la evolución. Para esto hay que reinterrogar al paciente, a sus familiares y/o al personal que prestó la atención prehospitalaria. En el registro de los antecedentes deben incluirse las alergias, el empleo de medicamentos, las enfermedades sufridas con anterioridad al trauma, la hora de la última comida y la ingestión de alcohol u otras drogas.

Examen físico

La revisión secundaria incluye un nuevo examen completo y detallado del paciente, en busca de lesiones que hayan podido pasar desapercibidas o que hayan sido dejadas de lado momentáneamente en el tratamiento inicial.

- Cabeza: se examina completamente la cabeza para identificar heridas, contusiones, depresiones, rino u otorragia, rino u otorraquia (signos de TEC abierto), equimosis periorbitarias o retroauriculares (sospechar fracturas de la base del cráneo). También hay que examinar la indemnidad ocular ante la posibilidad de trauma ocular.

- Maxilofacial: el tratamiento del traumatismo maxilofacial que no ocasiona obstrucción de la vía aérea o hemorragia importante puede diferirse hasta que se haya estabilizado completamente el paciente. Sin embargo, hay que tener especial cuidado en detectar aquellos casos que durante su evolución puedan presentar compromiso de la vía aérea para manejarlos precozmente. Se debe también consignar la pérdida de piezas dentarias.
- Columna cervical y cuello: en todo paciente con traumatismo cerrado por encima de los hombros debe suponerse que existe lesión de la columna cervical hasta que se demuestre lo contrario. La ausencia de dolor, espasmo muscular, escalones óseos o signos neurológicos no permiten descartarla. La única manera de confirmar la ausencia de lesión cervical es un estudio radiológico completo que incluya proyecciones laterales, anteroposterior y otras transorales o transaxilares que permitan visualizar completamente las siete vértebras cervicales y la primera torácica. Mientras no se descarten lesiones, el paciente debe permanecer con un collar semirrígido tipo Philadelphia. Hay que inspeccionar también la simetría, la existencia de hematomas o signos de sangrado, la presencia de heridas que atraviesen el platisma, palpar la posición de la tráquea y la posible existencia de enfisema subcutáneo y las características de los pulsos.
- Tórax: se revalúa en busca de los elementos ya indagados en la revisión primaria, la simetría de la caja torácica y la amplitud de los movimientos respiratorios. Se exploran heridas o segmentos costales con respiración paradójica y se palpa buscando crepitación secundaria a fracturas o a la existencia de enfisema subcutáneo. Se percute para identificar zonas de matidez o hiperresonancia y, finalmente, se ausculta la simetría y características de los ruidos respiratorios, y la intensidad, ritmo y frecuencia de los ruidos cardíacos.
- Abdomen: se evalúan contusiones, laceraciones, equimosis o heridas y se observa su contorno. Además, se palpa buscando fracturas de los últimos arcos costales, zonas de dolor, defensa muscular o signos de irritación peritoneal. Finalmente, se ausculta registrando la calidad de los ruidos intestinales. El diagnóstico específico de trauma abdominal complicado no es el objetivo final, sino más bien el determinar si existe una lesión abdominal y que requiere de una laparotomía exploradora. Por lo tanto, la reevaluación periódica resulta fundamental en el trauma abdominal cerrado. Es importante recordar que la mera evaluación clínica del abdomen no tiene óptima sensibilidad y especificidad, por lo que el apoyo con otra técnica diagnóstica en la medida de su disponibilidad es ampliamente recomendado. Estas técnicas incluyen la radiografía simple, ecografía y la TAC con medio de contraste.
- Periné, genitourinario y recto: el periné debe ser inspeccionado en busca de contusiones, heridas, equimosis o sangrado uretral. El tacto rectal nunca debe omitirse durante la evaluación secundaria, ya que es clave para establecer la presencia de sangre en el tracto intestinal, la posición de la próstata, la integridad de las paredes rectales y el tono del esfínter anal. Así mismo, el tacto vaginal puede mostrar la presencia de laceraciones vaginales o sangrado genital. Si se pesquisa un hematoma perineal, sangre en el meato uretral y la presencia de una próstata flotante, esto es altamente sugerente de una rotura uretral. Con estos signos está contraindicada la colocación de una sonda vesical hasta que no se evalué la indemnidad de la vía urinaria con una uretrocistografía.
- Músculo-esquelético: se deben revisar todas las extremidades en busca de contusiones, heridas, deformidades o dolor que hagan sospechar fracturas. Se debe evaluar particularmente la región del pubis y las crestas ilíacas en búsqueda signos de

fractura de pelvis como asimetría pelviana o inestabilidad pélvica. Esta debe evaluarse con compresión lateral a la altura de las alas ilíacas o de la compresión anteroposterior a nivel de la sínfisis del pubis. Junto con esto, la evaluación de las extremidades incluye siempre el examen de los pulsos, color, perfusión, temperatura de la piel, motricidad y sensibilidad, a fin de establecer la indemnidad neurovascular de la extremidad examinada. Corresponde siempre completar el estudio con una evaluación radiológica completa según el examen clínico.

PRONÓSTICO

El pronóstico del paciente politraumatizado dependerá en gran parte de la severidad del trauma, de los órganos involucrados y de la rapidez de atención y traslado, teniendo el traumatismo grave una mortalidad promedio de 10%. Existen diversos scores para evaluar la gravedad del paciente politraumatizado que no se ahondarán en este capítulo, pero que es recomendable conocer en el caso de profesionales que se dediquen al área de urgencia.

¿CUÁNDO DERIVAR AL ESPECIALISTA?

El tratamiento definitivo y la consideración de traslado se realiza solo después de finalizadas las evaluaciones primaria y secundaria, y si el paciente ha podido ser estabilizado.

Previo al traslado se debe haber adquirido suficiente información para determinar dónde recibirá el paciente el tratamiento final según la complejidad de sus lesiones y los recursos disponibles.

Es de suma importancia tener presente que el traslado rápido del paciente estable a un centro de mayor complejidad para el tratamiento definitivo del trauma, es una de las principales decisiones que permiten disminuir mortalidad en estos pacientes.

PUNTOS CLAVE

- El paciente politraumatizado está en riesgo vital y, por lo tanto, se debe abordar de forma rápida y sistemática.
- La revisión primaria y la resucitación deben ir realizándose simultáneamente por el equipo médico que reciba al paciente. Recordar mnemotecnia ABCDE.
- La revisión secundaria solo debe realizarse cuando el paciente ya esté estable y deben reevaluarse periódicamente los elementos del ABCDE.
- Exámenes mínimos que requiere todo paciente politraumatizado son: radiografía de columna cervical lateral, AP de Tórax y AP de pelvis, hemograma y grupo sanguíneo.
- Una estabilización rápida y traslado precoz son claves en el tratamiento del politraumatizado.

Preguntas y ejercicios de autoestudio

- ¿Cómo se define un paciente politraumatizado? ¿Cuándo hay que sospecharlo?
- ¿Cuál es la diferencia con un paciente traumatizado grave, policontundido o polifracturado?
- ¿En qué consiste la presentación "trimodal" del politraumatismo? Descríbalo.
- ¿Cuáles son las etapas principales en el tratamiento de paciente politraumatizado y a qué se orientan en forma general? Describa sus características principales.
- Realizada la primera atención en urgencia, ¿cuándo y dónde se puede trasladar a un paciente politraumatizado?

CAPÍTULO 6

FRACTURAS DE ESCÁPULA, CLAVÍCULA Y HÚMERO (PROXIMAL Y DIAFISARIA)

Rodrigo Liendo y Rodrigo Menchaca

Resumen

Las fracturas de escápula, clavícula, húmero proximal y húmero diafisaria son fracturas asociadas a la articulación del hombro. El diagnóstico se basa en el examen físico y radiografías simples.

Las fracturas de escápula son infrecuentes, pero pueden producirse por accidentes de alta energía. Las fracturas de clavícula, comunes en jóvenes, son resultado de impactos directos. Las fracturas del húmero proximal son comunes en adultos mayores, secundarias a caída a nivel.

El tratamiento de estas fracturas depende principalmente del tipo de fractura, su ubicación y lesiones asociadas, dentro de los cuales se encuentran el tratamiento conservador, a través de la inmovilización, o quirúrgico, a través de la reducción abierta y fijación interna.

FRACTURAS DE ESCÁPULA

Epidemiología

La fractura de escápula es una lesión de relativa baja frecuencia, correspondiendo al 3-5% de las fracturas de la cintura escapular y un 0,4% de las fracturas en general.

Este tipo de fractura abarca una variedad de patrones de fracturas de acuerdo a la región anatómica involucrada. Cada una de estas puede diferir en su mecanismo de lesión, sin embargo, todas ellas implican un mecanismo de alta energía, por lo que se deben descartar lesiones asociadas, especialmente, en la columna cervical y tórax.

Anatomía

La escápula es un hueso triangular plano, ubicado posterior al tórax entre la segunda y séptima costilla. Su superficie dorsal, convexa, presenta la espina escapular que se continúa hacia lateral como el proceso acromial o acromion, el cual articula con la clavícula. Supero-lateralmente al cuerpo se presenta la cavidad glenohumeral, la que articula con la cabeza humeral. Por anterior se presenta el proceso coracoides, lugar de inserción de músculos (pectoral menor, cabeza corta del bíceps, coracobraquial) y ligamentos [Figura 6.1].

La escápula es la base de la función de la extremidad superior, jugando un rol clave en la estabilización dinámica de la cabeza humeral. Existen 18 músculos que se insertan o cruzan la escápula cumpliendo esta función, siendo los más emblemáticos los músculos del manguito rotador (supraespinoso, infraespinoso, subescapular, redondo menor) [Figura 6.2].

Presentación clínica

El mecanismo de lesión de estas fracturas es variable, desde caídas con golpe directo hasta fracturas avulsivas. Independiente del mecanismo exacto de lesión, suele requerirse un impacto de alta energía, por lo que las fracturas de escápula aisladas son infrecuentes (61-90% se presenta con otras fracturas asociadas). En consideración

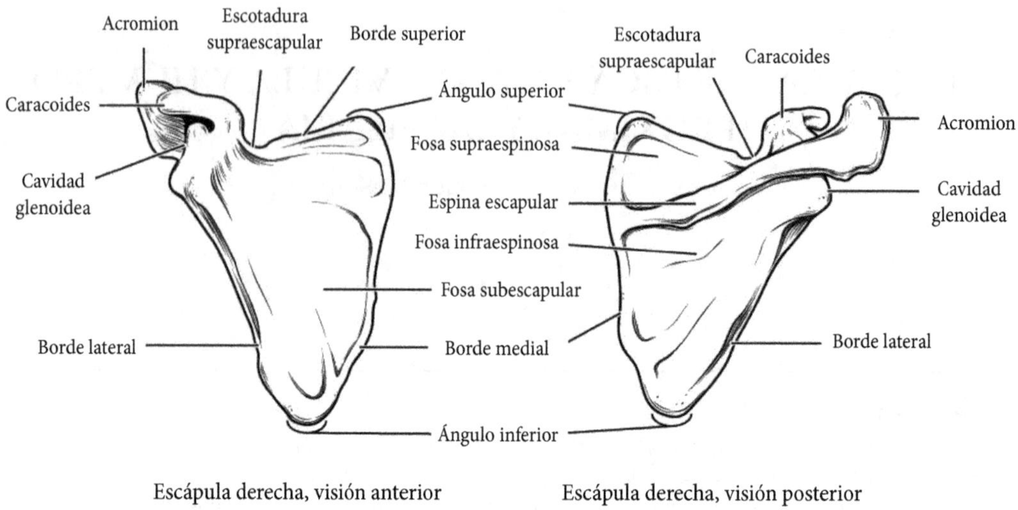

Figura 6.1. Anatomía ósea de la escápula.

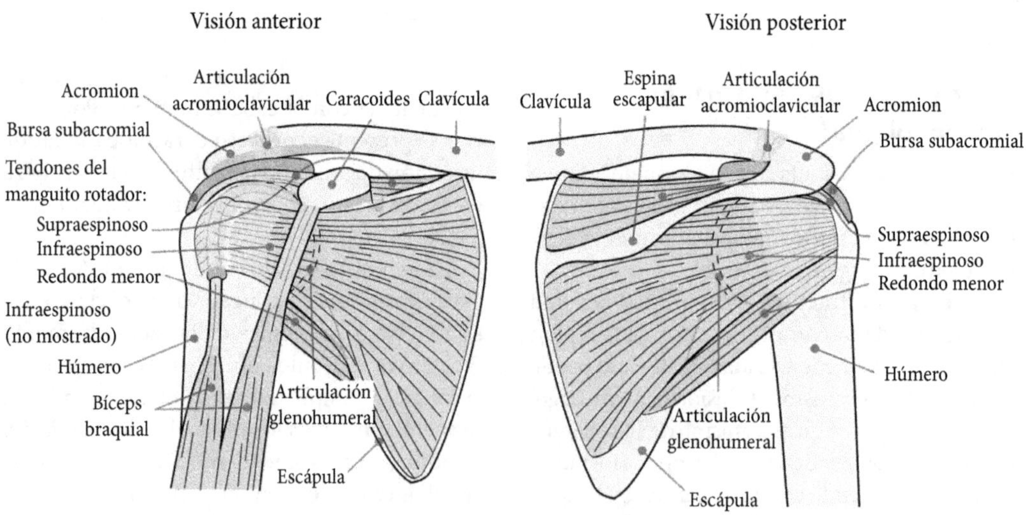

Figura 6.2. Músculos y tendones relacionados con la escápula.

a lo anterior, debe buscarse activamente lesiones asociadas, tales como traumatismo encéfalo-craneano, lesiones vasculares, lesiones en la columna cervical, fractura de clavícula, daño en plexo braquial y lesiones en el tórax (fracturas costales, neumotórax o contusión pulmonar).

En la anamnesis es necesario detallar el mecanismo de lesión, la temporalidad de la lesión, el lugar donde ocurrió y evaluar si existen síntomas asociados (en especial compromiso neurológico).

En el examen físico el paciente suele presentarse con dolor en la zona escapular, con incapacidad funcional y equimosis sobre la escápula o sobre la pared torácica. Debe realizarse un examen dirigido evaluando la indemnidad neurovascular a través del examen del plexo braquial y pulsos periféricos (revisar el examen neurovascular en capítulo 2).

Estudio imagenológico

El estudio inicial de toda fractura de escápula incluye una radiografía anteroposterior (AP) y lateral de escápula (axial), además de axilar de hombro. En los casos que se presenten rasgos intraarticulares es necesario una TAC para identificar desplazamientos o escalones articulares [Figura 6.3].

Clasificación

Las fracturas de escápula se pueden clasificar topográficamente en 5 tipos que presentan patrones y tratamientos muy distintos:

A: fracturas del cuerpo
B: fracturas de los procesos escapulares (acromion y coracoides)
C: fracturas del cuello
D: fracturas de la glenoides y cavidad articular
E: asociada a fractura de clavícula ipsilateral

Tratamiento

Primero se deben descartar lesiones de riesgo vital y estabilizar al paciente desde el punto de vista hemodinámico (el tratamiento del paciente politraumatizado se detalla en el capítulo 5: Politraumatizado). Se prefiere el tratamiento conservador con inmovilizador de hombro y movilización precoz en la mayoría de las fracturas, ya que se presentan sin desplazamiento significativo y consolidan rápidamente. A continuación, se explicará con mayor detalle el tratamiento según los tipos específicos de fractura:

- Fracturas del cuerpo: en general tienen una consolidación favorable, por lo que se prefiere el tratamiento conservador. Existen casos especiales en los que la angulación entre los fragmentos sobrepasa los 45°.

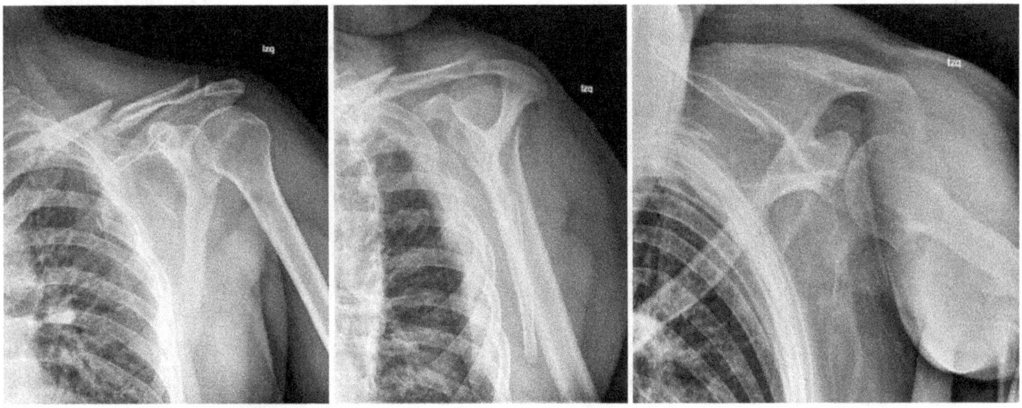

Figura 6.3. Radiografías de escápula izquierda (anteroposterior, axial y axilar).
Se observa una fractura del cuello y cuerpo de la escápula; además de fracturas costales y clavícula.

En esos casos se recomienda corregir quirúrgicamente.

- Fracturas del proceso acromial (acromion): cuando la fractura está desplazada más de 5 mm o se compromete el espacio subacromial, produciendo compresión del manguito rotador, está indicada la reducción y fijación quirúrgica.
- Fracturas del proceso coracoides: siendo poco frecuentes en forma aislada, se prefiere la fijación quirúrgica solo cuando están desplazadas más de 5 mm.
- Fracturas del cuello escapular: son fracturas extraarticulares, en general, con mínimo desplazamiento. Su tratamiento de primera línea es conservador. Tienen indicación de reducción y fijación quirúrgica cuando el cuello de la escápula está desplazado a medial más de 2 cm o la superficie articular está muy angulada.
- Fractura glenoidea: al comprometer la articulación es importante corregir escalones o depresiones articulares mayores de 5 mm, además de fijar fracturas que involucren más del 25% de la superficie articular. En el caso de comprometer la estabilidad, produciéndose luxaciones o subluxaciones secundarias, se prefiere estabilizar el fragmento.140– Fractura de escápula asociada a fractura de la clavícula ipsilateral: descrito como "hombro flotante" por comprometer la estabilidad de todo el hombro. Cada patrón de fractura debe evaluarse en su gravedad, pero cuando se compromete el cuello de la escápula y la clavícula es preferible la fijación quirúrgica [Figura 6.4].

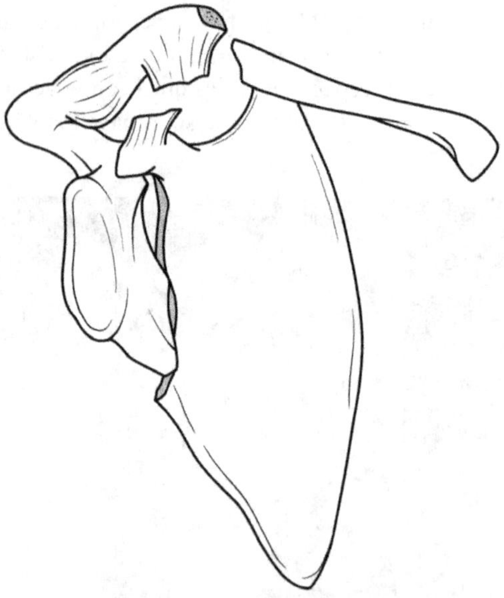

Figura 6.4. "Hombro flotante": fractura de escápula asociada a fractura de la clavícula ipsilateral.

Pronóstico

Las fracturas de escápula, en su mayoría, presentan altas tasas de consolidación y pronóstico favorable. En los pocos casos de mal unión (consolidación viciosa) se produce generalmente una buena compensación del movimiento que permite la realización de las actividades de la vida diaria.

Hoy en día existe una mayor tendencia a optar por una reducción anatómica y fijación quirúrgica en pacientes que requieren mejores rangos funcionales y fuerza, debido a su trabajo o deportes.

FRACTURAS DE CLAVÍCULA

Epidemiología

Es uno de los huesos con mayor frecuencia de fracturas en el cuerpo humano, representando entre el 5 a 10% de todas las fracturas. La fractura de clavícula es más común en pacientes jóvenes y suele asociarse a golpes directos.

Anatomía

La clavícula es la única conexión ósea directa entre el esqueleto axial y la extremidad superior. Articula en su porción medial con el esternón a través de la articulación esternoclavicular, y en su porción distal con el acromion a través de la articulación acromioclavicular. Ambas

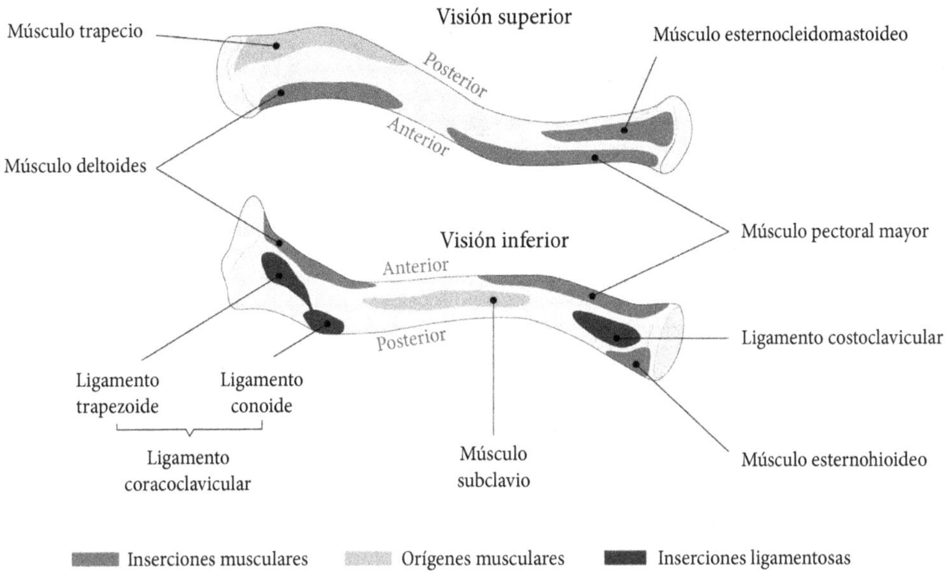

Figura 6.5. Inserciones y orígenes musculares, e inserciones ligamentosas de la clavícula.

articulaciones están rodeadas por potentes ligamentos esternoclaviculares y coracoclaviculares (conoide y trapezoide), además de músculos que las estabilizan. El tercio medio es una zona de transición que carece de ligamentos y presenta una ligera curva.

En las fracturas diafisarias (tercio medio) se producen desplazamientos característicos de los fragmentos óseos producto de las inserciones musculares. El músculo esternocleidomastoideo tracciona a superior y posterior el fragmento medial, mientras el distal es traccionado por el peso de la extremidad y desplazado a medial e inferior por el músculo pectoral mayor, latísimo del dorso y trapecio [Figura 6.5].

Especial interés debemos prestar a la arteria y vena subclavia, los nervios supraclaviculares y el plexo braquial, dado que se encuentran inmediatamente posterior a la clavícula.

Presentación clínica

El mecanismo de lesión en aproximadamente el 87% de las fracturas de clavícula es un impacto lateral sobre el hombro, asociado habitualmente a accidentes de tránsito o caída con el brazo extendido.

En la anamnesis, además de la historia de trauma, el paciente relata dolor localizado y dolor a la movilización de la extremidad superior. También puede relatar la sensación de crépito (chasquidos o crujidos) a la movilización del hombro.

Al efectuar el examen físico se puede observar deformidad de la clavícula. Clásicamente el fragmento medial se encuentra desplazado hacia cefálico y el lateral a inferior y medial. Pueden palparse crépitos óseos u observarse aumento de volumen o equimosis. En fracturas de alta energía es importante realizar un examen físico completo, buscando posibles lesiones asociadas, tales como fracturas costales, hemo o neumotórax, lesión vascular o lesión del plexo braquial.

Estudio imagenológico

Deben solicitarse una radiografía anteroposterior (AP) de clavícula y otra angulada en 45° a cefálico (AP oblicua). En fracturas del tercio distal es útil una radiografía comparativa de ambas

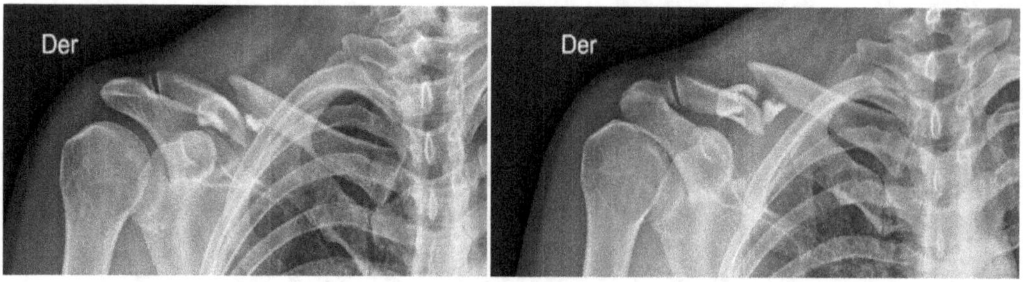

Figura 6.6. Radiografías de clavícula derecha (anteroposterior y 45° angulada cefálica). Se observa una fractura de clavícula del tercio medio desplazada, con fragmentos intermedios.

articulaciones acromioclaviculares, además de una radiografía axilar de hombro. En el caso de las fracturas del tercio proximal se puede solicitar una radiografía especial de la articulación esternocostoclavicular o de "serendipia", pero ante la sospecha es preferible una TAC de la zona [Figura 6.6].

Clasificación

La clasificación más utilizada es la de Robinson (Edimburgo), que la divide topográficamente en 3 partes:

- Tipo I, quinto más medial
- Tipo II, tres quintos del medio
- Tipo III, quinto distal

Además, considera como criterios de gravedad el desplazamiento, la conminución, la angulación y el compromiso articular en los extremos.

Tratamiento general

El tratamiento dependerá del tipo de fractura. En los pacientes con lesión de órganos intratorácicos debe anteponerse el tratamiento de urgencia. En el caso de fracturas expuestas o lesiones vasculares se debe resolver quirúrgicamente a través de la reducción abierta, fijación interna y resolución de las lesiones asociadas. A continuación, se describe el tratamiento que corresponde a cada tipo de fractura.

Tratamiento específico

- Tipo I: son fracturas relativamente estables por las potentes inserciones ligamentosas. El tratamiento conservador con inmovilizador de hombro y movimiento precoz es de primera línea. Solo se reserva el tratamiento quirúrgico cuando existe desplazamiento mayor al diámetro del segmento o casos de no unión sintomática.
- Tipo II: las fracturas no desplazadas tienen buenas tasas de consolidación, por lo que el tratamiento conservador con inmovilizador de hombro por 3 a 4 semanas y movilización una vez iniciada la consolidación es la indicación.

Cuando hay desplazamiento de los fragmentos mayor al diámetro de la clavícula, la fractura es más inestable por las fuerzas de tracción. En estos casos se hace necesaria la reducción y fijación quirúrgica.

Cuando las fuerzas de tracción provocan acortamiento de los fragmentos mayor de 1,5 cm, se produce una malposición escapular secundaria, lo que lleva a falta de fuerza y alteración del movimiento articular. En estos casos se prefiere la reducción y fijación quirúrgica.

Otros factores a considerar para decidir el tratamiento más adecuado son la conminución, angulación de los fragmentos, la edad y comorbilidades [Figura 6.7].

- Tipo III o tercio lateral: las fracturas no desplazadas tienen buenas tasas de

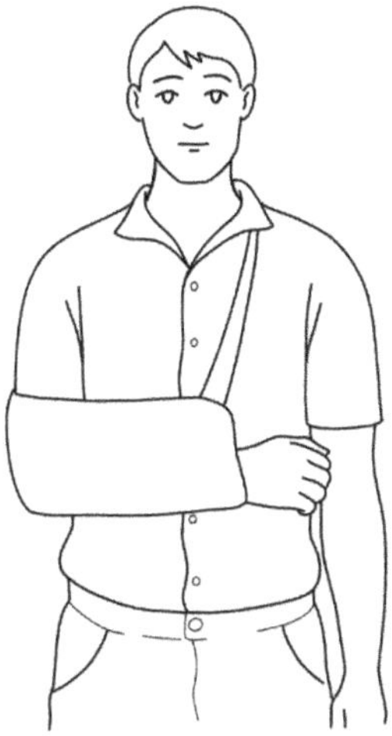

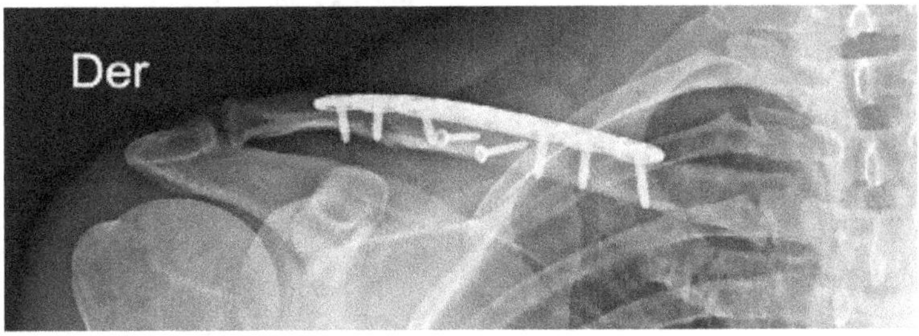

Figura 6.7. Tratamiento conservador (izquierda) y quirúrgico (derecha) de las fracturas tipo II. En la radiografía se observa una osteosíntesis con placa, fijada con 6 tornillos, junto a dos tornillos intermedios que contribuyen a la reducción del foco de fractura.

consolidación, por lo que el tratamiento conservador con inmovilizador de hombro por 3 a 4 semanas y rango de movimiento una vez iniciada la consolidación es la indicación.

Cuando el fragmento distal mantiene la unión con los ligamentos coracoclaviculares el proximal tiende a desplazarse y es necesario fijarlo quirúrgicamente para lograr la consolidación.

Complicaciones

A largo plazo, las complicaciones más frecuentes son la mal unión o consolidación viciosa, (acortamiento, rotación o angulación) y la no unión. Esta última se asocia a fracturas desplazadas, conminutas, por alta energía o en pacientes mayores y fumadores. La formación de un callo hipertrófico ante una mal unión (consolidación viciosa) o no unión puede producir en pocos casos compresión extrínseca del plexo braquial, generando neuropatía compresiva.

Se recomienda revisar las complicaciones generales de las fracturas en el capítulo 3.

FRACTURAS DE HÚMERO PROXIMAL

Epidemiología

Las fracturas del húmero proximal son frecuentes, constituyendo el 5% de todas las fracturas del adulto. Son más comunes en el adulto mayor, siendo la tercera causa de fractura a esta edad, después de la fractura de cadera y radio distal.

Anatomía

El húmero proximal articula con la glenoides. Los músculos y tendones del manguito rotador, el acromion y las inserciones ligamentosas le brindan estabilidad a la articulación. Según Codman podemos dividir el húmero proximal en 4 partes principales: la cabeza, el cuello quirúrgico (lugar en que se inserta la cápsula articular), la tuberosidad mayor (lugar de inserción del músculo supraespinoso, infraespinoso y redondo menor) y la tuberosidad menor (ubicada en la cara anterior del húmero, lugar de inserción del músculo subescapular) [Figuras 6.8, 6.9 y 6.10].

La irrigación de la cabeza humeral está dada por las ramas circunflejas anterior y posterior

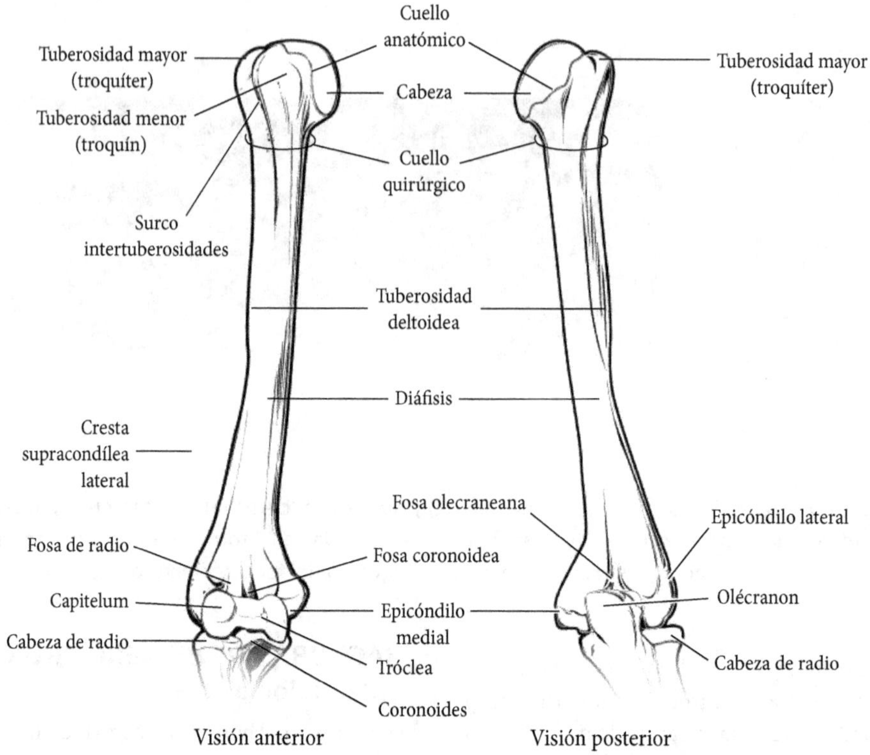

Figura 6.8. Anatomía ósea del húmero.

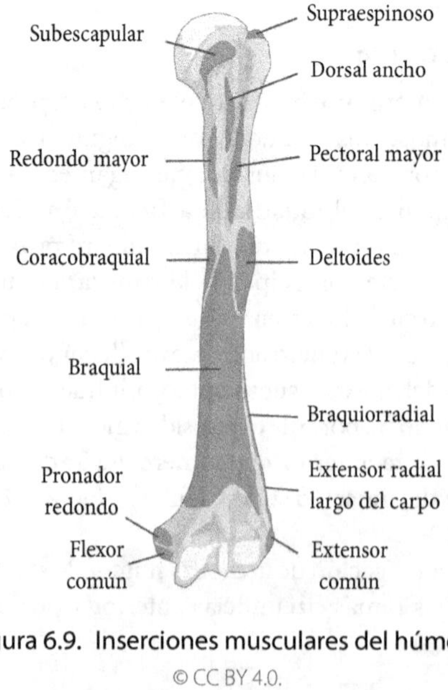

Figura 6.9. Inserciones musculares del húmero.

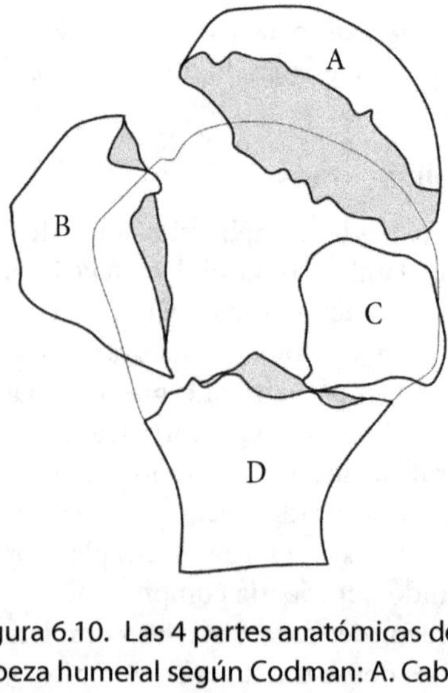

Figura 6.10. Las 4 partes anatómicas de la cabeza humeral según Codman: A. Cabeza humeral, B. Tuberosidad mayor, C. Tuberosidad menor, D. Diáfisis.

de la arteria axilar, que se originan distal al cuello anatómico y circulan hacia proximal para irrigar la cabeza humeral la cual presenta irrigación terminal, por lo que fracturas del cuello anatómico pueden interrumpir el flujo sanguíneo y causar necrosis avascular.

Debido a la proximidad del nervio axilar y plexo braquial, una fractura puede ocasionar, además, daño neurológico [Figura 6.11].

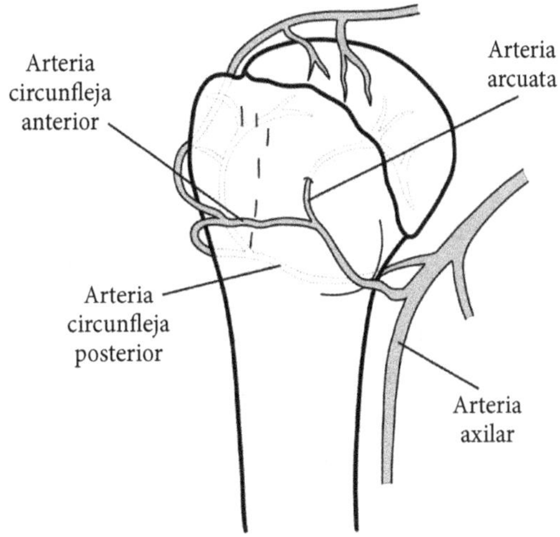

Figura 6.11. Irrigación de la cabeza humeral.

Presentación clínica

En la anamnesis, cerca del 90% de las fracturas de húmero proximal se producen por caídas desde la propia altura con golpe directo en el hombro, sobre todo en pacientes mayores. El resto corresponde a accidentes deportivos, de tránsito o de alta energía. Los pacientes pueden presentan dolor moderado a severo en el lugar de la lesión, el que aumenta con el movimiento de la articulación.

Al examen físico, el aumento de volumen y la equimosis aparecen rápidamente luego de la lesión. Se puede apreciar deformidad, especialmente si la fractura se asocia a luxación de hombro (luxofractura). Es importante también evaluar los pulsos y realizar el examen neurológico correspondiente, especialmente el nervio axilar. Las lesiones neurovasculares ocurren, más frecuentemente, cuando existen fracturas desplazadas o luxofracturas (revisar examen neurovascular en capítulo 2).

Estudio imagenológico

Cuando se sospecha fractura de húmero proximal se deben solicitar 3 radiografías del hombro comprometido: anteroposterior (AP) verdadera, lateral de escápula y axilar de hombro. La TAC puede ser útil para delimitar los fragmentos y desplazamientos [Figura 6.12].

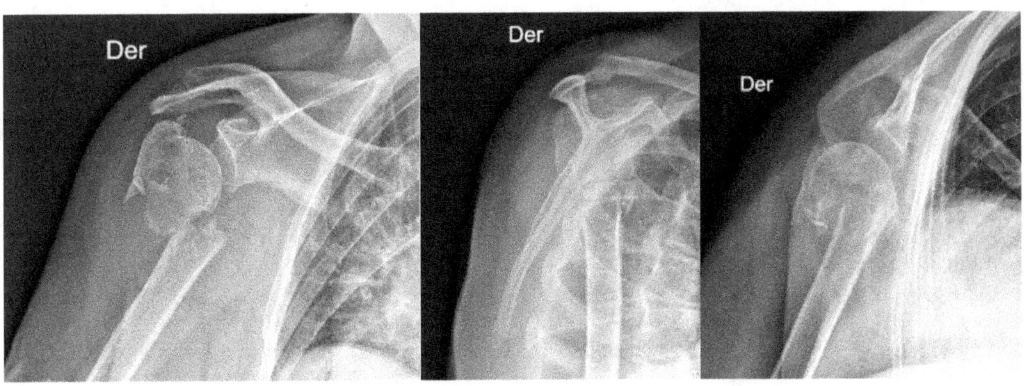

Figura 6.12. Radiografías de húmero proximal derecho (anteroposterior, lateral y axilar). Se observa una fractura en tres partes del húmero proximal según clasificación de Neer.

Clasificación

La más utilizada es la de Neer, la cual divide el húmero proximal en los 4 fragmentos descritos por Codman. Además, describe 16 categorías según el desplazamiento de los fragmentos fracturados. La versión simplificada incluye 4 categorías:

- Fractura en 1 parte: sin desplazamiento entre los fragmentos o mínimamente desplazados.
- Fractura en 2 partes: uno de los fragmentos está desplazado.
- Fractura en 3 partes: dos de los fragmentos están desplazados.
- Fractura en 4 partes: desplazamiento de 3 o más fragmentos.

Neer define desplazamiento de un fragmento cuando se produce una separación de 1 cm o angulación de este mayor de 45° y agrega el criterio de la luxación de la cabeza como un agravante para cada caso [Cuadro 6.1].

Cuadro 6.1. Clasificación de Neer para las fracturas de húmero proximal.

	2 partes	3 partes	4 partes	Superficie articular
Cuello anatómico	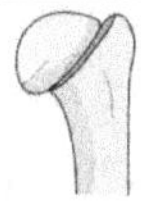			
Cuello quirúrgico	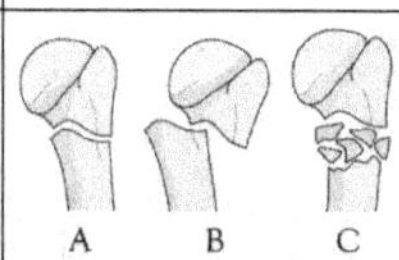			
Tuberosidad mayor	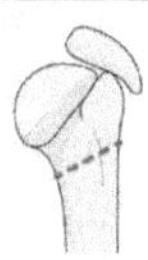	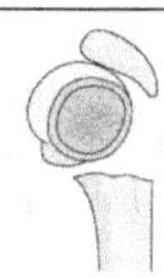	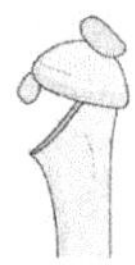	
Tuberosidad menor	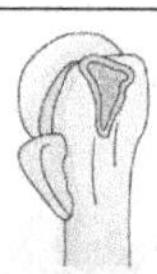	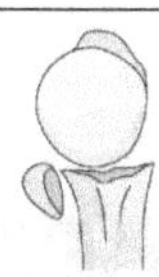		
Luxofractura anterior	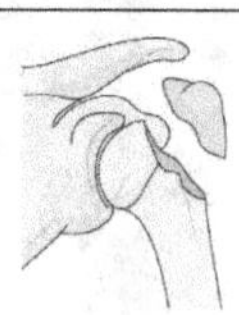	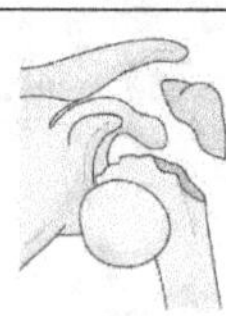	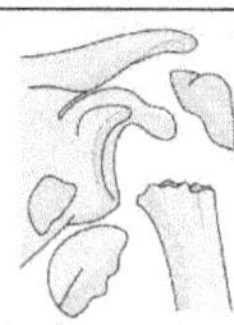	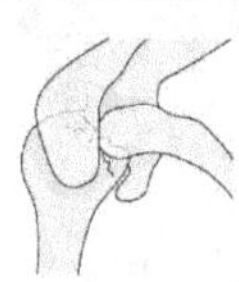
Luxofractura posterior	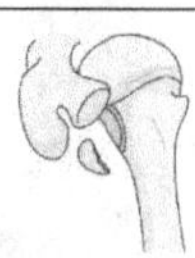	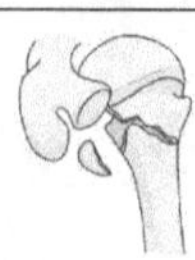	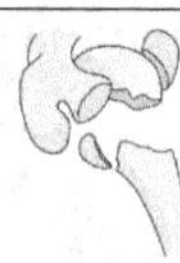	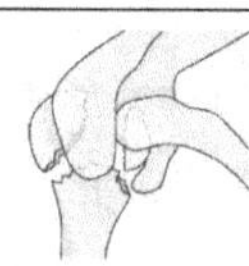

Tratamiento

El tratamiento inicial de esta patología consiste en aliviar el dolor e inmovilizar la extremidad afectada. La reducción de la articulación se considera una urgencia. El tratamiento va a depender principalmente del desplazamiento de los fragmentos.

El tratamiento conservador se indica en aproximadamente un 80% de los pacientes, correspondiendo a fracturas simples, no desplazadas o mínimamente desplazadas. Esta fractura es intrínsecamente estable, por lo que se utiliza un inmovilizador de hombro. El paciente debe iniciar movimientos pendulares a la semana y retirar el inmovilizador de hombro entre las 4 a 6 semanas, cuando se inicia la consolidación, para evitar la rigidez. Se recomienda solicitar un control radiológico seriado, controlándose después de la primera semana y luego cada 4 semanas para evaluar la consolidación [Figura 6.13].

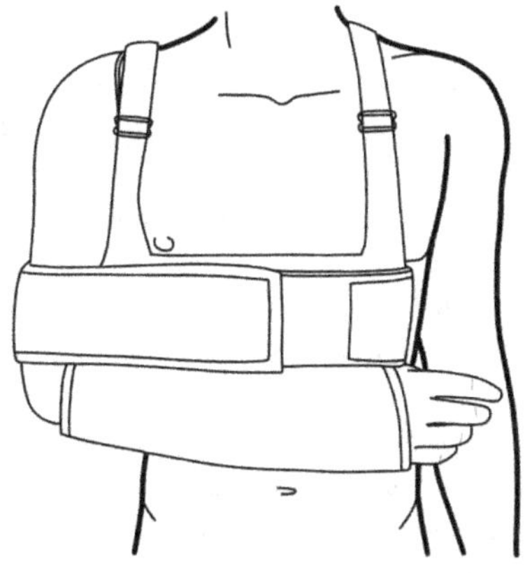

Figura 6.13. Inmovilizador de hombro para tratamiento conservador.

El tratamiento quirúrgico se indica para las fracturas que presentan desplazamiento, angulación o inestabilidad. Además de lo descrito por Neer se considera el ascenso de la tuberosidad mayor de 5 mm como un desplazamiento importante y la angulación mayor de 20° en varo a nivel del cuello quirúrgico como un criterio, debido a la alta tasa de desplazamiento secundario.

En los casos de compromiso intraarticular se considera la fijación en los jóvenes y artroplastia (prótesis) en los adultos mayores. Cuando la circulación de la cabeza humeral está severamente comprometida (luxación, fractura del cuello anatómico y del cuello quirúrgico desplazada y conminuta) se debe realizar una fijación estable a la brevedad y hemiartroplastia (prótesis parcial) en los adultos mayores.

Existen casos especiales en pacientes mayores en los que la hemiartroplastia puede fallar al no ser posible una fijación estable de las tuberosidades o existir compromiso de los tendones del manguito rotador. En estos casos se considera el uso de la artroplastia o prótesis reversa (prótesis de diseño especial, con "cabeza humeral" fija en la glenoide –glenoesfera–, y la "cavidad glenoidea" fija en el húmero proximal) [Figura 6.14].

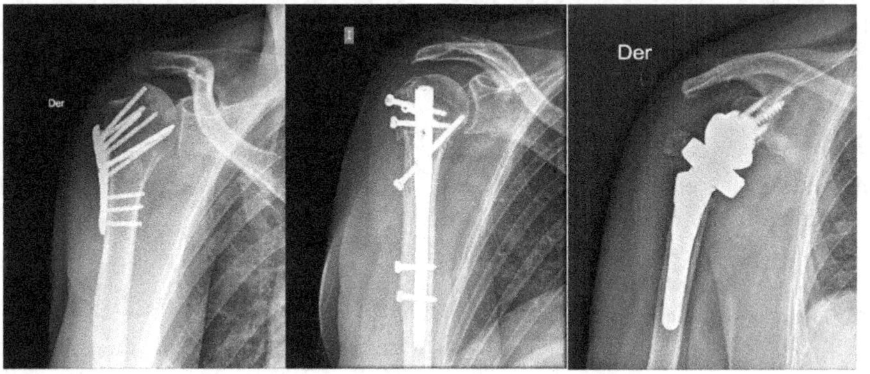

Figura 6.14. Algunas alternativas de tratamiento quirúrgico: placa, clavo endomedular y prótesis reversa.

Pronóstico

El tratamiento conservador en fracturas no desplazadas o levemente desplazadas generalmente es de buen pronóstico con un adecuado alivio del dolor y un rango de movimiento cercano al 85% del lado opuesto.

El pronóstico de la osteosíntesis depende del grado de osteoporosis, del desplazamiento residual del húmero y de la isquemia de la cabeza humeral. La reducción o fijación insuficiente se asocia a complicaciones considerables.

En el caso de la hemiartroplastia el pronóstico se relaciona con la consolidación de las tuberosidades. La artroplastia reversa tiene resultados funcionales más consistentes, los que no dependen en mayor grado de la consolidación de las tuberosidades o función del manguito rotador. Sin embargo, aún faltan estudios a largo plazo al respecto.

Complicaciones

La pérdida del rango de movimiento del hombro es una de las complicaciones más comunes y puede presentarse desde una disminución mínima hasta una rigidez muy importante, asociada a dolor y limitación funcional.

La necrosis avascular no es frecuente, pero puede ocurrir en fracturas que comprometen el cuello anatómico o que están severamente desplazadas.

Otras complicaciones incluyen la no unión y la mal unión (consolidación viciosa). Se recomienda revisar las complicaciones generales de las fracturas en el capítulo 3.

FRACTURAS DE DIÁFISIS HUMERAL

Introducción

La diáfisis humeral es el segmento que se encuentra entre ambas metáfisis. Se denomina tercio medio del húmero el segmento entre la inserción del músculo pectoral mayor y el inicio de la cresta metafisaria del húmero distal.

Epidemiología

Corresponden al 3% de las fracturas. El 90% se asocia a historia de trauma, existiendo una distribución bimodal, con máximos de incidencia en hombres hasta la tercera década y mujeres mayores de 70 años.

Anatomía

La diáfisis humeral es el lugar de inserción y origen de muchos grupos musculares. Similar a la clavícula, estas inserciones musculares producen desplazamientos característicos de los fragmentos fractuarios. En las fracturas que ocurren entre el pectoral mayor y la inserción del deltoides, el fragmento distal tiende a ser desplazado a lateral por la acción del deltoides, y el proximal rotado a interno y aducido por la acción conjunta del pectoral mayor y latísimo del dorso. Si la fractura ocurre distal a la inserción del deltoides el fragmento proximal es elevado y abducido, mientras que el fragmento distal es traccionado a proximal por la acción del bíceps braquial, coracobraquial y tríceps [Figura 6.15].

La irrigación del húmero se da principalmente por la arteria nutricia, que es rama de la arteria braquial, penetrando a nivel del tercio proximal y medial de la diáfisis humeral. La disrupción traumática o iatrogénica puede afectar de manera significativa la consolidación.

Por la diáfisis humeral discurren estructuras nerviosas tales como el nervio músculo-cutáneo, ulnar y radial. El nervio radial, debido a que atraviesa íntimamente unido al húmero en el llamado surco radial, es muy susceptible a lesiones por tracción, compresión o laceración. Las fracturas espiroideas del tercio distal de la diáfisis se asocian a una alta tasa de compromiso del nervio radial por laceración o compresión directa del rasgo, lesión denominada Holstein-Lewis [Figura 6.16].

Presentación clínica

En la anamnesis el paciente presenta dolor súbito e intenso bien localizado en el brazo, el que puede irradiarse al hombro o codo. Es

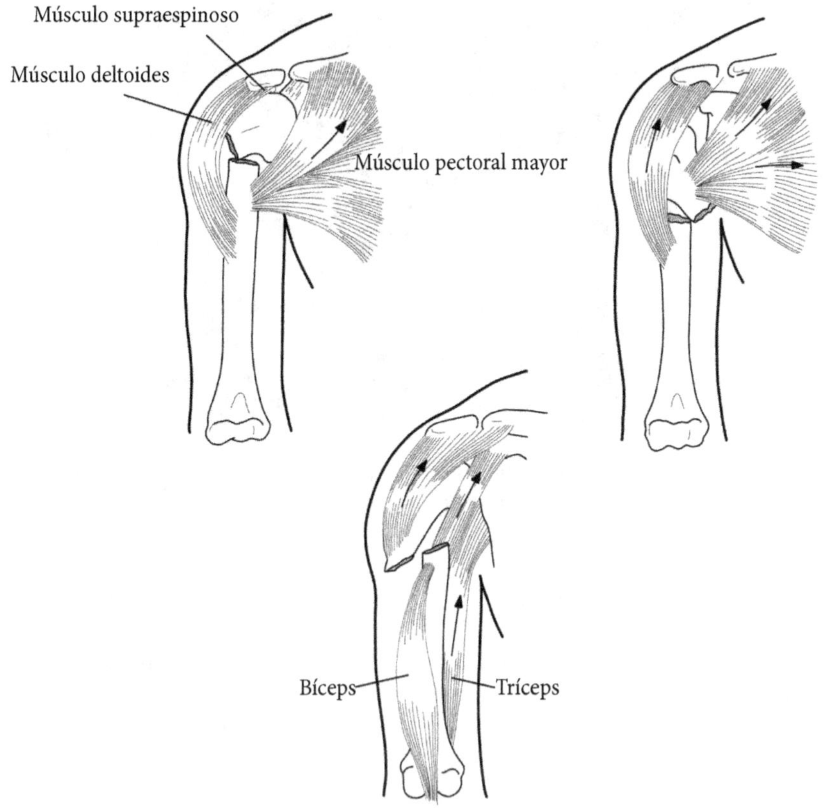

Figura 6.15. Desplazamiento de los fragmentos fractuarios de la diáfisis humeral según el nivel de fractura y las inserciones musculares.

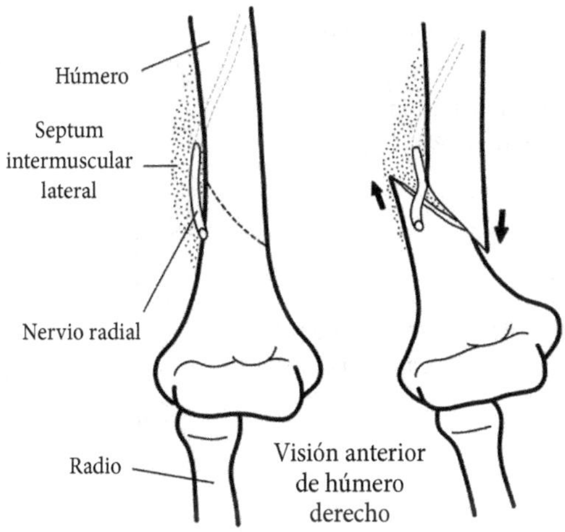

Figura 6.16. Fractura diafisaria distal oblicua tipo Holstein-Lewis, a cual se asocia a una lesión del nervio radial.

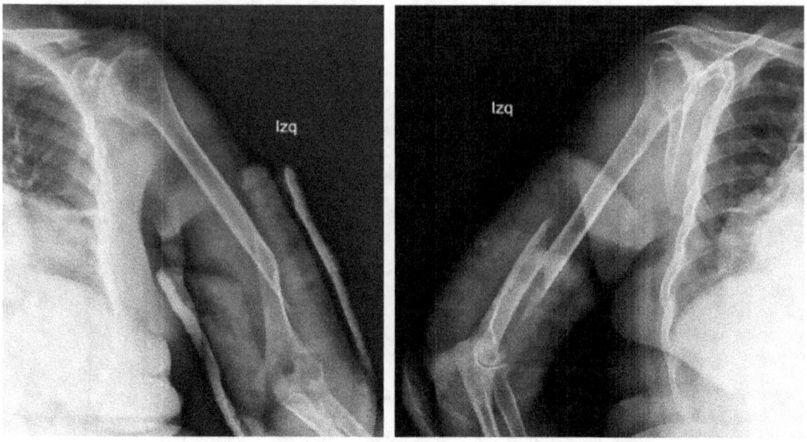

Figura 6.17. Radiografías de húmero izquierdo (anteroposterior y lateral). Se observa una fractura de rasgo simple espiroidal en la diáfisis.

esencial determinar el mecanismo de lesión y el grado de energía.

En el examen físico pueden observarse aumento de volumen y/o equimosis, los cuales se presentan de forma precoz luego de la fractura, asociados frecuentemente a deformidad o acortamiento del brazo. A la palpación es evidente el dolor, incluyendo en ocasiones crépitos óseos. La lesión neurológica más frecuente es el compromiso del nervio radial, impactando en la sensibilidad y motricidad de los músculos distales a la lesión. Podemos evaluar la sensibilidad del nervio radial en el dorso de la mano a nivel del primer espacio interdigital y la motricidad a través de la capacidad para extender la muñeca y el pulgar (revisar examen neurovascular en capítulo 2).

Estudio imagenológico

Ante la sospecha deben solicitarse radiografías en dos planos (anteroposterior -AP- y lateral del húmero) [Figura 6.17].

Clasificación

La más aceptada es la clasificación AO (Arbeitsgemeinschaft für Osteosynthesefragen, Asociación para el estudio de la fijación interna), basada en el grado de conminución de la fractura.

- Tipo A: rasgo simple
- Tipo B: con fragmento en cuña (ala de mariposa)
- Tipo C: conminuta

Las tipo A, a su vez, se subdividen de acuerdo al tipo de rasgo de fractura: espiroideo, oblicuo o transverso; las tipo B y C, según si el fragmento está intacto o conminuto [Figura 6.18].

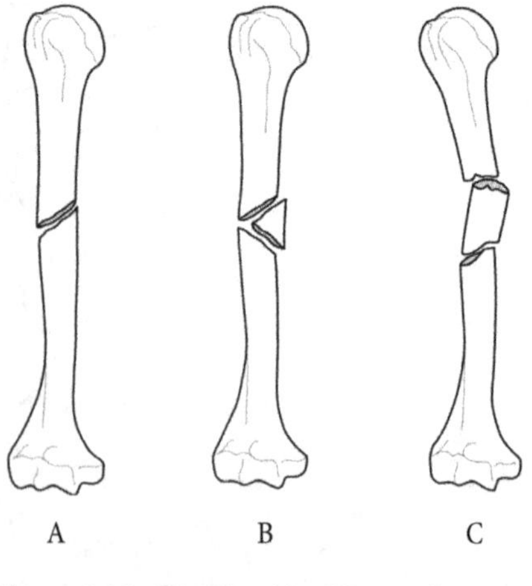

Figura 6.18. Clasificación AO para fracturas de diáfisis humeral.

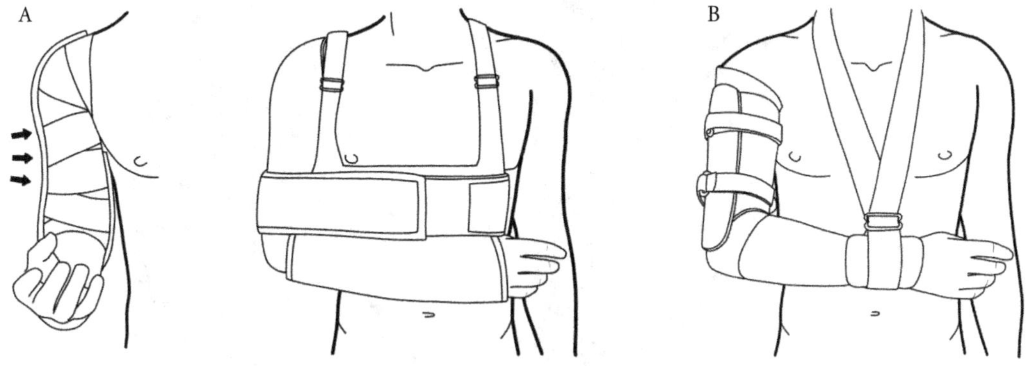

Figura 6.19. Valva de Charnley para tratamiento conservador inicial de una fractura diafisaria humeral.

Tratamiento

La gran mayoría de las fracturas pueden ser tratadas de forma conservadora, lo que se ve favorecido por ser una extremidad que no soporta carga. Además, la fuerza de gravedad con el brazo en aducción permite el alineamiento de los fragmentos mientras que los micromovimientos favorecen la osteogénesis. Son susceptibles a tratamiento conservador las fracturas que presentan:

- menos de 20° de angulación anteroposterior
- menos de 30° de angulación en varo o 30° en valgo
- menos de 3 cm de acortamiento

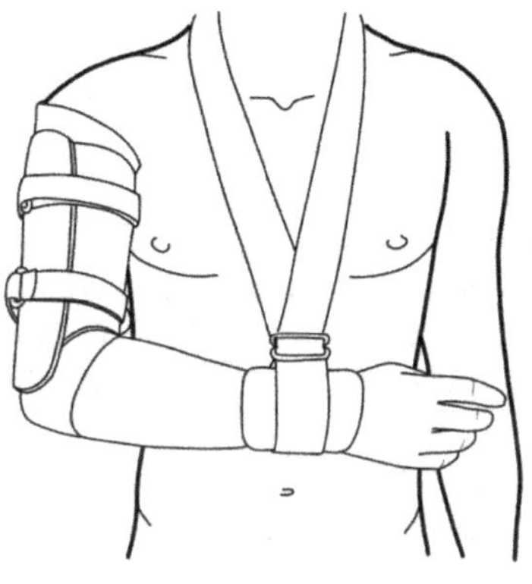

Figura 6.20. Férula de coaptación (brace) para tratamiento conservador definitivo de una fractura diafisaria humeral.

Como tratamiento inicial de una fractura se utiliza una valva en tenaza de azúcar con charretera (conocida como valva de Charnley). Esta valva bloquea la abducción del hombro y limita la flexo-extensión del codo permitiendo que se mantenga la alineación de los fragmentos. Debe ser retirada una vez que haya disminuido el edema y los síntomas lo permitan [Figura 6.19].

Para el tratamiento conservador definitivo se cambia la valva a las 2-4 semanas por una férula de coaptación (brace) que permite comenzar con ejercicios pendulares y flexo-extensión de codo, los que son favorables para la consolidación de la fractura. Se deben evitar los movimientos de abducción activa del hombro durante las primeras etapas de la consolidación para evitar el desplazamiento de los fragmentos. El seguimiento puede ser semanal o bisemanal, realizando controles radiográficos hasta la consolidación definitiva de la fractura, lo que suele ocurrir entre las 12 y 16 semanas [Figura 6.20].

El tratamiento quirúrgico actualmente ha ganado terreno debido a mejores resultados funcionales por la posibilidad de rehabilitación precoz. Las indicaciones absolutas para el tratamiento quirúrgico son fractura expuesta, lesión vascular, fractura en hueso patológico, politraumatizado, daño extenso de partes blandas, fractura bilateral de húmero, codo flotante (fractura de húmero asociada a fractura de antebrazo), parálisis de nervio radial post-reducción y no unión. Las fracturas espiroideas

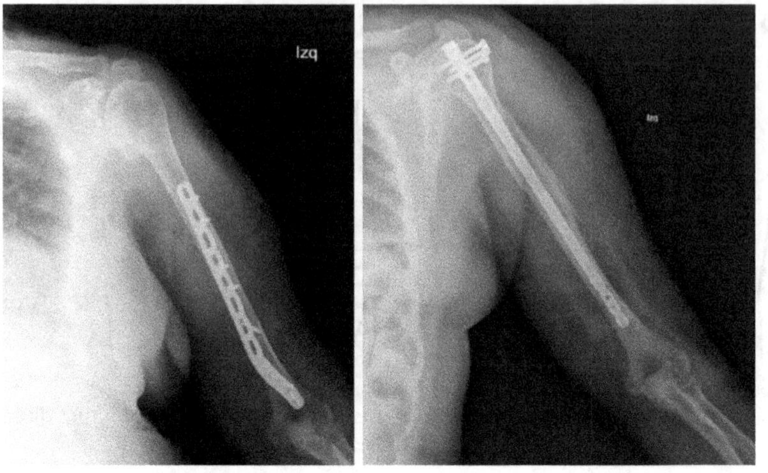

Figura 6.21. Radiografías de húmero izquierdo (anteroposterior). Se observa, de izquierda a derecha, una placa de húmero y un clavo endomedular de húmero.

del tercio distal de la diáfisis se asocian a una alta tasa de compromiso del nervio radial, por lo que se recomienda la exploración quirúrgica en los casos de déficit neurológico (lesión de Holstein-Lewis).

Las indicaciones relativas para el tratamiento quirúrgico son fracturas transversas, debido a su elevada tasa de no unión y mal-rotación, fracturas desplazadas (más del 50% del diámetro del segmento), fracturas conminutas, incapacidad de mantener la reducción inicial o en las radiografías sucesivas y obesidad, por la incapacidad de mantener el brazo en aducción y su tendencia al desplazamiento en varo de la fractura.

El tratamiento quirúrgico consiste en reducción abierta y fijación interna con placa o clavo endomedular [Figura 6.21].

Pronóstico

En pacientes jóvenes con fracturas de diáfisis humeral la recuperación del rango de movimientos de hombro y codo suele ser completa, pudiendo retomar actividades de baja intensidad incluso a las 3 semanas postratamiento. Las actividades deportivas o de alto requerimiento de la extremidad superior, en general, pueden ser retomadas una vez que se evidencie consolidación radiológica completa, entre el cuarto y sexto mes.

Complicaciones

Entre un 11 y 18% de las fracturas corresponden a una lesión del nervio radial, siendo el 90% neuropraxias transitorias que se resuelven en un plazo de 4 meses. En los casos que se presente, si el tratamiento de la fractura tiene indicación no quirúrgica, el paciente debe ser controlado periódicamente. Si a las 12 semanas no presenta mejoría es aconsejable realizar estudios electrofisiológicos evaluando la recuperación de la musculatura más proximal. Si no existen signos de reinervación, es recomendable considerar la exploración del nervio radial. En los casos que se presente asociado a una fractura con indicación quirúrgica se debe realizar exploración del nervio en el intraoperatorio.

La no unión ocurre en el 10 a 20% de las fracturas manejadas de forma ortopédica, especialmente en fracturas conminutas o de rasgo transverso. Se define como la falta de consolidación a los 3-4 meses de la fractura, manifestándose con dolor persistente. Constituye una indicación absoluta de resolución quirúrgica.

Se recomienda revisar las complicaciones generales de las fracturas en el capítulo 3.

¿CUÁNDO DERIVAR AL ESPECIALISTA?

- Se recomienda derivar a un especialista todas las fracturas de codo y antebrazo, dado que requieren evaluación y tratamiento específicos de la especialidad.
- Las fracturas que no presenten indicación quirúrgica ni complicaciones pueden ser tratadas inicialmente por un médico general que tenga experiencia en el área. De igual forma se recomienda que el seguimiento lo realice un especialista.
- Las fracturas expuestas son una urgencia, por lo tanto, el tratamiento inicial debe realizarse previo al traslado definitivo (ver capítulo 4: Fracturas expuestas).

PUNTOS CLAVES

- La fractura de escápula se asocia a trauma de alta energía, por lo que se debe descartar lesiones asociadas.
- Las fracturas de clavícula presentan buena respuesta al tratamiento conservador en la mayoría de los casos. Su estudio debe estar dirigido a la búsqueda de signos de inestabilidad o lesiones torácicas, los cuales presentan indicación quirúrgica en la mayoría de los casos.
- En las fracturas de húmero proximal se debe determinar la funcionalidad del paciente y compromiso articular para definir el tratamiento definitivo.
- En fracturas de diáfisis humeral no desplazadas es posible el tratamiento conservador con rehabilitación temprana. Las lesiones del nervio radial en su mayoría son transitorias y debe observarse su evolución por una eventual indicación de exploración quirúrgica.

Preguntas y ejercicios de autoestudio

- Fractura de escápula: ¿cuáles son los tipos de fracturas y su tratamiento específico?
- Fractura de clavícula: ¿cómo se realiza el tratamiento completo de las fracturas diafisarias (tipo II) sin indicación quirúrgica?
- Fractura de húmero proximal: ¿en qué pacientes se presenta con mayor frecuencia esta fractura? En el tratamiento inicial, ¿cuáles radiografías deben ser solicitadas? ¿Cómo se inmoviliza inicialmente para manejar el dolor del paciente?
- Fractura de húmero diafisaria: ¿cuáles son las indicaciones de tratamiento quirúrgico de estas fracturas? ¿Cuáles son las complicaciones más frecuentes que se deben reconocer?

CAPÍTULO 7

FRACTURAS DE CODO Y ANTEBRAZO

Philipp Anwandter y Rodrigo Menchaca

Resumen

Las fracturas de codo y antebrazo son variadas, involucrando el húmero distal, y las regiones proximal y diafisaria del radio y ulna. Generalmente ocurren por traumas de alta energía, pero también pueden producirse por caídas simples, especialmente, en adultos mayores.

Es esencial realizar un examen físico adecuado para no solo identificar la lesión, sino también evaluar lesiones neurovasculares asociadas. Las radiografías son esenciales y, en casos de fracturas intraarticulares, se deben complementar con tomografías computadas.

El tratamiento puede ser conservador o quirúrgico, dependiendo del tipo de fractura y lesiones concomitantes. Las complicaciones post-fractura son comunes, por lo que la prevención y detección temprana son esenciales.

FRACTURAS DE CODO

Introducción

Las fracturas de codo comprenden las estructuras óseas del húmero distal, radio proximal y ulna proximal (incluyendo olécranon y proceso coronoides). Estas fracturas pueden asociarse a luxación entre estos huesos. Siempre debe sospecharse, de forma asociada a las fracturas de codo, el compromiso de estructuras nerviosas y vasculares adyacentes.

Epidemiología

Corresponden aproximadamente al 2% de las fracturas. Se observa una incidencia de 5,7 por 100.000 personas/año, con una distribución bimodal con máximos en hombres jóvenes y en mujeres mayores de 80 años. Sus principales factores de riesgo son la exposición laboral a accidentes de alta energía y adultos mayores con hueso osteoporótico.

Anatomía

El codo se compone de 3 articulaciones entre el húmero, ulna y radio:

1. húmero-ulnar
2. húmero-radial
3. radio-ulnar proximal

Estas tres articulaciones hacen posible los movimientos de flexo-extensión y prono-supinación. Las dos primeras articulaciones corresponden a articulaciones en bisagra que permiten los movimientos de flexo-extensión, mientras que la última es una sindesmosis que posibilita la prono-supinación. De la articulación húmero-radial cabe destacar que corresponde a una diartrosis condílea que permite la flexo-extensión y prono-supinación, articulando el capitellum o cóndilo lateral con la cúpula radial. La articulación húmero-ulnar es una diartrosis del tipo troclear que articula la tróclea, fosa coronoidea y fosa olecraneana con el proceso coronoides y el olécranon ulnar [Figura 7.1].

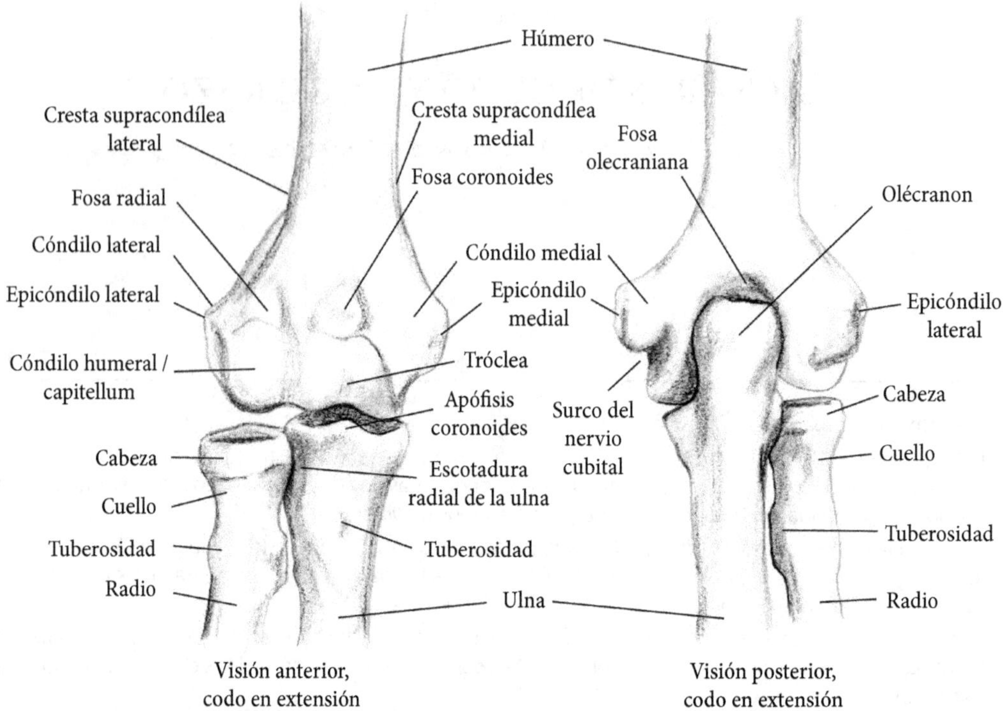

Figura 7.1. Estructuras óseas del codo.

La estabilidad estática del codo está determinada por la congruencia ósea de sus respectivas superficies articulares y de la indemnidad de los complejos ligamentosos medial y lateral. Los estabilizadores dinámicos corresponden a los músculos que rodean la articulación.

A través del codo discurre la arteria braquial y sus ramas colateral ulnar y radial, dividiéndose en este nivel en las arterias radial, ulnar e interósea común. También discurren los nervios radial, ulnar y mediano, ramas del plexo braquial. La fractura de codo, en especial las luxofracturas, tiene un alto riesgo de compromiso de estas estructuras.

FRACTURAS DEL HÚMERO DISTAL

Epidemiología

Este grupo de fracturas, que compromete la porción metafisaria y articular distal del húmero, se observa en todos los grupos etarios. Como poblaciones de riesgo se describen niños, adolescentes, adultos con alto riesgo laboral de accidentes y adultos mayores con hueso osteoporótico.

Mecanismo de lesión

Respecto a la energía del mecanismo, las fracturas del húmero distal se observan en mecanismos tanto de alta como baja energía. Los de alta energía (ej.: accidentes de tránsito y caídas de altura) se asocian a un elevado riesgo de lesiones vasculares o nerviosas. Las lesiones de menor energía se relacionan a fracturas avulsivas en pacientes deportistas y fracturas osteoporóticas en adultos mayores.

Respecto a los tipos de mecanismos, se describen los mecanismos directos, con impacto sobre el olécranon, los que ocasionan típicamente fracturas condíleas y de olécranon, y los mecanismos indirectos, como la caída con el codo en extensión o la fuerza en varo forzado, los que ocasionan fracturas supracondíleas.

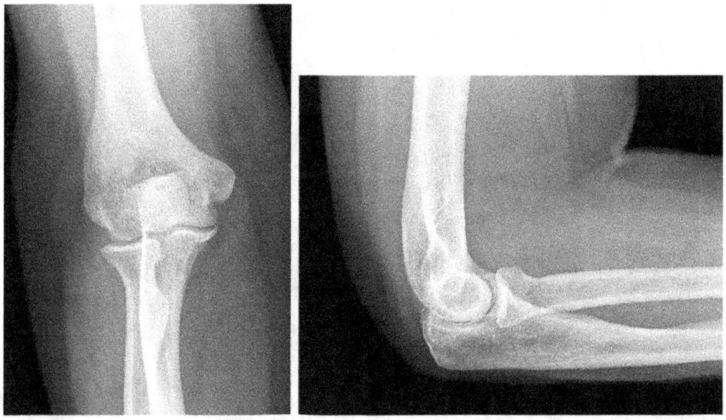

Figura 7.2. Radiografías de codo AP y lateral sin lesiones.

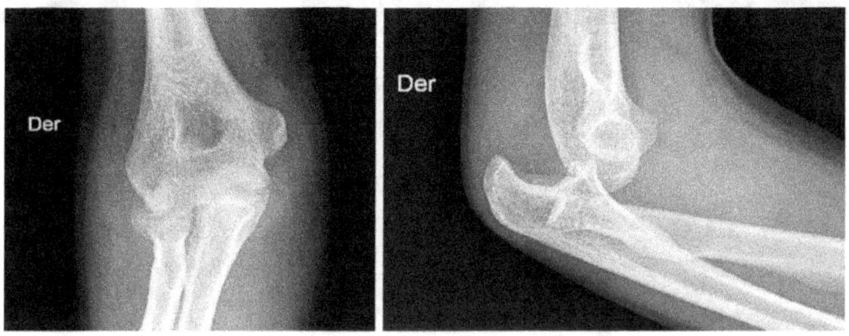

Figura 7.3. Radiografías de codo AP y lateral, las cuales muestran una luxofractura de codo.

Presentación clínica

En la anamnesis el síntoma cardinal es el dolor en la región del codo, el cual puede irradiarse al antebrazo asociado a incapacidad funcional de la articulación. En su gran mayoría los pacientes refieren antecedente de trauma asociado.

168En el examen físico se puede observar deformidad, acortamiento, aumento de volumen y equimosis en la zona afectada. Debido al gran aumento de volumen puede ser difícil la exploración. Durante la movilización pasiva puede palparse crépitos óseos o inestabilidad articular, sin embargo, debe evitarse realizar estas maniobras por el alto riesgo de lesión neurovascular.

Se debe realizar un examen exhaustivo en la búsqueda de lesiones neurovasculares, palpando los pulsos braquial (más frecuentemente comprometido en lesiones supracondíleas), radial y ulnar. Dado el riesgo de lesión del nervio interóseo anterior (rama del nervio mediano), en todos los pacientes en que se sospeche fractura de codo se debe evaluar la flexión de la articulación interfalángica distal en los dedos índices y medio (inervación del flexor común profundo de estos dedos) (revisar examen neurovascular en capítulo 2).

Estudio imagenológico

Ante la sospecha, siempre deben solicitarse radiografías de codo en proyección anteroposterior (AP) y lateral. Estas permiten identificar el tipo de rasgo, el número de fragmentos y la angulación de estos, así como pesquisar luxación de codo asociada. Las proyecciones oblicuas tienen utilidad al poseer mejor visibilidad de la cabeza radial [Figuras 7.2 y 7.3].

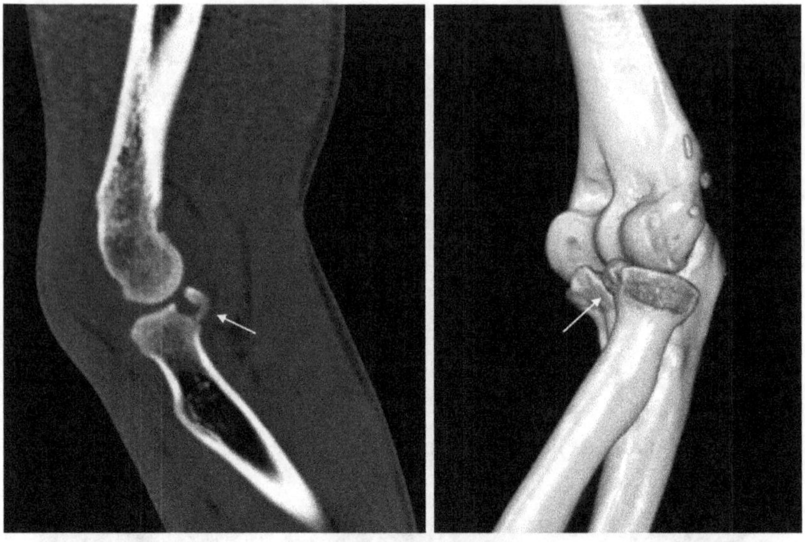

Figura 7.4. TAC de codo, corte sagital (izquierda) y reconstrucción tridimensional (derecha), en la cual se observa una fractura de cúpula radial (flechas).

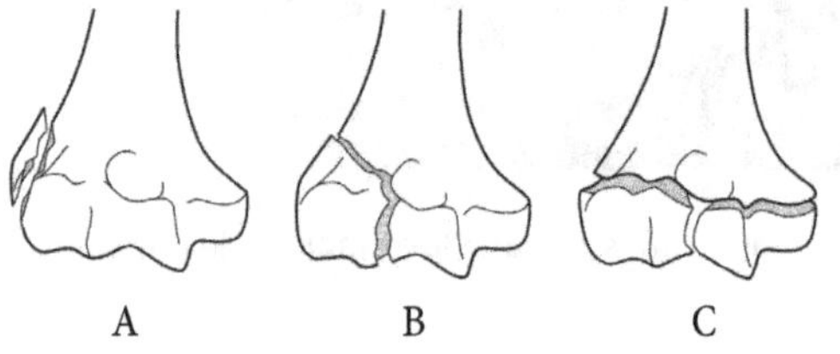

Figura 7.5. Clasificación AO para fracturas de húmero distal.

La TAC tiene un rol importante en las fracturas en que se sospeche indicación quirúrgica, pues es capaz de describir con detalle los rasgos y fragmentos de una fractura conminuta antes de la cirugía [Figura 7.4].

Clasificación

Anatómicamente las fracturas de codo se pueden clasificar según el sitio del rasgo de fractura:

- Supracondíleas
- Bicondíleas
- Transcondíleas
- Intercondíleas (más frecuente, con rasgo articular en T o en Y)
- Condíleas por impacto del cóndilo humeral con la cabeza radial (pudiendo abarcar la tróclea)
- Trocleares (o del capitellum)
- Epicóndilo lateral (epicóndilo)
- Epicóndilo medial (epitróclea)

La fundación AO (Arbeitsgemeinschaft für Osteosynthesefragen, Asociación para el estudio de la fijación interna) clasifica las fracturas de húmero distal de acuerdo al grado de compromiso articular [Figura 7.5]:

- Tipo A: metafisarias simples extraarticulares
- Tipo B: intraarticular parcial
- Tipo C: articulares totales

Tratamiento

Antes del tratamiento específico de la fractura, en los casos de mecanismos de alta energía, el paciente debe ser evaluado y tratado como paciente politraumatizado (ver capítulo 5: Politraumatizado).

El tratamiento de la fractura de húmero distal es esencialmente quirúrgico en adultos, mientras que en niños se favorece la reducción cerrada e inmovilización ortopédica (con yeso). La elección del tipo de tratamiento específico va a depender de la clasificación de la fractura, las características del paciente y la experiencia del especialista en Traumatología. En los casos de resolución quirúrgica, la fijación de los fragmentos se realiza mediante osteosíntesis, pudiendo utilizarse agujas, tornillos, placas y combinación de ellas.

A continuación, se detalla de forma breve el tratamiento de fracturas de húmero distal de acuerdo a su clasificación:

- Fracturas tipo A: son infrecuentes en adultos y se relacionan a traumas de alta energía, con alto riesgo de inestabilidad y conminución, por lo que su tratamiento es esencialmente quirúrgico con osteosíntesis. En los niños el tratamiento de elección es ortopédico.
- Fracturas tipo B y C (articulares): son generalmente por mecanismos de alta energía, con alto riesgo de daño de tejidos blandos, por lo que su tratamiento se considera una urgencia quirúrgica. El tratamiento de elección es la reducción abierta y fijación interna, salvo en casos seleccionados con fracturas estables y no desplazadas. Es importante considerar que el desplazamiento de los fragmentos puede ser subdiagnosticado mediante radiografías simples, por lo que se recomienda el uso de TAC [Figura 7.6].

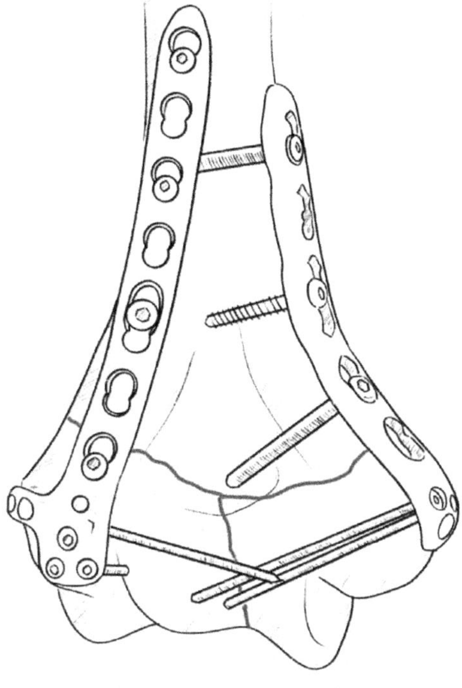

Figura 7.6. Ejemplo de tratamiento quirúrgico de una fractura de húmero distal tipo C utilizando como osteosíntesis placas y tornillos.

Independientemente del tipo de tratamiento, se debe favorecer el movimiento de la articulación para prevenir rigidez, sin por ello forzarlo. La consolidación suele ocurrir a las 12 semanas.

Complicaciones

- Lesiones vasculares: existe un riesgo considerable de lesión de la arteria braquial, la isquemia periférica puede ser inmediata y severa. Siempre se debe explorar el pulso braquial antes y después de la reducción de la fractura.
- Lesión nerviosa: con mayor frecuencia se afectan el nervio mediano o ulnar. Este último se encuentra especialmente susceptible al daño en una reducción abierta. Si el nervio se encuentra comprometido al momento del diagnóstico de la fractura, puede seguirse su evolución hasta 3 o 4 meses, teniendo, en general, buen pronóstico. Si luego de este período no se recupera la función motora completa, está indicada la exploración quirúrgica. A su vez, si aparece compromiso nervioso después de la reducción de la fractura, la exploración quirúrgica debe ser inmediata.
- Rigidez articular: suele desarrollarse en diferentes grados en todas las fracturas de codo con conminución. Puede evitarse reduciendo, dentro de lo posible, el tiempo

de inmovilización posterior a la fractura además de promover la rehabilitación kinésica precoz.

- Miositis osificante: poco frecuente, existe mayor riesgo en lesiones con gran daño de partes blandas. Clínicamente se manifiesta con dolor articular, rigidez de la articulación y aumento de volumen, pudiendo palparse los fragmentos óseos heterotópicos.
- Artrosis del codo: es una complicación tardía de la fractura, que ocurre especialmente en las fracturas con reducción insuficiente, con compromiso intraarticular y alto grado de conminución.
- Cubito valgo o cúbito varo: ocurre en los casos de fracturas condíleas en que existe una reducción insuficiente. El cúbito valgo producido por mal unión (consolidación viciosa) del cóndilo lateral puede provocar la compresión tardía del nervio ulnar, pudiendo evolucionar con parestesias o parálisis de este.

Se recomienda revisar las complicaciones generales de las fracturas en el capítulo 3.

FRACTURAS DE RADIO Y ULNA PROXIMAL

Este tipo de fracturas corresponden al 7% de todas las fracturas de antebrazo, ocurriendo con mayor frecuencia en adultos mediante mecanismos indirectos. Se dividen en fracturas de olécranon, fracturas del proceso coronoides y fracturas de radio proximal.

FRACTURAS DE OLÉCRANON

Introducción

El olécranon es la porción más proximal de la ulna, articulando con la ulna en la fosa olecraneana y proceso coronoides. Una fractura de olécranon siempre compromete la articulación y daña el cartílago articular [Figura 7.7].

Mecanismo de lesión

Se describen dos mecanismos clásicos de fractura: caída con impacto directo sobre el olécranon con el codo en flexión (típicamente produce fracturas conminutas) o una tracción del olécranon por contracción del tríceps en una caída (típicamente produce fracturas de rasgo transverso).

Presentación clínica

En la anamnesis, además de la historia de trauma sobre la extremidad, el síntoma cardinal es el dolor e impotencia funcional con incapacidad total o parcial para movilizar la articulación.

Al examen físico debe realizarse un examen completo de la articulación, así como del hombro

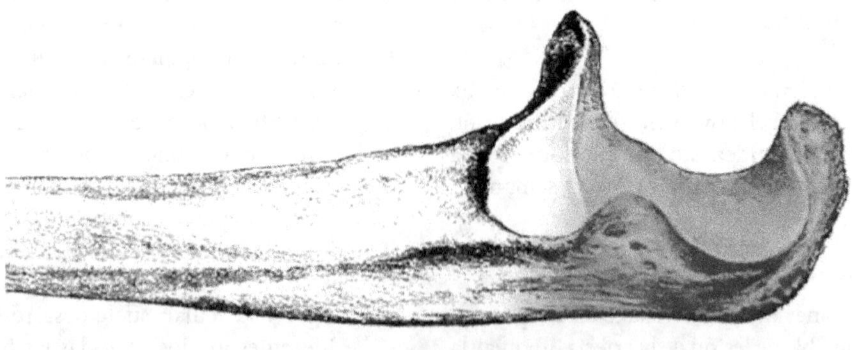

Figura 7.7. Visión lateral del olécranon.

y muñeca, para descartar lesiones asociadas. En la inspección destaca aumento de volumen o equimosis en la zona de la fractura, además de abrasiones en la zona del olécranon o la mano de acuerdo al mecanismo de lesión. Pueden palparse crépitos óseos o un defecto (gap) en la zona del rasgo de fractura. En algunos casos la inserción del tríceps permanece indemne, por lo que puede no estar completamente afectada la extensión del codo.

Estudio imagenológico

Debe solicitarse radiografías de codo anteroposterior (AP) y lateral. La TAC puede requerirse para definir de forma más precisa la morfología de la fractura y para planificación preoperatoria. El angioTAC (TAC con contraste endovenoso) debe solicitarse ante la sospecha de lesión vascular.

Clasificación

La clasificación de Colton las divide según si existe desplazamiento y según su conminución. Define desplazamiento como separación de los fragmentos mayor de 2 mm o aumento del desplazamiento en flexión del codo a 90° [Figura 7.8].

- Tipo I: No desplazadas
- Tipo II: Desplazadas

A: Por avulsión
B: Oblicuas
C: Transversas
D: Oblicua conminuta
E: Conminuta
F: Luxofractura

Otra clasificación frecuentemente utilizada es la de Mayo, la cual las diferencias de acuerdo a su desplazamiento, conminución y la estabilidad humeroulnar.

- Tipo I: no desplazadas o mínimamente desplazadas
- Tipo II: desplazamiento del fragmento proximal, sin inestabilidad humeroulnar
- Tipo III: inestabilidad de articulación humeroulnar

A su vez las tipo II y III se dividen en A (no conminutas) y B (conminutas) [Figura 7.9].

Por último, la fundación AO (*Arbeitsgemeinschaft für Osteosynthesefragen*, Asociación para el estudio de la fijación interna) las clasifica en conjunto con las fracturas de antebrazo proximal de acuerdo al rasgo de

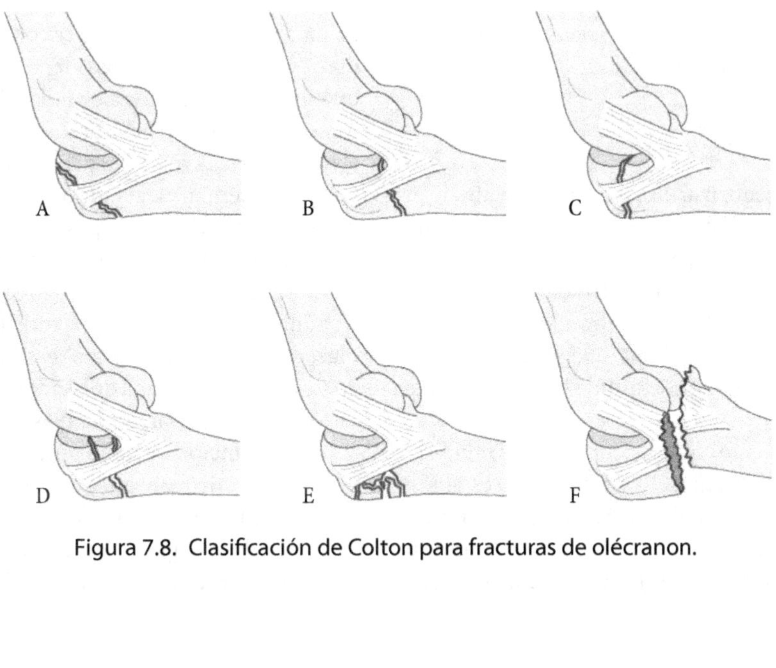

Figura 7.8. Clasificación de Colton para fracturas de olécranon.

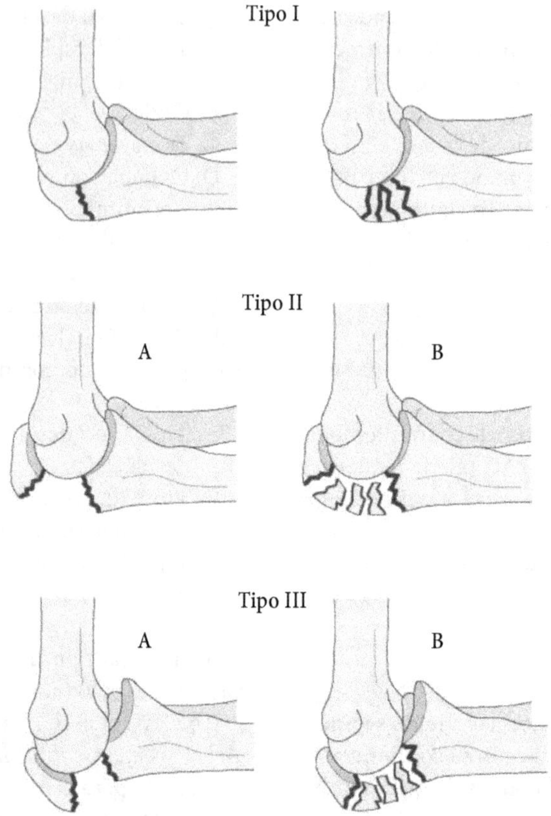

Figura 7.9. Clasificación de Mayo para fracturas de olécranon.

fractura y/o la concomitancia de fractura de coronoides, radio o ulna.

Tratamiento

Se debe categorizar al paciente y evaluar su nivel de riesgo. En el caso de historia de trauma de alta energía, el paciente debe ser evaluado como potencial politraumatizado (ver capítulo 5: Politraumatizado). Encontrándose el paciente estable, se determina el tratamiento conservador o quirúrgico, siendo este último el más frecuente en adultos.

El tratamiento conservador es el más utilizado en niños con fracturas tipo I de Mayo (estables, sin o mínimo desplazamiento, con función extensora del codo conservada). También puede plantearse el tratamiento conservador en pacientes adultos mayores con mala calidad ósea, mala funcionalidad de la extremidad o que no son candidatos a cirugía. Consiste en la inmovilización con yeso braquiopalmar (desde el brazo hasta la mano) u órtesis con el codo en 90° por 3 semanas, seguido de rehabilitación precoz con movimientos pasivos para preservar la funcionalidad y prevenir complicaciones.

El tratamiento quirúrgico es el más utilizado en adultos. Está indicado en toda fractura desplazada o inestable. Existen distintos métodos:

- Obenque: sistema de banda de tensión en el cual se instalan dos agujas en el olécranon que funcionan como punto de apoyo para un asa de alambre que atraviesa la ulna, fijando el cable en X. Este sistema permite que las fuerzas distractivas del codo se conviertan en compresivas [Figura 7.10].

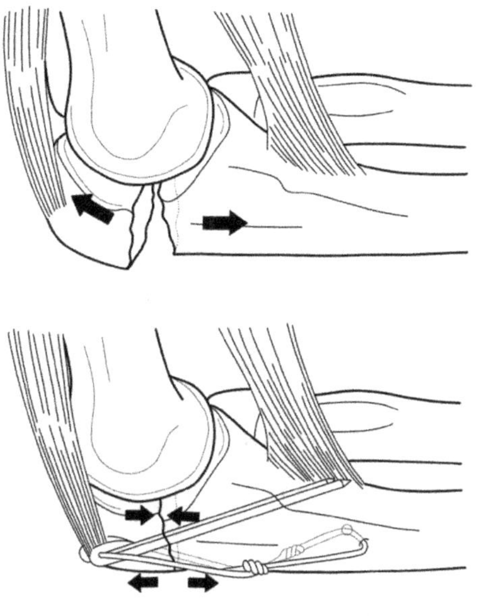

7.10. Sistema de obenque o banda de tensión para una fractura de olécranon.

- Placas y tornillos: hay distintos tipos de placas y en algunos pocos casos se pueden emplear solo tornillos, sin embargo, la configuración que más se utiliza es placa y tornillos [Figura 7.11].
- Resección del olécranon: raramente utilizado, puede resecarse hasta el 50% del olécranon en adultos sin deterioro significativo de la función de la articulación.

Complicaciones

- No unión o mal unión (consolidación viciosa): son infrecuentes (1%).
- Rigidez articular: lo más frecuente es la pérdida de extensión completa, por lo que se busca su prevención mediante reducción anatómica adecuada y rehabilitación motora precoz.
- Neuropatía del nervio cubital: de buen pronóstico con tratamiento precoz.

Se recomienda revisar las complicaciones generales de las fracturas en el capítulo 3.

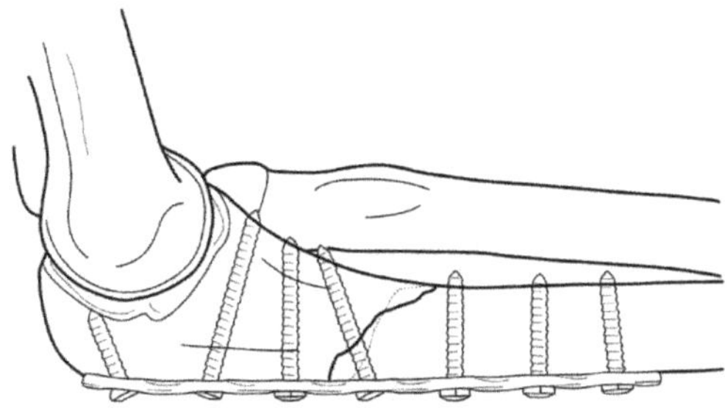

7.11. Fijación interna con placa y tornillos de una fractura de olécranon.

FRACTURAS DEL PROCESO CORONOIDES

Introducción

Fractura poco frecuente, asociada a luxación posterior de codo. Puede producir cuerpos libres intraarticulares, aunque, en general, es de buen pronóstico.

Mecanismo de lesión

Se asocia a mecanismos indirectos como caída con apoyo en la mano con el codo en semiflexión.

Presentación clínica

La anamnesis se caracteriza por dolor en el tercio proximal del antebrazo con incapacidad funcional para flexionar el codo. Puede presentarse en conjunto con luxación de codo. En este caso el paciente describirá una historia de hiperextensión del codo seguida o no de reducción espontánea.

Al examen físico es evidente el aumento de volumen, así como uno o más puntos dolorosos en el codo. Existe una restricción de los rangos de movimiento de flexión, extensión y rotación.

Estudio imagenológico

Deben obtenerse proyecciones anteroposterior (AP) y lateral de codo antes y después de cualquier reducción. Las fracturas pequeñas de coronoides pueden ser difíciles de observar en la

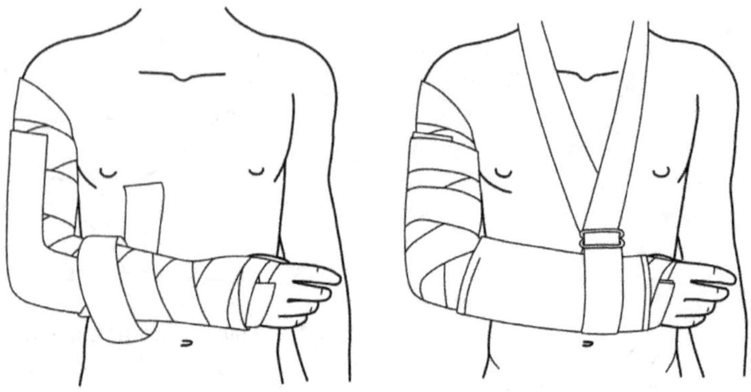

Figura 7.12. Tratamiento conservador de la fractura de coronoides con valva de yeso (izquierda) más cabestrillo (derecha).

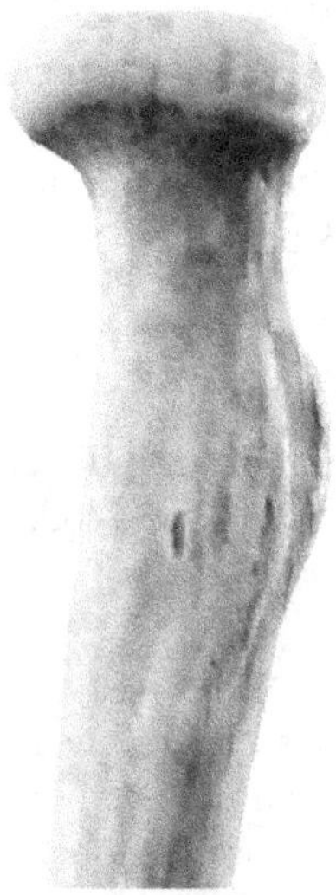

Figura 7.13. Visión anterior del radio proximal, en la que se distinguen la cabeza, cuello y tuberosidad.

radiografía al ser ocultadas por la cabeza radial. En los casos en que exista una alta sospecha puede complementarse el estudio con una TAC.

Clasificación

Clasificación AO (Arbeitsgemeinschaft für Osteosynthesefragen, Asociación para el estudio de la fijación interna):

- Incompletas
- Completas
- Componente troclear
- Conminutas

Tratamiento

El tratamiento conservador está indicado en fracturas con mínimo o sin desplazamiento, utilizando una valva de yeso por posterior con flexión del codo de 90° por 3 semanas con seguimiento radiográfico [Figura 7.12].

En el tratamiento quirúrgico hay distintas alternativas, dependiendo del tamaño y conminución de los fragmentos óseos. Estas van desde la resección quirúrgica del fragmento hasta la osteosíntesis con un tornillo y/o placa pequeña con tornillos.

FRACTURAS DE RADIO PROXIMAL

Epidemiología

Las fracturas del extremo proximal del radio corresponden a un tercio del total de las fracturas de codo. En la población adulta, casi en su totalidad corresponden a fracturas de la cabeza del radio, mientras que en niños cobra importancia la fractura del cuello del radio, siendo infrecuente la fractura de la cabeza del radio [Figura 7.13].

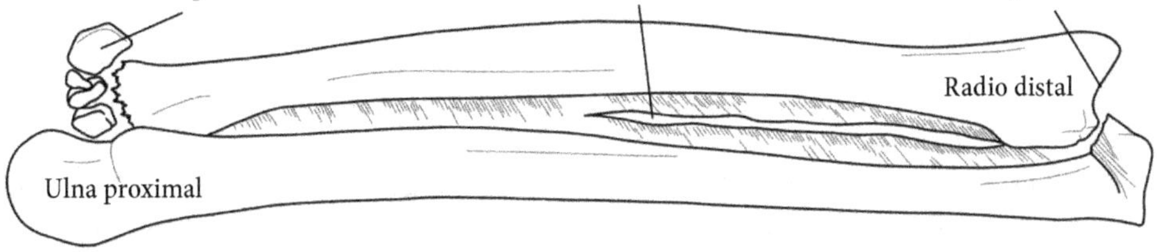

Figura 7.14. Lesión de Essex-Lopresti, la que compromete la articulación radioulnar distal, membrana interósea y cabeza del radio.

Mecanismo de lesión

El mecanismo suele ser indirecto, frecuentemente por caída con apoyo de la extremidad en hiperextensión. La fuerza se transmite desde la cabeza del radio al capitellum. Según la distribución del impacto puede acompañarse de una lesión del ligamento colateral interno, fractura del cóndilo humeral, avulsión de la epitróclea o una lesión de Essex-Lopresti. Esta última corresponde a una lesión óseo-ligamentaria combinada, debido a la migración del radio hacia proximal [Figura 7.14].

Presentación clínica

En la anamnesis el paciente presenta dolor en la cara lateral del codo y ante movimientos de prono-supinación.

Al examen físico destaca aumento de volumen, equimosis, bloqueo articular a la pronosupinación e impotencia funcional del codo. Debe descartarse la lesión de nervios radial o ulnar y lesiones vasculares (revisar examen neurovascular en capítulo 2).

Estudio imagenológico

Siempre se debe solicitar radiografía de codo anteroposterior (AP) y lateral. La proyección de codo oblicua permite una mejor visualización de la cúpula radial. Puede observarse una angulación en la cabeza del radio o una pérdida de congruencia entre la cúpula radial y el centro del cóndilo humeral.

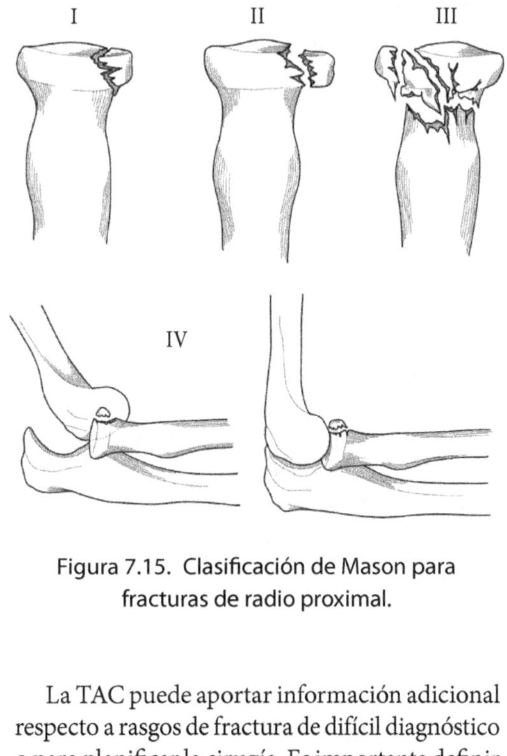

Figura 7.15. Clasificación de Mason para fracturas de radio proximal.

La TAC puede aportar información adicional respecto a rasgos de fractura de difícil diagnóstico o para planificar la cirugía. Es importante definir lo más detallado posible el rasgo de fractura.

Clasificación

La clasificación más usada para fracturas de cúpula radial es la de Mason [Figura 7.15]:

- Tipo I: Fractura segmentaria marginal no desplazada
- Tipo II: Segmentaria desplazada (mayor de 2 mm)

- Tipo III: Conminuta
- Tipo IV: Fractura conminuta asociada a luxación de codo

Para fracturas del cuello del radio se utiliza la clasificación de Judet:

- Tipo I: no desplazada, sin angulación
- Tipo II: hasta 30° de angulación
- Tipo III: entre 30-60° de angulación
- Tipo IV: luxación completa, con inclinación de 60-90°

Tratamiento

En primer lugar, debe realizarse una evaluación del riesgo vital del paciente que consulta por trauma, descartando y manejando las causas de mortalidad prevenibles (ver capítulo 5: Politraumatizado).

El objetivo del tratamiento específico consiste en preservar la flexo-extensión del codo y la prono-supinación del antebrazo. El paciente deberá ser derivado de forma urgente a un servicio con un cirujano traumatólogo con experiencia.

El tratamiento conservador está indicado en fracturas con compromiso de menos de 30% de la superficie articular de la cabeza radial, con desplazamiento menor de 2 mm (Mason I). Está contraindicado en pacientes con menos de 70% de prono-supinación o con daño extenso de partes blandas. Se utiliza inmovilización con valva de yeso braquiopalmar o férula posterior, con el codo en flexión y en supinación por 2 a 3 semanas, con control radiográfico a los 7 y 14 días. La rehabilitación, al igual que en el resto de las fracturas de codo, es esencial, aunque lenta y progresiva para preservar el movimiento articular. Se deben evitar cargas axiales por 6-8 semanas poslesión [Figura 7.16].

El tratamiento quirúrgico está indicado para fracturas desplazadas (Mason II) o conminutas (Mason III) o fracturas articulares con bloqueo articular. Se puede utilizar reducción cerrada o abierta y fijación interna. La primera es rápida y útil en casos de infección, paciente inestable, politraumatizados y gran pérdida de tejidos como terapia transitoria. Por su parte, la reducción abierta y fijación interna se utiliza en la mayoría de los casos para fracturas con fragmentos desplazados grandes o único, no conminutos.

Como alternativas de osteosíntesis se encuentran los tornillos, placas y las prótesis. Estas últimas se encuentran indicadas en fracturas de cabeza radial acompañadas de fractura de coronoides, lesión de membrana interósea, fractura de Essex-Lopresti o cuando una resección de cabeza radial resulta inestable.

La resección total de la cabeza del radio presenta mejores resultados que la resección parcial y está indicada en fracturas conminutas

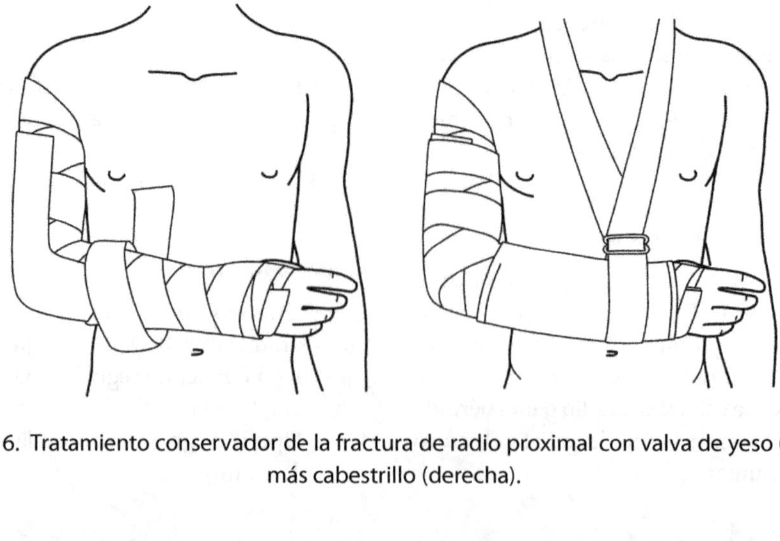

Figura 7.16. Tratamiento conservador de la fractura de radio proximal con valva de yeso (izquierda) más cabestrillo (derecha).

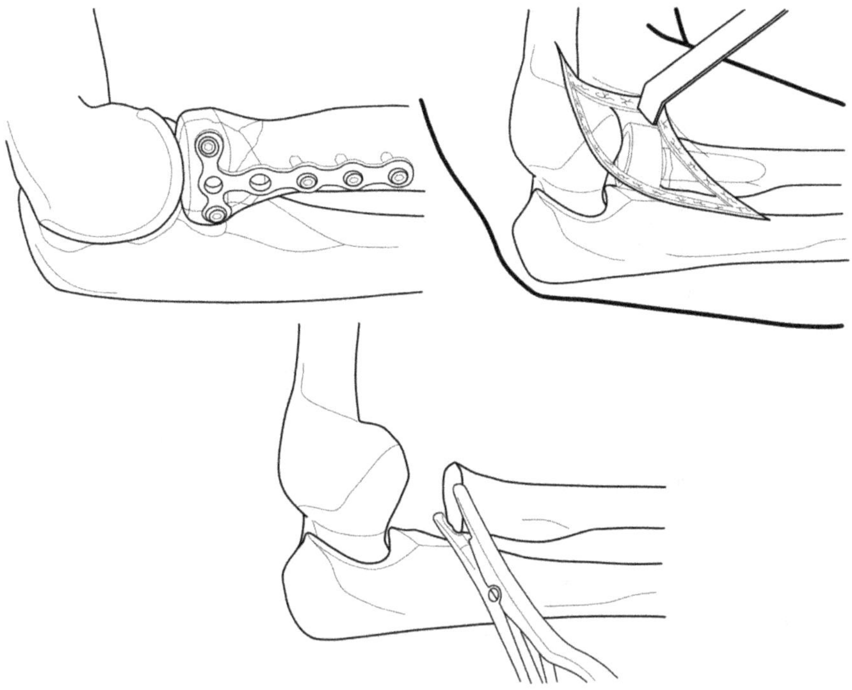

Figura 7.17. Alternativas de tratamiento quirúrgico de las fracturas de radio proximal, incluyendo placa y tornillos (superior izquierda), prótesis de la cabeza radial (superior derecha) y resección de la cabeza del radio (inferior).

de cabeza y cuello. Debe realizarse dentro de las primeras 24 a 48 horas o ser diferida posterior a la consolidación, por el riesgo de miositis osificante [Figura 7.17].

Complicaciones

- Miositis osificante: tardía, consiste en la osificación heterotópica en tejidos próximos al sitio de fractura. Se asocia a compromiso de partes blandas y se manifiesta por el aumento de volumen palpable y doloroso.
- Rigidez articular: frecuente, compromete tanto el codo como la prono-supinación del antebrazo. Puede ocurrir independientemente del tratamiento indicado.
- Inestabilidad recurrente del codo: puede ocurrir cuando existe una lesión del ligamento colateral.

Se recomienda revisar las complicaciones generales de las fracturas en el capítulo 3.

FRACTURAS DE ANTEBRAZO

Introducción

Podemos dividir esta región en el antebrazo proximal (tratado en la sección de fracturas de codo de este capítulo), antebrazo medio, que incluye la diáfisis radial o ulnar, y antebrazo distal, que incluye los 4 cm distales del radio, cabeza ulnar y superficies articulares distales.

Epidemiología

Entre un 10 a 14% de las fracturas en adultos ocurren en el antebrazo. Se observa una distribución bimodal en la frecuencia de estas fracturas, concentrándose especialmente en

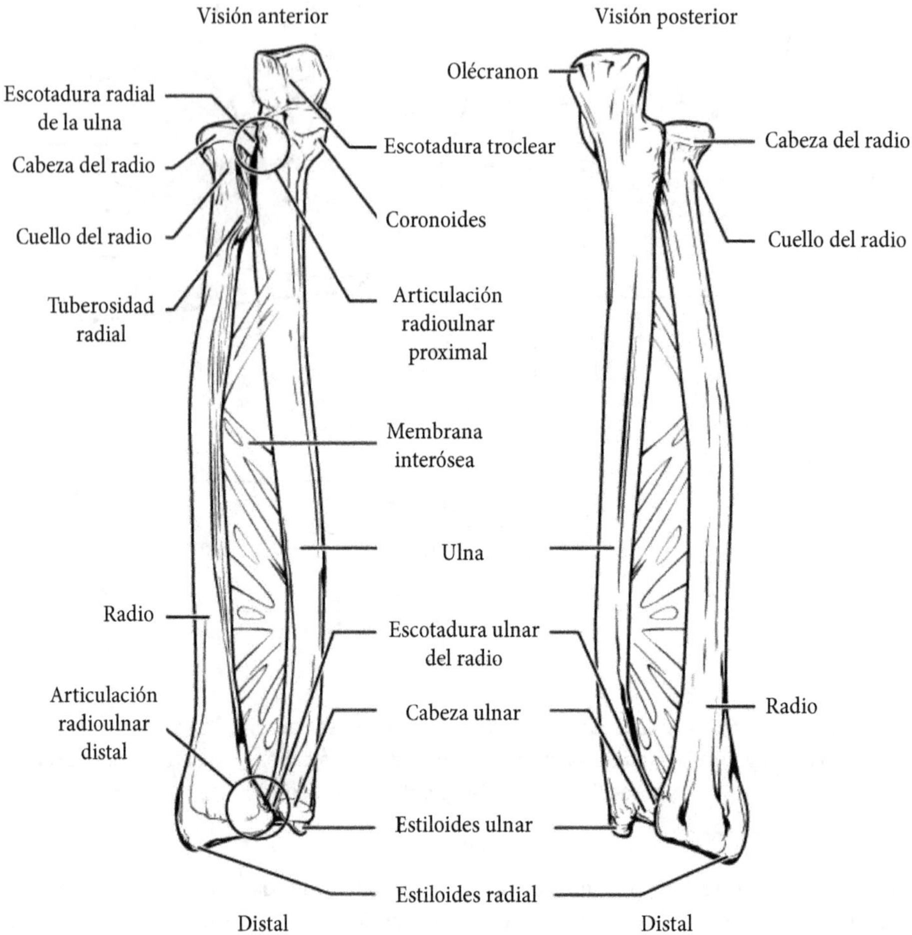

Figura 7.18. Anatomía ósea y ligamentosa del antebrazo.

hombres jóvenes de 10 a 20 años y en mujeres mayores de 60 años.

Los factores de riesgo más importantes son osteoporosis, deportes de contacto y accidentes de tránsito.

Anatomía

La estructura ósea del antebrazo está formada por el radio y ulna, los cuales articulan por proximal con el húmero distal, formando la articulación del codo, y con los huesos del carpo por distal en la muñeca. A su vez el radio y la ulna articulan entre sí en radioulnar proximal (ARUP), membrana interósea y articulación radioulnar distal (ARUD). Estas tres articulaciones están reforzadas por complejos ligamentarios muy importantes para la estabilidad articular y la prono-supinación [Figura 7.18].

Las estructuras no óseas del antebrazo pueden dividirse en dos grandes grupos según los compartimentos musculares. El compartimiento anterior está compuesto por los músculos flexores del carpo y falanges. Su inervación está dada por el nervio mediano o su rama, el nervio interóseo anterior, salvo por el músculo flexor carpoulnar y el vientre medial del flexor profundo de los dedos, inervados por el nervio ulnar. El compartimento posterior se compone de los músculos extensores de la muñeca y mano, inervados por el nervio radial o el nervio interóseo posterior.

La irrigación del antebrazo la entrega la arteria braquial, la que se divide en numerosas ramas en la fosa antecubital, siendo las principales la rama radial y ulnar (cursando ambas por el compartimento anterior). Las arterias interóseas anterior y posterior son ramas de la arteria braquial a través de la arteria interósea común, pudiendo estas ramas verse afectadas en una fractura desplazada de antebrazo.

Mecanismo de lesión

El mecanismo de lesión varía de acuerdo a la edad de presentación y a las características de la fractura.

Las fracturas de antebrazo que comprometen radio y ulna a la vez requieren traumas de mayor energía con mecanismo directo o indirecto. Se asocian frecuentemente a caídas con fuerzas rotacionales sobre el antebrazo. Pueden observarse fracturas ulnares aisladas en casos de contusión directa.

En pacientes adultos mayores, con hueso osteoporótico, pueden observarse fracturas luego de caídas a nivel o impactos de baja energía.

La luxofractura de Galeazzi (fractura de diáfisis del radio con luxación de la ARUD) se asocia a caídas sobre la muñeca en extensión con el antebrazo en pronación. La luxofractura de Monteggia (fractura de la diáfisis distal de la ulna acompañado de luxación del radio distal) se vincula a caída sobre el brazo en hiperextensión, con el antebrazo en pronación [Figura 7.19].

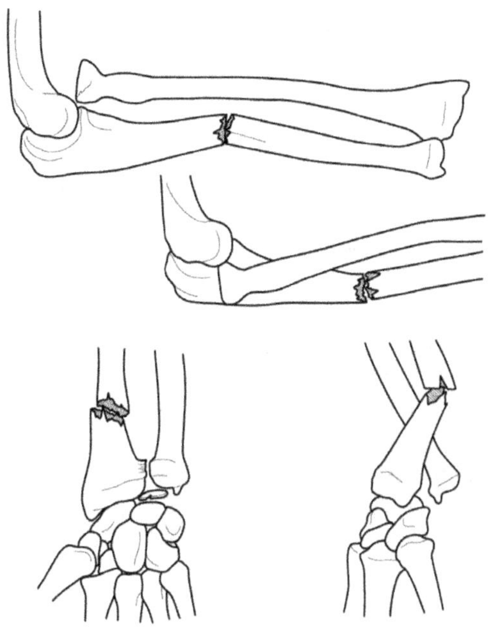

Figura 7.19. Luxofracturas de Monteggia (imágenes superiores) y Galeazzi (imágenes inferiores).

Presentación clínica

La correcta relación entre el radio y la ulna es esencial para mantener la prono-supinación, así como para la función de las articulaciones adyacentes, el codo y muñeca. Además de la historia de trauma, el paciente refiere en la anamnesis dolor localizado en el antebrazo e incapacidad funcional de los movimientos del codo y muñeca, así como prono-supinación.

Es importante detallar el mecanismo de la lesión, buscar otras lesiones y síntomas asociados e identificar los antecedentes médicos relevantes en el contexto de trauma.

El examen físico tiene que estar inicialmente orientado a descartar lesiones graves, según el mecanismo y nivel de energía del trauma (ver capítulo 5: Politraumatizado).

Al examinar el antebrazo se puede observar aumento de volumen, equimosis, deformidad evidente, dolor a la palpación y rango de movimiento articular disminuido.

Deben buscarse dirigidamente signos de daño vascular mediante la palpación de los pulsos periféricos y signos de daño neurológico agudo, evaluando la sensibilidad de las regiones inervadas por los nervios mediano y radial. A su vez debe sospecharse un síndrome compartimental en los casos en que se observe un dolor desproporcionado a la movilización pasiva, disminución de pulsos periféricos o parestesia (revisar examen neurovascular en capítulo 2).

Estudio imagenológico

Debe confirmarse el diagnóstico con una radiografía simple de antebrazo en dos planos (anteroposterior -AP- y lateral) que incluya al codo y la muñeca. Se debe definir el o los rasgos de fractura, su localización y el desplazamiento de los fragmentos, compromiso articular radiocubital y la presencia de luxofractura.

En ocasiones el especialista solicitará complementar imágenes con estudios más avanzados como TAC o RM. Esta última tiene especial utilidad para evaluar partes blandas, por ejemplo, en lesiones de la membrana interósea.

Clasificación

Se pueden clasificar según la AO (Arbeitsgemeinschaft für Osteosynthesefragen, Asociación para el estudio de la fijación interna), la cual, si bien es detallada y bien difundida, no es utilizada frecuentemente en clínica.

También pueden clasificarse de acuerdo a su ubicación, compromiso articular y asociación a complicaciones en:

- Fracturas combinadas de radio y ulna
- Fracturas aisladas de radio o ulna
- Fracturas expuestas
- Fracturas con compromiso neurovascular
- Luxofracturas de antebrazo
- Fractura de Galeazzi: fractura de la diáfisis del radio asociada a inestabilidad de la ARUD:
- Tipo I: rasgo de fractura a menor de 7,5 cm del extremo distal del radio (más cercanas a la muñeca), asociadas a mayor inestabilidad de la ARUD.
- Tipo II: rasgo de fractura a mayor de 7,5 cm del extremo distal del radio.
- Fractura de Monteggia: fractura de la diáfisis ulnar asociada con luxación de la cúpula radial al nivel del codo.

Tratamiento

Todas las fracturas diafisarias de antebrazo requerirán derivación a un traumatólogo. Esta derivación debe ser inmediata en los casos en que se sospeche lesión vascular.

El tratamiento de la fractura de antebrazo en adultos es esencialmente quirúrgico, a diferencia de la población pediátrica en que se prefiere un tratamiento conservador logrando buenos resultados. Este tratamiento consiste en la reducción cerrada o abierta bajo anestesia, con control radiográfico, para luego realizar una fijación con placas y tornillos [Figura 7.20].

El tratamiento conservador queda reservado para fracturas aisladas de radio o ulna, estables, no desplazadas. Se utiliza la fijación ortopédica con yeso braquiopalmar, el cual incluye el brazo desde su tercio medio hasta la articulación metacarpofalángica, con el codo en 90°, pronosupinación neutra y ligera extensión de la muñeca. Este yeso se controla a los 7-10 días con radiografías y habitualmente se mantiene como tratamiento por 6 semanas. En el tratamiento post-operatorio se utiliza cabestrillo las primeras 48-72 horas, para permitir luego la realización de ejercicios pasivos de acuerdo a la tolerancia del paciente. Los ejercicios bajo resistencia se restringen hasta después de la consolidación ósea [Figura 7.21].

Complicaciones

- No unión: en un 2% de fracturas de radio y 4% en fracturas de ulna. Se asocia a reducción y/o fijación inadecuada y a lesiones con alto compromiso de partes blandas que dificulten la reducción y vascularización ósea.
- Mal unión (consolidación viciosa): lo más complejo es la malrotación del radio, la que puede limitar la prono-supinación y disminuye la fuerza del puño.
- Sinostosis radioulnar: corresponde a la fusión entre ambos huesos al osificarse la membrana interósea. Tiene una ocurrencia de entre el 2 al 3% y se asocia a fracturas de alta energía, politraumatismo, daño en

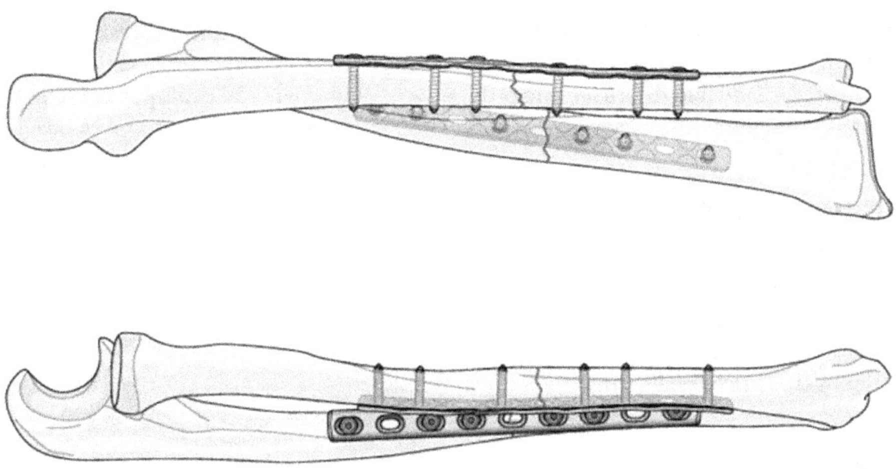

Figura 7.20. Radiografías de antebrazo que muestran un tratamiento quirúrgico de una fractura de antebrazo, utilizando como osteosíntesis placas en ambos huesos.

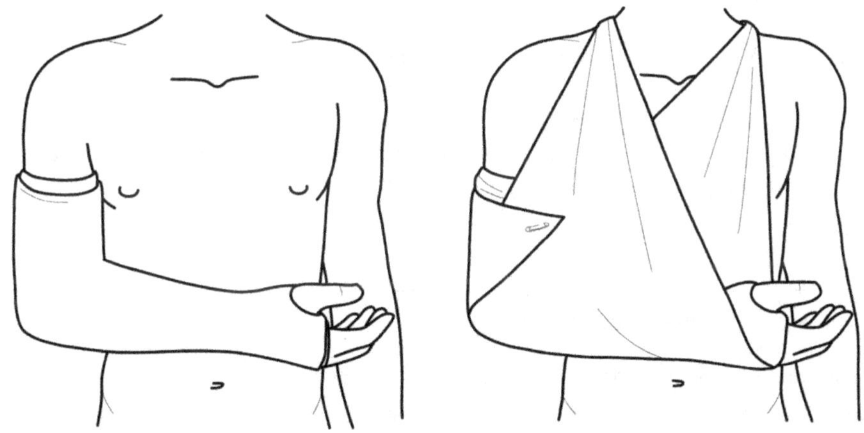

Figura 7.21. Tratamiento conservador de una fractura de antebrazo con yeso braquiopalmar (izquierda) y cabestrillo (derecha).

partes blandas, infección o retraso en la reducción.

- Infección: ocurre en el 0-5% de los casos y se evita con uso de antibióticos profilácticos y el tratamiento cuidadoso de tejidos durante la cirugía.
- Lesión neurovascular: complicación de baja frecuencia, debe ser identificada desde el ingreso del paciente, ya que modifica el tratamiento.

Se recomienda revisar las complicaciones generales de las fracturas en el capítulo 3.

Pronóstico

En los casos en que no ocurren las complicaciones previamente descritas existe un buen pronóstico funcional. El regreso a las actividades que requieren del uso del antebrazo con baja carga es posible desde las 8-12 semanas, momento en que normalmente se logra la consolidación. Para trabajos de alto impacto de la extremidad superior, es recomendable diferir el inicio de estos a las 12-16 semanas.

¿CUÁNDO DERIVAR AL ESPECIALISTA?

- Se recomienda derivar a un especialista todas las fracturas de codo y antebrazo, dado que requieren evaluación y tratamiento específicos de la especialidad.
- Las fracturas que no presenten indicación quirúrgica ni complicaciones pueden ser tratadas inicialmente por un médico general que tenga experiencia en el área. De igual forma se recomienda que el seguimiento lo realice un especialista.
- Las fracturas expuestas son una urgencia, por lo tanto, el tratamiento inicial debe realizarse previo al traslado definitivo (ver capítulo 4: Fracturas expuestas).

PUNTOS CLAVES

- En las fracturas de codo es esencial descartar luxación o luxofractura de codo, las que están asociadas a una morbilidad mucho mayor.
- Las fracturas de codo se asocian a complicaciones graves como lesiones neurovasculares y síndrome compartimental, por lo que su evaluación clínica y derivación a un especialista es urgente.
- La rehabilitación precoz de la funcionalidad de la articulación del codo es un aspecto fundamental en el pronóstico favorable de este grupo de fracturas.
- Tanto las fracturas de codo como las de antebrazo requieren esencialmente tratamiento quirúrgico, sin embargo, puede optarse por un tratamiento conservador en fracturas estables y no desplazadas, fracturas en niños o en pacientes adultos mayores con baja funcionalidad de la extremidad.

Preguntas y ejercicios de autoestudio

- ¿Cuáles son las articulaciones del codo y sus componentes óseos?
- ¿Cuál es la presentación clínica de una fractura de húmero distal, olécranon, radio proximal y antebrazo?
- ¿Cuáles son las radiografías que deben solicitarse frente a la sospecha de una fractura de codo? ¿Cuándo se recomienda solicitar TAC?
- Fractura de húmero distal: ¿en cuáles pacientes se presenta con mayor frecuencia esta fractura? ¿Cómo se inmoviliza inicialmente para manejar el dolor del paciente?
- Fractura de olécranon: ¿cuáles son las indicaciones de tratamiento conservador y quirúrgico en este tipo de fracturas?
- Fractura de radio proximal: ¿cuál es la clasificación que más se utiliza en el diagnóstico de esta fractura? ¿Qué alternativas de tratamiento existen?
- Fractura de antebrazo: ¿Cómo se clasifican las fracturas de antebrazo? ¿Cuándo se tratan de forma conservadora? ¿Cuáles son sus complicaciones más frecuentes?

CAPÍTULO 8

FRACTURAS DE MUÑECA Y MANO

Paula Pino, Rodrigo Menchaca, Francesca Möller y María José Ramírez

Resumen

Las fracturas de muñeca y mano comprenden las fracturas de radio distal, del carpo, metacarpianos y falanges. Respecto a las fracturas del carpo, este capítulo abarca solo la fractura de escafoides dada su mayor prevalencia e importancia.

Las fracturas de muñeca y mano se producen habitualmente por caídas a nivel o en relación a deportes y, generalmente, comprenden otras estructuras óseas y ligamentosas que es importante evaluar. La fractura de muñeca corresponde a la fractura más frecuente en urgencia, por lo que el médico general debe conocer su tratamiento inicial.

Tanto el examen físico como las radiografías son fundamentales en el diagnóstico, clasificación y tratamiento. Dependiendo del tipo de fractura y hueso comprometido, el tratamiento definitivo puede abarcar desde el tratamiento conservador hasta el quirúrgico, con un objetivo en común que es la movilización y funcionalidad precoz de la mano afectada.

FRACTURAS DE RADIO DISTAL

Introducción

Las fracturas de radio distal corresponden a aquellas que comprometen la región epífisio-metafisaria del radio distal. También se les denomina fractura de muñeca, por su proximidad a la articulación radio-carpiana o muñeca.

Epidemiología

Corresponden a 20% de las fracturas que se evalúan en los servicios de urgencia. La mayoría de estas fracturas son extraarticulares y secundarias a una caída a nivel. Se presentan en una distribución bimodal, con el primer máximo antes de los 25 años por traumatismos de alta energía, más comúnmente en hombres, y el segundo máximo en pacientes mayores de 65 años por traumatismos de baja energía, siendo más común en mujeres y asociado a osteoporosis.

Anatomía

El extremo distal del radio corresponde a la porción epífisio-metafisaria del radio distal, abarcando hasta los 4 cm proximales desde la superficie articular. Está conformado por hueso esponjoso, cubierto por una cortical volar (anterior) gruesa y resistente a fuerzas de compresión, mientras que la cortical dorsal (posterior) es más débil y soporta fuerzas de tensión [Figura 8.1].

La superficie articular del radio tiene una inclinación radial de 23° y un tilt palmar de 11°. El radio es en promedio 1 mm más largo que el cúbito, relación que se denomina varianza ulnar. En la muñeca, el 80% de las fuerzas se transmiten a través del radio y solo 20% a través del cúbito. Esta relación cambia al ser el cúbito más largo que el radio.

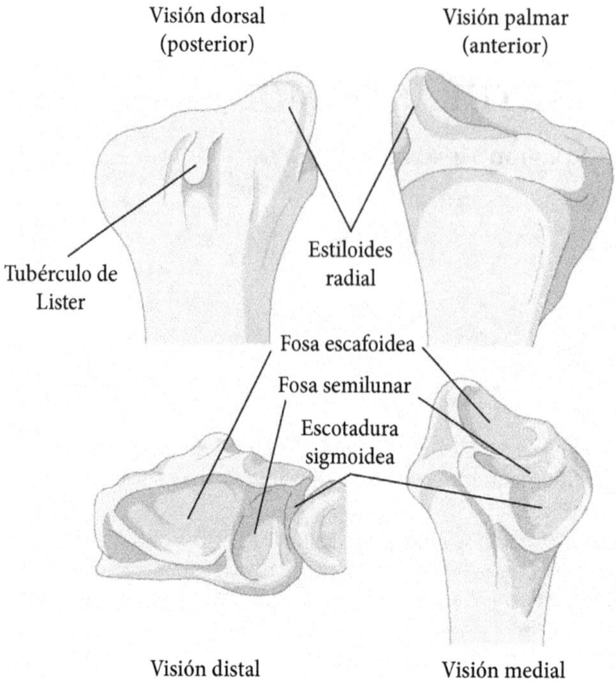

Figura 8.1. Anatomia del radio distal.

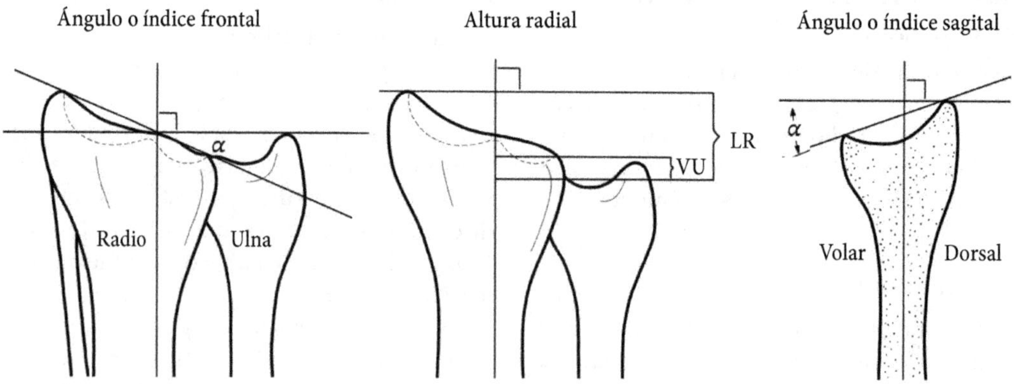

Figura 8.2.

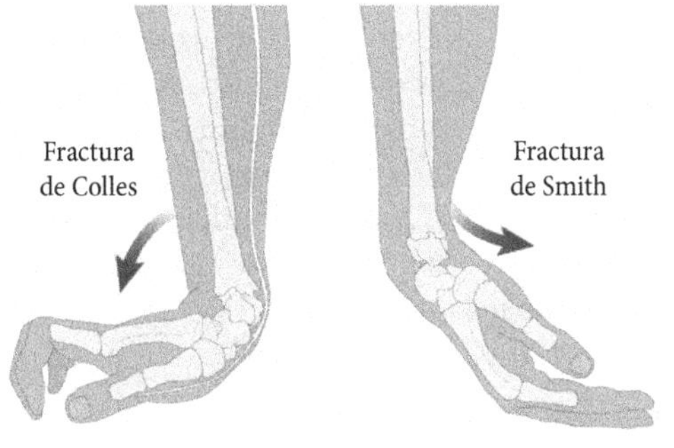

Figura 8.3. Mecanismos de lesión y radiografías clásicas de las fracturas de Colles (A) y de Smith (B).

Presentación clínica

En la evaluación de un paciente con sospecha de una fractura de radio distal, el mecanismo de lesión es el elemento más relevante en la historia. Se debe interrogar con respecto a la cantidad de energía involucrada y a la dirección de la fuerza transmitida. Habitualmente se produce por una caída con apoyo de la mano en extensión y dorsiflexión de muñeca. Esta información ayuda a sospechar las características de la fractura, así como posibles lesiones asociadas de partes blandas (ligamentos y nervios) [Figura 8.3].

En la anamnesis el paciente presenta dolor localizado en el tercio distal del antebrazo, de inicio agudo, aumento de volumen en la zona e impotencia funcional.

En el examen físico se puede observar aumento de volumen en la muñeca y deformidad variable según el grado de desplazamiento de la fractura.

Dentro de los patrones de deformidad más clásicos se encuentran [Figura 8.4]:

- Fractura de Colles ("dorso en tenedor"): se produce por una caída con la mano en extensión, lo cual produce una fractura con desplazamiento dorsal del fragmento distal. Además, existe una desviación radial de la epífisis, por la tracción del tendón del músculo braquiorradial.
- Fractura de Smith: generalmente por apoyo sobre el dorso de la mano. Se produce una fractura con desplazamiento volar de la epífisis [Figuras 8.3 y 8.4].

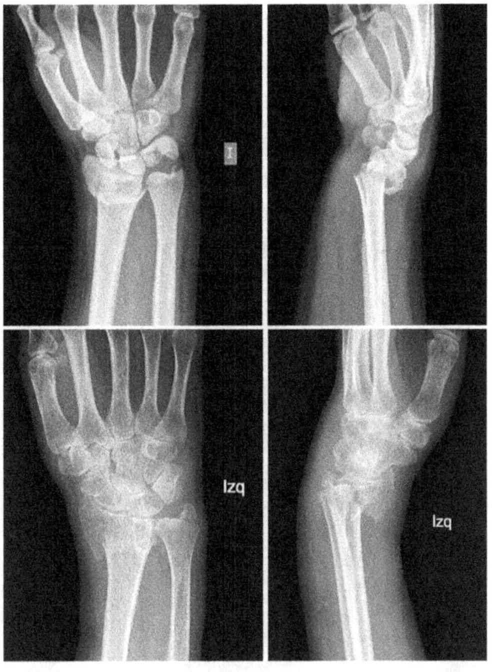

Figura 8.4. .

La inspección también debe considerar la búsqueda de heridas y sospechar una fractura expuesta. La región más común de exposición en estos casos es la superficie volar y cubital de la muñeca. Es importante incluir en el examen físico la inspección y palpación del resto de la extremidad, buscando dirigidamente lesiones asociadas del codo, hombro y mano.

La palpación del radio distal debe realizarse de forma cuidadosa, ya que va a desencadenar dolor puntual. Es posible sentir crépito óseo y un resalte de la cortical dorsal.

Se debe evaluar la irrigación de la mano, examinando la temperatura, color y llene capilar. Además, se busca activamente la indemnidad de los nervios mediano y cubital, ya que estos pueden lesionarse en fracturas con gran desplazamiento. El nervio mediano también puede comprimirse de forma aguda en el túnel del carpo, debido a sangrado y hematoma dentro del canal.

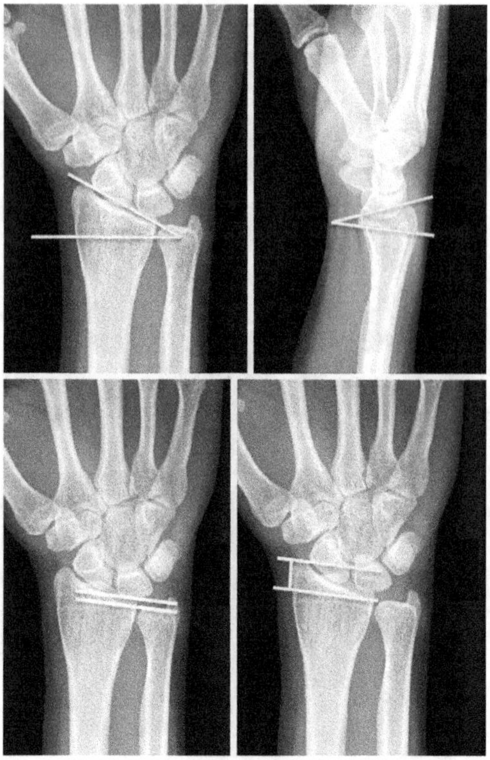

Figura 8.5. Mediciones radiográficas para fracturas de muñeca: A. Índice frontal, B. Índice sagital, C. Altura radial, D. Varianza ulnar.

Un síndrome de túnel carpiano agudo se manifestará con dolor intenso, parestesias o hipoestesia en territorio del nervio mediano (superficie volar de dedos pulgar, índice, medio y mitad radial de anular). Este diagnóstico debe realizarse precozmente, puesto que corresponde a una urgencia traumatológica.

Estudio imagenológico

El estudio inicial requiere una radiografía de muñeca anteroposterior (AP) y lateral, en la que se evalúan las características de la fractura, si el rasgo metafisario es simple o conminuto, el compromiso articular, el grado de desplazamiento, angulación y el compromiso de estructuras adyacentes como fracturas del carpo o cúbito.

En las radiografías de muñeca deben realizarse mediciones en relación a la superficie articular que permitirán objetivar el compromiso de las relaciones anatómicas articulares [Figuras 8.5 y 8.1]:

- Ángulo o índice frontal (coronal): inclinación radial de 23°
- Ángulo o índice sagital: tilt volar 11°
- Altura radial: 10 mm
- Varianza ulnar: superficie ulnar 0 ± 2 mm con respecto a la superficie articular radial

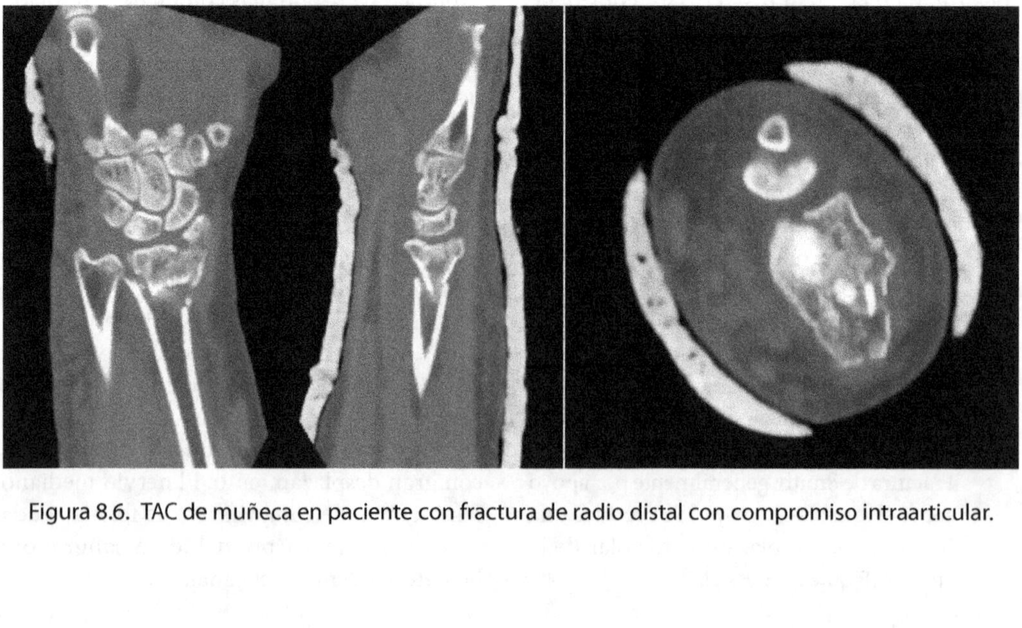

Figura 8.6. TAC de muñeca en paciente con fractura de radio distal con compromiso intraarticular.

El estudio de TAC debe ser considerado como complemento en fracturas en las que se quiere evaluar el grado de conminución articular, en la evaluación de lesiones óseas asociadas y en la planificación quirúrgica [Figura 8.6].

Clasificación

Existen numerosas clasificaciones para las fracturas de radio distal, entre las que se encuentras: AO, Mayo, Fernández, Melone y Frykman.

Una de las más utilizadas actualmente, es la clasificación AO (Arbeitsgemeinschaft für Osteosynthesefragen, Asociación para el estudio de la fijación interna). Esta clasificación es útil para definir el tratamiento, pero no tiene la capacidad de predecir resultados funcionales.

Clasificación AO de fracturas de radio distal:

A. Extraarticulares
B. Articulares parciales, con continuidad de parte de la superficie articular con la diáfisis
C. Articulares completas

Esta clasificación tiene múltiples subclasificaciones [Figura 8.7].

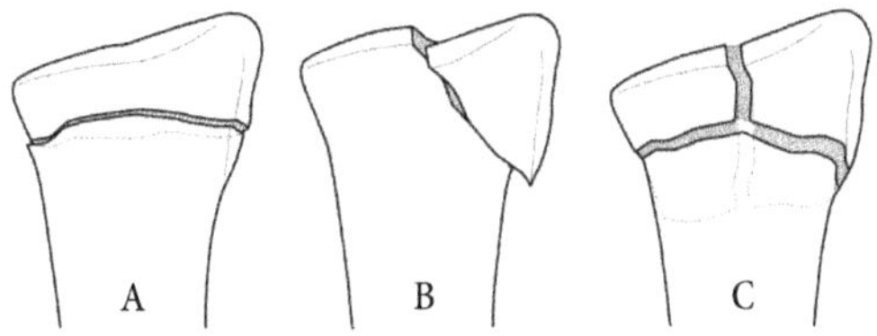

Figura 8.7. Clasificación AO para fractura de extremo distal del radio.

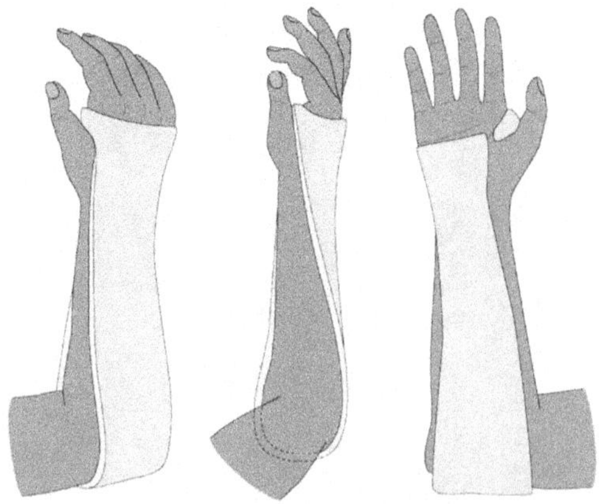

Figura 8.8. Valva de yeso en U (*sugar tong*) para el tratamiento conservador de fracturas de extremo distal del radio. Se muestra la valva previamente a la colocación del vendaje que la sostiene.

Tratamiento conservador

Las fracturas de radio distal no desplazadas se tratan habitualmente con inmovilización con yeso. El tipo de yeso usado debe lograr una adecuada inmovilización, bloqueando la pronosupinación (el yeso debe inmovilizar parte del brazo). Se puede usar un yeso braquiopalmar (incluye muñeca, antebrazo, codo y parte del brazo) o una valva de yeso en U (sugar tong) (incluye muñeca, antebrazo y codo). La ventaja de la última es que puede regularse durante los controles semanales después de haber disminuido el edema [Figura 8.8].

El tratamiento de las fracturas desplazadas de radio distal debe incluir una reducción ortopédica cerrada en urgencia. El objetivo primario es restaurar los parámetros anatómicos aceptables:

- Ángulo o índice frontal (coronal): inclinación radial de 23°
- Ángulo o índice sagital: se considera como aceptable una pérdida de 20°, es decir, hasta una inclinación de 10° hacia dorsal
- Altura radial: 10 mm
- Varianza ulnar: superficie ulnar 0 a ± 2 mm con respecto a la superficie articular radial
- Gap (espacio) articular: igual o menor de 2 mm

En caso de que no se logre una reducción aceptable, el solo hecho de mejorar la alineación de la fractura permite descomprimir las partes blandas y disminuir el edema secundario.

Reducción ortopédica

La reducción cerrada de una fractura de radio distal se realiza bajo anestesia intrafocal con o sin sedación. Se debe corregir la deformidad observada con movimientos contrarios. La deformidad más común es el acortamiento del radio, radialización y dorsalización (Colles). Esta se reduce con tracción axial, la cual permite desimpactar la fractura, y tracción desde el pulgar e índice, buscando cubitalización de la muñeca. Una vez desimpactada se realiza hiperflexión de la muñeca, buscando volarizar la superficie articular [Figura 8.9].

En caso de presentar una desviación volar de la fractura, se debe realizar extensión controlada de muñeca en vez de flexión.

Una vez realizada la reducción, se debe tomar una radiografía de control e inmovilizar con un yeso braquiopalmar o una valva de yeso en U (sugar tong) asociado a un cabestrillo, tal como se explicó previamente [Figura 8.10].

Las fracturas de radio distal con una buena alineación después de la reducción cerrada se tratan de forma ortopédica, pero con un seguimiento cercano. Se realizan controles radiográficos semanales durante las primeras 3

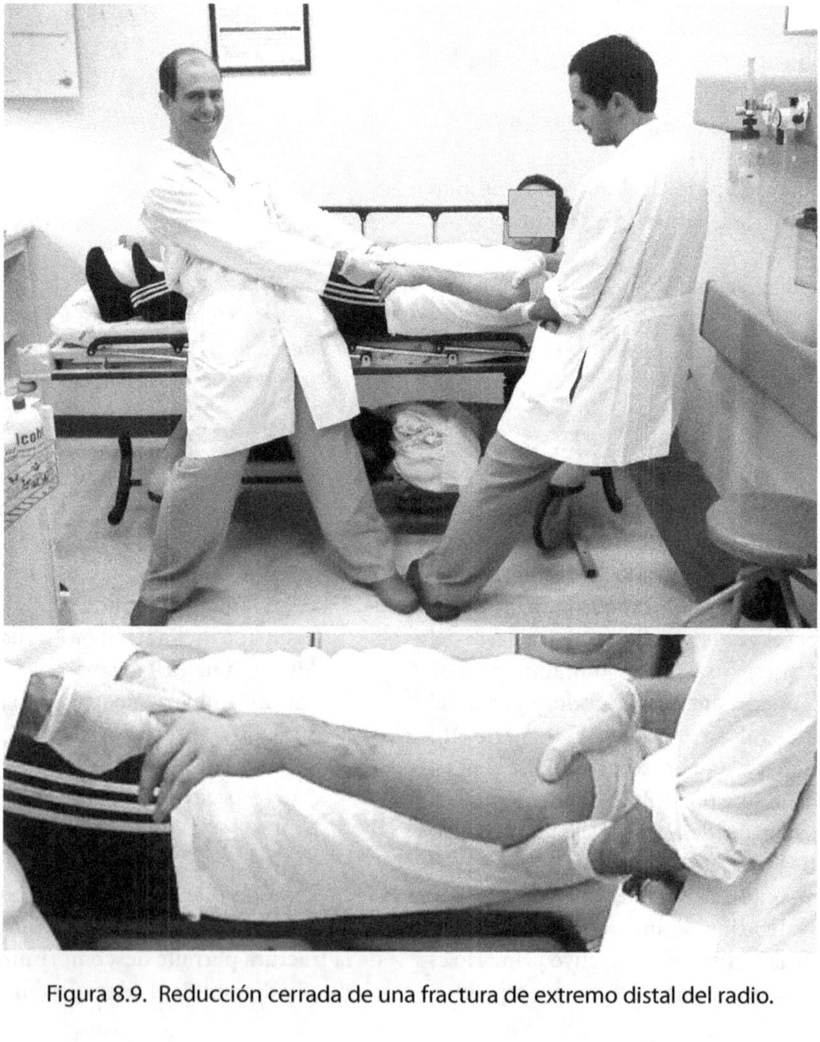

Figura 8.9. Reducción cerrada de una fractura de extremo distal del radio.

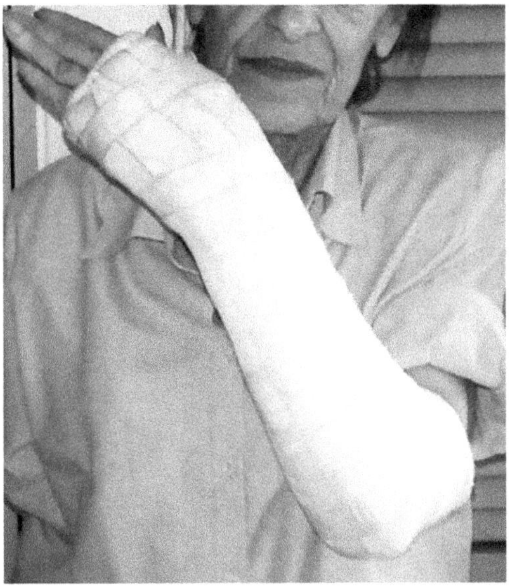

Figura 8.10. Paciente con fractura de radio distal izquierda, inmovilizada con valva de yeso braquiopalmar tipo tenaza de azúcar o Sugartong.

semanas. Estos controles tienen como objetivo evaluar el desplazamiento de la fractura. Además, se evalúa el grado de edema de la mano y rango de movimiento de los dedos.

Los pacientes inmovilizados deben realizar ejercicios de movimiento articular de los dedos de la mano y hombro, con el objetivo de no aumentar el riesgo de rigidez por inmovilización.

A las 3-4 semanas se cambia a un yeso antebraquiopalmar (incluye antebrazo y muñeca). Este yeso permite iniciar ejercicios de flexo-extensión de codo y prono-supinación de antebrazo. Se mantiene hasta completar un total de 6-7 semanas desde el inicio del tratamiento.

Tratamiento quirúrgico

El tratamiento quirúrgico se indica en fracturas inestables, en las que no se logre una alineación aceptable luego de la reducción o que pierdan la reducción durante el seguimiento.

Otras indicaciones quirúrgicas son:

- Fracturas expuestas
- Compromiso neurovascular (ej.: síndrome de túnel carpiano agudo)
- Escalón articular mayor de 1 mm
- Gap (espacio) articular mayor de 2 mm
- Luxofracturas de radio distal

Las fracturas expuestas y el compromiso neurovascular son indicaciones de cirugía de urgencia, independiente de las características de la fractura.

Existen criterios descritos en la literatura, que intentan predecir la probabilidad de pérdida de reducción de las fracturas tratadas ortopédicamente. Dentro de los clásicos se encuentran los criterios de Lafontaine y la ecuación de Mackenney y McQueen. Estos y otros estudios han determinado que el factor de riesgo más importante de inestabilidad de la fractura es la edad del paciente mayor de 60 años. Otros factores descritos incluyen tipo de rasgo intraarticular, conminución volar o dorsal, fractura de estiloides cubital y angulación dorsal inicial mayor de 20°.

El tratamiento quirúrgico considera la reducción de la fractura (abierta o cerrada) y la fijación estable con alguno de los siguientes elementos de osteosíntesis, o la combinación de ellos [Figuras 8.11 y 8.12]:

- Reducción cerrada y fijación interna con agujas Kirschner
- Reducción abierta y fijación interna con placas y tornillos
- Reducción cerrada y fijación externa con fijador externo

Pronóstico

El pronóstico de la fractura de radio distal es bueno en la mayoría de los pacientes, pues se considera que se recupera habitualmente sobre el 80% de la fuerza de puño y el movimiento articular de la muñeca.

El tratamiento conservador en pacientes adultos mayores ha demostrado tener resultados funcionales equivalentes al tratamiento quirúrgico, dada la menor demanda física de estos pacientes, a pesar de que, habitualmente,

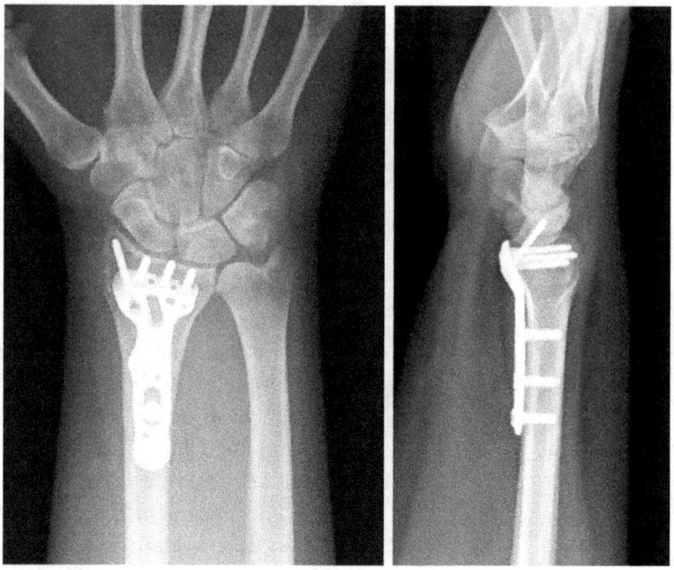

Figura 8.11. Radiografías de muñeca (AP y lateral) post-reducción abierta y fijación interna de una fractura de radio distal con placa y tornillos.

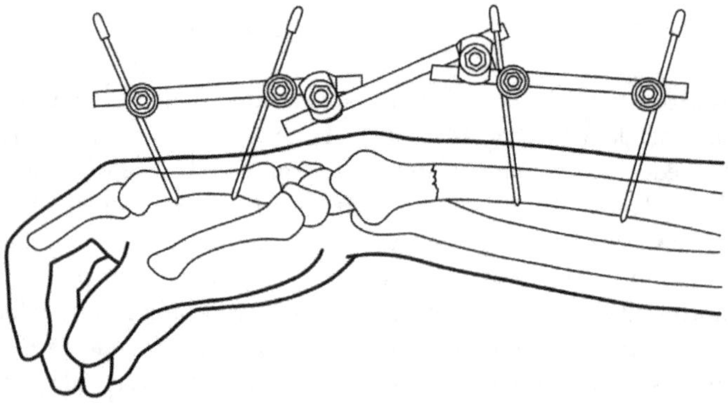

Figura 8.12. Fijación externa de una fractura de extremo distal del radio a través de un fijador externo.

se obtienen peores resultados radiográficos y de fuerza de puño. Hay que considerar que en estos pacientes, el tratamiento quirúrgico tiene mayores complicaciones.

Complicaciones

Las complicaciones de las fracturas de radio distal de tratamiento conservador más frecuentes son la mal unión (consolidación viciosa) por pérdida de reducción y artrosis de muñeca. La mal unión (consolidación viciosa) en pacientes adultos mayores puede ser en muchos casos asintomática, por lo que debe evaluarse caso a caso.

En las fracturas de tratamiento quirúrgico pueden existir complicaciones por infección, lesión neurovascular y osteosíntesis sintomática.

Otra de las complicaciones frecuentes es el síndrome de dolor regional complejo (SDRC), el cual puede observarse tanto en tratamiento conservador como quirúrgico.

Las lesiones tendinosas son poco frecuentes en el tratamiento conservador, siendo el tendón más comúnmente afectado el extensor largo del pulgar. En el tratamiento quirúrgico, el flexor largo del pulgar puede romperse en caso de prominencia de la placa volar y los tendones extensores por prominencia dorsal de los tornillos.

Se recomienda revisar las complicaciones generales de las fracturas, incluyendo SDRC, en el capítulo 3.

FRACTURAS DE ESCAFOIDES

Introducción

Luego de las fracturas de radio distal, las fracturas de escafoides corresponden a la segunda fractura más frecuente en la muñeca. En la primera consulta, estas fracturas pueden pasar desapercibidas y ser confundidas con un esguince de muñeca, por lo que es muy importante tener un alto índice de sospecha. El retraso de diagnóstico y tratamiento aumenta la tasa de complicaciones.

Epidemiología

El escafoides es el hueso del carpo que se fractura con mayor frecuencia (60-70%). La mayoría de las lesiones son de baja energía, en pacientes adultos jóvenes (15-30 años) y de género masculino (82%). El mecanismo de fractura más común es una caída con apoyo de la mano en extensión.

La zona que más frecuentemente se fractura es la cintura del escafoides (70%), seguida por el polo distal (10-20%), polo proximal (5%) y el tubérculo de escafoides (5%).

Anatomía

El escafoides es el hueso más radial de la primera fila del carpo o fila proximal. Tiene forma de bote ("skaphe" en griego) y está cubierto en un 80% por cartílago articular. Se divide en 3 zonas: polo proximal, cintura y polo distal (incluyendo el tubérculo). Articula con el trapecio, trapezoide, semilunar y radio, anclándose con los ligamentos intercarpal dorsal, radio-escafo-capitate y escafo-semilunar [Figura 8.13].

Su irrigación está dada en un 70-80% por ramas de la arteria radial. Estas ramas entran a través del surco dorso-radial para llegar al polo

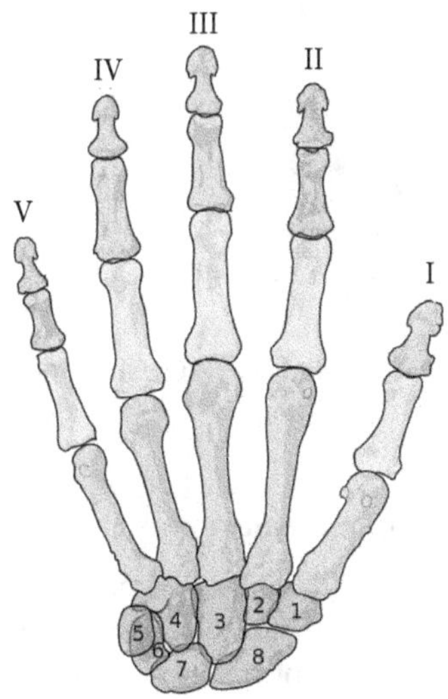

I	Pulgar	1	Trapecio
II	Índice	2	Trapezoide
III	Medio	3	Grande
IV	Anular	4	Ganchoso
V	Meñique	5	Pisiforme
		6	Piramidal
		7	Semilunar
		8	Escafoides

Figura 8.13. Huesos del carpo (mano izquierda, visión palmar o anterior).

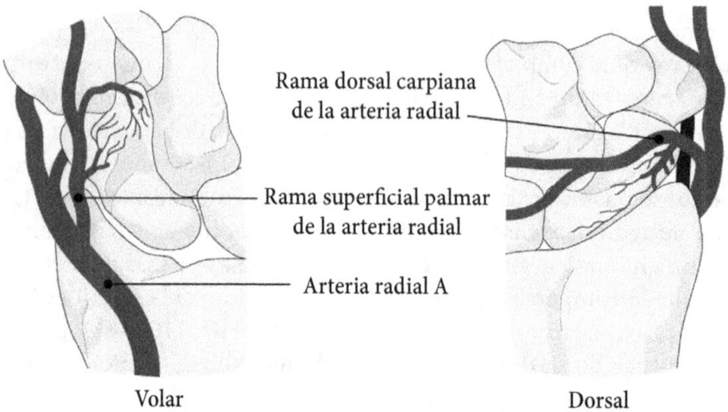

Figura 8.14. Irrigación del escafoides (visión muñeca izquierda).

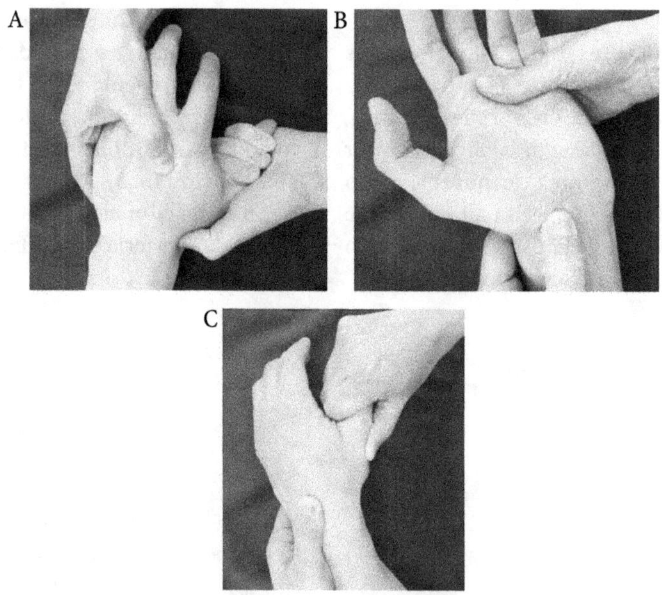

Figura 15. Palpación del escafoides. A. Tabaquera anatómica, B. Tubérculo de escafoides, C. Compresión axial del pulgar.

proximal de forma retrógrada. El arco palmar superficial irriga el polo distal a través de ramas distales y palmares [Figura 8.14].

En fracturas a nivel de la cintura, la circulación puede ser interrumpida, lo que aumenta del riesgo de necrosis avascular del polo proximal.

Presentación clínica

En la anamnesis los pacientes con fractura de escafoides consultan por dolor radial de muñeca e impotencia funcional de grado variable. El aumento de volumen y deformidad local pueden estar ausentes o ser muy sutiles. Un alto porcentaje de pacientes consulta tardíamente, refiriendo dolor persistente al realizar fuerza o apoyarse sobre la mano. Es frecuente que no recuerden el trauma que originó la fractura.

En el examen físico el aumento de volumen, equimosis y derrame articular son hallazgos inconstantes, por lo que no se debe descartar una fractura de escafoides solo por la ausencia de estos signos. Uno de los hallazgos más frecuentes es la pérdida de rango articular de la muñeca, con dolor y limitación de los movimientos de flexión y extensión.

La palpación debe buscar los signos clásicos de fractura de escafoides [Figura 8.15]:

- Dolor en la tabaquera anatómica
- Dolor a la palpación del tubérculo de escafoides
- Dolor a la compresión axial del pulgar.

Estudio imagenológico

Frente a la sospecha de una fractura de escafoides, se debe solicitar proyecciones radiográficas de escafoides que incluyen: 1) radiografía de muñeca postero-anterior (PA) y 2) lateral, 3) PA cubitalizada y 4) PA semi-pronada [Figura 8.16].

En la primera consulta hasta un 25% de las fracturas no son evidentes en las radiografías simples. Ante la alta sospecha de fractura y la presencia de una radiografía aparentemente

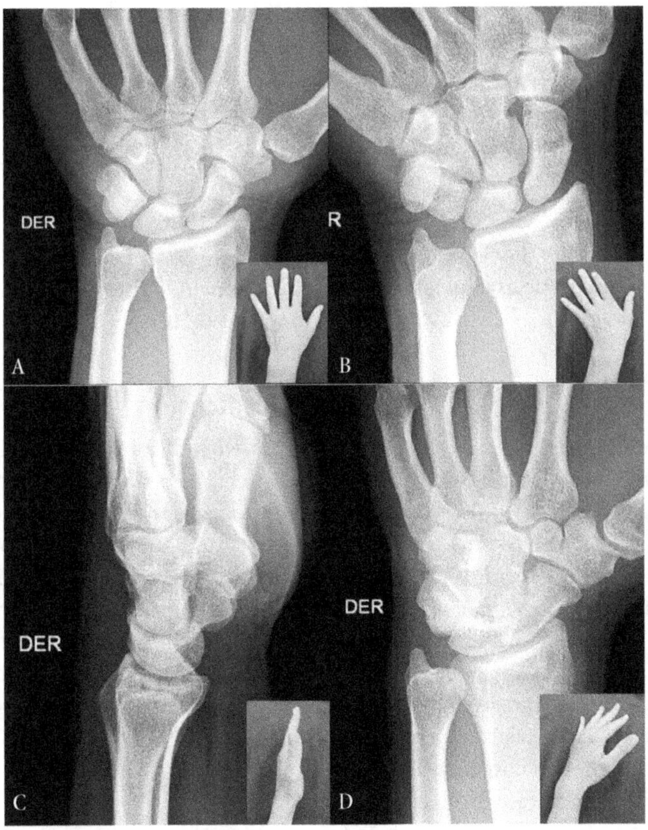

Figura 8.16. Proyecciones radiográficas de escafoides: A. postero-anterior (PA), B. PA cubitalizada, C. lateral y D. PA semi-pronada.

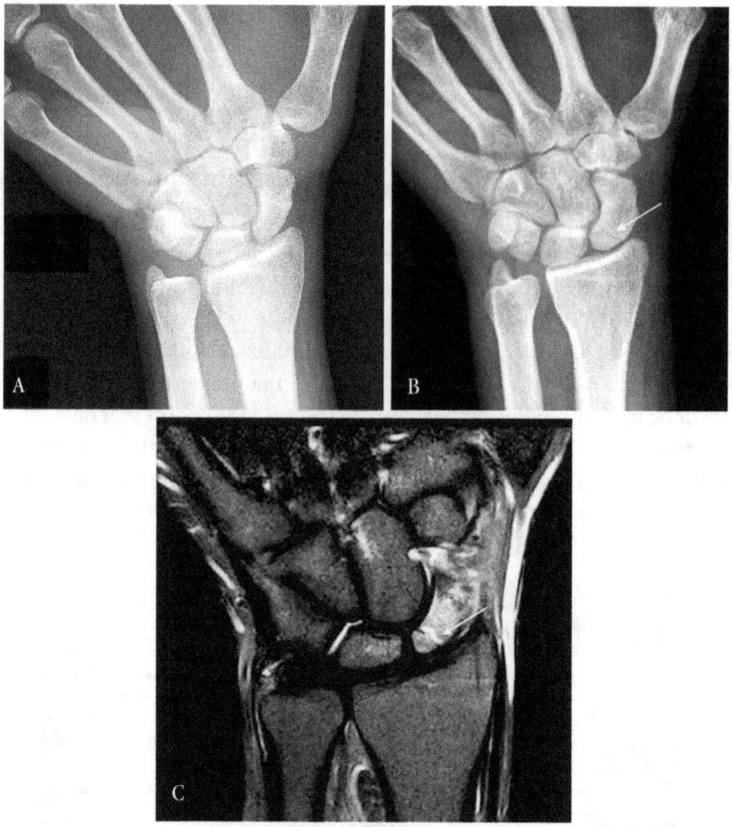

Figura 8.17. Radiografía de escafoides sin fractura evidente (A), lo que se evidencia en el control de las 2 semanas (B) y en la RM (C).

normal, se puede solicitar una RM (el mejor examen) para detectar fracturas ocultas de escafoides, con una sensibilidad del 95 al 100% y una especificidad cercana al 100%.

Una alternativa a la RM, que puede no estar disponible o tener un costo muy alto, es la inmovilización del paciente por 2 semanas y repetir el estudio radiográfico. Durante estas 2 semanas, el foco de fractura sufre reabsorción ósea, haciendo más evidente el rasgo [Figura 8.17].

En caso de observar la fractura en la radiografía, el complemento con una TAC de escafoides está indicado para definir el grado de desplazamiento y determinar la necesidad de cirugía.

Clasificación

Existen múltiples clasificaciones según su localización, estabilidad y rasgo. Una de las más utilizadas es la de Herbert y Fisher, que las divide en fracturas agudas y antiguas, intentando predecir el riesgo de complicaciones [Figura 8.18].

A: Fracturas agudas estables
B: Fracturas agudas inestables
C: Retardo de consolidación
D: No unión

Tratamiento

El tratamiento de las fracturas de escafoides está determinado por su localización y grado de estabilidad.

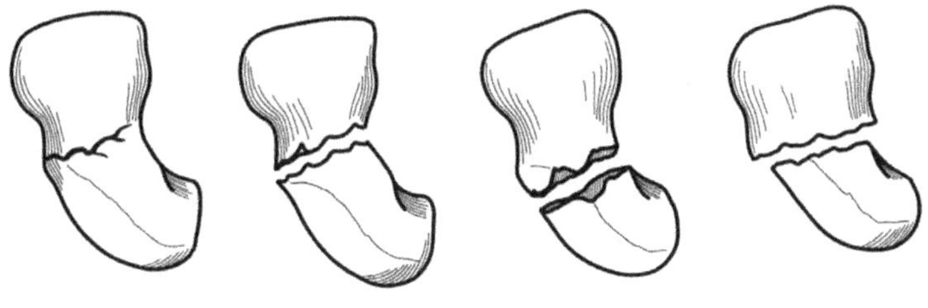

Figura 8.18. Clasificación de Herbert y Fisher para fracturas de escafoides. Ejemplos de subtipos: A: fractura incompleta de la cintura; B: fractura completa de la cintura; C: retardo de consolidación; D: pseudoartrosis.

Las fracturas de tercio distal son consideradas estables y con un buen aporte vascular. Estas fracturas evolucionan favorablemente con tratamiento conservador. Se inmovilizan con yeso antebraquiopalmar por 4-8 semanas. Estudios han demostrado que no es necesario inmovilizar el pulgar para lograr adecuada estabilidad del escafoides.

El tratamiento de las fracturas de cintura o tercio medio depende del grado de desplazamiento. En fracturas no desplazadas, las tasas de consolidación alcanzan más de 90% con tratamiento conservador. Sin embargo, el riesgo de no unión aumenta con un desplazamiento mayor de 1 mm. El tratamiento conservador en las fracturas de tercio medio debe prolongarse al menos por 10-12 semanas o hasta la evidencia de consolidación en TAC.

Las fracturas de cintura de escafoides desplazadas mayor de 1 mm tienen indicación de tratamiento quirúrgico. Estas fracturas tienen mayor riesgo de no unión, mal unión (consolidación viciosa) y deformidad en flexión del escafoides. La cirugía consiste en la reducción abierta o cerrada de la fractura y la fijación con un tornillo compresivo [Figura 8.19].

Las fracturas de tercio proximal requieren casi en su totalidad tratamiento quirúrgico. Tienen mayor riesgo de no unión y necrosis avascular, especialmente las del quinto proximal. El tratamiento busca mantener la fractura en su posición para no interrumpir la irrigación ósea. Luego de la cirugía, los pacientes deben permanecer en reposo relativo hasta evidenciar consolidación de la fractura a través de TAC (8-10 semanas).

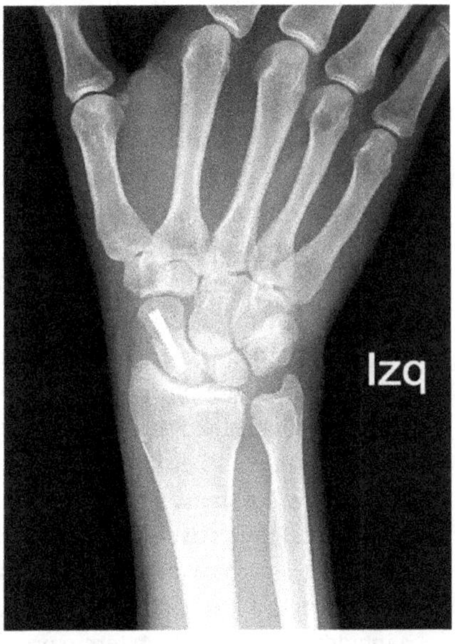

Figura 8.19. Radiografía postoperatoria de una reducción abierta y fijación interna de una fractura desplazada de cintura de escafoides.

Pronóstico

El diagnóstico oportuno de las fracturas de escafoides, junto con un tratamiento individualizado según sus características, permiten la consolidación de la mayoría de las fracturas.

En los casos en que no existe un diagnóstico precoz, aumenta el riesgo de desarrollar no unión, mal unión (consolidación viciosa) o necrosis avascular. Esta lesión puede evolucionar posteriormente a artrosis progresiva de la muñeca y colapso carpiano, lo que se conoce como colapso avanzado por no unión escafoidea o SNAC (*Scaphoid Non-Union Advanced Collapse*).

Complicaciones

- No unión: es la complicación más frecuente de las fracturas de escafoides con una ocurrencia de entre un 10 a 15%. El retraso del diagnóstico mayor de 4 semanas es uno de los principales factores de riesgo. Otros factores de riesgo de no unión incluyen desplazamiento del foco de fractura mayor de 1 mm, fracturas de polo proximal, necrosis avascular y fracturas de rasgo vertical oblicuo.
- Mal unión (consolidación viciosa): es la consolidación de la fractura en una posición viciosa. Es más frecuente en pacientes sin diagnóstico de fractura. La deformidad con flexión del escafoides o joroba (humpback) es la más frecuente.
- Necrosis avascular: se produce por interrupción del flujo vascular retrógrado en estas fracturas. Existe un riesgo aumentado a medida que la fractura es más proximal. La incidencia es de 33% en tercio proximal y cerca de 100% en el quinto proximal.

Se recomienda revisar las complicaciones generales de las fracturas en el capítulo 3.

FRACTURAS DE METACARPIANOS Y FALANGES

Epidemiología

Las fracturas de la mano, incluyendo metacarpianos y falanges, son las más frecuentes de la extremidad superior y representan el 10% de todas las fracturas. La mayoría de ellas ocurre antes de los 45 años de edad y las fracturas de falanges son dos veces más frecuentes que las de metacarpianos.

Los mecanismos más frecuentes de lesión son caídas a nivel y golpes directos, ocurriendo un cuarto de ellas en eventos deportivos.

Anatomía

Los metacarpianos son huesos tubulares cóncavos por palmar. Forman los arcos longitudinales y transversos de la mano. Las articulaciones carpo-metacarpianas de los dedos índice y medio tienen escaso rango de movimiento articular, mientras que las de los dedos anular y meñique permiten flexión, extensión y leve rotación. Por esta razón, en las fracturas de metacarpianos de estos últimos dos dedos se tolera una mayor angulación que en el índice y medio.

Los dedos largos (excluyendo el pulgar) se forman por tres falanges que articulan en la articulación interfalángica distal (IFD) e interfalángica proximal (IFP). El pulgar está formado solo por dos falanges y una articulación interfalángica. Su principal característica es el mayor rango de movimiento articular, el que permite los movimientos de oposición, abducción, aducción, retropulsión, además de la flexión y extensión. Esto lo logra por la articulación trapecio-metacarpiana, la cual tiene una disposición en silla de montar [Figura 8.20].

La musculatura intrínseca de la mano, que incluye los 3 músculos interóseos palmares y 4 dorsales, se origina desde la diáfisis de los metacarpianos. Estos músculos son los principales flexores de las articulaciones metacarpofalángicas. Al fracturarse, las fuerzas deformantes de la musculatura intrínseca y de los flexores extrínsecos de la mano producen deformidad en flexión de los metacarpianos, produciendo una angulación hacia dorsal [Figura 8.21].

Las cabezas de los metacarpianos están unidas por los ligamentos transversos intermetacarpianos que ayudan a mantener la altura de estas. Por este motivo, fracturas de los metacarpianos

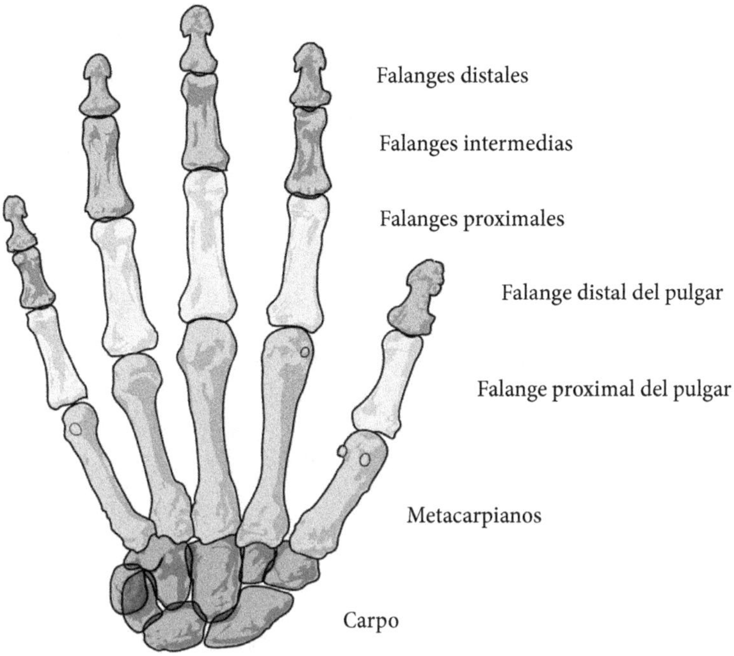

Figura 8.20. Huesos de la mano izquierda, en los cuales puede observarse los 5 metacarpianos y 14 falanges.

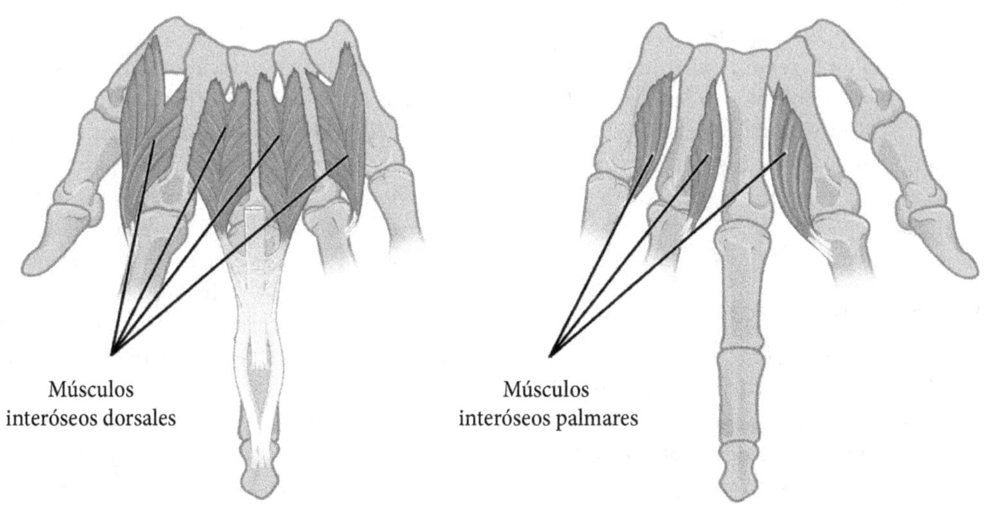

Figura 8.21. Músculos interóseos dorsales (izquierda) y palmares (derecha).

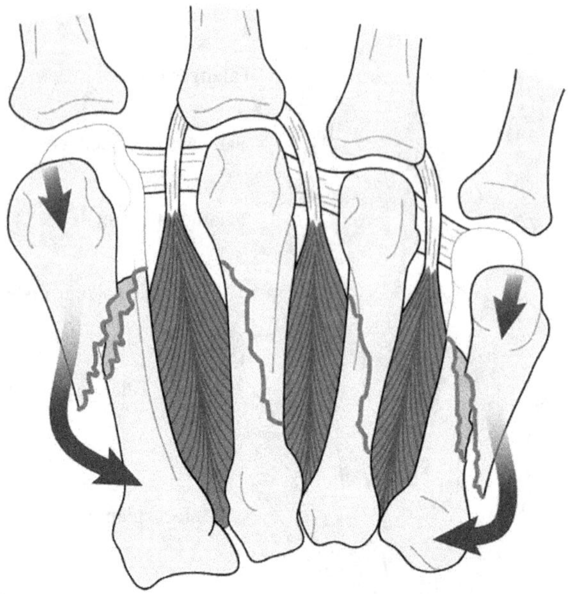

Figura 8.22. Acortamiento de las fracturas diafisarias del segundo y quinto metacarpiano producto de la acción conjunta de los músculos interóseos y ligamentos transversos.

en los extremos (índice y meñique), que solo están sujetos por un lado, van a implicar mayor acortamiento [Figura 8.22].

En la mano, los paquetes neurovasculares se encuentran en la región volar de la mano y en los dedos, y se ubican a cada lado del tendón flexor. Es importante evaluar la irrigación y sensibilidad de los dedos en los casos de fracturas, especialmente en el contexto de fracturas expuestas.

Presentación clínica

El mecanismo de lesión será determinante en el patrón de fractura y la deformidad de los dedos. Mecanismos rotacionales y de baja energía producen fracturas espiroideas u oblicuas, mientras que golpes directos y de alta energía producen fracturas transversas y conminutas.

En la anamnesis, la historia del mecanismo de lesión, sitio de dolor, deformidad y tiempo desde la lesión son muy importantes al momento de sospechar la fractura. Además, es relevante conocer la ocupación del paciente y su dominancia de manos (diestro o zurdo). Esto ayudará a orientar el tratamiento y a conocer sus necesidades.

En el examen físico la inspección permite identificar deformidad, aumento de volumen y heridas en relación a la fractura. La palpación debe ser tanto en el sitio del aumento de volumen como en el resto de la mano para descartar lesiones asociadas. El examen debe incluir el movimiento articular de los dedos en flexión y extensión, con la finalidad de evaluar indemnidad de las estructuras tendinosas.

Los rangos de movimiento articular también acentúan las deformidades rotacionales. Al solicitar que el paciente empuñe la mano, normalmente todas las uñas deben apuntar hacia el tubérculo del escafoides y con simetría respecto de la mano contralateral. Cuando esto no ocurre se denomina clinodactilia [Figura 8.23].

Se debe examinar además el estado vascular de la mano evaluando temperatura, llene capilar y color. La sensibilidad se examina con la prueba de discriminación de 2 puntos en la punta de los dedos. En esta prueba se evalúa con un objeto

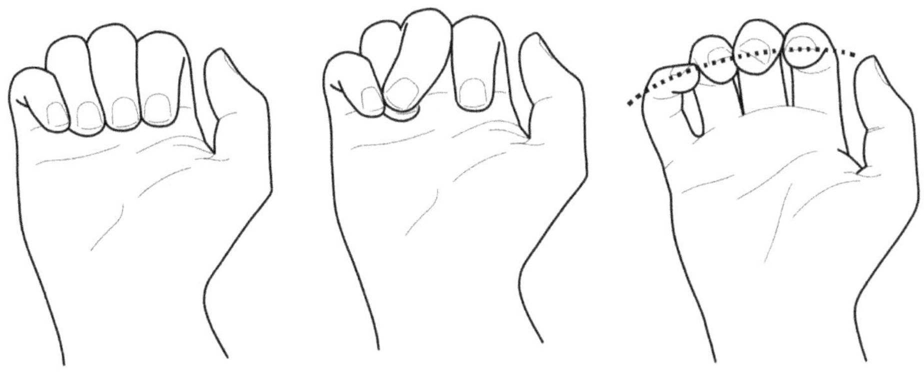

Figura 8.23. Paciente con clinodactilia del dedo medio secundaria a una fractura del tercer metacarpiano derecho. Imagen izquierda: mano normal sin clinodactilia. Imagen del centro y derecha: dos formas de evaluar clinodactilia.

con dos puntas romas el grado de discriminación de la sensibilidad de la piel en cada dedo, lo que permite establecer la indemnidad de los nervios periféricos.

Estudio imagenológico

Las radiografías son el examen de elección para evaluar una fractura en la mano. Se deben solicitar proyecciones anteroposterior (AP), lateral y oblicuas de la mano y/o del dedo lesionado.

En caso de fracturas complejas o múltiples, la TAC ayuda a visualizar mejor los rasgos de fractura y evita la sobreproyección de imágenes en la mano [Figura 8.24].

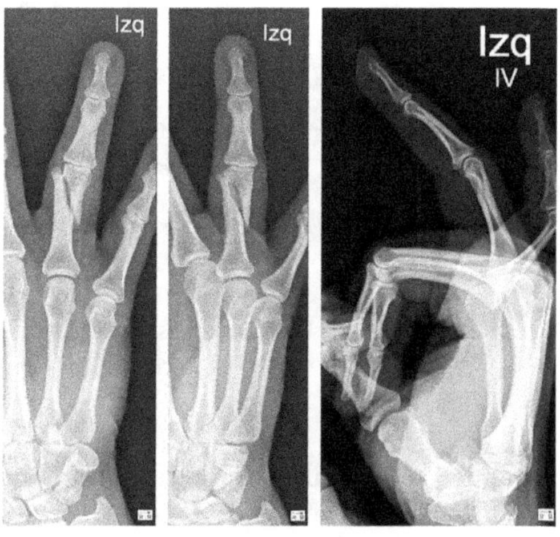

Figura 8.24. Radiografías de dedo anular izquierdo anteroposterior (AP), oblicua y lateral que muestran fractura oblicua de la falange proximal.

Clasificación

Los elementos más importantes para clasificar las fracturas de la mano son la localización, características del rasgo (conminución, patrón de fractura) y grado de compromiso de partes blandas. Todos estos elementos buscan definir el grado de estabilidad de la fractura para poder determinar la necesidad de tratamiento quirúrgico.

Las fracturas de los metacarpianos se describen según su localización en base, diáfisis y cuello. En el primer metacarpiano, además, se describen dos tipos especiales de fractura de base: las luxofracturas de Bennett y Rolando. La primera es una fractura articular parcial; la segunda, articular completa. Su importancia está dada por el compromiso de la articulación trapecio-metacarpiana [Figura 8.25].

Las fracturas de falange también se clasifican según su localización en base, diáfisis y cóndilos. En las falanges media y proximal, las características del rasgo de fractura determinarán el tipo de

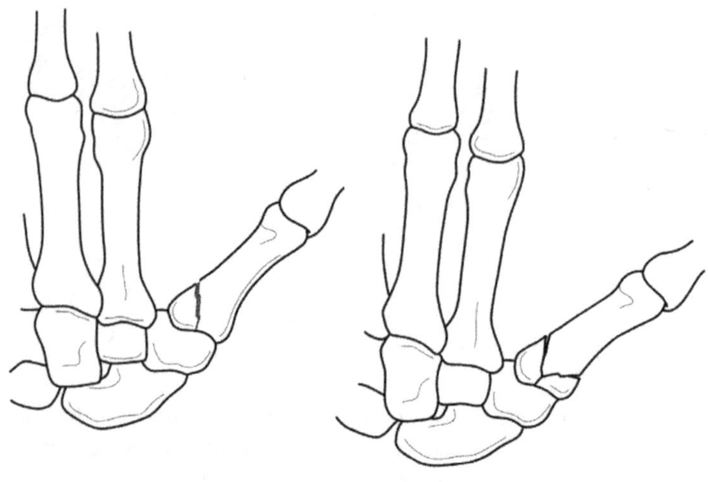

Figura 8.25. Luxofracturas de Bennet (izquierda) y Rolando (derecha).

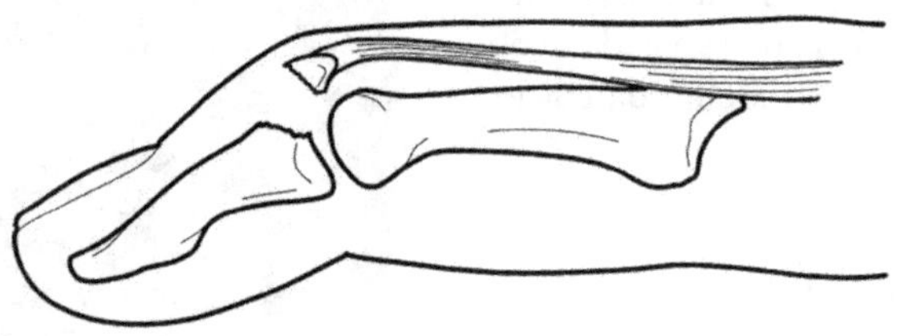

Figura 8.26. Fractura avulsiva del tendón extensor en su inserción en la falange distal, conocida como tipo mazo o mallet.

tratamiento. En la falange distal, es importante considerar la inserción tendinosa de extensores y flexores que pueden estar comprometidos en la fractura (lesión en mazo o mallet y lesión de jersey respectivamente) [Figura 8.26].

Tratamiento

Históricamente el tratamiento de las fracturas de metacarpianos y falanges consistía en inmovilización completa, lo que se traducía en importantes problemas secundarios a la rigidez articular. Actualmente, el objetivo del tratamiento es restaurar la anatomía y preservar la función. Tanto el tratamiento quirúrgico como el ortopédico buscan mantener una adecuada estabilidad para iniciar precozmente ejercicios de rango de movimiento articular.

En las fracturas de falange distal, la mayoría requieren tratamiento conservador. Al ser secundarias a lesiones por aplastamiento, existe un grado variable de conminución que puede ser contenida por la uña. Luego de descartar una fractura expuesta o lesión importante del lecho ungueal, se puede mantener inmovilizada por 3-4 semanas con una férula de protección que solo inmovilice la articulación IFD.

En caso de que exista compromiso del aparato extensor o flexor (lesiones de tendones o fracturas avulsivas que no permiten flexión o extensión activa de la IFD), se debe derivar a un especialista. Las fracturas tipo mazo (mallet) deben ser inmovilizadas con una férula que mantenga la extensión de la IFD (tipo stack o en esquí) por 6 semanas, considerando un seguimiento cercano por un especialista [Figura 8.27].

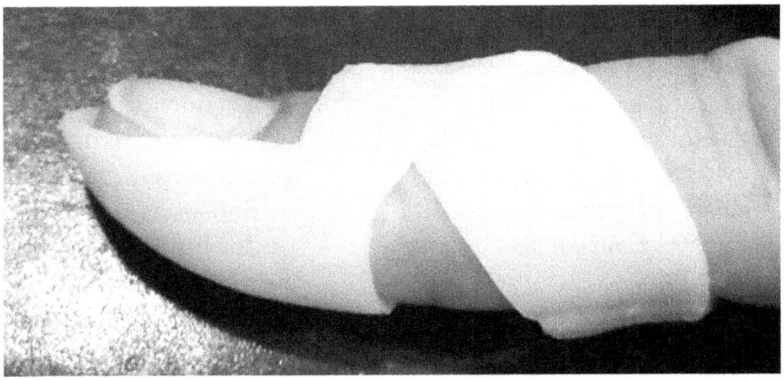

Figura 8.27. Férula tipo Winterstein para fractura de falange distal tipo mazo (mallet). Agradecimientos T.O. Erick Lobos.

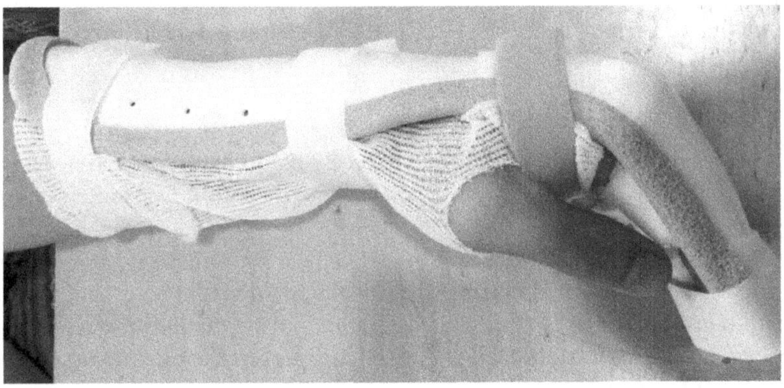

Figura 8.28. Inmovilización con dorsaleta para el tratamiento conservador de una fractura de metacarpianos.

En las fracturas de la falange media y proximal, las de rasgo simple sin desplazamiento, pueden ser tratadas inicialmente con inmovilización y luego pasar a un vendaje solidario (vendaje que inmoviliza en conjunto con el dedo sano contiguo). Esto permite la movilización precoz de las articulaciones adyacentes para evitar rigidez.

Las fracturas de la falange media y proximal inestables y que presenten clinodactilia son de tratamiento quirúrgico. Las alternativas de fijación dependerán de la fractura, pero incluyen osteosíntesis con agujas, tornillos o placas.

El tratamiento de las fracturas de metacarpianos dependerá de su localización y grado de desplazamiento. Las fracturas de cuello de metacarpiano son las más comunes, seguidas por las fracturas diafisarias. Se toleran deformidades mayores a medida que los metacarpianos son más cubitales.

El tratamiento más común es la reducción cerrada e inmovilización con una valva dorsal (dorsaleta) en posición intrínseco plus: extensión de muñeca 30°, flexión de MCF de 70° y extensión de dedos. Esta inmovilización se mantiene por 4-6 semanas y evita la contractura articular, además de estabilizar la fractura [Figura 8.28].

La indicación quirúrgica está determinada por fractura de dos o más metacarpianos contiguos, fracturas expuestas, intraarticulares desplazadas, deformidad rotacional (clinodactilia) y deformidad no reductible. La osteosíntesis que se utiliza habitualmente son placa y tornillos.

Pronóstico

En general las fracturas de metacarpianos y falanges tienen buen pronóstico, siendo la movilización precoz uno de los factores más importantes para evitar la rigidez articular. Las fracturas intraarticulares y asociadas a luxación articular (luxofracturas) tienen peor pronóstico.

Complicaciones

La principal complicación es la rigidez. Otros problemas que se pueden presentar son: mal unión (consolidación viciosa), infecciones, no unión, síndrome de dolor regional complejo, entre otras.

Se recomienda revisar las complicaciones generales de las fracturas en el capítulo 3.

¿CUÁNDO DERIVAR AL ESPECIALISTA?

- Se recomienda derivar a un especialista todas las fracturas de muñeca y mano, dado que requieren evaluación y tratamiento específicos de la especialidad.
- Las fracturas que no presenten indicación quirúrgica ni complicaciones pueden ser tratadas inicialmente por un médico general que tenga experiencia en el área. De igual forma se recomienda que el seguimiento lo realice un especialista.
- Las fracturas expuestas son una urgencia, por lo tanto, el tratamiento inicial debe realizarse previo al traslado definitivo (ver capítulo 4: Fracturas expuestas).

PUNTOS CLAVES

- En la evaluación inicial de las fracturas de muñeca y mano debe descartarse lesiones de otras estructuras adyacentes y no adyacentes (ej.: antebrazo y codo). El examen neurovascular es fundamental.
- Las fracturas del extremo distal del radio son las más frecuentes en urgencia, por lo que el médico general debe conocer su diagnóstico y tratamiento inicial.
- El tratamiento quirúrgico de las fracturas de extremo distal del radio se reserva para algunos casos específicos de fracturas inestables y los criterios de resolución quirúrgica deben ser establecidos por el especialista.
- En el tratamiento conservador de las fracturas de muñeca y mano se utilizan frecuentemente inmovilización con férulas y yesos que el médico general debe conocer e idealmente entrenarse para utilizar.
- Las fracturas de escafoides requieren para su diagnóstico un alto índice de sospecha, siendo el examen físico más importante que la radiografía inicial, dado que esta puede estar inicialmente negativa en fracturas no desplazadas. El diagnóstico tardío conlleva repercusiones negativas en la funcionalidad de la muñeca

Preguntas y ejercicios de autoestudio

- ¿Cómo se realiza el diagnóstico de las fracturas de extremo distal del radio?
- ¿Cuáles son los pasos más importantes en el tratamiento de urgencia de las fracturas de extremo distal del radio?
- ¿Cuáles son los puntos más importantes en la anamnesis y examen físico que hacen sospechar una fractura de escafoides?
- ¿Cuáles son las fracturas de metacarpianos y falanges que pueden tratarse de forma conservadora y cuáles requieren tratamiento quirúrgico?

CAPÍTULO 9

FRACTURAS DE CADERA Y PELVIS

Daniel Schweitzer, Jorge Faundez y Rodrigo Menchaca

Resumen

Las fracturas de cadera se producen frecuentemente en pacientes adultos mayores, secundarias a una caída a nivel. Su diagnóstico precoz es fundamental para planificar el tratamiento definitivo, el que es quirúrgico y disminuye la morbimortalidad asociada.

Las fracturas de pelvis se pueden producir en pacientes adultos mayores por caída a nivel. Sin embargo, frecuentemente en pacientes jóvenes, también pueden ocurrir en contexto de trauma de alta energía. Requieren una evaluación y estabilización urgente en el servicio de urgencia para disminuir la mortalidad asociada, la que aumenta en pacientes con sangrado asociado que presentan compromiso hemodinámico.

Tanto las fracturas de cadera como de pelvis son un desafío para el equipo médico y demandan un tratamiento multidisciplinario con el fin de optimizarlo y mejorar el pronóstico de los pacientes.

FRACTURAS DE CADERA

Introducción

Las fracturas de cadera se definen como aquellas que ocurren en el fémur proximal, abarcando desde el cuello femoral hasta la región subtrocantérica. Aunque las fracturas de la cabeza femoral también afectan esta región, son de incidencia poco común y poseen una epidemiología, mecanismo de lesión y enfoque terapéutico distintos. Sobre esa base, no serán abordadas en el presente capítulo.

Epidemiología

Las fracturas de fémur proximal tienen una distribución bimodal, ocurriendo principalmente en contexto de trauma de alta energía en el paciente adulto joven y en contexto de baja energía en el adulto mayor. El fémur proximal constituye un sitio de fractura altamente prevalente en la población geriátrica, especialmente en mujeres mayores a 70 años. Se espera que esta incidencia siga aumentando dado el progresivo envejecimiento poblacional y el aumento en la prevalencia de osteoporosis. Estas fracturas se asocian a una elevada morbimortalidad y gran carga económica para los sistemas de salud.

Respecto a la mortalidad de los pacientes con fractura de cadera, se ha descrito entre un 2,5 y 5% de mortalidad intrahospitalaria y un 20 a 24% al año posterior al tratamiento. Son factores de riesgo de morbimortalidad la mayor edad, el género masculino, la presencia de comorbilidades, la indicación inadecuada de medicamentos y el retraso en el tratamiento.

Anatomía

La cadera o articulación coxofemoral es una articulación esferoidea o enartrosis en la que la cabeza femoral articula con el acetábulo. El fémur proximal está formado por la cabeza femoral, el cuello femoral, los trocánteres mayor y menor, la región intertrocantérica y la región

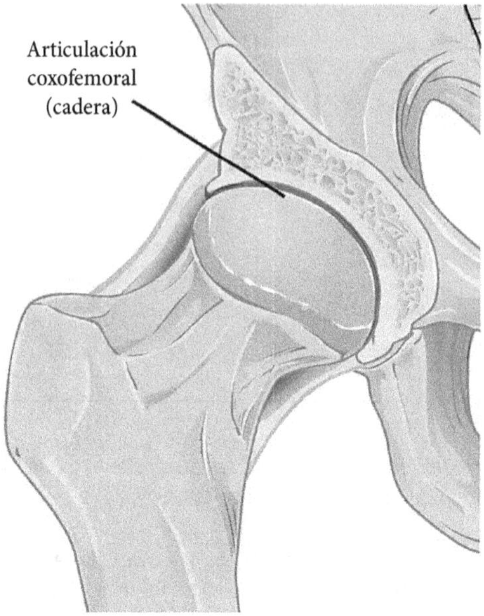

Figura 9.1. Articulación de la cadera.

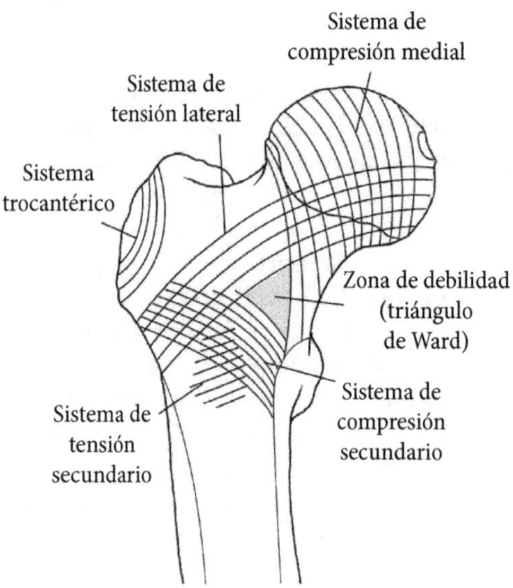

Figura 9.2. Sistema de compresión medial Patrón de distribución del hueso trabecular en el fémur proximal.

subtrocantérica (definida como 5 centímetros distales al trocánter menor). El cuello femoral y la diáfisis forman el ángulo cérvico-diafisario cuyo promedio es 130° ± 7°. Por otro lado, la versión femoral, definida como el ángulo entre el eje del cuello y el eje transepicondíleo, en el plano axial tiene un promedio de 10° ± 7° [Figura 9.1].

El fémur proximal posee un sistema trabecular formado por trabéculas de distracción y compresión. Estas determinan el triángulo de Ward, una zona de baja densidad trabecular. Estudios han sugerido que la disminución de la densidad trabecular y el ensanchamiento de esta estructura se asociaría a la incidencia de fracturas intertrocantéricas. El calcar femoral corresponde a un engrosamiento cortical en el aspecto posteromedial desde el cuello a la diáfisis femoral, desempeñando un papel crucial en el soporte estructural y la distribución de carga en el fémur proximal [Figura 9.2].

La irrigación del fémur proximal en el adulto proviene principalmente de las arterias circunfleja medial o interna y, secundariamente, de la arteria lateral o externa, ambas ramas de la arteria femoral común o femoral profunda. Estas forman un anillo a nivel de la base del cuello femoral que se ramifica hacia proximal creando los vasos retinaculares que van a irrigar retrógradamente la cabeza femoral. La arteria obturatriz, rama de la ilíaca interna, da origen a la arteria del ligamento redondo llegando a la cabeza del fémur, cuya contribución a la irrigación de la cabeza femoral del adulto es mínima [Figura 9.3].

La anatomía de la cadera está relacionada con el pronóstico y tratamiento de las fracturas de esta zona. Dado que la región intertrocantérica presenta gran cantidad de hueso trabecular y una rica irrigación, las fracturas a este nivel presentan mejores tasas de consolidación. Esto se diferencia de las fracturas del cuello femoral, el cual presenta menor densidad de hueso trabecular, un periostio más delgado y una irrigación retrógrada que puede resultar comprometida, lo que puede llevar a una falla en la consolidación o pérdida de la irrigación y eventual necrosis avascular de la cabeza femoral.

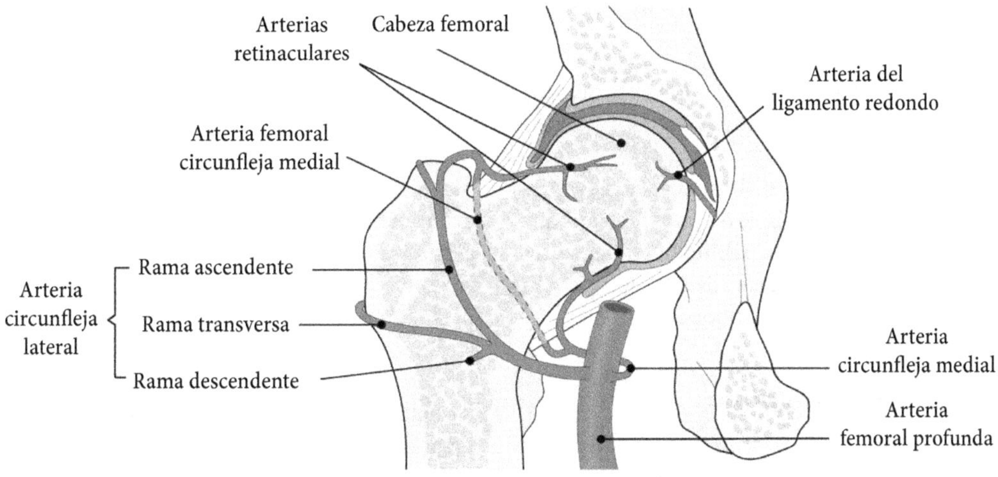

Figura 9.3. Irrigación de la cadera.

Mecanismo de lesión

Los mecanismos de lesión más frecuentes en las fracturas de cadera son: caída a nivel, fractura en hueso patológico (ambas de baja energía) y mecanismos de alta energía.

Las caídas a nivel constituyen un porcentaje importante de las fracturas de cadera. Se explican por un trauma directo, generalmente en un adulto mayor con osteoporosis. Los principales factores de riesgo son: adultos mayores de 65 años, mujeres postmenopáusicas, con déficit sensorial, de equilibrio o uso de numerosos medicamentos que predispongan a caídas.

Las fracturas en hueso patológico se deben a enfermedades que debilitan el soporte estructural del hueso, especialmente metástasis óseas y tumores óseos primarios. Otra causa de fractura en hueso patológico es el uso prolongado de bifosfonatos. Esta última se manifiestan con un patrón de fractura atípico y en un alto porcentaje se asocia a una fractura inminente contralateral, lo que hace fundamental reconocer el patrón.

Los mecanismos de alta energía son los más frecuentes en pacientes jóvenes, generalmente, por causas como caídas de altura, accidentes deportivos o automovilísticos.

Presentación clínica

Este tipo de fracturas se presenta con dolor de inicio súbito posterior al trauma, de localización típicamente inguinal o peritrocantérica (región lateral del fémur proximal), acompañado de impotencia funcional de la extremidad. Lo más común es que el paciente no pueda deambular ni elevar el talón de la camilla, aunque la incapacidad puede ser menor en fracturas impactadas.

Durante el examen físico se constata dolor a la palpación de la cadera comprometida, específicamente en la región inguinal. En una fractura desplazada se observará acortamiento, abducción y rotación externa de la extremidad, lo que se conoce como "posición impúdica". Esta es una deformidad típica de este tipo de fractura. En general, los pacientes con fractura de cadera son incapaces de realizar carga con la extremidad, sin embargo, las fracturas de cuello femoral impactadas en valgo y fracturas ocultas o mínimamente desplazadas pueden presentarse solo con dolor y un "*log roll test*" positivo (dolor a la rotación pasiva de la extremidad).

Las fracturas de la cabeza o cuello femoral, las que son intracapsulares, presentan escaso aumento de volumen o equimosis, ya que la hemartrosis (contenido sanguíneo dentro de la articulación) se contiene dentro de la cápsula. En las fracturas intertrocantéricas o subtrocantéricas, las cuales son extracapulares, la pérdida de sangre puede ser considerable observándose equimosis en el muslo.

En el examen se deberá buscar, además, signos de otras lesiones óseas o de órganos internos que no sean evidentes, especialmente en pacientes jóvenes expuestos a trauma de alta energía y en adultos mayores con osteoporosis.

Estudio imagenológico

Ante la sospecha clínica de fractura de cadera está indicada una radiografía de pelvis anteroposterior y una radiografía de la cadera comprometida, proyección axial o *cross table*. Se recomienda siempre preferir la radiografía *cross table* cuando sea posible en contexto de trauma, puesto que esta moviliza la extremidad contralateral sana para desproyectar la imagen generando menor dolor al paciente.

A la hora de evaluar la radiografía, son diversos los hitos que debemos notar: asimetría en el ángulo cervicodiafisiario respecto a la cadera contralateral, asimetría del trocánter menor (que refleja rotación externa del fémur) y alteraciones del contorno óseo y continuidad de la cortical. Se debe prestar especial atención a cualquier asimetría del patrón trabecular, regiones escleróticas que pueden sugerir impactación del fragmento.

En pacientes con radiografía normal, con clínica compatible, dolor desproporcionado a los hallazgos clínicos o incapacidad al marchar, a pesar de una adecuada analgesia, la RM y la TAC toman un rol fundamental en el diagnóstico de fracturas ocultas, incompletas o no desplazadas. Se estima que entre un 2-10% del total de fracturas de cuello femoral se presentan como fracturas ocultas, por lo que la sospecha y diagnóstico precoz es fundamental [Figuras 9.4 a 9.6].

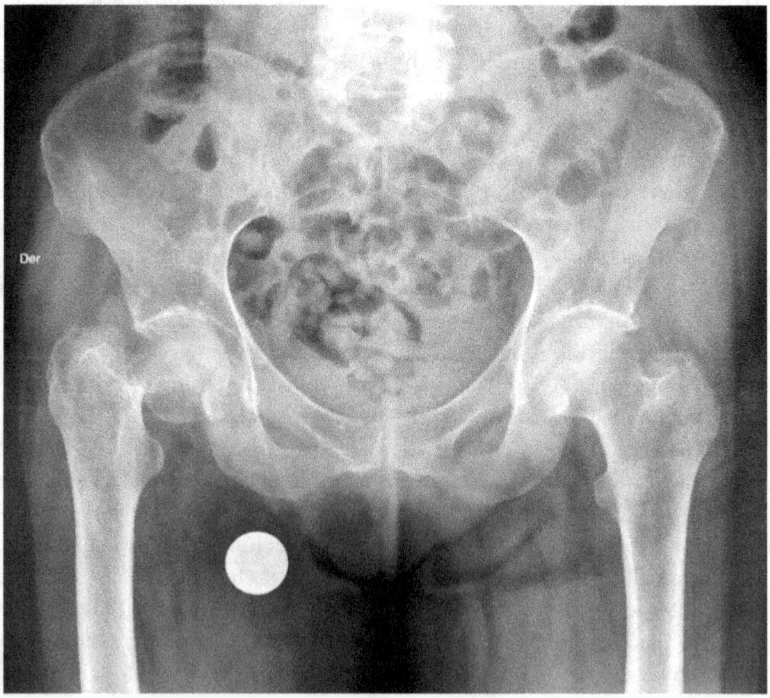

Figura 9.4. Radiografía de pelvis AP, la que muestra una fractura de cadera derecha.

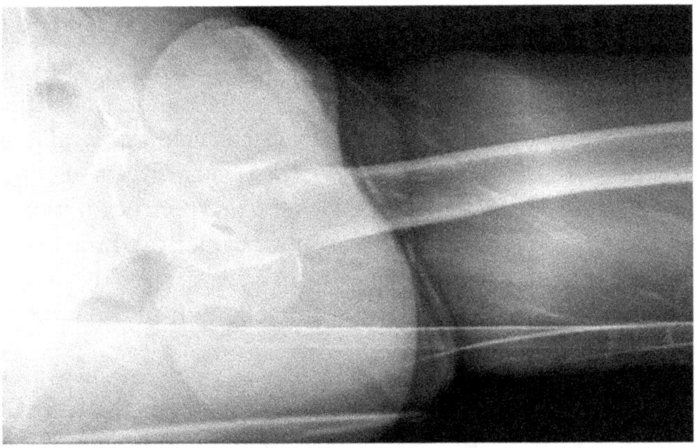

Figura 9.5. Radiografía de cadera *cross table*, la que muestra una fractura de cadera.

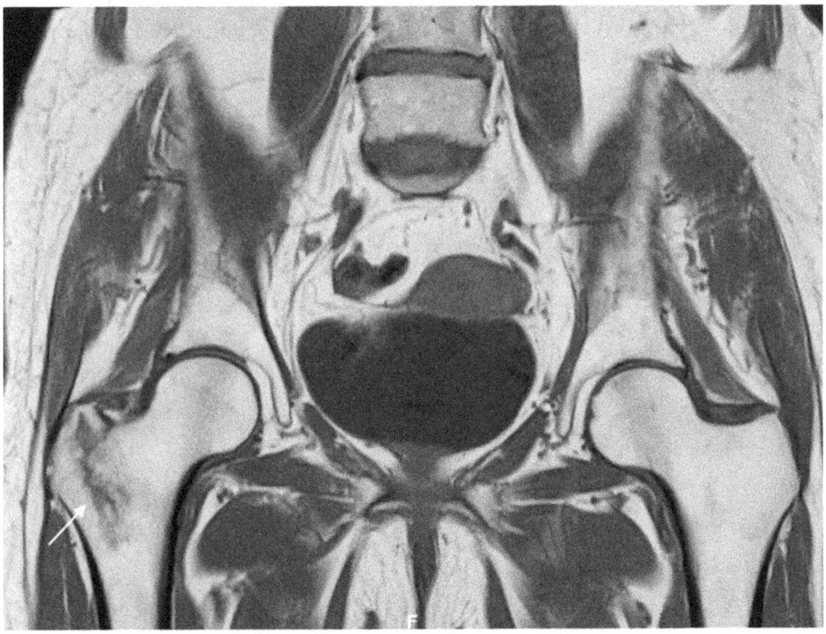

Figura 9.6. Resonancia de pelvis, corte coronal, la que muestra una fractura oculta de cadera derecha que no se observaba en la radiografía correspondiente.

Tratamiento inicial

El enfoque del tratamiento inicial se centra en las medidas básicas de reanimación y soporte del paciente de acuerdo a su estabilidad al momento de la evaluación. Concomitantemente se debe hacer un adecuado manejo del dolor. Es importante destacar que el tratamiento definitivo varía según la edad del paciente y el patrón de fractura. Esto se abordará en las secciones correspondientes. Los pacientes jóvenes pueden presentar un trauma de alta energía, por lo que la evaluación del paciente debe seguir las normas de tratamiento avanzado del trauma (ATLS) (ver capítulo 5: Politraumatizado). Se debe asegurar la estabilidad hemodinámica del paciente y descartar lesiones asociadas.

En pacientes geriátricos, es común observar la presencia de deshidratación, falla renal, delirium e incluso úlceras por presión, especialmente, en pacientes que han permanecido sin atención por un tiempo prolongado. Por lo tanto, se debe evaluar de manera oportuna a estos pacientes y estabilizarlos médicamente antes de la resolución quirúrgica. En estos pacientes se recomienda un tratamiento interdisciplinario con el equipo de Geriatría u Ortogeriatría.

Existe abundante evidencia que muestra que la mortalidad de los pacientes con fractura de cadera al año disminuye significativamente si se operan antes de 24 a 48 horas, estando estabilizados desde el punto de vista médico. Por lo tanto, el tratamiento inicial y la evaluación médica preoperatoria debe tener como objetivo la realización de una cirugía precoz y segura.

Clasificación general

Las fracturas de cadera se clasifican según localización anatómica y según rasgo de fractura. La clasificación general las divide en fracturas intracapsulares (cabeza y cuello femoral) y extracapulares (pertrocantérica o intertrocantérica y subtrocantérica). En este capítulo analizaremos estos dos grupos de forma separada dada la diferencia en su tratamiento [Figura 9.7].

FRACTURAS DE CUELLO FEMORAL

Introducción

El rasgo de fractura pasa a través del cuello femoral, pudiendo ser de difícil identificación, especialmente en fracturas no desplazadas.

El desplazamiento de la cabeza femoral puede observarse como una forma anormal de la silueta ósea y como un mal alineamiento entre las líneas trabeculares de la cabeza y cuello femoral con las líneas supra-acetabulares.

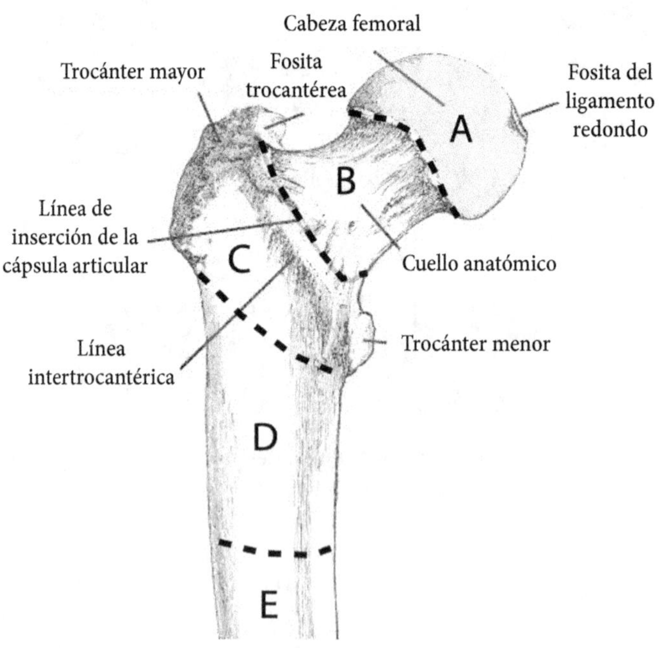

Figura 9.7. Clasificación topográfica de las fracturas fémur proximal.
A. Fracturas de cabeza femoral, B. Fracturas de cuello femoral (de proximal a distal: subcapital, transcervical, basicervical), C. Fracturas pertrocantéricas, D. Fracturas subtrocantéricas (límite hasta 5 cm. distal al trocánter menor), E. Fracturas diafisarias de fémur.

Clasificación

Las clasificaciones más utilizadas en la actualidad son Garden y Pauwels. Clasificación de Garden:

- Tipo I: rasgo de fractura incompleto, no desplazadas o impactadas en valgo.
- Tipo II: rasgo de fractura completo, pero sin desplazamiento.
- Tipo III: rasgo de fractura completo, con desplazamiento parcial. Existiría una continuidad que comunicaría ambos fragmentos produciendo un varo de la cabeza femoral. Esto produce radiográficamente la clásica imagen de líneas trabeculares completamente desalineadas.
- Tipo IV: rasgo de fractura completo, con desplazamiento completo de la cabeza femoral. En este grupo el fragmento proximal está libre y puede hallarse bien posicionado en el acetábulo dando la apariencia de que las líneas trabeculares están alineadas con las líneas supra-acetabulares.

Estudios han mostrado que esta clasificación tiene una alta variabilidad interobservador. Para aumentar su reproducibilidad se ha planteado agruparlas en dos: fracturas no desplazadas (tipos I y II) y fracturas desplazadas (tipos III y IV) [Figura 9.8].

Clasificación de Pauwels [Figura 9.9]:

- Tipo I: el rasgo de fractura tiene un ángulo menor de 30° respecto a la horizontal.
- Tipo II: el rasgo tiene un ángulo entre 30 y 50°.
- Tipo III: el rasgo tiene un ángulo mayor de 50°.

La importancia de esta clasificación es distinguir aquellos rasgos más verticales (tipo II y III), los cuales presentan mayor fuerza cizallante entre los fragmentos (fuerza de deslizamiento).

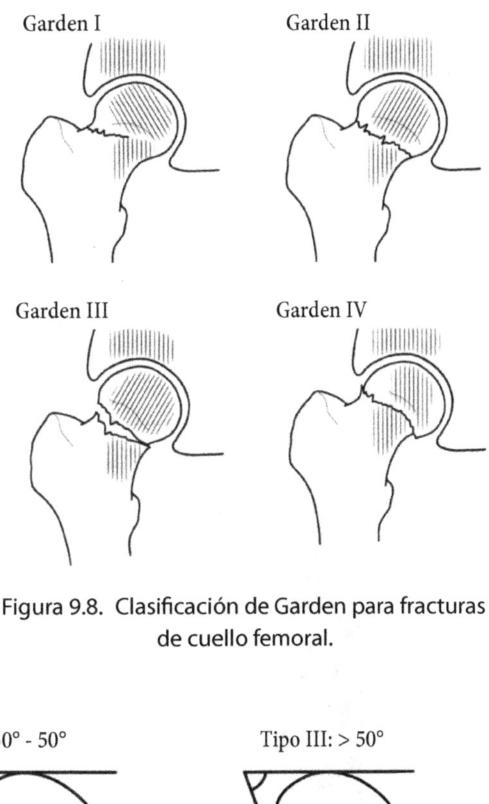

Figura 9.8. Clasificación de Garden para fracturas de cuello femoral.

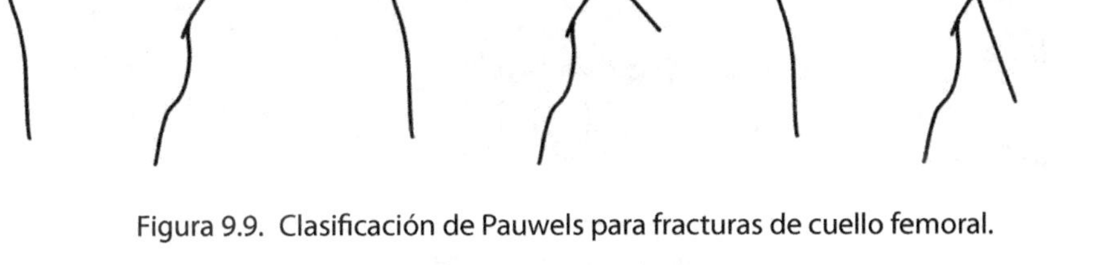

Figura 9.9. Clasificación de Pauwels para fracturas de cuello femoral.

Tratamiento

El tratamiento conservador de las fracturas de cuello femoral se asocia a una alta tasa de no unión, necrosis avascular y mortalidad, por lo que no es una alternativa aceptable salvo en pacientes que tengan contraindicación de tratamiento quirúrgico.

Respecto al tratamiento quirúrgico, se distingue según el tipo de paciente: joven o adulto mayor. En pacientes jóvenes con fracturas no desplazadas (Garden I-II), el tratamiento recomendado es osteosíntesis in situ (sin reducción previa). En cambio, en pacientes con fracturas desplazadas (Garden III-IV), se debe realizar una reducción y osteosíntesis. Dado el desplazamiento, se puede comprometer el flujo arterial y, por ende, la viabilidad de la cabeza femoral aumentando el riesgo de necrosis avascular. En pacientes con fracturas desplazadas se recomienda realizar una reducción y osteosíntesis de forma temprana, idealmente antes de 6 a 12 horas, para disminuir los riesgos expuestos con anterioridad.

El tipo de osteosíntesis dependerá de la clasificación de Pauwels. En pacientes con Pauwels I-II, el tratamiento recomendado es con 3 tornillos (canulados, en disposición de triángulo invertido). En pacientes con Pauwels III, el tratamiento es con tornillo deslizante de cadera o DHS —Dynamic Hip Screw—. Este método es más resistente a las fuerzas cizallantes presentes [Figura 9.10].

En pacientes mayores con fracturas no desplazadas, el tratamiento no difiere con respecto al de los pacientes jóvenes. Se debe realizar osteosíntesis in situ con tornillos canulados o DHS, según sea el caso. Sin embargo, en pacientes con fracturas desplazadas, la reducción y osteosíntesis está asociada a tasas altas de falla de la osteosíntesis, lo que requiere una reintervención (revisión). Para evitar múltiples intervenciones en pacientes frágiles se recomienda resolver estos casos mediante una artroplastia de cadera. La decisión de realizar una artroplastia total (componente femoral y acetabular) o una

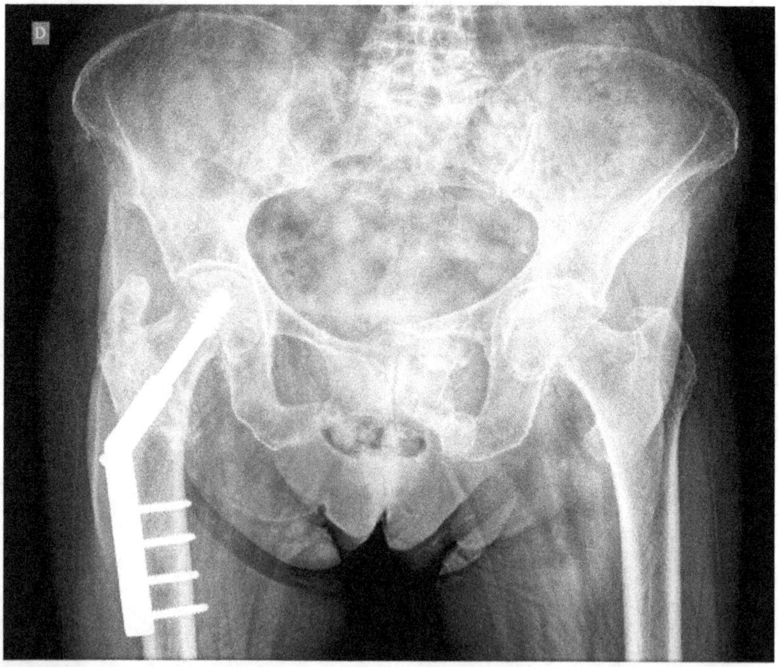

Figura 9.10. Osteosíntesis de fractura de cuello femoral con tornillo deslizante de cadera (*Dynamic Hip Screw* —DHS—).

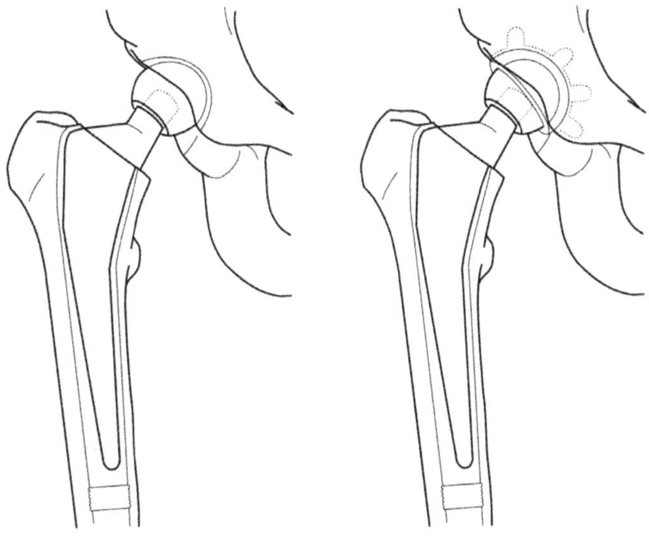

Figura 9.11. Artroplastia parcial (izquierda) y total (derecha) de cadera.

hemiartroplastia (solo componente femoral) debe realizarse tomando en consideración la edad, las comorbilidades, la funcionalidad, el estado mental y las expectativas del paciente. La artroplastia parcial es una cirugía de menor costo, menor tiempo quirúrgico y menores tasas de luxación en comparación a la artroplastia total, no obstante, requiere un acetábulo sin artrosis y niveles bajos de funcionalidad para evitar la erosión acetabular o cotilitis.

La artroplastia de cadera rara vez es una alternativa en el paciente joven en consideración a su mayor expectativa de vida y mayor funcionalidad, ya que puede llevar a la necesidad de múltiples cirugías y recambios en el futuro [Figura 9.11].

Pronóstico

En general, los pacientes jóvenes tienen una mejor recuperación funcional y menores tasas de mortalidad que los adultos mayores, dependiendo del nivel de energía de la lesión.

Los pacientes mayores presentan alto riesgo de complicaciones generales por la inmovilización como enfermedad tromboembólica (trombosis venosa profunda y tromboembolismo pulmonar), escaras, delirium y neumonía.

En pacientes adultos mayores no operados, la mortalidad al año es de alrededor de un 30% en fracturas no desplazadas y de 90% en fracturas desplazadas. En aquellos operados, es de entre un 13 a un 30% aproximadamente.

Complicaciones

- Necrosis avascular: puede ocurrir como consecuencia de la fractura y corresponde a una necrosis del tejido óseo subyacente a la superficie articular por pérdida de la irrigación de la cabeza, que puede acompañarse de un colapso del hueso subcondral. La sintomatología depende del grado de necrosis.
- No unión: al igual que otras fracturas, existe el riesgo de que no se complete el proceso de consolidación del rasgo, pese a existir un tratamiento adecuado. El mayor factor de riesgo es el desplazamiento de la fractura. El tratamiento de la no unión es, en general, quirúrgico.
- Artrosis de cadera: la necrosis avascular de cabeza femoral o la no unión con colapso de la cabeza femoral pueden producir una artrosis secundaria de la cadera. Si el

compromiso articular es avanzado estaría indicada una artroplastia total.

Se recomienda revisar las complicaciones generales de las fracturas en el capítulo 3.

FRACTURAS PERTROCANTÉRICAS O INTERTROCANTÉRICAS

Introducción

Corresponden a un 50% aproximadamente de las fracturas de cadera. Habitualmente son pacientes de mayor edad, más frágiles que aquellos que tienen una fractura de cuello femoral, por lo que es fundamental el tratamiento interdisciplinario perioperatorio.

Clasificación

De acuerdo a la imagen radiográfica obtenida se clasifican de acuerdo a si son estables o inestables. Signos radiográficos de fractura inestable:

- Fractura conminuta o con pobre contacto entre fragmentos.
- Ausencia de soporte posteromedial.
- Rasgo de fractura propensa al desplazamiento: por ejemplo, un rasgo de fractura oblicuo-reverso o con un componente subtrocantérico.

La clasificación utilizada para este tipo de fracturas es la de la AO modificada en 2018 (*Arbeitsgemeinschaft für Osteosynthesefragen*, Asociación para el estudio de la fijación interna).

A. Fractura simple con mínima conminución, con pared lateral competente.
B. Fractura conminuta o con compromiso de la pared posteromedial (o calcar) o pared lateral incompetente.
C. Fracturas con rasgo reverso o transverso. Esto genera una fuerza cizallante contraria a la compresión de los implantes convencionales al cargar la extremidad.

Se consideran estables las fracturas tipo A e inestables las B y C [Figura 9.12].

Tratamiento

El tratamiento de estas fracturas es quirúrgico y depende de la estabilidad.

En pacientes con fracturas estables, el tratamiento corresponde a un DHS. En pacientes con fracturas inestables, el tratamiento habitualmente se realiza con clavos cefalomedulares (clavos endomedulares de fémur con uno o más tornillos que van a través del cuello hasta la cabeza), ya que estos dispositivos tienen una mayor estabilidad dada por un menor brazo de palanca. En ambos casos, la reducción debe realizarse de forma cerrada en quirófano y bajo anestesia antes del inicio de la cirugía. En pacientes en los que no se logra reducir de forma cerrada, puede

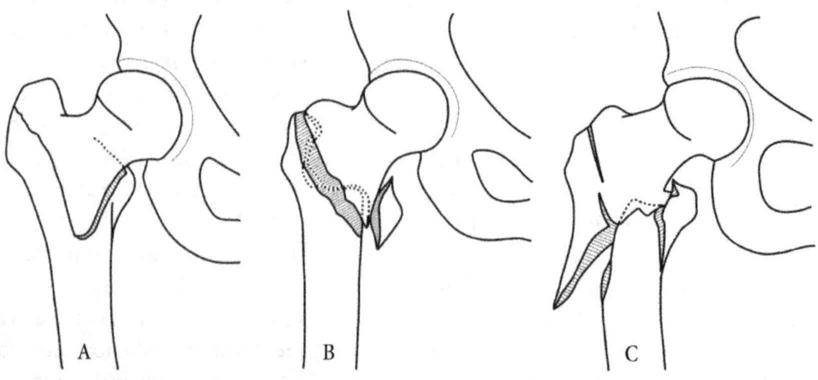

Figura 9.12. Clasificación AO para las fracturas petrocantéricas de cadera.

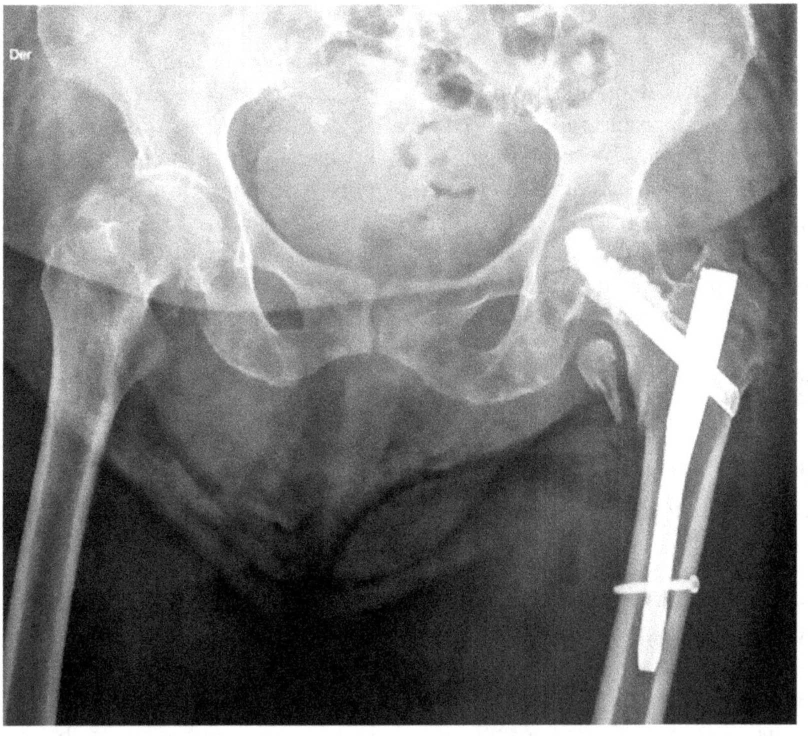

Figura 9.13. Fijación de fractura de cadera izquierda inestable con clavo cefalomedular, aumentado con cemento.

intentarse una reducción percutánea (incisiones mínimas) o, en último caso, abierta.

Habitualmente, los pacientes pueden iniciar la marcha al día siguiente de la cirugía, con carga a tolerancia, la mayoría de los casos [Figura 9.13].

Pronóstico

A pesar de existir menor probabilidad de no unión o de necrosis avascular, la mortalidad de los pacientes al año también es alta.

Complicaciones

- Falla en la fijación: principalmente determinado por el fenómeno de "cut-out" o desplazamiento del material de osteosíntesis fuera de la cabeza y cuello femoral. Su tratamiento habitualmente es quirúrgico. Se ha descrito el uso de cemento para suplir la falta de stock óseo en población geriátrica. Esta práctica es un tema controversial en la literatura y su uso de rutina no está validado.
- Mal unión (consolidación viciosa): una de las complicaciones más frecuentes, generalmente sin consecuencias significativas. Sin embargo, debe evitarse la deformidad en varo, dado que predispone a la falla del implante.
- No unión: muy infrecuente en las fracturas pertrocantéricas. El diagnóstico se realiza cuando no se observa unión de los fragmentos, pese a tener un seguimiento adecuado. El tratamiento habitualmente es la reintervención quirúrgica.
- Necrosis avascular: es mucho menos frecuente que en fracturas de cuello femoral. Se recomienda revisar las complicaciones generales de las fracturas en el capítulo 3.

FRACTURAS DE PELVIS

Introducción

Las fracturas de pelvis se definen como toda aquella fractura que comprometa al anillo pélvico tanto en sus estructuras óseas como ligamentarias. Existen diferencias fundamentales en la evaluación y manejo de la fractura de pelvis en contexto de alta energía en el adulto joven y la fractura de pelvis por insuficiencia o fragilidad del adulto mayor. El presente capítulo estará enfocado en la fractura de pelvis de alta energía y su manejo inicial.

Epidemiología

La fractura de pelvis corresponde al 3% de las fracturas, con una distribución bimodal entre pacientes jóvenes (asociados a mecanismos de alta energía) y pacientes mayores de 65 años (asociados a mecanismos de baja energía). Su incidencia varía entre 5 a 30 por 100.000 habitantes por año.

Son fracturas expuestas en un 2 a 4% de los casos. Además, tienen entre un 10 a 60% de lesiones asociadas, principalmente en tórax, cerebro, huesos largos, órganos abdominales, columna, sistema nervioso periférico y sistema genitourinario. Si la fractura de pelvis se asocia a rotura de vejiga, la mortalidad aumenta hasta 30%. Además, entre un 10 a 15% tiene lesiones neurológicas asociadas.

Dentro de los factores de riesgo de mortalidad se han determinado:

- Presión arterial sistólica de ingreso menor de 90-100 mm Hg
- Escala de coma de Glasgow menor de 8
- Edad mayor de 60-65 años
- Score de trauma elevado (ejemplos de scores: *Injury Severity Score* y *Revised Trauma Score*)
- Necesidad de transfusión importante (más de 6 a 10 U de glóbulos rojos las primeras 24 horas).

Anatomía

La pelvis ósea se compone en la región posterior de las vértebras sacras y coxis, y en la región anterolateral de los dos huesos innominados, los que se unen anteriormente por la sínfisis púbica. El hueso innominado tiene 3 centros de osificación que se unen para formar el ilion, isquion y pubis. El sacro está formado por fusión de 5 vértebras sacras, articula con la quinta vértebra lumbar (L5) proximal y con el coxis distalmente, lateralmente con los ilion y contiene 4 forâminas que contienen nervios sacros. El acetábulo es la estructura que compone la zona articular de la articulación con la cabeza femoral y está formado por los huesos ilion, isquion y pubis [Figura 9.14].

Estructuras ligamentosas:

La porción anterior de la pelvis está reforzada por los ligamentos de la sínfisis púbica. Estos ligamentos resisten principalmente la rotación externa del anillo pélvico. En caso de lesión, la sínfisis tiene capacidad de abrirse 2,5 cm sin comprometer el resto de los ligamentos. La porción posterior tiene ligamentos que unen el sacro con los huesos innominados. Son unos de los ligamentos más resistentes del cuerpo y requieren mucha energía para romperse. Además, existen los ligamentos del piso pélvico [Figura 9.15].

Estructuras ligamentosas de la pelvis.

La pelvis anterior contribuye al 40% de la estabilidad pélvica, especialmente al estar de pie, con la sínfisis soportando una carga tensil. Si se lesionan los ligamentos anteriores, la sínfisis puede presentar una diástasis (o separación) de hasta 2,5 cm. El resto de la resistencia a rotación externa está determinada por los ligamentos sacroilíacos anteriores y el sacroespinoso. A su vez, si estos últimos se ven comprometidos la pelvis puede presentar una diástasis superior a los 2.5cm, pero permanece estable frente a

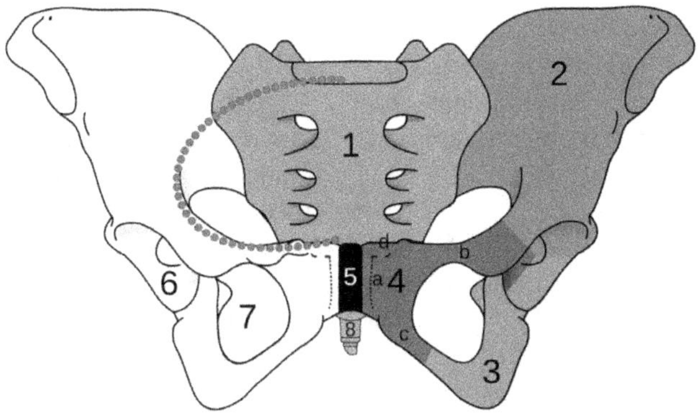

Figura 9.14. Huesos de la pelvis: 1. Sacro, 2-3-4 en conjunto forman el Hueso innominado, 2. Ilieon, 3. Isquion, 4. Pubis (a. cuerpo, b. rama superior, c. rama inferior, d. tubérculo), 5. Sínfisis del pubis, 6. Acetábulo, 7. Foramen obturatriz, 8. Cóccix o coxis, Línea punteada: línea terminal del anillo pélvico.

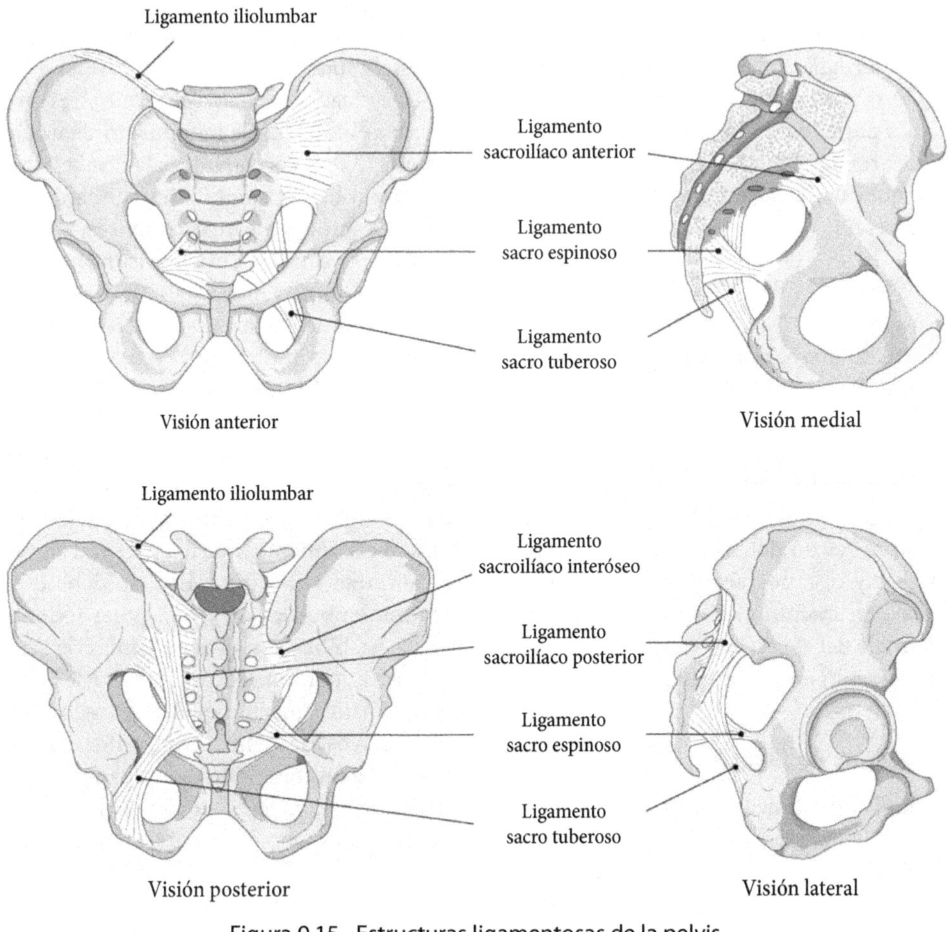

Figura 9.15. Estructuras ligamentosas de la pelvis.

cargas verticales. La estabilidad vertical está dada principalmente por los ligamentos sacroilíacos posteriores. Cuando estos están comprometidos se puede observar un desplazamiento superior a 5mm en sentido céfalo-caudal.

Estructuras vasculares de la pelvis:

- Arteriales: se encuentra la arteria ilíaca común, dividida a nivel del promontorio sacro en su rama interna y externa. La arteria ilíaca interna desciende por posterior dividiéndose en diversas ramas dentro de las cuales destacan la rama glútea superior (arteria que más se lesiona en este tipo de fracturas), pudenda y obturatriz.
- Venosas: se encuentra un plexo venoso en relación a porción posterior de la pelvis, en la cara anterior del sacro. La lesión de este plexo es la causa más frecuente de hemorragia en las fracturas de pelvis.
- Corona mortis: es la conexión anastomótica entre los sistemas obturador e ilíaco externo, que puede ser venosa o arterial, y que puede dañarse con las fracturas de la pelvis.

Vísceras pélvicas:

- Vejiga
- Uretra, útero, ovarios, vagina (mujeres), próstata (hombres)
- Recto y canal anal

Estructuras nerviosas de la pelvis:

El plexo lumbosacro (L3-S3) sale desde el foramen nervioso del sacro, inerva la vejiga, esfínteres y órganos sexuales. Puede verse lesionado en fracturas del sacro. L5 corre por la superficie del ala sacra y es una de las raíces más frecuentemente lesionada.

Mecanismo de lesión

La fractura de pelvis tiene una alta asociación con accidentes de alta energía, siendo los mecanismos más comunes los accidentes vehiculares (50%), atropello a peatones (20%) y caídas de altura (5-30%). Las fracturas de acetábulo se asocian a mecanismos similares, con mayor porcentaje debido a accidentes de tránsito (80%).

Las fracturas por avulsión de la pelvis, en cambio, se asocian a contracción muscular súbita en atletas con un sistema esquelético inmaduro (menores de 18 años).

En pacientes de mayor edad, pueden observarse fracturas aisladas del sacro o hueso ilíaco asociadas a impactos de baja energía por caídas a nivel.

Presentación clínica

La presentación clínica de las fracturas de pelvis puede ser variable e ir desde un paciente en condición crítica a un paciente con dolor e imposibilidad de cargar luego de un trauma. Se debe averiguar el mecanismo, la presencia de compromiso de conciencia y establecer el grado de estabilidad hemodinámica.

La evaluación primaria debe iniciarse de acuerdo a los protocolos de tratamiento avanzado del trauma (ATLS, ver capítulo 5: Politraumatizado). El estado hemodinámico es fundamental en la evaluación de estos pacientes, dado que la primera causa de muerte es por sangrado, principalmente venoso (80-90%), de la pelvis.

El tratamiento inicial de pacientes hemodinámicamente inestables (ya sea con taquicardia o hipotensión) debe ser multidisciplinario, requiriendo estabilización de emergencia de la pelvis para controlar la hemorragia activa, uso de ácido tranexámico (hemostático), uso de cristaloides y transfusión. En pacientes que, pese al tratamiento inicial, no logran conseguir estabilidad hemodinámica, se debe evaluar realizar embolización y/o packing abdominal.

La estabilización de emergencia de la pelvis es parte importante del tratamiento de pacientes hemodinámicamente inestables. Existen múltiples dispositivos, de distinta complejidad, siendo el más útil y disponible en todos los centros el uso de una sábana que envuelve la pelvis y la comprime circunferencialmente. Su uso adecuado requiere entrenamiento específico.

En la evaluación secundaria no se recomienda actualmente evaluar la estabilidad de la pelvis con maniobras compresivas o rotatorias, ya que es un examen poco sensible y específico, y puede desestabilizar hemodinámicamente al paciente. Se debe evaluar el posicionamiento anormal de las extremidades inferiores (rotación externa de una o ambas extremidades inferiores o discrepancia de longitud), inspeccionar la piel (hematomas, equimosis) y realizar examen rectal, vaginal, genitourinario y neurológico. En este último se debe evaluar siempre L5 y S1 que son las raíces más frecuentemente lesionadas.

En la evaluación genitourinaria se evalúa si hay sangre en el meato, frente a lo cual se debe realizar un uretrograma retrógrado antes de instalar una sonda Foley por sospecha de lesión uretral o vesical. Este tipo de lesiones se observa en la mayoría de los pacientes. Otros signos de lesión uretral son la presencia de una próstata alta al tacto rectal o la elevación de la vejiga al realizar un pielograma. Las lesiones vesicales son comunes en este tipo de fracturas y deben buscarse en la TAC o cistograma.

Estudio imagenológico

La evaluación radiográfica inicial de estos pacientes depende de su estado general, la estabilidad hemodinámica y las lesiones asociadas que presente.

Para la evaluación de la pelvis, habitualmente se solicita una radiografía anteroposterior (AP) de pelvis, como parte del set de trauma inicial (ver capítulo 5: Politraumatizado). En pacientes con trauma de alta energía, la imagen inicial en vez de radiografías es una TAC, la que frecuentemente se complementa con tórax y abdomen.

En la radiografía AP de pelvis, se debe buscar asimetría, rotación o desplazamiento de cada hemipelvis. Si hay evidencia de una lesión, se necesita complementar con más imágenes.

Las radiografías complementarias más comúnmente solicitadas son radiografías de pelvis inlet y outlet. En la inlet se evalúa el desplazamiento en rotación interna-externa, el desplazamiento anteroposterior, el ensanchamiento de las articulaciones sacroilíacas y la impactación del ala sacra. En la outlet, se evalúa el desplazamiento vertical, la localización de las fracturas sacras en relación a la forámina y la flexión y extensión de la hemipelvis [Figura 9.16].

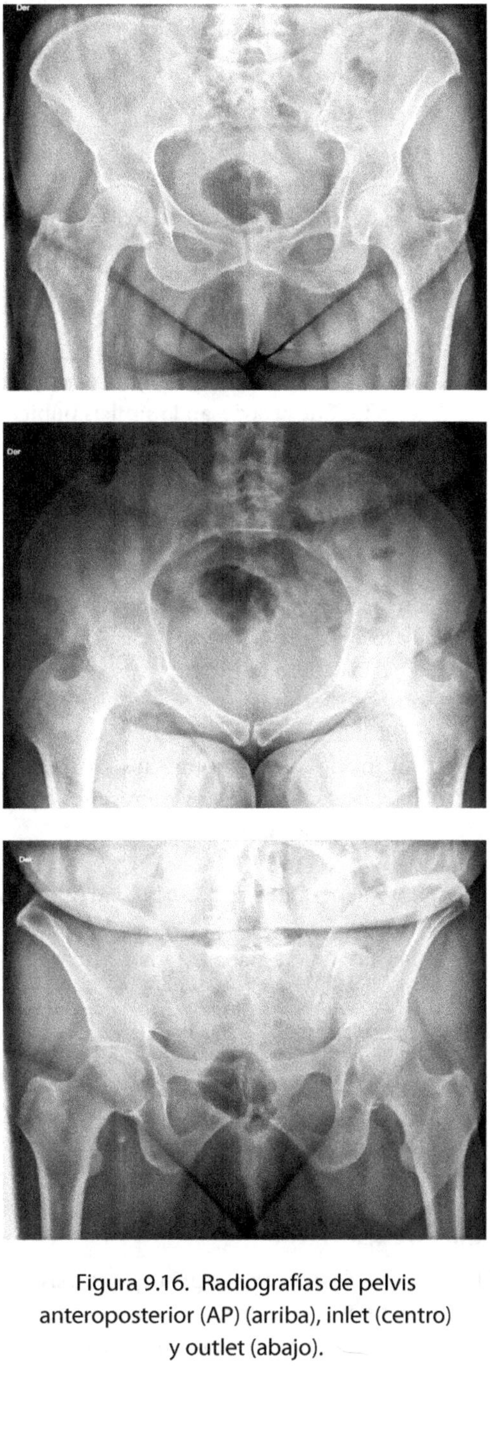

Figura 9.16. Radiografías de pelvis anteroposterior (AP) (arriba), inlet (centro) y outlet (abajo).

En pacientes con diagnóstico de fractura de pelvis realizado mediante radiografías, se recomienda complementarlo con una TAC, la que permite definir el detalle de la fractura, especialmente en el sacro y la pelvis posterior, y evaluar la presencia de hematomas y lesiones urológicas.

Inestabilidad de la pelvis

La inestabilidad de la pelvis se define como la deformidad del anillo pélvico frente a cargas fisiológicas y se determina principalmente por el grado de lesión de la pelvis posterior. La inestabilidad está descrita en los ejes vertical y rotacional. De esta forma, pueden existir distintos patrones de inestabilidad:

- Estabilidad rotacional y vertical: ocurre en lesiones que atraviesan la sínfisis púbica, pero no los ligamentos posteriores o el sacro.
- Inestabilidad rotacional con estabilidad vertical: se produce por una lesión que compromete la sínfisis púbica y alguno de los ligamentos sacroilíacos anteriores (sacroespinoso, sacrotuberoso, sacroilíaco anterior), pero no el ligamento sacroespinoso posterior.
- Inestabilidad rotacional y vertical: se produce por una lesión que rompe los ligamentos sacroilíacos anteriores y posteriores o por una fractura a través del sacro.

Signos radiográficos de inestabilidad (indican la presencia de inestabilidad vertical):

- Diástasis sacroilíaca mayor de 1 cm
- Desplazamiento posterior y cefálico de la hemipelvis mayor de 0,5 cm
- Diástasis de la sínfisis pubiana mayor de 4 cm
- Avulsión de la espina, tuberosidad isquiática y proceso transverso de L5 (controversial).

Clasificación

Existen dos clasificaciones principales para las fracturas de pelvis. La primera es la clasificación de Young y Burgess, basada en el mecanismo de lesión. La segunda es la clasificación de la AO, modificación de la clasificación publicada por Pennal y Tile.

Clasificación de Young y Burgess [Figura 9.17]:

1. Compresión anteroposterior: secundarias a fuerzas desde anterior o posterior de la pelvis, con disrupción secuencial de la sínfisis del pubis y complejo ligamentoso óseo posterior. También llamadas lesiones de tipo "libro abierto".
2. Compresión lateral: secundarias a fuerzas desde lateral, con compresión del hueso esponjoso sobre la articulación sacroilíaca, asociada a fracturas de ramas púbicas.
3. Cizallamiento vertical: secundarias a fuerzas verticales a través de la pelvis, como caídas de altura. Son fracturas inestables, con alta incidencia de lesiones neurovasculares.
4. Mecanismo combinado: secundario a patrones combinados de fuerzas. Inestables por definición, generalmente con compromiso de ligamentos posteriores.

Clasificación AO (Arbeitsgemeinschaft für Osteosynthesefragen, Asociación para el estudio de la fijación interna) [Figura 9.18]:

A. arco posterior estable con anillo pélvico intacto.
B. disrupción incompleta del arco posterior, son inestables rotacionalmente, estables verticalmente.
C. disrupción completa del arco posterior, inestables rotacional y verticalmente.

Tratamiento inicial

Luego de la evaluación y estabilización de urgencia ya mencionadas, se mantiene la estabilización de la pelvis con el uso de una sábana de forma circunferencial o mediante fijadores externos [Figura 9.19].

Si el paciente persiste hipotenso luego de la estabilización de urgencia y la estabilización de la pelvis, con exclusión de otras lesiones, se debe realizar una laparotomía de emergencia y taponamiento o packing de pelvis. En la maniobra de packing se colocan, a través de un abordaje

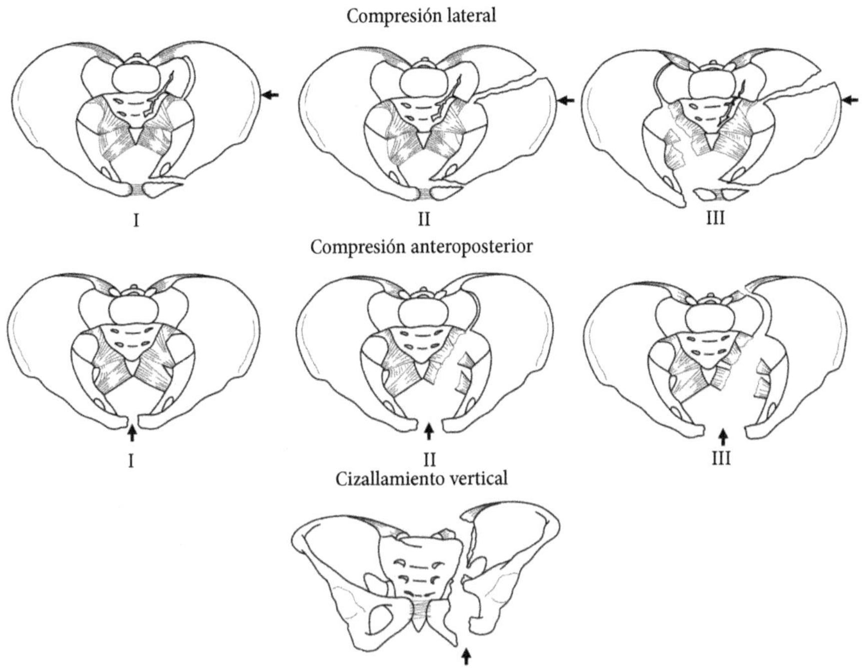

Figura 9.17. Clasificación de Young y Burgess para fracturas de pelvis.

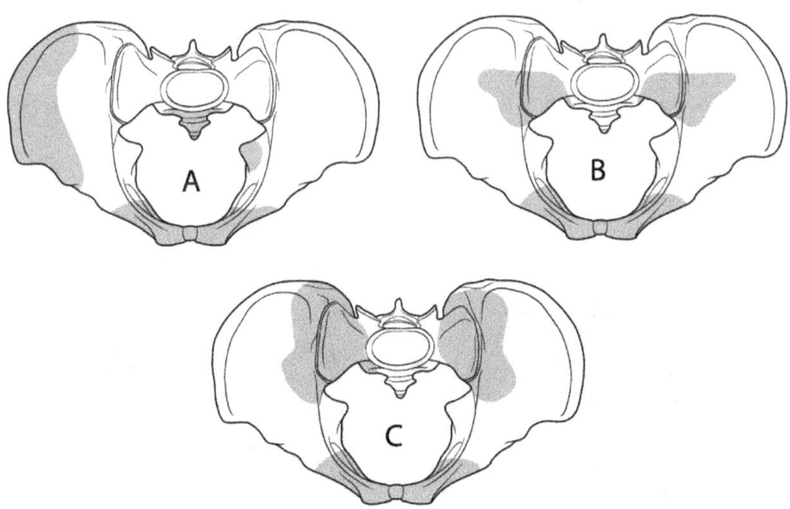

Figura 9.18. Clasificación AO para las fracturas de pelvis.
Se muestra en gris las zonas de las posibles fracturas.

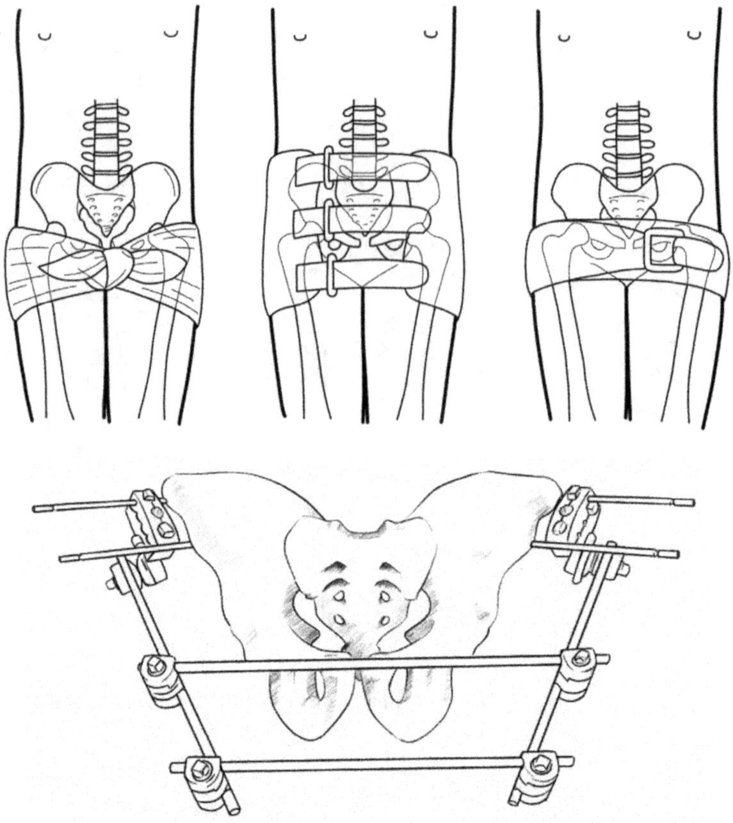

Figura 9.19. Estabilización temporal de fractura de pelvis a través de sábana o *binders* pélvicos (A) y fijador externo (B).

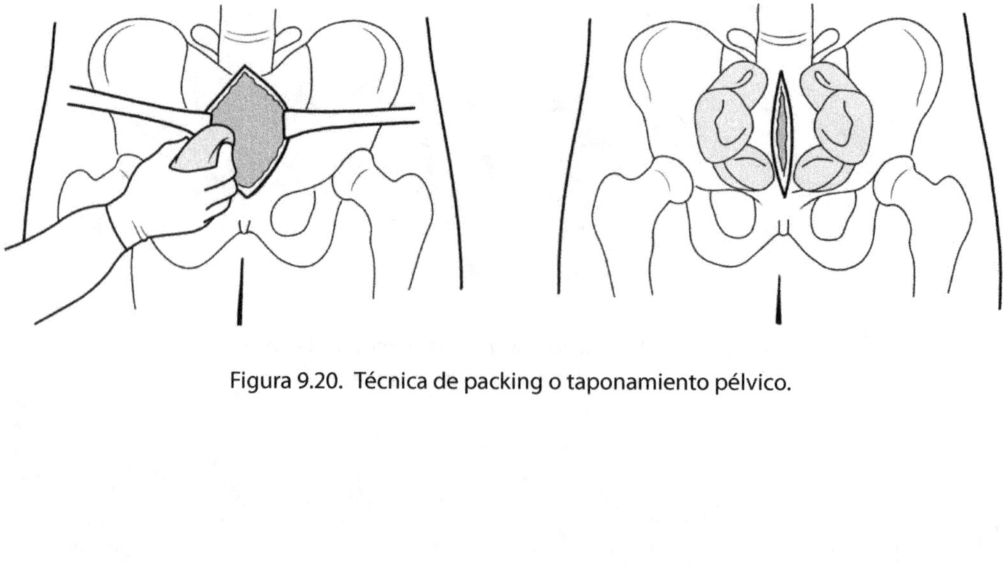

Figura 9.20. Técnica de packing o taponamiento pélvico.

infraumbilical, compresas radioopacas entre el anillo pélvico óseo y el peritoneo, desde la unión sacroilíaca hacia el área retropúbica, taponando las ramas de la arteria ilíaca interna y el plexo venoso [Figura 9.20].

En pacientes hemodinámicamente inestables, a pesar de que el sangrado es habitualmente venoso, se recomienda utilizar angioTAC para descartar lesiones arteriales.

Si el paciente presenta una fractura expuesta, cambia el pronóstico, pues aumenta la mortalidad a cerca de 50%. Se considera como expuesta cualquier comunicación de la fractura con la piel o a través de heridas que se extiendan al colon, recto o perineo. En estos casos, se recomienda la realización de una colostomía profiláctica para evitar la contaminación con las deposiciones.

Tratamiento definitivo

El tratamiento definitivo de las fracturas de pelvis desplazadas o no desplazadas tiene que estar a cargo de un traumatólogo especialista en fracturas de pelvis. Existe un gran número de alternativas de tratamiento que van desde el tratamiento conservador hasta la reducción abierta y fijación interna. La decisión sobre el tratamiento específico dependerá principalmente del tipo de fractura y la estabilidad hemodinámica del paciente.

Es importante tener en consideración que en pacientes con fracturas por compresión anteroposterior, candidatos a tratamiento conservador, existe cada vez más evidencia de que hasta un 50% de los casos se subestima la real diástasis, por efecto de la musculatura. Por lo tanto, en estos pacientes puede ser de utilidad la realización de evaluación bajo anestesia, para tomar una decisión terapéutica adecuada [Figura 9.21].

Complicaciones

- Enfermedad tromboembólica: es la complicación más frecuente, con tasas de trombosis venosa profunda entre 35-50%

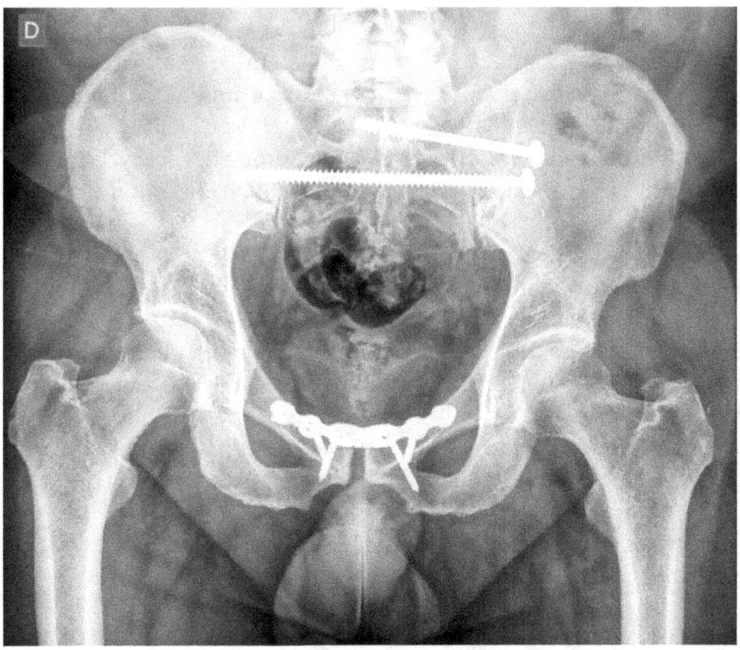

Figura 9.21. Fijación interna de fractura de pelvis con tornillos (articulación sacroilíaca) y placa (sínfisis del pubis).

y tromboembolismo pulmonar hasta 10%. Los factores de riesgo más importantes son la edad y la asociación con otras fracturas de las extremidades inferiores. La profilaxis antitrombótica debe iniciarse de forma precoz una vez que cese el sangrado activo. En caso de no poder iniciarse profilaxis, se debe evaluar la instalación de un filtro de vena cava.

- Infecciones: pueden estar asociadas a las heridas operatorias, infecciones sistémicas secundarias al trauma de alta energía o a los fijadores externos.
- Lesiones neurológicas: pueden producirse por la fractura o por la fijación posterior de la pelvis. La raíz más frecuentemente lesionada es L5.
- Dolor crónico: frecuente, relacionado a mal unión (consolidación viciosa), artrosis postraumática de articulaciones comprometidas, secuelas de la lesión neurológica o lesiones de los tejidos blandos asociadas a la fractura.
- Mal unión (consolidación viciosa): más frecuente en fracturas no reducidas, se debe considerar la artrodesis en caso de que comprometa alguna articulación.
- No unión: infrecuente, su tratamiento puede incluir injertos óseos o corrección quirúrgica de deformidades. Se recomienda revisar las complicaciones generales de las fracturas en el capítulo 3.

¿CUÁNDO DERIVAR AL ESPECIALISTA?

- Se recomienda derivar a un especialista todas las fracturas de cadera y pelvis, dado que requieren evaluación y tratamiento específicos de la especialidad.
- Las fracturas de cadera y de pelvis requieren atención de urgencia, por lo que el tratamiento inicial, incluyendo estabilización del paciente y de la fractura, debe realizarse antes del traslado definitivo (ver capítulo 5: Politraumatizado).

PUNTOS CLAVES

- Los principales signos de fractura de cadera al examen físico son dolor inguinal, acortamiento de la extremidad, rotación externa y diferentes grados de incapacidad funcional.
- En todo paciente con sospecha de fractura de cadera se debe realizar radiografía de pelvis anteroposterior (AP) y una radiografía de la cadera comprometida, proyección axial o cross table. Si resultasen negativas, pero se mantuviera la sospecha, debiera continuarse el estudio con una RM o TAC.
- Las fracturas de pelvis pueden producirse en contextos de trauma de alta energía, por lo que la evaluación y estabilización inicial del paciente requiere de un equipo multidisciplinario y la aplicación de las guías de apoyo vital avanzado de trauma (ATLS).
- En los pacientes con fractura de pelvis y compromiso hemodinámico debe estabilizarse la pelvis de forma urgente e iniciar el tratamiento y estudio completo del sangrado pélvico para disminuir la mortalidad asociada.
- El objetivo terapéutico de las fracturas de cadera y pelvis es realizar una cirugía precoz y segura, puesto que disminuye su morbimortalidad. El tratamiento definitivo en la mayoría de los casos es quirúrgico.
- La técnica quirúrgica de reducción y osteosíntesis de las fracturas de cadera y pelvis dependerá de las características del paciente y tipo de fractura.

Preguntas y ejercicios de autoestudio

- ¿Cuáles son los hallazgos del examen físico que se deben evaluar en pacientes con sospecha de fractura de cadera?
- ¿Cuáles son características específicas en fracturas intracapsulares versus extracapsulares, desplazadas versus no desplazadas?
- ¿Cuál es el tratamiento de urgencia de un paciente con sospecha de fractura de cadera?
- ¿Cuál es el tratamiento de urgencia de un paciente con sospecha de fractura de pelvis?
- ¿Cuál es el enfrentamiento de urgencia en un paciente con fractura de pelvis hemodinámicamente inestable?
- ¿Cuáles son las imágenes que deben solicitarse en un paciente con sospecha de fractura de cadera o pelvis?
- ¿Cuáles son las clasificaciones más frecuentemente utilizadas en las fraturas de cadera y pelvis y para qué sirven?

CAPÍTULO 10

FRACTURAS DIAFISARIAS DE FÉMUR Y FRACTURAS DE RODILLA

Luis Irribarra, Sebastián Irarrázaval, Pablo Moreno y Rocío Márquez

Resumen

Las fracturas diafisarias de fémur y fracturas de rodilla (fémur distal, platillos tibiales y rótula) se producen tanto en pacientes jóvenes, por mecanismos de alta energía, como en pacientes mayores, por mecanismos de baja energía. El tratamiento inicial es habitualmente en urgencia, el que debe considerar un estudio completo de lesiones asociadas (fracturas, lesiones neurovasculares y complicaciones).

Las radiografías son esenciales en el diagnóstico y pueden requerir complementariamente TAC y RM cuando hay sospecha de lesiones asociadas y en los casos de fractura intraarticulares de rodilla.

El tratamiento de este tipo de fracturas es habitualmente quirúrgico, con el objetivo de estabilizar la fractura y lograr una funcionalidad precoz, para lo cual hay distintas técnicas e implantes dependiendo, principalmente, del tipo de fractura.

Las fracturas de fémur y rodilla consideradas en este capítulo comprenden las fracturas diafisarias de fémur, las fracturas de fémur distal, las fracturas de platillos tibiales y las fracturas de rótula, ya que son las más frecuentes.

FRACTURAS DE LA DIÁFISIS DEL FÉMUR

Las fracturas diafisarias se definen por un rasgo de fractura distal al trocánter menor y proximal a la metáfisis distal.

Epidemiología

Las fracturas diafisarias de fémur presentan una incidencia de aproximadamente 10 por 100.000 habitantes por año. Se producen con más frecuencia en hombres jóvenes (15 a 24 años) por traumatismos de alta energía y en mujeres de edad avanzada (a partir de los 65 años) por caídas de baja energía.

Anatomía

El fémur es el hueso largo de mayor tamaño del cuerpo humano y está rodeado por grupos musculares importantes como son el cuádriceps e isquiotibiales, entre otros. Una característica morfológica importante de la diáfisis del fémur es su curvatura anterior [Figura 10.1].

La diáfisis del fémur se encuentra sometida a fuerzas musculares deformantes, las que se relacionan con las deformidades de los segmentos óseos en las fracturas [Figura 10.2]:

- Abductores (glúteo medio y glúteo menor): se insertan en el trocánter mayor y desvían en abducción la porción proximal del fémur en las fracturas subtrocantéricas y diafisarias proximales.
- Iliopsoas: desvía el fragmento proximal en flexión y rotación externa debido a su inserción en el trocánter menor.
- Aductores: ejercen una fuerte tracción axial y en varo sobre el fragmento distal.

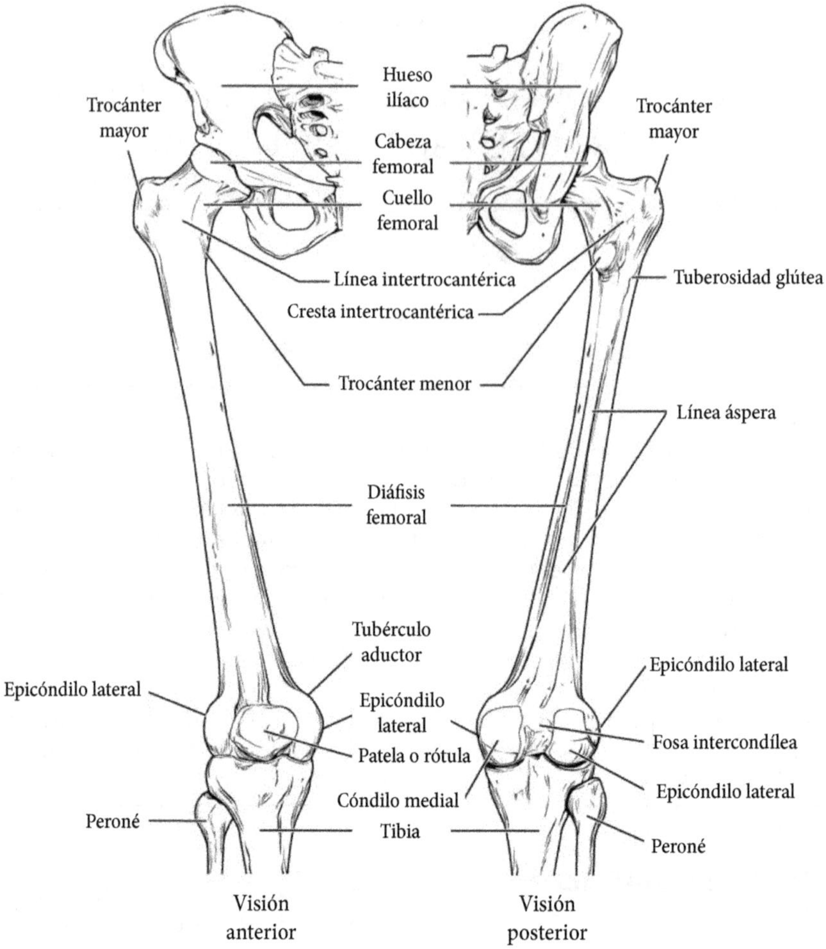

Figura 10.1. Anatomía ósea del fémur.

- Gastrocnemios: actúa sobre las fracturas de fémur distal, flexionando el fragmento distal [Figura 10.3].

La irrigación de la diáfisis del fémur proviene, en su mayoría, de la arteria femoral profunda, a través de los vasos nutricios y los vasos periósticos. Las fracturas de la diáfisis del fémur consolidan con facilidad si no hay un gran compromiso de la irrigación ósea. Por lo tanto, es importante evitar una excesiva desperiostización, especialmente en la zona posterior, pues es por donde las arterias nutricias entran en el hueso.

Mecanismo de lesión

Las fracturas de la diáfisis del fémur en los adultos son habitualmente resultado de traumatismos de alta energía. Se producen durante accidentes de tránsito, por armas de fuego o por caídas de altura.

Las fracturas en hueso patológico, sobre todo en el adulto mayor, suelen localizarse en la unión metafisodiafisaria. Cualquier fractura que no pueda explicarse por la intensidad del traumatismo debe hacer sospechar una fractura en hueso patológico.

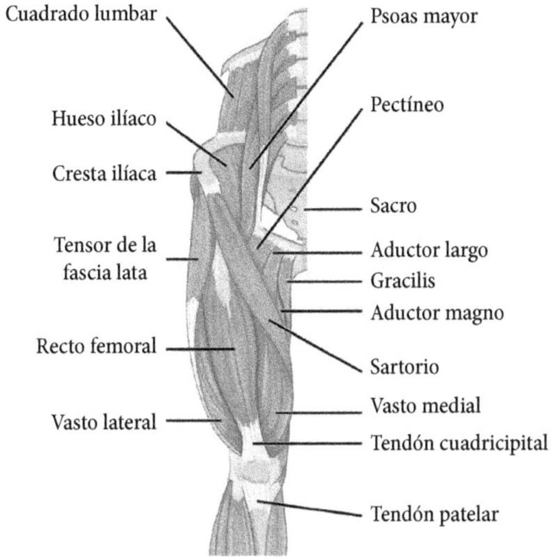

Visión anterior de los músculos superficiales de la pelvis y muslo de la extremidad inferior derecha

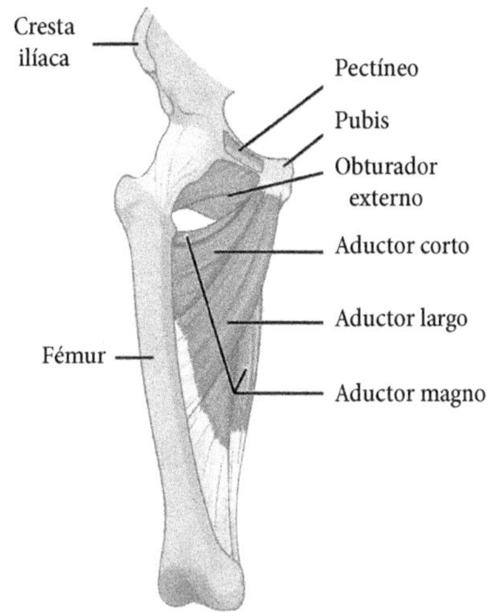

Visión anterior de los músculos profundos de la pelvis y muslo de la extremidad inferior derecha

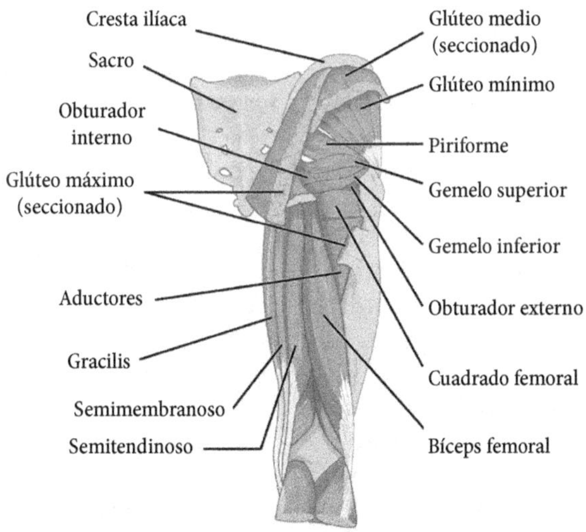

Visión posterior de los músculos de la pelvis y muslo de la extremidad inferior.

Figura 10.2. Músculos asociados al fémur, responsables de los movimientos activos de la cadera y pelvis.

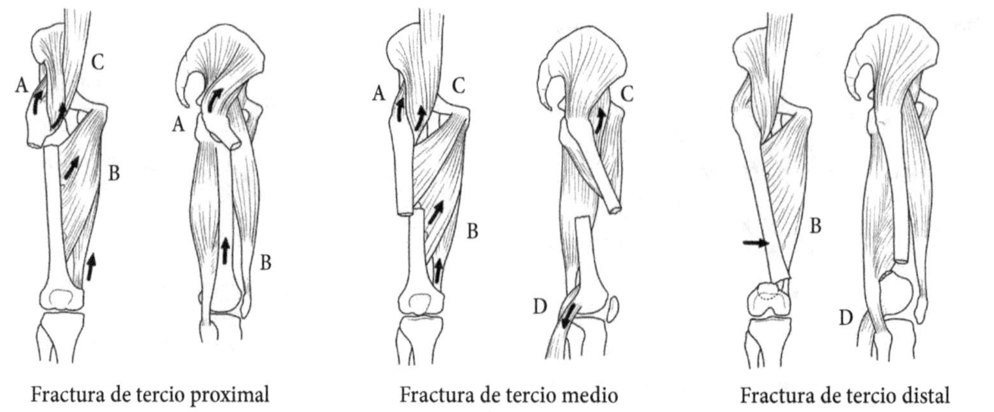

Figura 10.3. Fuerzas musculares deformantes que actúan sobre el fémur: A. Abductores, B. Aductores, C. Iliopsoas, D. Gastrocnemios.

Presentación clínica

Debido a que estas fracturas suelen ser el resultado de traumatismos de alta energía, se debe realizar una evaluación traumatológica completa, incluyendo el protocolo de ATLS (ver capítulo 5: Politraumatizado).

El diagnóstico de una fractura de la diáfisis del fémur suele ser evidente. El paciente no puede caminar y presenta dolor, deformidad de grado variable, aumento de volumen y habitualmente acortamiento de la extremidad afectada. Es esencial realizar una minuciosa evaluación neurovascular, aunque es poco frecuente que haya lesiones neurovasculares asociadas a las fracturas de diáfisis del fémur.

Se debe evaluar la cadera y rodilla ipsilaterales, incluyendo la inspección y la palpación sistemáticas. No se recomienda evaluar el rango de movimiento articular, ni realizar las pruebas de estabilidad ligamentaria en caso de sospecha de fracturas diafisarias fémur, ya que podrían ocasionar el desplazamiento de la fractura. Sin embargo, las lesiones ligamentosas de la rodilla ipsilateral son frecuentes y necesitan ser evaluadas después de la fijación de la fractura.

Las fracturas diafisarias de fémur pueden producir una hemorragia significativa en el muslo, generalmente de más de 1000 ml. Por lo tanto, es necesaria una minuciosa evaluación hemodinámica preoperatoria.

Lesiones asociadas

Son frecuentes las lesiones asociadas, las que pueden ocurrir entre un 5% a 15% de los casos. Los pacientes pueden presentar lesiones traumáticas de columna, pelvis y lesiones de la extremidad inferior ipsilateral. El 50% de los pacientes que tienen una fractura cerrada de la diáfisis del fémur presenta lesiones de los ligamentos de la rodilla ipsilateral.

Estudio imagenológico

Deben obtenerse radiografías anteroposterior (AP) y lateral de fémur, anteroposterior (AP) de pelvis, anteroposterior (AP) y lateral de rodilla.

Es necesario revisar de forma cuidadosa las radiografías para determinar el patrón de la fractura, la calidad del hueso, la presencia de pérdida ósea, la existencia de conminución y el acortamiento de la fractura.

Se debe evaluar la región proximal del fémur en busca de una fractura asociada del cuello o de la región pertrocantérica. Si es necesaria una TAC de abdomen y/o de pelvis por otras causas, se debe evaluar una posible lesión ipsilateral del acetábulo o del cuello del fémur.

Clasificación

Clasificación de la AO (Arbeitsgemeinschaft für Osteosynthesefragen, Asociación para el estudio de la fijación interna) [Figura 10.4]:

- Tercios: proximal, medio y distal
  A. fractura simple
  B. fractura en cuña (ala de mariposa)
  C. fractura multifragmentaria (conminuta).

Esta clasificación incluye 7 subtipos adicionales que pueden ser revisados en https://classification.aoeducation.org/

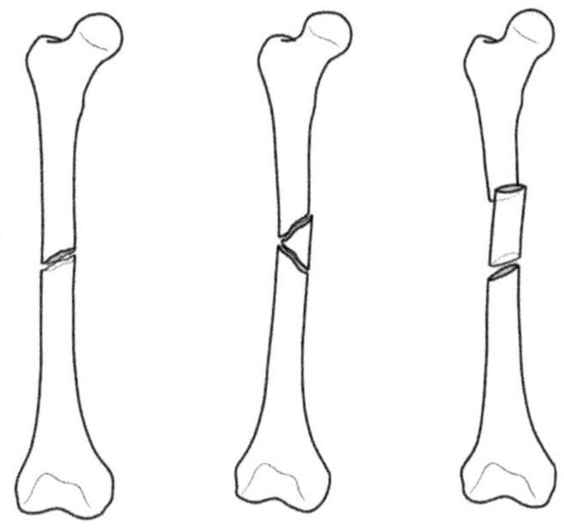

Figura 10.4. Clasificación AO para fracturas diafisarias de fémur.

Clasificación descriptiva:

- Fractura expuesta versus cerrada.
- Localización: tercio proximal, medio o distal.
- Localización: ístmica, infraístmica o supracondílea.
- Patrón: espiroidea, oblicua o transversa.
- Conminuta, segmentaria o con un fragmento en cuña (ala de mariposa).
- Deformidad angular o rotación.
- Desplazamiento: acortamiento o traslación.

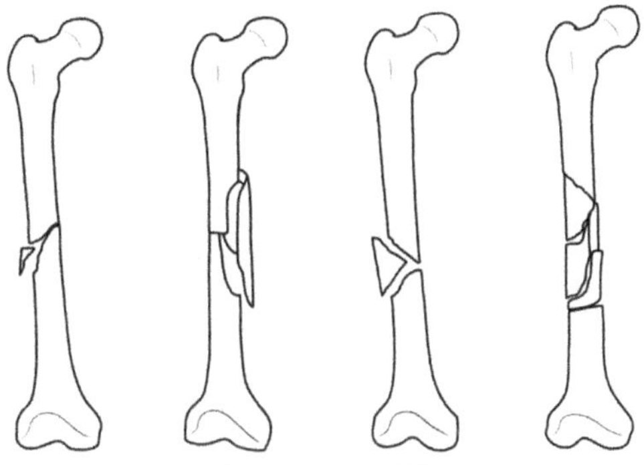

Figura 10.5. Clasificación de Winquist y Hansen para fracturas diafisarias de fémur.

Clasificación de Winquist y Hansen:
Se basa en el grado de conminución de la fractura [Figura 10.5]:

- Tipo I: conminución mínima o ausente.
- Tipo II: permanece intacto al menos el 50% de la cortical de ambos fragmentos.
- Tipo III: conminución cortical del 50% al 100%.
- Tipo IV: conminución circunferencial sin contacto entre las corticales.

Tratamiento conservador

El tratamiento conservador, como forma de tratamiento definitivo de las fracturas de la diáfisis del fémur, está prácticamente restringido a pacientes adultos cuya severa comorbilidad contraindica la cirugía.

La tracción esquelética puede utilizarse como medida temporal antes de la cirugía para estabilizar la fractura y prevenir su acortamiento. El objetivo de la tracción esquelética es restablecer la longitud del fémur, controlar la deformidad rotacional y angular, disminuir los espasmos dolorosos y minimizar la pérdida de sangre en el muslo.

Los problemas relacionados con la tracción esquelética como tratamiento definitivo de la fractura incluyen rigidez de la rodilla, acortamiento de la extremidad, hospitalización prolongada, problemas respiratorios y cutáneos y mal unión (consolidación viciosa) [Figura 10.6].

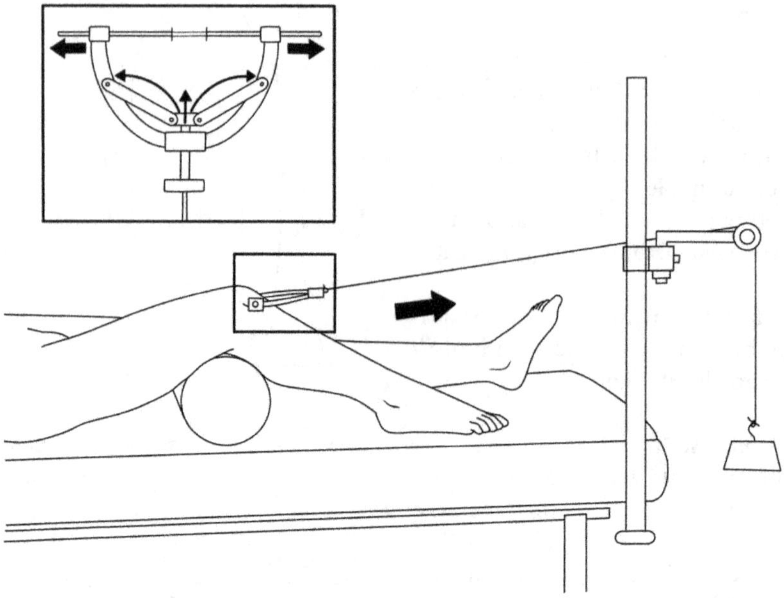

Figura 10.6. Tracción transesquelética a través de la tibia para mantener una reducción cerrada de una fractura de fémur.

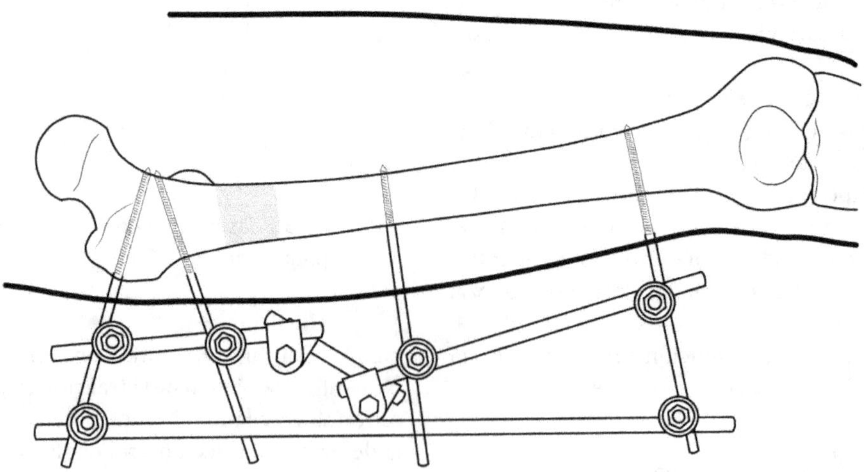

Figura 10.7. Fijador externo para fractura diafisaria de fémur (visión lateral).

Tratamiento quirúrgico

La estabilización quirúrgica es el tratamiento estándar en la mayoría de las fracturas de la diáfisis del fémur, la cual debe realizarse, si es posible, en las primeras 24 horas.

La estabilización precoz de las lesiones de los huesos largos es especialmente importante en el paciente politraumatizado.

Las alternativas de estabilización son fijador externo, clavo endomedular y placas.

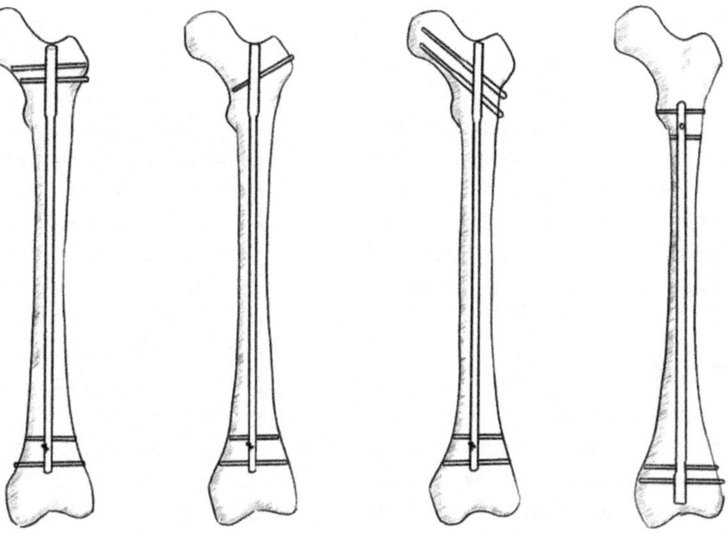

Figura 10.8. Clavo endomedular de fémur con diferentes disposiciones y fijaciones que se utilizan según los tipos de fracturas.

- Fijador externo: se utiliza con más frecuencia como tratamiento provisorio, sobre todo como fijación temporal en el paciente politraumatizado grave, previo a la fijación definitiva una vez estabilizado. También se emplea en presencia de una lesión arterial ipsilateral que necesita reparación y en fracturas expuestas con importante contaminación de partes blandas.

  Sus ventajas principales son la estabilización de la fractura a través de una intervención rápida (un fijador externo temporal puede colocarse en menos de 30 min.) sin daño adicional de partes blandas. Las principales desventajas son el riesgo de infección en el trayecto de los tornillos de Schanz que estabilizan los segmentos óseos y la pérdida de rango de movimiento de la rodilla (lo que puede producir rigidez) [Figura 10.7].
- Clavo endomedular: es el método de tratamiento habitual de las fracturas de la diáfisis del fémur. La ubicación endomedular del implante permite una mejor transmisión de fuerza axial que una fijación con placa. Los beneficios del uso de clavo endomedular sobre la fijación con placa son el menor daño de partes blandas, una menor tasa de infecciones, el uso funcional precoz de la extremidad y mayor consolidación ósea [Figura 10.8].
- Fijación con placas: el uso de la fijación con placas como sistema de estabilización de la diáfisis del fémur ha disminuido con la utilización de los clavos endomedulares. Tiene la ventaja de lograr una reducción más anatómica al abrir el foco de fractura, sin embargo, esto aumenta el riesgo de infección, sangrado y lesión de partes blandas. Hay placas que pueden colocarse de forma percutánea, es decir, a través de pequeños abordajes mediante técnicas mínimamente invasivas, lo cual disminuiría el riesgo de infección.

  La disminución de la irrigación por debajo de la placa y el efecto de transferencia de cargas sobre el hueso a lo largo de esta aumentan el riesgo de alteraciones de la consolidación ósea y fallo mecánico del implante

Rehabilitación

Se recomienda la movilización precoz del paciente, disminuyendo en lo posible el período de postración, con movilización precoz de la rodilla. La capacidad de carga sobre la extremidad depende de numerosos factores, como el tipo y localización de la fractura, las lesiones asociadas, la situación de las partes blandas y el tipo de implante utilizado para la fijación.

Complicaciones

- Lesiones neurovasculares: son poco frecuentes porque los nervios femoral y ciático están rodeados por músculos a lo largo de todo su trayecto en el muslo, y las técnicas quirúrgicas de estabilización no debieran comprometer la arteria femoral.
- Síndrome compartimental: se presenta como dolor desproporcionado, aumento de volumen a tensión del muslo, parestesias/disestesias en la zona medial del muslo o dolor a la extensión pasiva del cuádriceps.
- Infección: tiene una incidencia de 1% en fracturas cerradas. El riesgo es mayor con un tratamiento abierto que con el uso de clavo endomedular cerrado. Las fracturas expuestas del tipo I, II y IIIA tienen un bajo riesgo de infección si se tratan con clavo endomedular, mientras que las fracturas muy contaminadas, con exposición ósea y una lesión amplia de partes blandas (tipos IIIB y IIIC), tienen mayor riesgo de infección, independientemente del tratamiento empleado.
- Retardo de la consolidación y no unión: son poco frecuentes. En el caso de la diáfisis del fémur, se considera habitualmente retardo de la consolidación cuando esta no se ha completado pasados 6 meses desde la lesión y no unión cuando la consolidación no está presente a los 6 meses. Suelen estar relacionadas con un aporte sanguíneo insuficiente (ej.: desperiostización con el uso de placas), movilización excesiva del foco de fractura, infección y tabaquismo.
- Mal unión (consolidación viciosa): generalmente se produce una deformidad en varo, rotación interna y/o acortamiento debido a las fuerzas deformantes ejercidas por los músculos, o porque no se consiguió restablecer la alineación durante la cirugía.

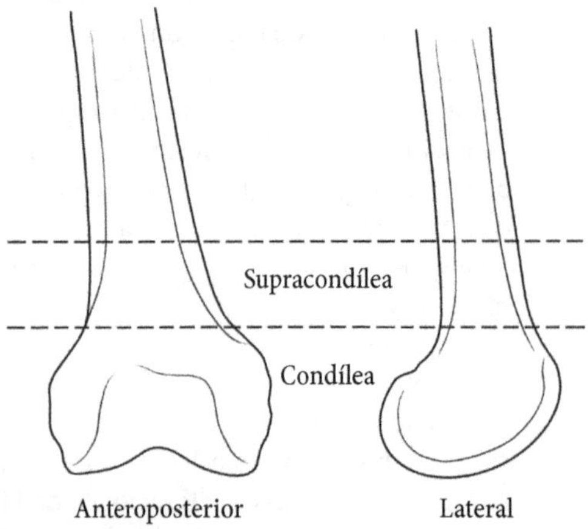

Figura 10.9. Regiones supracondílea y condílea del fémur.

Se recomienda revisar las complicaciones generales de las fracturas en el capítulo 3.

FRACTURAS DE FÉMUR DISTAL

Epidemiología

Las fracturas de fémur distal corresponden a aproximadamente al 7% de todas las fracturas de fémur. Presentan una distribución bimodal, con una mayor incidencia en los adultos jóvenes por traumatismos de alta energía, como accidentes de vehículos motorizados o caídas de altura y un segundo máximo en los adultos mayores, por caídas menores.

Anatomía

El fémur distal incluye la región supracondílea y la región condílea [Figura 10.9].

La región supracondílea del fémur es la zona comprendida entre los cóndilos femorales y la unión de la metáfisis con la diáfisis del fémur. La porción distal del fémur se ensancha desde

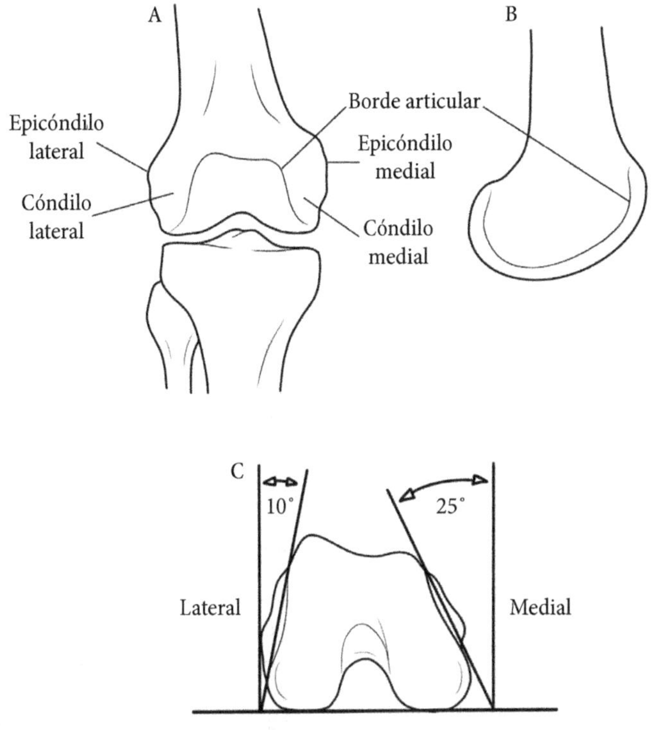

Figura 10.10. Anatomía de la porción distal del fémur.
A. Visión anterior. B. Visión lateral. C. Visión axial, la cual muestra la forma trapezoidal del fémur distal.

la diáfisis, cilíndrica, para formar dos cóndilos curvados separados por el surco intercondíleo.

Cuando se observa la superficie distal del fémur desde abajo, los cóndilos son más anchos en su parte posterior, lo que forma un trapezoide [Figura 10.10].

Normalmente, la articulación de la rodilla es paralela al suelo. El eje anatómico (el ángulo formado entre la diáfisis del fémur y la articulación de la rodilla) presenta una angulación media en valgo de 9° [Figura 10.11].

Las fuerzas deformantes, debido a las inserciones musculares, causan patrones de desplazamiento característicos. Los gastrocnemios flexionan el fragmento distal y producen un desplazamiento y angulación posterior. El cuádriceps y los isquiotibiales ejercen tracción en dirección proximal y producen un acortamiento de la extremidad [Figura 10.12].

Mecanismo de lesión

La mayoría de las fracturas de la porción distal del fémur son el resultado de una carga axial acompañada de una fuerza en varo, valgo o rotación. En los adultos jóvenes, esa fuerza generalmente proviene de traumatismos de alta energía, como accidentes de tránsito o caídas de altura. En los adultos mayores, la fuerza puede ser el resultado de una caída sobre la rodilla flexionada.

Evaluación clínica

Habitualmente los pacientes son incapaces de deambular y presentan dolor, aumento de volumen y una deformidad variable en la parte distal del muslo y en la rodilla.

Es fundamental realizar una evaluación neurovascular. Hay que tener en cuenta la

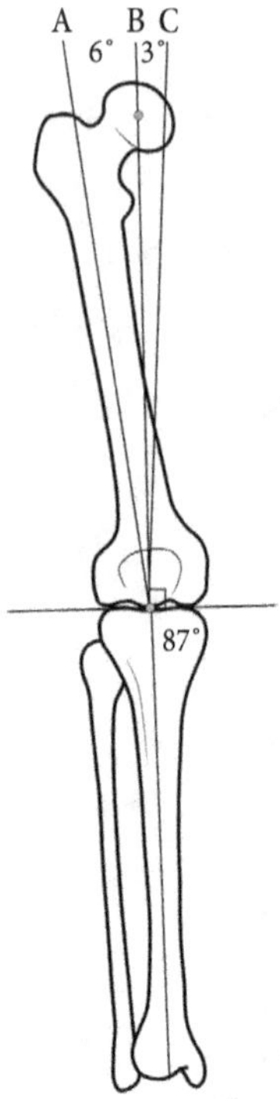

Figura 10.11. Ejes y ángulos principales de la extremidad inferior. A. Eje anatómico del fémur, B. Eje mecánico del fémur, C. Perpendicular a línea articular.

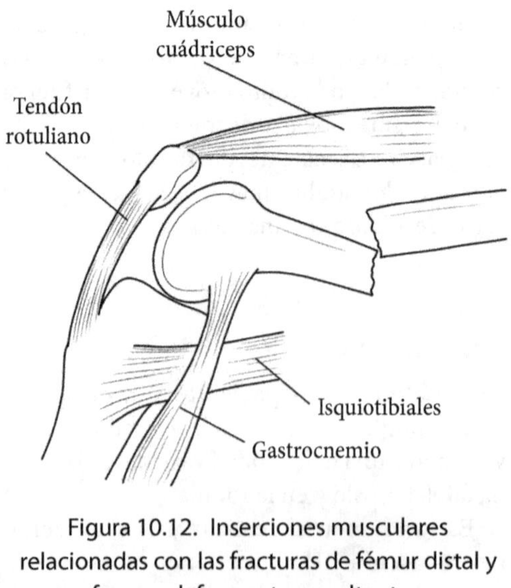

Figura 10.12. Inserciones musculares relacionadas con las fracturas de fémur distal y fuerzas deformantes resultantes.

proximidad de importantes estructuras neurovasculares al foco de fractura. Un aumento de volumen inusual en la región poplítea junto con la pérdida de los pulsos distales arteriales sugieren la rotura de la arteria poplítea. A pesar de lo anterior, la incidencia de lesiones vasculares en las fracturas supracondíleas aisladas es baja, oscilando entre el 2% y el 3%.

La aparición de un síndrome compartimental es poco frecuente y se asocia a un sangrado importante en el muslo.

Es fundamental evaluar la cadera, la rodilla, la pierna y el tobillo ipsilaterales, especialmente en el paciente con compromiso de conciencia o politraumatizado.

Estudio imagenológico

Se deben solicitar radiografías de rodilla anteroposterior (AP), lateral, axial de rótula y túnel intercondíleo, y de fémur anteroposterior (AP) y lateral. En la proyección axial de rótula debe evaluarse si el paciente lo tolera, ya que debe flexionar la rodilla al menos 20° para esta proyección.

Las fracturas intraarticulares complejas pueden requerir de una TAC para complementar la evaluación diagnóstica y planificar la intervención quirúrgica.

La RM es útil para evaluar lesiones asociadas ligamentosas o meniscales de la rodilla.

Criterios de Ottawa para rodilla

Estos criterios consisten en un algoritmo de decisión clínica para determinar la necesidad de radiografías en los casos de traumatismos de rodilla, los cuales también se han descrito para tobillo y pie (ver capítulo 11: Fracturas de pierna, tobillo y pie).

Debe solicitarse radiografías de rodilla en los casos de pacientes con antecedente de trauma de rodilla con 1 o más de los siguientes hallazgos:

- edad 55 años o más
- dolor aislado de la rótula
- dolor en la cabeza del peroné
- incapacidad de flexionar hasta 90°

- incapacidad de cargar peso de la extremidad inmediatamente después del accidente o dar 4 pasos sin apoyo en urgencia (se debe tener precaución en esta prueba para evitar caídas. Si el paciente logra deambular 4 pasos cojeando, la prueba se considera negativa) [Figura 10.13].

Clasificación

Clasificación descriptiva:

- Abierta versus cerrada.
- Localización: supracondílea, intercondílea, condílea.
- Patrón: espiroidea, oblicua o transversa.
- Compromiso articular.
- Conminuta, segmentaria o con un fragmento en cuña (ala de mariposa).

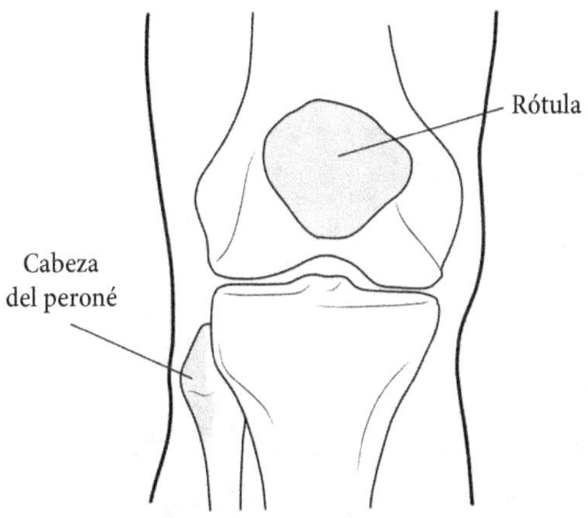

Figura 10.13. Zonas de dolor que considera los criterios de Ottawa para rodilla.

- Con deformidad angular o rotacional.
- Desplazamiento: acortamiento o traslación.

Clasificación de la AO (Arbeitsgemeinschaft für Osteosynthesefragen, Asociación para el estudio de la fijación interna) de las fracturas de la porción distal del fémur [Figura 10.14]:

A. extraarticular
B. articular parcial
C. articular completa

Esta clasificación incluye 25 subtipos adicionales que pueden ser revisados en https://classification.aoeducation.org/

Tratamiento conservador

A pesar de ser muy inhabitual, está indicado en las fracturas no desplazadas o incompletas, fracturas impactadas estables en adultos mayores y si hay otras comorbilidades médicas que contraindiquen cirugía.

El tratamiento de las fracturas estables, no desplazadas, consiste en la inmovilización de la extremidad con una órtesis articulada de rodilla, con carga parcial.

En las fracturas desplazadas se requiere un período de 6 a 12 semanas de inmovilización con yeso, aceptando la deformidad residual, seguido del uso de una órtesis. El objetivo no es la reducción anatómica perfecta, sino el restablecimiento del eje articular. Sus posibles desventajas incluyen la deformidad en varo y la rotación interna, la rigidez de rodilla y la necesidad de una postración prolongada.

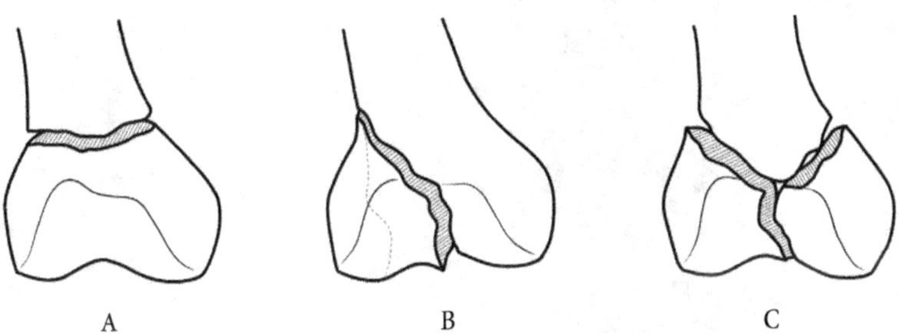

Figura 10.14. Clasificación AO de fracturas de fémur distal.

Tratamiento quirúrgico

En la mayoría de las fracturas desplazadas del fémur distal es preferible la estabilización quirúrgica. Estas fracturas pueden estabilizarse temporalmente mediante una órtesis de rodilla. Si hay un importante acortamiento es posible considerar la colocación de una tracción transesquelética.

Las fracturas intraarticulares requieren la reconstrucción anatómica de la superficie articular. A continuación, el segmento articular se fija al segmento proximal, intentando restablecer las relaciones anatómicas normales. Esto incluye corregir las desviaciones angulares, traslacionales y rotacionales.

Los métodos de fijación utilizados con mayor frecuencia son las placas, seguidos por los clavos endomedulares y fijadores externos. Con menor frecuencia se utilizan combinaciones tornillo-placa (tornillo condíleo dinámico) o clavo-placa (técnicamente más compleja) [Figura 10.15].

Rehabilitación

Con una fijación estable, la kinesiología consiste en ejercicios de movilización activa y deambulación con bastones sin carga, o con un máximo de carga de hasta 20% del peso corporal, durante 8 a 12 semanas.

Complicaciones

- Mal unión (consolidación viciosa): por lo general, es resultado de una alineación defectuosa en el momento de la cirugía. Es más frecuente cuando se utilizan clavos endomedulares. La deformidad más habitual es en varo.
- No unión: es poco frecuente debido a la rica irrigación de esta región y a que predomina el hueso esponjoso. Tiene mayor incidencia en el adulto mayor.
- Artrosis postraumática: puede ser resultado de un fracaso en el restablecimiento de la

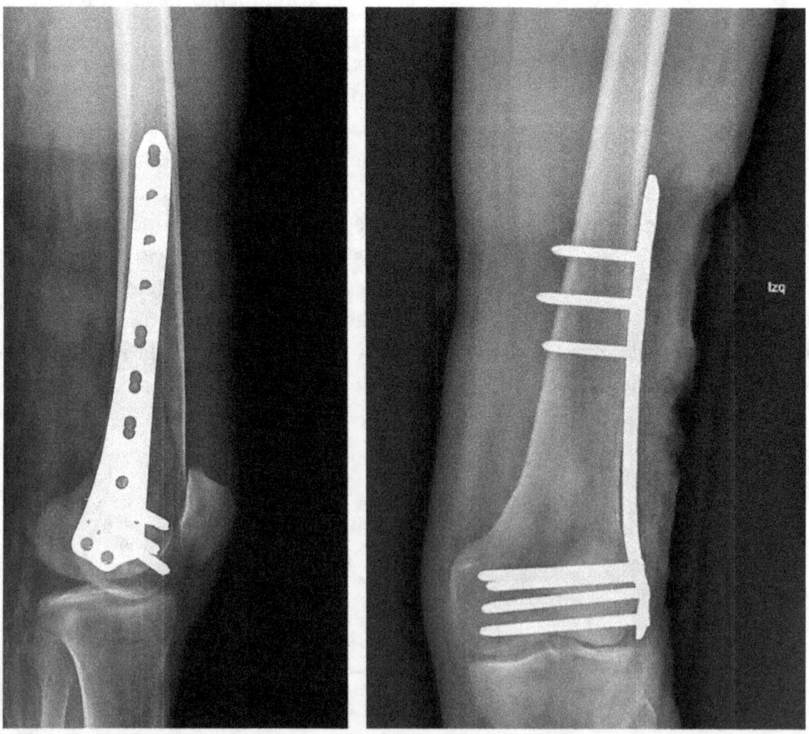

Figura 10.15. Fijación interna de fractura de fémur distal con placa y tornillos.

congruencia articular, en especial, en los pacientes jóvenes. También es posible que se produzca por una lesión condral en el momento del traumatismo.

- Infección: las fracturas expuestas necesitan un aseo y debridamiento meticuloso, así como antibióticos intravenosos.
- Rigidez de la rodilla: es la complicación más común como resultado de la formación Es preferible prevenirla mediante una reducción anatómica, una movilización precoz y un adecuado control del dolor.

Se recomienda revisar las complicaciones generales de las fracturas en el capítulo 3.

FRACTURAS DE RÓTULA

Epidemiología

Las fracturas de rótula representan el 1% de todas las fracturas. La proporción hombre/mujer es 2:1 y es más frecuente en pacientes entre 20 a 50 años. Las lesiones bilaterales son poco frecuentes.

Anatomía

La rótula es el mayor hueso sesamoídeo del esqueleto. Su función principal es aumentar la fuerza mecánica y la acción de palanca del tendón del cuádriceps. Este tendón se inserta en el polo superior de la rótula y el tendón rotuliano en el polo inferior. El cartílago articular de la rótula puede tener hasta 1 cm de espesor.

Los retináculos medial y lateral son resistentes expansiones longitudinales del cuádriceps que se insertan directamente sobre la tibia. Si permanecen íntegros en caso de una fractura de rótula, el paciente es capaz de extender la rodilla a pesar de que la fractura en sí no presente estabilidad mecánica.

La irrigación de la rótula procede de las arterias geniculares que forman una red anastomótica circunferencial alrededor de la rótula [Figura 10.16].

Mecanismo de lesión

El mecanismo más frecuente es el trauma directo, el que puede producir diferentes patrones de fractura. El mecanismo indirecto, menos frecuente, es secundario a una contracción excéntrica forzada del cuádriceps cuando la rodilla está en semiflexión (por ejemplo, en una caída).

Evaluación clínica

Habitualmente los pacientes no pueden caminar o presentan una capacidad de deambulación limitada, con dolor, aumento de volumen y dolor a la palpación sobre la rodilla afectada. En ocasiones, puede palparse un defecto sobre la rótula.

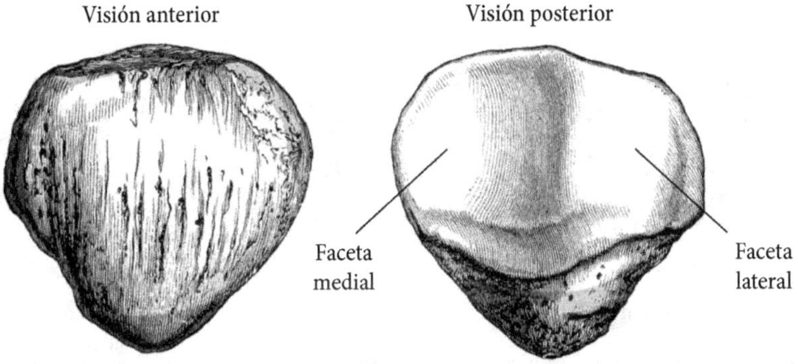

Figura 10.16. Anatomía de la rodilla, visión anterior, medial y lateral.

Es importante descartar la existencia de una fractura expuesta, lo que constituiría una urgencia quirúrgica.

Se debe evaluar la extensión activa de la rodilla para determinar si los retináculos están lesionados. Cuando hay poco desplazamiento de los fragmentos y no hay una rotura extensa de los retináculos, la extensión activa de la rodilla puede estar conservada.

En un traumatismo de alta energía es posible observar lesiones asociadas de la extremidad inferior. En este caso es necesario evaluar el resto de la extremidad y realizar un estudio radiológico según los hallazgos.

Estudio imagenológico

Deben solicitarse radiografías de rodilla con proyecciones anteroposterior (AP), lateral y axial de rótula si el paciente lo tolera (debe flexionar la rodilla al menos 20° para esta proyección).

Una rótula bipartita puede confundirse con una fractura en la radiografía. Consiste en una sincondrosis, es decir, una articulación sin cavidad articular ni movimiento articular, la cual se encuentra en hasta el 6% de la población. En general se localiza en la porción superolateral y presenta bordes lisos, siendo bilateral en el 50% de los individuos.

Puede utilizarse la TAC para delimitar mejor el patrón de fractura, las fracturas marginales o los fragmentos osteocondrales.

Clasificación

Clasificación descriptiva [Figura 10.17]:
- Abierta versus cerrada.
- No desplazada versus desplazada.
- Patrón: estrellada, conminuta, transversa, vertical (marginal), polar, osteocondral.

Clasificación de la AO (*Arbeitsgemeinschaft für Osteosynthesefragen*, Asociación para el estudio de la fijación interna) de las fracturas de rótula [Figura 10.18]:
- extraarticular
- articular parcial sagital
- articular completa, coronal

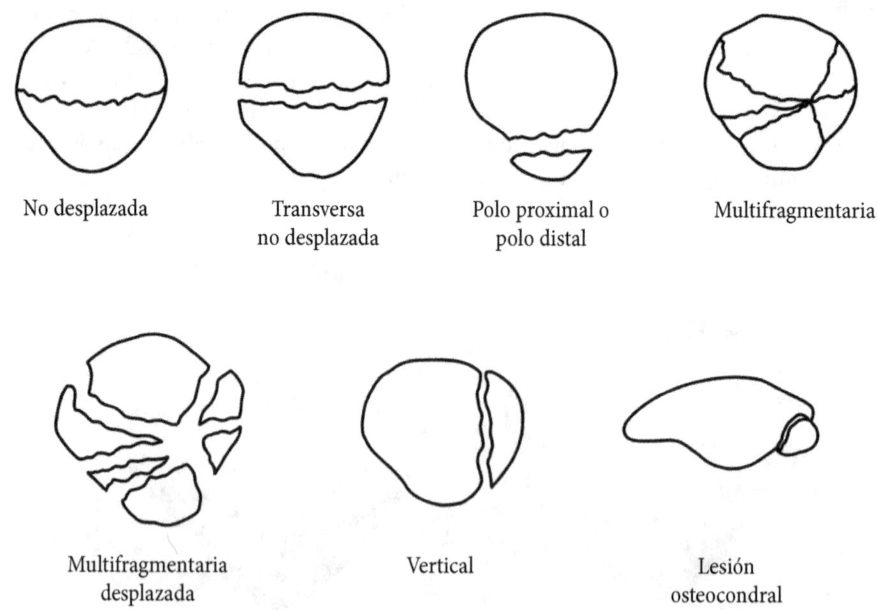

Figura 10.17. Clasificación descriptiva de las fracturas de rótula.

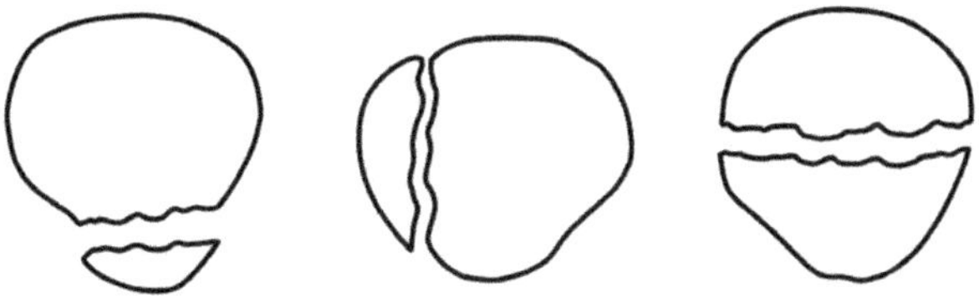

Figura 10.18. Clasificación AO de fracturas de rótula.

Esta clasificación incluye 10 subtipos adicionales que pueden ser revisados en https://classification.aoeducation.org/

Tratamiento conservador

Está indicado en las fracturas no desplazadas o mínimamente desplazadas (gap hasta 2 a 3 mm) con mínimo compromiso articular (escalón hasta 1 a 2 mm). Es necesario que el aparato extensor esté íntegro.

Se utiliza una órtesis de rodilla bloqueada en extensión durante 4 a 6 semanas. Se recomienda el apoyo parcial precoz con la rodilla en extensión, progresando hacia el apoyo completo con bastones según tolerancia.

Tratamiento quirúrgico

La reducción abierta y fijación interna es el tratamiento de elección. Sus indicaciones son la pérdida de la extensión activa, el desplazamiento de los fragmentos en más de 3 mm, una incongruencia articular mayor de 2 mm o una fractura expuesta.

Hay diversos métodos de fijación, utilizándose con más frecuencia el sistema de obenque (banda de tensión) y los tornillos (tornillos canulados). Para algunas fracturas complejas se han diseñado placas específicas para rótula [Figuras 10.19 a 10.21].

La patelectomía parcial o resección de una parte de la rótula es una cirugía de salvataje que tiene indicaciones limitadas, entre las que se incluyen la presencia de una gran conminución que imposibilite restablecer la superficie articular o conseguir una fijación estable. La patelectomía total está raramente indicada. En estos casos la fuerza máxima del cuádriceps se reduce entre un 30 a 50%.

Rehabilitación

En el postoperatorio debe inmovilizarse la articulación con una férula durante 3 a 6 días antes de iniciar el movimiento articular precoz. El paciente debe realizar ejercicios activos asistidos de rango de movimiento articular, progresando desde la carga parcial hasta la carga completa a las 6 semanas.

Las fracturas muy conminutas o con reparación marginal, sobre todo en los pacientes adultos mayores, requieren inmovilización durante 3 a 6 semanas.

Se permite la carga de peso con la rodilla en extensión según se tolere. Puede retirarse la órtesis para realizar los ejercicios de rango de movimiento de la rodilla.

Complicaciones

- Infección postoperatoria: es poco frecuente y está más relacionada con fracturas expuestas.
- Refractura (1% al 5%): es secundaria a la disminución de la resistencia inherente en el foco de fractura.
- No unión (2%): la mayoría de los pacientes conservan una buena función, aunque si la no unión es dolorosa puede plantearse una patelectomía parcial. En pacientes jóvenes y activos, se debe considerar una revisión de la osteosíntesis.

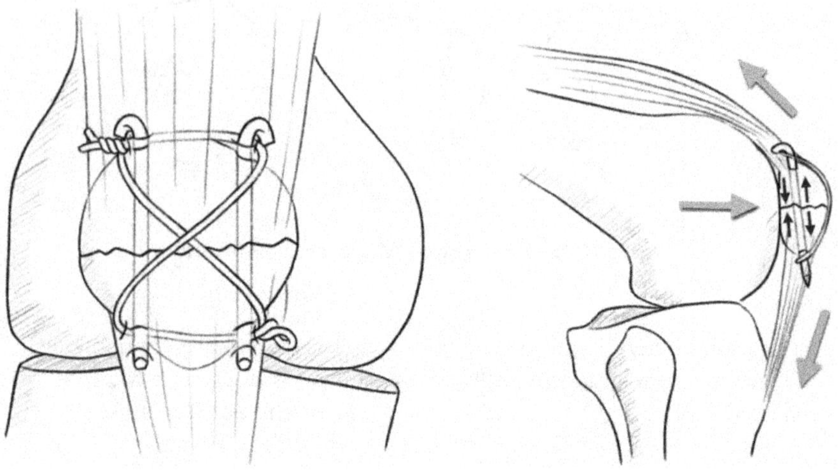

Figura 10.19. Una de las fijaciones frecuentemente utilizadas en las fracturas transversas de rótula es el obenque o banda de tensión. Este corresponde a un sistema de fijación con agujas y alambre en el cual las fuerzas distractivas realizan compresión del foco de fractura

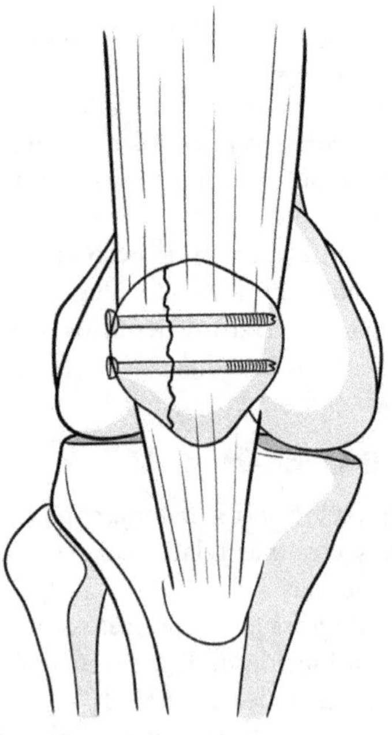

Figura 10.20. Actualmente se utilizan con frecuencia los tornillos canulados para osteosíntesis de fracturas de rasgo simple.

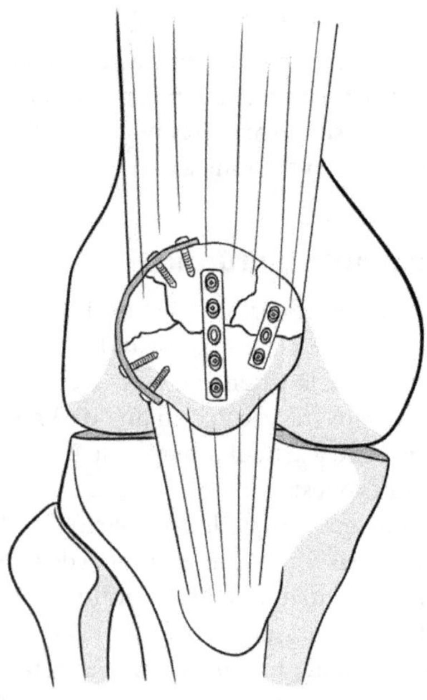

Figura 10.21. Las placas de rótula se recomiendan en algunos casos de fracturas conminutas.

- Artrosis postraumática: presente en más del 50% de los pacientes, con síntomas variables dependiendo de la congruencia articular y grado de actividad del paciente.
- Rigidez de rodilla: secundaria a una inmovilización prolongada o a una fibrosis postoperatoria.
- Material de osteosíntesis sintomático: debido a la localización subcutánea del material de osteosíntesis, en algunos casos puede ser necesario retirarlo para aliviar el dolor.
- Pérdida de fuerza del aparato extensor y pérdida de extensión: la mayoría de los pacientes presentan una pérdida de extensión de aproximadamente, aunque muy pocas veces de importancia clínica.

Se recomienda revisar las complicaciones generales de las fracturas en el capítulo 3.

FRACTURAS DE LOS PLATILLOS TIBIALES

Epidemiología

Las fracturas de los platillos tibiales constituyen el 1% de todas las fracturas y el 8% de las del adulto mayor. Las fracturas aisladas del platillo lateral representan entre el 55% a 70% de todas las fracturas de los platillos tibiales. Entre el 1% y 3% de todas estas fracturas son expuestas.

Anatomía

La meseta tibial está formada por las superficies articulares de los platillos tibiales medial y lateral sobre los que se encuentran los meniscos. El platillo medial es de mayor superficie y cóncavo; el platillo lateral, más alto y convexo.

La meseta tibial normal tiene una pendiente de 10° en dirección posteroinferior y los dos platillos están separados entre sí por la eminencia intercondílea, que proporciona la inserción tibial de los ligamentos cruzados.

El platillo medial y el cóndilo femoral medial son más resistentes que sus homólogos laterales. Como resultado, las fracturas del platillo lateral son más frecuentes. Por lo mismo, las fracturas del platillo medial se producen en traumatismos de mayor energía y frecuentemente se asocian a lesiones de partes blandas y neurovasculares [Figura 10.22].

Mecanismo de lesión

Las fracturas de los platillos tibiales se producen por una fuerza axial asociada a varo o valgo. Los accidentes de tránsito y caídas de altura son las causas de la mayoría de estas fracturas en los individuos jóvenes, pero los adultos mayores con hueso osteoporótico pueden sufrirlas por una simple caída.

El tipo de fractura está determinado por la dirección y magnitud de la fuerza, la edad del

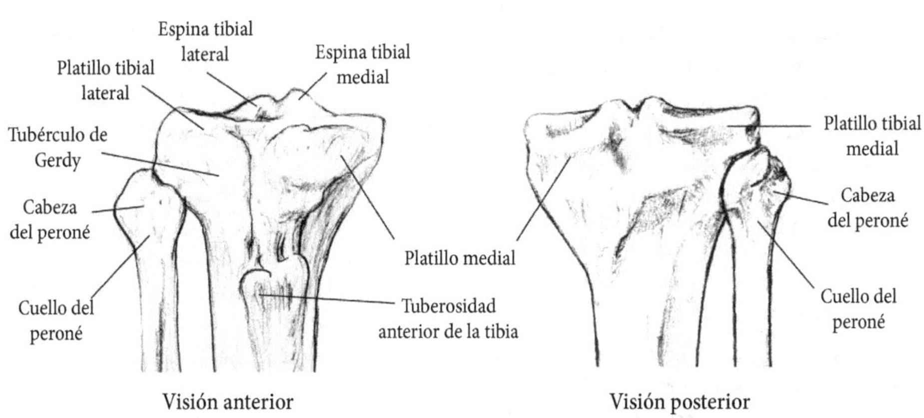

Figura 10.22. Anatomía ósea de la tibia proximal.

paciente, la calidad ósea y el grado de flexión de la rodilla en el momento del impacto.

Los individuos jóvenes, con hueso resistente y rígido, generalmente sufren fracturas con mayor separación de los fragmentos y escaso hundimiento, además de una mayor tasa de lesiones ligamentosas asociadas.

Los adultos de edad avanzada, con hueso menos resistente, sufren fracturas con mayor hundimiento y una menor tasa de lesiones ligamentosas asociadas.

Las fracturas de ambos platillos son resultado de una importante carga axial que actúa sobre la rodilla en extensión completa.

Evaluación clínica

Es esencial una evaluación neurovascular, en especial en caso de traumatismo de alta energía. La bifurcación de la arteria poplítea se encuentra en la región posterior, entre el hiato de los aductores proximalmente y el origen del sóleo distalmente. El nervio peroneo se encuentra en la zona lateral, en su trayecto alrededor del cuello del peroné.

Con frecuencia se produce hemartrosis junto con un importante aumento de volumen, dolor de rodilla e incapacidad para apoyar la extremidad.

En general, la zona que ha sufrido el traumatismo directo es evidente durante la evaluación de las partes blandas suprayacentes y se debe descartar la existencia de fracturas expuestas.

En el 90% de estas fracturas se producen lesiones de partes blandas. Hasta en el 50% de las fracturas de los platillos tibiales se encuentran roturas meniscales y hasta en el 30% lesiones de los ligamentos cruzados o colaterales.

Se debe descartar un síndrome compartimental de pierna, en particular en los traumatismos de alta energía y en las luxofracturas.

Estudio imagenológico

Se deben solicitar radiografías de rodilla con proyecciones anteroposterior (AP), lateral, axial de rótula y túnel intercondíleo. Pueden complementarse con proyecciones oblicuas en 40° de rotación interna (platillo lateral) y 40° de rotación externa (platillo medial).

Deben descartarse fracturas avulsivas asociadas, las que se relacionan con lesiones ligamentosas o capsulares, por ejemplo, cabeza del peroné (signo arcuato, lesión del complejo ligamentario arcuato), borde anterolateral (signo de Segond, complejo anterolateral) y epicóndilo medial (signo de Pellegrini-Stieda, ligamento colateral medial).

La TAC es fundamental tanto para delimitar el grado de fragmentación o depresión de la superficie articular como para la planificación preoperatoria.

La RM es útil para evaluar las lesiones de los meniscos y estructuras ligamentosas.

Clasificación

Clasificación de Schatzker:

- Tipo I: Fractura por separación del platillo lateral.
- Tipo II: Fractura por separación y hundimiento del platillo lateral (más frecuente).
- Tipo III: Fractura por hundimiento del platillo lateral.
- Tipo IV: Fractura del platillo medial.
- Tipo V: Fractura de ambos platillos.
- Tipo VI: Fractura de la meseta con separación entre la metáfisis y la diáfisis.

En general, las fracturas de los tipos I a III son lesiones de baja energía y las fracturas IV a VI son lesiones de alta energía [Figura 10.23].

Clasificación de la AO (Arbeitsgemeinschaft für Osteosynthesefragen, Asociación para el estudio de la fijación interna) de las fracturas de platillos tibiales [Figura 10.24]:

A. extraarticular
B. articular parcial
C. articular completa

Esta clasificación incluye 25 subtipos adicionales que pueden ser revisados en https://classification.aoeducation.org/

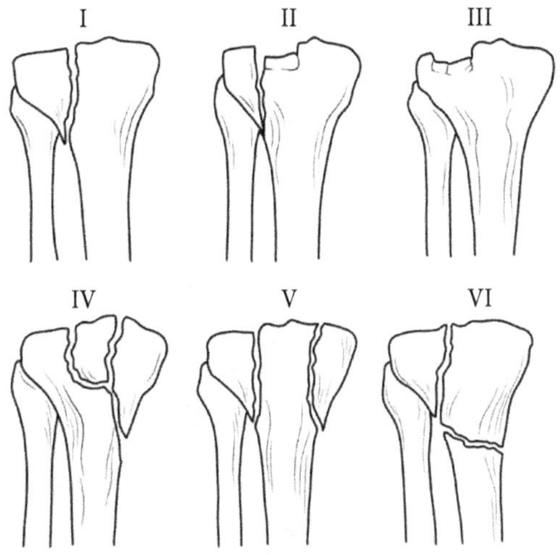

Figura 10.23. Clasificación de Schatzker para platillos tibiales.

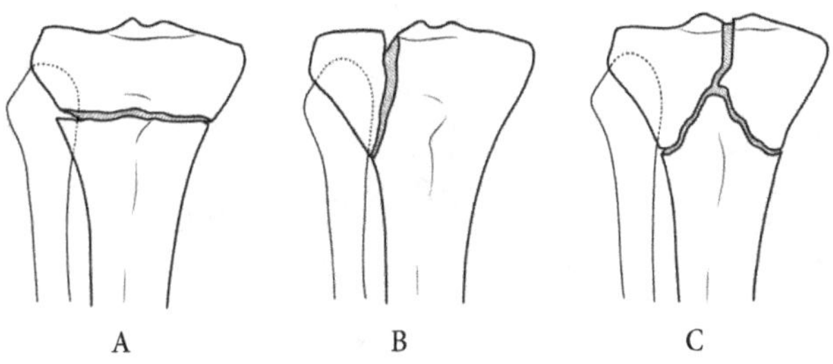

Figura 10.24. Clasificación AO de fracturas de tibia proximal.

Tratamiento conservador

Está indicado para las fracturas no desplazadas o mínimamente desplazadas (menos de 2 mm) en adultos mayores. Se recomienda evitar el apoyo e iniciar precozmente el movimiento articular con una órtesis articulada. Se permite la carga parcial durante 8 a 12 semanas, con progresión hasta la carga completa.

Tratamiento quirúrgico

Indicado en fracturas desplazadas con gap o escalón articular mayor de 2 mm, fracturas expuestas y/o lesión vascular asociada.

El objetivo de la cirugía es reconstruir la superficie articular para luego recuperar la alineación de la tibia.

Las fracturas pueden fijarse con placas y tornillos, solo con tornillos o mediante un fijador externo. La elección del implante depende del patrón de la fractura, del grado de desplazamiento y de la experiencia del cirujano con la técnica. En los casos de hundimiento, se debe reducir y fijar los fragmentos articulares hundidos, utilizando injerto óseo.

El fijador externo se utiliza como medida temporal en los pacientes con lesiones de alta energía, acortamiento de la extremidad y en aquellos con compromiso importante de las partes blandas alrededor de la fractura. El objetivo de esta fijación es mantener la longitud de la pierna, proporcionar cierto grado de reducción de la fractura hasta la cirugía definitiva y permitir una mejoría de la condición de las

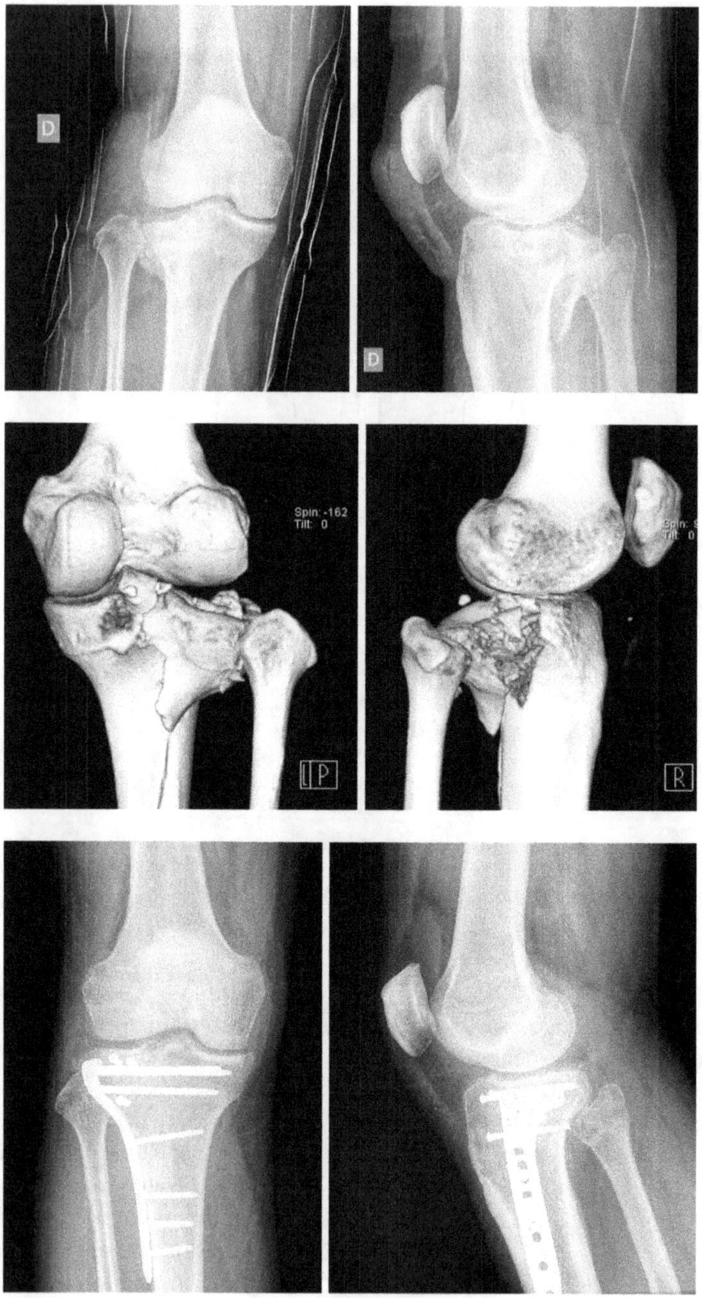

Figura 10.25. Fractura de platillo tibial externo de rodilla derecha.
Fila superior: radiografías de rodilla AP y lateral, las que muestran la fractura con cizallamiento y hundimiento del platillo externo. Fila intermedia: TAC que muestra los detalles morfológicos de la fractura y permite una adecuada planificación preoperatoria. Fila inferior: radiografía AP y lateral de rodilla que muestra los resultados postoperatorios de reducción abierta y fijación interna de la fractura con placa y tornillos.

partes blandas. Si se realiza una cirugía abierta con un compromiso importante de las partes blandas, aumenta el riesgo de complicaciones de la herida operatoria, incluyendo dehiscencia e infección [Figura 10.25].

Rehabilitación

No se permite la carga por 8 a 12 semanas, aunque desde un comienzo puede realizarse movimiento articular pasivo y, posteriormente, activo de la rodilla.

Complicaciones

- Artrofibrosis: es frecuente y está relacionada con el traumatismo, la disección quirúrgica, la formación de adherencias y la inmovilidad postoperatoria. Es más habitual cuanto mayor sea la energía de la lesión.
- Infección: frecuentemente se asocia a incisiones amplias, a través de partes blandas afectadas y con una importante disección para colocar el implante.
- Síndrome compartimental: es una complicación poco frecuente. Sin embargo, es importante mantener un alto grado de sospecha, realizar evaluaciones neurovasculares seriadas, especialmente en el paciente con compromiso de conciencia. Si es necesario se debe incluir una medición de la presión compartimental, con la finalidad de realizar el tratamiento oportuno mediante fasciotomías urgentes de todos los compartimentos de la pierna.
- Mal unión (consolidación viciosa) y no unión: son más frecuentes en las fracturas de alta energía y se relacionan con conminución, fijación inestable, fallo del implante o infección.
- Artrosis postraumática: puede ser resultado de una incongruencia articular, de una lesión condral en el momento del traumatismo o de una mala alineación del eje mecánico.
- Lesión del nervio peroneo: es más frecuente en los traumatismos sobre la cara lateral de la pierna. En estos se lesiona el nervio peroneo debido a su trayecto sobre la cabeza del peroné, próximo al platillo tibial lateral.
- Lesión de la arteria poplítea: poco frecuente.

Se recomienda revisar las complicaciones generales de las fracturas en el capítulo 3.

FRACTURAS DE LA EMINENCIA TIBIAL

La fractura de eminencia tibial, también conocida como fractura de espina tibial o eminencia intercondílea, es una fractura intraarticular en la zona de inserción del ligamento cruzado anterior (LCA) en la tibia.

Epidemiología

La incidencia de este tipo de lesiones es del 2 al 5% de las lesiones de rodilla con derrame articular en la población pediátrica, siendo más común en niños de entre 8 a 14 años.

Anatomía

La eminencia tibial es la región intraarticular de la tibia proximal entre el platillo tibial medial y lateral. Se compone de dos espinas: medial y lateral. El LCA se inserta en la espina medial, sin embargo, el ligamento cruzado posterior no se inserta en la espina lateral.

Mecanismo de lesión

Dado que esta lesión consiste en una fractura avulsiva de la inserción tibial del LCA, el mecanismo traumático incluye los mecanismos de rotura del LCA, como son la desaceleración rápida asociada a valgo y rotación, o bien hiperextensión de la rodilla. Esto ocurre en deportes de pivote, con cambios bruscos de dirección, o caídas de bicicleta o moto que resultan típicamente en hiperextensión. El 40% de las fracturas de eminencia se asocia a lesiones meniscales o lesiones osteocondrales. La fractura puede propagarse al platillo tibial, siendo el medial el más común.

Evaluación clínica

Los síntomas incluyen gonalgia aguda asociada e incapacidad para cargar peso. El examen físico muestra aumento de volumen producto del derrame articular secundario a hemartrosis y la rodilla suele estar en posición flexionada. El rango de movimiento frecuentemente está limitado por el dolor.

Estudio imagenológico

Se recomiendan radiografías de rodilla AP y lateral. La TAC es útil para la planificación preoperatoria cuando el desplazamiento de la fractura no se puede determinar mediante radiografías simples. La RM es el mejor examen para determinar el daño ligamentoso/meniscal asociado.

Clasificación

La clasificación más utilizada es la modificada de Meyers y McKeever:

- Tipo I: No desplazada (menor de 3 mm)
- Tipo II: Desplazada mínimamente con bisagra posterior intacta
- Tipo III: Completamente desplazada
- Tipo IV: Completamente desplazada y conminuta.

Tratamiento conservador

Considera la reducción cerrada e inmovilización y confirmación mediante radiografía lateral y radiografías seriadas.

Tratamiento quirúrgico

Se realiza a través de una fijación con técnica artroscópica o abierta. Las opciones de fijación incluyen suturas de alta resistencia o un tornillo.

Rehabilitación

Se inicia precozmente según la estabilidad de la fijación, demorando entre 3 a 4 meses una rehabilitación completa. El pronóstico general es bueno, con aproximadamente un 85% de retorno deportivo.

Complicaciones

Las complicaciones pueden incluir artrofibrosis y, secundariamente, pérdida de rango de movimiento de la rodilla, alteraciones del crecimiento en pacientes operados con fisis abierta y daño iatrogénico de la misma, y laxitud residual del LCA (entre 15 a 25% de los casos).

¿CUÁNDO DERIVAR AL ESPECIALISTA?

- Se recomienda derivar a un especialista todas las fracturas de diáfisis de fémur y rodilla, dado que requieren evaluación y tratamiento específicos de la especialidad.
- Las fracturas diafisarias de fémur y de rodilla requieren atención de urgencia, por lo que el tratamiento inicial, incluyendo estabilización del paciente y de la fractura, debe realizarse previo al traslado definitivo (ver capítulo 5: Politraumatizado).

PUNTOS CLAVES

- Las fracturas de la diáfisis femoral, fémur distal, platillos tibiales y rótula suelen requerir mecanismos de alta energía. Si este no es el caso, debe sospecharse fractura en hueso patológico.
- Las fracturas con compromiso articular requieren resolución quirúrgica para poder restablecer la congruencia de la articulación.
- Dentro del examen físico se repiten los signos de la mayoría de las fracturas, pero destaca la necesidad de evaluar la presencia de síndrome compartimental, especialmente en las fracturas de platillos tibiales, y lesiones neurovasculares, en particular en fracturas de fémur distal y platillos tibiales.
- La mayoría de estas fracturas pueden estar asociadas a lesiones de otras estructuras óseas, ligamentosas y meniscales, por lo que se recomienda su evaluación preoperatoria, intraoperatoria y/o postoperatoria.
- Es importante asegurarse del inicio precoz de la rehabilitación para evitar complicaciones relacionadas con la inmovilización.

Preguntas y ejercicios de autoestudio

- ¿En cuáles pacientes se producen con más frecuencia las fracturas diafisarias de fémur, de fémur distal, de rótula y de platillos tibiales?
- ¿A qué se deben los desplazamientos típicos de los fragmentos óseos en las fracturas diafisarias de fémur y de fémur distal?
- ¿Cuál es la presentación clínica de las fracturas diafisarias de fémur, de fémur distal, de rótula y de platillos tibiales?
- ¿Cuáles son las lesiones asociadas que deben ser descartadas en las fracturas diafisarias de fémur, de fémur distal, de rótula y de platillos tibiales? ¿Cómo deben descartarse?
- ¿Cuáles son las radiografías que deben solicitarse para estudiar trauma de fémur y rodilla? ¿En qué consisten y para qué sirven los criterios de Ottawa para trauma de rodilla?
- ¿Cuál es el ligamento que produce la fractura avulsiva de la eminencia tibial?

CAPÍTULO 11

FRACTURAS DE PIERNA, TOBILLO Y PIE

Pablo Mery, Pablo Moreno y Felipe Rouret

Resumen

Las fracturas de pierna, tobillo y pie son frecuentes. Estas se asocian a una importante impotencia funcional debido a la imposibilidad de deambulación que producen.

Abarcan un amplio espectro de lesiones, desde fracturas no desplazadas con tratamiento conservador a fracturas expuestas y fracturas complejas que requieren tratamiento quirúrgico de urgencia.

En el diagnóstico es importante realizar una evaluación completa, en consideración a otras lesiones frecuentemente asociadas. Para ello el examen físico y las radiografías son fundamentales, complementado con tomografía computada en lesiones articulares.

En este tipo de fracturas son relevantes la sospecha y tratamiento precoz de complicaciones como los casos de fracturas expuestas, lesiones neurovasculares, síndrome compartimental, entre otros.

El tratamiento definitivo requiere un traumatólogo especialista, sin embargo, el tratamiento inicial y la inmovilización puede realizarlos el médico general.

Definiciones

El concepto de fractura de pierna es un amplio grupo que considera las fracturas de tibia y peroné, específicamente, las fracturas combinadas de la diáfisis de la tibia y de la diáfisis del peroné [Figura 11.1].

Las fracturas de tibia proximal o distal se incluyen en el concepto de fracturas de pierna, excepto cuando tienen compromiso articular proximal, denominándose fracturas de platillos tibiales (capítulo 10), o compromiso articular distal, denominándose fracturas de pilón tibial.

Las fracturas de peroné distal se les conoce como fracturas de tobillo, las que, además de comprometer el peroné, pueden comprometer parte de la tibia distal (maléolo medial o posterior de la tibia). De esta forma se definen como fracturas de tobillo unimaleolares (compromiso solo del peroné), bimaleolares (compromiso del peroné y maléolo medial) y trimaleolares (compromiso del peroné, maléolo medial y posterior). Hay fracturas de tobillo que pueden comprometer el maléolo medial y peroné proximal (fractura de Maisonneuve).

FRACTURA DE LA DIÁFISIS DE LA TIBIA

Definición

Se considera como fractura de la diáfisis de la tibia a aquella que ocurre entre la región diáfiso-metafisaria proximal y diáfiso-metafisaria distal.

Epidemiología

La fractura cerrada de tibia es la más común de las fracturas de huesos largos. La ubicación subcutánea de la superficie anteromedial de la tibia incide en un mayor riesgo de exposición en comparación con otros huesos largos (hasta 25%).

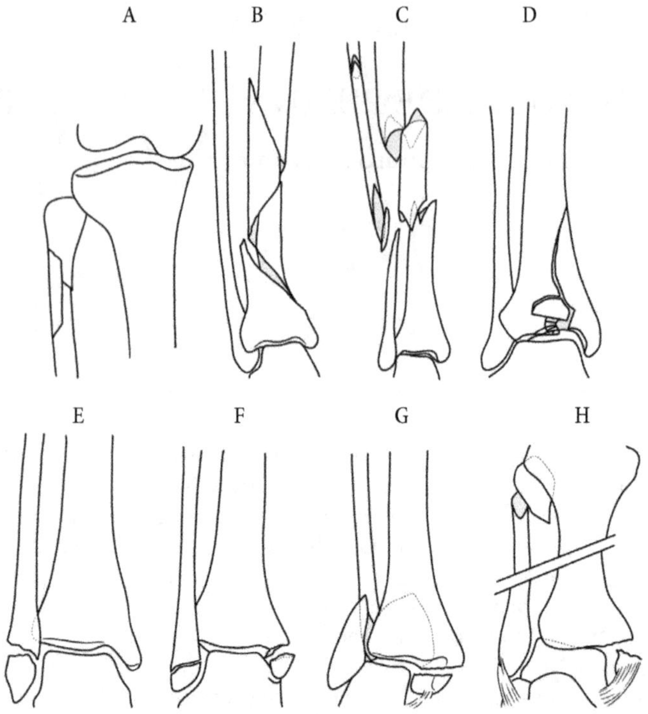

Figura 11.1. Distintos tipos de fracturas de tibia y peroné tercio medio y distal. A. Fractura de peroné aislado; B. Fractura de diáfisis de tibia aislada; C. Fractura de pierna (diáfisis de tibia y peroné); D. Fractura de pilón tibial (tibia distal con compromiso articular); E. Fractura de tobillo unimaleolar (peroné distal); F. Fractura de tobillo bimaleolar (peroné distal y maléolo medial); G. Fractura de tobillo trimaleolar (peroné distal, maléolo medial y maléolo posterior de la tibia); H Fractura de tobillo tipo Maisonneuve (maléolo medial y peroné proximal).

Mecanismo de lesión

En pacientes jóvenes suele estar asociado a trauma directo de alta energía por accidentes automovilísticos o de baja energía relacionado con el deporte. Otro mecanismo en pacientes jóvenes son las lesiones por estrés, las que se dan principalmente en corredores de distancias largas.

En adultos mayores se pueden producir por mecanismos de baja energía, como caídas a nivel, asociadas a patología previa del hueso como la osteoporosis.

Anatomía

La pierna, segmento corporal entre la rodilla y el tobillo, incluye a la tibia, peroné y músculos asociados [Figuras 11.2 y 11.3].

La tibia es el hueso que transfiere la mayor carga de peso en la parte distal de la extremidad inferior. Su región proximal forma la parte distal de la articulación de la rodilla, mientras que su región distal forma parte de la articulación del tobillo.

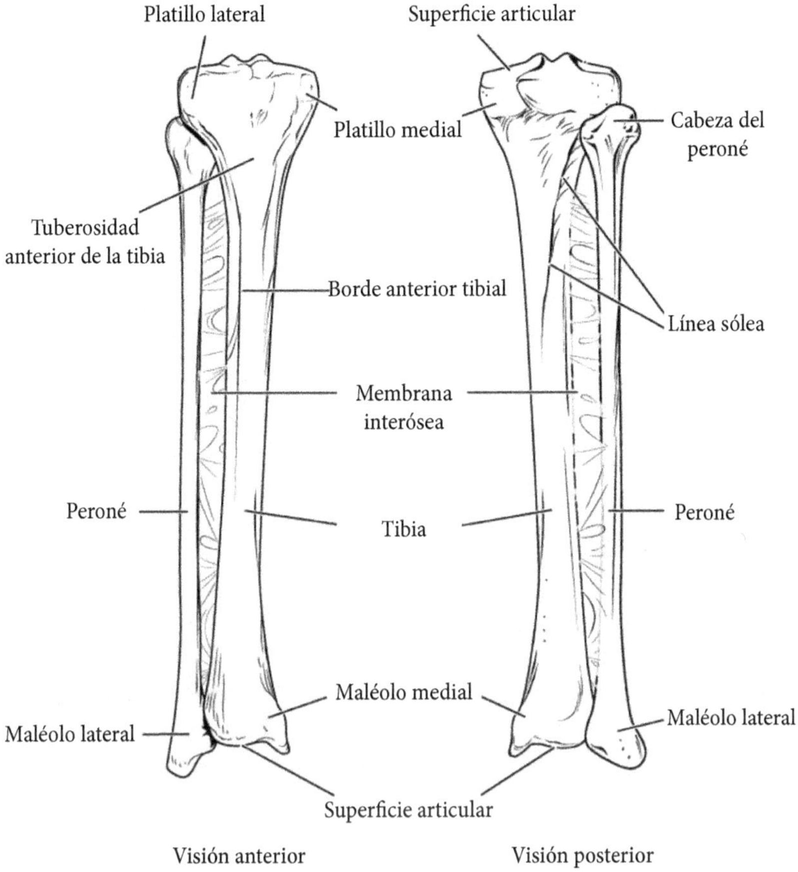

Figura 11.2. Anatomía ósea de la pierna (tibia y peroné).

La irrigación de la tibia proviene principalmente de la arteria nutricia, que se origina de la arteria tibial posterior y entra al hueso en el tercio medio de la diáfisis. Otras fuentes de irrigación provienen de las arterias periósticas, que son ramas de la arteria tibial anterior que recorre a distal en relación a la membrana interósea. Sin embargo, la irrigación hacia distal del hueso tiende a ser pobre, especialmente en la metáfisis distal, dado que se encuentra en el territorio terminal de la arteria nutricia y no tiene irrigación por parte de los vasos de la epífisis distal.

Una particularidad importante en la anatomía de la pierna es que en su cara anteromedial la tibia solo está cubierta por la piel y tejido subcutáneo. Por un lado, esto determina un mayor riesgo de exposición ante fracturas. Por otra parte, los músculos que se insertan en la tibia ejercen una fuerte tracción, lo que dificulta la reducción en los casos de fracturas.

Los grupos musculares de la pierna están separados a través de la fascia, distinguiéndose 4 compartimentos: anterior, lateral, posterior superficial y posterior profundo [Figuras 11.4].

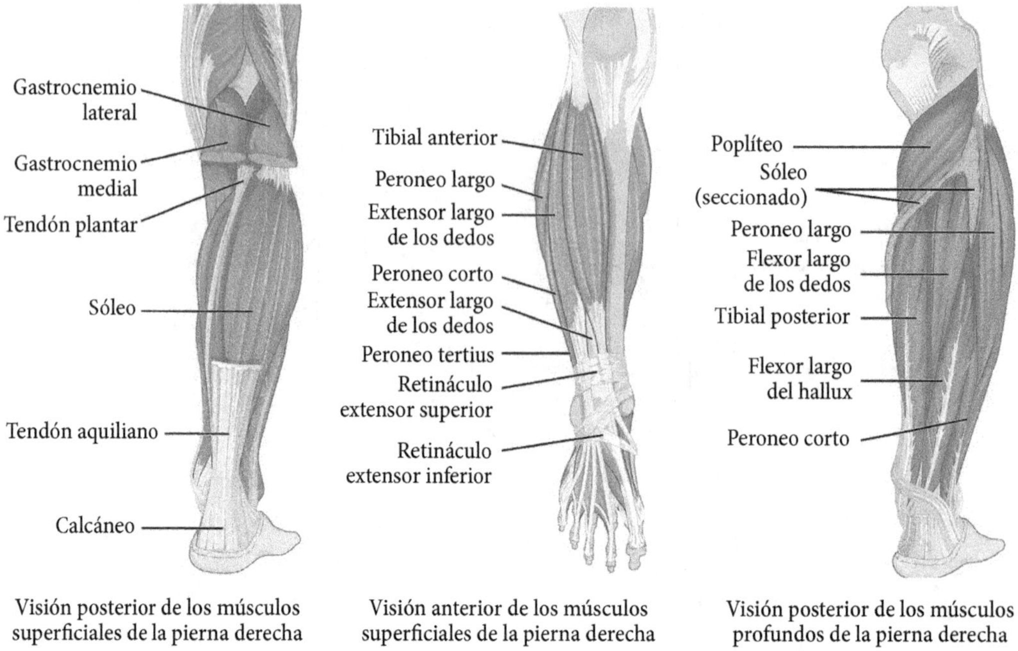

Figura 11.3. Músculos de la pierna. A: superficiales de la pierna derecha, visión anterior; B: superficiales de la pierna derecha, visión posterior; C: profundos de la pierna derecha, visión posterior.

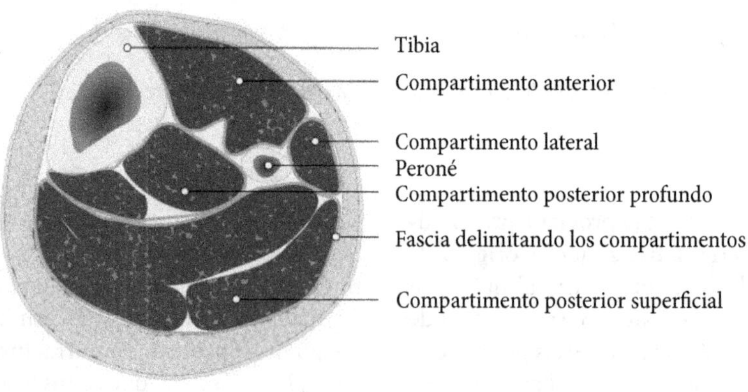

Figura 11.4. Sección transversal de la pierna con sus cuatro compartimentos delimitados por fascia.

Evaluación clínica

Es importante recordar que, debido a que más de la mitad de los pacientes con fractura de tibia presenta otras lesiones, la evaluación inicial debe seguir las directrices del ATLS.

En general, las fracturas de diáfisis de tibia tienen la clínica clásica de cualquier fractura, esto es, el dolor, impotencia funcional y deformidad. Por lo tanto, el diagnóstico se puede realizar con base en la inspección. El examen ipsilateral de fémur, rodilla y tobillo debe ser dirigido.

En la historia clínica suele existir el antecedente de trauma y en el examen físico se puede apreciar a la inspección aumento de volumen, el cual puede estar acompañado de equimosis, deformidad dada por desviación del eje que se asocia a angulación y rotación del segmento distal.

Es importante buscar signos de compromiso vascular o neurológico, así como de lesiones cutáneas para descartar complicaciones neurovasculares o fractura expuesta. Se deben comparar pulsos entre las piernas y observar el llene capilar para evaluar la perfusión distal. En todos los pacientes con examen vascular anormal, la fractura debe intentar reducirse y la extremidad debe ser evaluada mediante el índice tobillo-brazo (índice entre presión sistólica de tobillo y brazo). La ausencia de pulso y la isquemia clínica de la extremidad constituye una emergencia y debe ser seguida de una evaluación angiográfica de urgencia y posterior reparación por el cirujano vascular.

Estudio imagenológico

Las radiografías tienen utilidad para confirmar el diagnóstico y se recomienda solicitar radiografías de pierna anteroposterior (AP) y lateral que incluyan rodilla y tobillo. Se debe identificar el rasgo, su ubicación, así como el grado de desplazamiento y la angulación de los fragmentos. Es importante identificar si hay fractura de peroné y/o tobillo concomitante.

La TAC podría tener un rol en fracturas complejas, sobre todo las que presentan compromiso articular. La RM es especialmente útil en fracturas por estrés/insuficiencia, contusiones óseas y para evaluar lesiones tendinosas o de partes blandas asociadas.

Clasificación

Existen múltiples sistemas de clasificación para las fracturas de diáfisis de pierna, sin embargo, la información más relevante que se debe tener en cuenta es la ubicación, el tipo de rasgo, la rotación y el desplazamiento de los fragmentos.

En general se debe considerar una fractura como:

- Desplazada: si existe una separación mayor de 5 mm entre los fragmentos.
- Mal rotada: si presenta una rotación mayor de 10° en cualquier sentido.
- Angulada: si entre los fragmentos se genera un ángulo mayor de 10°.

Los dos sistemas de clasificación más comúnmente utilizados son los de la AO y la clasificación de Tscherne y Gotzen del daño asociado de partes blandas. Ambas clasificaciones se describen a continuación.

Clasificación AO (Arbeitsgemeinschaft für Osteosynthesefragen, Asociación para el estudio de la fijación interna) [Figura 11.5]:

- Tercios: proximal, medio y distal

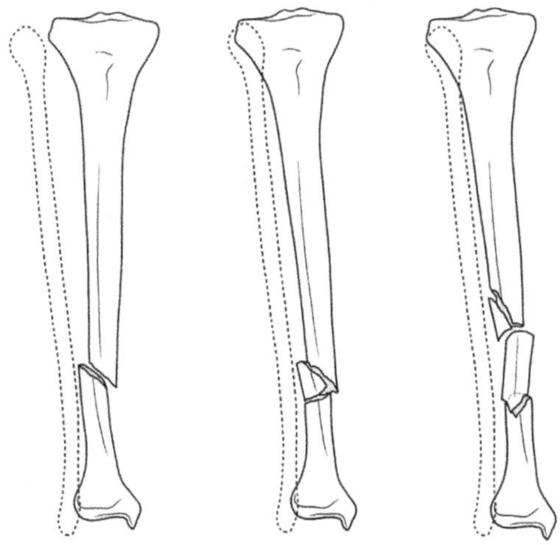

Figura 11.5. Clasificación AO de fracturas de pierna.

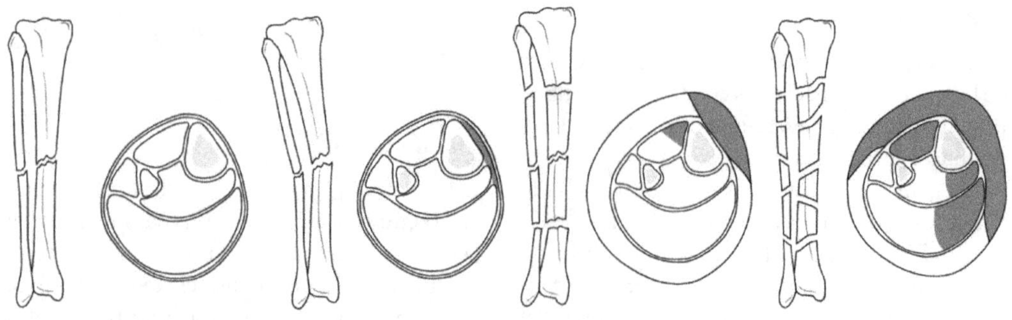

Figura 11.6. Clasificación de Tscherne para daño de partes blandas.

A fractura simple
B fractura en cuña (ala de mariposa)
C fractura multifragmentaria (conminuta)

Esta clasificación incluye 7 subtipos adicionales que pueden ser revisados en https://classification.aoeducation.org/

Clasificación de compromiso de partes blandas asociado a fracturas cerradas de Tscherne y Gotzen [Figura 11.6]:

- Tipo 0: mínimo compromiso de partes blandas, resultando de un mecanismo indirecto de fractura con una lesión ósea simple.
- Tipo 1: lesión superficial, abrasión o contusión de las partes blandas, con un patrón de fractura de leve a moderada severidad.
- Tipo 2: abrasión profunda asociada a contusión de piel y músculo. Síndrome compartimental inminente y patrón de fractura de alto grado.
- Tipo 3: contusión extensa o aplastamiento. Lesión muscular severa, síndrome compartimental y un patrón de fractura de alta gravedad.

Tratamiento

El tratamiento de este tipo de fractura se puede dividir en el tratamiento de estabilización de urgencia y en el tratamiento definitivo.

En urgencia se debe administrar analgesia y evaluar la necesidad de una reducción cerrada en los casos de deformidad importante. En este caso se debe buscar alinear el eje de la pierna mediante una tracción suave y sostenida hacia distal. Luego, se debe inmovilizar la pierna con una férula neumática y, seguidamente, una valva de yeso. En caso de exposición de la fractura, se debe cubrir con un apósito limpio y seco e iniciar el tratamiento de urgencia de fracturas expuestas (ver capítulo 4).

El tratamiento definitivo requiere la evaluación de un especialista y depende de la estabilidad y el grado de desplazamiento de la fractura, así como de las lesiones asociadas.

Tratamiento conservador

Es de elección en fracturas estables cerradas, generalmente de rasgo transverso, sin compromiso neurovascular.

Se utiliza un yeso largo que abarca desde las cabezas de los metatarsianos hasta la mitad del muslo, dejando el pie en posición neutra y la rodilla con una flexión de 5°. Es importante controlar con radiografías después de instalar el yeso.

Se debe monitorear con cuidado la circulación de la pierna al menos por 24 horas. El paciente puede ser dado de alta con permiso de deambular sin apoyo de la pierna afectada.

Se puede cambiar a un yeso bajo la rodilla (tipo Sarmiento o brace funcional) cuando se observan signos de consolidación ósea, normalmente a las 8 semanas de evolución. Se puede retirar la inmovilización a las 12 semanas de evolución [Figuras 11.7 y 11.8].

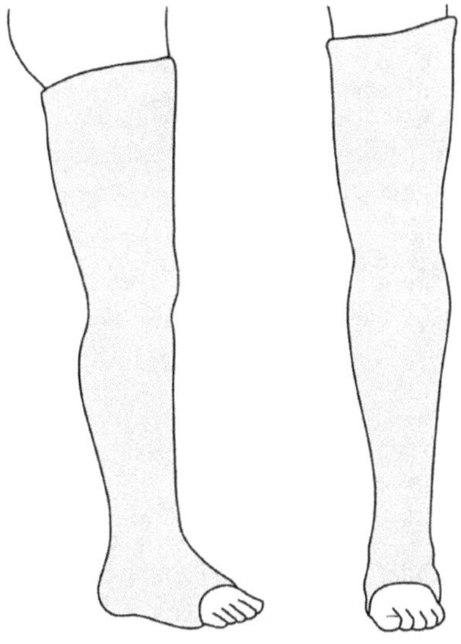

Figura 11.7. Bota larga de yeso

Tratamiento quirúrgico

El tratamiento quirúrgico está indicado en fracturas irreductibles, inestables, conminutas o aquellas producidas en hueso patológico, así como en casos de exposición o de compromiso vascular.

Existen múltiples alternativas de tratamiento quirúrgico y su elección depende principalmente del tipo de lesión y del estado de las partes blandas. En líneas generales se debe recurrir a la fijación externa en caso de fracturas expuestas, tras limpieza y debridación del tejido desvitalizado en quirófano.

Muchos expertos consideran los clavos endomedulares como la mejor opción para el tratamiento de fracturas inestables de diáfisis tibial, abiertas o cerradas. Se prefieren clavos bloqueados porque estos dan mayor estabilidad [Figuras 11.9 y 11.10].

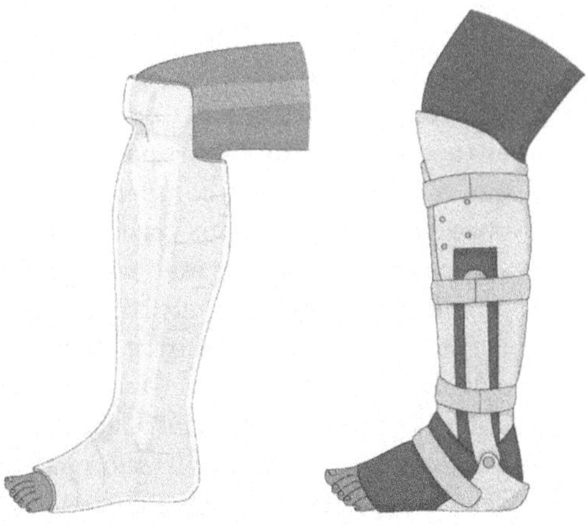

A. Yeso funcional tipo Sarmiento

B. Brace funcional

Figura 11.8. A: Yeso funcional tipo Sarmiento con soporte de tendón rotuliano. La parte proximal-posterior es cortada lo suficiente para permitir la flexión en 90°. La parte superior y anterior debe ser bien moldeada a la rótula y tendón rotuliano, y más distal bien moldeada en forma triangular, permitiendo mayor estabilidad rotacional. B: Brace funcional prefabricado como alternativa al yeso funcional de Sarmiento, también con soporte rotuliano y articulado en tobillo para permitir un movimiento limitado.

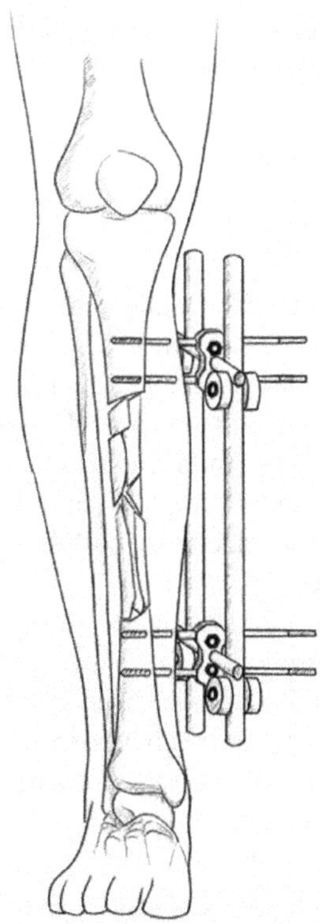

Figura 11.9. Fractura de tibia tratada con fijación externa.

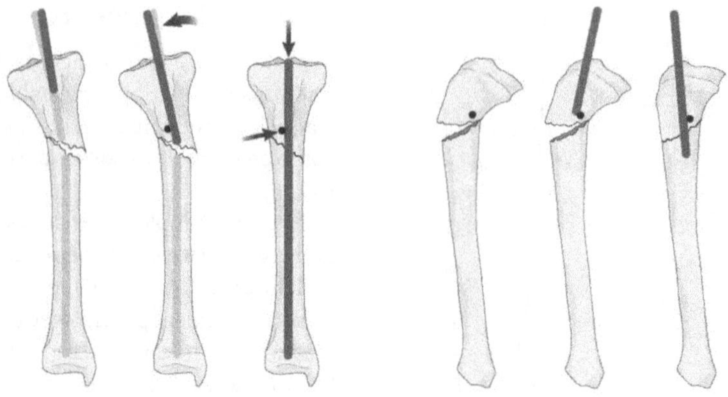

Figura 11.10. Fractura de pierna tratada con clavo endomedular y tornillos de Poller para lograr una adecuada reducción y buen alineamiento de los fragmentos óseos.

Rehabilitación

En general, las fracturas de tibia no desplazadas consolidan en un margen de entre 10 a 14 semanas. La mayor parte de los pacientes que tienen actividades de baja demanda física puede volver a sus actividades laborales a las 8 semanas.

Complicaciones

- Retardo en consolidación y no-unión: es común en fracturas del tercio medio y distal de la tibia que presentan exposición y compromiso extenso de partes blandas.
- Mal unión (consolidación viciosa): también es una complicación común y puede llevar a artrosis de rodilla y tobillo por sobrecarga.
- Daño vascular: puede producir isquemia del tobillo y el pie. Es por esto que la circulación debe ser observada con cuidado, especialmente si hay sospecha de que los vasos pudieron ser afectados al momento del impacto. El daño vascular se asocia frecuentemente con el daño neurológico.
- Daño de las partes blandas: suele ser de difícil tratamiento en comparación a la fractura misma y puede condicionar su correcta evolución. Frecuentemente se hace necesario contar con el apoyo de cirugía plástica para lograr la cobertura cutánea del hueso.
- Síndrome compartimental: debido a la estructura anatómica de la pierna, en la que existen múltiples compartimentos poco distensibles, el edema y la hemorragia secundarios a una fractura tibial pueden producir esta complicación. El diagnóstico es clínico, por lo que, si durante la evolución temprana el paciente evoluciona con dolor intenso no proporcional a la lesión que aumenta con la movilización pasiva del tobillo y ortejos y/o disminución de la sensibilidad y perfusión a distal, se debe descomprimir mediante una fasciotomía.
- Embolia grasa: es una complicación grave que suele ocurrir tras traumatismos de alta energía con compromiso de huesos largos. Manifestaciones comunes suelen incluir signos de dificultad respiratoria e hipoxemia, seguidos de alteraciones neurológicas que pueden implicar compromiso de conciencia.

Se recomienda revisar las complicaciones generales de las fracturas en el capítulo 3.

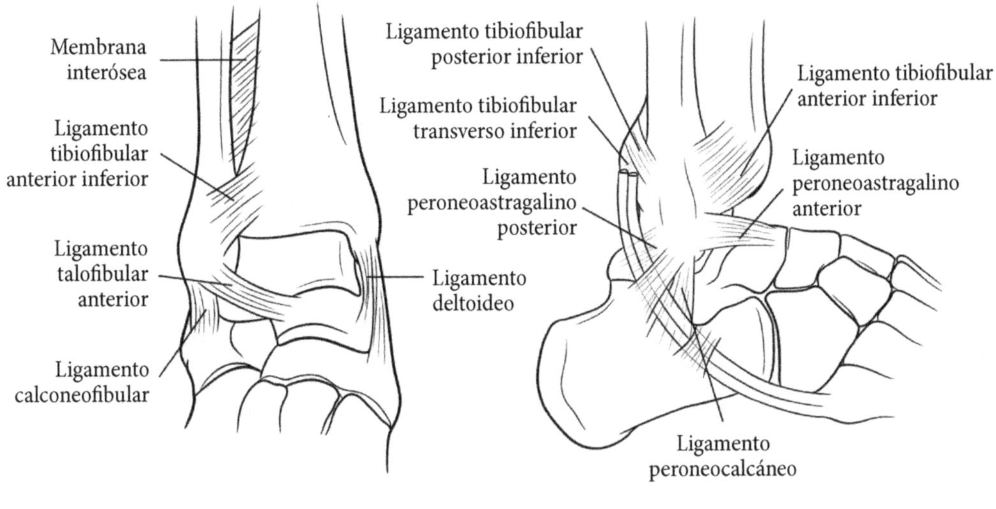

Figura 11.11. Estructuras ligamentosas del tobillo.

LUXOFRACTURA DE TOBILLO

La luxofractura de tobillo corresponde a una fractura que compromete la porción distal de los huesos de la pierna (especialmente el peroné) junto con una pérdida de la congruencia de la articulación del tobillo (entre la tibia distal, peroné distal y talo o congruencia talo-tibio-peronea).

Dado que la mayoría de las fracturas de tobillo presentan algún grado de luxación parcial o total de la articulación, se utiliza el término luxofractura de tobillo para las fracturas de tobillo.

Epidemiología

Es la fractura más frecuente de una articulación de carga. Tiene igual distribución en hombres y mujeres, sin embargo, los grupos etarios son diferentes por género. En hombres suele darse en edades más tempranas, asociado principalmente a actividades deportivas, mientras que en mujeres es más frecuente a partir de los 50 años, asociado al uso de tacos.

Mecanismo de lesión

En general, el mecanismo asociado es rotación del tobillo, vinculado a inversión o eversión de este. El grado de energía es variable, abarcando desde caídas a nivel hasta caídas de altura o accidentes de tránsito.

Anatomía

La articulación del tobillo está compuesta por los extremos distales de la tibia y el peroné, los que crean una mortaja o encaje en el que se acopla el cuerpo del talo o astrágalo. Esta articulación se estabiliza en forma estática mediante tres complejos ligamentarios: medial, lateral y sindesmosis. La sindesmosis corresponde a la articulación fibrosa entre la tibia y peroné distal (tibio-fibular) [Figura 11.11].

La estabilidad dinámica del tobillo está dada por músculos y tendones. Esto determina dos movimientos para esta articulación: la dorsiflexión y la plantiflexión o flexión plantar. Movimientos secundarios del tobillo son la inversión, eversión y rotación.

Evaluación clínica

En la historia clínica, este tipo de lesiones se manifiesta con dolor moderado a severo, asociado a incapacidad de carga de la extremidad afectada junto con deformidad variable, aumento de volumen y equimosis. Es importante

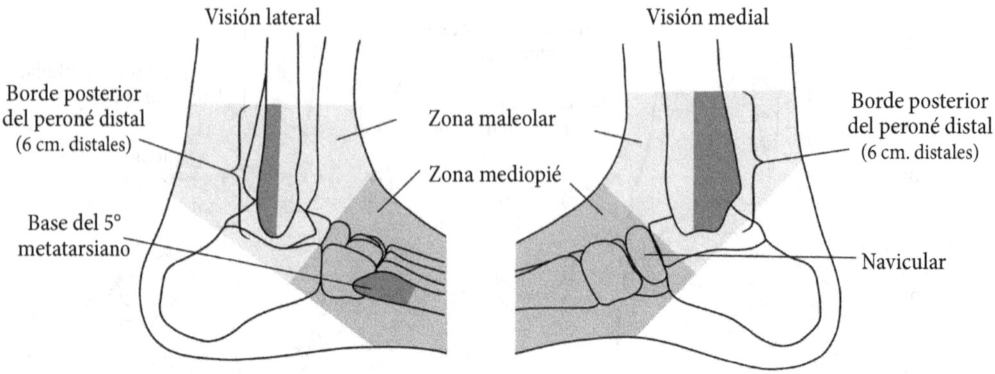

Figura 11.12. Zonas de dolor que considera los criterios de Ottawa para tobillo y pie.

recordar que el grado de energía involucrado no se correlaciona con la magnitud de la lesión, por esto se debe realizar siempre un examen físico completo en todos los pacientes.

En el examen físico, la inspección debe buscar heridas que puedan determinar exposición de la fractura. La palpación debe hacerse desde la rodilla, examinando las estructuras óseas de proximal a distal, buscando puntos de máximo dolor. Es importante recordar que hay fracturas de tobillo que pueden comprometer el tercio proximal del peroné, como en la luxofractura de Maisonneuve.

Estudio imagenológico

El estudio radiográfico es fundamental en toda sospecha de luxofractura de tobillo. Se debe solicitar al menos tres planos: anteroposterior (AP), lateral y oblicuo, el cual muestra la mortaja a través de la rotación interna del tobillo en 25°. La proyección oblicua permite desproyectar la superposición tibio-fibular, lo que permite evaluar lesiones intraarticulares y la congruencia articular. Se recomienda solicitar imágenes con carga y comparativas con la extremidad contralateral, siempre y cuando el paciente lo tolere.

Frente a la sospecha de lesiones más proximales, debe solicitarse radiografías anteroposterior (AP) y lateral de pierna que incluyan ambas articulaciones.

La TAC puede requerirse para fracturas complejas y planificación preoperatoria.

Criterios de Ottawa para tobillo y pie

Estos criterios consisten en un algoritmo de decisión clínica para determinar la necesidad de radiografías en los casos de traumatismos de rodilla, los cuales también se han descrito para rodilla (ver capítulo 10: Fracturas de rodilla).

Deben solicitarse radiografías de tobillo en los casos de pacientes con antecedente de trauma de tobillo, con dolor en la zona del tobillo (zona maleolar), más al menos uno de los siguientes hallazgos [Figura 11.12]:

- dolor a la palpación del borde posterior o punta del maléolo lateral.
- dolor a la palpación del borde posterior o punta del maléolo medial.
- incapacidad de cargar peso de la extremidad inmediatamente después del accidente o dar 4 pasos sin apoyo en urgencia (se debe tener precaución en esta prueba para evitar caídas. Si logra deambular 4 pasos cojeando, la prueba se considera negativa).

Deben solicitarse radiografías de pie en los casos de pacientes con antecedente de trauma de tobillo, con dolor en la zona del mediopié, más al menos uno de los siguientes hallazgos:

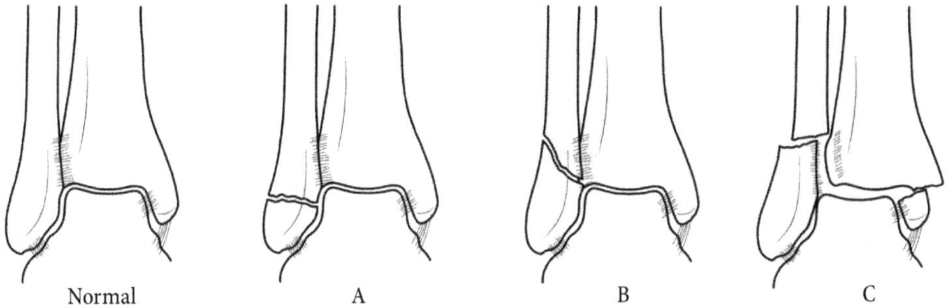

Figura 11.13. Clasificación de Weber para luxofracturas de tobillo.

- dolor a la palpación de la base del quinto metatarsiano.
- dolor a la palpación del hueso navicular.
- incapacidad de cargar peso de la extremidad inmediatamente después del accidente o dar 4 pasos sin apoyo en urgencia.

Clasificación

Existen diversas clasificaciones para las luxofractura de tobillo. La más utilizada es la de Weber, principalmente, por su simpleza y su utilidad para determinar el tratamiento y pronóstico. Se basa en el nivel de la fractura del peroné, tomando como referencia la sindesmosis. Sobre esa base, se establecen tres tipos [Figura 11.13]:

- Tipo A: fractura infrasindesmal (distal a la sindesmosis), que puede ir acompañada de fractura del maléolo medial. No hay lesión ligamentosa importante. La articulación permanece estable, por lo que, en general, solo requieren tratamiento conservador.
- Tipo B: fractura a nivel de la sindesmosis, habitualmente espiroidea, que puede ir acompañada de fractura avulsiva del maléolo tibial o rotura del ligamento deltoideo. Dependiendo de la inestabilidad puede requerir tratamiento quirúrgico hasta en un 50% de los casos.
- Tipo C: fractura suprasindesmal (proximal a la sindesmosis). Puede encontrarse en la diáfisis o incluso en el cuello del peroné (fractura de Maisonneuve). Se acompaña habitualmente de fractura del maléolo medial. En general estas fracturas son inestables, por lo que requieren tratamiento quirúrgico.

Tratamiento

El tratamiento de este tipo de fracturas se puede dividir en la etapa inicial de estabilización de urgencia y en el tratamiento definitivo.

El tratamiento de urgencia abarca el uso de analgesia, la evaluación completa del paciente, buscando otras lesiones y posible daño neurovascular, dependiendo de las circunstancias del trauma, la inmovilización de la articulación y el estudio radiográfico para confirmar el diagnóstico.

Son candidatas a tratamiento conservador las luxofracturas tipo Weber A y B estables, es decir, aquellas con un desplazamiento menor de 2 mm, sin angulación ni rotación de los fragmentos y sin lesiones de los complejos ligamentarios.

Se indica tratamiento quirúrgico en las fracturas tipo Weber B inestables y las tipo C. Las fracturas bi o trimaleolares también suelen requerir tratamiento quirúrgico.

Tratamiento conservador

Se inmoviliza la articulación reducida con una bota de yeso corta que abarca desde el pie hasta bajo la rodilla, con el pie en 90°, por 4 a 8 semanas. Se debe controlar con radiografías al menos entre la primera y segunda semana para confirmar que no haya desplazamiento de la fractura.

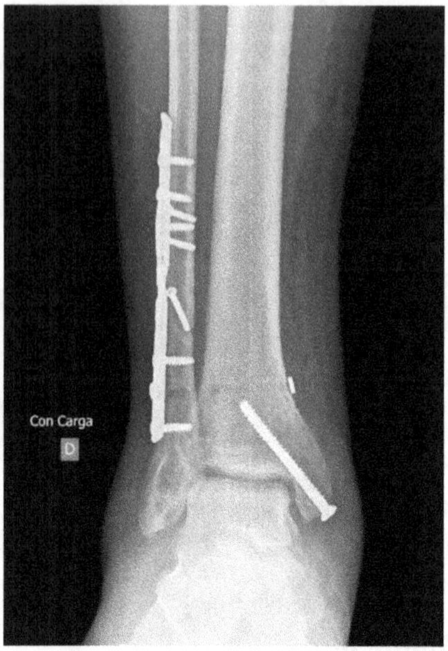

Figura 11.14. Luxofractura de tobillo Weber C estabilizada con una placa y tornillos en el peroné y un tornillo en el maléolo medial. Se agregó un sistema de estabilización de la sindesmosis que consiste en una sutura de alta resistencia sostenida por una pequeña placa por medial.

La carga de peso y rehabilitación se inician después de la cuarta semana según la tolerancia del paciente.

Tratamiento quirúrgico

Consiste en la reducción abierta de la fractura y osteosíntesis con placas y tornillos habitualmente. Después de la cirugía se mantiene la articulación inmovilizada sin apoyo por 3 a 6 semanas dependiendo de la evolución.

En los casos de fracturas expuestas a compromiso significativo de partes blandas puede utilizarse un tutor externo [Figuras 11.14 y 11.15].

Complicaciones

Las complicaciones derivadas de este tipo de fracturas son diversas y de variada gravedad.

- Complicaciones de la herida operatoria: dehiscencia, infección.
- Enfermedad tromboembólica (trombosis venosa profunda y tromboembolismo pulmonar).
- Artrosis postraumática.
- Mal unión, rigidez articular.
- Síndrome de dolor regional complejo.

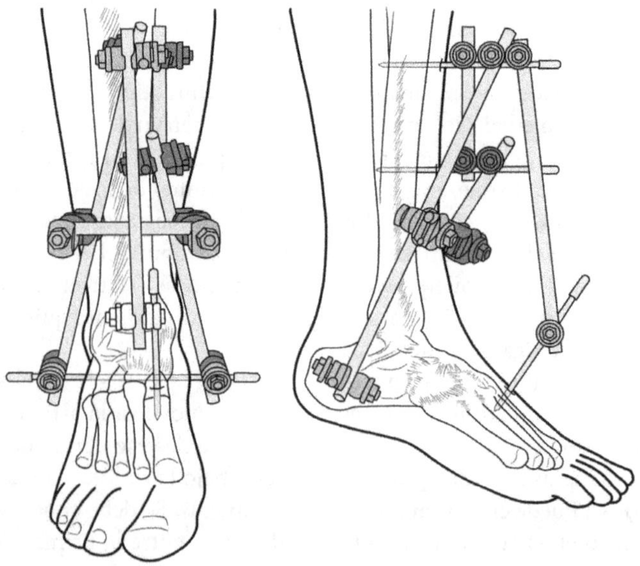

Figura 11.15. Tutor externo para fractura de tobillo.

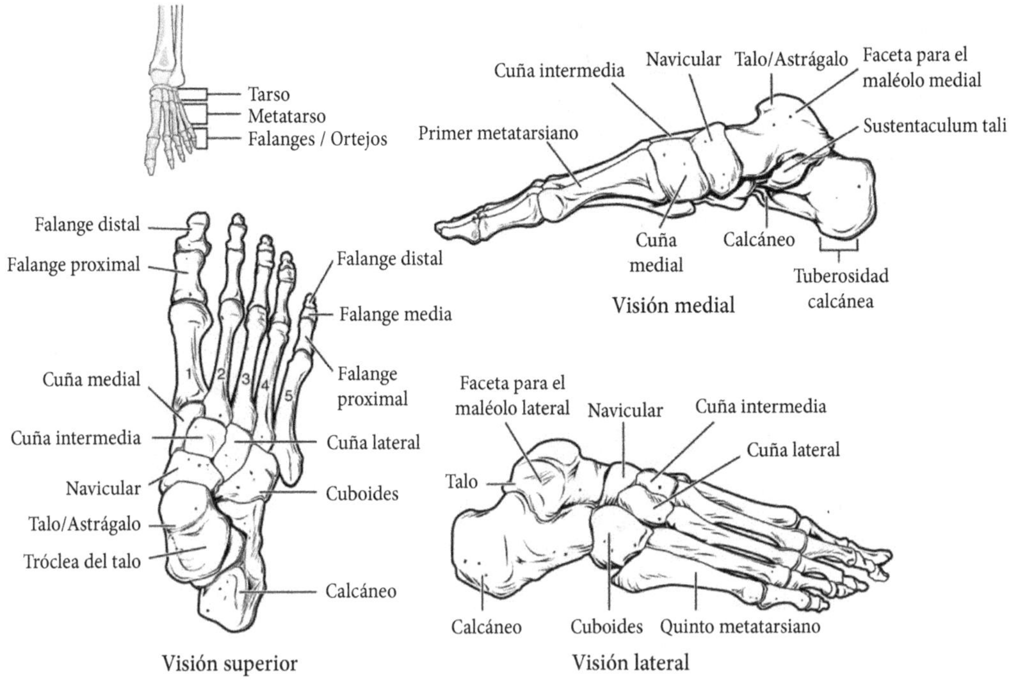

Figura 11.16. Anatomía ósea del pie (derecho).

Se recomienda revisar las complicaciones generales de las fracturas en el capítulo 3.

FRACTURAS DEL PIE

Las fracturas del pie son aquellas que abarcan desde el talo a distal. De acuerdo a su anatomía puede subdividirse en tres partes: retropié (talo y calcáneo), mediopié (cuboides, navicular y tres huesos cuneiformes) y antepié (metatarsianos y falanges) [Figura 11.16].

FRACTURAS DEL TALO O ASTRÁGALO

Epidemiología y mecanismo de lesión

Las fracturas de talo comprenden entre el 3 a 6% de las fracturas del pie y aproximadamente el 1% del total de las fracturas del cuerpo.

El mecanismo tiende a estar relacionado con lesiones rotacionales del pie, dorsiflexión brusca o impacto desde abajo. Suelen producirse en pacientes jóvenes (21-45 años) debido a traumas de alta energía. La más frecuente de las fracturas de talo es la de cuello (50%), también llamada "fractura del aviador".

ANATOMÍA

El talo es el hueso más proximal del pie y el único que articula con la tibia, transmitiendo el peso del cuerpo al calcáneo y navicular. Es importante recordar que este hueso tiene una vascularización escasa.

Evaluación clínica

La clínica de las distintas fracturas de pie es similar, caracterizándose por el antecedente de trauma, seguido por dolor de variable intensidad,

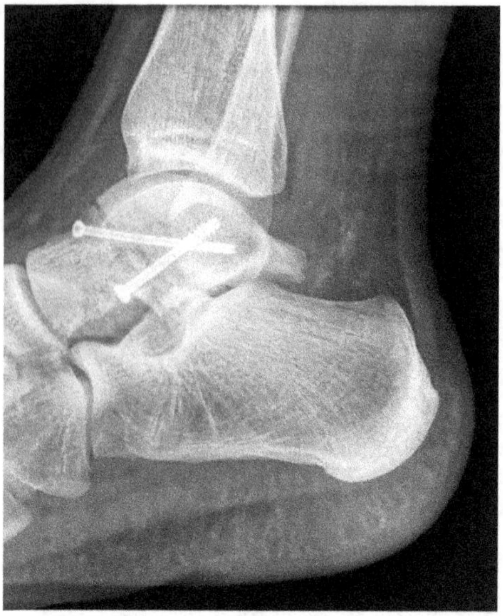

Figura 11.7. Tratamiento quirúrgico de una fractura de talo, en el cual se utilizó como fijación dos tornillos.

aumento de volumen e incapacidad funcional, con imposibilidad de cargar peso a través del pie afectado.

El punto doloroso exacto depende del sitio de la fractura.

Estudio imagenológico

Se debe estudiar con radiografía anteroposterior (AP), lateral y oblicua de tobillo, así como anteroposterior (AP) y lateral de pie. La TAC suele ser de utilidad en este tipo de fracturas, permitiendo una mejor caracterización.

Clasificación

Se pueden dividir, de acuerdo a su ubicación, en fracturas de cuello (50%), de cuerpo (40%) y de cabeza (10%).

Las fracturas de cuello pueden, a su vez clasificarse según Hawkins en:

- Tipo I: sin desplazamiento.
- Tipo II: desplazada con subluxación o luxación subtalar.
- Tipo III: desplazada con luxación subtalar y luxación tibio-talar.
- Tipo IV: tipo III con luxación talo-navicular asociada.

Tratamiento

El tratamiento de urgencia de esta fractura es similar a lo visto en otras fracturas dentro de este capítulo, poniendo especial énfasis en la inmovilización precoz y la analgesia.

El tratamiento definitivo depende del grado de desplazamiento. En aquellas fracturas no desplazadas se puede realizar tratamiento ortopédico con bota de yeso sin apoyar peso por 6 a 12 semanas, correspondiendo a la minoría de los casos.

En la gran mayoría de los pacientes, la fractura va a estar desplazada y el riesgo de necrosis avascular es alto por lo que se recomienda tratamiento quirúrgico con reducción abierta y fijación interna [Figura 11.17].

Complicaciones

El principal riesgo en este tipo de fracturas es la necrosis avascular, que puede derivar en consolidación viciosa (mal unión) y no unión. Es importante tener en cuenta que hay riesgo de necrosis de la piel cercana.

Se recomienda revisar las complicaciones generales de las fracturas en el capítulo 3.

FRACTURAS DE CALCÁNEO

Epidemiología y mecanismo de lesión

Es la fractura más frecuente del retropié. La gran mayoría corresponde a hombres jóvenes (90%), generalmente asociado a accidentes de altura, en contexto de paciente politraumatizado, coexistiendo en 10% de los casos con lesiones de columna.

Evaluación clínica

En la evaluación del paciente con este tipo de trauma es de suma importancia buscar no solo la lesión específica, sino que, dado su contexto, otras posibles lesiones. En los casos de caídas de altura, puede haber compromiso del tobillo, rodilla, cadera y columna.

Lo más habitual es que el paciente tenga aumento de volumen considerable del pie e incapacidad de cargar.

Estudio imagenológico

Se debe estudiar con radiografías anteroposterior (AP) de pie, y axial y lateral de calcáneo. La TAC tiene gran utilidad en este tipo de fracturas, permitiendo una mejor caracterización para el tratamiento posterior.

Clasificación

Existen múltiples sistemas de clasificación, basados en las radiografías y en la TAC. En la actualidad la más aceptada es la clasificación de Sanders, que se basa en el plano coronal de la TAC y divide las fracturas en [Figura 11.18]:

- Tipo 1: fracturas intraarticulares con desplazamiento articular menor de 2 mm, independiente del número de fragmentos óseos.
- Tipo 2: corresponde a una línea de fractura principal que cruza la faceta posterior, generando dos fragmentos.
- Tipo 3: corresponde a dos líneas de fractura principales que cruzan la faceta posterior, generando 3 fragmentos.
- Tipo 4: corresponde a 3 o más líneas de fractura principales, determinando una gran conminución del hueso.

Tratamiento

Se puede optar por el tratamiento ortopédico en las fracturas tipo I. La resolución quirúrgica está indicada en las fracturas tipo II y III, mientras que en las fracturas tipo IV está indicada la artrodesis primaria (fijación de la articulación) [Figura 11.19].

Complicaciones

Consisten principalmente en consolidación viciosa (mal unión), lesión de los tendones peroneos y osteomielitis, ya sea secundaria a exposición o a la cirugía misma.

Se recomienda revisar las complicaciones generales de las fracturas en el capítulo 3.

FRACTURAS DE LOS METATARSIANOS

Epidemiología y mecanismo de lesión

Son las fracturas más frecuentes del pie, después de las fracturas de los ortejos. Pueden ser producidas por mecanismos directos (contusión o aplastamiento), lesiones rotacionales o por

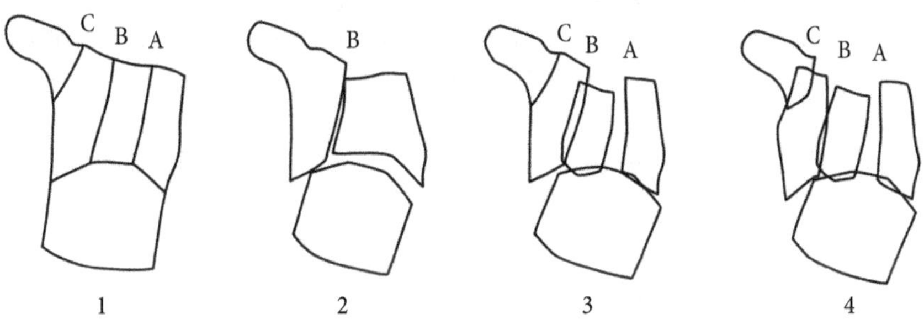

Figura 11.8. Clasificación de Sanders para fracturas de calcáneo. Las proyecciones son coronales, medial hacia la izquierda.

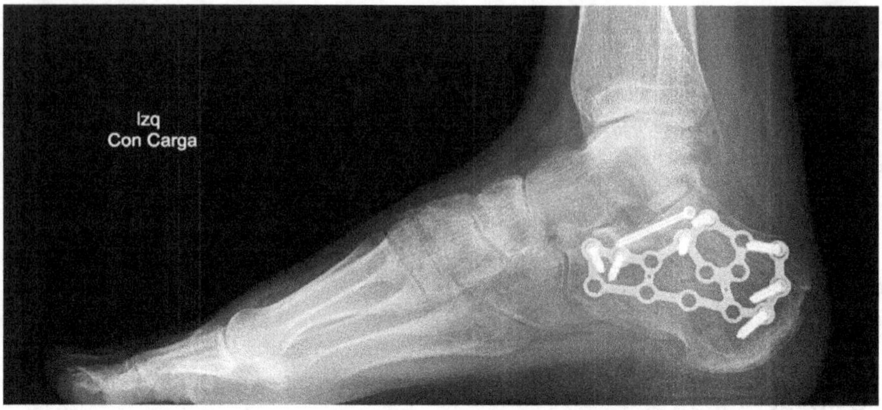

Figura 11.19. Tratamiento quirúrgico de una fractura de calcáneo utilizando como fijación interna una placa específica para este tipo de fracturas.

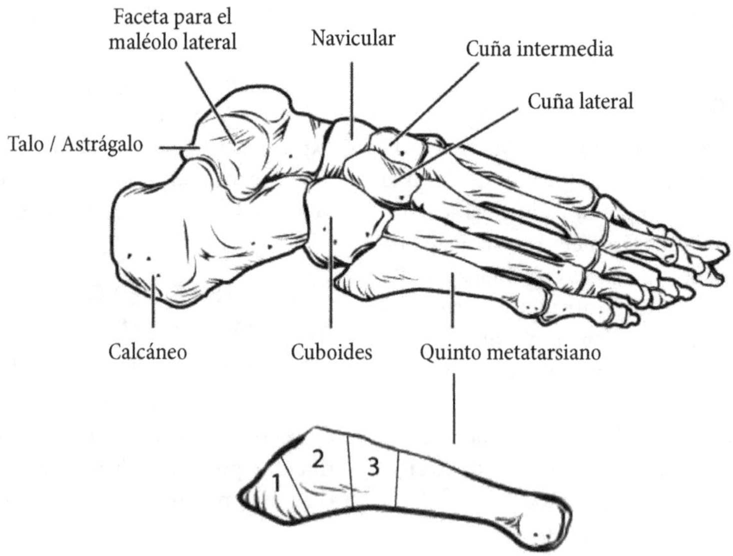

Figura 11.20. Tipos de fracturas de la base del quinto metatarsiano.
1. Zona de fractura de la tuberosidad, 2: Zona de fractura de Jones (metáfisis), 3. Zona de fractura diafisaria por estrés.

fatiga. Algunos pacientes poseen mayor riesgo para este tipo de fracturas, tales como pacientes con osteoporosis.

Evaluación clínica

En general estas fracturas se presentan con dolor de, dificultad para caminar y aumento de volumen en el pie. Además de lo anterior, puede existir equimosis en la zona afectada.

Estudio imagenológico

Se recomienda evaluar con radiografías anteroposterior (AP), lateral y oblicua del pie afectado.

Clasificación

Comúnmente no se utilizan sistemas de clasificación formal para este tipo de fracturas. Mención aparte es la fractura de quinto metatarsiano, ya que posee un sistema de clasificación propio [Figura 11.20]:

- Tipo I: fractura de la tuberosidad o pseudo-Jones, avulsiva (sitio de inserción del tendón peroneo corto y aponeurosis plantar).
- Tipo II: fractura metafisodiafisaria o fractura de Jones.
- Tipo III: fractura diafisaria, generalmente producida por estrés.

Tratamiento

En general, las fracturas únicas y no desplazadas pueden ser manejadas con bota ortopédica por cuatro semanas hasta su consolidación, la que, habitualmente, se da dentro de ese mismo período.

Las fracturas desplazadas y/o múltiples, requieren tratamiento conservador con yeso por 4 semanas o tratamiento quirúrgico, dependiendo del desplazamiento y cantidad de metatarsianos involucrados.

En el caso de las fracturas del quinto metatarsiano, las fracturas tipo I y II no desplazadas pueden recibir tratamiento ortopédico por 6 a 8 semanas. Las fracturas tipo II desplazadas y las tipo III tienen indicación de tratamiento quirúrgico.

Complicaciones

- Lesión arterial y síndrome compartimental: especialmente en lesiones del primer metatarsiano, pues involucran mayor energía.
- Metatarsalgia: secundaria a consolidación viciosa (mal unión).
- Síndrome de dolor regional complejo: especialmente en fracturas complejas.

FRACTURAS DE LAS FALANGES DEL PIE

Epidemiología y mecanismo de lesión

Son las fracturas más frecuentes del pie, correspondiendo a aproximadamente el 9% del total de consultas por fractura. Se producen por mecanismo directo, ya sea por trauma axial, abducción forzada (típica del quinto ortejo o "fractura del caminante nocturno"), o por caída de objetos sobre el pie.

Evaluación clínica

Se presentan con edema y deformidad del eje del ortejo afectado asociado a dolor al deambular o utilizar calzado.

Estudio imagenológico

Se recomienda evaluar con radiografías anteroposterior (AP), lateral y oblicua del ortejo afectado.

Es importante tener en cuenta que el trauma sobre el pie puede generar fracturas en más de un ortejo, por lo tanto, si hay sospecha de fractura en otros ortejos debe solicitarse radiografías anteroposterior (AP), lateral y oblicua del pie.

Tratamiento

En general, estas fracturas se manejan de manera ortopédica con un vendaje solidario. Se suele adicionar el uso de una bota ortopédica para mejorar la inmovilización [Figura 11.21].

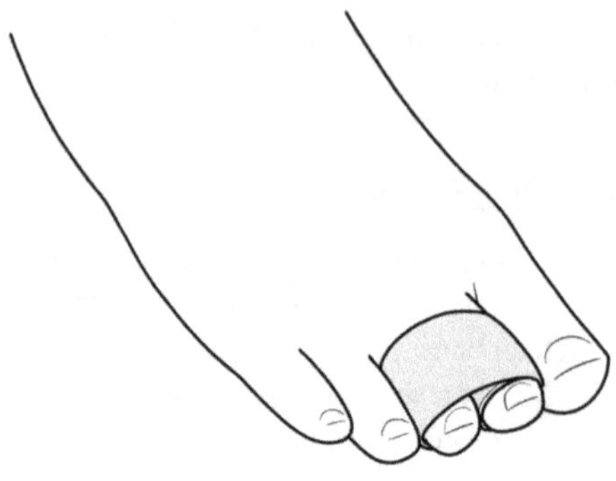

Figura 11.21. Vendaje solidario entre el segundo y tercer ortejo como tratamiento conservador de una fractura de falange del segundo ortejo.

En algunos casos de fracturas articulares, conminutas o muy desplazadas puede ser necesario el tratamiento quirúrgico.

Complicaciones

Los pacientes raramente desarrollan complicaciones a partir de este tipo de fracturas. En el caso de fracturas articulares se podría producir una patología degenerativa secundaria, pero que ocurre en los ortejos menores (segundo a quinto), lo que raramente tiene repercusión clínica importante.

¿CUÁNDO DERIVAR AL ESPECIALISTA?

- Se recomienda derivar a un especialista todas las fracturas de pierna, tobillo y pie, puesto que requieren evaluación y tratamiento específicos de la especialidad. Los casos de fracturas no desplazadas de metatarsianos o falanges podrían ser tratados por un médico no especialista que tenga experiencia en el tratamiento de estas fracturas.
- Las fracturas de pierna y tobillo requieren atención de urgencia, por lo que el tratamiento inicial, incluyendo estabilización del paciente y de la fractura, debe realizarse previo al traslado definitivo (ver capítulo 5: Politraumatizado).

PUNTOS CLAVE

- Es importante conocer las definiciones en relación a los tipos de fracturas para evitar confusiones entre los conceptos de fractura de pierna, tobillo, pilón, entre otros.
- La anatomía de la pierna determina complicaciones como exposición y alteraciones de la consolidación en el tercio medio y distal, y síndrome compartimental.
- La fractura de pierna se asocia con frecuencia a fractura expuesta, por lo que deben conocerse los conceptos de tratamiento asociados (capítulo 4).
- En la evaluación clínica el examen físico es fundamental, pues permite diagnosticar las fracturas y complicaciones relevantes como lesiones neurovasculares y síndrome compartimental.
- El método diagnóstico imagenológico de elección es la radiografía, respecto a la cual son relevantes los criterios de Ottawa y proyecciones específicas de los segmentos corporales.
- El tratamiento inicial, considerando estabilización del paciente y de la fractura en urgencia, debe realizarlo el médico general.
- El tratamiento definitivo de este tipo de fracturas se recomienda que lo realice el traumatólogo especialista.

Preguntas y ejercicios de autoestudio

- ¿Cómo se define fractura de pierna, fractura de tobillo y fractura de pilón tibial?
- ¿Cuáles son los complejos ligamentarios del tobillo?
- ¿Cuáles son los compartimentos de la pierna?
- ¿Cuáles son las proyecciones radiográficas que se requieren para el estudio de fracturas de pierna, tobillo y pie?
- ¿Cuáles son los criterios de Ottawa para tobillo y pie y para qué sirven?
- ¿Cuándo se utiliza TAC para el estudio imagenológico de estas fracturas?
- ¿Cuáles fracturas de pierna, tobillo y pie pueden ser tratadas de forma conservadora y cuáles requieren tratamiento quirúrgico?

CAPÍTULO 12

FRACTURAS DE LA COLUMNA VERTEBRAL Y TRAUMA RAQUIMEDULAR

Mauricio Campos y Pablo Moreno

Resumen

Debido a las potenciales secuelas que pueden producir, las fracturas de la columna vertebral y el trauma raquimedular son lesiones graves del aparato locomotor

El diagnóstico requiere alto índice de sospecha y su tratamiento inicial se basa en las guías de tratamiento avanzado del trauma (ATLS) en el servicio de urgencia. En esta etapa es clave el conocimiento de los criterios para solicitud de radiografías y el examen neurológico completo.

El tratamiento definitivo de este tipo de lesiones demanda un tratamiento interdisciplinario, en el que es fundamental el cirujano de columna. Su resolución conservadora o quirúrgica depende de diferentes variables, dentro de las cuales son relevantes el tipo de fractura y condición neurológica del paciente.

Generalidades

Las fracturas de la columna vertebral presentan diferentes características dependiendo del segmento afectado. Por esta razón, desde el punto de vista fisiopatológico, clínico, radiológico y terapéutico, estas fracturas se pueden dividir en aquellas que afectan la región cervical, torácica, tóraco-lumbar y lumbar. Cada uno de esos segmentos tiene características clínicas que las hacen diferentes entre sí.

El reconocimiento y tratamiento de las lesiones de la columna vertebral posee cardinal importancia debido a su asociación con lesiones de la médula espinal.

Epidemiología

Se estima que un 3% de los pacientes que sufren traumatismos severos presentan lesiones de la columna vertebral, como son las fracturas o luxofracturas vertebrales. La incidencia de fracturas de columna con lesión neurológica es de 10-40 personas/millón de habitantes, causando que alrededor de 140.000 personas/año tengan un cambio radical y catastrófico en su calidad de vida de manera permanente, a pesar de los diversos avances médicos.

Las lesiones de columna vertebral tienen una distribución de carácter bimodal, afectando a adultos jóvenes entre los 15 y 29 años y a adultos mayores de 65 años, con una mortalidad significativamente mayor en los pacientes de edad avanzada. Afecta mayoritariamente a pacientes de género masculino (85%).

En todas las edades, los sitios más frecuentes de lesión son las uniones cráneo-cervical, cérvico-torácica y la tóraco-lumbar donde hay una transición entre segmentos móviles y rígidos.

Mecanismo de lesión

Los mecanismos más frecuentes de fractura de la columna vertebral son accidentes de tránsito (44%), caídas de altura (24%), actos de violencia (22%), accidentes deportivos, industriales o agrícolas (10%).

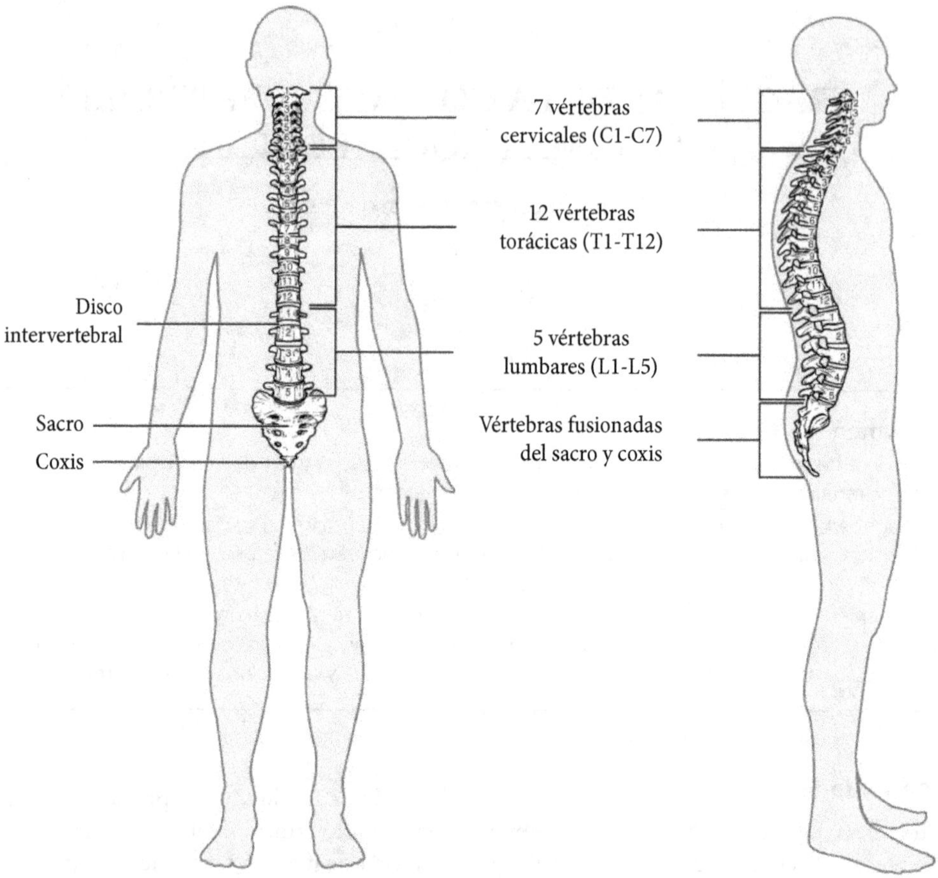

Figura 12.1. Segmentos de la columna vertebral: cervical, torácico, lumbar, sacro y coxis.

Anatomía

La columna vertebral consta de 33 vértebras óseas: 7 cervicales, 12 torácicas, 5 lumbares, 5 sacras (fusionadas) y 4 coxígeas (normalmente fusionadas). Cada vértebra ósea individual está separada por discos intervertebrales y articulaciones facetarias, mientras que su unión está dada por un conjunto de ligamentos [Figura 12.1].

Las vértebras varían de tamaño según la región estudiada. No obstante, se componen de 3 elementos básicos: un cuerpo vertebral, un arco y siete apófisis. El cuerpo vertebral es la porción anterior del hueso, cilíndrica, que soporta el peso corporal. El arco vertebral se encuentra detrás del cuerpo y se compone de dos pedículos y dos láminas. El arco vertebral y la cara posterior del cuerpo forman las paredes del canal espinal, en el que se encuentra la médula espinal.

Del arco vertebral emergen 7 apófisis: una apófisis espinosa que se proyecta en sentido posterior, dos apófisis transversas y cuatro apófisis articulares (dos superiores y dos inferiores) [Figura 12.2].

La columna vertebral provee el soporte estructural básico del cuerpo y protege la médula espinal que se extiende desde el mesencéfalo proximalmente hasta el nivel de la segunda vértebra lumbar (L2). Luego, continúa como la cauda equina.

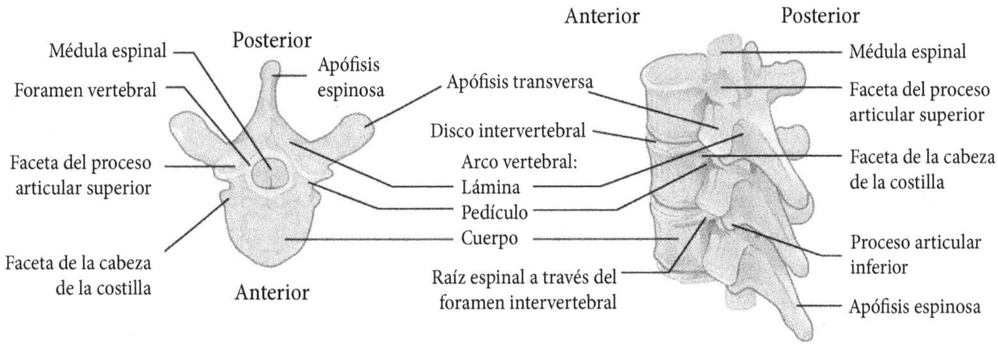

Figura 12.2. Estructura anatómica de las vértebras. Visión superior (izquierda) y posterolateral izquierda (derecha).

Evaluación clínica

Debido a su mayor exposición sobre el torso e inherente flexibilidad, la columna cervical es la parte más comúnmente dañada de la columna vertebral. Dentro de la columna cervical, los sitios más frecuentes de lesión son la segunda vértebra cervical (C2 u odontoides) y la región de C5, C6 y C7.

En contraste, la columna torácica está rígidamente fija, ya que las costillas torácicas se articulan con las respectivas apófisis transversas y el esternón. Se requiere una gran cantidad de fuerza para dañar la columna torácica de un adulto sano, no así en adultos mayores con osteoporosis o pacientes con enfermedad ósea o lesiones metastásicas, en quienes un trauma menor puede ser suficiente para causar una fractura por compresión.

La segunda región más comúnmente dañada es la unión tóraco-lumbar. El 90% de todas las lesiones de esta región ocurren entre T11 y L4. Sin embargo, en menor frecuencia se asocian a lesiones completas de médula, ya que el canal espinal es relativamente amplio en este nivel.

En la historia clínica es esencial un alto grado de sospecha. Los síntomas y signos pueden ser mínimos, cobrando gran relevancia la anamnesis del paciente. Toda lesión traumática por sobre el nivel de la clavícula, lesión en el cráneo o compromiso de conciencia puede tener asociada una lesión de la columna cervical hasta que se demuestre lo contrario. Por otro lado, todo paciente con historia de caída de altura o accidente de alta velocidad con mecanismo de desaceleración debe hacer sospechar una lesión de columna tóraco-lumbar. En general, un enfoque adecuado es considerar la presencia de lesión de columna vertebral en todo paciente politraumatizado. Contusiones menores también deben despertar sospecha si están asociadas a dolor en el cuello, en la espalda, o síntomas neurológicos en las extremidades.

En el examen físico general debe aplicarse el protocolo ATLS. En un paciente con daño medular, podemos encontrar 3 tipos de shock:

- Shock hipovolémico: en el caso que el trauma produzca una hemorragia, caracterizado por taquicardia, falla circulatoria e hipotensión.
- Shock neurogénico: secundario al trauma de la médula espinal, se pierden los reflejos de la vía simpática de la médula espinal, produciendo una vasodilatación periférica que causa hipotensión. El corazón, desprovisto de su inervación simpática, no responde con aumento de frecuencia cardíaca. La combinación de parálisis, extremidades tibias y bien perfundidas, bradicardia e hipotensión, asociada a una presión diastólica baja, son sugerentes de shock neurogénico.

- Shock medular: secundario al trauma de la médula espinal, ocurre una falla temporal de las funciones medulares, incluso con ausencia de función de cordones medulares sin daño estructural. Por debajo del nivel de la lesión, hay pérdida del tono muscular, reflejos ausentes y pérdida de sensibilidad. El shock medular rara vez dura más de 48 horas y durante este período es difícil saber si la lesión neurológica es completa o incompleta.

Durante la fase de shock medular, están ausentes el reflejo anal (contracción del esfínter anal externo secundario a la palpación perianal) y bulbocavernoso (contracción del esfínter anal al apretar el glande del pene o el clítoris, o al tirar de un catéter de Foley). La recuperación del reflejo bulbocavernoso indica la reversibilidad del shock medular.

En el examen físico segmentario debe evaluarse la zona cervical, torácica, lumbar y realizar examen neurológico completo como se detalla a continuación [Cuadro 12.1 y Figura 12.3].

- Cuello: la cabeza y la cara se deben inspeccionar minuciosamente para detectar equimosis o lesiones erosivas que puedan orientar a un traumatismo indirecto de la columna cervical. El cuello se inspecciona en busca de deformidad, equimosis o lesiones penetrantes. Se deben palpar los huesos y partes blandas en busca de puntos dolorosos, aumento de volumen o del espacio entre las apófisis espinosas, lo cual sugiere lesión en ese nivel. Durante el examen físico, la columna cervical no debe movilizarse debido al riesgo de lesión medular en lesiones inestables.
- Dorso: el paciente debe ser girado "en bloque" para evitar el movimiento de la columna vertebral. El dorso se examina buscando deformidad, heridas penetrantes o hematomas. Se deben palpar las estructuras óseas y las partes blandas, con particular atención en los espacios interespinosos. Un hematoma, un espacio o discontinuidad evidente son signos sugerentes de lesión de la columna en ese nivel.
- Examen neurológico: se debe realizar en todos los casos, evaluando sensibilidad en dermatomas, motricidad en miotomas y reflejos tendíneos (ver tablas al final de la sección y revisar capítulo 2: Aproximación clínica y semiología del aparato locomotor).
- Evaluación de la función de los cordones medulares: se evalúan el tracto corticoespinal (cordones posterolaterales que transmiten información correspondiente a la potencia motora ipsilateral), el tracto espinotalámico (cordón anterolateral, dolor y temperatura contralateral) y las columnas posteriores (propiocepción y tacto fino ipsilateral).
- Evaluación de la función medular sacra: la preservación de la flexión activa de los hallux (primer ortejo), la contracción activa del esfínter anal en el tacto rectal y la sensación perianal intacta sugieren una lesión medular parcial más que una lesión completa.

El examen físico en el contexto de paciente politraumatizado será tratado en capítulo específico (ver capítulo 5: Politraumatizado).

Estudio imagenológico

Se inicia con el examen radiológico simple, mandatorio en todo paciente con lesiones en el cráneo (las que se relacionan con lesiones de la columna cervical), pacientes con fracturas de costillas múltiples o hematomas severos en relación al cinturón de seguridad (asociadas a lesiones de la columna torácica) y aquellos con lesiones pélvicas o abdominales graves (asociadas a lesiones de la columna tóraco-lumbar).

Las proyecciones de las radiografías simples son:

- columna cervical: posteroanterior (PA), lateral y transoral

Cuadro 12.1. Examen neurológico de las raíces nerviosas

Raíz	Evaluación motora	Reflejo osteotendíneo
C1-C4	Utilizar el nivel sensitivo y el diafragma para localizar el segmento neurológico normal más caudal. Diafragma: número de espacios intercostales que desciende la hemicúpula diafragmática en inspiración máxima a través de radioscopia: mayor o igual de 2 espacios: grado 5; menor de 2 espacios: grado 3; sin movimiento: grado 0	
C5	Flexores de codo (bíceps braquial y coracobraquial)	Bicipital y braquioradial
C6	Extensores de muñeca (extensor carpi radialis longus y brevis)	
C7	Extensores de codo (tríceps)	Tricipital
C8	Flexores de articulaciones interfalángicas distales (flexor profundo de los dedos)	
T1	Interóseos de la mano (separación de dedos) (interóseos)	-
T2-L1	Utilizar el nivel sensitivo y signo de Beevor para localizar el segmento neurológico normal más caudal. Signo de Beevor: movimiento cefálico del ombligo al flexionar el cuello con el paciente en decúbito supino. Puede estar presente o ausente y permite diferenciar lesiones sobre o bajo T10	-
L2	Flexores de cadera (iliopsoas)	Rotuliano
L3	Extensores de rodilla (cuádriceps)	
L4	Dorsiflexores del tobillo (tibial anterior)	
L5	Extensor ortejo mayor (extensor largo del hallux)	-
S1	Flexión plantar del pie (gastrocnemio-sóleo)	Aquiliano
Evaluación sensitiva según raíces (dermatomos)		

- columna torácica: posteroanterior (PA) y lateral
- columna lumbar: posteroanterior (PA) y lateral
- sacro y coxis: posteroanterior (PA) y lateral.

La TAC es ideal para evidenciar daño estructural en vértebras individuales y el desplazamiento de fragmentos óseos en el canal vertebral. En casos altamente sospechosos de lesión, puede reemplazar a las radiografías como modalidad inicial de imagen, dada su mayor sensibilidad (ejemplo: paciente compromiso de conciencia por traumatismo encéfalo craneano). También la TAC sustituye a las radiografías en pacientes con trauma que requieren TAC de otros segmentos corporales que incluyen columna, como son cráneo, tórax, abdomen y pelvis. Por último, los

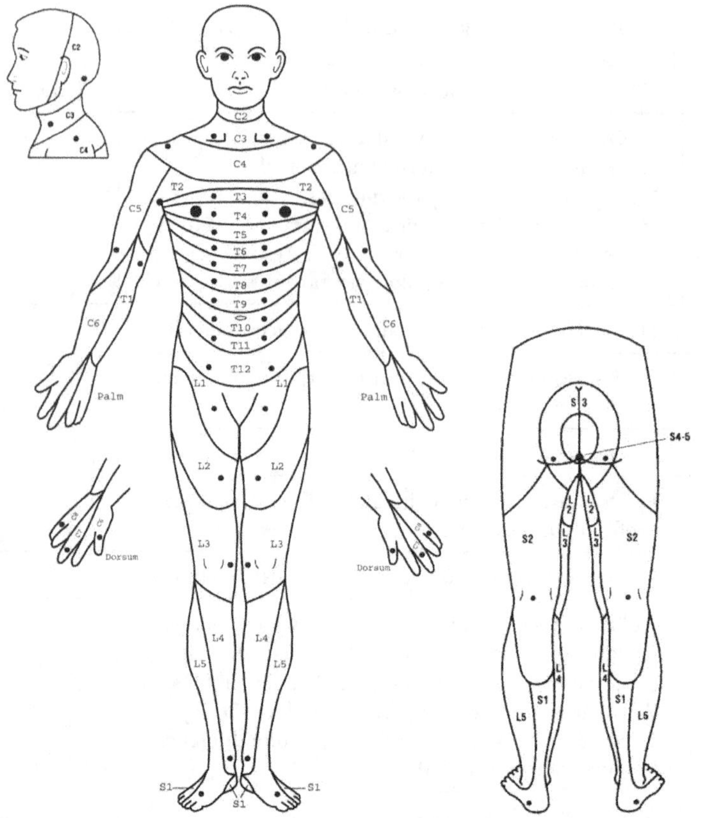

Figura 12.3. © ASIA (American Spinal Injury Association)

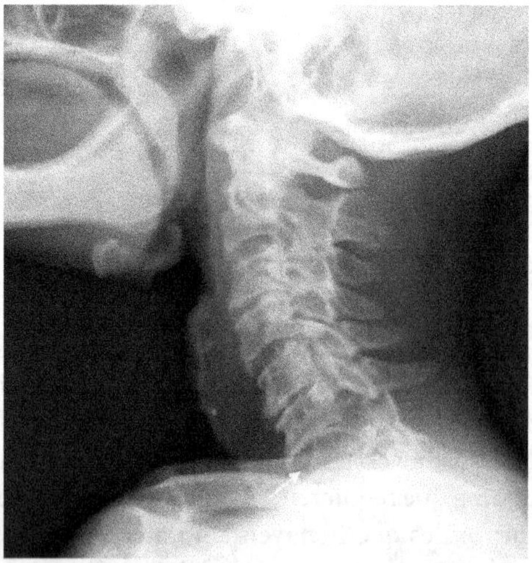

Figura 12.4. Radiografía cervical lateral que muestra una luxación facetaria C6-C7 bilateral (flecha).

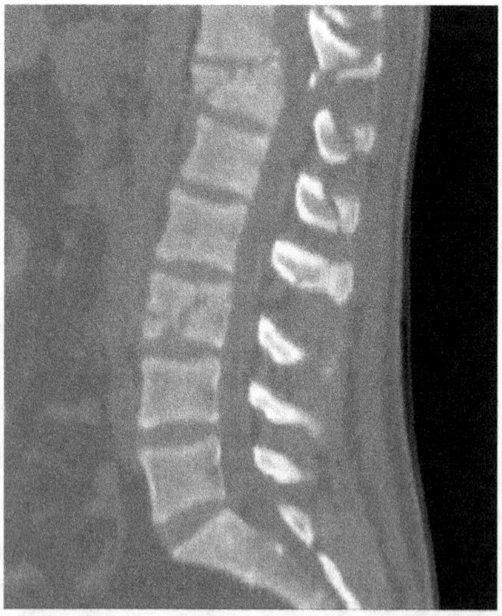

Figura 12.5. TAC de columna toracolumbar, corte sagital, el cual muestra fracturas de T12 y L3.

pacientes de mayor edad o con patología vertebral conocida podrían sufrir fracturas con trauma de menor intensidad, por lo que se recomienda iniciar el estudio de lesiones traumáticas de columna a través de TAC [Figuras 12.4 y 12.5].

La RM es el método de elección para la visualización de los discos intervertebrales, las estructuras ligamentosas y las estructuras neurales. Está indicada en todo paciente con signos de déficit neurológico, en aquellos pacientes con posibles lesiones ligamentosas y aquellos candidatos a cirugía. Sin embargo, por su mayor tiempo de adquisición, su rol es más limitado en trauma agudo [Figura 12.6].

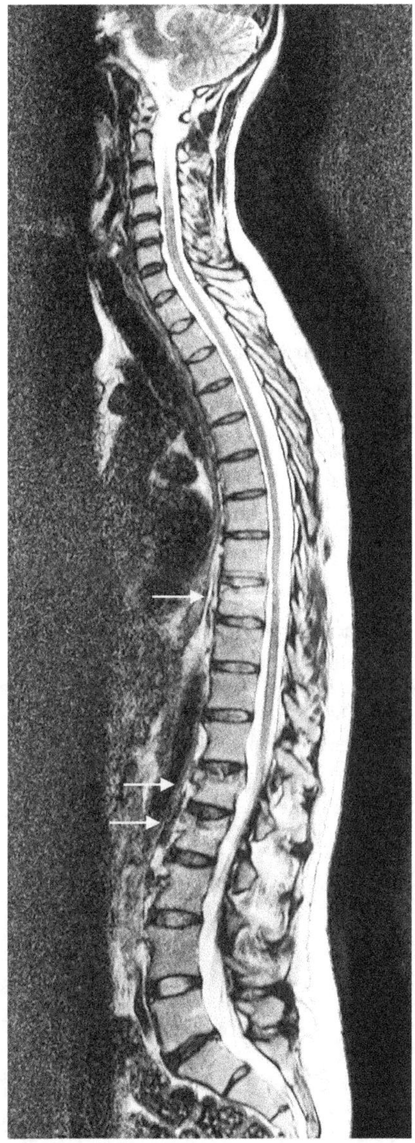

Figura 12.6. Resonancia de columna, corte sagital, la cual muestra fracturas de T9, L1 y L2 (flechas).

Criterios de NEXUS y C-SPINE para inmovilización y solicitud de radiografías de columna cervical

Los criterios de NEXUS y C-SPINE permiten objetivar la necesidad de estudio radiográfico en pacientes con trauma cervical.

El Estudio Nacional de Utilización de Radiografías (National X-Radiography Utilization Study, NEXUS) fue un estudio prospectivo multicéntrico realizado en 21 centros médicos de Estados Unidos publicado en el año 2000. Según estos criterios, requieren inmovilización y radiografías de la columna cervical todos los pacientes que hayan presentado un traumatismo, excepto los que cumplan con todos los criterios siguientes:

- Ausencia de dolor en la columna cervical (palpación en la línea media, incluyendo apófisis espinosas).
- Ausencia de compromiso de conciencia o antecedente de consumo de alcohol o drogas. Se considera que hay compromiso de conciencia con Glasgow 14 o menos o presenta desorientación témporo-espacial, amnesia o algún otro signo de alteración de la conciencia.
- Ausencia de déficit neurológico focal (motor o sensitivo en el examen físico).
- Ausencia de otras lesiones dolorosas que desvíen su atención y enmascaren un posible dolor en la región cervical (ejemplos: fracturas de huesos largos, quemaduras, entre otras).

Las Reglas Canadienses de la Columna Cervical (C-spine rules) también han sido validadas en 2 estudios multicéntricos. Se basan en 3 criterios de alto riesgo, 5 criterios de bajo riesgo y la capacidad de los pacientes para realizar rotación de cuello (ver algoritmo adjunto).

Estas reglas pueden utilizarse siempre que el paciente esté [Figura 12.7]:

- alerta: Glasgow 15, pueda hablar, esté completamente orientado y siga órdenes.
- estable: signos vitales normales según Trauma Score (presión arterial sistólica mayor o igual que 90 mmHg y frecuencia respiratoria entre 10-24 por min. a la llegada).
- cooperador: sigue órdenes y no está agitado.
- sin trauma penetrante, parálisis o enfermedad vertebral.

Clasificación

Es importante comprender la clasificación de las fracturas de la columna, porque permite definir tanto el pronóstico como la decisión terapéutica. Utiliza como criterios para su definición los mecanismos de la fractura, la magnitud del daño óseo resultante y la existencia de compromiso neurológico.

La clasificación de Denis toma en consideración principios anátomo-funcionales que explican la etiopatogenia de las fracturas de la columna vertebral. Básicamente, distingue los siguientes mecanismos: flexión, extensión, rotación, cizallamiento y compresión axial. Así también, Denis divide la columna en tres pilares para facilitar su análisis:

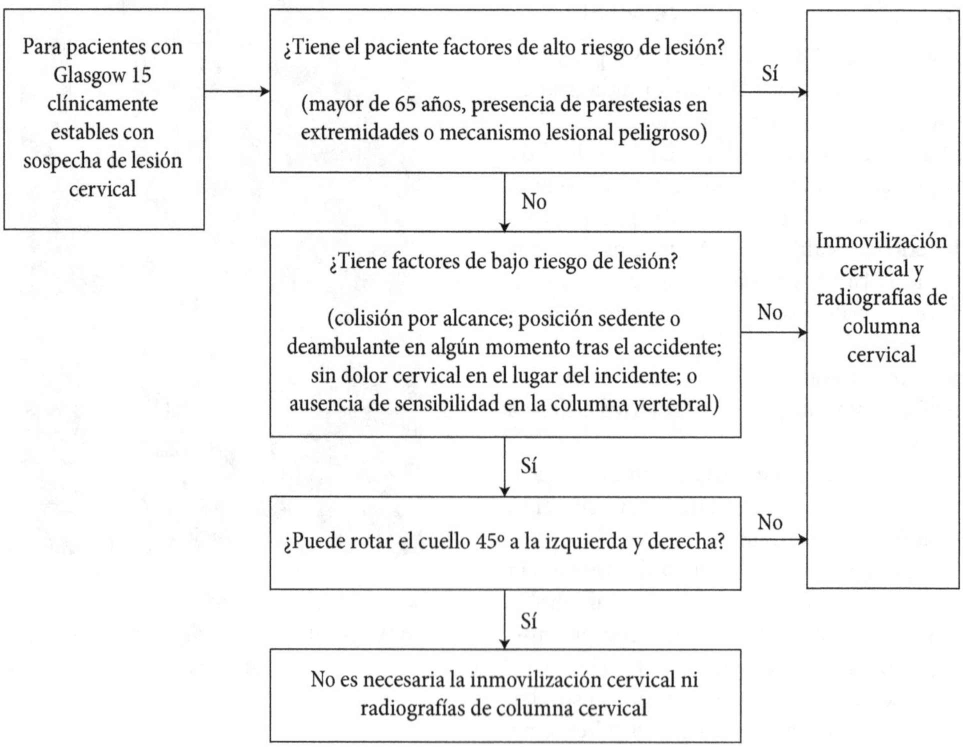

Figura 12.7.

- pilar anterior: formado por la mitad anterior de los cuerpos vertebrales y ligamento longitudinal anterior (LLA).
- pilar medio: formado por la mitad posterior del cuerpo vertebral, anillo fibroso y el ligamento longitudinal posterior (LLP).
- pilar posterior: formado por el arco neural posterior y procesos asociados.

Se considera que una lesión es inestable cuando compromete dos o más pilares [Figura 12.8].

El sistema de clasificación AO (Arbeitsgemeinschaft für Osteosynthesefragen, Asociación para el estudio de la fijación interna) es el más utilizado y validado en la actualidad para las fracturas de la columna vertebral. Es un sistema basado en la morfología de los segmentos vertebrales postrauma con uso de TAC. Básicamente, las lesiones se agrupan en tipo A (producidas por compresión), B (por distracción) y tipo C (luxofracturas) [Figura 12.9].

Esta clasificación además ordena las lesiones en términos de gravedad: las tipo A son las más estables y con mejor pronóstico y las tipo C son luxofracturas asociadas a trauma de alta energía, daño neurológico y mal pronóstico.

La clasificación tiene en total 42 tipos y utiliza modificadores de acuerdo a las condiciones neurológicas y clínicas del paciente. Esta clasificación puede ser revisada en detalle en https:// aospine.aofoundation.org/clinical-library-and-tools/ao-spine-classification-systems.

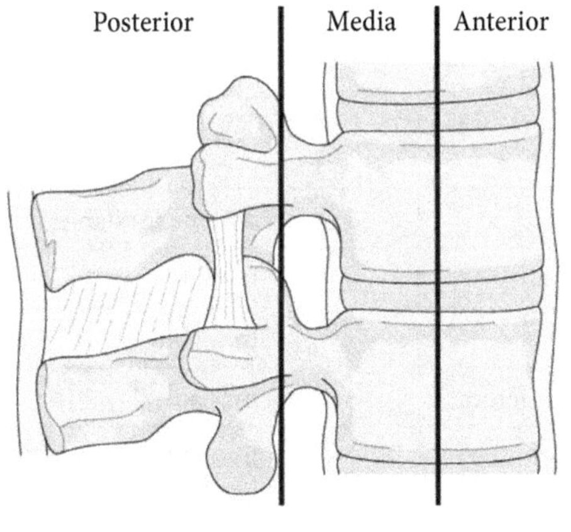

Figura 12.8. Pilares de la columna según Denis.

Concepto de estabilidad postraumática

El concepto de estabilidad espinal es amplio e involucra factores biomecánicos y clínicos. Se define como la capacidad de la columna sana para cumplir su función bajo cargas fisiológicas, sin dolor incapacitante, deformidad progresiva ni daño neurológico.

En la columna postraumática existen patrones evidentes de inestabilidad con lesiones ampliamente desplazadas, lo que genera una pérdida completa de la continuidad estructural de la columna y una lesión irreversible de los elementos neurales involucrados (por ejemplo,

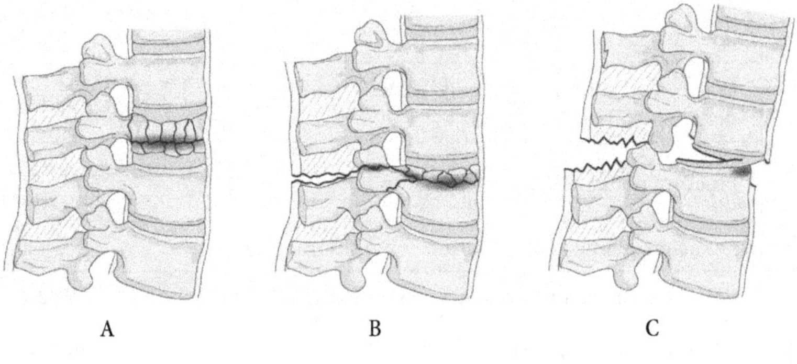

Figura 12.9. Clasificación AO. Ejemplos de fracturas tipo A (compresión) (fractura tipo burst), tipo B (distracción) (distracción) y tipo C (luxofractura).

lesiones tipo C). Sin embargo, hay lesiones con estabilidad más difícil de determinar. Tal es el caso de las lesiones compresivas (por ejemplo, tipo A).

En general, a mayor desplazamiento en la zona lesional, mayor es la inestabilidad. La disrupción de las líneas ligamentosas anteriores (ligamento longitudinal anterior) y, sobre todo, el complejo ligamentoso posterior (articulaciones y ligamentos supra/interespinosos) es altamente sugerente de inestabilidad.

LESIONES DE LA COLUMNA CERVICAL

Las lesiones de columna cervical son de gran relevancia debido a su gravedad y las implicancias neurológicas que conllevan. Un 50% de los traumatismos de la columna cervical presentan morbilidad neurológica de diferente gravedad y una mortalidad de alrededor del 10%.

Las lesiones de columna cervical pueden clasificarse según su estabilidad, su localización o el mecanismo de fractura [Cuadro 12.2].

Cuadro 12.2. Tipos de lesiones cervicales según su mecanismo y estabilidad

Mecanismo de trauma		Estabilidad
Flexión	Fractura con acuñamiento anterior	Estable
	Fractura por flexión con compromiso anteroinferior ("teardrop")	Inestable
	Fractura de la apófisis espinosa de las vértebras inferiores ("clay-shoveler")	Estable
	Subluxación	Potencialmente inestable
	Luxación facetaria bilateral	Inestable
	Luxación atlanto-occipital	Inestable
	Luxación atlantoaxial anterior, con o sin fractura	Inestable
	Fractura del odontoides con desplazamiento lateral	Inestable
	Fractura de las apófisis transversas	Estable
Flexión - rotación	Luxación facetaria unilateral	Inestable
	Luxación atlantoaxial rotacional	Inestable
Extensión	Fractura del arco posterior (C1)	Estable
	Fractura del ahorcado (espondilolistesis traumática del axis - C2)	Inestable
	Fractura por extensión en "teardrop"	Usualmente estable en flexión, inestable en extensión
	Luxación atlantoaxial posterior, con o sin fractura	Inestable
Compresión vertical	Fractura por estallido del cuerpo vertebral	Estable
	Fractura por compresión del atlas (Jefferson) (C1)	Inestable
	Fracturas aisladas del pilar posterior y del cuerpo vertebral	Estable

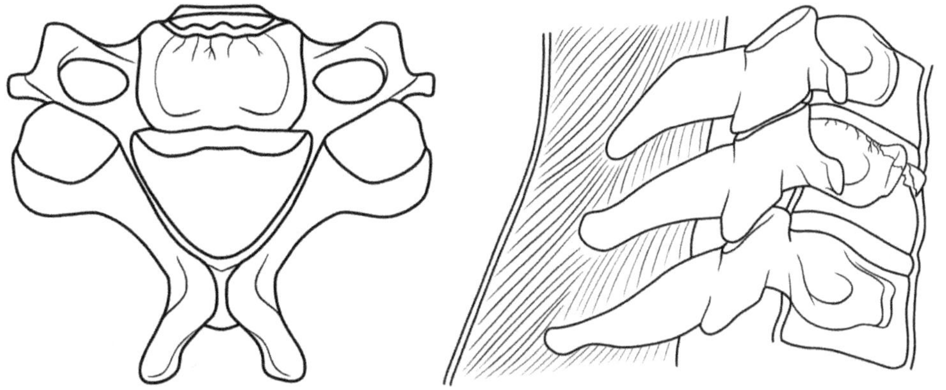

Figura 12.10. Ejemplo de fractura por aplastamiento con compromiso de la placa vertebral superior y sin compromiso de la pared vertebral posterior.

Lesiones por flexión

La flexión cervical está involucrada en las lesiones cervicales más graves y frecuentes.

Fracturas por aplastamiento

Son el resultado de la compresión vertical como también de la flexión. Son estables, pero causan gran dolor en el cuello. Su tratamiento consiste en alivio sintomático con collar cervical rígido por aproximadamente 6-12 semanas [Figura 12.10].

Rotura del ligamento supraespinoso

La flexión violenta del cuello puede lesionar el ligamento supraespinoso o generar daño avulsivo de una apófisis espinosa. La parte posterior de la columna cervical puede ser muy inestable y producirse daño neurológico si se repite la fuerza de flexión [Figura 12.11].

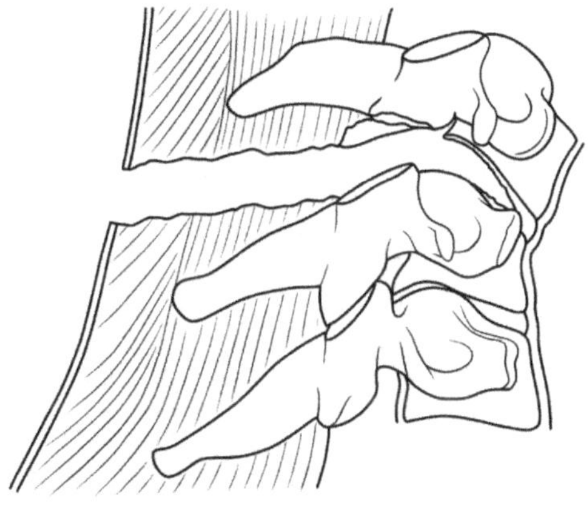

Figura 12.11. Ejemplo de rotura del ligamento supraespinoso, con lesión asociada del disco intervertebral.

Luxación o dislocación facetaria

La flexión asociada a la rotación puede hacer que una o ambas articulaciones facetarias "salten" sobre el borde de la faceta inferior y se luxen. La luxación no puede ocurrir sin lesión asociada de partes blandas, produciéndose daño neurológico de manera variable, dependiendo si las lesiones son uni o bilaterales.

El tratamiento de una luxación simple debe ser tratada por tracción controlada, con el paciente hospitalizado. Un especialista con experiencia en este tipo de maniobra utiliza un sistema de tracción progresiva y realiza la estabilización definitiva a través de cirugía.

Luxación asociada a fractura del cuerpo vertebral

A menudo se asocian con cuadriplejia y normalmente son causadas por traumatismos de alta

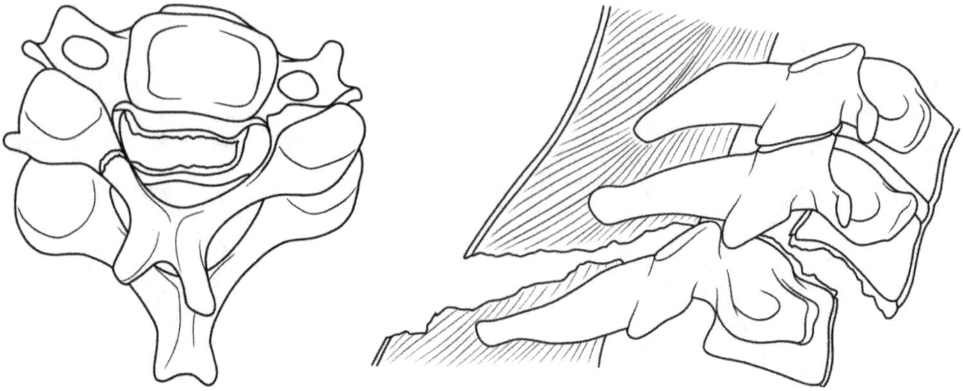

Figura 12.12. Ejemplo de una luxofractura, con rotura de ambos ligamentos longitudinales, luxofractura en el lado derecho y fractura pedicular en el izquierdo, con compromiso completo de la banda de tensión posterior.

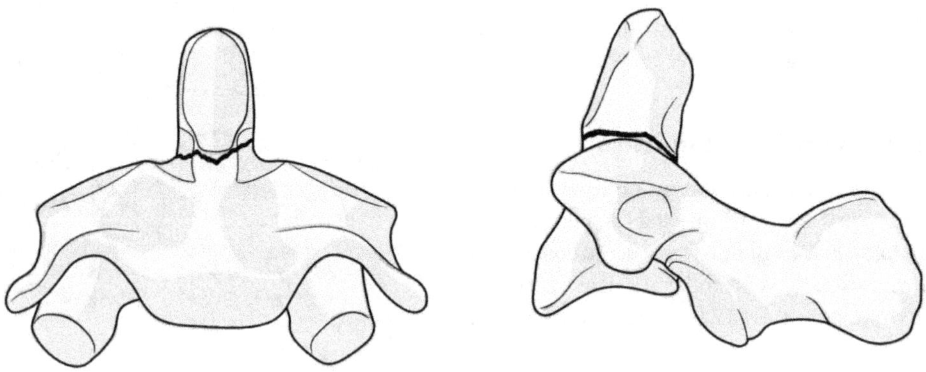

Figura 12.13. Ejemplo de una fractura de odontoides en la base de este (tipo II).

energía. Su tratamiento consiste en la reducción y estabilización de la fractura, ya sea por tracción o por fijación (mediante cirugía), hasta que exista consolidación ósea [Figura 12.12].

Lesiones por extensión

Las lesiones por extensión son más comunes en la columna cervical superior. Estas lesiones son generalmente menos graves que las lesiones por flexión.

Fractura del proceso odontoides

Son difíciles de diagnosticar. La fractura genera sensación de inestabilidad en el cuello y dolor en la base del cráneo. Es más frecuente en pacientes mayores [Figura 12.13].

Se clasifican en tres tipos:

- Tipo I: avulsión del extremo del odontoides.
- Tipo II: fractura de la base del odontoides. Aquellas que ocurren en la mitad del odontoides poseen incidencias de no unión de hasta el 100%.
- Tipo III: compromete el cuerpo del axis.

El tratamiento consiste en soporte con chaleco tipo halo por 4 meses. No obstante, no evita la alta incidencia de no unión. En pacientes mayores, el uso de halo se ha asociado a aumento de la mortalidad intrahospitalaria, por lo que su uso es cada vez más excepcional.

Fractura de Hangman (fractura del ahorcado)

Ocurre por hiperextensión de la columna cervical. Puede observarse en caídas o por deslizamiento bajo el cinturón de seguridad. La fractura suele ocurrir a través de los pedículos de C2 y corresponde a una espondilolistesis traumática de C2 sobre C3. El tratamiento, dependiendo de la severidad, va desde el tratamiento ortésico hasta reducción abierta y fijación [Figura 12.14].

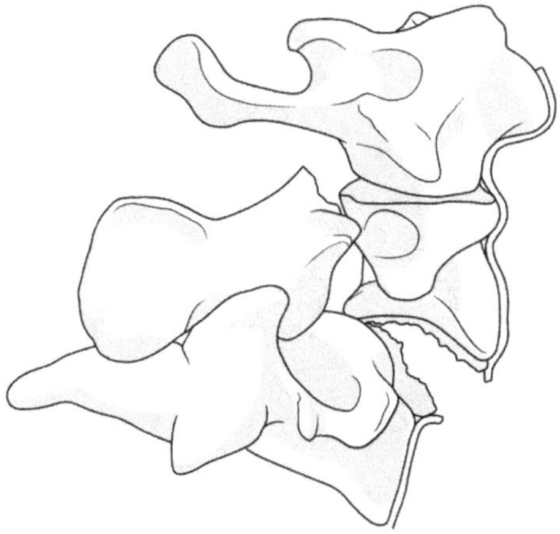

Figura 12.14. Ejemplo de fractura de Hangman con desplazamiento del fragmento vertebral anterior y luxación de las articulaciones facetarias C2-C3.

Fracturas por compresión vertical

Fractura del atlas (C1)

El anillo del atlas (C1) puede fracturarse por compresión vertical y es causada a menudo por la caída de un objeto en forma vertical sobre la cabeza.

El tratamiento consiste en inmovilización con un chaleco tipo halo durante 6 semanas, seguido de collar cervical por 2 semanas, a menos que haya evidencia de rotura del ligamento transverso [Figura 12.15].

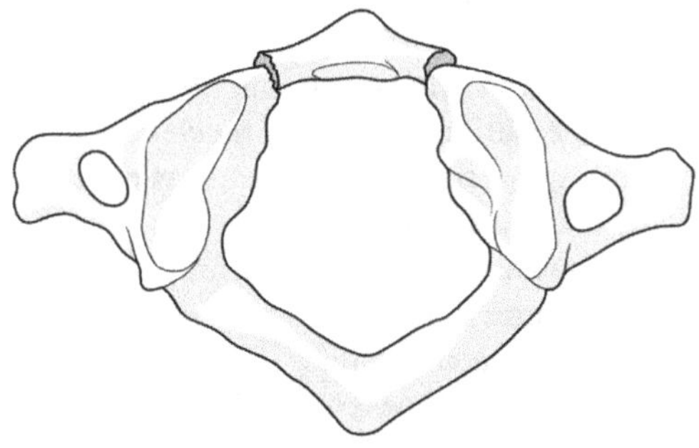

Figura 12.15. Ejemplo de fractura de atlas con compromiso del arco anterior por hiperflexión.

Fractura de Jefferson (C1)

Se produce cuando hay fractura del arco anterior y posterior del atlas. De este modo, las masas laterales del atlas pueden deslizarse hacia lateral sobre la superficie articular del axis (C2) [Figura 12.16].

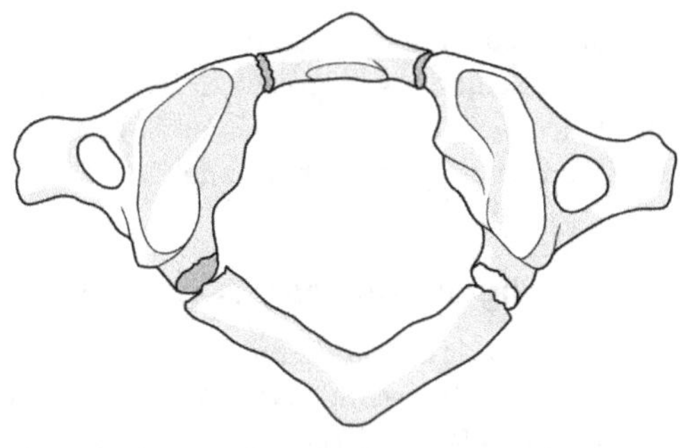

Figura 12.16. Ejemplo de fractura de Jefferson con compromiso de los anillos anteriores y posteriores secundario a carga axial.

Fractura por estallido ("burst")

Hay compromiso simultáneo del pilar anterior y medio (fractura inestable). En este tipo de fractura el pilar posterior puede migrar violentamente dentro del canal raquídeo, produciendo lesiones medulares o radiculares.

En el tratamiento, si no hay daño neurológico, cifosis significativa, ni lesión ligamentosa asociada, consiste en inmovilización con collar

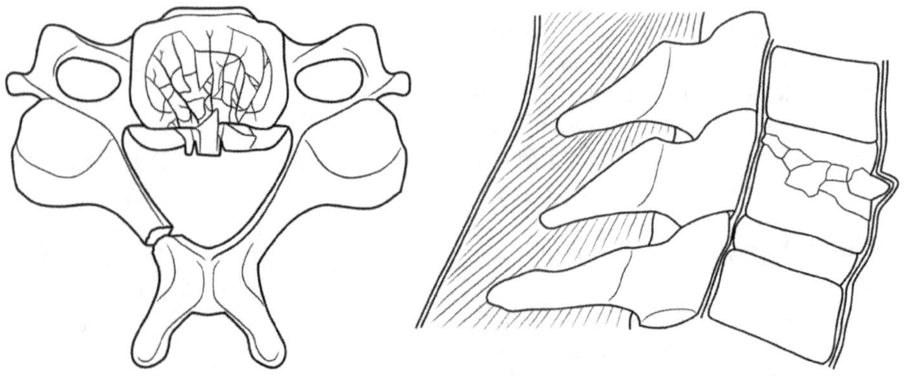

Figura 12.17. Ejemplo de fractura por estallido (burst) con compromiso de la placa vertebral superior.

rígido por 6-12 semanas. Si hay daño neurológico, el tratamiento es quirúrgico [Figura 12.17].

Lesiones por rotación

La mayoría de estas lesiones son el resultado de una combinación de fuerzas, en lugar de una simple fuerza sagital o vertical. Las fuerzas de rotación están implicadas en muchas lesiones de flexión, particularmente aquellas causadas por caídas en la cabeza y cuello.

La rotación con flexión se acompaña de luxación de una articulación facetaria, mientras que la rotación con compresión puede causar fractura en el cuerpo vertebral. Las lesiones con rotación y extensión dañan los elementos de la columna posterior, generando fracturas complejas del pedículo y región articular de la columna.

El tratamiento depende de la estabilidad de la fractura y daño neurológico. Las fracturas sin daño neurológico necesitan chaleco tipo halo por 6 semanas y luego collar. Las lesiones con daño neurológico, además de la fijación, requieren rehabilitación temprana.

Lesiones ligamentosas y SCIWORA

La definición de lesión de médula espinal sin anomalía radiográfica (SCIWORA: Spinal Cord Injury without Radiographic Abnormality) hace referencia a la presencia de déficit neurológico en ausencia de lesión ósea, con base en un estudio radiológico adecuado y completo. Este patrón de lesiones es más común en niños y pacientes mayores con estenosis espinal preexistente. Se ha atribuido a varias causas, incluyendo lesiones ligamentosas, prolapso discal y espondilosis cervical (cambios degenerativos de los discos y vértebras).

Se debe sospechar SCIWORA en pacientes con dolor severo persistente, compromiso medular mayor en manos que extremidades inferiores (síndrome medular central), presencia de parestesias en ausencia de una fractura en radiografías simples o TAC. La confirmación diagnóstica se realiza con RM. Estas lesiones pueden ser inestables y se pueden asociar a daño neurológico permanente.

Lesiones de la columna torácica

Como se mencionó anteriormente, la columna torácica posee poco rango de movimiento articular y su rigidez le otorga cierta protección frente a las lesiones. Si bien las lesiones de la columna torácica son menos frecuentes, el traumatismo a este nivel generalmente es grave y a menudo causa paraplejia. Esto se debe a que el canal espinal es estrecho en relación con la médula, por lo que el desplazamiento de los fragmentos óseos de la fractura puede ser considerable y generar daño del cordón medular.

El patrón de fractura depende de la posición del eje de flexión y de la dirección de la fuerza al momento del impacto. Se distinguen 4 tipos principales de fracturas según el mecanismo:

- compresión
- estallido
- flexión-disrupción
- luxofracturas.

Fracturas por compresión

Ocurren en la unión tóraco-lumbar, es decir, donde termina la cifosis torácica y comienza la lordosis lumbar. Son causadas por una fuerza vertical justo delante de la línea media de la columna.

Estas lesiones son más comunes en pacientes ancianos con hueso osteoporótico, pero también pueden suceder en pacientes jóvenes que caen de altura y aterrizan sobre sus talones.

En el tratamiento, si compromete más del 50% de la altura anterior del cuerpo vertebral, puede ser necesaria la reparación y fijación interna, dado que, generalmente, esto se traduce en lesión de los ligamentos posteriores [Figura 12.18].

Fracturas por estallido ("burst")

Son causadas por una fuerza axial. Los lados de la vértebra son empujados hacia fuera y el material del disco puede ser forzado hacia el cuerpo vertebral o hacia el canal medular.

Las fracturas por estallido pueden ser estables o inestables, dependiendo del patrón de la fractura. A menudo se asocian con daño neurológico por el desplazamiento hacia posterior del cuerpo vertebral o sus fragmentos.

El tratamiento consiste en la estabilización quirúrgica [Figura 12.19].

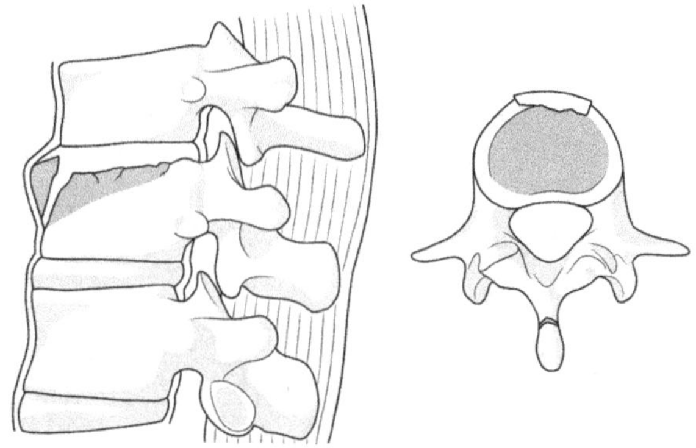

Figura 12.18. Ejemplo de fractura por compresión con compromiso de la placa vertebral superior.

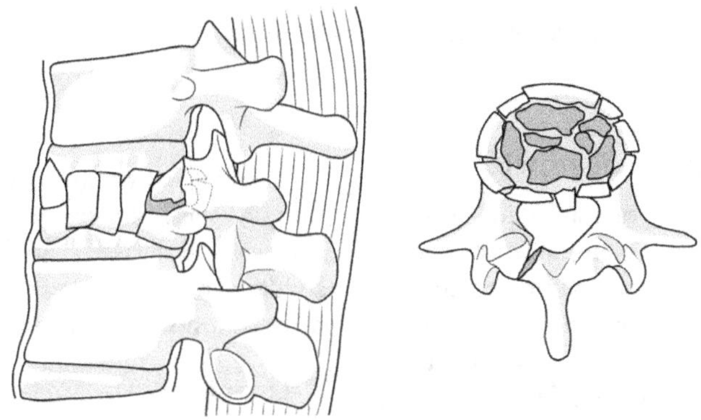

Figura 12.19. Ejemplo de fractura por estallido (burst) de ambas placas vertebrales.

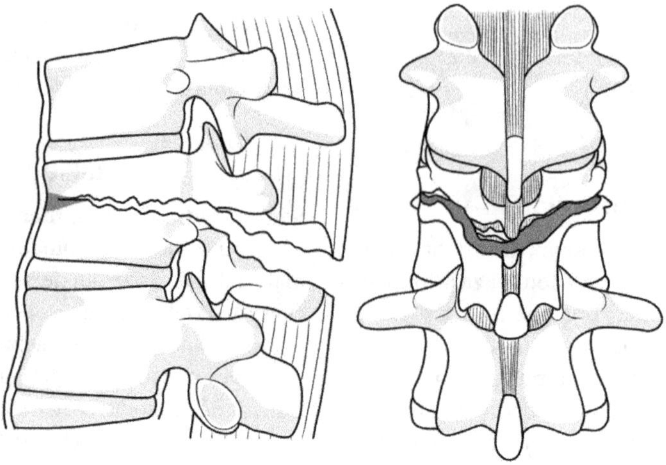

Figura 12.20. Ejemplo de fractura por flexión-disrupción con falla de la banda de tensión posterior y fractura del cuerpo vertebral, conocida como fractura "Chance" (apellido del radiólogo que la describió por primera vez en 1948).

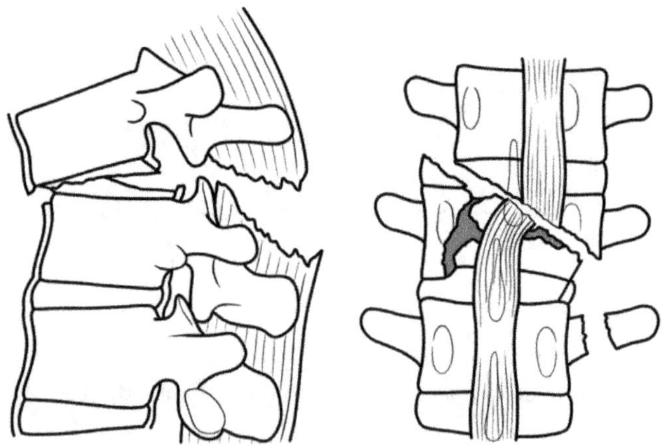

Figura 12.21. Ejemplo de luxofractura segmentaria con disrupción de los elementos anteriores y posteriores.

Fracturas por flexión-disrupción

Se produce por desaceleración rápida con flexión de la columna, por ejemplo, en el avance del paciente contra un cinturón de seguridad abdominal, generando lesiones por flexión-disrupción. El cuerpo vertebral afectado puede dividirse y el desplazamiento puede ser severo. El 50% de estas lesiones se asocia a lesiones de víscera hueca.

Respecto al tratamiento, si bien existe un tipo de estas lesiones cuyo rasgo de fractura es exclusivamente óseo y, por lo tanto, podría consolidar con tratamiento conservador, la mayoría de estas lesiones es quirúrgica [Figura 12.20].

Luxofracturas

Combinación de fractura y luxación generadas por fuerzas de flexión, compresión y rotación.

El cuerpo vertebral se divide o los pedículos se fracturan y las articulaciones facetarias pueden luxarse. La paraplejia es habitual en este tipo de lesiones [Figura 12.21].

Lesiones de la columna lumbar

Al igual que la columna cervical, la columna lumbar posee cierto rango de movimiento articular, lo que puede generar tanto lesiones leves como fracturas graves.

Avulsión de las apófisis transversas

Las apófisis transversas poseen músculos poderosos unidos a ellas, pudiendo generar avulsión ósea debido a movimientos violentos de torsión o flexión. No corresponde a una lesión grave, pero el dolor y el espasmo muscular puede durar de 6 a 8 semanas.

El tratamiento consiste en analgesia y rehabilitación con movilización gradual.

Fracturas por compresión

Descritas anteriormente en "fracturas por compresión de la columna torácica".

TRATAMIENTO Y PRONÓSTICO

Para planificar el tratamiento hay que hacer una diferencia entre aquellos casos con y sin lesión neurológica, y considerar además el grado de inestabilidad.

Tratamiento de la lesión vertebral sin lesión neurológica asociada

Habitualmente el tratamiento es conservador y su primer objetivo es prevenir que se produzca lesión neurológica. Si la lesión es inestable y hay desplazamiento, se debe realizar una reducción abierta y estabilización definitiva quirúrgica.

Cuando una lesión con desplazamiento vertebral o articular es irreductible, o se trata de lesiones inestables que no se estabilizan externamente (por ejemplo, lesión predominantemente ligamentosa), el procedimiento a seguir es la reducción quirúrgica.

También se debe resolver quirúrgicamente una lesión de columna vertebral cuando, habiendo hecho tratamiento conservador, esta se desplaza, no consolida o se presentan secundariamente manifestaciones neurológicas que no estaban en un principio.

El objetivo del tratamiento, sea conservador o quirúrgico, es la movilización precoz del paciente, sin dolor, es decir, que se ponga rápidamente de pie, pueda moverse y rehabilitarse precozmente.

Tratamiento de la lesión vertebral con lesión neurológica asociada

Con base en las distintas teorías que explican el daño medular traumático, este se ha dividido en mecanismos primarios y secundarios. Los mecanismos primarios son los que se producen inmediatamente durante el trauma: disrupción de axones y vasos, hematomas, cizallamiento de tejido neural por luxación, etc.

En cambio, los mecanismos secundarios serían los que, potencialmente, se podrían abordar durante el tratamiento de estos pacientes, ya que son aquellos que afectan el tejido neural remanente y que determinan que la lesión final sea mayor de la inicial. Estos mecanismos involucran diversas vías moleculares, existiendo peroxidación de membranas por radicales libres, liberación de neurotransmisores excitatorios tóxicos, isquemia, neuroinflamación, entre otros. Es en este punto en el que se ha apuntado a diversos agentes farmacológicos, con el fin de preservar el tejido neural remanente y optimizar la función neural residual.

Los corticoides han sido uno de los más reportados, con resultados contradictorios y problemas metodológicos en los estudios más importantes. De manera cuestionable, se ha reportado beneficio en su uso, con mejoría de la función motora, cuando son administrados en lesiones medulares dentro de las primeras 8 horas de ocurrido el accidente. Actualmente, se consideran como una opción terapéutica en pacientes seleccionados.

El principal factor pronóstico neurológico de estas lesiones es el tipo de daño inicial. En territorio que involucre médula espinal, las lesiones medulares pueden ser divididas en completas e incompletas.

- Completas: aquellas en que existe ausencia de función neurológica hacia distal de la lesión medular.
- Incompletas: presentan preservación de la función de las raíces sacras (por ejemplo, sensibilidad perianal) o, en su defecto, cualquier función neural a distal.

Pueden ser diferenciadas en el momento agudo (cerciorándose de que el paciente no se encuentra en fase de shock medular). Si bien las lesiones completas tienen un pronóstico reservado con respecto a recuperación, las incompletas conllevan una mejor perspectiva de mejoría significativa.

Otro factor importante en el pronóstico de recuperación de estos pacientes es la precocidad de la descompresión de los elementos neurales. Esta puede ser realizada por métodos indirectos (como reducción cervical mediante tracción externa) o métodos abiertos. Si bien este punto ha tenido cierta controversia a lo largo dl tiempo, pues —además— se trata en general de pacientes politraumatizados graves en riesgo de tener complicaciones, existe evidencia clara

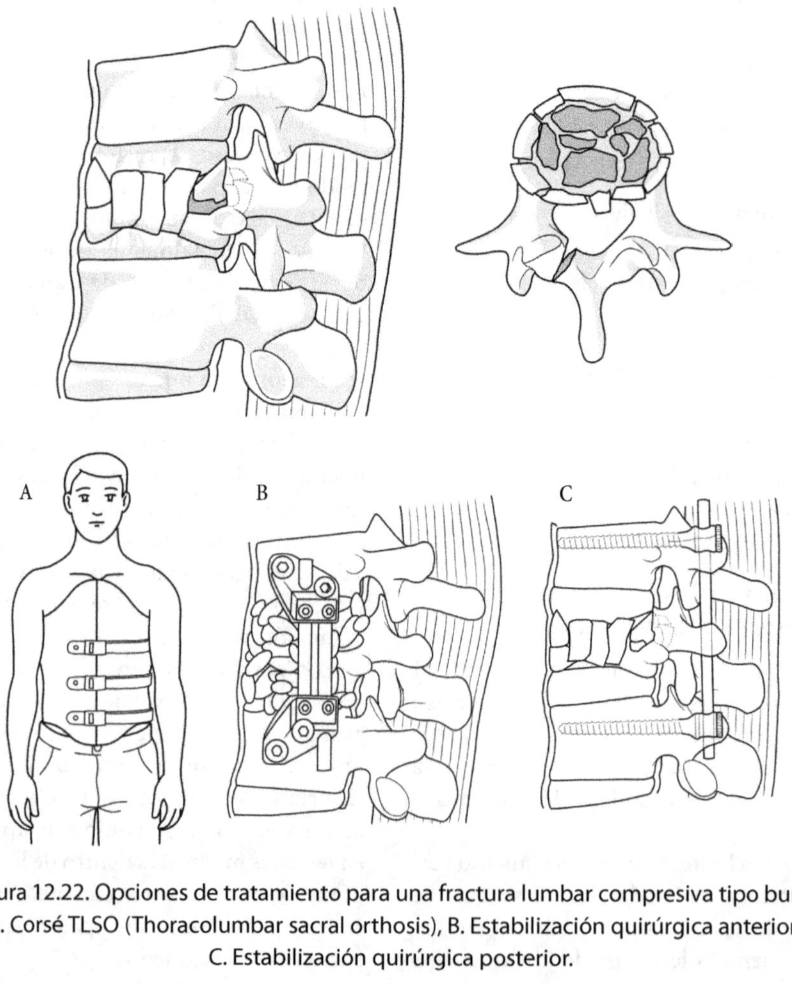

Figura 12.22. Opciones de tratamiento para una fractura lumbar compresiva tipo burst: A. Corsé TLSO (Thoracolumbar sacral orthosis), B. Estabilización quirúrgica anterior, C. Estabilización quirúrgica posterior.

del beneficio del tratamiento quirúrgico antes de las 24 horas versus más tardío.

Es fundamental para el pronóstico del trauma raquimedular un tratamiento que se instale en las primeras horas de trauma, incluyendo lo que se haga en el lugar del accidente. Así, una sospecha y reconocimiento precoz de la lesión es fundamental, junto con inmovilizar adecuadamente el paciente. Históricamente, el entrenamiento del personal paramédico que asiste al rescate, en este sentido, ha disminuido la morbimortalidad de estas lesiones, junto con reducir el porcentaje de lesiones completas [Figura 12.22].

COMPLICACIONES

Son secundarias a la lesión ósea y neurológica.

- Lesión de columna: pueden quedar secuelas por deformidad angular, cifosis torácica o lumbar, lo que condiciona inestabilidad y dolor crónico.
- Lesión neurológica: produce las secuelas más graves e invalidantes, en forma de lesiones radiculares, medular (paraplejia o cuadriplejia) y cauda equina (secuela vesical, esfinteriana).

¿CUÁNDO DERIVAR AL ESPECIALISTA?

- Se deben derivar a un especialista todas las fracturas de columna, puesto que requieren evaluación y tratamiento específicos de la especialidad.
- Las fracturas de columna y trauma raquimedular requieren atención de urgencia, por lo que el tratamiento inicial, incluyendo estabilización del paciente y de la fractura, debe realizarse antes del traslado definitivo (ver capítulo 5: Politraumatizado).

PUNTOS CLAVES

- Las fracturas de columna vertebral poseen diferentes características dependiendo del segmento afectado. Su reconocimiento posee cardinal importancia dada su asociación con lesiones medulares.
- La columna se fractura con mayor frecuencia a nivel de los sectores de cambio de capacidad de movimiento articular, principalmente en la unión cérvico-torácica y tóraco-lumbar.
- En general, las lesiones de columna vertebral y trauma raquimedular se dan en contexto de paciente politraumatizado.
- La radiografía simple es el método imagenológico básico para el estudio del traumatismo vertebral, aunque en pacientes de alto riesgo se prefiere la TAC.

Preguntas y ejercicios de autoestudio

- ¿Cómo se realiza el examen físico completo de un paciente con trauma de columna?
- ¿Cuáles son los tipos de shock que puede presentar un paciente con trauma raquimedular?
- ¿Cuáles son los criterios que se utilizan para solicitar radiografías en los casos de trauma de columna cervical?
- ¿En qué consiste el concepto de inestabilidad postraumática?
- ¿Cuál es el tratamiento general de las lesiones sin y con lesión neurológica asociada?

CAPÍTULO 13

FRACTURAS EN EL PACIENTE PEDIÁTRICO

Felipe Hodgson, Pablo Moreno y Macarena Santorcuato

Resumen

Las fracturas en los niños son un motivo de consulta frecuente de urgencia. El proceso diagnóstico y terapéutico de estas lesiones debe considerar las características propias del esqueleto en desarrollo. Estas características están relacionadas principalmente con la presencia de la fisis de crecimiento, una mayor irrigación y más rápida consolidación en comparación a los adultos, además de un periostio en los huesos largos más grueso y activo.

Las lesiones de la fisis o cartílago de crecimiento y las fracturas en el esqueleto en desarrollo, son variables en gravedad y requieren una evaluación y tratamiento diferente al esqueleto del adulto. Son determinantes las características específicas de cada lesión –como el hueso comprometido, el grado de lesión ósea, el compromiso asociado de partes blandas y articulaciones– así como la edad del paciente.

Generalidades

Las fracturas en niños son un motivo de consulta frecuente en la urgencia traumatológica. Constituyen entre el 10 y 15% de todas las lesiones traumáticas de la infancia. Su incidencia es variable, siendo más frecuentes en las estaciones de primavera-verano y variable según edad y sexo. Actualmente estas lesiones han aumentado, asociadas a un aumento de lesiones de alta energía por accidentes de tránsito y al incremento de deportes de competición en la infancia.

El hueso de los niños posee características propias que lo distinguen del esqueleto adulto [Figura 13.1]:

- Fisis o cartílago de crecimiento: corresponden a zonas de cartílago localizadas en los extremos de los huesos largos, que proporcionan el crecimiento longitudinal. Con la edad se van osificando y cerrando para formar el esqueleto adulto. Debido a que corresponden a un sitio de mayor debilidad del hueso, son propensas a sufrir fracturas, denominadas disyunción-fractura o lesiones fisarias, las que puede traer repercusiones como detención del crecimiento, produciendo dismetría de extremidades o bien deformidades angulares.
- Irrigación ósea: la vascularización del tejido óseo es mayor en niños que en adultos. Esto contribuye, entre otros factores, a un proceso de consolidación más rápido.
- Periostio: este tejido, que recubre los huesos largos, es más grueso y metabólicamente más activo que en los adultos. Esto evita grandes desplazamientos de las fracturas y ayuda a mantener una buena alineación de algunas fracturas tratadas en forma ortopédica. Además, disminuye el riesgo de exposición de las fracturas.

El periostio, al poseer alto potencial osteogénico, permite una consolidación más rápida de las fracturas, con mayor formación de callo óseo, unión y remodelación del hueso. A modo de ejemplo, la fractura de fémur en un niño demora aproximadamente 6 a 8 semanas en consolidar, en comparación al adulto que demora aproximadamente 4 meses.

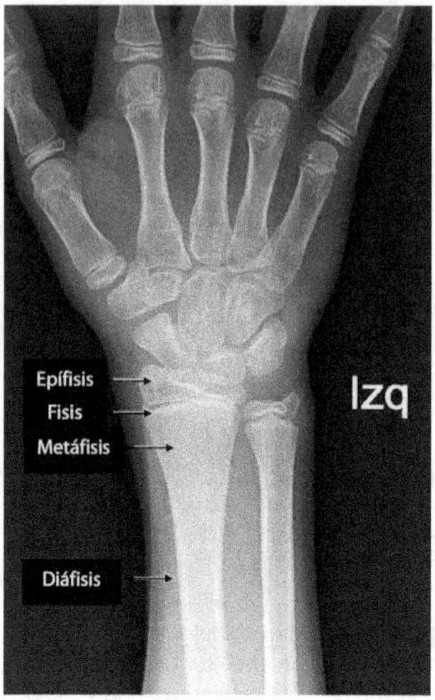

Figura 13.1. Radiografía anteroposterior de la muñeca izquierda en un niño con esqueleto inmaduro, en la cual se observan las regiones anatómicas de los huesos largos, ejemplificado en el radio.

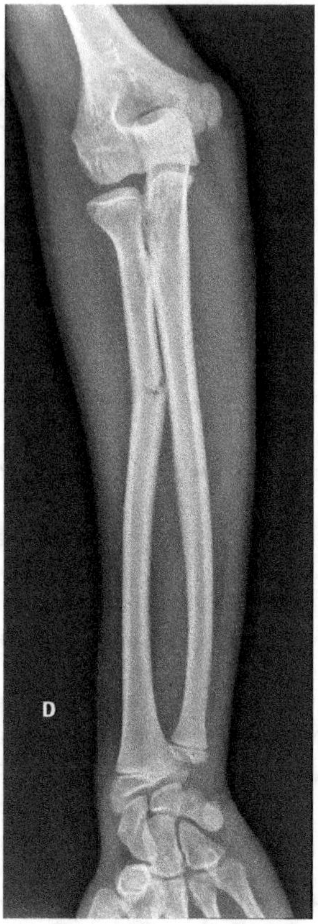

Figura 13.2. Radiografía anteroposterior de antebrazo, la que muestra una fractura en tallo verde de la diáfisis del radio.

Las características tanto del hueso como del periostio en niños determinan el clásico patrón de fractura de huesos largos en niño conocido como "en tallo verde" [Figura 13.2].

- Remodelación: hace referencia a la capacidad del hueso de volver a la forma original tras sufrir una deformidad, de modo que logra volver a cumplir su función biomecánica en forma óptima. Esto permite tolerar ciertas deformidades postraumáticas en el tratamiento de las fracturas. La remodelación disminuye el riesgo de mal unión (consolidación viciosa) en las fracturas de los niños [Figura 13.3].
- Elasticidad: debido a que el hueso en niños presenta mayor componente osteocartilaginoso, su elasticidad está aumentada. Esto se traduce en rasgos de fractura incompletos característicos de la edad.

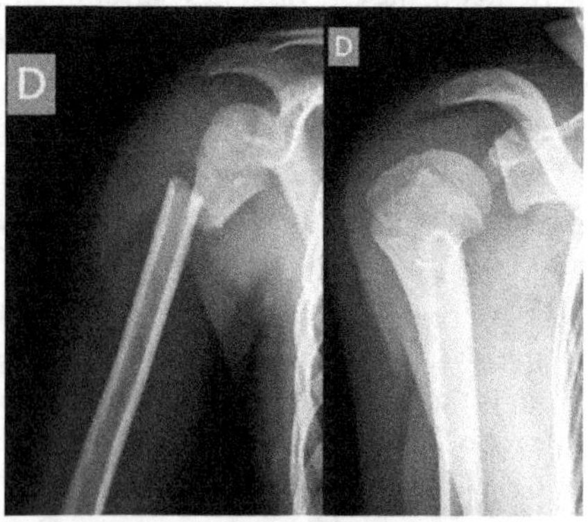

Figura 13.3. Radiografías de una fractura desplazada de húmero proximal, en las que se observa consolidación (izquierda) y remodelación posterior (derecha).

Ejemplos: fractura tipo torus, en tallo verde o tipo toddler ("gateador").

En suma, los huesos infantiles tienen una mayor capacidad de absorber los traumatismos y una mayor capacidad de remodelación, determinada por la localización de la fractura y la edad. A menor edad, mayor capacidad. Así, en el neonato esta capacidad es máxima, consiguiéndose con facilidad restituciones a su condición original [Figuras 13.4 y 13.5] [Cuadro 13.1].

A continuación, se exponen los tipos generales de fracturas que ocurren en los niños y algunas fracturas específicas que son más relevantes para el médico general.

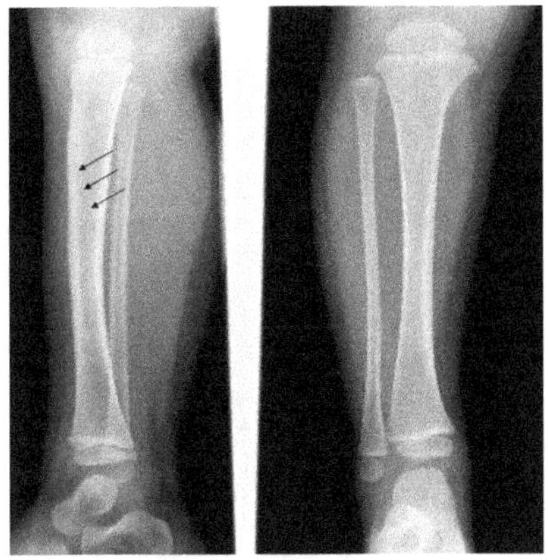

Figura 13.4. Radiografías de fractura no desplazada de tibia en un lactante.

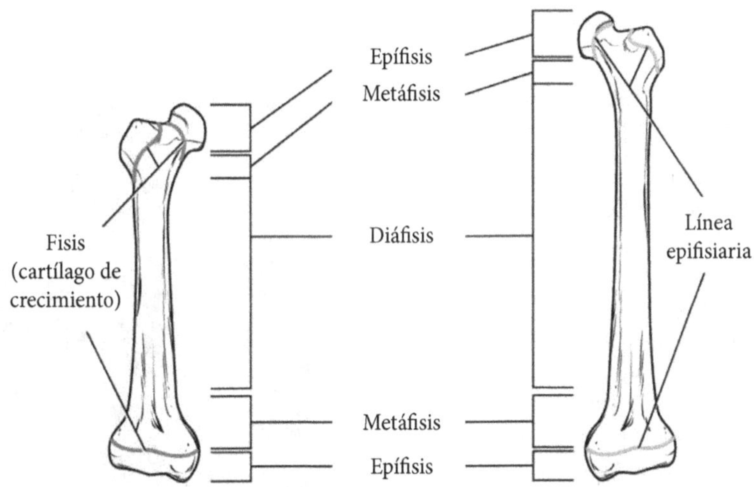

Figura 13.5. Diferencias morfológicas en un hueso largo (fémur) entre esqueleto inmaduro (izquierda) y maduro (derecha).

Cuadro 13.1. Características de los huesos de los niños

Característica	Efecto
Cartílago articular grueso	No se observa en las radiografías
Periostio grueso	Consolidación rápida
Mayor colágeno	Fracturas específicas
Más hueso trabecular	Patrones simples de fractura
Fisis (cartílago de crecimiento)	Remodelación / Deformidad
Ligamentos fuertes	Hueso falla primero

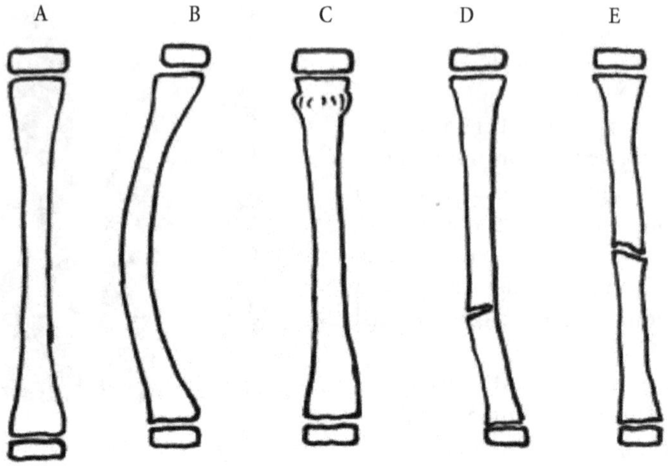

Figura 13.6. Tipos de fracturas en los niños:
A. Normal, B. Deformidad plástica, C. Rodete (torus), D. Tallo verde y E. Fractura completa.

FRACTURAS QUE COMPROMETEN LA DIÁFISIS O METÁFISIS

Este tipo de fracturas representan aproximadamente dos tercios de las fracturas en los niños. Se clasifican en:

- Incompletas: se observan casi exclusivamente en niños, en quienes al menos una de las corticales mantiene un porcentaje de indemnidad. Los subtipos más importantes son la deformación plástica, la fractura tipo torus (rodete o impactada) y la fractura en tallo verde.
- Completas: se observan con mayor frecuencia en niños mayores y adolescentes, estando ambas corticales comprometidas. Muchas veces se asocian a mayores desplazamientos [Figura 13.6].

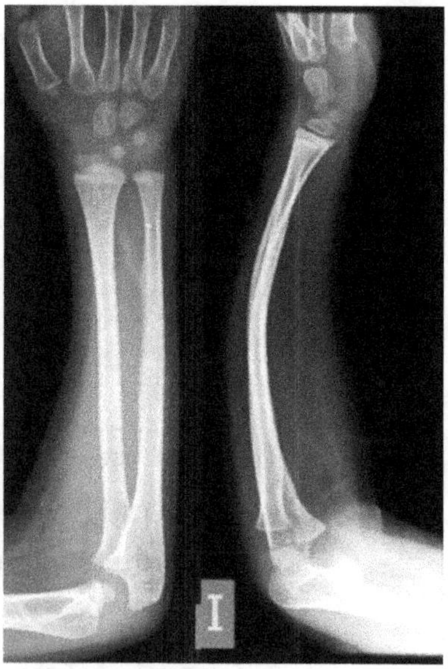

Figura 13.7. Deformación plástica de los huesos del antebrazo.

Deformación plástica

La radiografía no muestra rasgo de fractura, pero existe un aumento en la curvatura normal de la diáfisis. Ocurre generalmente en antebrazo o pierna y ocasiona dolor en el paciente.

El tratamiento habitualmente es ortopédico, consistente en inmovilización. Se ha visto que si la deformación es menor de 20° o si ocurre en niños menores de 4 años, la angulación suele corregirla espontáneamente. De lo contrario, se necesita reducción de la fractura [Figura 13.7].

Fractura tipo torus, rodete o impactada

Nombre derivado del griego "tora", refiriéndose a la similitud radiológica con los solevantamientos de las bases de las columnas griegas. Son fracturas en las que ocurre una compresión longitudinal del hueso, normalmente en la unión entre metáfisis y la diáfisis que es más densa, lo que genera un abombamiento o angulación localizada. Ocurren con frecuencia en metáfisis distal del radio en niños de entre 2 y 12 años que sufren caída con la mano extendida. No obstante, también se pueden ver en la tibia distal, peroné y fémur.

Son fracturas estables, por lo que, en general, solo requieren inmovilización por 2 a 3 semanas y posterior control. Es opcional la inmovilización con yeso, ya que se ha visto que consolidan aún sin uso de este [Figura 13.8].

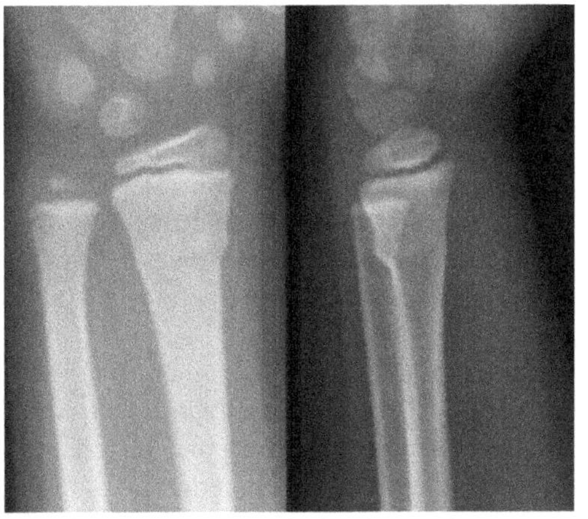

Figura 13.8. Fractura tipo torus de radio distal.

Fractura en tallo verde

Se producen al angular el hueso más allá de los límites de su curvatura, con lo que se fractura una cortical (la del lado de la tensión), mientras que el lado de la compresión solo se deforma (quedando como una bisagra). En fracturas bien alineadas el tratamiento se basa en la inmovilización; en fracturas anguladas mayor de 20°, se requiere reducción previa a la inmovilización [Figura 13.9].

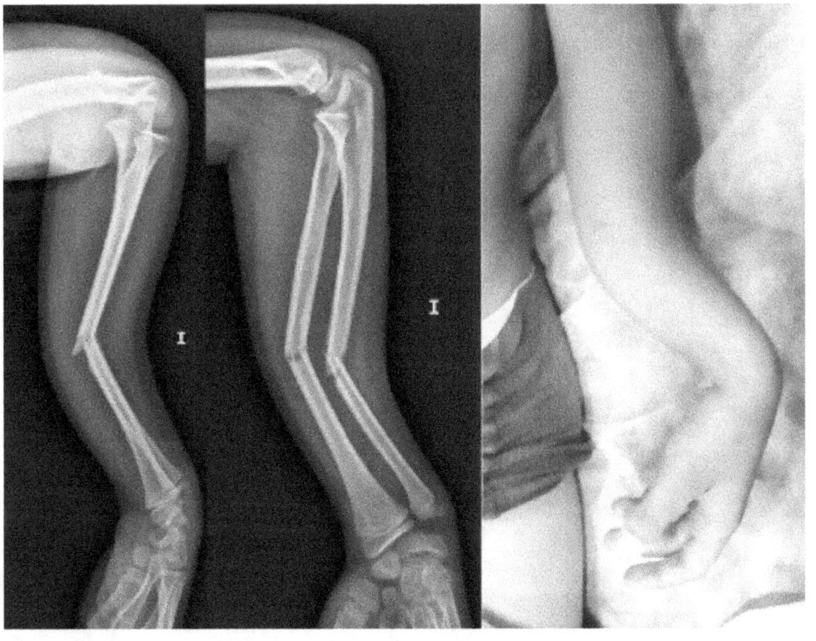

Figura 13.9. Fractura de antebrazo en tallo verde, angulada.

FRACTURAS QUE COMPROMETEN LA FISIS O CARTÍLAGO DE CRECIMIENTO (DISYUNCIÓN-FRACTURAS)

La fisis es una zona de mayor debilidad del hueso, por lo que es propensa a sufrir fracturas. Esto implica que se puede generar daño de la fisis y en algunos casos desplazamiento de la epífisis sobre la metáfisis.

Las fracturas que comprometen la fisis o cartílago de crecimiento, también denominadas disyunción-fracturas, corresponden aproximadamente al 30% de las fracturas en los niños, siendo más frecuente en fracturas de radio y ulna distal, falanges y tibia distal. En niñas las fracturas fisarias suelen ocurrir entre los 9 y 12 años; mientras que en niños, entre los 12 y los 15 años.

Si bien la gran mayoría de estas fracturas consolida sin mayor problema, existe un 30% en las que se pueden producir alteraciones en el crecimiento como son el cierre prematuro de la fisis o bien el acortamiento del crecimiento del hueso. Lo anterior puede generar detención del crecimiento, disminución del rango de movimiento articular y/o deformación angular.

Las fisis del esqueleto presentan variabilidad en el tiempo de cierre según su ubicación y con diferencias entre niñas y niños [Figuras 13.10, 13.11, 13.12 y 13.13].

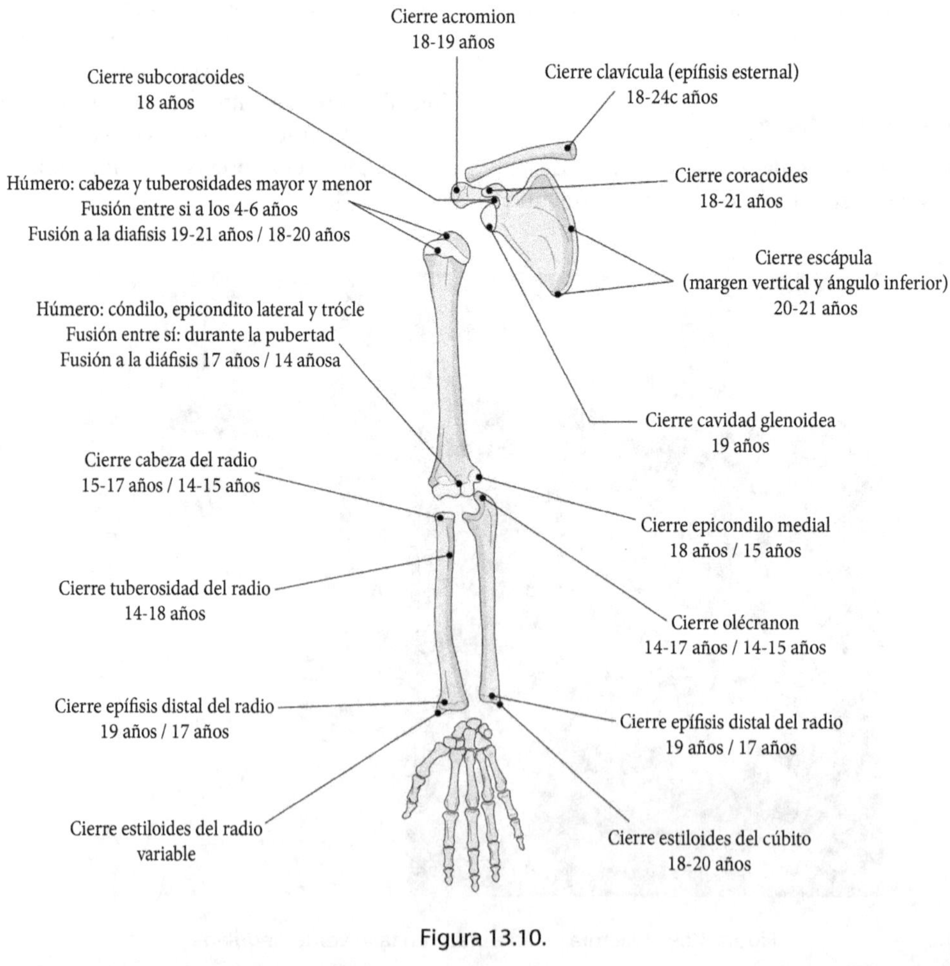

Figura 13.10.

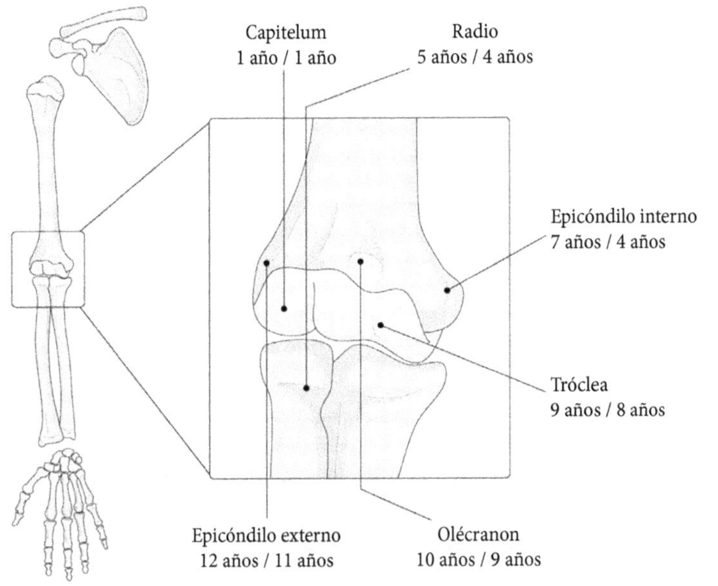

Figura 13.11.

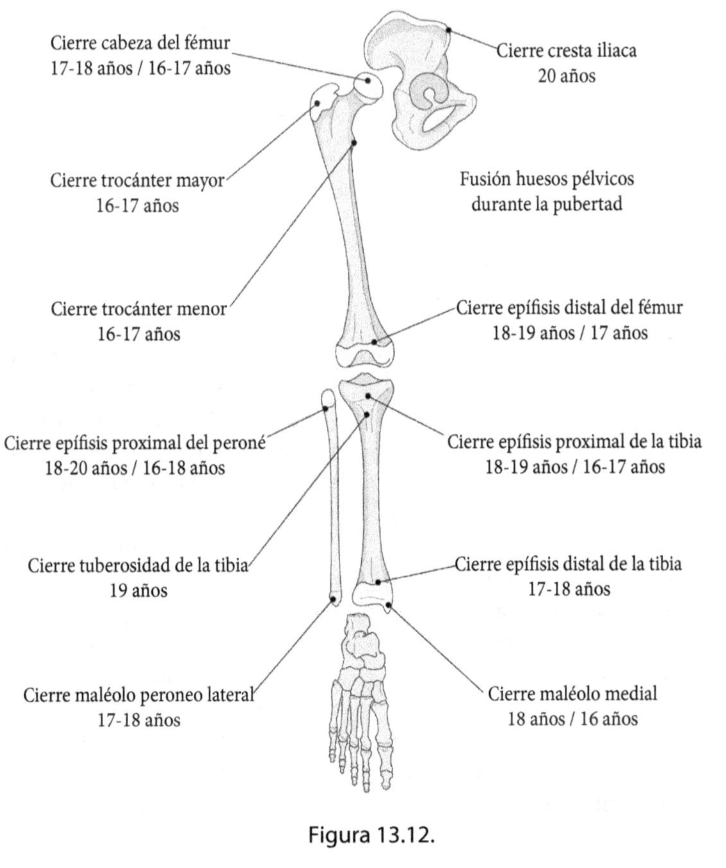

Figura 13.12.

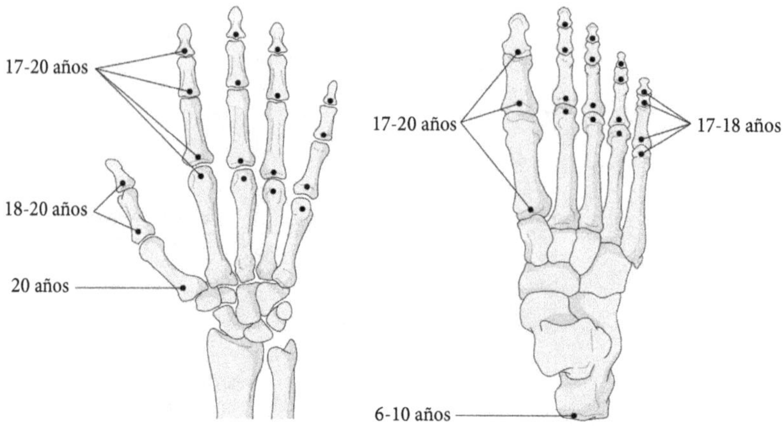

Figura 13.13. Cierre estiloides del cúbito
Edad promedio de cierre de cartílago de crecimiento (fisis) en extremidad superior y extremidad inferior. Primer número, en niños; segundo número, en niñas. Único número, sin diferencia entre niñas y niños.

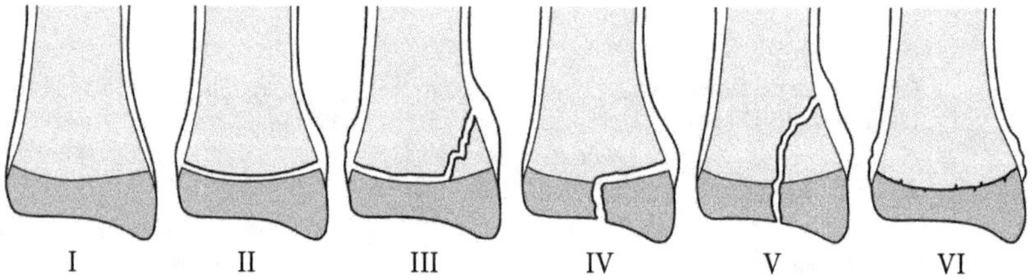

Figura 13.14. Clasificación de las fracturas que comprometen la fisis según Salter y Harris.

Clasificación

La clasificación más utilizada es la de Salter y Harris, la que considera 6 tipos principales [Figura 13.14].

Tipo I

El rasgo de fractura cursa en su totalidad por la fisis (se extiende por la zona hipertrófica del cartílago), generando que la epífisis y fisis se separen de la metáfisis, provocando o no desplazamiento de una sobre la otra. Es más frecuente en niños menores de 5 años.

Aunque la fractura se encuentre muy desplazada, las zonas proliferativa y germinativa de la fisis no se encuentran dañadas, por lo que son raras las alteraciones del crecimiento [Figura 13.15].

Tipo II

El rasgo de fractura cursa por la fisis, no obstante, asciende hacia la metáfisis, lo que ocasiona el desprendimiento de un fragmento metafisario triangular. Es el tipo más frecuente de fracturas fisiarias. Ocurre frecuentemente en las fracturas de radio distal.

Este tipo de fracturas tiene buen pronóstico y un crecimiento óseo adecuado, siempre que sean reducidas apropiadamente. Excepción a esto son las fracturas que involucran la fisis femoral distal o la tibial proximal, ya que ambas tienen una estructura ondulante. En estos casos, un rasgo de fractura de tipo transverso puede pasar por varias capas de la fisis y dañar la zona germinativa.

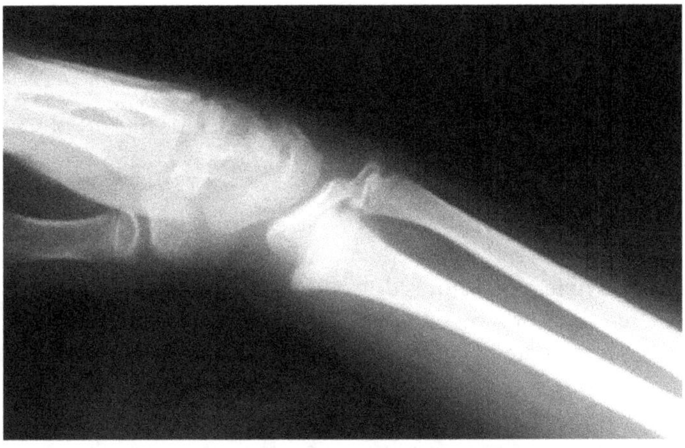

Figura 13.15. Fractura radio distal con compromiso fisiario tipo Salter y Harris I desplazada.

También pueden existir complicaciones si el diagnóstico no es realizado a tiempo y la fractura permanece sin ser reducida, como mal unión (consolidación viciosa) o no unión.

Tipo III

El rasgo provoca la discontinuidad de la epífisis y continúa a través de la fisis. Son fracturas de mayor gravedad, pues implican compromiso articular (son intraarticulares). Pueden presentar una fusión prematura de la fisis o un crecimiento asimétrico del hueso.

Tipo IV

El rasgo de fractura atraviesa la epífisis, incluyendo, además, la fisis y metáfisis. Son fracturas intraarticulares que comprometen con mayor frecuencia el cóndilo humeral lateral. Al igual que las fracturas tipo III, pueden presentar una fusión prematura de la fisis o un crecimiento asimétrico del hueso.

Tipo V

Son poco frecuentes y se producen por la compresión axial de la fisis, generando impactación y cierre de la misma.

El diagnóstico se realiza de manera retrospectiva, ya que en las radiografías iniciales no se observa el rasgo de fractura. En general son fracturas que se asemejan a las fracturas tipo I, pero en las que se debe sospechar si el trauma fue de alta energía. Pueden ocasionar una fusión prematura de la fisis y detención del crecimiento.

Tipo VI

Son infrecuentes y corresponden a lesiones que presentan ablación del anillo pericondral. Habitualmente se asocian a fracturas expuestas y accidentes de alta energía.

Diagnóstico

El diagnóstico de las disyunción-fracturas se realiza con radiografías, en las que se observa la fisis radiolúcida y el rasgo de fractura correspondiente (Salter Harris II a IV). Sin embargo, mientras más pequeño es el niño, la epífisis se encuentra menos osificada y es menos radioopaca, lo que hace difícil en ocasiones diferenciar en la imagen el lugar en que el hueso se encuentra fracturado, dañado o deformado, aún más si no existe desplazamiento. Para ayudar al diagnóstico se recomienda siempre comparar con el lado contralateral sano y prestar especial atención a la existencia de aumento del espacio radiolúcido de la fisis, incongruencia articular o desplazamiento del eje epifisario.

En ocasiones se puede recurrir a la TAC cuando se necesita mayor detalle anatómico para evaluar lesiones complejas, fracturas conminutas o cuando se quiere ver la congruencia de la superficie articular. También puede ser necesario la realización de una RM, en casos en los que se requiere evaluar tejido cartilaginoso no osificado o detalle de las lesiones fisarias.

Tratamiento

El tratamiento de las disyunción-fracturas dependerá de la edad, hueso comprometido y el desplazamiento de los fragmentos.

Las fracturas no desplazadas, dependiendo del lugar de la lesión y edad del niño, se manejan con inmovilización por 2 a 4 semanas. Las fracturas no desplazadas tipo III o IV requieren, además, una radiografía de control a la semana para detectar desplazamientos de forma precoz. Los niños en general tienen buena tolerancia a la inmovilización transitoria, por lo que rara vez desarrollan rigidez articular.

Las fracturas desplazadas habitualmente requieren alineación de forma precoz y las fracturas intraarticulares deben reducirse en forma anatómica. Entre las opciones de tratamiento se puede realizar:

- Reducción cerrada y posterior inmovilización
- Reducción cerrada y fijación percutánea
- Reducción abierta.

Las fracturas tipo I y II se pueden reducir de forma cerrada, manipulando de forma controlada la zona fracturada, bajo anestesia o sedación, y luego inmovilizar por 3 a 6 semanas.

Las fracturas tipo III y IV deben ser reducidas en forma anatómica, por lo que habitualmente necesitan una reducción abierta y osteosíntesis.

En el caso de existir una deformidad establecida, ya sea por un crecimiento óseo asimétrico o por mal unión (consolidación viciosa) de una fractura desplazada, se debe evaluar la necesidad de realizar la resección del puente óseo formado, la manipulación del crecimiento fisario o realizar una osteotomía correctora.

FRACTURAS ESPECÍFICAS DE LAS EXTREMIDADES SUPERIORES

Fracturas de clavícula

En el neonato la fractura obstétrica más frecuente es la de clavícula. Se produce sobre todo en partos de niños con mucho peso y en los que se requiere la utilización del fórceps. Además, es importante descartar en estos pacientes una parálisis braquial obstétrica. Las fracturas de clavícula consolidan con rapidez, entre 10-12 días, remodelándose con posterioridad, hasta el punto de que con el tiempo presentarán una clavícula totalmente normal. El tratamiento consiste en reposo, lo que se realiza con una inmovilización de la extremidad del lado afectado.

En los niños, el tratamiento quirúrgico de las fracturas de clavícula es excepcional. Antes de los 6 años se utiliza inmovilización con cabestrillo o inmovilizador de hombro, aunque presente desplazamiento. En mayores de 6 años la reducción mediante un vendaje en ocho es la elección. En adolescentes con fracturas desplazadas y cabalgadas puede ser necesario la reducción y osteosíntesis.

Fractura supracondílea de húmero

Es una fractura frecuente en niños (15% del total) y presenta un interés especial debido a que puede producir complicaciones neurovasculares importantes y secuelas como mal unión (cúbito varo). Corresponden al 80% de las fracturas quirúrgicas en niños.

Se clasifican en:

- Fracturas en extensión (95%): el fragmento distal se desplaza hacia posterior.
- Fracturas en flexión (5%): el fragmento distal se desplaza hacia anterior.

En estas fracturas se debe realizar siempre una evaluación neurológica y vascular cuidadosa.

El tratamiento depende del grado de desplazamiento. En fracturas sin desplazamiento se utiliza inmovilización con yeso braquiopalmar. Para ello, se realizan controles radiográficos para comprobar que no se produzcan desplazamientos secundarios. En fracturas con desplazamiento,

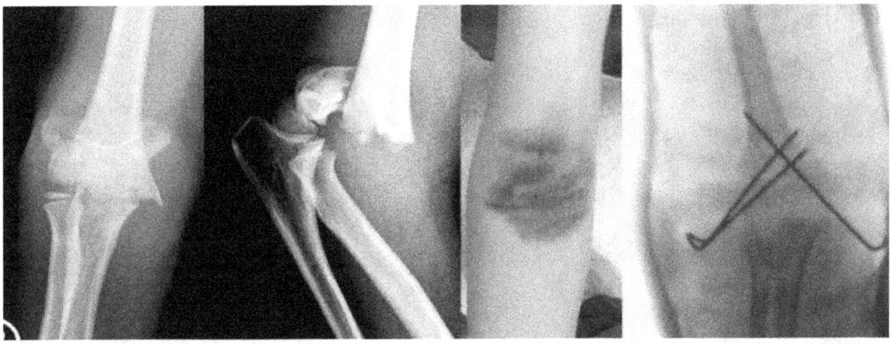

Figura 13.16. Fractura supracondílea de húmero en extensión tipo Gartland III: radiografías (izquierda), aspecto clínico (centro) y post-reducción más osteosíntesis percutánea con agujas (derecha).

se lleva a cabo una reducción y osteosíntesis con agujas de Kirschner en diferentes configuraciones. Las más utilizadas son 2 agujas divergentes en forma retrograda desde lateral a medial [Figura 13.16].

Fractura de cóndilo lateral de húmero

Después de la supracondílea, es la segunda fractura más frecuente del codo en niños. Requiere alto índice de sospecha, ya que puede pasar inadvertida en la evaluación radiológica cuando no está desplazada. Debe sospecharse en los casos de un trauma de codo asociado a dolor, aumento de volumen (sobre todo en zona externa) e impotencia funcional.

Su importancia está determinada por el compromiso intraarticular, por lo que su tratamiento es fundamentalmente quirúrgico, con el fin de lograr una reducción anatómica de la fractura y evitar complicaciones como no unión.

Fracturas de antebrazo (cúbito y radio)

Son las fracturas más frecuentes en los niños, localizándose la mayoría en su tercio distal (75%). Su diagnóstico es clínico y se confirma con radiografías. Se pueden clasificar según:

- Rasgo: completas, incompletas
- Desplazamiento: no desplazadas, desplazadas
- Ubicación: tercio proximal, tercio medio y tercio distal.

El tratamiento conservador se indica si es posible lograr una reducción aceptable: rotación menor de 5° y angulación menor de 15°. Las fracturas completas requieren con frecuencia reducción bajo anestesia general.

Las fracturas tipo torus o en rodete no requieren reducción y se inmovilizan con yeso por 3-4 semanas. Las fracturas en tallo verde y desplazadas se deben reducir si la angulación es superior a los 15° e inmovilizar con yeso de 6 a 8 semanas.

El tratamiento quirúrgico es menos frecuente y algunas de sus indicaciones son: reducción con parámetros no aceptables y desplazamientos secundarios, complicaciones neurovasculares, fracturas expuestas, fractura de Monteggia (fractura del tercio proximal de cúbito con luxación anterior de cabeza radial) y fractura de Galeazzi (fractura diafisaria de radio con luxación de articulación radiocubital distal). El tratamiento quirúrgico de elección es el enclavado endomedular con clavos elásticos y en los niños mayores se utilizan placas [Figura 13.17].

Disyunción-fractura distal de radio y cúbito

Son lesiones muy frecuentes entre los 7 y 16 años de edad y presentan una incidencia máxima a

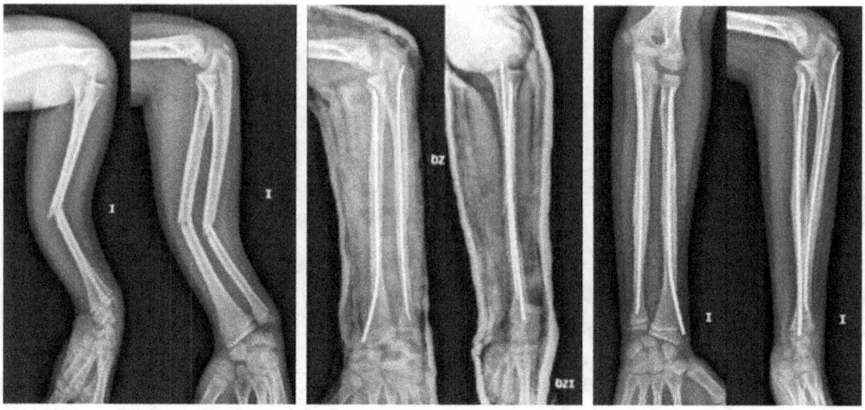

Figura 13.17. Fractura de antebrazo angulada (izquierda), tratada con reducción y clavos elásticos endomedulares (centro), permitiendo la consolidación de la fractura (derecha).

los 12 años. Hay que tener en cuenta que aproximadamente el 40% de las fracturas en los niños son fisarias. De estas cerca del 50% se producen en la fisis distal del radio.

El tratamiento de las fracturas no desplazadas (Salter Harris I) consiste en la reducción ortopédica con anestesia (local o general). Si hubiese desplazamiento o inestabilidad se recomienda estabilizar con agujas de Kirschner y luego inmovilizar con yeso braquiopalmar. Los tipos III y IV en su mayoría requieren reducción abierta para poder conseguir una reducción anatómica.

FRACTURAS ESPECÍFICAS DE LAS EXTREMIDADES INFERIORES

Fracturas de fémur

Las fracturas diafisarias de fémur en el niño son relativamente frecuentes, asociadas tanto a mecanismos de baja como alta energía. En estos casos, debe considerarse la posibilidad de una fractura producida por maltrato, especialmente en el grupo de edad inferior a 2 años.

El fémur en el niño presenta una alta tasa de consolidación (hueso con mayor potencial del esqueleto infantil), por lo que permite tolerar ciertos grados de angulaciones y desplazamientos de la fractura. Por lo anterior, el tratamiento de las fracturas diafisarias de fémur en niños menores de 5 años es predominantemente conservador, a través de la inmovilización con un yeso pelvipédico. Después de los 5 años de edad, la capacidad de remodelación disminuye, por lo que se han ido incorporando técnicas quirúrgicas para su tratamiento. En el grupo de 5 a 10 años el procedimiento más habitual es el enclavado endomedular elástico percutáneo. En niños mayores el tratamiento de estas fracturas es similar al adulto, esto es, mediante clavos endomedulares rígidos o fijadores externos.

Las fracturas del tercio distal, aunque más raras, tienen relevancia por sus riesgos asociados. Con frecuencia son lesiones que afectan el cartílago de crecimiento, la superficie articular o a ambos, por lo que es necesaria una reducción anatómica y fijación estable. Por otro lado, en casos de desplazamiento significativo, pueden estar asociadas a lesiones neurovasculares [Figura 13.18].

Fracturas de tibia

Las fracturas de la epífisis proximal de la tibia son muy raras y presentan criterios de tratamiento similares a las fracturas distales de fémur, como son la necesidad de reducción de la fractura y la evaluación del riesgo vascular poplíteo.

Las fracturas de la metáfisis proximal son más frecuentes. Aquí se encuentra un tipo particular de fractura, de baja energía, incompleta, con

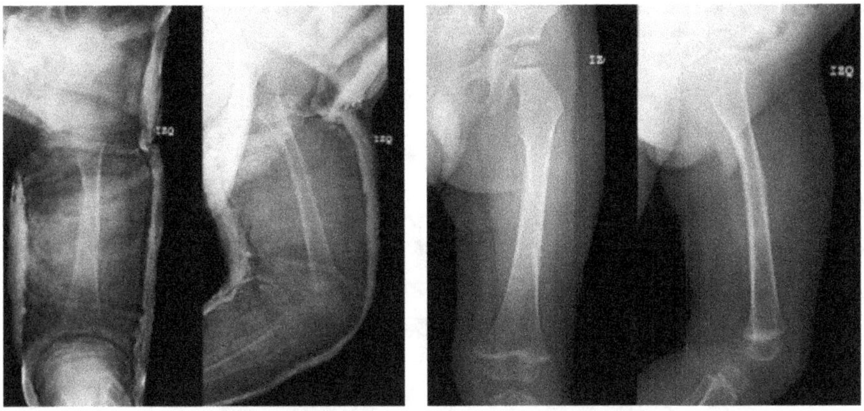

Figura 13.18. Fractura cerrada de diáfisis femoral tratada con reducción y yeso pelvipedio (izquierda) y fractura consolidada a los 3 meses (derecha).

compromiso de la cortical medial e integridad de la cortical lateral. Dicha fractura, aún sin desplazar inicialmente, tiende a la angulación en valgo secundaria con mucha frecuencia.

Las fracturas diafisarias de tibia son relativamente frecuentes y se suelen tratar conservadoramente. Presentan remodelación, aunque con menor grado que en el fémur, y el tratamiento quirúrgico suele reservarse a los raros casos de inestabilidad severa que no responden al tratamiento conservador, a los casos de fracturas expuestas y en situaciones de politraumatismo.

Una complicación de fractura, más frecuentemente relacionada con la fractura de tibia que con otras localizaciones, es el síndrome compartimental, el cual se produce por el aumento de la presión en el interior de los compartimentos musculares cercanos al hueso fracturado. Debe sospecharse siempre ante la presencia de un aumento de volumen tenso de la pierna acompañado de dolor de intensidad creciente y desproporcionado, que aumenta con el movimiento pasivo de los dedos, y alteraciones de la sensibilidad distal en etapa avanzada. El síndrome compartimental requiere un tratamiento quirúrgico urgente mediante fasciotomías.

En el niño pequeño menor de 2 años, se presenta un tipo peculiar de fractura de tibia denominada "de los primeros pasos" (toddler's fracture). Es de baja energía, producida tras un tropiezo casual, consistente en una fractura espiroidea distal no desplazada y, con frecuencia, no visible en la radiografía inicial. El rechazo al apoyo es característico y, aunque no requiere un tratamiento especial, suele acabar diagnosticándose a las 2 semanas de evolución cuando una radiografía muestra los signos de reparación perióstica.

Lesiones traumáticas del tobillo

A diferencia de los adultos, los esguinces de tobillo en los niños son menos relevantes, dado que las fisis abiertas de tibia y peroné distal hacen más frecuente la presencia de disyunción-fracturas. Se debe realizar palpación de las fisis, sobre todo del peroné distal (maléolo lateral), para realizar el diagnóstico clínico. Las radiografías son relevantes para confirmar o descartar disyunción-fracturas tipo II a IV y se recomienda inmovilizar y evitar carga de la extremidad dependiendo del grado de dolor y aumento de volumen asociado. La afectación del cartílago de crecimiento del peroné distal es el segundo más frecuente tras las disyunción-fracturas de radio distal.

En el adolescente se puede presentar un tipo particular de fracturas llamadas transicionales debido a la presencia de fisis ya parcialmente cerradas de forma fisiológica. Sus tipos principales son las fracturas triplanares (Salter

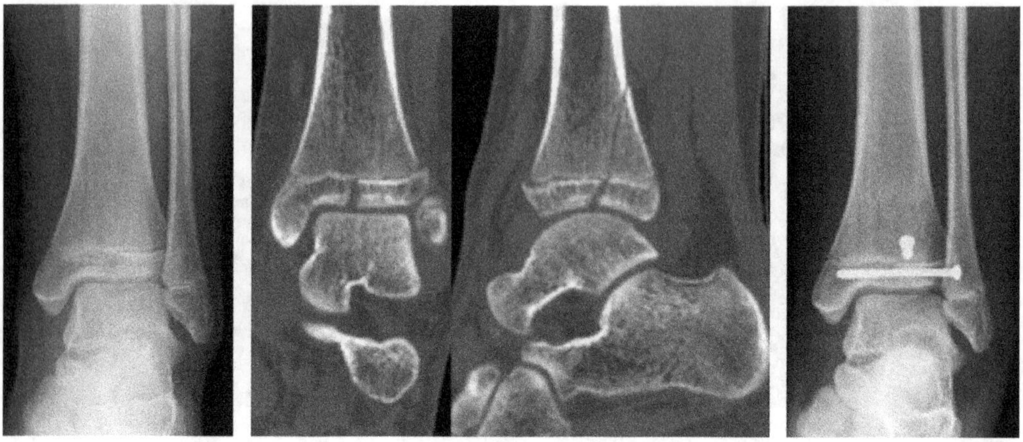

Figura 13.19. Fractura fisaria Salter Harris IV de tibia distal (triplanar). Radiografía AP (izquierda), TAC de la lesión (centro) y tratamiento con reducción y osteosíntesis con tornillos (derecha).

Harris IV de la epífisis tibial en tres planos) y la llamada fractura de Tillaux juvenil (Salter Harris III de la epífisis tibial anterolateral). Estas fracturas requieren una reducción anatómica y con frecuencia tratamiento quirúrgico [Figura 13.19].

¿CUÁNDO DERIVAR AL ESPECIALISTA?

- Se recomienda derivar a un especialista todas las fracturas en pacientes pediátricos, puesto que requieren evaluación y tratamiento específicos de la especialidad.
- Las fracturas que no presenten indicación quirúrgica ni complicaciones pueden ser tratadas inicialmente por un médico general que tenga experiencia en el área. De igual forma se recomienda que el seguimiento lo realice un especialista.
- Las fracturas expuestas son una urgencia, por lo tanto, el tratamiento inicial debe realizarse antes del traslado definitivo (ver capítulo 4: Fracturas expuestas).

PUNTOS CLAVE

- Las fracturas en los niños presentan características específicas en su evaluación, diagnóstico y tratamiento que las diferencia de las del adulto.
- Las fracturas que comprometen el cartílago de crecimiento o fisis (disyunción-fracturas) son un tipo particular de fracturas en pacientes con esqueleto inmaduro, con potenciales complicaciones en el crecimiento del hueso, como son el acortamiento y deformidad angular progresivos.
- La fractura supracondílea de húmero en niños puede acompañarse de complicaciones neurovasculares que exigen diagnóstico y tratamiento urgentes.
- La fractura diafisaria de fémur en los niños pequeños tolera un amplio margen de angulación y acortamiento debido a la elevada capacidad de remodelación y sobrecrecimiento.
- Los traumatismos del tobillo en los niños y adolescentes con mucha frecuencia afectan el cartílago de crecimiento y exigen una evaluación y tratamiento dirigidos.

Preguntas y ejercicios de autoestudio

- ¿Cuáles son las características específicas del esqueleto infantil que lo diferencia del esqueleto del adulto?
- ¿Cómo se definen las disyunción-fracturas? ¿Cómo se realiza su diagnóstico?
- ¿Cuáles son los tipos de fracturas diafisarias más frecuentes en el esqueleto infantil?
- ¿Cómo se diagnostica y trata la fractura de clavícula en el neonato?
- ¿Cómo se diagnostican y tratan las fracturas de antebrazo en los niños?
- ¿Cuál es el diagnóstico diferencial de un posible "esguince de tobillo" en un niño?

CAPÍTULO 14

ESGUINCES Y LESIONES LIGAMENTOSAS

Luis Irribarra, Sebastián Irarrázaval, Arturo Meissner y Catalina Pavez

Resumen

Las lesiones ligamentosas o esguinces se encuentran entre las causas más comunes de dolor y discapacidad temporal en el aparato locomotor.

Se producen por un movimiento anormal de las estructuras óseas de una articulación, pudiendo ser secundarias a mecanismos de baja o alta energía. Estas lesiones pueden asociarse a otras lesiones traumáticas como son las fracturas, luxaciones y luxofracturas.

El diagnóstico clínico es fundamental, para lo cual es muy relevante conocer la anatomía músculo-esquelética. El examen físico puede complementarse con radiografías y en algunos casos resonancia magnética.

El tratamiento definitivo del esguince dependerá de la articulación comprometida, grado de lesión y lesiones asociadas, siendo el tratamiento conservador el más frecuentemente utilizado. El tratamiento precoz y la rehabilitación con kinesiología permitirán la recuperación de esta lesión. Sin embargo, cuando un esguince no es bien tratado, puede provocar inestabilidad articular, conduciendo a dolor crónico, disminución de la función y artrosis de la articulación afectada.

INTRODUCCIÓN

Los ligamentos son estructuras de tejido conectivo fibroso que unen dos o más huesos del sistema músculo-esquelético. Morfológicamente pueden presentarse como láminas o estructuras cilíndricas, variando en tamaño, forma, orientación y ubicación. Los ligamentos son fundamentales en articulaciones con amplio rango de movimiento articular, dado que su función principal es entregar estabilidad.

Las lesiones de ligamentos o esguinces se encuentran entre las causas más comunes de dolor y discapacidad temporal en el aparato locomotor. Estas lesiones provocan alteraciones en el movimiento y estabilidad articular, afectando con más frecuencia las rodillas, caderas, hombros, tobillos, codos y muñecas. En deportistas jóvenes el principal esguince que conlleva una suspensión temporal de la actividad deportiva es el esguince de tobillo y en segundo lugar se encuentra el esguince del ligamento cruzado anterior en la rodilla.

Los esguinces se pueden producir por mecanismos de baja energía, sobre todo secundario a torsiones y movimientos anormales entre los huesos de una articulación relacionados con caídas y deportes. Así también, ocurren con alta frecuencia en accidentes de alta energía, sobre todo en casos de luxaciones en las que se producen lesiones ligamentosas múltiples.

En la mayoría de los ligamentos, después del esguince, se origina un proceso de inflamación y curación que produce una cicatriz en el tejido lesionado. La cicatrización incompleta y una menor integridad del tejido pueden producir una laxitud secundaria del ligamento, lo que deriva en más lesiones de la articulación. Este ciclo de esguince y laxitud secundaria cuando no es bien

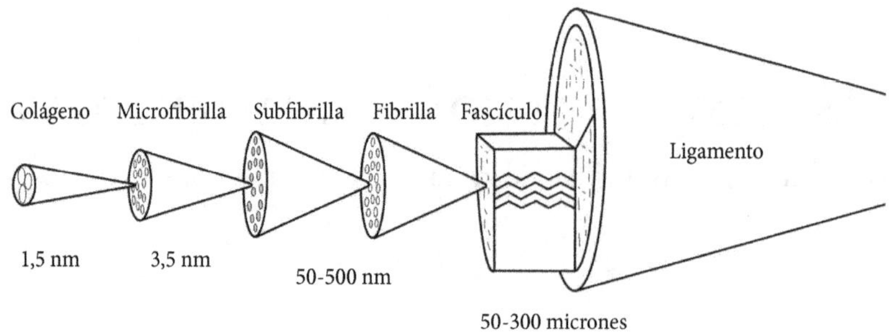

Figura 14.1. Estructura jerárquica de los ligamentos.

tratado puede provocar inestabilidad articular, lo que conduce a dolor crónico, disminución de la función y, en última instancia, a artrosis de la articulación afectada.

ESTRUCTURA DE LOS LIGAMENTOS

Los ligamentos se componen principalmente de agua, colágeno y varios aminoácidos. Aproximadamente dos tercios de la masa total del ligamento corresponde a agua. El colágeno tipo I representa casi el 85% del colágeno total. La estructura microscópica muestra una jerarquización de la estructura ligamentaria desde fibrillas microscópicas a fibras macroscópicas [Figura 14.1].

Aparte del colágeno, los fibroblastos producen y mantienen la matriz extracelular. Los proteoglicanos, ubicados en la matriz, almacenan agua y contribuyen a las propiedades elásticas de los ligamentos.

Las inserciones de los ligamentos en los huesos tienen distintas configuraciones dependiendo de la dirección del movimiento. Una estructura suprayacente al ligamento llamado epiligamento contiene terminales nerviosas y propioceptiva y le entrega irrigación.

Cuando se aplica una carga a las fibras de un ligamento, estas pasan de una configuración ondulada a una configuración casi lineal. Si se produce una tracción excesiva que no puede ser absorbida por el ligamento, se produce la falla y rotura parcial o total de este.

FISIOPATOLOGÍA

Cuando los ligamentos están expuestos a cargas repetitivas durante un período prolongado de tiempo, aumentan en masa, rigidez y capacidad de carga. Sin embargo, cuando el ligamento se sobrecarga de forma aguda, con tensiones mayores que las que puede soportar, el tejido falla, lo que resulta en la rotura parcial o completa de este.

Después de un esguince, se producen tres fases fisiológicas consecutivas:

- Fase inflamatoria aguda: comienza a los pocos minutos y continúa por 48 a 72 horas. Se produce un proceso inflamatorio local y se establece el sustrato de la regeneración a través de un coágulo de fibrina rico en plaquetas, asociado a factores de crecimiento.
- Fase proliferativa (regenerativa o de reparación): ocurre días a semanas después de la lesión, cuando la liberación de factores de crecimiento y citocinas inicia señales de proliferación de los fibroblastos para la reconstrucción de la matriz del tejido. El tejido inicial es desorganizado, rico en fibroblastos, vasos sanguíneos de neoformación y células inflamatorias. Durante las próximas semanas los fibroblastos depositan colágeno, proteoglicanos y proteínas de matriz, para luego alinearse en el eje largo del ligamento. Después de algunas semanas, la fase proliferativa se fusiona con la fase de remodelación, durante la cual comienza a madurar el colágeno.
- Fase de remodelación tisular: se produce meses a años después de la lesión.

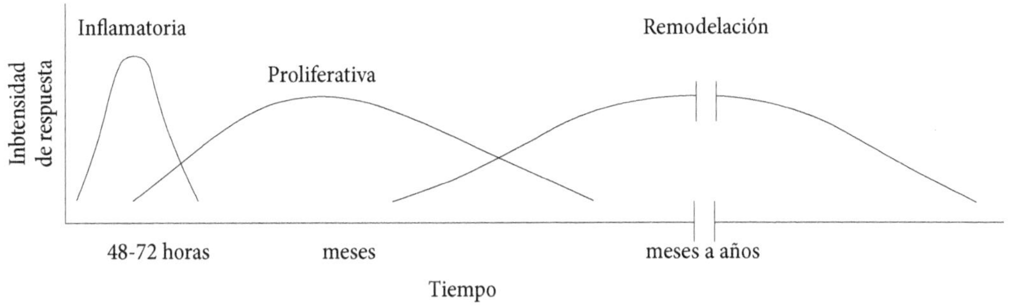

Figura 14.2. Etapas de curación de un esguince.

Durante esta etapa el tejido cicatricial es reemplazado con tejido similar al tejido original. El ligamento remodelado tiene principalmente colágeno III y presenta una reticulación anormal de las fibras, por lo que, en general, tiene menos elasticidad y resistencia que el tejido original [Figura 14.2].

DIAGNÓSTICO

La historia y el examen físico son fundamentales para el diagnóstico de los esguinces. Estas lesiones ocurren con mayor frecuencia durante la actividad física intensa y pueden identificarse en algunos casos por un "pop" distintivo que se escucha en la articulación en el momento de la lesión. Los síntomas característicos incluyen dolor y sensación de inestabilidad, y los signos característicos incluyen dolor a la palpación del ligamento comprometido, aumento de volumen e incapacidad para cargar peso. Puede presentarse equimosis e inestabilidad articular en los casos más severos.

Las pruebas clínicas para evaluar la laxitud de los ligamentos son específicos para cada ligamento y articulación según su función y ubicación. Estas pruebas buscan medir la estabilidad de la articulación en un vector que tensiona el ligamento. Por ejemplo, para evaluar una lesión de ligamento colateral medial de la rodilla se realiza una prueba de estrés en valgo y de esta forma se determina la estabilidad de este.

Se recomienda solicitar radiografías en todos los casos de esguinces para descartar fracturas avulsivas. Además, las radiografías bajo estrés permiten evaluar objetivamente la inestabilidad en algunas articulaciones.

La RM es un complemento a las radiografías y en la mayoría de los casos no es necesaria. Permite evaluar dirigidamente las lesiones ligamentosas y lesiones asociadas de la articulación como son las lesiones condrales y de otras estructuras peri o intraarticulares (por ejemplo, el labrum en el hombro y los meniscos en la rodilla). A pesar de la alta sensibilidad de este examen, su interpretación debe ser cuidadosa dado que puede mostrar muchas lesiones que no tienen relevancia clínica. El examen clínico va a ser siempre más importante que la RM, pues permite una evaluación dinámica y correlacionada con la sintomatología.

CLASIFICACIÓN

No existe una categorización transversal para todas las lesiones ligamentosas, sin embargo, se ha adaptado una clasificación de tres grados de la Asociación Médica Estadounidense que se utilizó inicialmente para los esguinces del ligamento colateral medial de la rodilla [Figura 14.3]:

- Grado 1 (bajo grado): distensión de las fibras, sin rotura parcial y sin inestabilidad articular.
- Grado 2 (grado intermedio): rotura parcial de fibras, sin inestabilidad articular.
- Grado 3 (alto grado): rotura total de las fibras, asociada a inestabilidad articular.

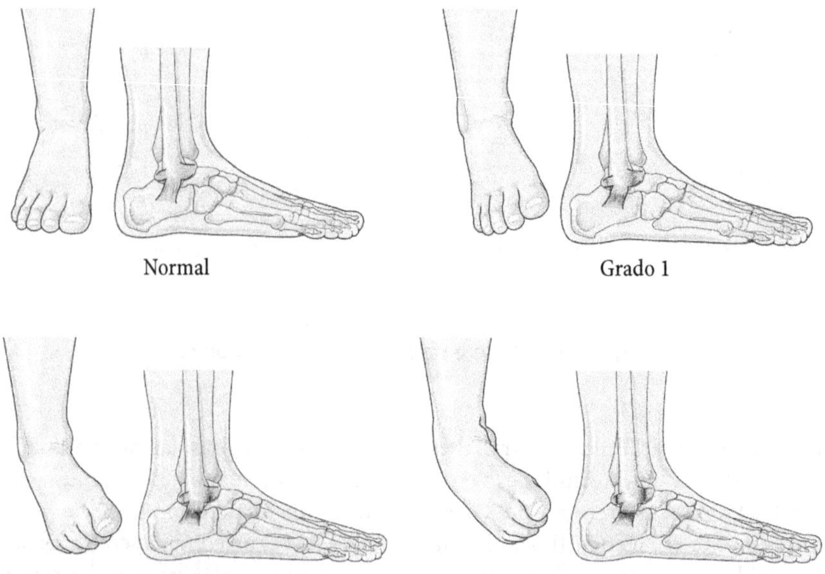

Figura 14.3. Clasificación general de los esguinces aplicada al esguince de tobillo (complejo ligamentario lateral).

TRATAMIENTO

El tratamiento de los esguinces se basa principalmente en una modulación de la inflamación y la rehabilitación precoz. Este tratamiento debe ser individualizado según la articulación comprometida, el grado del esguince, el número de ligamentos comprometidos, las lesiones asociadas y las características de los pacientes, con especial atención a su edad y actividad física.

Tradicionalmente los esguinces se han tratado con reposo e inmovilización. No obstante, el déficit en el movimiento articular empeora la cicatrización de estas lesiones, por lo que actualmente el reposo e inmovilización se reserva solo para el período inflamatorio, es decir, los primeros 3-5 días, como parte de la terapia analgésica. El objetivo del tratamiento del esguince es rehabilitar precozmente para permitir una movilización rápida de la articulación, ya que mejora la calidad de la cicatriz del ligamento y la posibilidad de reintegro deportivo.

A pesar de lo anterior, el protocolo RICE en inglés para reposo (Rest), hielo (Ice), compresión (Compression), elevación (Elevation) continúa indicándose de forma rutinaria como tratamiento de primera línea para este tipo de lesiones. Con los años, otros acrónimos han tratado de mejorar el concepto RICE (por ejemplo, PRICE: protection, rest, ice, compression and elevation; POLICE: protection, optimal loading, ice compression, and elevation). Actualmente se le ha dado más relevancia al acrónimo PEACE & LOVE (BMJ 2019), pues considera un tratamiento más integral de estas lesiones [Figura 14.4]:

- Protection (protección): evitar actividades y movimientos que pueden aumentar el dolor durante los primeros días después de la lesión.
- Elevation (elevación): elevar mientras sea posible la extremidad lesionada sobre el nivel del corazón.
- Avoid antiinflamatories (evitar antiinflamatorios): evitar tomar antiinflamatorios en exceso dado que podría reducir o retardar el proceso de cicatrización.
- Compression (compresión): usar órtesis o taping para disminuir la inflamación.

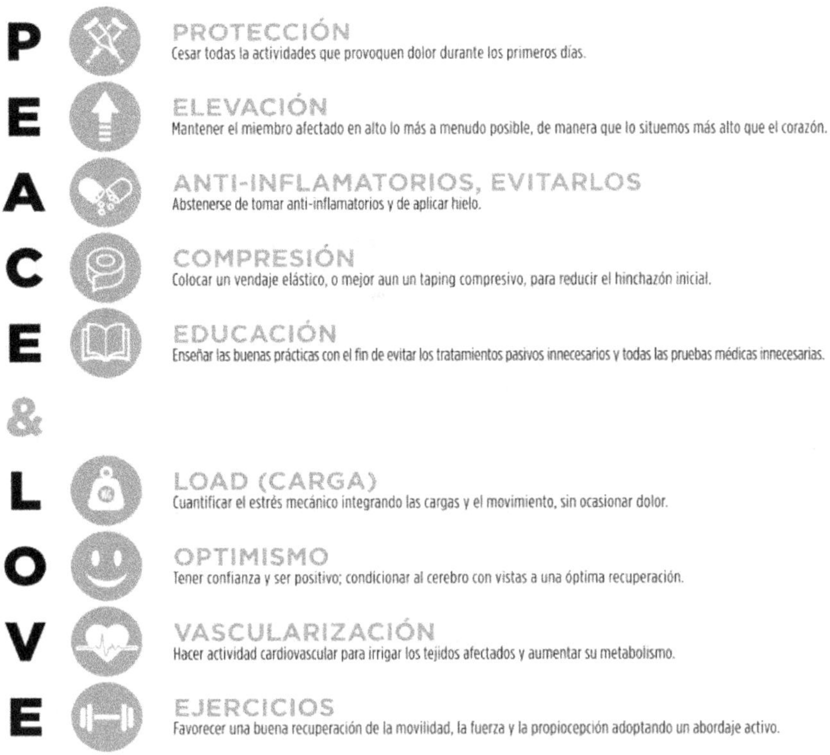
P
PROTECCIÓN
Cesar todas la actividades que provoquen dolor durante los primeros días.
E
ELEVACIÓN
Mantener el miembro afectado en alto lo más a menudo posible, de manera que lo situemos más alto que el corazón.
A
ANTI-INFLAMATORIOS, EVITARLOS
Abstenerse de tomar anti-inflamatorios y de aplicar hielo.
C
COMPRESIÓN
Colocar un vendaje elástico, o mejor aun un taping compresivo, para reducir el hinchazón inicial.
E
EDUCACIÓN
Enseñar las buenas prácticas con el fin de evitar los tratamientos pasivos innecesarios y todas las pruebas médicas innecesarias.
&
L
LOAD (CARGA)
Cuantificar el estrés mecánico integrando las cargas y el movimiento, sin ocasionar dolor.
O
OPTIMISMO
Tener confianza y ser positivo; condicionar al cerebro con vistas a una óptima recuperación.
V
VASCULARIZACIÓN
Hacer actividad cardiovascular para irrigar los tejidos afectados y aumentar su metabolismo.
E
EJERCICIOS
Favorecer una buena recuperación de la movilidad, la fuerza y la propiocepción adoptando un abordaje activo.

Figura 14.4. Nemotecnia para recordar las indicaciones terapéuticas más importantes en los casos de esguince. © BMJ Dubois B, Esculier J-F. Br J Sports Med 2020;54:72-73

- Education (educación): el paciente tiene que entender su lesión para una mejor adherencia al tratamiento, y se debe evitar tratamientos experimentales.
- Load (carga): realizar una carga progresiva de la extremidad afectada dependiendo del dolor. Esto debe ser individualizado.
- Optimism (optimismo): preocuparse del apoyo psicológico del paciente para mantener la confianza y actitud positiva.
- Vascularisation (vascularización/irrigación): evitar y movilizaciones que puedan producir disminución de irrigación y promover actividades cardiovasculares precoces.
- Exercise (ejercicio): restaurar el movimiento articular, fortalecimiento y propiocepción a través de un enfoque de recuperación activo.

Tratamiento quirúrgico en lesiones ligamentosas

El tratamiento quirúrgico de los esguinces es muy inhabitual debido a la buena capacidad de cicatrización de los ligamentos cuando se acompaña de una adecuada rehabilitación. Sin embargo, hay algunas lesiones ligamentosas que tiene una predisposición para no cicatrizar, ya sea por un déficit de irrigación, interposición de líquido sinovial o interposición de otras estructuras que no permiten un adecuado proceso de cicatrización.

Como ejemplo, después de una rotura de ligamento cruzado anterior, al ser un ligamento intraarticular, se interpone el líquido sinovial rico en metaloproteinasas, lo que dificulta su cicatrización. Es por esto que, en pacientes jóvenes, activos, con inestabilidad subjetiva y objetiva de rodilla producto de esta lesión, se

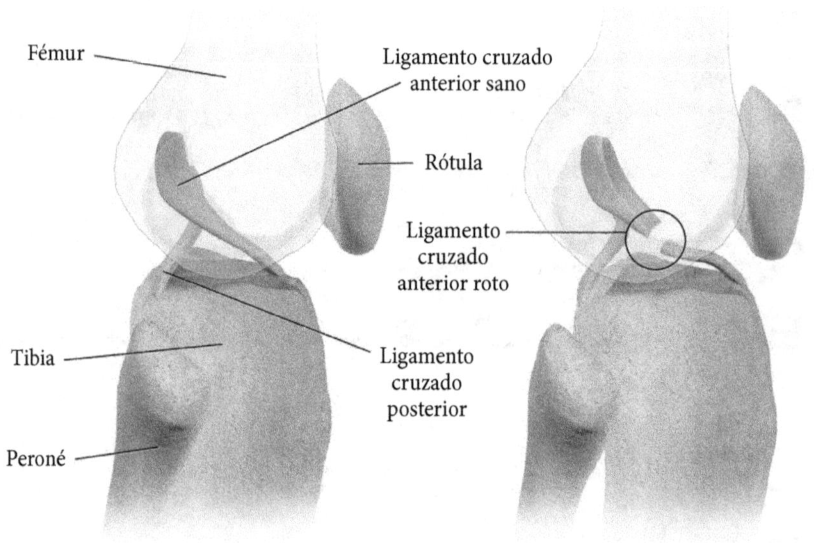

Figura 14.5. Lesión del ligamento cruzado anterior de la rodilla. Un ejemplo de esguince que requiere resolución quirúrgica en pacientes jóvenes y activos, con inestabilidad secundaria.

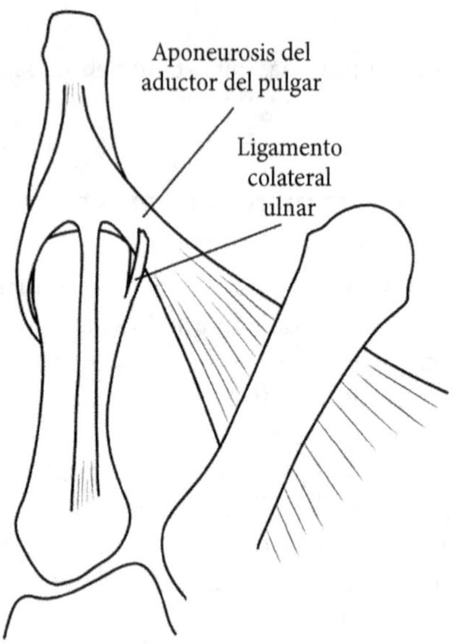

Figura 14.6. Lesión tipo Stener del ligamento colateral ulnar de la primera articulación metacarpo-falángica del pulgar.

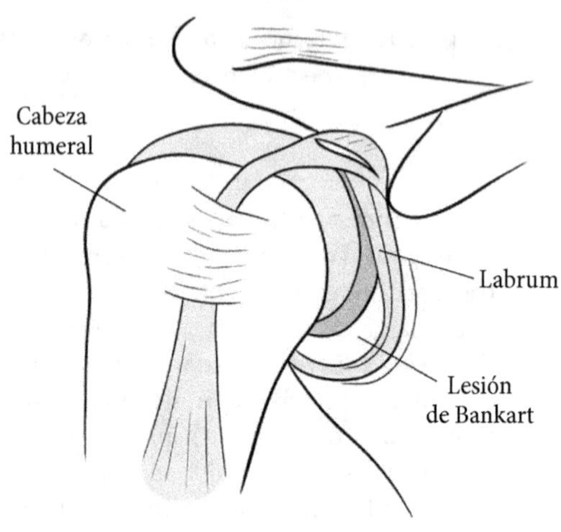

Figura 14.7. Lesión del labrum glenohumeral tipo Bankart post-luxación anterior de hombro.

indica una reconstrucción de este ligamento a través de un injerto [Figura 14.5].

Otro ejemplo es la lesión tipo Stener del ligamento colateral ulnar de la primera articulación metacarpo-falángica del pulgar. Después de producirse la rotura completa de este ligamento, se interpone en estos casos la aponeurosis del aductor del pulgar, impidiendo una adecuada cicatrización. Con base en lo anterior, también se requiere de resolución quirúrgica [Figura 14.6].

Otro ejemplo es la luxación glenohumeral anterior o luxación anterior de hombro, en la que se produce frecuentemente, junto con las lesiones ligamentosas, una desinserción del labrum glenoideo (lesión de Bankart). Así, en pacientes jóvenes se requiere con frecuencia una resolución quirúrgica para estabilizar la articulación y evitar una luxación recidivante [Figura 14.7].

Todos estos ejemplos son casos excepcionales y hay que recordar que la mayoría de los esguinces no requieren resolución quirúrgica, sino, más bien, una rehabilitación adecuada e individualizada.

PRONÓSTICO

El pronóstico de las lesiones ligamentosas es en general muy bueno, considerando un diagnóstico y tratamiento adecuados. La recuperación considera un tiempo variable que depende de cada ligamento, del tipo de tratamiento y factores propios del paciente (edad, tabaquismo, sedentarismo, obesidad, etc.).

Dentro de las complicaciones, la más importante es la rigidez articular producto de los períodos prolongados de inmovilización y la falta de una adecuada rehabilitación.

La rehabilitación posterior a una lesión ligamentosa es fundamental, ya que mejora el movimiento articular y propiocepción, permitiendo un retorno seguro a las actividades diarias y el deporte.

ESGUINCES ESPECÍFICOS

A continuación, se revisarán con mayor detalle los esguinces más frecuentes (tobillo y rodilla) y otros esguinces que son relevantes por las complicaciones que conllevan si no son diagnosticados y tratados (codo y colateral ulnar del pulgar). Hay que considerar que el tratamiento general se aplica a todos los esguinces, no obstante, el tratamiento de estas lesiones tiene que ser siempre individualizado según las características del paciente y de su lesión.

ESGUINCES DE TOBILLO

Los esguinces de tobillo son una lesión muy frecuente. La mayoría de los esguinces de tobillo comprometen el complejo ligamentario lateral (80-90%), sin embargo, pueden también lesionarse el complejo medial y la sindesmosis. Las lesiones sindesmóticas suelen ser más graves y tienen un proceso de recuperación más prolongado. Una inadecuada rehabilitación o esguinces repetidos pueden provocar inestabilidad del tobillo en el 20% de la población.

A continuación, se describen las principales estructuras ligamentosas estabilizadoras del tobillo [Figura 14.8].

1. Complejo ligamentario lateral:
   - Ligamento talofibular anterior (LTFA): evita la traslación anterior del talo o astrágalo en relación con la tibia. Es el ligamento más frecuentemente comprometido.
   - Ligamento calcáneo-fibular (LCF): principal restrictor de inversión del tobillo en neutro o en dorsiflexión, limitando el tilo talar en varo dentro de la mortaja. Restringe también la inversión subtalar.
   - Ligamento talofibular posterior (rara vez se lesiona): evita la traslación posterior del talo en relación con la tibia.
2. Complejo ligamentario medial:
   a. Ligamento deltoideo

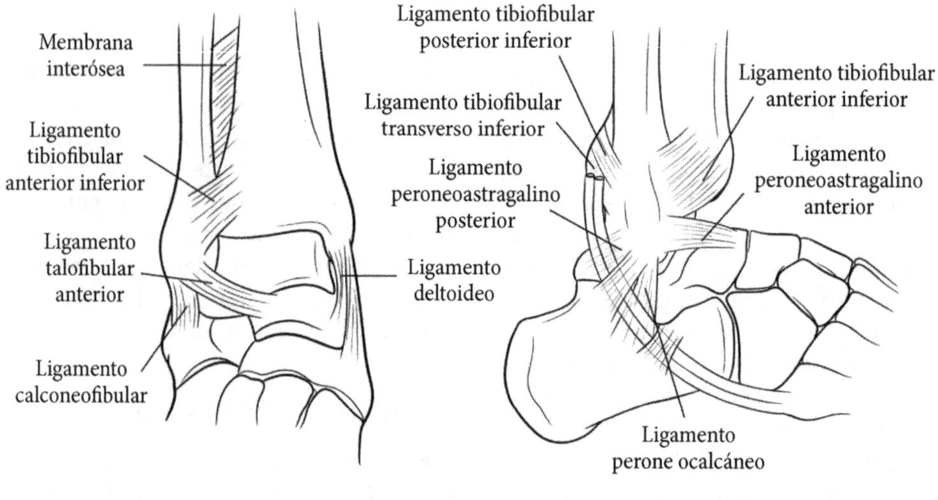

Figura 14.8. Ligamentos del tobillo. © CC BY 4.0.

- Capa superficial: se origina en colicuo anterior del maleolo medial, con sus componentes tibionavicular, tibiocalcaneo, tibiotalar anterior y tibio talar posteriomedial. El componente tibio calcáneo es el más fuerte de esta capa y resiste la eversión subtalar.
- Capa profunda: se origina de la zona inferior y posterior del maleolo medial, insertándose en zonas medial y posteromedial del talo. Estabilizador primario del tobillo medial, evita el desplazamiento lateral y la rotación externa del talo.

b. Ligamento Spring (calcáneo navicular): se original en el sustentaculum talo insertándose en el aspecto inferior del navicular, con un componente superomedial y otro inferior, siendo el superomedial el más importante. Es un estabilizador estático del arco longitudinal medial y de la cabeza talar.

3. Sindesmosis: mantiene la integridad entre la tibia y la fíbula, resistiendo fuerzas axiales, rotacionales y transnacionales.
   - Ligamento tibiofibular anteroinferior: se origina en el tubérculo anterolateral de la tibia (Tillaux & Chaput) y se inserta en el tubérculo anterior de la fíbula (Wagstaffe)
   - Ligamento tibiofibular posteroinferior: se origina en el tubérculo posterior de la tibia (Volkmann) y se inserta en la zona posterior del maleolo peroneo. Es la porción más resistente de la sindesmosis
   - Ligamento interóseo: continuación distal de la membrana interósea, restringe migración proximal el talo
   - Ligamento tibiofibular transverso: porción más inferior de ligamento tibiofibular posteroinferior.

El mecanismo de lesión es habitualmente una inversión o eversión forzada de tobillo asociada a carga axial. Los pacientes presentan dolor y aumento de volumen en relación a los ligamentos lesionados (ej.: aumento de volumen en relación a maléolo lateral en los casos de esguince del complejo lateral). Puede haber equimosis y a la palpación es bien claro el dolor en relación al ligamento específico lesionado [Figura 14.9].

Es fundamental realizar un buen examen físico desde la rodilla hasta el pie, ya que los esguinces de tobillo se pueden asociar a lesiones de otras estructuras, como la fractura de la base del quinto metatarsiano o del peroné proximal (fractura de Maisonneuve).

En las pruebas específicas del examen físico se pueden evaluar distintas estructuras a través de pruebas de estrés:

- Prueba del cajón anterior: evalúa la estabilidad del LTFA, con flexión plantar de 20° y traslación anterior del pie. Cualquier diferencia significativa en comparación con el lado contralateral sano indica una lesión del LTFA.
- Prueba de estrés de inversión: evalúa la estabilidad del LCF. Colocando la mano dominante en el retropié y el tobillo en dorsiflexión, se realiza inversión del tobillo. Al igual que el anterior, se evalúan diferencias significativas en comparación con el lado contralateral sano.
- Prueba de compresión (*squeeze test*): evalúa la sindesmosis realizando compresión de la tibia y el peroné en la mitad de la pierna, provocando dolor en el tobillo.
- Prueba de estrés en rotación externa: evalúa también la sindesmosis. Se estabiliza la tibia y se aplica rotación externa al pie. Su resultado se considera positivo cuando esta maniobra genera dolor en el tobillo.

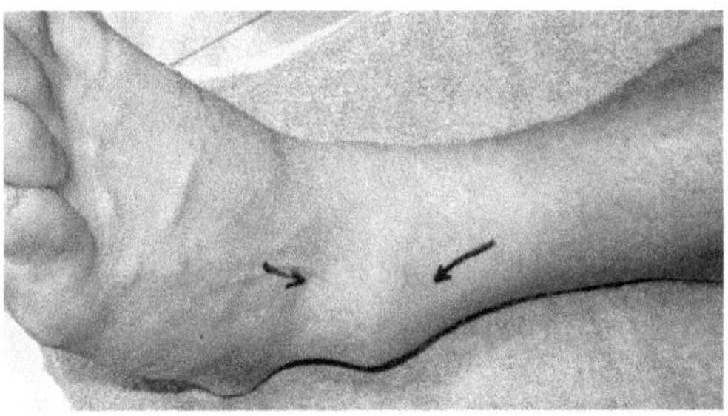

Figura 14.9. Aumento de volumen asociado a esguince de tobillo del complejo ligamentario lateral.

En todos los casos en los que se sospecha esguince de tobillo deben solicitarse radiografías de tobillo (anteroposterior -AP-, lateral y oblicua con carga). En los casos en que hay sospecha de lesiones más proximales o distales hay que solicitar radiografías de pierna y pie respectivamente.

Las reglas de Ottawa permiten definir con objetividad criterios para solicitar radiografías debido a una alta probabilidad de fractura asociada: dolor a la palpación del borde posterior de la tibia o peroné, dolor a la palpación del maléolo medial o lateral, incapacidad para cargar peso o dolor en la base del quinto metatarsiano. Con cualquiera de estos criterios debe solicitarse radiografías [Figura 14.10].

La RM se recomienda para los casos en los que se sospecha de lesiones asociadas (ej.: lesiones osteocondrales). Sin embargo, habitualmente no se solicitan en la etapa aguda de los esguinces.

El tratamiento del esguince de tobillo es conservador y consiste en reposo relativo,

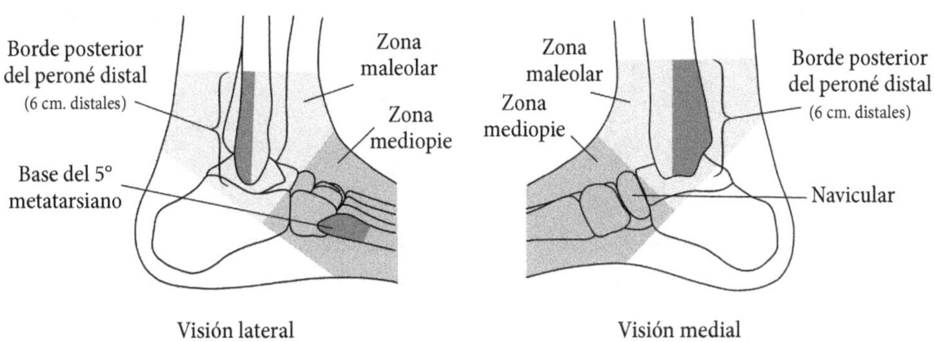

Figura 14.10. Zonas de dolor que considera los criterios de Ottawa para tobillo y pie.

inmovilización con bota removible u órtesis de tobillo según el dolor, uso de analgésicos, frío local y elevación durante los primeros días. Las lesiones sindesmales requieren períodos de tiempo más prolongados de reposo (4 semanas) en comparación con los esguinces más comunes del complejo ligamentario lateral (2-3 semanas).

Se han demostrado mejores resultados funcionales con un rango de movimiento articular temprano y la rehabilitación es clave para un adecuado retorno a las actividades diarias y el deporte.

En algunos pocos casos —como son las lesiones sindesmales inestables, algunas fracturas del quinto metatarsiano asociadas e inestabilidad crónica del tobillo— puede ser necesario el tratamiento quirúrgico.

El tratamiento conservador presenta muy buenos resultados y pronóstico. Sin embargo, es habitual que algunos pacientes (alrededor del 30%) presenten dolor y aumento de volumen, los que pueden durar hasta 6 meses.

ESGUINCES DE RODILLA

La esguince más frecuente de rodilla es del ligamento colateral medial. Son también relevantes los esguinces del ligamento colateral lateral y de los ligamentos cruzados [Figura 14.11].

Ligamento colateral medial

El ligamento colateral medial (LCM) es un ligamento extraarticular de la rodilla que se inserta cerca del epicóndilo medial del fémur y la cara medial de la tibia proximal, evitando el valgo forzado de la rodilla.

Su lesión corresponde al esguince de rodilla más frecuente (24 por 100.000 por año). El mecanismo de lesión es un valgo, habitualmente asociado a lesiones deportivas. La lesión concomitante más común es la lesión del ligamento cruzado anterior (20 % a 95 % según grado de lesión).

En el examen físico, el paciente presenta dolor y aumento de volumen por medial. La

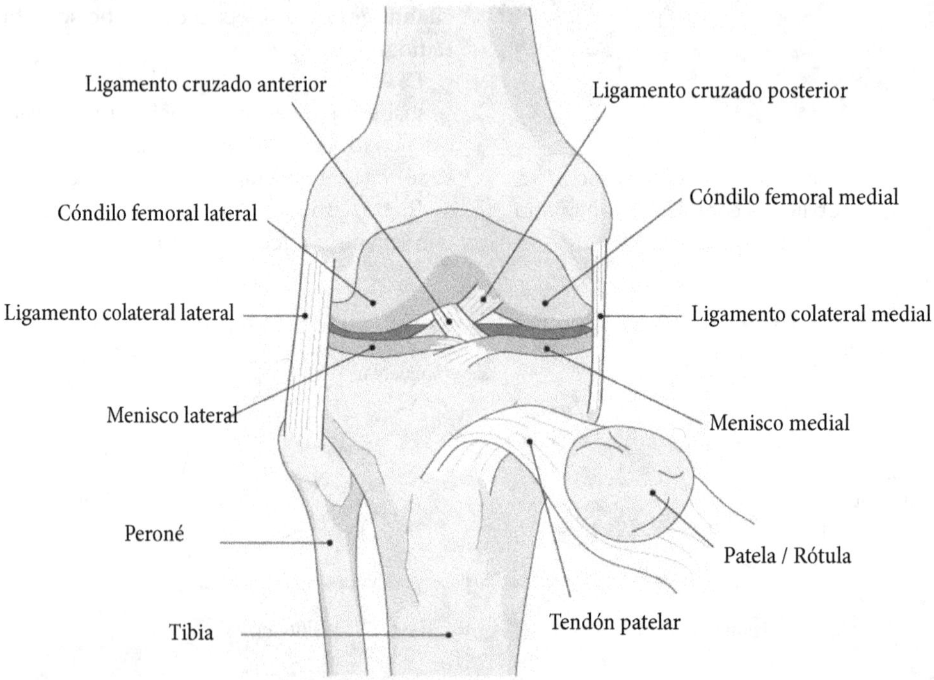

Figura 14.11. Anatomía de la rodilla, incluyendo estructuras óseas y ligamentosas.

prueba más específica es la prueba de estrés en valgo, en la que se realiza un valgo forzado de la rodilla con 20° de flexión. El examen es positivo cuando se abre el espacio medial. A esto se le denomina bostezo medial.

Se recomienda solicitar radiografías para descartar fracturas avulsivas y complementar con RM en lesiones grado 3 (apertura de 1 cm o más por medial).

El tratamiento de esta lesión es conservador en la gran mayoría de los casos, considerando la alta capacidad de cicatrización de este ligamento. Algunos casos poco recurrentes requieren cirugía, como la lesión grado 3 crónica y la lesión de Stener (interposición de la pata de ganso en la inserción distal del ligamento). El diagnóstico de esta última se realiza a través del examen físico y la confirmación con RM.

Ligamento colateral lateral

El ligamento colateral lateral (LCL) es un ligamento extraarticular de la rodilla que se inserta cerca del epicóndilo lateral del fémur y en la cabeza del peroné, evitando el varo forzado de la rodilla.

Las lesiones del LCL son infrecuentes, correspondiendo al 7-16% de todas las lesiones ligamentosas de rodilla. Se asocia comúnmente a lesiones de otras estructuras ligamentosas cercanas denominadas esquina posterolateral.

El mecanismo de lesión es un varo, con o sin rotación asociada de la rodilla, asociado de forma habitual a lesiones deportivas o de alta energía.

En el examen físico, el paciente presenta dolor y aumento de volumen por lateral. La prueba más específica es la prueba de estrés en varo, en la que se realiza un varo forzado de la rodilla con 20° de flexión. El examen es positivo cuando se abre el espacio lateral. A esto se le conoce como bostezo lateral.

Se recomienda complementar el examen físico con estudio de radiografías y RM, sobre todo, considerando que esta lesión aislada es muy poco probable y suele acompañase de otras lesiones ligamentosas.

Lesiones del ligamento cruzado anterior

El ligamento cruzado anterior (LCA) es un ligamento intraarticular que se inserta en la región posterior de la pared medial del cóndilo femoral lateral y en la región intercondílea de la tibia proximal, medial al centro de la tibia, evitando la traslación anterior de la tibia respecto al fémur.

Las lesiones del LCA corresponden a una de las lesiones deportivas más frecuentes, con una incidencia de 35 por 100.000 personas por año. El 70% de estas lesiones ocurre sin contacto, en deportes con movimientos multidireccionales, con pivote y desaceleración (ej.: fútbol, básquetbol).

Las mujeres presentan mayor riesgo de lesión que los hombres (2-8 veces) dado que en los movimientos de rechazo y aterrizaje presentan un valgo mayor de los hombres, lo cual predispone a la lesión.

El mecanismo de lesión más frecuente se produce secundario a las fuerzas de valgo y rotación interna mientras la rodilla se encuentra en semiflexión.

La rotura crónica de este ligamento determina una inestabilidad crónica de la rodilla, lo que se asocia a una incidencia de lesiones meniscales de 40% a 1 año, 60% a 5 años y 80% a 10 años, determinando un mayor riesgo de artrosis a largo plazo.

En el examen físico, el paciente presenta dolor y aumento de volumen difuso de la rodilla (derrame articular). La prueba específica con mayor rendimiento es la prueba de Lachman, en la cual se realiza una traslación anterior de la tibia con la rodilla en 30° de flexión. Otras pruebas que se pueden realizar son el cajón anterior y pivot shift [Figura 14.12].

En los casos de sospecha se recomienda confirmar el diagnóstico con radiografías y RM [Figura 14.13].

El tratamiento definitivo en la mayoría de los casos es quirúrgico, considerando la baja capacidad de cicatrización que tiene este ligamento y la inestabilidad crónica secundaria que produce esta lesión. En la cirugía se realiza una reconstrucción del ligamento, recomendándose el uso de autoinjerto de tendones.

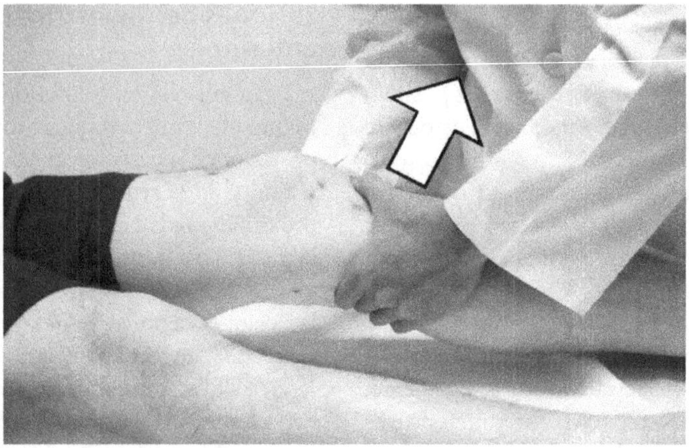

Figura 14.12. Prueba de Lachman.

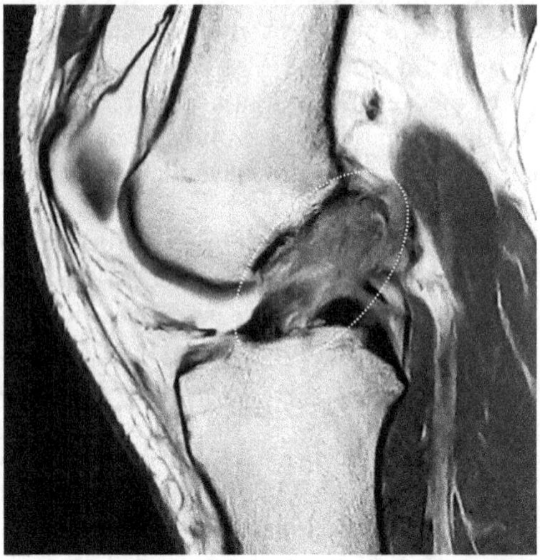

Figura 14.13. Resonancia magnética de rodilla, corte sagital, la que muestra una rotura de ligamento cruzado anterior.

Lesiones del ligamento cruzado posterior

El ligamento cruzado posterior (LCP) es un ligamento intraarticular que se inserta en la cara lateral del cóndilo femoral medial y en la región posterior de la tibia proximal, evitando la traslación posterior de la tibia respecto al fémur.

Entre un 3 y un 20% de todas las lesiones ligamentosas de rodilla corresponden a esguinces del LCP, lo que la hace una lesión poco frecuente. Los mecanismos más frecuentes de lesión son los accidentes vehiculares (ej.: motocicletas) y las lesiones deportivas (ej.: fútbol). Habitualmente se presentan en combinación con otras lesiones ligamentosas (hasta 95% de los casos).

En el examen físico, el paciente presenta dolor y aumento de volumen difuso de la rodilla (derrame articular). La prueba específica con mejor rendimiento es el cajón posterior, en la que se realiza traslación posterior de la tibia con la rodilla en 90° de flexión. La prueba es positiva cuando la tibia se traslada hacia posterior en relación al fémur.

Para el diagnóstico definitivo se recomienda complementar el examen con radiografías y RM.

El tratamiento de esta lesión es en la mayoría de los casos conservador, excepto en las lesiones de alto grado (grado 3), ya que estas requieren de una reconstrucción del ligamento.

ESGUINCE DEL LIGAMENTO COLATERAL ULNAR DEL PULGAR

El esguince del ligamento colateral ulnar (LCU) del pulgar también se conoce como lesión del pulgar del esquiador (aguda) o del arquero (crónica), puesto que se puede observar con frecuencia en estas dos actividades deportivas. Es importante reconocerla, ya que puede producir inestabilidad crónica si no es tratada.

El ligamento colateral ulnar del pulgar se inserta en la cara ulnar de la región distal del primer metacarpiano y la región proximal de la falange proximal del pulgar. El mecanismo de lesión se produce por una fuerza aguda de hiperextensión y radialización de la articulación metacarpofalángica del pulgar (MCF). Suele ser el resultado de una caída sobre una mano extendida con el pulgar en abducción y se presenta con una articulación MCF del pulgar inflamada y dolorosa, particularmente en la cara cubital.

La prueba específica clave del examen físico es determinar el grado de inestabilidad de la MCF a través de una maniobra de estrés: se bloquea el metacarpiano y se realiza radialización del pulgar con la articulación MCF en 30° de flexión. Debe compararse con el pulgar contralateral.

- Grado 1: dolor sin inestabilidad.
- Grado 2: rotura parcial, con laxitud asimétrica pero con tope firme.
- Grado 3: Rotura completa. Inestabilidad articular franca sin tope firme. Más de 15° de laxitud en comparación con el pulgar contralateral con el examen en 30° de flexión.

Se recomienda solicitar radiografías del pulgar (anteroposterior —AP—, lateral y oblicua) para descartar fracturas avulsivas. En los casos de una inestabilidad severa se recomienda solicitar una resonancia para evaluar una posible lesión de Stener. Esta lesión corresponde a un esguince grado 3 del LCU del pulgar asociado a una interposición de la aponeurosis del aductor entre el LCU y la base de la falange proximal del pulgar. Es importante distinguirla porque requiere tratamiento quirúrgico para lograr la reinserción del ligamento.

En la gran mayoría de los esguinces del LCU del pulgar, exceptuando la lesión de Stener, el tratamiento conservador tiene muy buenos resultados con una férula o yeso para inmovilizar el pulgar durante 4 a 6 semanas y rehabilitación por 4 a 8 semanas.

DISYUNCIÓN ACROMIOCLAVICULAR

La disyunción acromioclavicular es una lesión que consiste en un esguince de la articulación acromioclavicular, secundaria a un trauma del hombro. Los ligamentos comprometidos son los acromioclaviculares y/o coracoclaviculares.

La incidencia de esta lesión es frecuente, representando el 9% de las lesiones en la cintura escapular, siendo más habitual en hombres y atletas. El mecanismo de lesión más común es el golpe directo sobre el hombro, a menudo ocurrido al caer sobre él.

El diagnóstico se realiza mediante el examen físico, presentándose con dolor en la articulación acromioclavicular, sensibilidad a la palpación de la misma y aumento de volumen o un contorno anormal de la articulación en comparación con el lado contralateral.

Las radiografías comparativas de ambos hombros permiten confirmar el diagnóstico a través de la evaluación del aumento de la distancia entre la clavícula y la coracoides. El tratamiento es variable, desde la inmovilización a la reconstrucción quirúrgica, dependiendo del grado de lesión y el nivel de actividad del paciente [Figura 14.14].

La clasificación de Rockwood, la que se basa en el grado de separación de la clavícula distal respecto a la coracoides ipsilateral, se utiliza para guiar el tratamiento. Se divide en 6 tipos acorde al grado de separación, recomendándose un tratamiento conservador para lesiones de tipo I y II, y quirúrgico para lesiones de tipo IV, V, y VI. Las técnicas quirúrgicas son variables, realizándose con mayor frecuencia la reducción abierta y fijación interna con suturas de alta resistencia.

ESGUINCES DE CODO

El codo es una articulación muy estable producto de las estructuras óseas y ligamentosas que la componen. La articulación cúbito-humeral es la base de la estabilidad y rango de movimiento de flexión-extensión. Los ligamentos del codo que aportan a esta estabilidad incluyen el complejo

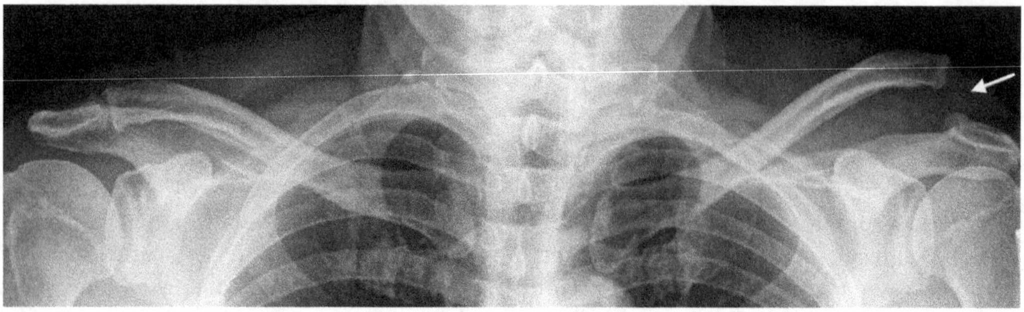

Figura 14.14. Radiografía AP comparativa de ambos hombros, en la que se observa una disyunción acromioclavicular izquierda (flecha).

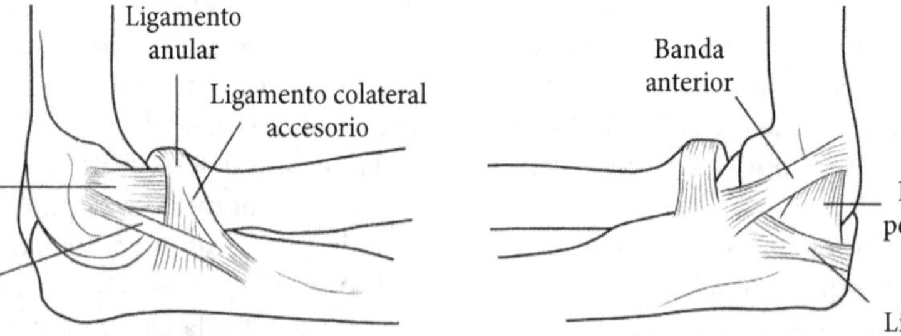

Figura 14.15. Estructuras ligamentarias principales del codo.

ligamentario colateral lateral y el complejo ligamentario colateral medial o cubital.

Los ligamentos colaterales son anatómicamente contiguos a la cápsula articular y tienen funciones distintas [Figura 14.15].

Complejo ligamentario colateral lateral (CLCL)

El CLCL proporciona estabilidad rotacional y en varo al codo, restringiendo la inestabilidad rotatoria posterolateral. Se origina en el epicóndilo lateral anterior y se inserta en el ligamento anular y la fascia supinadora. Está compuesto por tres subunidades: ligamento colateral radial, ligamento colateral cubital y ligamento anular.

Complejo ligamentario colateral medial o cubital (CLCM)

El CLCM es el principal estabilizador del estrés en valgo. Se origina en el epicóndilo medial del húmero y se inserta en el tubérculo sublime del cúbito. Lo componen tres bandas: anterior, posterior y transversa.

Inestabilidad de codo

Existen dos formas diferentes de inestabilidad del codo asociadas a esguinces de estos ligamentos:

- Inestabilidad simple: lesión del CLCM o CLCL.
- Inestabilidad compleja: involucra lesiones ligamentosas y óseas (fractura de la cabeza

radial, coronoides, etc.). Ejemplo de este tipo de lesiones son la "tríada terrible del codo" (fractura de coronoides, fractura de la cabeza del radio y luxación ulnohumeral posterior) y la luxofractura de Monteggia (fractura proximal del cúbito con luxación de la cabeza radial).

El mecanismo de lesión es variable, siendo común las fuerzas de varo o valgo en el codo. Se puede observar desde un atleta lanzador producto de movimientos repetitivos en valgo hasta una persona con caída de altura que presenta una luxación de codo.

Al examen físico es fundamental la evaluación con pruebas de estrés en varo y valgo, evaluando la estabilidad de los ligamentos lateral y medial respectivamente con el codo flexionado a 30° para desbloquear el olécranon de su fosa. Son positivas estas pruebas cuando se observa una inestabilidad del codo bajo estrés.

Después de la evaluación clínica se complementa el estudio diagnóstico con radiografías y RM.

El tratamiento definitivo depende del grado de lesión, sin embargo, tiende a ser, la mayoría de las veces, un tratamiento conservador basado en el reposo relativo y la rehabilitación. El tratamiento quirúrgico, cuando es indicado, corresponde a la reparación o reconstrucción de los ligamentos y/o estructuras óseas afectadas.

El pronóstico es variable dependiendo de las características específicas de la lesión, la cronicidad de la lesión, la ocupación y actividad deportiva del paciente.

¿CUÁNDO DERIVAR AL ESPECIALISTA?

- Lesiones ligamentosas grado 3, con rotura completa de las fibras.
- Lesiones multiligamentarias, con articulación inestable.
- Lesiones con posible indicación quirúrgica: lesiones sindesmales del tobillo, rotura completa de los ligamentos cruzados o colaterales de la rodilla, disyunción acromioclavicular, lesiones completas de complejos ligamentarios del codo o del ligamento colateral ulnar de la primera metacarpofalángica (pulgar).
- Lesiones asociadas: fracturas, lesiones osteocondrales, lesiones meniscales.
- Evolución no favorable de la lesión a pesar de un tratamiento óptimo.

PUNTOS CLAVES

- Los esguinces son lesiones frecuentes en el sistema locomotor causados por movimientos anormales en las articulaciones.
- El diagnóstico se basa en el examen clínico apoyado por radiografías y, ocasionalmente, resonancia magnética.
- El tratamiento es predominantemente conservador, con énfasis en una rehabilitación precoz para prevenir inestabilidad articular y artrosis.
- Los esguinces se clasifican en distintos grados (habitualmente tres) según el compromiso de las fibras ligamentosas.
- El tratamiento conservador básico consiste en reposo, hielo, compresión y elevación (acrónimo RICE), evolucionando hoy en día a un tratamiento más integral con protección, elevación, evitación del exceso de antiinflamatorios, compresión, educación al paciente, carga progresiva de la extremidad, apoyo psicológico del paciente, promoción de la vascularización de la lesión y restauración precoz del ejercicio (acrónimo PEACE & LOVE).

Preguntas y ejercicios de autoestudio

- ¿Cómo se realiza el diagnóstico de un esguince?
- ¿Cuál es la clasificación más utilizada para los esguinces?
- ¿En qué consiste el tratamiento de los esguinces?
- ¿Cuál es el esguince más frecuente de tobillo? ¿Cómo se diagnostica y trata?
- ¿Cuál es el esguince más frecuente de rodilla? ¿Cómo se diagnostica y trata?
- ¿Cuál es el esguince más frecuente de hombro? ¿Cómo se diagnostica y trata?
- ¿Cuáles esguinces requieren resolución quirúrgica y por qué?

CAPÍTULO 15

LUXACIONES DE LA EXTREMIDAD SUPERIOR

Claudio Calvo y Arturo Meissner

Resumen

Las luxaciones son lesiones traumáticas que afectan con mayor frecuencia a las extremidades superiores que a las inferiores o el esqueleto axial. Cuando una articulación presenta una luxación, se dañan en mayor o menor medida las estructuras que proporcionan estabilidad, ya sea óseas o blandas, incluso pudiendo afectarse elementos anatómicos adyacentes como vasos y nervios. La energía involucrada es directamente proporcional a la estabilidad propia de cada articulación y, por lo tanto, mientras mayor es el grado de movimiento normal de la articulación, esta será más fácil de luxar y viceversa. Es fundamental sospechar lesiones asociadas como fracturas y compromiso neurovascular, las que deben ser confirmadas o descartadas mediante el examen físico y el estudio de imágenes.

Dado el dolor, compromiso funcional y posibles secuelas, las luxaciones constituyen una urgencia traumatológica y requieren ser reducidas lo antes posible. Si el médico general posee los conocimientos y experiencia puede realizar las maniobras correspondientes con especial cuidado de no producir un mayor daño. Si existen dudas o hay sospecha de eventuales complicaciones, lo más recomendable es derivar al paciente con un especialista.

GENERALIDADES

Una luxación es una lesión de una articulación, en la que hay una pérdida completa de la congruencia y contacto articular. Su etiología puede ser traumática (más frecuente) o no traumática (menos frecuente, asociada a hiperlaxitud y/o lesiones previas).

Por otro lado, una subluxación representa una pérdida de la congruencia y contacto parcial entre las superficies articulares de una articulación. Esta no es necesariamente patológica. La diferencia entre ambos tipos de lesión se describe en la siguiente imagen, usando como ejemplo la articulación del hombro [Figura 15.1].

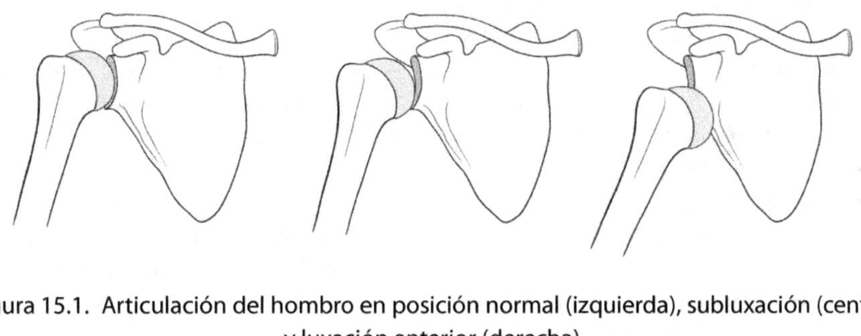

Figura 15.1. Articulación del hombro en posición normal (izquierda), subluxación (centro) y luxación anterior (derecha).

FISIOPATOLOGÍA

Las luxaciones ocurren como consecuencia de un desbalance en las fuerzas que mantienen la congruencia articular, aconteciendo, en general, en el contexto de un trauma externo que logre vencer los medios de contención de la articulación.

La ocurrencia de la luxación, por lo tanto, depende del grado de energía del mecanismo y de la capacidad de contención de cada articulación (o estabilidad intrínseca), la que viene dada por una combinación de los componentes óseos, capsulares, ligamentarios y musculares. Así, en una articulación con mayor estabilidad intrínseca se requerirá un mayor nivel de energía para producir una luxación, al compararla con otra que presente menor estabilidad intrínseca.

Existen ciertos factores predisponentes que facilitan la incidencia de una luxación:

- Diferencia de tamaño y forma entre las superficies articulares: por ejemplo, si comparamos la articulación de la cadera con la articulación glenohumeral, vemos que en esta última existe una menor área de contacto articular (determinada por la diferencia en tamaño y forma entre la glenoides y la cabeza humeral). Lo anterior permite un mayor rango de movimiento, pero, simultáneamente, aumenta el riesgo de presentar una luxación frente a un mismo nivel de energía. Por lo tanto, en general, mientras menor sea la superficie de contacto articular, mayor será el rango de movimiento articular fisiológico, y más "inestable" será la articulación.
- Laxitud cápsulo-ligamentosa: permite mayor rango de movimiento articular, pero al mismo tiempo favorece la inestabilidad de la articulación.
- Reducción de la fuerza muscular: por pérdida de la masa muscular (pacientes mayores, sedentarios o postrados), fatiga y falta de control muscular (estado de ebriedad y anestesia, entre otros).

Existen otras situaciones particulares en las que una contracción muscular suprafisiológica no controlada puede llevar a una luxación, como en el caso de crisis convulsivas o electrocución.

Cuando una articulación presenta una luxación, se dañan en mayor o menor medida las estructuras que proporcionan estabilidad, ya sea óseas o blandas, incluso pudiendo afectarse elementos anatómicos adyacentes como vasos y nervios.

EVALUACIÓN CLÍNICA

La evaluación clínica de una luxación inicia con la sospecha clínica, que en estos casos corresponde a la aparición de dolor súbito e intenso en una articulación, acompañado de impotencia funcional y deformidad, habitualmente luego de un traumatismo.

Dado que estas lesiones suelen ocurrir en contexto traumático, siempre se debe iniciar con la evaluación general del paciente y descartar lesiones que puedan poner en riesgo la vida (ABC del trauma).

Una vez dirigida la atención a la sospecha de luxación, se debe poner atención a los siguientes detalles clínicos en la anamnesis:

- Edad del paciente, antecedentes mórbidos, alergias, ocupación, participación de actividades deportivas, dominancia.
- Mecanismo y características del trauma.
- Tiempo de evolución.
- Antecedentes de lesiones musculo-esqueléticas (incluyendo luxaciones previas): en este sentido es importante caracterizar la edad de ocurrencia, los mecanismos de energía involucrados y el tratamiento efectuado de cada episodio, ya que influirá en la decisión de manejo definitivo.

En el examen físico en Traumatología se deben considerar los siguientes segmentos estandarizados:

- Inspección: en el caso de una sospecha de luxación observaremos deformidad articular, a veces asociada a equimosis. Se debe buscar dirigidamente la presencia de soluciones de continuidad en la piel,

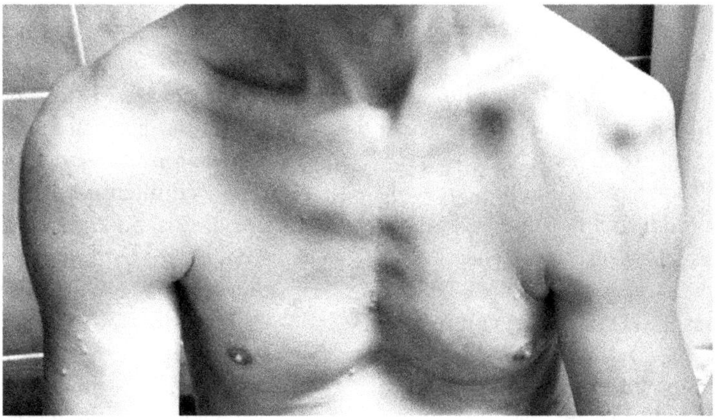

Figura 15.2. Luxación de hombro (glenohumeral anterior izquierda). Se observa pérdida del contorno normal del hombro.

pues su presencia debe hacer sospechar una luxación o luxofractura expuesta.

En la siguiente imagen [Figura 15.2] se puede observar un ejemplo de un paciente con una luxación glenohumeral anterior izquierda, en la que se observa una pérdida del contorno normal del hombro.

- Palpación: suele palparse aumento de volumen y tensión/contractura muscular en la zona periarticular.
- Rango de movimiento: esto debe probarse gentil y cuidadosamente y no forzar, ya que habitualmente se encuentra muy limitado por dolor.
- Examen neurovascular distal: siempre debe incluirse la evaluación neurovascular de la extremidad completa afectada. Recurrentemente la presencia de lesiones neurológicas asociadas a luxaciones son neuroapraxias transitorias, autolimitadas y de buen pronóstico. Sin embargo, siempre deben buscarse dirigidamente y documentarse en la ficha clínica. Por otro lado, las lesiones vasculares vinculadas son menos frecuentes y suelen ocurrir por compresión de la arteria correspondiente por el segmento óseo luxado. Se debe sospechar si el paciente se presenta con disminución de pulsos y/o palidez de la extremidad.

Una luxación asociada a sospecha de lesión arterial es una urgencia absoluta, puesto que el pronóstico de recuperabilidad depende fundamentalmente del tiempo en el que se logre la reperfusión de la extremidad. En este sentido, las consideraciones generales para su manejo se encuentran en un anexo más adelante en "tratamiento y pronóstico".

ESTUDIO IMAGENOLÓGICO

La imagen de elección para complementar el estudio frente a una sospecha de una luxación es la radiografía simple de la articulación afectada en al menos dos proyecciones ortogonales. Esto permite confirmar el diagnóstico y evaluar la presencia de fracturas asociadas.

Tratamiento y pronóstico

Dado el dolor, compromiso funcional y posibles secuelas, las luxaciones constituyen una urgencia traumatológica y requieren ser reducidas lo antes posible. Si el médico general posee los conocimientos y experiencia puede realizar las maniobras correspondientes, pero siempre de forma gentil, cuidadosa y progresiva para evitar generar mayor daño y comprometer el pronóstico de la lesión. El objetivo de esta sección del capítulo es aconsejar y dar herramientas para que estos procedimientos puedan ser realizados de la manera más segura posible.

Independiente del segmento luxado, cada vez que se planifique una reducción se deben seguir estos 4 pasos generales:

1. Como en todo procedimiento, antes de realizar la reducción hay que preparar el entorno. En este sentido se debe:
   - Solicitar ayuda: todo intento de reducción se hace más fácil si se cuenta con más de 1 operador experimentado disponible. Además, es conveniente solicitar presencia de personal de enfermería para poder administrar medicamentos en caso de requerirlo durante el procedimiento.
   - Contar con espacio suficiente para poder realizar la reducción: en este sentido es aconsejable visualizar el intento de reducción previamente, planificar dónde se ubicará el paciente y los operadores, y realizar los cambios pertinentes para que el procedimiento sea realizado de forma cómoda y segura.
   - Instalar al paciente una vía venosa permeable en el caso que se requiera analgesia o sedación endovenosa.
   - Contar con sábanas, u otro método de ayuda de reducción, y elementos de inmovilización para instalarlos posterior al procedimiento.
   - Oxímetro de pulso y posibilidad de administrar oxígeno suplementario en caso de usar sedación.

   Sumado a lo anterior, el paciente debe ser informado de los riesgos y beneficios del procedimiento, y firmar un consentimiento informado. La reducción cerrada es considerada un procedimiento seguro, que muy rara vez presenta complicaciones. Sin embargo, el paciente debe saber que dentro de los principales riesgos asociados se encuentran las fracturas y lesiones neurovasculares.
2. Analgesia y relajo del paciente: antes de realizar la reducción es fundamental lograr una adecuada analgesia para favorecer el relajo del paciente.

   Habitualmente en una articulación luxada la musculatura circundante se encuentra contracturada, lo que genera mucho dolor y dificulta la posibilidad de reducción. En este sentido, se debe intentar realizar el procedimiento bajo la mejor analgesia posible, usando una combinación de:
   - Analgésicos antiinflamatorios no esteroidales y opiáceos administrados por vía endovenosa (morfina y/o fentanilo).
   - Anestésicos locales administrados de forma intraarticular (solo aconsejable si el operador se encuentra familiarizado con este tipo de analgesia).
   - Sedación superficial con una benzodiazepina de acción rápida como el midazolam. De hacerlo se debe monitorizar la saturación venosa de oxígeno con un oxímetro de pulso y tener la posibilidad de administrar oxígeno suplementario.
   - Para lograr el relajo del paciente se pueden usar técnicas de visualización y respiración, hablar con voz tranquila, explicar el procedimiento y realizarlo de forma gentil y progresiva, sin forzar.

   Dato práctico: una vez administrada la analgesia, lo ideal es esperar unos 3-5 minutos a que haga efecto antes de realizar el intento de reducción. Si se realiza el intento de reducción con el paciente, aún sintiendo dolor y tenso, es muy poco probable que se logre el relajo muscular mientras se realiza el procedimiento.
3. Realizar la reducción: las maniobras de reducción dependen de cada segmento afectado. Sin embargo, como regla general es relativamente seguro realizar una tracción axial del segmento afectado de forma gentil y progresiva, y siempre evaluando la respuesta del paciente. Nunca se debe forzar una maniobra de reducción, ya que esto podría generar más daño asociado.

   Más adelante nos referiremos a maniobras específicas para las luxaciones de hombro y codo, que por su frecuencia y complejidad requieren especial atención.

4. Luego de lograda la reducción: se debe inmovilizar la articulación y posteriormente realizar una imagen de control, con la finalidad de confirmar una adecuada reducción y planificar el seguimiento de la lesión.
   Debemos hacer énfasis en que una radiografía de control es fundamental después de la reducción, puesto que sin ella no podemos estar seguros de que la reducción ha sido exitosa.
   Idealmente, toda luxación reducida en urgencias debiese tener un control con traumatólogo dentro de los siguientes 7 a 10 días de ocurrida, con el propósito de definir el tratamiento a largo plazo y el pronóstico.
   En caso de falla de reducción cerrada: si luego de los pasos anteriores no se logra realizar la reducción cerrada bajo analgesia y/o sedación superficial, el siguiente paso es preguntarse la posible causa de falla de la reducción. Habitualmente, frente a una falla de intento de reducción, el factor más asociado es la falta de analgesia/relajo del paciente y/o falla técnica de la misma maniobra. Rara vez es falta de fuerza.
   Como regla general, frente a la falla de un intento de reducción se debe: detener, reevaluar las imágenes y la técnica utilizada, mejorar la analgesia, considerar realizar otra maniobra de reducción y/o cambiar al operador.
   Luego de 2 intentos de reducción frustradas se debiese considerar realizar un nuevo intento de reducción cerrada, pero bajo sedación profunda o anestesia general, ojalá en pabellón quirúrgico y con un anestesista encargado del manejo de la vía aérea.
   Si esta maniobra tampoco es exitosa, el siguiente paso a seguir corresponde a una reducción abierta, pero esta debiese ser realizada solo por un especialista en Ortopedia y Traumatología. En consideración con lo anterior, en estos casos se sugiere derivar al centro asistencial más cercano que cuente con traumatólogo de turno.

Como se mencionó anteriormente, una luxación asociada a sospecha de lesión arterial es una urgencia absoluta y se debe tener las siguientes consideraciones para su manejo: se debe solicitar la evaluación por el cirujano de turno, pero de no encontrarse disponible se debe proceder al intento de reducción, ya que en la gran mayoría de los casos la misma reducción logra una reperfusión de la extremidad y, finalmente, esto es lo más importante. En el caso de no lograrse la reducción u observarse ausencia de reperfusión distal luego del intento de reducción, debe derivarse al paciente con urgencia máxima a un centro asistencial que cuente con un cirujano de turno y con posibilidad de hacer estudios imagenológicos dirigidos a la evaluación de flujo arterial, ya sea un Angio-TAC o angiografía.

A continuación, se abordará el tratamiento específico de las luxaciones de hombro y codo debido a su frecuencia y características especiales, con énfasis en el manejo de urgencia.

LUXACIÓN DE HOMBRO (GLENOHUMERAL)

Introducción

Las luxaciones de hombro corresponden al 50% de las luxaciones de grandes articulaciones, presentando una incidencia general de 24/100.000 personas/año, y afectando con mayor frecuencia a hombres jóvenes en contexto de deportes de contacto o accidentes de alta energía.

La articulación glenohumeral se caracteriza por presentar una desproporción importante entre sus superficies articulares, siendo la glenoides más pequeña que la cabeza humeral. Esto hace que su estabilidad esté dada principalmente por las partes blandas periarticulares: la cápsula articular, ligamentos glenohumerales, el labrum y por los tendones del manguito rotador. Esta configuración anatómica permite a la articulación un rango de movimiento articular muy amplio, pero la hace más inestable y propensa a luxarse frente a un traumatismo. Se debe considerar

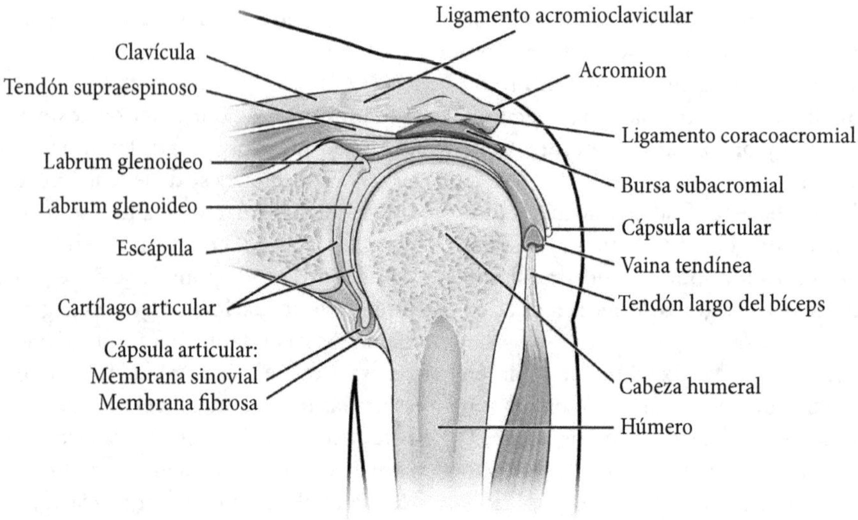

Figura 15.3. Estructuras anatómicas relacionadas con la articulación glenohumeral.

que la estabilidad articular glenohumeral es menor hacia anterior que posterior, por lo que la mayoría de las luxaciones ocurren hacia anterior [Figura 15.3].

Clasificación

Las luxaciones de hombro se pueden clasificar según:

- Dirección: anterior (95-97%), posterior (2-4%) e inferior (0,5%). Dado que la gran mayoría de las luxaciones de hombro ocurren hacia anterior, nos referiremos a este subgrupo a lo largo del capítulo.
- Cronología: agudas (menos de 3 semanas desde la lesión), crónica (más de 3 semanas desde la lesión) y recurrente o recidivante (en pacientes con antecedente de luxaciones de hombro).
- Mecanismo de lesión: traumáticas versus atraumáticas (menos frecuentes, asociadas a hiperlaxitud). Las luxaciones traumáticas, a su vez, se subdividen según si el mecanismo es directo o indirecto, como se detalla a continuación:
- Mecanismo indirecto: se produce cuando el traumatismo ocurre en la extremidad superior y, en consecuencia, se luxa la articulación glenohumeral. Es el mecanismo más frecuente y en general ocurre con el brazo extendido, en abducción y en rotación externa (por ejemplo, al bloquear un tiro en baloncesto o en caídas con el brazo extendido), ya que en esta posición la cabeza humeral se encuentra contactando con la cara anterior de la cápsula articular que es más débil.
- Mecanismo directo: ocurre con menor frecuencia y se produce por un traumatismo aplicado directamente en la cara posterior del hombro que impulsa a la cabeza del húmero contra la cara anterior de la cápsula articular, provocando su desgarro y posterior pérdida de contacto.

Existen otros tipos de luxaciones que pueden ocurrir secundarias a una contractura muscular involuntaria y mantenida, por ejemplo, en una crisis convulsiva o en una electrocución. En estos casos, pueden observarse mayor cantidad de luxaciones posteriores, aunque, a pesar

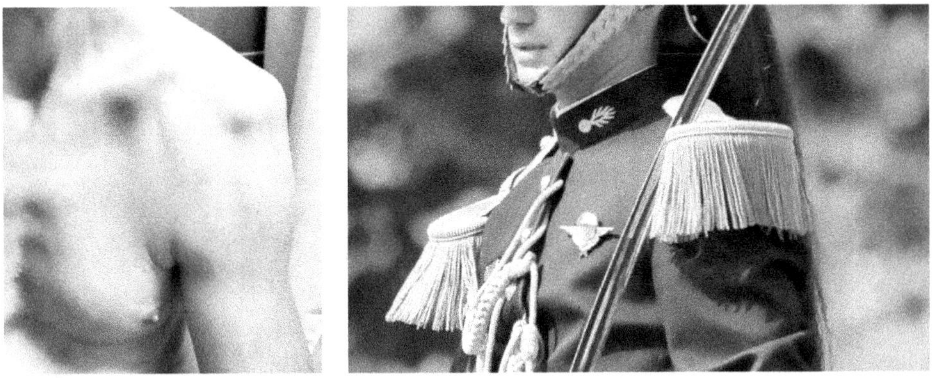

Figura 15.4. "Hombro en charretera": se observa una pérdida del contorno del hombro izquierdo, similar a una charretera del uniforme militar.

de lo anterior, en el grupo de pacientes que convulsionan siguen siendo más frecuentes las luxaciones anteriores.

Evaluación clínica

Teniendo en cuenta el segmento de evaluación clínica general frente a una sospecha de luxación descrito previamente, en el caso particular de las luxaciones glenohumerales se debe tener las siguientes consideraciones especiales al examen físico.

- Inspección: habitualmente el paciente presenta una facie dolorosa y el brazo fijo, sostenido por el otro brazo a modo de cabestrillo en rotación interna.

Dirigidamente la luxación glenohumeral anterior se caracteriza por la observación del "hombro en charretera", que consiste en la pérdida del contorno normal redondeado del hombro y en la observación de una prominencia del acromion [Figura 15.4].

- Palpación: suele palparse la prominencia de la cabeza humeral en el espacio deltopectoral, así como una contractura muscular dolorosa del deltoides y pectoral mayor.
- Evaluación neurovascular: siempre se debe buscar la existencia de compromiso neurológico (del nervio axilar) y vascular (de la arteria axilar). El compromiso del nervio axilar se puede revisar evaluando la sensibilidad en la cara lateral del hombro. Además, un compromiso del nervio axilar se manifiesta con parálisis del músculo deltoides, pero es difícil de evidenciar al examen físico, ya que el paciente se encuentra imposibilitado de mover el hombro producto de la luxación misma.

Por otro lado, la presencia de daño de arteria axilar se puede sospechar si el paciente presenta disminución de pulso radial o antebraquial, palidez o cianosis de la extremidad superior.

En las siguientes imágenes se observa la estrecha relación que existe entre el cuello humeral, el nervio axilar y la arteria axilar, lo que explica el riesgo de lesión frente a una luxación glenohumeral anterior [Figura 15.5].

Estudio imagenológico

La imagen de elección para complementar el estudio frente a una sospecha de luxación glenohumeral es la radiografía simple de hombro, con proyecciones anteroposterior (AP) verdadera, axial de escápula y Velpeau (equivalente a la proyección axilar en pacientes que no pueden abducir el hombro) [Figura 15.6].

En la proyección AP se puede observar la posición de la cabeza humeral en relación con las otras estructuras óseas, pudiendo esta localizarse

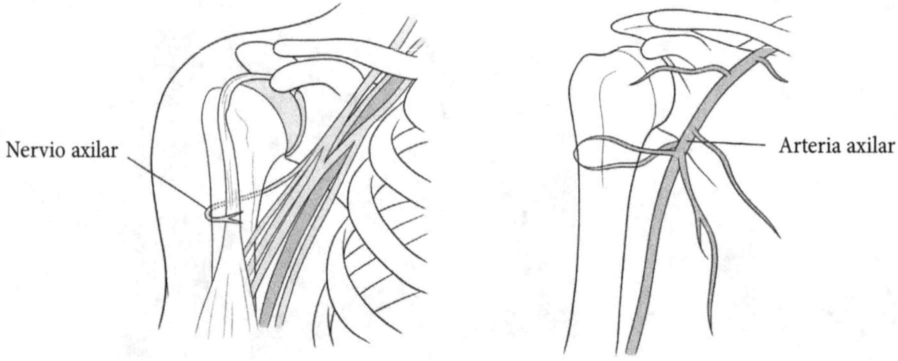

Figura 15.5. Nervio axilar (izquierda) y ramas de la arteria axilar (derecha). Ambas estructuras pueden lesionarse en la luxación glenohumeral anterior.

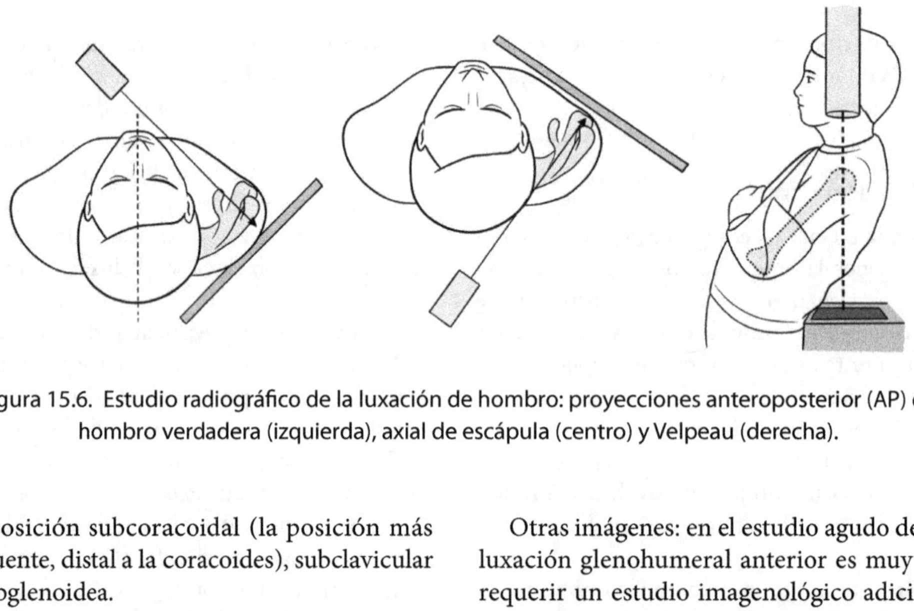

Figura 15.6. Estudio radiográfico de la luxación de hombro: proyecciones anteroposterior (AP) de hombro verdadera (izquierda), axial de escápula (centro) y Velpeau (derecha).

en posición subcoracoidal (la posición más frecuente, distal a la coracoides), subclavicular o subglenoidea.

En la proyección axial de escápula se puede observar la escápula formando una "Y", con el acromion y el proceso coracoides formando los extremos. Normalmente la cabeza humeral debiese verse al centro de la "Y". Si no así, es sugerente de una luxación [Figura 15.7 y 15.8].

En el contexto de la evaluación imagenológica, frente a una sospecha de luxación glenohumeral hay que buscar dirigidamente la presencia de una fractura asociada del cuello humeral, ya que el tratamiento en estos casos es distinto y requiere, en general, de una reducción abierta + fijación mediante osteosíntesis en pabellón quirúrgico.

Otras imágenes: en el estudio agudo de una luxación glenohumeral anterior es muy raro requerir un estudio imagenológico adicional, excepto cuando se sospecha una luxofractura, en cuyo caso debiese complementarse el estudio con una tomografía axial computada.

Tratamiento agudo

Como se mencionó anteriormente, una vez diagnosticada una luxación glenohumeral, el siguiente paso es realizar un intento de reducción cerrada.

Siempre debemos obtener una radiografía en las proyecciones mencionadas de manera previa a la realización de la reducción.

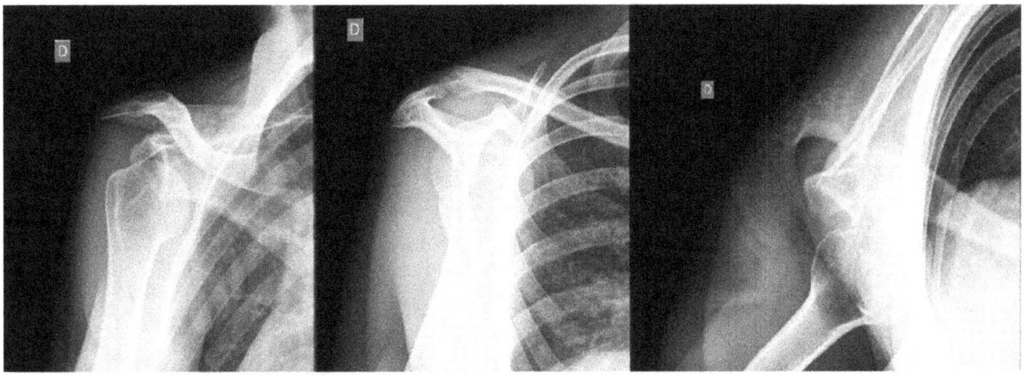

Figura 15.7. Estudio radiográfico de la luxación de hombro: proyecciones anteroposterior (AP) de hombro verdadera (izquierda), axial de escápula (centro) y Velpeau (derecha).

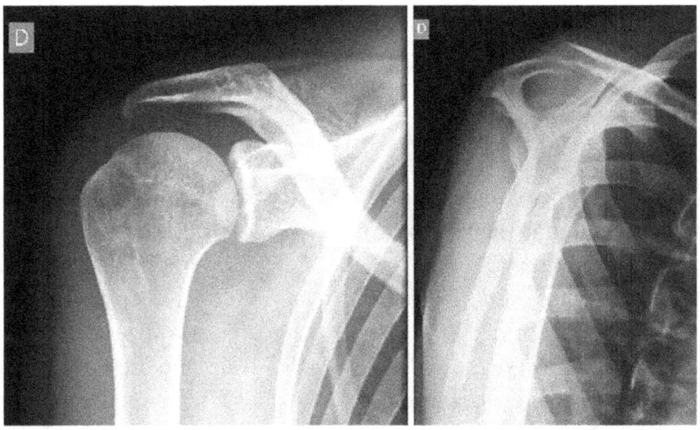

Figura 15.8. Estudio radiográfico (mismo paciente) post-reducción: proyecciones anteroposterior (AP) de hombro verdadera (izquierda) y axial de escápula.

Teniendo en cuenta los conceptos generales para realizar reducciones de luxaciones descritos precedentemente, en el caso de las luxaciones glenohumerales se debe tener las siguientes consideraciones:

- Analgesia y relajo del paciente: para la reducción de las luxaciones glenohumerales habitualmente usamos una analgesia combinada entre analgesia local intraarticular y analgesia/sedación endovenosa. En este sentido, los tipos de medicamentos a usar dependen de la experiencia de cada médico y de la disponibilidad en cada centro.
- Realizar la reducción: para la realización de la reducción existen múltiples maniobras descritas en la literatura, todas con similar porcentaje de éxito, no existiendo evidencia que favorezca una por sobre otra. La recomendación actual es que cada médico que trabaje en urgencias se familiarice con 2 o 3 técnicas, y que las realice de forma secuencial en el caso de no obtener éxito con la primera maniobra. Como concepto general, nunca se debe forzar la reducción en una luxación glenohumeral. Si la maniobra elegida no está dando resultado, lo

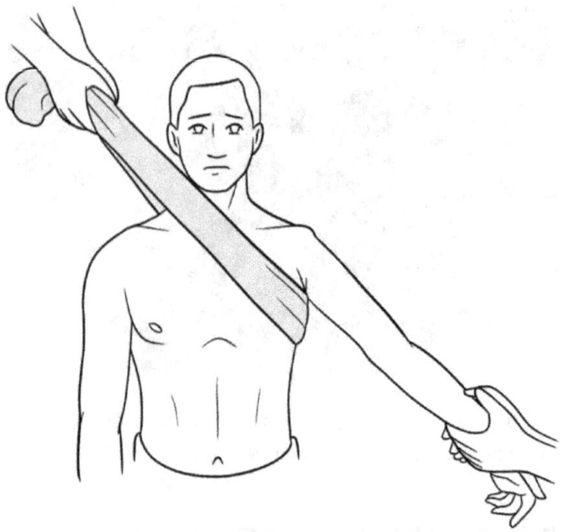

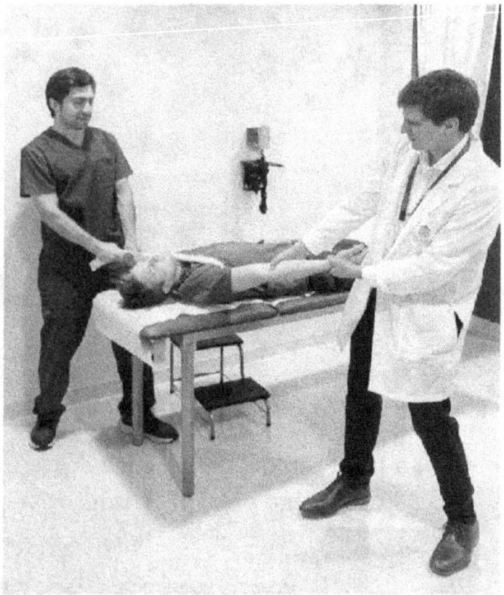

Figura 15.9. Técnica de tracción/contratracción.

primero que se debe hacer es revaluar el estado de analgesia y relajo del paciente. Si el paciente está relajado y la maniobra no está dando resultado luego de unos 3 intentos, se sugiere descansar un momento e intentar con otra maniobra.

Una reducción satisfactoria se manifiesta con la sensación y, en ocasiones, el sonido que produce al encajarse la cabeza humeral en la glenoides, asociado a la recuperación del contorno normal del hombro y la funcionalidad de la articulación. Muchas veces el mismo paciente refiere sentir que el hombro ya se encuentra en su sitio.

Con relación a la elección de la maniobra de reducción, los autores de este capítulo, con base en nuestra experiencia y formación, recomendamos como aproximación general iniciar con la maniobra de tracción contratracción, y como segunda opción recurrir a maniobra Spaso.

- Tracción/Contratracción: consiste en envolver una sabanilla alrededor de la axila del lado afectado para que luego un operador —con el objetivo de mantener la posición del paciente en la camilla— pueda traccionar de la sabanilla hacia el lado opuesto al afectado. Al mismo tiempo, el operador que efectúa la maniobra de reducción toma la extremidad superior afectada y tracciona axialmente mientras realiza un movimiento de rotación externa. Esta tracción debe hacerse de forma gentil y progresiva, y puede acompañarse de ligeros movimientos rotacionales por parte del operador [Figura 15.9].
- Maniobra de Spaso: esta maniobra es especialmente útil cuando la reducción se realiza en un contexto en el que no se encuentra disponible un ayudante.

  El paciente se coloca en decúbito supino. El brazo afectado se toma por la muñeca o antebrazo distal y —sutil y lentamente— es elevado verticalmente aplicando tracción. Mientras se mantiene la tracción vertical apuntando hacia el zenit, se realiza una suave rotación externa. En esa posición (tracción hacia el zenit + rotación externa) se mantiene la tracción hasta que siente la reducción [Figura 15.10].

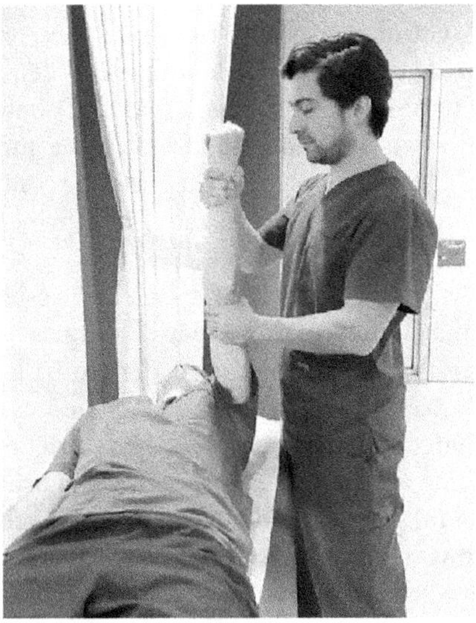

Figura 15.10.

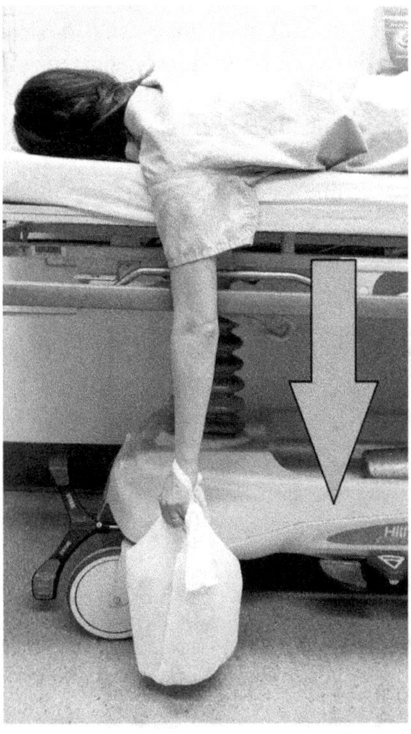

Figura 15.11. Técnica de Stimson.

Otras maniobras descritas en la literatura corresponden a:

- Manipulación escapular: consiste en rotar lentamente la escápula para desencajar la cabeza humeral y volverla a posicionar en el proceso glenoides. Se realiza con el paciente sentado al borde de la camilla, con el clínico ubicado por posterior. El médico debe ubicar la escápula y empujar con los pulgares de las dos manos la punta de la escápula hacia medial y el acromion hacia distal. Al mismo tiempo, un asistente debe traccionar lentamente el brazo hacia distal y anterior. Este procedimiento presenta una tasa de éxito de alrededor de 80-90%.
- Técnica de Stimson: con el paciente en decúbito prono en la camilla, se ubica el brazo afectado colgando a un lado, soportando un peso entre 5-10 Kg, mantenido por 10-15 minutos [Figura 15.11].

Tanto el método hipocrático como la maniobra de Kocher, descritos antiguamente como técnicas de reducción, se asocian a mayor frecuencia de fracturas y lesiones nerviosas o vasculares, por lo que actualmente no se recomienda su uso.

- Después de la reducción: una vez realizada la reducción clínicamente exitosa, se debe comprobar la indemnidad del nervio axilar y del pulso radial.

Luego, se debe inmovilizar el hombro, idealmente con un inmovilizador de hombro (aunque también puede ser un cabestrillo simple).

Finalmente, se debe realizar una radiografía de control en las mismas proyecciones previamente descritas para comprobar que la luxación está reducida y que no existan fracturas asociadas al procedimiento.

- Indicaciones al alta: con posterioridad a un episodio de luxación glenohumeral reducida, se sugiere analgesia horaria por los primeros 5 días y uso del inmovilizador de hombro por 2 a 3 semanas. Se recomienda un control con traumatología entre 7 a 14 días.

Manejo diferido de una luxación glenohumeral anterior y consideraciones para el tratamiento quirúrgico

Si bien esta etapa del tratamiento corresponde al traumatólogo, en este capítulo se darán a conocer generalidades que servirán para orientar a los pacientes al alta hospitalaria.

El objetivo del tratamiento a largo de plazo de una luxación glenohumeral anterior es mantener tanto una articulación funcional y libre de dolor como evitar recurrencias.

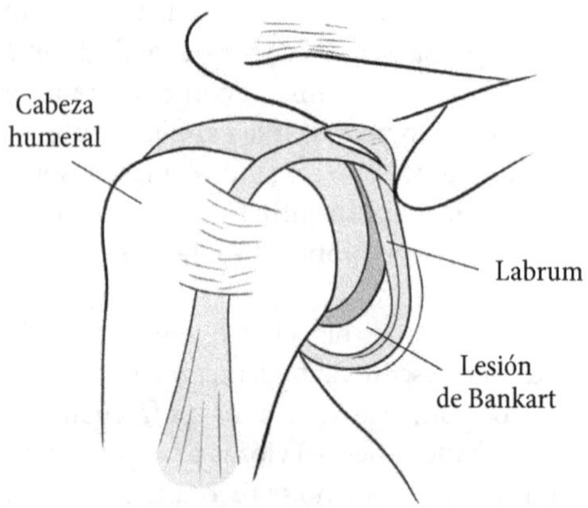

Figura 15.12. Lesión tipo Bankart del labrum glenoideo: secundario a la luxación se produce una desinserción del labrum anteroinferior.

A grandes rasgos, el riesgo de recurrencia luego de una luxación glenohumeral depende de factores como el sexo (más frecuente en hombres), la edad (más frecuente a menor edad), la participación de deportes de contacto y la presencia de lesiones asociadas (principalmente óseas).

Las principales lesiones asociadas en este tipo de luxaciones corresponden a: desgarros del labrum glenoideo (lo que se denomina lesión de Bankart), lesiones óseas de la glenoides (que se denomina Bankart óseo), fracturas óseas por impactación posterosuperior de la cabeza humeral (denominada lesión de Hill-Sachs) o roturas de los tendones del manguito rotador (sospechar en pacientes mayores de 40 años). En general, a mayor número y tamaño de lesiones asociadas, mayor probabilidad de recurrencia de la luxación. A su vez, un mayor número de recurrencias se asocia al desarrollo de más lesiones óseas en el futuro [Figura 15.12].

Para detectar estas lesiones asociadas los exámenes de elección son la resonancia magnética y la tomografía computada de hombro, las que suelen ser solicitadas para el primer control con especialista [Figura 15.13].

En términos de tratamientos disponibles, se puede ofrecer tratamiento conservador (que corresponde a rehabilitación kinesiológica una

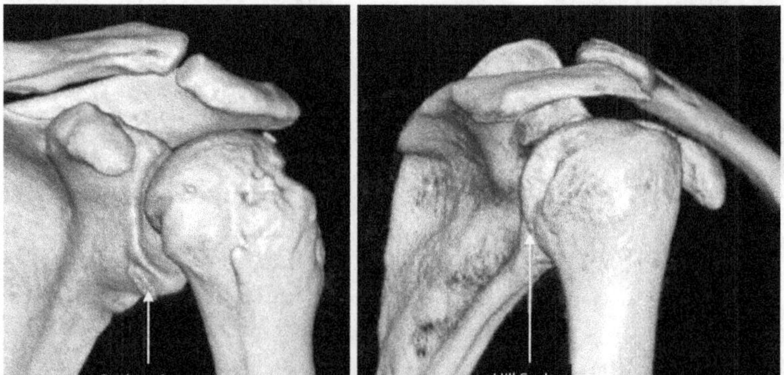

Figura 15.13. TAC de hombro con reconstrucción tridimensional que muestra lesiones post-luxación glenohumeral anterior: Bankart óseo (izquierda) y Hill Sachs (derecha).

vez hecho el reposo con cabestrillo indicado previamente) o quirúrgico.

Tratamiento quirúrgico

El tratamiento quirúrgico está reservado para pacientes que presentan luxaciones recidivantes, es decir, más de un episodio. En este grupo de pacientes, la indicación de realizar una cirugía es una decisión clínica basada en la anamnesis y el examen físico, no imagenológica. Una vez tomada la decisión de operar, las imágenes ayudan a saber qué tipo de cirugía se va a realizar.

Por otra parte, si bien habitualmente un primer episodio de inestabilidad anterior de hombro se maneja de forma conservadora, existe evidencia reciente que sugeriría una menor tasa de recidiva en pacientes operados posterior al primer episodio versus los operados posterior a más de un episodio. Por lo tanto, algunos autores sugerirían operar precozmente a pacientes de grupos con alto riesgo de recidiva.

Complicaciones del manejo en urgencia de luxaciones glenohumerales:

- Fracturas humerales: ocurren en aproximadamente un 25% de los casos, siendo las más frecuentes las fracturas de la tuberosidad mayor del húmero (las que no contraindican un intento de reducción cerrada), seguidas por las fracturas de cuello humeral (cuya presencia sí contraindica un intento de reducción cerrada, ya que aumenta el riesgo de desplazamiento de la fractura y necrosis avascular de la cabeza humeral). En caso de sospechar una luxofractura con compromiso de cuello humeral, se debe complementar el diagnóstico con una tomografía computada y derivar al centro asistencial más cercano que cuente con traumatólogo de turno, con la finalidad de que este pueda realizar una reducción abierta y eventual osteosíntesis de la fractura.
- Lesión del nervio axilar: es la complicación neurológica más frecuente en las luxaciones de hombro y se puede presentar hasta en un 40% de los casos. Si bien su pronóstico es benigno, con recuperación espontánea, su presencia debe ser investigada antes y después de la maniobra de reducción, dejando constancia escrita de su existencia.
- Lesión de la arteria axilar: su ocurrencia es rara, pero es más frecuente en pacientes adultos mayores con luxaciones de hombro crónicas (en general, se asocia a adherencias de la cápsula articular y a ateroesclerosis que producen una pérdida de elasticidad en la arteria).

LUXACIÓN DE CODO

Generalidades

Es el segundo tipo más frecuente de luxación de grandes articulaciones en la población general, ocurriendo habitualmente por un mecanismo indirecto, como caídas con apoyo de la mano de media-alta energía.

Se dividen en complejas o simples, según si se asocian o no a fracturas, respectivamente. En otras palabras, una luxación compleja de codo es sinónimo de una luxofractura de codo.

Anatomía

El codo es una articulación muy estable, cuyas superficies articulares encajan muy estrechamente una con otra y se encuentran firmemente contenidas por la cápsula articular y los ligamentos colaterales. La anatomía del codo se revisa con detalle en el capítulo "Dolor de codo".

Mecanismo de lesión

Ocurre en general como resultado de una caída a nivel apoyando la mano contra el suelo, transmitiendo así la energía del impacto hacia el codo. Habitualmente en estas condiciones el codo se encuentra en hiperextensión lo que favorece generalmente una luxación en dirección posterior.

Además, dependiendo de si el codo se encuentra en posición en valgo o varo al momento del trauma, se producirá un patrón de fallo con lesiones y fracturas asociadas específicas. En este sentido, la clasificación de luxofracturas de codo según el patrón de fractura tiene mayor relación con el tratamiento definitivo de estas lesiones y es resorte, por lo tanto, del traumatólogo [Figura 15.14].

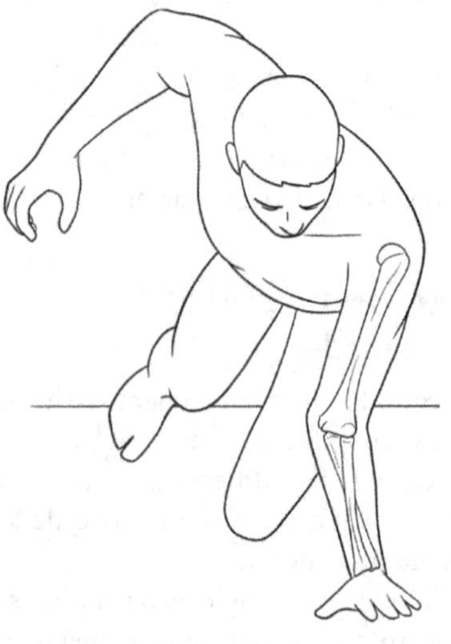

Figura 15.14. Mecanismo de luxación de codo en valgo.

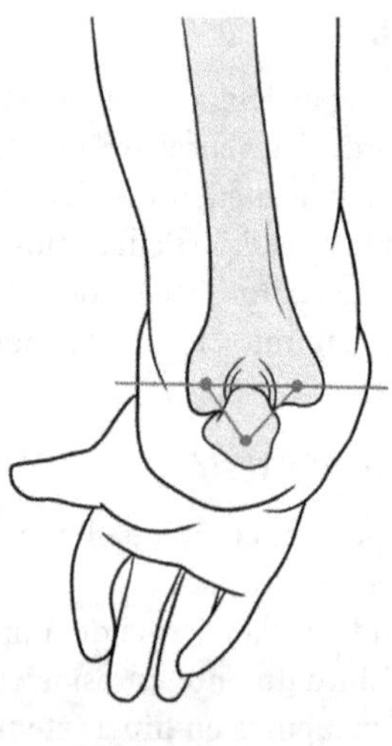

Figura 15.15. Triángulo formado por epicóndilos y olécranon en la anatomía normal del codo.

Presentación clínica

Teniendo en cuenta la evaluación clínica general descrita frente a una sospecha de luxación, en el caso particular de las luxaciones de codo se deben tener las siguientes consideraciones al realizar el examen físico:

- Inspección: un paciente que ingresa al servicio de urgencias con una sospecha de luxación de codo se observa con el codo en semiflexión de aproximadamente 30°, con gran aumento de volumen del codo afectado y deformidad cuyo grado depende del subtipo de luxación o luxofractura.
- Palpación: se puede palpar deformidad y un aumento de volumen tenso a nivel del codo, que está dado por la hemartrosis habitualmente asociada. De forma específica, suele observarse una asimetría o pérdida de la relación triangular que existe entre los epicóndilos y el olécranon [Figura 15.15].
- Evaluación neurovascular: en este tipo de lesiones se debe buscar dirigidamente la existencia de compromiso del nervio ulnar (manifestándose por pérdida de sensibilidad en el dedo meñique) o lesión vascular de la arteria braquial (manifestándose con disminución de pulsos o palidez distales al codo).

Estudio imagenológico

La imagen de elección para complementar el estudio frente a una sospecha de luxación de codo es la radiografía simple de codo en proyección AP / lateral [Figura 15.16].

Tratamiento

Como se mencionó anteriormente, una vez diagnosticada una luxación de codo el siguiente paso es realizar un intento de reducción cerrada.

Teniendo en cuenta los conceptos generales para realizar reducciones de luxaciones descritos

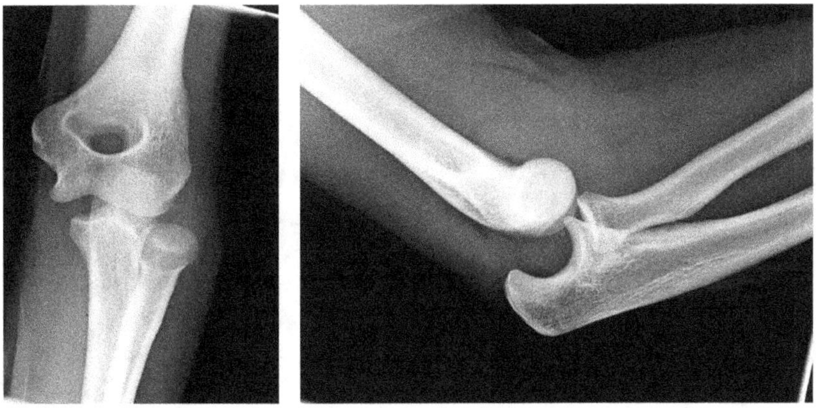

Figura 15.16. Radiografías AP (izquierda) y lateral (derecha) de codo en la que se observa una luxación del mismo.

previamente, en el caso de las luxaciones de codo se debe tener las siguientes consideraciones:

- Analgesia y relajo del paciente: para la reducción de las luxaciones y luxofracturas de codo usamos una analgesia combinada entre analgesia local intraarticular y analgesia/sedación endovenosa. En este sentido, los tipos de medicamentos a usar dependen de la experiencia de cada médico y de la disponibilidad en cada centro [Figura 15.17].
  Sin embargo, como concepto general, en las luxofracturas de codo es relativamente simple realizar un bloqueo anestésico intraarticular, ya que el olécranon luxado suele palparse fácilmente, y por lateral y proximal a este suele ser una zona segura para administrar el medicamento (foto adjunta).
- Realizar la reducción:
  Para la realización de la reducción de una luxación o luxofractura de codo, a grandes rasgos se puede efectuar con el paciente en decúbito supino o decúbito prono, no existiendo diferencias en porcentaje de éxito entre cada una, quedando a criterio del operador cuál usar.
- Reducción en decúbito supino: esta maniobra es realizada por un solo operador, quien ubica una mano en el codo y la otra en la muñeca del paciente manteniendo el codo en aproximadamente 30º de extensión. La maniobra en sí corresponde a una tracción axial continua, gentil y progresiva, acompañada de ligeros movimientos en varo-valgo según el patrón de fractura, hasta que se logra la reducción.
- Reducción en decúbito prono: para esta maniobra se requieren 2 operadores idealmente. El paciente se ubica cuidadosamente en decúbito prono, con sábanas debajo del brazo y con el antebrazo libre hacia afuera de la camilla. Un operador se ubica desde cefálico al paciente y realiza una presión continua con ambos pulgares sobre el olécranon, mientras el otro se sitúa desde la muñeca y guía el intento de reducción, realizando una flexión de codo progresiva.
- Después de la reducción: una vez realizada la reducción clínicamente exitosa, se debe comprobar la indemnidad del nervio ulnar y del pulso radial.
  Luego, se puede probar la estabilidad de la reducción, extendiendo muy lenta y gentilmente el codo hasta que el paciente refiera aprehensión. En ese momento se debe registrar el grado de extensión logrado, volver a flexionar a 90° e inmovilizar. Esto nos dará información del nivel de

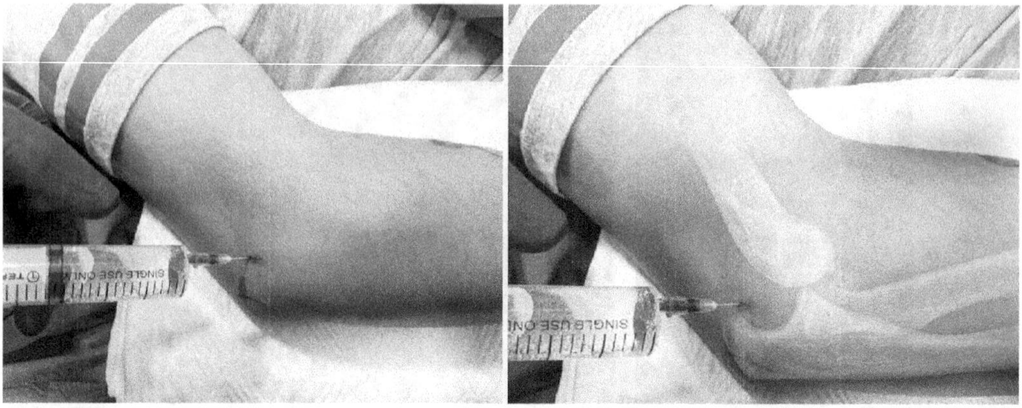

Figura 15.17. Paciente con diagnóstico de una luxación posterior simple de codo derecho, en el que, antes de la maniobra de reducción, se realiza un bloqueo articular con lidocaína. En la foto se observa la aspiración de parte de la hemartrosis, lo que confirma la presencia intraarticular. En la imagen de la derecha se sobreproyectó la radiografía del mismo paciente para mostrar la referencia anatómica. En este caso en particular, luego de la administración del medicamento se esperó 2-3 minutos antes de realizar el intento de reducción, sin necesidad de sedación, ya que el paciente se encontraba sin dolor. La reducción fue exitosa al primer intento de reducción.

inestabilidad residual y será considerado en el tratamiento definitivo.

Respecto a la inmovilización, en luxaciones simples basta un cabestrillo simple con el codo en 90°, mientras que en luxaciones complejas es preferible inmovilizar con un yeso braquiopalmar bien moldeado con el codo flexionado en 90° y el antebrazo en supinación neutra.

Por último, se debe realizar una radiografía de control en las mismas proyecciones previamente descritas para comprobar que la luxación está reducida y que no existan fracturas asociadas al procedimiento.

- Indicaciones al alta: luego de un episodio de luxación de codo reducida se sugiere analgesia horaria por los primeros 5 días y mantener la inmovilización a permanencia hasta el control médico. En el caso de las luxaciones simples de codo, la inmovilización no debe ser mayor a 10 días, debido a que la principal complicación de las luxaciones simples de codo es la rigidez secundaria.

Luxación interfalángica

Las luxaciones interfalángicas son lesiones traumáticas comunes de la mano que involucran la articulación interfalángica proximal o distal. El diagnóstico se puede realizar clínicamente y se confirma con radiografías AP y lateral del dedo comprometido.

El tratamiento consiste en la reducción cerrada mediante tracción axial, habitualmente bajo bloqueo anestésico, que se realiza en la base del dedo afectado. A continuación, se debe inmovilizar con vendaje solidario o férula.

¿CUÁNDO DERIVAR AL ESPECIALISTA?

- Derivación urgente: en caso de que no exista un médico capacitado para realizar la reducción de forma urgente o en caso de falla de reducción cerrada.
- Derivación diferida: toda luxación reducida debiese tener un control con traumatólogo diferido en 7-10 días luego de ocurrida, con el propósito de poder realizar el seguimiento y tratamiento definitivo.

PUNTOS CLAVES

- Se debe sospechar una luxación cuando existe el antecedente de trauma de una extremidad asociado a la presencia de una deformidad articular, dolor e impotencia funcional.
- Frente a la sospecha clínica se debe confirmar el diagnóstico con radiografía simple, poniendo especial atención a la búsqueda de fracturas asociadas.
- Siempre se debe examinar en forma dirigida el estado neurovascular de la extremidad comprometida, poniendo especial énfasis en el compromiso arterial.
- Una vez diagnosticada la luxación, el siguiente paso es intentar una maniobra de reducción cerrada, que debiese ser realizada bajo analgesia adecuada, de forma gentil y progresiva, sin forzar la articulación.
- Se debe derivar inmediatamente a un especialista si existen dudas o dificultades en el tratamiento.

Preguntas y ejercicios de autoestudio

- ¿Cuáles son las características clínicas de una luxación de hombro y codo? ¿Cómo se producen?
- ¿Por qué son una urgencia?
- ¿Cuál es el proceso diagnóstico y terapéutico en estos casos?
- ¿Por qué el hombro se luxa más que el codo? ¿Cuáles son las complicaciones más frecuentes en cada caso?
- ¿Cuál es el tratamiento más frecuente que requiere una luxación interfalángica de los dedos de la mano?

CAPÍTULO 16

LESIONES MUSCULARES Y TENDINOSAS

Sebastián Irarrázaval, Françoise Servanti y Arturo Meissner

Resumen

Las lesiones musculares y tendinosas son comunes en el aparato locomotor, a menudo relacionadas con actividades deportivas y trabajos repetitivos. La manifestación clínica habitual es dolor con distintos grados de compromiso funcional. Su diagnóstico es clínico, apoyado por imágenes como la ecografía y resonancia magnética, siendo su pronóstico generalmente favorable, pero con tendencia a la cronicidad en casos no tratados o con tratamiento incompleto.

La mayoría de las veces el tratamiento de las lesiones musculares y tendinosas es conservador, reservándose la cirugía para casos muy seleccionados.

LESIONES MUSCULARES

Introducción

Las lesiones musculares representan entre el 10 y 55 % de todas las lesiones asociadas al deporte, y causan una importante disminución del rendimiento competitivo, dolor crónico y reposo deportivo secundario.

Existen numerosos factores de riesgo que predisponen a desarrollar lesiones musculares, tales como una deficiente preparación física, insuficiente calentamiento o elongación, técnica inadecuada de la actividad deportiva, flexibilidad corporal disminuida, desbalance muscular, uso de anabólicos, presencia de fatiga muscular por sobreuso o recuperación inadecuada de lesiones preexistentes.

Histología y anatomía

El músculo-esquelético es un tejido que tiene control voluntario a través del sistema nervioso periférico somático (no autonómico). Cada músculo se estructura de manera jerárquica y se compone de varios fascículos rodeados de perimisio. Estos fascículos a su vez se dividen en fibras correspondientes a células llamadas miocitos, formadas por fusión de mioblastos, las que son multinucleadas y fusiformes, con capacidad contráctil. Estas fibras se componen de miofibrillas, cuya unidad funcional contráctil es el sarcómero. Este corresponde a un complejo de filamentos proteicos de actina y miosina (miofilamentos) que están interdigitados entre ellos [Figuras 16.1 y 16.2].

Fisiología

La función del sarcómero es la contractilidad, capacidad que consiste en acortar su propia longitud cuando el miocito es sometido a un estímulo físico, químico, eléctrico o mecánico. Esto se logra a través de la traslación coordinada entre los miofilamentos previamente descritos.

Histológica y fisiológicamente se pueden distinguir dos tipos principales de fibras musculares:

- Fibras tipo 1 o blancas: de contracción lenta, metabolismo aeróbico y resistentes a la fatiga.

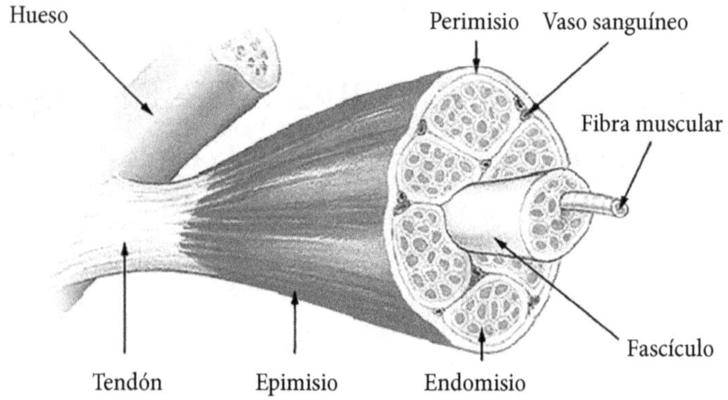

Figura 16.1. Estructura muscular macroscópica.

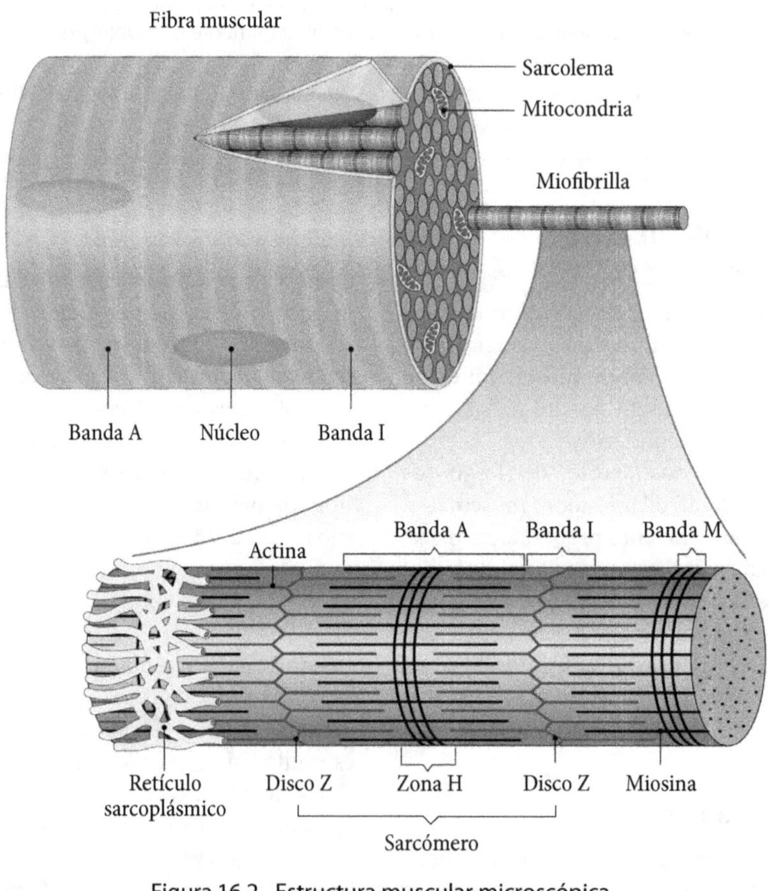

Figura 16.2. Estructura muscular microscópica.

- Fibras tipo 2 o rojas: de contracción rápida, metabolismo anaeróbico y más fatigables.

La composición de fibras rápidas y lentas en cada músculo depende del grupo muscular y de la genética del individuo. Los músculos que contienen un mayor porcentaje de fibras rápidas y que cruzan dos articulaciones (se insertan proximal y distal a las mismas) presentan un mayor riesgo de lesionarse.

Según los tipos de contracción, se distinguen 3 principales [Figura 16.3]:

- Contracción concéntrica: acortamiento del músculo.
- Contracción excéntrica: alargamiento del músculo durante la contracción.
- Contracción isométrica: contracción sin cambio en la longitud.

Los músculos con contracciones excéntricas bruscas son más propensos a sufrir lesiones que aquellos sometidos a fuerzas concéntricas.

Fisiopatología y clasificación

Las lesiones musculares pueden clasificarse según el mecanismo que las produce en directas (extrínsecas) o indirectas (intrínsecas). Las

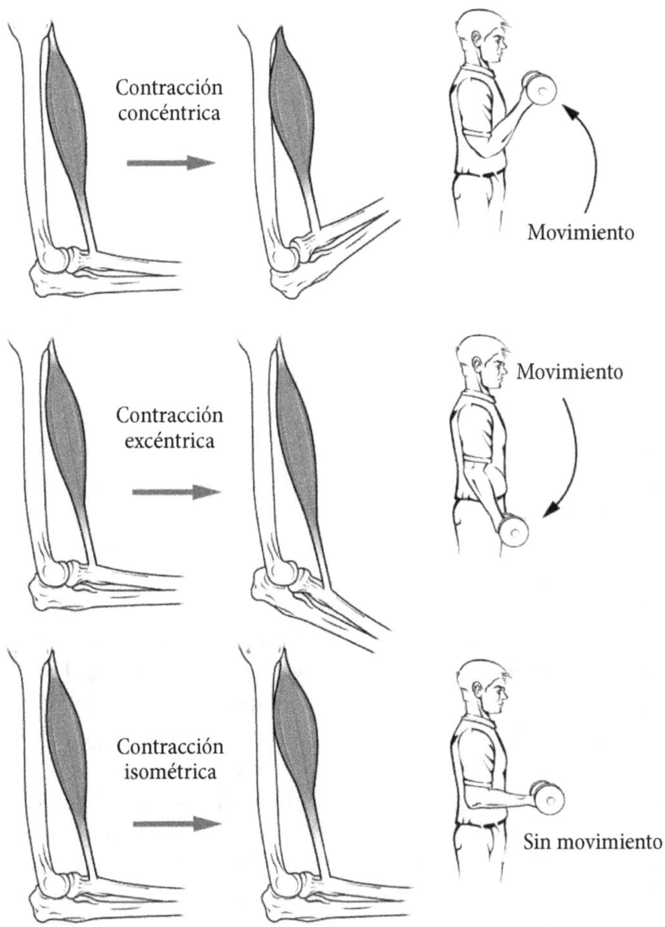

Figura 16.3. Tipos de contracciones musculares.

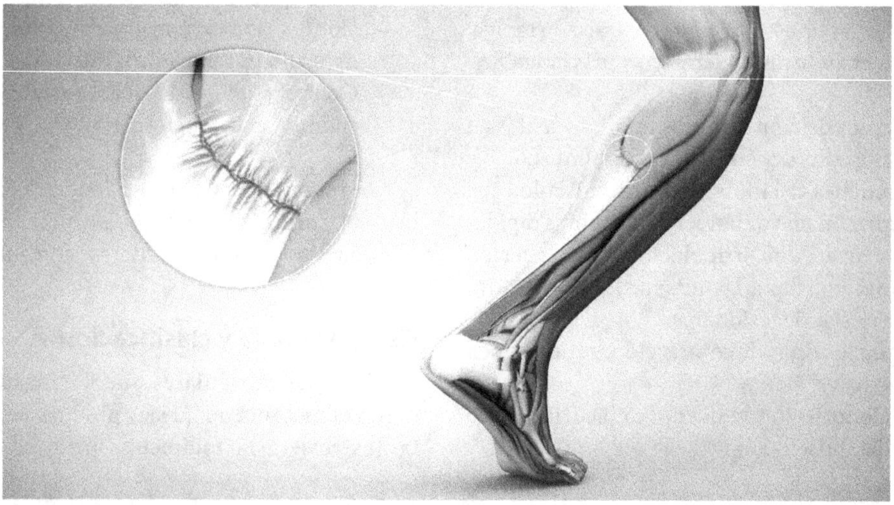

Figura 16.4. Desgarro muscular del gastrocnemio lateral.

lesiones directas se producen secundariamente a un contacto con un objeto externo (ejemplo: herida cortante profunda que compromete el músculo o contusiones). En cambio, las lesiones indirectas suelen producirse por movimientos de distracción/elongación en los que la fuerza tensional por contracción brusca es mayor a la resistencia del tejido. Este último mecanismo es el que produce los desgarros musculares.

Lesiones directas:

1. Herida muscular: sección total o parcial de un músculo producida por un agente cortante.
2. Contusión muscular: lesión producida por un agente romo no penetrante. Es de las lesiones musculares más frecuentes, representando cerca del 90% de todas las lesiones deportivas (especialmente en futbolistas o en deportes de contacto).

Lesiones indirectas:

1. "Fatiga muscular por esfuerzo" o "dolor muscular post-esfuerzo de aparición tardía" (DOMS): dolor muscular causado por actividad física estresante que produce microrroturas de fibras, edema de tejido perifibrilar e inflamación. A diferencia de lo que se postula habitualmente, el dolor no está causado por acumulación de ácido láctico, sino más bien por microdesgarros musculares secundarios al esfuerzo físico. Estos no son visibles en ecografía, aunque la RM puede mostrar edema.
2. Contractura muscular: contracción mantenida del músculo provocada por un acto reflejo, que se produce secundariamente a sobrecarga muscular o tensión física/emocional. No hay lesión estructural.
3. Distensión muscular: lesión producida por distracción muscular, que se caracteriza por presentar focos de edema en la zona afectada, sin rotura de fibras musculares. Es la lesión que precede al desgarro muscular.
4. Desgarro muscular: rotura de fibras musculares producto de una elongación o contracción, generalmente, excéntrica y brusca [Figura 16.4].

La evolución de las lesiones musculares puede dividirse en tres etapas:

1. Fase inflamatoria: el daño del tejido muscular produce secundariamente inflamación y formación de hematoma. Esta fase se inicia inmediatamente después de la injuria inicial, alcanza su máximo

en la primera semana y disminuye hacia la segunda.

2. Fase reparativa: reparación del tejido dañado y regeneración de nuevo tejido sano, lo cual se acompaña de un proceso de revascularización y reinervación. Los macrófagos remueven el tejido necrótico y células indiferenciadas se transforman en miocitos. Sin embargo, si la lesión es muy extensa, habrá una predisposición para la cicatrización con tejido conectivo fibroso denso. Esta fase se inicia en la primera semana, alcanza su máximo en la segunda y decrece hacia la tercera. Es importante tener en cuenta que la capacidad de regeneración muscular va disminuyendo con la edad.
3. Fase remodelativa: esta fase es la más larga y ocurre entre 4 a 12 semanas después de la lesión. El proceso de remodelación permitirá una mayor funcionalidad, lo cual dependerá del tipo, cantidad y calidad del tejido reparativo. Sobre la base de lo anterior, a mayor cicatriz fibrosa menor función y viceversa.

Presentación clínica

El diagnóstico de las lesiones musculares se basa en una adecuada anamnesis que permita definir la sintomatología y el mecanismo lesional, así como un completo examen físico para identificar el o los músculos comprometidos. En la inspección se puede determinar la presencia de hematomas o equimosis. Luego se realiza una evaluación de la función activa del músculo o grupos musculares, midiendo dolor y compromiso de fuerza. En la palpación se discriminan zonas sensibles o depresiones (*gaps* musculares).

Estudio imagenológico

Los estudios de imágenes como la ecografía y RM deben cumplir un rol complementario al examen físico, y se pueden utilizar especialmente para la evaluación pronóstica y planificación del tratamiento. Ambos tienen ventajas y desventajas. La ecografía presenta un menor costo, pero su rendimiento depende del operador y es más útil en lesiones superficiales. Por su parte, la RM tiene un costo mayor, pero permite una evaluación más objetiva y precisa, independiente de la profundidad de las estructuras comprometidas.

Presentación clínica y tratamiento según el tipo de lesión

Herida muscular:

En su presentación clínica se observa una herida profunda asociada a la lesión. El músculo tiene una pérdida de su capacidad contráctil distal debido a la denervación de este. Su gravedad está determinada principalmente por el tamaño de la sección, la proximidad al pedículo nervioso muscular (mientras más proximal es la lesión, queda denervada una mayor proporción del músculo) y la dirección del agente cortante (las secciones transversas son más nocivas que las longitudinales que respetan la orientación de las fibras).

El tratamiento consiste en el debridamiento y sutura de la herida, en la cual se incluye el cierre de la fascia muscular.

Contusión muscular:

Se presenta con dolor agudo al momento del trauma, con persistencia del dolor después del deporte, asociado a aumento de volumen, formación de hematoma y masa palpable.

El tratamiento consiste habitualmente en reposo deportivo, modulación de la inflamación con analgésicos-antiinflamatorios, frío local y, en algunos casos, fisioterapia. En casos excepcionales se utiliza tratamiento quirúrgico (por ejemplo, en aquellos asociados a daño de alguna arteria importante, lo que produce hemorragia y hematoma a tensión).

"Fatiga muscular por esfuerzo" o "dolor muscular post-esfuerzo de aparición tardía" (DOMS):

Se presenta con dolor difuso de aparición tardía, aproximadamente entre 24 a 48 horas

Cuadro 16.1. Clasificación de los desgarros musculares según sus características clínicas e imagenológicas

Tipo	Clínica	Imágenes
I	Dolor localizado, pero sin pérdida de fuerza.	Compromiso de algunas fibras, pero con la fascia indemne. Intrafascicular.
II	Dolor asociado a disminución de fuerza y limitación funcional.	Compromiso de un mayor número de fibras, con la fascia indemne, más de un fascículo.
III	Dolor intenso, con mucha limitación de la fuerza y también de los reflejos osteoarticulares.	Rotura completa del músculo, con compromiso de la fascia y retracción de la porción desinsertada.

tras la realización de ejercicio, y que se prolonga por menos de 72 horas.

El tratamiento consiste en reposo deportivo, modulación de la inflamación con analgésicos-antiinflamatorios, frío local y fisioterapia. En casos excepcionales y severos, en los que se llega a producir rabdomiolisis post-ejercicio, se requiere de hospitalización para compensación y prevención de insuficiencia renal aguda.

Contractura muscular: aparece con aumento del tono muscular asociado a dolor e impotencia funcional, lo que puede persistir por 7 días. De forma habitual, se produce en los músculos que han sido exigidos. En los casos de tensión emocional son afectados principalmente los músculos dorsales (trapecios y periescapulares).

El tratamiento consiste en reposo relativo, modulación de la inflamación con analgésicos-antiinflamatorios, calor local (el cual, a diferencia del frío, relaja la musculatura) y fisioterapia en algunos casos.

Distensión muscular:

Regularmente la clínica es similar a la contractura muscular los primeros días, pero el dolor persiste por un tiempo mayor. Se pueden diferenciar ambas a través de exámenes de imágenes como ecografía y RM (sin embargo, estos son requeridos con baja frecuencia).

El tratamiento consiste en reposo relativo, modulación de la inflamación con analgésicos-antiinflamatorios, frío local y fisioterapia.

Desgarro muscular:

Se presenta con dolor agudo tipo "pinchazo" al momento de producirse la lesión, seguido de impotencia funcional inmediata, contractura muscular y a veces aumento de volumen. Puede aparecer asociado a un hematoma y/o equimosis que se hace evidente a las 24-48 horas posteriores a la lesión. Suele producirse en músculos biarticulares (que se insertan proximal y distal a dos articulaciones, tales como cuádriceps, tríceps o isquiotibiales) y habitualmente ocurre en la unión miotendinosa (por ser esta una región de transición de dos tejidos con propiedades mecánicas diferentes). Su tratamiento y el período de curación es variable: entre 4 a 12 semanas dependiendo del tipo.

Es posible clasificar los desgarros musculares según la clínica y el número de estructuras comprometidas (determinado con ecografía o RM). Esto permite un mejor pronóstico y tratamiento, objetivando la gravedad de la lesión [Cuadro 16.1].

El tratamiento de los desgarros musculares se planifica según su tipo y gravedad, siguiendo un esquema que puede dividirse en dos fases.

1. Primera fase, modulación de la inflamación: desde el instante en que se produce la lesión hasta el tercer a quinto día, el objetivo de esta fase es modular el proceso inflamatorio. Consiste en el denominado RICE (siglas en inglés):
   - Reposo deportivo: contiene el hematoma y modula el proceso inflamatorio.

- Frío local (crioterapia): disminuye el tamaño del hematoma y la inflamación. Tiene un efecto antiinflamatorio/ analgésico al disminuir el flujo sanguíneo intramuscular. Se recomienda repetir intervalos de 15 a 20 minutos de duración, cada 3 o 4 horas aproximadamente.
- Compresión: se refiere a la inmovilización a través el uso vendaje y órtesis, lo cual también contiene el hematoma y modula el proceso inflamatorio.
- Elevación: disminuye el edema local y mejora el retorno venoso.

No hay estudios de buena calidad que evalúen claramente la relación beneficio-riesgo del uso de analgésicos-antiinflamatorios y, como consecuencia, resulta un tema controversial. Su administración durante las primeras 48-72 horas no resultaría perjudicial y no interferiría en la fase de regeneración posterior.

2. Segunda fase, rehabilitación: desde el tercer día en adelante. Consiste en la kinesiología, la cual se basa en la movilización y elongación precoz progresiva según tolerancia. Esto aumenta la vascularización, estimula la regeneración de las fibras musculares, mejora la "calidad" de la fase reparativa (evitando cicatrices fibrosas) y favorece las propiedades elásticas y contráctiles del músculo. También se recomienda realizar ejercicios isométricos, cuya intensidad máxima es hasta la aparición de un dolor leve (molestia soportable). Los ejercicios deben ser de diferentes amplitudes, posiciones y ángulos, siempre bajo la supervisión del kinesiólogo.

El retorno deportivo se realiza progresivamente entre las 3 a 12 semanas, dependiendo del tipo de deporte, lesiones asociadas, tipo de deportista, etc.

Medidas terapéuticas aún en estudio:

- Kinesiotape o K-tape: es un vendaje que se utiliza con el objetivo de disminuir la tensión muscular dado su efecto sobre las fascias, pues tendría un efecto analgésico. Sin embargo, aún no existen estudios rigurosos que puedan comprobar su efectividad.
- Medicamentos: el uso de antifibróticos, como el interferón gama, la suramina y el decorín, está aún en fase de experimentación clínica, pero podría resultar un buen tratamiento coadyuvante.
- Infiltración local con corticoides y plasma rico en plaquetas: hacen falta ensayos clínicos rigurosos que demuestren su eficacia.

El tratamiento quirúrgico rara vez se recomienda y puede ser una opción en pacientes seleccionados, como deportistas de alto rendimiento que presenten alguna de las siguientes características:

- Desgarro muscular grado III.
- Lesión muscular con desinserción tendinosa de más de un 50%.

El objetivo de la cirugía es restablecer la anatomía muscular macroscópica, permitiendo una reducción de la tensión en el foco de rotura, una reparación precoz y una consiguiente disminución del dolor. Consiste en la aproximación de los cabos musculares y la aponeurosis mediante suturas.

Pronóstico

El pronóstico de las lesiones es variable y dependerá del tipo y grado de lesión, de la característica del paciente (edad, comorbilidades, estado funcional) y de un tratamiento y rehabilitación adecuados. Si bien las lesiones menores pueden lograr una curación completa, las lesiones severas requieren de un largo período de recuperación y muchas no logran alcanzar totalmente la funcionalidad previa a la lesión.

Complicaciones

- Síndrome compartimental: el hematoma asociado a una lesión muscular puede producir aumento de la presión en uno o más compartimentos musculares, lo que en su estado más severo puede conllevar una isquemia por compresión extrínseca de vasos sanguíneos. Es más frecuente en la región anterior de la pierna.

Si bien el diagnóstico es clínico, manifestándose por un dolor desproporcionado a la lesión (que aumenta a la movilización de los músculos del compartimento afectado), puede confirmarse a través de la medición de las presiones compartimentales.

El tratamiento es quirúrgico y urgente, requiriendo una descompresión del compartimento a través de una fasciotomía (apertura controlada de la fascia).

- Predominio de cicatriz fibrosa: resultado de un desequilibrio en el proceso de reparación. La cicatriz altera la contractilidad y elasticidad del músculo, lo cual disminuye la fuerza y predispone a sufrir nuevas lesiones. Visible en ecografía y RM.
- Hernia muscular: ocurre cuando, producto de una rotura de la fascia muscular, el vientre muscular protruye a través de esta. Clínicamente se observa un aumento de volumen localizado que desaparece cuando se contrae el músculo. Sucede con más frecuencia en relación a los músculos bíceps braquial y tibial anterior. En los casos más sintomáticos puede requerir resolución quirúrgica.
- Miositis osificante: ocurre cuando el hematoma intramuscular se calcifica, lo que puede acontecer entre las tres primeras semanas y los 5 a 6 meses post-lesión. El diagnóstico se realiza por radiografía y el tratamiento recomendado es reposo deportivo, uso de indometacina y radioterapia en casos severos.
- Re-rotura muscular: es la complicación más frecuente. Corresponde a una nueva lesión en un músculo afectado previamente. Se relacionan con la gravedad de la lesión anterior, el tratamiento realizado y la precocidad del retorno a la actividad. El diagnóstico es clínico y el tratamiento es similar al de una lesión primaria.

Prevención

Se enfoca principalmente en posibles lesiones por sobrecarga asociadas al deporte. Para esto se recomienda una adecuada preparación física, calentamiento y elongación previos al ejercicio, entrenamiento de la técnica de la actividad deportiva, flexibilidad corporal, balance muscular, evitar uso de anabólicos y evitar la fatiga muscular. De la misma forma, es fundamental una recuperación completa después de una lesión para volver al deporte, de lo contrario, se presenta un alto riesgo de re-lesión.

LESIONES TENDINOSAS

Introducción

Las lesiones tendinosas se asocian a actividades repetitivas por sobreuso, ya sea en el deporte o trabajo, y aumentan con la edad. También se pueden producir por mecanismos traumáticos y degenerativos.

El tendón es la estructura de tejido conectivo fibroso que une los músculos a los huesos, permitiendo el movimiento de los segundos a través de la acción de los primeros.

La tendinopatía es una lesión de un tendón y de las estructuras que lo rodean. Se asocia frecuentemente a sobrecarga repetitiva de los tendones por movimientos repetitivos y/o actividades deportivas. La prevalencia de las tendinopatías depende del tipo de actividad física y aumenta con la edad. En el deporte, son más frecuentes en los tendones aquilianos, patelares, bandas iliotibiales, isquiotibiales, manguitos rotadores del hombro, extensores y flexores de muñeca.

La rotura tendinosa es una solución de continuidad del tejido, ya sea de forma parcial o total, que se puede presentar de forma aguda o crónica. Este tipo de lesión presenta una distribución bimodal, siendo frecuente en jóvenes producto de trauma o sobrecarga aguda en actividades deportivas. Luego, se hace más frecuente con la edad en el contexto de roturas degenerativas de carácter crónico.

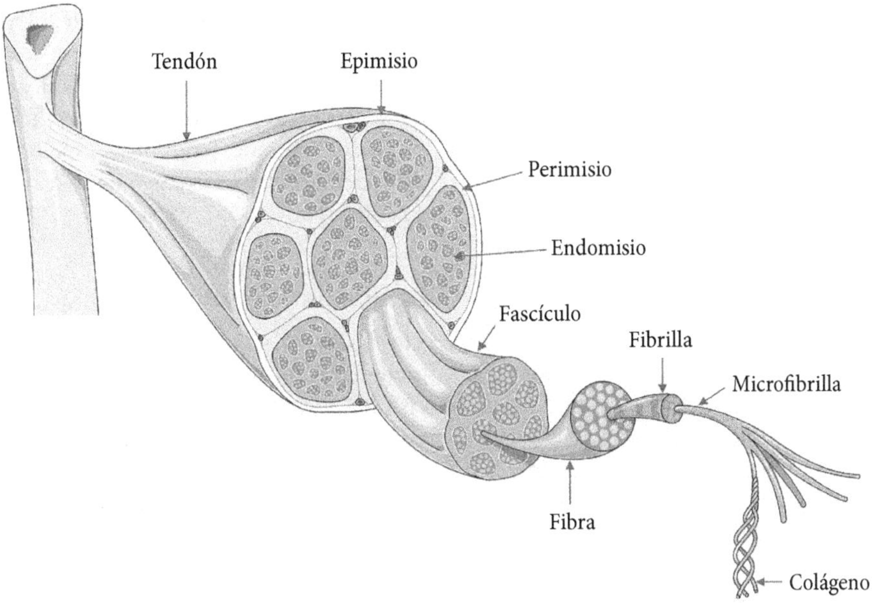

Figura 16.5. Estructura de los tendones.

Histología y anatomía

Los componentes estructurales de los tendones son fibras predominantes de colágeno tipo I y una matriz de proteoglicanos y agua. El tejido es relativamente poco vascularizado y con bajo contenido celular de fibroblastos o tenocitos.

La estructura del tendón es jerárquica. Las fibras de colágeno se ordenan en matrices de microfibrillas. Estas se combinan para formar las fibrillas y fascículos cubiertos por un tejido laxo (endotenon). Varios fascículos componen un tendón rodeado por el epitenon y superficialmente por el paratenon, los que en conjunto forman el peritenon [Figura 16.5].

La vascularización de los tendones es variable y depende de si están o no cubiertos por vaina sinovial. Los tendones con vaina tienen regiones relativamente avasculares que se nutren por difusión de la sinovial, mientras que los tendones sin vaina reciben irrigación de vasos que ingresan a la superficie del tendón a través del paratenon o a la éntesis (unión tendón-hueso). Poseen capacidad de adaptación mecánica, dado que los tenocitos responden según la tensión a la que se someten. Cuando la carga es adecuada, el tendón aumenta su población celular y fibras colágenas, adquiriendo así mayor resistencia a la tensión y, por lo tanto, menos probabilidad de lesión. Por otro lado, al mantenerse inmovilizado, disminuyen su volumen, resistencia tensil y elasticidad haciéndose más rígidos y frágiles. Otro aspecto que afecta el estado del tendón es la edad. A mayor edad, por un lado, va reduciéndose la celularidad, la vascularización, la hidratación, la calidad de la matriz y el colágeno del tendón; por otro, va aumentando el grosor de las fibras, el colágeno se vuelve insoluble, lo que transforma al tendón en una estructura más rígida y débil.

Fisiopatología

Las tendinopatías se producen cuando la exposición repetida al microtrauma supera la capacidad adaptativa y reparativa del tendón. Esto lleva a numerosos cambios macro y microscópicos, tales como engrosamiento, pérdida del patrón fibrilar, metaplasia y desorganización del colágeno. Lo anterior tiene como consecuencia la pérdida de la capacidad regenerativa y una menor resistencia a las cargas en la zona dañada. Como compensación se somete a una mayor sobrecarga a las zonas sanas del tendón, extendiéndose así el daño.

Existen numerosos factores que favorecen la aparición de las tendinopatías: mayor edad, inmovilización, drogas como corticoides, inestabilidad articular, alteración de ejes (genu valgo, pronación pie), flexibilidad disminuida, debilidad y/o desbalance muscular, entrenamientos de duración, frecuencia y carga inadecuadas.

Las roturas tendinosas se producen por mecanismos traumáticos directos e indirectos. Un ejemplo de mecanismo directo sería un corte profundo en una mano, el cual puede producir una rotura aguda de algunos tendones flexores de los dedos. Un ejemplo de mecanismo indirecto es el de la rotura del tendón de Aquiles, la que se ocasiona por un movimiento brusco de la extremidad, generalmente practicando deporte, en la cual se realiza una contracción aguda del complejo muscular gastro-sóleo que supera la resistencia del tendón y provoca su rotura.

Presentación clínica

Las tendinopatías se caracterizan por dolor, inicialmente posterior a la actividad física, pero cuando la lesión está más avanzada se presenta durante la actividad o incluso en forma permanente. Esto se acompaña de impotencia funcional y, en algunos casos, de aumento de volumen local y crepitación con la movilización. Existen algunas tendinopatías por sobreuso frecuentes en el deporte, a las cuales se les denomina según la disciplina, a pesar de no ser exclusivas de ellas. Estas son: codo de golfista (tendones flexores de muñeca), codo de tenista (tendones extensores de muñeca), rodilla del corredor (banda iliotibial) y rodilla del saltador (tendón rotuliano).

Las roturas tendinosas se presentan con dolor e impotencia funcional aguda. Se asocian a heridas de la piel cuando son secundarias a elementos cortantes. En los casos en que las roturas sean degenerativas, puede predominar la impotencia funcional por sobre el dolor.

Para una correcta evaluación clínica es fundamental conocer la función específica de las unidades músculo-tendinosas involucradas y así poder ejecutar un examen físico que objetive su compromiso.

Estudio imagenológico

El estudio imagenológico se realiza de forma complementaria para definir con mayor precisión el tipo de lesión tendinosa y el grado de compromiso de su estructura. Al igual que en lesiones musculares, están disponibles la ecografía y RM con las mismas ventajas y desventajas mencionadas previamente.

Clasificación

Las lesiones tendinosas pueden clasificarse según el tiempo de evolución, el mecanismo de lesión y el componente estructural comprometido.

1. Según tiempo de evolución y mecanismo de lesión:
   - Lesiones agudas: evolución habitualmente menor de 3 meses. Pueden producirse por mecanismos de lesión directos (ej.: contusión o laceración) o indirectos (ej.: sobrecarga aguda).
   - Lesiones crónicas: evolución habitualmente mayor de 3 meses. Se producen generalmente por microtrauma repetitivo (sobreuso).
2. Según morfología:
   Para evaluar el compromiso estructural se requiere de imagenología complementaria (ecografía o RM).
   - Paratenonitis: inflamación del paratenon.
   - Tenosinovitis: inflamación de la membrana sinovial que recubre el tendón.
   - Tendinitis: disrupción vascular y respuesta inflamatoria reparativa del tendón. Puede presentar evolución aguda o subaguda. Su forma crónica es la tendinosis [Figura 16.6].

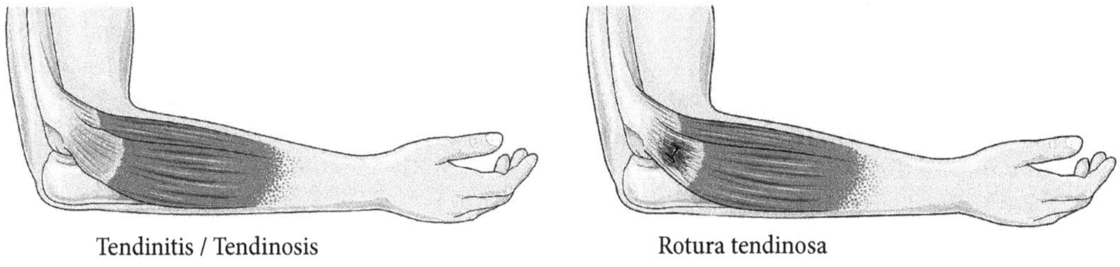

Figura 16.6. Ejemplos de distintas lesiones tendinosas de la inserción de los tendones extensores en el codo. Tendinitis y tendinosis (arriba) y rotura tendinosa (abajo).

- Tendinosis: degeneración intratendínea secundaria a daño repetido, sin disrupción vascular ni respuesta inflamatoria reparativa. Es un proceso de evolución crónica.
- Rotura tendinosa: desgarro de los fascículos tendíneos producto de una laceración (corte) o sobrecarga tensil. Presentan fases reparativas específicas.
- Desinserción tendinosa: arrancamiento del tendón en su unión al hueso (éntesis). Si se acompaña de una fractura, constituye una fractura avulsiva.
- Entesitis: inflamación de la éntesis. Si es crónica se denomina entesopatía.

Tratamiento

Conservador:

Se indica en lesiones por sobrecarga o degenerativas asociadas a grados variables de rotura, muchas veces del tipo incompletas. Se basa en el tratamiento del dolor con analgésicos-antiinflamatorios, modificación temporal de la actividad articular y kinesiología. Es importante determinar la existencia de predisponentes, como desbalance muscular o alteración de los ejes, para lograr una rehabilitación dirigida y personalizada. En el caso de deportistas, es necesario también revaluar el esquema de entrenamiento específico (carga, frecuencia, intensidad).

Quirúrgico:

Se realiza en casos de roturas tendinosas de grosor completo y en las tendinosis en las que fracasó el tratamiento conservador, generalmente después de 3 a 6 meses de terapia física. En las roturas tendinosas los procedimientos quirúrgicos buscan la reparación de las mismas a través del uso de suturas y en algunos casos injertos tendinosos. En los casos de tendinosis, el objetivo de la cirugía es la remoción del tejido enfermo y la estimulación de la regeneración mediante técnicas que promuevan la revascularización.

Reparación quirúrgica de tendón flexor

Pronóstico, complicaciones y prevención

El pronóstico y las complicaciones del tratamiento de las lesiones tendinosas son bastante variables, ya que dependen del tipo y sitio de la lesión, y de características del paciente como edad, comorbilidades, hábitos y actividad física. En general, presentan buen pronóstico si se realiza un tratamiento y rehabilitación adecuados, aunque su evolución tiende a ser prolongada. Es fundamental enfocarse en las recomendaciones de prevención de futuras lesiones. Se recomienda evitar la sobrecarga crónica, con descanso adecuado y oportuno, mejorar la flexibilidad corporal, fortalecer los músculos, corregir factores biomecánicos como el desbalance muscular y realizar la actividad deportiva supervisada por profesionales.

¿CUÁNDO DERIVAR AL ESPECIALISTA?

- Lesiones musculares de grado II y III o de cualquier tipo en deportistas de alto rendimiento. También en casos de recidivas o sospecha de tratamiento quirúrgico.
- Lesiones tendinosas agudas y en los casos crónicos con mala respuesta a tratamiento conservador o impotencia funcional significativa.

PUNTOS CLAVES

- Las lesiones musculares son muy frecuentes en el deporte y las lesiones tendinosas, a pesar de ser menos prevalentes, pueden producir mayor repercusión funcional, existiendo la posibilidad de evolucionar a la cronicidad si no se corrigen sus factores predisponentes.
- El diagnóstico de las lesiones musculares y tendinosas se basa en la anamnesis y examen físico. Los exámenes imagenológicos complementarios que se pueden utilizar son la ecografía y RM.
- El tratamiento de las lesiones musculares y tendinosas es habitualmente conservador, dentro del que el reposo relativo, modulación de la inflamación con frío local, analgésicos-antiinflamatorios y la rehabilitación con kinesiología son fundamentales.
- El pronóstico de las lesiones musculares y tendinosas es habitualmente favorable, siempre y cuando se realice un adecuado diagnóstico y tratamiento.

Preguntas y ejercicios de autoestudio

- Describa la estructura macro y microscópica del músculo-esquelético.
- ¿Qué tipo de fibras musculares conoce y en qué se diferencian?
- Mencione los tipos de contracción muscular. ¿Cuál de estos tipos tiene más importancia en las lesiones indirectas?
- ¿Qué tipo de lesiones musculares conoce? ¿Cuáles son las más frecuentes en el deporte y por qué?
- ¿En qué consiste un desgarro muscular? ¿Cómo se diagnostica, clasifica y trata?
- Describa la estructura macro y microscópica de un tendón. ¿Por qué tiene poca capacidad de curación?
- ¿Qué tipo de lesiones tendinosas conoce? ¿Cuáles son sus características y cómo se diagnostican?
- ¿Cómo se tratan las lesiones de los tendones y cuál es su pronóstico?

CAPÍTULO 17

HERIDAS

Javier Román, Fernando Oliva y Rodrigo Menchaca

Resumen

Las heridas corresponden a una de las lesiones del aparato locomotor enfrentadas con mayor frecuencia por un médico. Por lo tanto, resulta fundamental conocer en detalle cómo se producen, clasifican y tratan, buscando favorecer los procesos de curación fisiológicos, los cuales hay que conocer y comprender. Siempre deben ser evaluadas en forma acuciosa buscando definir el grado de compromiso de partes blandas y su mecanismo de producción. Esto permitirá un adecuado tratamiento y, por lo tanto, un mejor pronóstico que evite posibles complicaciones.

Definición

Una herida corresponde a toda interrupción o solución de continuidad de un tejido superficial y/o profundo, con rotura de estructuras anatómicas, que, por lo general, sucede producto de la acción de un agente traumático. Por lo tanto, cualquier tejido puede llegar a sufrir una herida. No obstante, este término se reserva habitualmente para la solución de continuidad de los tejidos blandos [Figura 17.1].

CICATRIZACIÓN O CURACIÓN FISIOLÓGICA

El proceso natural de curación/cicatrización de una herida comprende tres etapas clásicas que se superponen entre sí y que varían en duración, dependiendo del tipo y grado del daño que afectó al tejido u órgano. Estas fases o etapas son la inflamatoria, reparativa y de remodelación [Figura 17.2].

Fase inflamatoria

Se inicia al momento de la lesión con mecanismos de protección hemostática como vasoconstricción local, activación de la cascada de la coagulación y formación del trombo primario, el que va a constituir la base o matriz de regeneración de la herida. A las 24 horas comienza la vasodilatación y migración de polimorfonucleares y a las 48 horas la invasión de macrófagos en un ambiente proinflamatorio. Estos últimos comandan esta etapa y actúan fagocitando bacterias y restos de tejidos lesionados (detritus). En esta fase se expresan genes que regulan la proliferación de proteínas estimulando la aparición de tejido granulatorio, así como la angiogénesis. Su duración puede extenderse entre 3 a 5 días, en una herida simple, o ser más prolongadas en heridas más complejas. En general, mientras mayor será el sufrimiento o daño de partes blandas, mayor será la reacción inflamatoria del huésped.

Fase proliferativa o de migración

Se inicia ya al segundo día postrauma y puede extenderse 3 semanas en una herida simple no complicada. En este período las células que predominan son los fibroblastos que van a formar el tejido granulatorio, compuesto de una sustancia fundamental hidrofílica (proteínas,

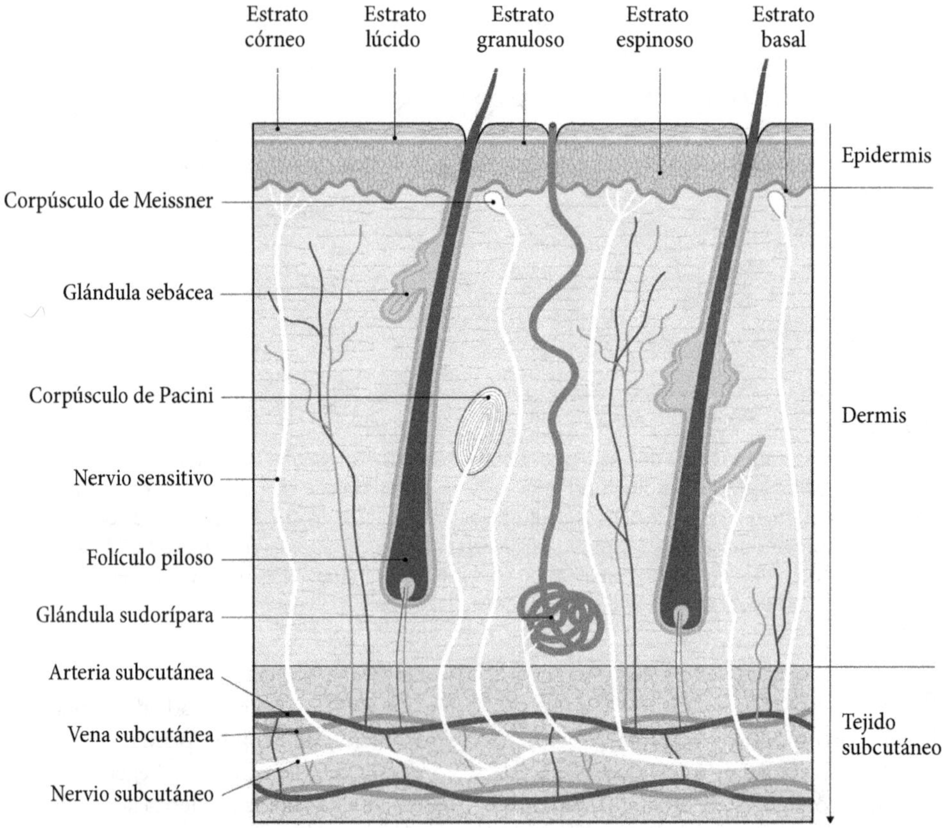

Figura 17.1. Estructura de la piel.

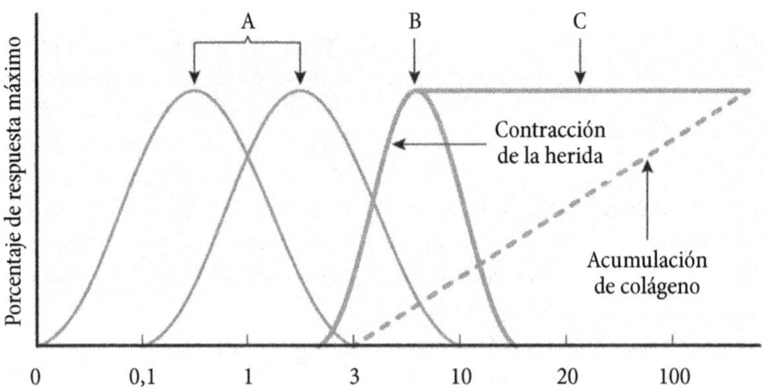

Figura 17.2. Fases de cicatrización de una herida: inflamatoria (A), reparativa (B) y de remodelación (C). Las ordenadas (eje x) es el tiempo en días y la fase A muestra dos máximos, puesto que hay una respuesta inflamatoria aguda las primeras 24 hrs. y una respuesta subaguda la primera semana post-lesión.

glicosaminoglicanos) y colágeno (especialmente el tipo III). También ocurre recanalización de los vasos linfáticos y proliferación de capilares sanguíneos. Se inicia en esta etapa el proceso de epitelización, siendo importante la preservación de la humedad en la herida, ya que así se favorece la migración celular. Por último, ocurre la retracción de la herida, secundaria a la transformación de fibroblastos en miofibroblastos contráctiles que ayudan a que la brecha entre los bordes de la herida disminuya.

Fase de maduración o remodelación

Se extiende desde la segunda a tercera semana hasta la cicatrización/curación completa, lo que puede tardar de 6 meses a un año. El principal evento es la progresión de la epitelización y el aumento de la fuerza tensil de la piel, recuperándose entre el 70 y 90% de la fuerza original. Esto se produce gracias a la remodelación del colágeno que va modificando su síntesis del tipo III, propio de los tejidos laxos, a un colágeno tipo I más resistente, lo que brinda estabilidad estructural al tejido neoformado.

CLASIFICACIÓN DE LAS HERIDAS

Las heridas pueden ser clasificadas de varias maneras, considerándose relevantes para la práctica clínica las que se exponen a continuación:

1. Según la cantidad de contaminación

Esta clasificación otorga a la herida un grado de contaminación y un consecuente riesgo de infección.

- Limpia o tipo I: corresponde al 75% de las heridas. Son aquellas producidas por intervenciones quirúrgicas, no traumáticas, en ausencia de proceso inflamatorio local. No producen contaminación exógena ni endógena (sin compromiso de cavidad oral, nasal, tracto digestivo, respiratorio o genitourinario) y no hay transgresión de la técnica de asepsia. Tienen un riesgo de infección menor al 1%, por lo que no requieren profilaxis antibiótica, salvo que se utilicen implantes durante la cirugía.
- Limpia-contaminada o tipo II: no traumática quirúrgica. Transgrede una barrera conocidamente contaminada (entrada a cavidad oral, nasal, tracto digestivo, respiratorio o genitourinario), pero en un ambiente controlado. No hay derrame significativo de contenidos desde estas cavidades y existe una transgresión mínima de la técnica de asepsia. Tienen un riesgo de infección menor al 5%, por lo que requieren profilaxis antibiótica.
- Contaminada o tipo III: herida traumática reciente (menor de 6 horas) o no traumáticas quirúrgica, con entrada al tracto genitourinario o biliar en presencia de orina o bilis infectada con derrame significativo de contenido gastrointestinal no purulento. Por lo tanto, existe una transgresión más significativa de la técnica de asepsia. También se consideran cirugías con hallazgo de infecciones agudas no purulentas. Tienen un riesgo de infección que oscila entre un 12 y 15%, por lo que requieren profilaxis antibiótica.
- Sucia o tipo IV: heridas traumáticas de tratamiento tardío (mayor de 6 horas). Con presencia de cuerpos extraños o contaminación fecal además de tejido desvitalizado retenido. También en casos de infección bacteriana aguda o víscera profunda con colecciones purulentas. Tienen un riesgo de infección de entre un 30 y 40% y requieren tratamiento antibiótico.

2. Según el mecanismo de producción

- Cortantes: provocadas por bordes finos con filo. Herida de bordes netos, bien delimitados.
- Contusas: ocasionadas por un impacto de objeto plano o de bordes romos. Producen bordes irregulares, anfractuosos, en múltiples direcciones y pueden dejar tejido desvitalizado. El área de daño puede

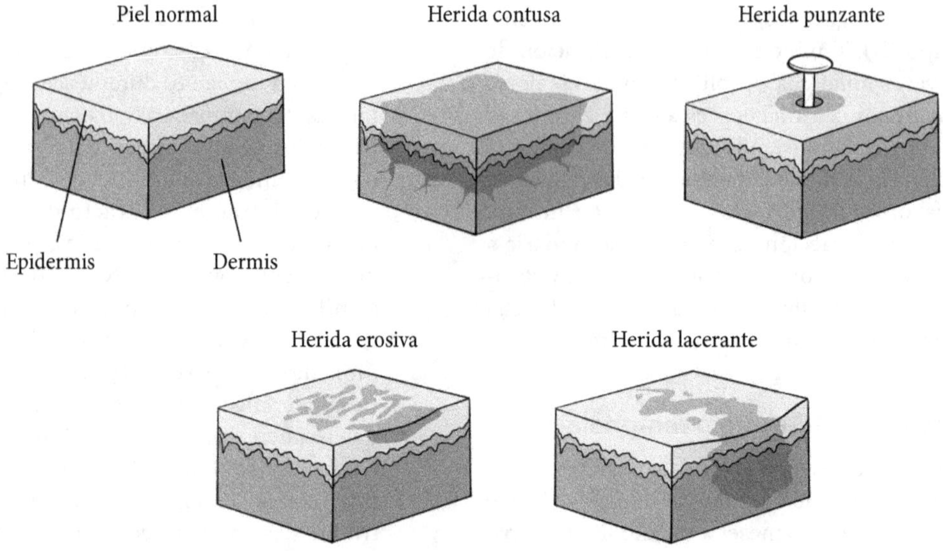

Figura 17.3. Tipos de heridas más comunes.

extenderse perimetralmente hasta tres veces la longitud de la herida.

- Punzante: implican la penetración de un elemento agudo en el tejido. Genera una herida pequeña, difícil de localizar, podrían incluso no verse y quedar todo o parte del objeto que la provocó dentro de la herida, requiriendo una búsqueda dirigida para encontrarlo.
- Erosivas: secundarias a mecanismos abrasivos, calor, químicos o fuego. Generan pérdida en las capas superficiales del tejido de profundidad variable, de lo que dependerá su cicatrización. Se caracterizan por ocasionar una gran pérdida de fluidos por exudación.
- Lacerantes: se producen al arrancar un tejido violentamente.
- Colgajo: lesiones que separan una porción del tejido, pero mantienen adherida otra que se denomina base o pedículo. Pueden comprometer piel, aponeurosis y alcanzar hasta el músculo.
- Trauma cerrado: lesión habitualmente contusa con compromiso cerrado de partes blandas (sin pérdida evidente de la continuidad de la piel en la primera inspección), en la que el compromiso de los planos profundos puede evolucionar en el tiempo. Esto puede llegar a comprometer la irrigación de la piel, cuya primera manifestación puede ser la aparición de flictenas hasta alcanzar la formación de escaras.
- Mordeduras: provocadas por la acción de dientes tanto de humanos como de animales. Se consideran altamente contaminadas por bacterias anaerobias y Gram negativas. Siempre requieren de tratamiento antibiótico para cubrir la flora intraoral del animal causante. Las humanas son las más contaminadas de todas las mordeduras, seguidas por las producidas por gatos y perros [Figura 17.3].

TRATAMIENTO GENERAL DE LAS HERIDAS

El tratamiento de las heridas busca promover los mecanismos que permiten su curación con la mejor calidad posible de tejido resultante. Debe recordarse que las complicaciones en el tratamiento de las heridas pueden observarse independiente de su magnitud, de manera que es plenamente válido el dicho que dice que "no existe herida pequeña".

Primero, siempre se debe evaluar la condición general del paciente, sobre todo en el caso de sospecha de politraumatismo. Una vez descartado el riesgo vital es importante observar el estado neurovascular distal a la lesión.

En la anamnesis se debe recabar datos importantes como: mecanismo de producción, objeto, fuerza de impacto, ambiente, tiempo transcurrido, presencia de otros lesionados, etc. Son también relevantes los antecedentes mórbidos, inmunizaciones, uso de medicamentos y alergias.

La clasificación permitirá evaluar el pronóstico, estimar los riesgos de infección y planificar el tratamiento. Para esto se debe considerar la cantidad de pérdida tisular, grado de contaminación, necesidad de aseo quirúrgico y tipo de anestesia. Al objetivarse heridas profundas cercanas a articulaciones, hay que evaluar siempre el movimiento articular y eventual compromiso de la cápsula articular y de los tendones adyacentes.

Aseo de la herida

El aseo es, sin duda alguna, uno de los pasos de mayor importancia en el tratamiento de cualquier herida. Se inicia con el arrastre mecánico con una solución isotónica de base acuosa, con el propósito de erradicar elementos contaminantes de la herida. A continuación, habitualmente con el auxilio de pinzas, tijeras y bisturí, y utilizando abundante suero fisiológico, se remueven detritus, cuerpos extraños y tejido desvitalizado o en riesgo de estarlo. El aseo en quirófano, o aseo quirúrgico, está indicado en toda herida sucia con alto riesgo de infección y complicaciones, como fracturas expuestas, heridas contusas, amputaciones traumáticas, etc. No debe utilizarse antisépticos locales sobre la herida (agua oxigenada, alcohol, povidona, clorhexidina), ya que al ser detergentes que disuelven grasa estos también dañarán los tejidos profundos. Sin embargo, sí pueden aplicarse circundante a la lesión para delimitar un campo aséptico. En el caso de que un aseo quirúrgico no pueda realizarse en el quirófano, podría eventualmente realizarse en la urgencia con técnica estéril, aunque tiene mayor riesgo de complicaciones. Para lograr realizar un buen aseo se requiere anestesia, la que puede ser local, regional o general dependiendo de la herida y la experiencia del centro.

Cabe recalcar que la hemostasia de las heridas es la principal urgencia y, por lo general, se logra con compresión manual de la herida en su punto de sangrado. Esta acción da tiempo para definir el momento, lugar y técnica de la reparación definitiva. Dentro de las opciones se puede utilizar coagulación monopolar, bipolar, ligaduras o bien perseverar con la simple compresión de la herida procurando no producir más daño a los tejidos circundantes. Según las condiciones de la herida, el criterio y experiencia del médico y los recursos disponibles se decidirá sobre qué conducta adoptar: cerrar la herida, afrontarla con algunos puntos, dejarla abierta para un cierre secundario o cerrarla con alguna técnica específica (injerto o colgajo).

Sutura de la herida

Toda lesión que sobrepase la dermis y que separe suficientemente los bordes de la herida tiene indicación de sutura. Solo el cierre simple, en un plano (solo sutura de piel), es de resorte del médico general. Técnicas complejas como varios planos (suturas en tejidos más profundos a la piel), injertos y colgajos deben ser llevados a cabo idealmente por cirujanos entrenados. Al respecto se recomienda que durante el cierre de una herida se evite generar tensión excesiva de los bordes. En ocasiones solo se puede realizar un cierre parcial, sin tensión.

Se debe suturar la herida por planos para conseguir un cierre de piel sin tensión. Esto se logra afrontando los planos secuencialmente, de profundo a superficial, hasta finalmente juntar los bordes de la piel sin invertir la misma. Hay que elegir adecuadamente el tipo y grosor del

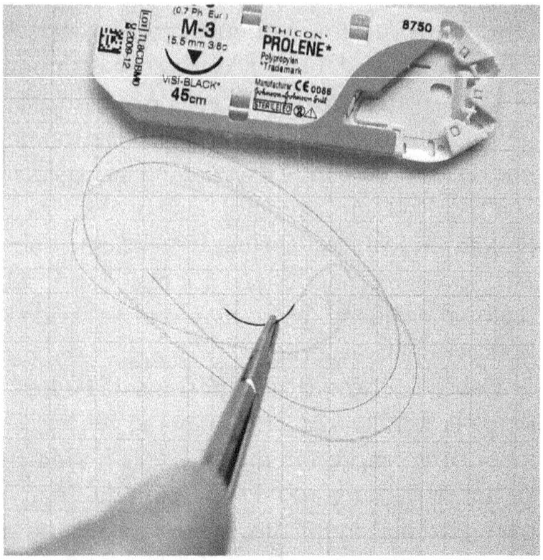

Figura 17.4. Sutura quirúrgica: aguja e hilo de polipropileno (no reabsorbible) en portaagujas.

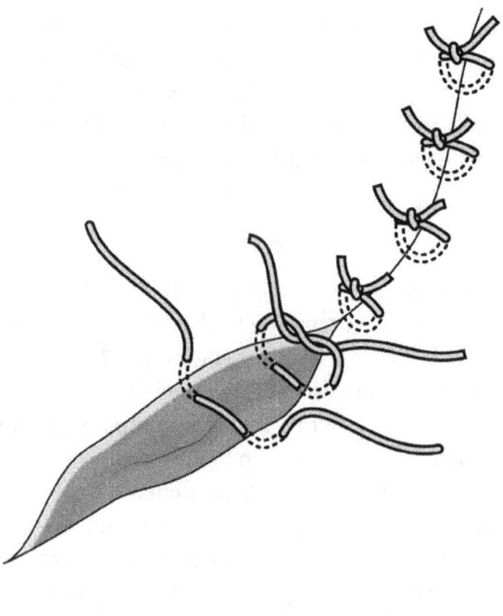

Figura 17.5. Esquema de sutura simple de un plano con puntos separados.

material de sutura privilegiando un material reabsorbible y firme para planos profundos, y otro no reabsorbible y más fino para planos cutáneos, dependiendo de la localización y de la tensión esperada de la herida. Por ejemplo, se requiere de una sutura de piel más resistente y mantenerla por más tiempo cuando se suturan los pliegues de tensión de las articulaciones mayores, como la cara anterior de la rodilla. También se debe decidir correctamente cuándo realizar una sutura cutánea continua o una con puntos separados. A mayor contaminación y riesgo de sangrado es preferible dejar puntos separados, dado que esto permitirá la salida de secreción y/o contenido hemático si fuese necesario. En relación a los puntos, el número y distancia entre ellos dependerá del tamaño de la herida, su configuración y la tensión de la piel asociada. Siempre se debe mantener distancia, bordes y profundidad similares entre cada punto [Figuras 17.4 y 17.5].

PROFILAXIS DE INFECCIÓN

Profilaxis antibiótica

Los antibióticos están indicados según la clasificación ya descrita y se debe evaluar en cada caso si el paciente requiere profilaxis o tratamiento. El esquema antibiótico se decide de acuerdo al sitio de la herida, grado de contaminación y ambiente en que se produjo, pensando en dar cobertura a los microorganismos más probables en cada caso. Cara y cuero cabelludo son zonas de muy buena irrigación por lo que habitualmente tienen menor riesgo de infección. Casos especiales de heridas en estas zonas que tienen indicación de tratamiento antibiótico son:

- Mordeduras de humano.
- Punzantes profundas, especialmente mordedura por gatos.
- Heridas en relación a tendones, articulaciones o hueso.
- En individuos con inmunidad comprometida.
- Cuando la extensión del tejido lesionado requiera de un tratamiento en quirófano por su profundidad y/o extensión.

Para mordeduras por mamíferos siempre se deben utilizar antibióticos de amplio espectro con cobertura de anaerobios, por ejemplo: Amoxicilina con Ácido Clavulánico o Clindamicina y Ciprofloxacino, por períodos de 7 días en caso de profilaxis o 14 días en caso de tratamiento.

Profilaxis antitetánica

En Chile la profilaxis para Clostridium Tetanii se considera necesaria para mordeduras por animales y en heridas y quemaduras contaminadas en personas que no estén inmunizadas o que estén fuera del rango de duración de la inmunización. Este rango considera los 10 años posteriores a la aplicación de la última dosis de la vacuna, la que está disponible a través del programa nacional de inmunizaciones desde 1974. Las recomendaciones de profilaxis antitetánica según tipo de herida y antecedente de vacunación son [Cuadro 17.1]:

Profilaxis antirrábica

Deben recibir profilaxis antirrábica post-exposición las siguientes personas:

- Mordedura o rasguño por un animal sospechoso (ataque no provocado que desarrolla síntomas dentro de 10 días) o con diagnóstico de rabia.
- Mordedura por un animal vagabundo (no ubicable), que muere o desaparece posterior a la mordedura.

Cuadro 17.1.

Antecedente de vacunación con toxoide tetánico	Herida limpia		Herida sucia	
	Toxoide tetánico	Inmunoglobulina antitetánica	Toxoide tetánico	Inmunoglobulina antitetánica
Esquema completo y/o refuerzo hace menos de 5 años	No	No	No	No
Esquema completo y/o refuerzo entre 5-10 años	No	No	Sí [2]	No
Esquema completo y/o refuerzo hace más de 10 años	Sí [1]	No	Sí [2]	No
Sin antecedentes de vacuna o desconocido	Sí [2]	No	Sí [2]	Sí [3]

1 Vacunar con un refuerzo de toxoide tetánico. Aquellas personas que nunca han recibido DTPa (Difteria-Tétanos-Pertussis acelular) pueden recibir una dosis de esta vacuna como refuerzo.
2 Vacunar con esquema de tres dosis: 0, 1 y 7 meses. Se podría administrar DTPa como reemplazo de una de estas dosis.
3 Una dosis de 250 UI de inmunoglobulina antitetánica por vía intramuscular. En heridas sucias, penetrantes con destrucción de tejidos, infectadas, si han transcurrido más de 24 horas desde la producción de la herida o en personas obesas, se deberá administrar una dosis mayor: 500 UI (2 dosis de 250 UI).
Referencia: Departamento de Inmunizaciones, Ministerio de Salud de Chile, 2021.

- Mordedura por animal silvestre carnívoro.
- Rasguño que haya tenido contacto con murciélagos.

La vacuna que se administra en el músculo deltoides según el esquema del Ministerio de Salud es Verorab, en los días 0, 3, 7, 14 y 28. La inmunización pasiva antirrábica se realiza con Inmunoglobulina Antirrábica de origen humano (IGAR) y se recomienda en personas expuestas a animales probablemente rabiosos, vagos o silvestres y que no fueron vacunadas dentro de los primeros 10 días post-exposición, o en accidentes con exposición severa y alta sospecha de animal rabioso. Su uso debe ser acordado con el encargado del Programa Nacional de Inmunizaciones o epidemiólogo.

- Curaciones: luego de decidir el tipo de cicatrización que se buscará para la herida debe realizarse un vendaje adecuado. Existe gran variedad de vendajes y tratamientos tópicos, con diferentes propiedades en cuanto a su hidrofobicidad o actividad antibiótica. La mayoría de los tratamientos tópicos no han demostrado eficacia en disminuir la tasa de infección, además, muchos agentes locales pueden tener un efecto citotóxico directo sobre el tejido. Como concepto general debe preferirse un vendaje que permita mantener la humedad del tejido (favoreciendo la migración celular, angiogénesis) y a la vez evitar la acumulación de exudado en heridas friables y exudativas.
- Retiro de suturas: en general debe realizarse dentro de 5 a 15 días, aunque dependerá de la localización de la herida. En heridas de cara, los puntos pueden ser retirados precozmente en 3 a 4 días, aunque usualmente se realiza el retiro dentro de 5 a 7 días. En lugares sometidos a tensión con piel gruesa, como la palma de las manos o la planta de los pies, no deben retirarse antes de 14 a 15 días.

TIPOS CIERRE O CICATRIZACIÓN DE ACUERDO A LAS CARACTERÍSTICAS DE LA HERIDA

En el proceso de cicatrización de una herida pueden existir diferentes mecanismos de cierre, los que determinarán distintos tipos de respuestas tisulares:

- Cierre por primera intención: se aplica en heridas de bordes netos y limpios, principalmente heridas quirúrgicas. Los tejidos se aproximan por medios de fijación, como suturas o telas adhesivas, reduciéndose el espacio que debe cubrir la re-epitalización, sellándose el epitelio a partir del cuarto o quinto día y sanando clínicamente en menos de 15 días [Figuras 17.6 y 17.7].
- Cierre por segunda intención o por granulación: se prefiere en heridas contaminadas y sucias o de tratamiento tardío sin oportuna atención, en las que una aproximación mediante sutura podría favorecer la aparición de una infección. Corresponde al cierre espontáneo de la herida con una fase proliferativa prolongada, en la que se forma tejido granulatorio, seguido de la fase de contracción y epitelización. En este proceso no se aproximan en forma activa los bordes de la herida. Debido a que el epitelio debe cubrir una mayor superficie, estas heridas toman más de 15 días en cerrar y suelen dejar una cicatriz gruesa y visible, por lo general, poco estética [Figura 17.8].
- Cierre por tercera intención: es un método utilizado para el cierre en heridas muy contaminadas o tejidos muy traumatizados. Combina los dos tipos previos. Se cerrará con sutura la herida después de varios días de ocurrido el trauma inicial, de acuerdo a la evolución local, una vez que el tejido haya granulado y producido una re-epitelización parcial de forma espontánea. Requiere de ausencia de infección, asegurando así un cierre sin complicaciones [Figura 17.9].

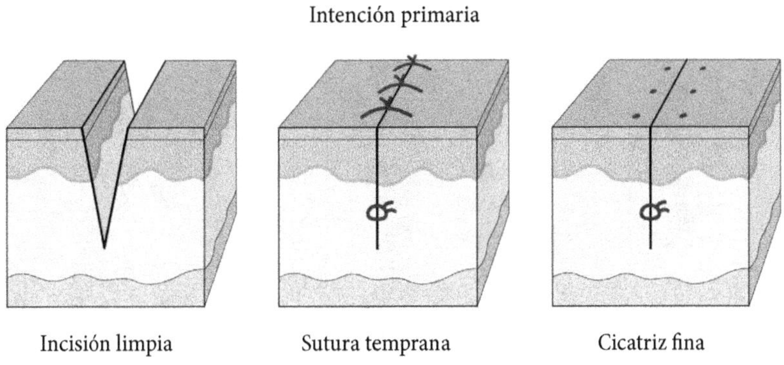

Figura 17.6.

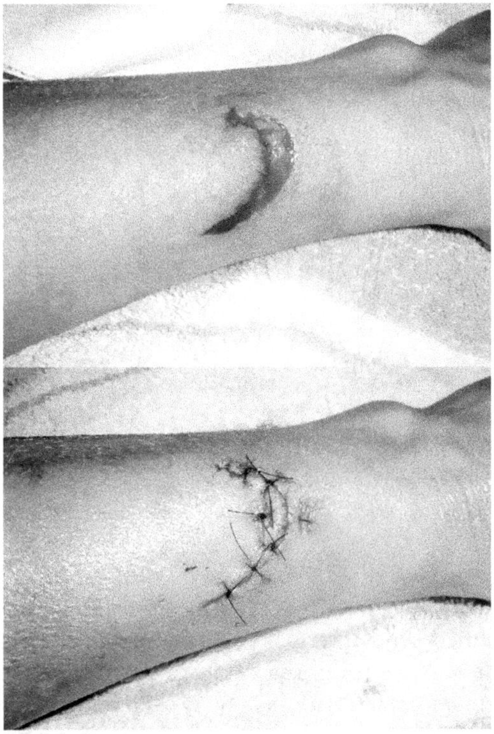

Figura 17.7. Herida de antebrazo antes y después del cierre con sutura. El cierre consistió en cinco suturas simples interrumpidas y una sutura vertical (centro) en el vértice de la herida.

Intención secundaria

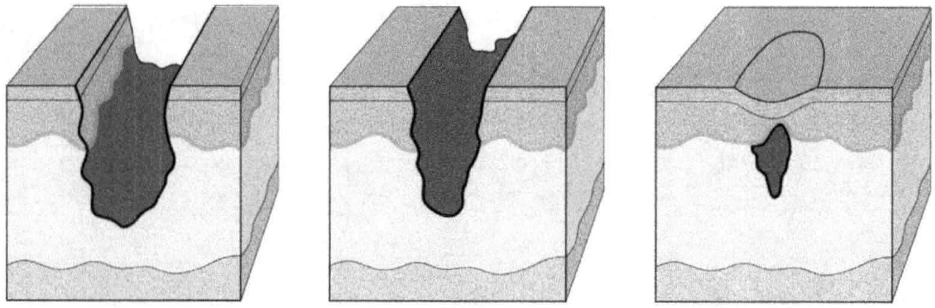

Cicatriz irregular con separación entre los bordes — Granulación — El epitelio crece sobre la cicatriz

Figura 17.8.

Intención terciaria

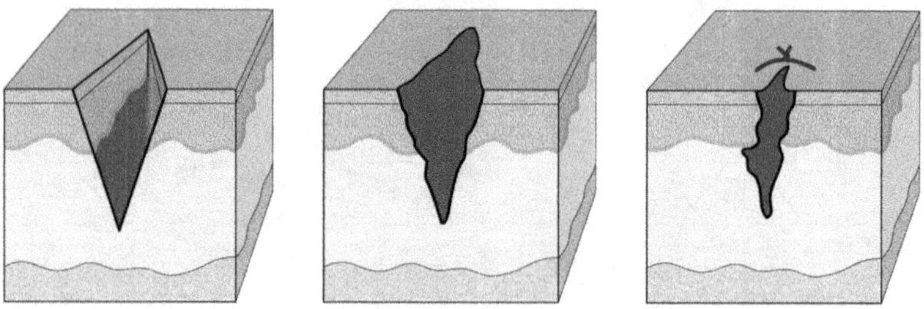

Herida — Aumento de la granulación — Sutura tardía con herida ancha

Figura 17.9.

COMPLICACIONES

- Infección: como se mencionó anteriormente, el riesgo de infección de una herida dependerá de las características de esta y del paciente. En ocasiones una herida se considera infectada desde la primera consulta (según clasificación), sin embargo, en algunos casos una herida que recibió profilaxis adecuada puede desarrollar posteriormente una infección. El tratamiento específico de esta infección dependerá del cuadro clínico y su presentación, la localización de la herida y las características propias del paciente. Por ejemplo, una infección de herida operatoria abdominal luego de una cirugía electiva se tratará de forma diferente a la infección de una herida en el pie de un paciente diabético.
- Cicatrización patológica: el proceso de cicatrización no se lleva a cabo de una manera adecuada generando cicatrices o defectos que pueden perdurar en el tiempo.
- Cicatriz hipertrófica: lesión fibrosa, eritematosa, solevantada y pruriginosa que se forma dentro de los bordes iniciales de una herida, habitualmente en un área de tensión. Suelen tener un patrón de regresión

Cuadro 17.2.

	Cicatriz queloidea	Cicatriz hipertrófica
Genética	Influencia familiar	Baja influencia
Sexo	Predominio femenino	Igual en ambos sexos
Edad	Más común entre 10-30 años	A cualquier edad
Bordes	Crecimiento fuera de los bordes de la herida	Permanece dentro de los bordes originales
Historia natural	Aparece a los meses, no desaparece	Aparece pronto, disminuye progresivamente
Localización habitual	Cara, oreja, tórax	Superficies flexoras

espontánea, aunque sea parcial y tiene poca tendencia a la recidiva post-extirpación quirúrgica. Para evitarla se recomienda mantener la cicatriz comprimida el máximo tiempo posible.

- Cicatriz queloidea: lesión con aspecto tumoral, color rojo-rosado o púrpura y a veces hiperpigmentada. Presenta contornos bien demarcados, aunque irregulares, y característicamente sobrepasan los márgenes iniciales de la herida. Puede presentar prurito y dolor. Raramente desaparecen en forma espontánea y la recidiva es muy frecuente post-extirpación quirúrgica, por lo que requieren de cuidados especiales como radioterapia cuando se quiere tratar su recurrencia. Su aparición depende más de factores propios del paciente que de la técnica de sutura [Cuadro 17.2].
- Cicatrización insuficiente: la cicatrización puede ser mínima o inestable e incluso ausente, constituyendo una herida crónica. Esta situación es especialmente importante en pacientes con enfermedad vascular periférica, como diabéticos, quienes podrían llegar a requerir incluso la amputación de la extremidad, secundario a infecciones a partir de heridas no cicatrizadas.
- Hiper o hipopigmentación: es sumamente frecuente. Alteraciones en la pigmentación de la cicatriz pueden desarrollarse hasta un año de ocurrida la herida. Por esta razón hay que recomendar no exponerla al sol, fotoprotección con uso de filtro o protector solar, especialmente en casos en que la exposición directa es inevitable.

¿CUÁNDO DERIVAR AL ESPECIALISTA?

- Heridas complejas que requieran aseo quirúrgico o si existe pérdida de cobertura que impida o dificulte el cierre. Sobre todo derivar si se prevé o detecta cierre a tensión, el cual debe ser siempre evitado.
- Compromiso articular, óseo o de estructuras neurovasculares o tendinosas.
- Complicaciones de heridas.

PUNTOS CLAVES

- Las heridas pueden ser de resolución simple o compleja dependiendo del grado de compromiso de partes blandas, incluidas las estructuras profundas a la piel.
- Para un adecuado diagnóstico y tratamiento es recomendable clasificarlas de acuerdo al grado de contaminación y mecanismo de producción.
- El tratamiento definitivo en algunas oportunidades debe ser realizado en quirófano y con ayuda de un especialista.
- Pueden complicarse de distinta manera, desde procesos infecciosos hasta fenómenos estéticos de la cicatriz.

Preguntas y ejercicios de autoestudio

- Defina una herida.
- Describa las etapas de curación de una herida, mencionando sus principales características.
- ¿Cómo se pueden clasificar las heridas?
- ¿En qué se basa el tratamiento de las heridas?
- ¿Cuándo está indicado el uso de antibióticos, tratamiento antitetánico y antirrábico?
- ¿Cuáles son las complicaciones más frecuentes? ¿Cómo se pueden prevenir y tratar?

CAPÍTULO 18

APROXIMACIÓN CLÍNICA AL DOLOR MÚSCULO-ESQUELÉTICO

Jorge Briceño, Rodrigo Menchaca y María Ignacia Morales

Resumen

El dolor músculo-esquelético es un motivo frecuente de consulta en traumatología y es experimentado por la mayoría de las personas en algún momento de su vida. Para diagnosticarlo adecuadamente, es crucial una minuciosa anamnesis y examen físico. La etiología puede deducirse a menudo por el tipo y ubicación del dolor. Dependiendo del antecedente de traumatismo o la sospecha de patologías específicas como inflamatorias, infecciosas o tumorales, se pueden requerir exámenes de imágenes y pruebas de sangre. Discernir entre dolor articular y no articular es esencial, ya que las estructuras periarticulares como músculos, tendones y bursas, entre otros, también pueden ser la fuente del dolor. En los casos de dolor articular asociado a derrame se puede realizar una artrocentesis para el estudio del líquido sinovial.

INTRODUCCIÓN

El dolor constituye el síntoma cardinal de la mayoría de los trastornos del aparato locomotor y, por lo tanto, es el motivo de consulta más frecuente en traumatología. Cualquiera de sus componentes (huesos, músculos, tendones, fascias, bursas, ligamentos y articulaciones) puede producir dolor.

El dolor de origen músculo-esquelético tiene una altísima frecuencia en la población. Con certeza podemos decir que todos vamos a experimentar alguna dolencia de este tipo durante nuestra vida. Datos internacionales muestran que los dolores músculo-esqueléticos generan alrededor de un 20% del total de las consultas ambulatoria. En Chile, la última versión de la Encuesta Nacional de Salud de Chile evaluó la presencia de dolor músculo-esquelético no traumático de intensidad mayor o igual a 4/10 durante la última semana, con una prevalencia de 34,2% a nivel nacional, siendo mayor en mujeres (42,8%) que en hombres (25,2%).

Como en cualquier proceso diagnóstico, la causa o etiología de un dolor músculo-esquelético puede ser en ocasiones difícil de determinar, para lo cual es fundamental la estructura y minuciosidad de la evaluación clínica.

EVALUACIÓN DEL DOLOR MÚSCULO-ESQUELÉTICO

La anamnesis detallada nos permitirá definir bien el síndrome doloroso y aproximarnos correctamente a su etiología.

Las claves de la anamnesis remota son las características del paciente incluyendo sexo, edad, comorbilidades, antecedentes médico-quirúrgicos, antecedentes familiares, tipo de actividad laboral y actividad física.

En la anamnesis próxima, lo más importante es agotar "la historia del dolor" preguntando de manera ordenada: dónde se localiza, cómo y cuándo comenzó, específicamente si hay relación con algún traumatismo o actividades por sobreuso ya sean profesionales o deportivas, cuál es el tipo de dolor, cómo se alivia o agrava, si permanece o cede con reposo. Estos factores permiten agrupar cuatro tipos de etiologías principales:

1. Degenerativa
2. Traumática
3. Sobreuso
4. Inflamatoria
5. Infecciosa
6. Tumoral

A grandes rasgos, en el síndrome doloroso hay que considerar los siguientes factores:

- Demográficos: la patología musculoesquelética presenta una distribución etaria y de género que nos puede orientar. La patología degenerativa va a ser más frecuente en pacientes de mayor edad. La artritis reumatoide y la fibromialgia suelen aparecer a edades medias y ser más frecuentes en mujeres. La gota y espondiloartropatías (ej. espondilitis anquilosante) son más habituales en hombres.
- Tiempo de evolución: podemos orientar nuestra hipótesis diagnóstica basándonos en el tiempo de evolución. Si bien no existe un corte exacto de tiempo que nos permita definir cronicidad (agudo v/s crónico) y existe una amplia variabilidad temporal dependiendo de la afección a tratar, comúnmente un dolor de más de 4 a 6 semanas de duración implica un proceso que no se está resolviendo de forma espontánea y puede orientar nuestra hipótesis diagnóstica.
- Localización: el dolor musculoesquelético suele tener un patrón anatómico, por lo que la palpación y el examen del rango de movimiento articular son de gran utilidad para aproximarnos al origen del dolor. No se debe olvidar que un dolor puede ser referido, es decir, que la afección puede estar localizada en un sitio anatómico distinto al que el paciente refiere. Por ejemplo, un dolor de rodilla puede producir dolor de cadera y viceversa.

Tratar de discriminar si el dolor es de origen articular puede ser desafiante y muchas veces no es posible identificar si el dolor es originado en la articulación o en los tejidos adyacentes, por lo que pruebas de provocación durante el examen físico suelen ser necesarias. Incluso, si posterior al examen aún quedan dudas, se puede plantear el uso de infiltraciones articulares con anestésicos locales como prueba diagnóstica.

DOLOR ARTICULAR

La inflamación articular da lugar a la acumulación de líquido sinovial (sinovitis y derrame) produce aumento de volumen, a veces calor y con menor frecuencia eritema. La evaluación clínica del derrame articular depende de la articulación comprometida. En el caso de articulaciones profundas, solo podemos sospechar sinovitis y derrame por restricción dolorosa de los rangos articulares pasivos y activos y en ocasiones con posturas antiálgicas.

En articulaciones palpables, como la rodilla, pueden estar presente el signo del témpano (positivo si al comprimir la rótula hacia posterior se siente presencia de rebote, como si estuviera flotando) o el signo de la ola (positivo si al comprimir con el dorso de la mano el fondo de saco de un lado de la rodilla se observa un abombamiento contralateral). En las articulaciones de las manos se debe buscar derrame comprimiendo cada articulación con los dedos índice y pulgar de ambas manos del examinador. Al presionar en un sentido se producirá abombamiento contralateral si existe derrame significativo.

Las causas de sinovitis pueden ser múltiples. Las más frecuentes se describen en la tabla a continuación. Cada vez que se enfrenta a una monoartritis, la primera obligación debe ser descartar su origen séptico. A veces con las características clínicas bastará para concluir el diagnóstico, pero en muchos casos hay que realizar estudios complementarios. Esto se inicia con exámenes de parámetros inflamatorios (hemograma, velocidad de hemosedimentación —VHS— y proteína C reactiva —PCR—), los que utilizados en conjunto tienen una sensibilidad sobre el 95%. Para aquellos pacientes con resultados no concluyentes resulta mandatorio una artrocentesis y estudio del líquido articular. Como es un procedimiento invasivo sobre una cavidad estéril, debe realizarse con máximas precauciones de esterilidad. Cuando se desconoce la causa, se sugiere realizar una radiografía antes de la punción para cerciorarnos que no estamos realizando una punción innecesaria frente a un diagnóstico evidente.

Cuando el compromiso articular involucra a más de una articulación (poliartritis), este podría producirse por una enfermedad sistémica. Hay que considerar que un dolor monoarticular agudo puede presentarse como primera manifestación de una poliartritis (ej. artritis reumatoidea, lupus eritematoso sistémico, espondiloartropatías) [Figuras 18.1 a 18.4] [Cuadro 18.1 y 18.2].

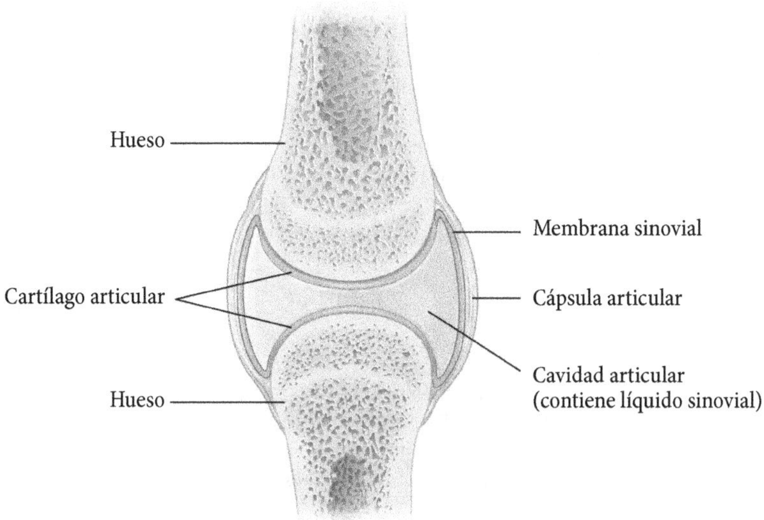

Figura 18.1. Articulación sinovial que muestra la acumulación de líquido sinovial en la cavidad articular.

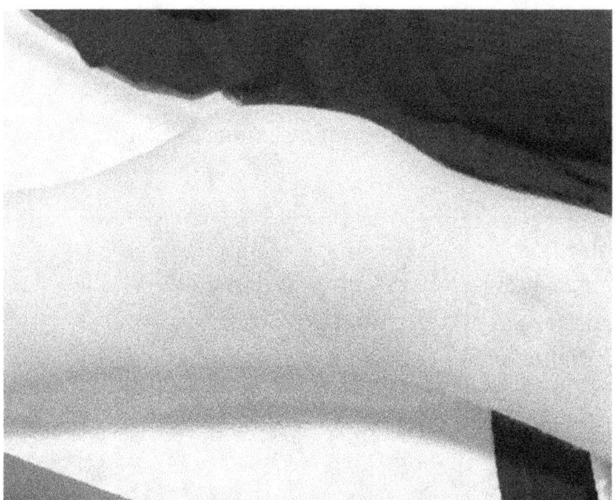

Figura 18.2. Rodilla con derrame articular.

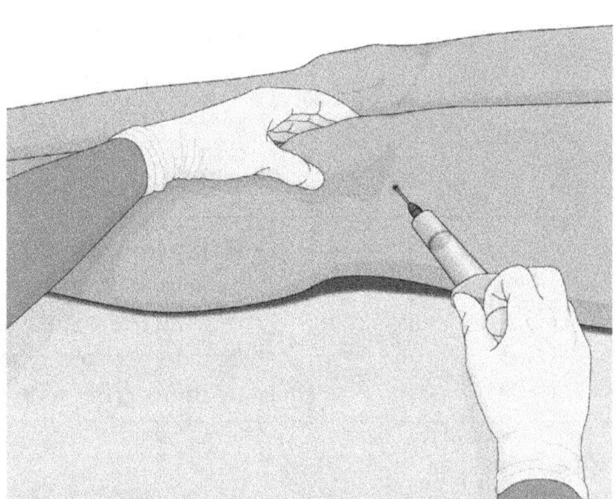

Figura 18.3. Punción de rodilla para artrocentesis y estudio de líquido articular.

Cuadro 18.1. Causas de dolor monoarticular

Causa	Claves clínicas	Enfrentamiento diagnóstico
Artrosis (osteoartritis)	Relación con edad y sobreuso. Tiempo de evolución prolongado. Crujido articular. Aumento de tamaño articular y/o sinovitis. Eventual deformidad.	Radiografía como evaluación inicial. RM permite descartar o confirmar otros diagnósticos si existen dudas.
Artritis séptica	Habitualmente monoarticular. Corto tiempo de evolución, progresivo. Fiebre y compromiso estado general en niños, raro en adultos. Muy doloroso, movimiento articular disminuido. Aumento de volumen por sinovitis, calor local y eritema.	Parámetros inflamatorios (Hemograma - VHS - PCR). Artrocentesis con recuento celular, tinción Gram y cultivos.
Hemartrosis	Derrame asociado a traumatismo o lesión deportiva. Antecedentes de coagulopatía (ej. hemofilia).	Artrocentesis. Estudio de imágenes según sospecha clínica. Estudio coagulación en casos sin trauma.
Artropatía por cristales	Antecedentes personales o familiares de artritis recurrente y autolimitada. Inicio agudo y muy dolorosa. Gota (enfermedad por depósitos de cristales de ácido úrico): mayor frecuencia en primera metatarsofalángica (podagra). Eventualmente tofos (depósitos nodulares de cristales). Pseudogota (enfermedad por depósitos de cristales de pirofosfato): más frecuente en pacientes de edad.	Radiografía (signos de condrocalcinosis: depósitos de cristales de pirofosfato en cartílago y meniscos). Parámetros inflamatorios pueden estar levemente alterados. Artrocentesis con estudio de cristales en luz polarizada.
Osteonecrosis / Necrosis avascular	Poco frecuente en pacientes sanos. Difícil diagnóstico en estadios precoces. Uso de corticoides Más frecuente en cadera y rodilla.	Radiografía inicial. RM complementaria.
Monoartritis autoinmune	Habitualmente poliarticular, pero puede presentarse inicialmente como monoartritis. Suele tener curso más larvado, pero puede ser indistinguible de una artritis séptica.	Parámetros inflamatorios. Eventual artrocentesis. Estudio reumatológico diferido.

Cuadro 18.2. Causas de dolor monoarticular exclusivamente en niños

Causa	Claves clínicas	Enfrentamiento diagnóstico
Epifisiolisis	Solo cadera. Edad 10 a 15 años. Asociado a obesidad. Dolor cadera o rodilla. Progresivo. Puede ser bilateral.	Radiografía de pelvis.
Enfermedad de Perthes (necrosis avascular de la cabeza femoral)	Solo cadera. Edad 3 a 12 años. Hombres (4:1). Claudicación progresiva.	Radiografía de pelvis.
	Dolor cadera o rodilla. Puede ser bilateral asincrónico.	RM puede ser útil en diagnósticos difíciles o precoces.

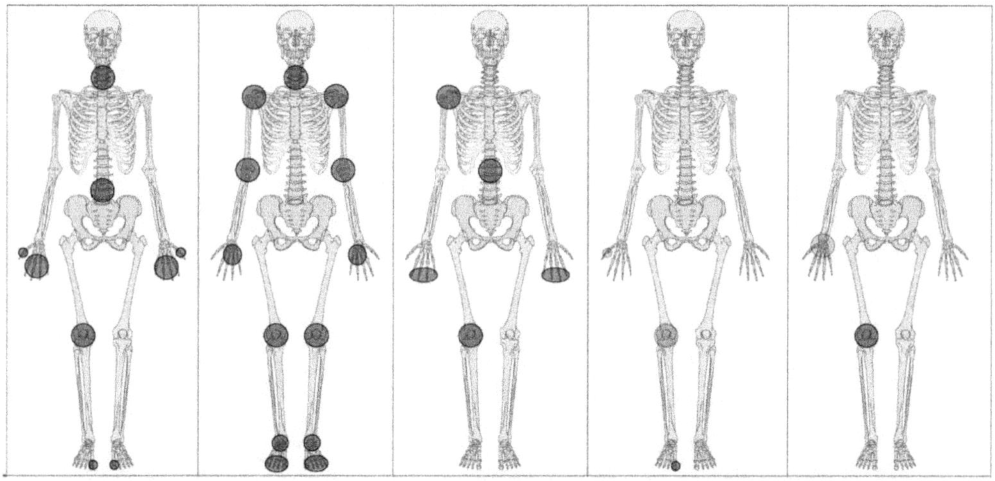

Figura 18.4. Patrones de dolor articular de distintas patologías.
* Pseudogota: enfermedad por depósito de cristales de pirofosfato.

Trastornos no articulares

Las estructuras periarticulares incluyen huesos, tendones, músculos, ligamentos, bursas y fascias, todos los cuales pueden estar implicados en la génesis del dolor.

Habitualmente, el dolor originado en estructuras no articulares es de carácter mecánico, es decir, se relaciona con el movimiento articular. Para diferenciarlo con el dolor de origen articular, el dolor no articular suele ser más severo con el movimiento articular activo y de intensidad mínima con el movimiento pasivo y la compresión de la articulación. Si bien en ocasiones el paciente refiere la localización del dolor cercano

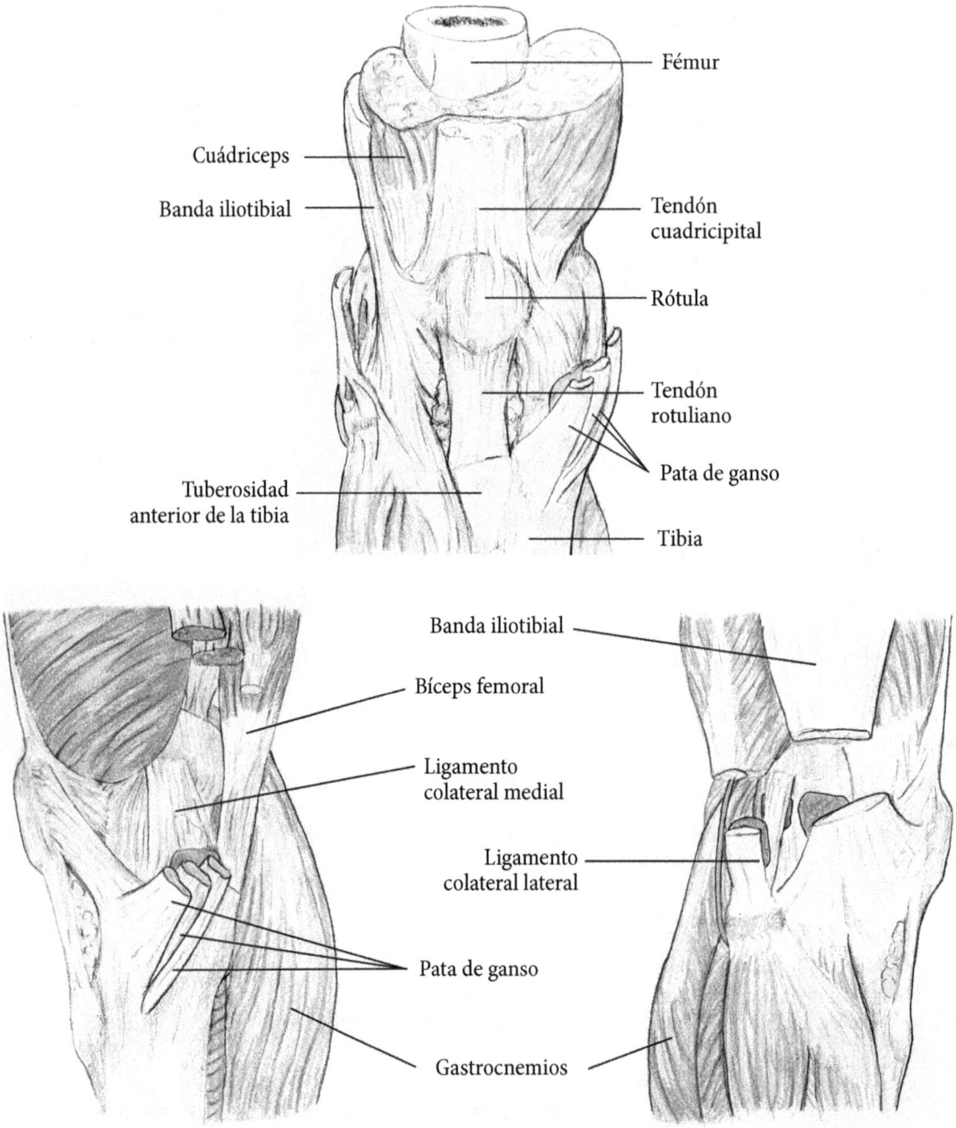

Figura 18.5. Anatomía osteoarticular de la rodilla, la cual muestra, como ejemplo, algunas de las estructuras periarticulares que pueden producir dolor.

a la articulación, la palpación de estructuras dolorosas y pruebas de provocación del dolor permiten diferenciarlo. Además, este tipo de dolor no se acompaña de derrame articular.

Origen de dolor no articular [Figura 18.5]:

- Músculo: desgarro muscular, miositis.
- Hueso: fracturas.
- Ligamentos: esguinces.
- Tendones: tendinopatía, tendinosis, rotura tendinosa.
- Bursas: bursitis.

¿CUÁNDO DERIVAR AL ESPECIALISTA?

- Síndromes dolorosos asociados a patología traumática después de un tratamiento analgésico e inmovilización inicial.
- Síndromes dolorosos degenerativos refractarios al tratamiento conservador o con indicación de resolución quirúrgica.
- Cualquier sospecha de patología inflamatoria, infecciosa o tumoral.

PUNTOS CLAVES

- El dolor músculo-esquelético es muy frecuente y sus causas son variadas.
- Una adecuada anamnesis, considerando las características del paciente y una detallada historia del dolor, junto a un examen físico acucioso son fundamentales para orientarnos en su etiología.
- El dolor de origen articular puede presentar sinovitis, dolor al movimiento articular pasivo y activo y dolor a la palpación articular.
- El dolor no articular, suele presentarse de menor intensidad frente al movimiento articular pasivo y más intenso con el movimiento activo.
- El compromiso inflamatorio poliarticular rara vez se debe a una causa mecánica y es frecuentemente manifestación de enfermedades sistémicas.
- Disponemos de múltiples técnicas de laboratorio e imagen para confirmar los diagnósticos cuando la clínica no es suficiente. Sin embargo, debemos esforzarnos en obtener el máximo de información clínica para evitar estudios y procedimientos diagnósticos innecesarios.

Preguntas y ejercicios de autoestudio

- ¿Cuáles son los factores más importantes a considerar en el estudio del dolor músculo-esquelético?
- ¿Cómo se pueden agrupar de manera sencilla las distintas etiologías del dolor músculo-esquelético?
- ¿Cómo se puede diferenciar un dolor intra de uno extraarticular?
- Describa el proceso diagnóstico frente a la consulta por dolor músculo-esquelético.
- ¿Cuál es el diagnóstico diferencial más importante de una mono artritis? ¿Cómo se confirma?
- Mencione dolores articulares propios de los niños.

CAPÍTULO 19

CERVICALGIA Y CERVICOBRAQUIALGIA

Julio Urrutia, Davor Miranda y Joaquín Sharp

Resumen

Las patologías que afectan la columna cervical pueden clasificarse en aquellas que causan predominantemente dolor de cuello (cervicalgia) y en aquellas que con frecuencia cursan con dolor en la extremidad superior y/o disfunción neurológica, el que puede estar o no acompañado de dolor en el cuello (cervicobraquialgia). Esta última pude corresponder a una radiculopatía cervical que es la inflamación y/o compresión de una raíz nerviosa a nivel cervical.

Para reconocer ambos síndromes dolorosos y determinar su etiología, tratamiento y pronóstico, el examen clínico es fundamental. Este examen puede requerir complementarse en algunas ocasiones con imágenes radiológicas, las que confirman el diagnóstico y permiten clasificar las patologías que los producen, para planificar un tratamiento específico.

INTRODUCCIÓN

Cervicalgia es un término semiológico que significa, en el sentido literal, dolor de cuello, entendido este último como la zona de transición entre la base del cráneo superiormente y las clavículas inferiormente. También se conoce como dolor axial de cuello. Cervicobraquialgia, en cambio, quiere decir dolor de cuello y de brazo, por lo tanto, su presencia exige que el dolor esté presente distal a la articulación acromioclavicular. La disfunción neurológica que suele acompañar este dolor consiste fundamentalmente en alteraciones motoras (paresias, esto es, disminución de la fuerza muscular) y sensitivas (hipoestesias, es decir, disminución de la sensibilidad, y parestesias, en otras palabras, sensaciones anormales en la piel, incluyendo hormigueo).

EPIDEMIOLOGÍA

Los estudios epidemiológicos son muy heterogéneos, pero, en general, se reporta una incidencia anual estimada de un 15%, mientras que la prevalencia se estima en 23%. Esta última es más alta en mujeres, trabajadores de oficina, países con mayor nivel de ingreso y áreas urbanas.

ANATOMÍA

La columna cervical se compone de siete vértebras, las que sostienen la cabeza y sus articulaciones aportan la flexibilidad necesaria para poder posicionar la cabeza. Cada vértebra se designa por una letra C mayúscula acompañada del número de vértebra (C1 a C7). La porción cervical del canal medular contiene la médula espinal y el espacio confinado por la unión de los pedículos de dos vértebras contiguas resulta en el foramen intervertebral, por el que emerge el nervio espinal de cada nivel [Figuras 19.1 y 19.2].

No todas las vértebras cervicales son iguales. C1 y C2 tienen una anatomía particular orientada a la articulación con el cráneo y a la rotación de la cabeza; las otras son muy similares entre sí [Figura 19.3].

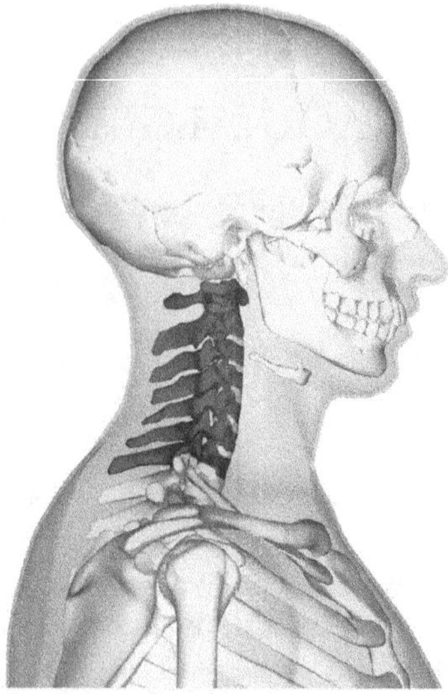

Figura 19.1. Columna vertebral cervical compuesta por 7 vértebras (visión lateral).

Reforzando todo este esqueleto óseo y sus articulaciones están los ligamentos: longitudinal anterior, longitudinal posterior, amarillo, interespinoso y espinoso [Figura 19.4].

La musculatura paravertebral y el músculo trapecio contribuyen a estabilizar la columna vertebral y a mantener su lordosis natural.

La médula espinal, contenida en el canal medular, presenta 8 niveles en la región cervical. En cada nivel emerge una raíz ventral (que lleva información motora) e ingresa una raíz dorsal (que lleva información sensitiva). Ambas raíces se fusionan cerca del foramen intervertebral para formar el nervio espinal, el cual abandona el sistema nervioso central y las meninges para pasar a ser parte del sistema nervioso periférico. Los nervios espinales cervicales emergen por el foramen que está superior a la vértebra que se corresponde con su nivel. Como ejemplo, el nervio C7 emerge por el foramen entre C6 y

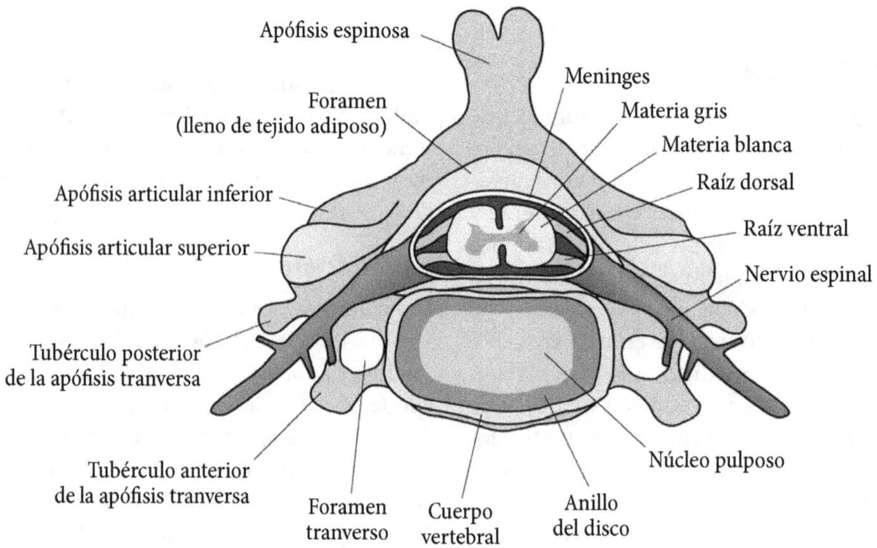

Figura 19.2. Vértebra cervical y su relación con la médula espinal y raíces nerviosas (visión axial o transversa).

C7. Cabe destacar que, a pesar de haber siete vértebras cervicales, los nervios espinales cervicales son ocho, emergiendo el último entre las vértebras C7 y T1 (primera vértebra torácica). Los músculos que son inervados motoramente por una misma raíz se llaman en su conjunto miotoma, mientras que las regiones de la piel inervadas sensitivamente por una misma raíz constituyen un dermatoma (revisar examen neurovascular en capítulo 2).

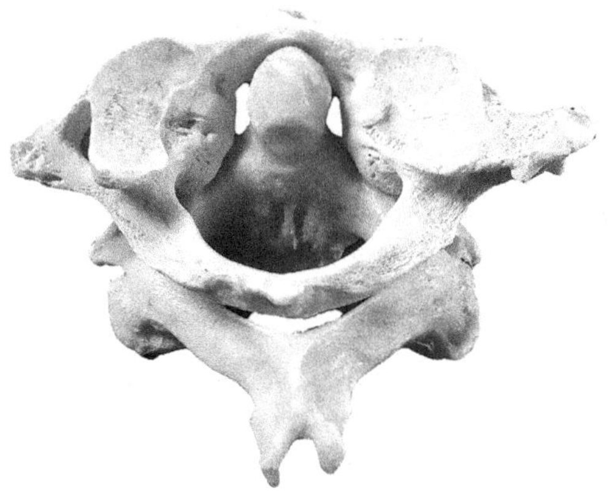

Figura 19.3. Atlas (C1) y axis (C2), visión superior y posterior.

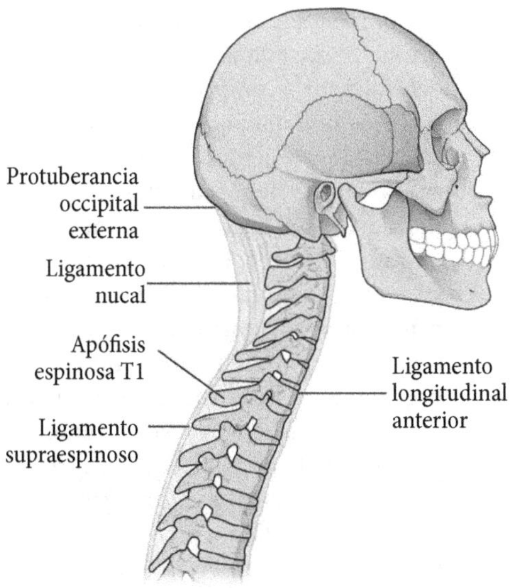

Figura 19.4. Ligamentos principales de la columna cervical.

ETIOLOGÍA

La cervicalgia puede ser la manifestación común de diversas condiciones patológicas. Sus causas más frecuentes son:

- Dolor muscular: los esfuerzos físicos cotidianos, mala postura y malos hábitos de sueño puede lesionar la musculatura paravertebral y los ligamentos de la columna cervical, lo que produce secundariamente contracturas de estos músculos y del trapecio. Los pacientes se quejan de dolor agudo, menor de 6 semanas de evolución, acompañado de sensación de rigidez y tensión en el cuello. Si los síntomas son crónicos, más de 6 semanas de evolución, es preciso considerar otros diagnósticos.
- Espondilosis cervical: es el proceso degenerativo del segmento cervical de la columna vertebral. Se cree que el elemento central sería la deshidratación del disco intervertebral, producto del estrés mecánico acumulado, que secundariamente sobrecargaría a las otras articulaciones, al cuerpo vertebral y a sí mismo. Juega un rol muy importante en las radiculopatías y mielopatías cervicales, secundario a la compresión de las raíces y médula espinal respectivamente. Estos cambios degenerativos son radiológicamente detectables desde los 30 años, por lo que muchos pacientes con espondilosis son completamente asintomáticos.
- Dolor discogénico: es una causa muy frecuente de cervicalgia y cervicobraquialgia. Fisiopatológicamente, se producen alteraciones estructurales de la arquitectura del disco intervertebral que provocan dolor mecánico de cuello. Los pacientes presentan dolor que se exacerba cuando se mantiene una misma posición por un tiempo prolongado, asociado a contracturas

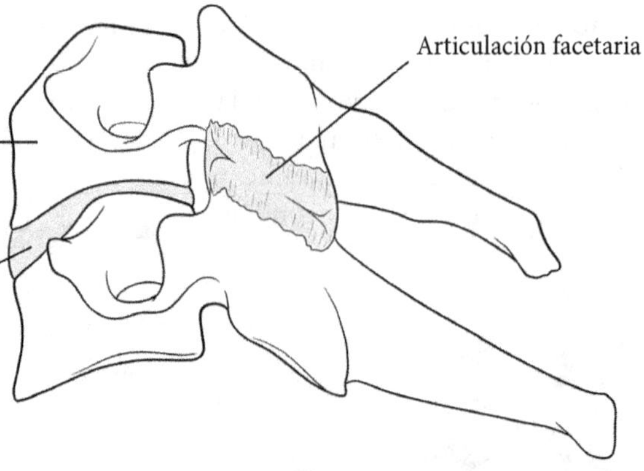

Figura 19.5. Articulación facetaria, visión lateral.

musculares. La degeneración del disco intervertebral puede ser asintomática y el grado de degeneración en estudios radiológicos no guarda correlación con la severidad de la sintomatología.

- Dolor facetario: las articulaciones cigapofisarias también pueden causar cervicalgia. El dolor es axial y a veces se lateraliza al lado más afectado. Los pacientes refieren tener un trabajo con frecuente hiperextensión del cuello o una historia de trauma con lesión por flexión-extensión (síndrome del latigazo) [Figura 19.5].

PRESENTACIÓN CLÍNICA

En las cervicobraquialgias existen dos grandes síndromes: mielopatías y radiculopatías. Estas se describen a continuación.

Mielopatías

Es el compromiso de la médula espinal misma a un nivel específico. Es un síndrome muy amplio del cual la cervicobraquialgia es solo una pequeña parte. Cursa también con alteraciones de la marcha, incontinencia urinaria, disfunción sexual, entre otras.

Radiculopatías

Es el compromiso aislado de las raíces nerviosas de un nervio espinal. Sus grandes causas son:

- Hernia del núcleo pulposo: se produce por una falla estructural del anillo fibroso del disco intervertebral en contener al núcleo pulposo, el cual protruye hacia el canal medular. Si protruye lateralmente, que es lo más frecuente dada la contención del ligamento longitudinal posterior, se comprimen las raíces nerviosas y se produce una radiculopatía. Si lo hace más centralmente, comprime la médula y se produce una mielopatía. La historia que refieren los pacientes en este último caso es similar a la de la radiculopatía, pero la instalación del cuadro es más aguda.
- Espondilosis cervical: los cambios degenerativos de las vértebras producen compresión con inflamación secundaria de las raíces nerviosas. Los pacientes refieren dolor en el cuello y/o brazo de instalación progresiva, asociado frecuentemente a parestesias. Debido a la gran sobreposición de los dermatomas, en general, los pacientes no refieren hipoestesia.
- Causas no compresivas que deben ser consideradas ante radiculopatías difusas

que comprometan múltiples dermatomas y miotomas. Sus causas son: procesos infecciosos (ej.: enfermedad de Lyme y herpes zoster), infiltrativos (fundamentalmente tumores), demielinización, avulsión de las raíces, entre otras.
- Causas extravertebrales: síndrome del opérculo torácico (compresión de las estructuras neurovasculares en su paso entre cuello y tórax, específicamente entre la clavícula y la primera costilla —opérculo torácico—), neuropatía diabética, enfermedades reumatológicas, dolor referido de patología de hombro, entre otras.

EXAMEN FÍSICO

El examen físico de la columna cervical incluye cinco grandes áreas:
- Inspección: el examen comienza con observar minuciosamente la postura y los movimientos de la cabeza y el cuello.
- Palpación: la musculatura paravertebral y el músculo trapecio deben ser palpados en busca de dolor y contractura muscular, cuya severidad puede orientar respecto de algunos diagnósticos. Dolor severo orienta a patología traumática, por ejemplo, fracturas.
- Movimiento articular: evaluar el movimiento pasivo y activo de la columna vertebral. Si está disminuido puede ser orientación de dolor discogénico, facetario, radicular o mielopático. Las limitaciones en la rotación se deben a patología de las vértebras altas (C1 a C3); las de flexión lateral, a patología de las vértebras bajas (C4 a C7).
- Examen neurológico: es perentorio en pacientes con manifestaciones radiculares, evaluándose minuciosamente la fuerza muscular, sensibilidad y reflejos osteotendíneos. Según la raíz espinal comprometida, es posible esperar las alteraciones resumidas en Cuadros 19.1 y 19.2.
- Maniobras provocativas: tienen utilidad en la evaluación de radiculopatías. Se basan en exacerbar la compresión mecánica en la raíz espinal, con el propósito de reproducir los síntomas relatados por el paciente.
- Maniobra de Spurling: es la compresión axial de la cabeza del paciente flexionada, rotada y lateralizada ipsilateralmente a la lesión. Así se estrecha el foramen intervertebral, de modo que se exacerba la compresión de la raíz y se reproducen el dolor y las parestesias, constituyendo

Cuadro 19.1. Alteraciones en el examen neurológico según el nervio espinal comprometido

Nervio espinal	Fuerza muscular	Sensibilidad	Reflejos osteotendíneos
C5	Paresia en la flexión del codo	Hipoestesia y parestesias de la cara lateral del codo	Hiporreflexia bicipital
C6	Paresia en la extensión de la muñeca	Hipoestesia y parestesias del pulgar	Hiporreflexia estilo-radial
C7	Paresia en la extensión del codo	Hipoestesia y parestesias del dedo medio	Hiporreflexia tricipital
C8	Paresia en la flexión interfalángica distal	Hipoestesia y parestesias del meñique	-
T1	Paresia en la abducción del meñique	Hipoestesia y parestesias de la cara medial del codo	-

Cuadro 19.2. Examen neurológico de las raíces nerviosas

Raíz	Evaluación motora	Reflejo osteotendíneo
C1-C4	Utilizar el nivel sensitivo y el diafragma para localizar el segmento neurológico normal más caudal. Diafragma: número de espacios intercostales que desciende la hemicúpula diafragmática en inspiración máxima a través de radioscopia: mayor o igual de 2 espacios: grado 5; menor de 2 espacios: grado 3; sin movimiento: grado 0.	-
C5	Flexores de codo (bíceps braquial y coracobraquial)	Bicipital y Braquioradial
C6	Extensores de muñeca (extensor carpi radialis longus y brevis)	
C7	Extensores de codo (tríceps)	Tricipital
C8	Flexores de articulaciones interfalángicas distales (flexor profundo de los dedos)	
T1	Interóseos de la mano (separación de dedos) (interóseos)	-
T2-L1	Utilizar el nivel sensitivo y signo de Beevor para localizar el segmento neurológico normal más caudal. Signo de Beevor: movimiento cefálico del ombligo al flexionar el cuello con el paciente en decúbito supino. Puede estar presente o ausente y permite diferenciar lesiones sobre o bajo T10.	-
L2	Flexores de cadera (iliopsoas)	Rotuliano
L3	Extensores de rodilla (cuádriceps)	
L4	Dorsiflexores del tobillo (tibial anterior)	
L5	Extensor ortejo mayor (extensor largo del hallux)	-
S1	Flexión plantar del pie (gastrocnemio-sóleo)	Aquiliano

esto un signo positivo. La sola aparición de dolor en el cuello es inespecífica y no es un resultado positivo de la maniobra [Figura 19.6].

- Signo de Elvey: es la abducción del hombro de la extremidad superior afectada. Esta debe estar completamente extendida y la cabeza lateralizada contralateralmente. Si se reproducen el dolor y las parestesias de la extremidad descritos por el paciente, el signo es positivo.

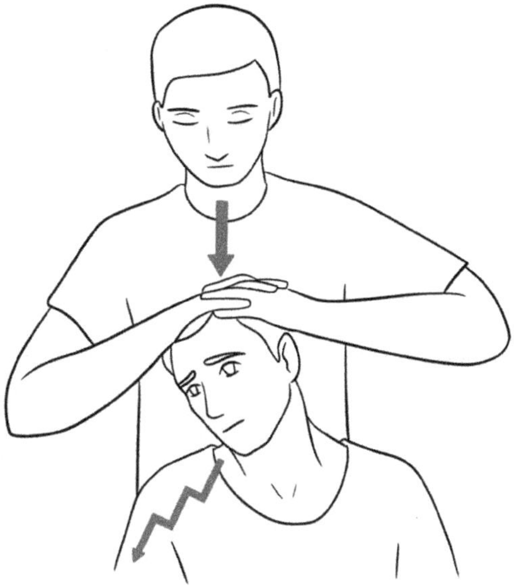

Figura 19.6. Maniobra de Spurling.

Signos de alarma (banderas rojas)

Para cervicalgia y cervicobraquialgia hay causas poco frecuentes que pueden ser producto de patologías muy graves. Los elementos de la historia que permiten sospechar estos diagnósticos, llamados signos de alarma o banderas rojas, se resumen en siguiente Cuadro 19.3.

Cuadro 19.3.

Bandera roja	Diagnósticos a considerar
Síntomas y signos neurológicos, como paresia braquial, dificultad de la marcha, incontinencia urinaria, reflejo plantar extensor.	Mielopatía cervical
Historia de fiebre, calofríos, baja de peso, inmunosupresión, cáncer o uso de drogas endovenosas.	Tumores, infecciones
Presencia de parestesias de extremidad superior por la flexión del cuello (signo de Lhermitte).	Mielopatía cervical o patología intramedular (esclerosis múltiple)
Cefalea, dolor en cintura escapular o pélvica, síntomas visuales en persona mayor.	Enfermedades reumatológicas (ej.: polimialgia reumática, arteritis de células gigantes)
Historia de trauma reciente.	Fractura cervical

Cuadro 19.4. Escenarios clínicos que ameritan estudio radiológico en pacientes con dolor de cuello

<table>
<tr><th>Escenario</th><th>Estudio de elección</th><th>Comentarios</th></tr>
<tr><td>Paciente mayor de 50 años con síntomas de reciente aparición.</td><td>Radiografía de columna cervical</td><td>Deben solicitarse las proyecciones clásicas (AP, lateral en flexión y en extensión) y, además, ante sospecha de radiculopatía, proyecciones oblicuas.</td></tr>
<tr><td>Dolor moderado-severo de más de 6 semanas de evolución bajo tratamiento óptimo.</td><td rowspan="3">Resonancia magnética, porque es muy sensible para las lesiones de partes blandas. La TAC es de segunda línea, ya sea por contraindicación de RM, limitaciones logísticas, etc.</td><td rowspan="3">En pacientes con insuficiencia renal crónica, tener precaución con el uso de contrastes con gadolinio.
La sensibilidad de la RM es tal que puede mostrar lesiones hasta en un 30% de los pacientes asintomáticos.
Si se sospecha causa no compresiva de radiculopatía, realizar estudio con contraste.
Si la clínica es altamente sugerente de radiculopatía y la RM es normal, realizar mielografía por TAC (estándar de oro para compresión de foramen intervertebral).</td></tr>
<tr><td>Síntomas constitucionales (fiebre, baja de peso, etc.), antecedentes de cáncer o conductas con riesgo de infección (abuso de drogas endovenosas).</td></tr>
<tr><td>Déficit neurológico progresivo, particularmente si es en distribución dermatomérica o miotomérica.</td></tr>
</table>

ESTUDIO IMAGENOLÓGICO

El diagnóstico de las cervicalgias y de las cervicobraquialgias es primeramente clínico. Hay escenarios en que existe la posibilidad de que la causa del dolor sea una patología grave, por lo que se indica en estos casos un estudio radiológico. En la próxima tabla se resumen estas situaciones y su respectivo estudio [Cuadro 19.4].

CLASIFICACIÓN

Se recomienda clasificar los dolores de cuello según su potencial gravedad:

- Grado I: dolor de cuello sin signos de patología grave y poca o ninguna interferencia en las actividades de la vida diaria.
- Grado II: dolor de cuello sin signos de patología grave, pero con interferencia en las actividades de la vida diaria.
- Grado III: dolor de cuello con signos neurológicos de compresión nerviosa.
- Grado IV: dolor de cuello con signos de patología grave.

TRATAMIENTO

El tratamiento debe ser individualizado para cada paciente, considerando las características del dolor y el tiempo de evolución. Los objetivos del tratamiento son fundamentalmente reducir el dolor y recuperar la funcionalidad.

El tratamiento de la cervicalgia es primeramente conservador y comprende dos grandes pilares: terapia no farmacológica y farmacológica.

Terapia no farmacológica

- Aplicación de frío/calor local: provee alivio sintomático en la fase más aguda del dolor. La decisión entre aplicar frío o calor depende de la preferencia del paciente.
- Medidas posturales: es conveniente que el paciente se siente derecho y con los hombros

hacia atrás. Los pacientes que están mucho tiempo sentados por razones de profesión pueden beneficiarse de pararse y caminar un poco cada vez que puedan. La postura durante el sueño es importante. Es recomendable usar un cojín pequeño debajo del cuello para una adecuada alineación del cuello con el resto del cuerpo.

- Ejercicios en la casa: los pacientes pueden realizar en su casa ejercicios simples de contracción isométrica en flexión, lateralización y rotación del cuello. Estos fortalecen la musculatura paravertebral y mejoran la flexibilidad.
- Kinesioterapia: tiene un rol esencial en el tratamiento del dolor crónico y recurrente. La terapia debe basarse fundamentalmente en ejercicios de la musculatura cervical, aunque también puede incluir elementos como tracción cervical y masoterapia.
- Otras técnicas: entre estos métodos se describen la inyección de lidocaína en puntos gatillo, electroterapia transcutánea, acupuntura, Qigong (método de origen chino basado en meditación, ejercicios de respiración y movimientos lentos) y terapia cognitivo-conductual. La evidencia que respalda estas técnicas es controversial.

Terapia farmacológica:

- Paracetamol y antiinflamatorios no esteroidales: la administración de este tipo de fármacos en un esquema horario produce alivio parcial o total en la gran mayoría de los dolores de intensidad leve a moderada. El uso combinado de ambos fármacos produce un efecto sinérgico.
- Opioides y opiáceos: para dolores de intensidad severa pueden indicarse por períodos breves.
- Otros: en algunos pacientes el alivio de los síntomas se consigue con relajantes musculares o benzodiazepinas. Ambos deben usarse con mucha precaución en adultos mayores. En casos de dolor crónico que pueden beneficiarse de antidepresivos tricíclicos (amitriptilina) o inhibidores selectivos de la recaptación de serotonina (duloxetina), cuando la cervicalgia coexiste con depresión o fibromialgia.

El tratamiento de las cervicobraquialgias en la primera línea de tratamiento comprende medidas conservadoras. Estas son prácticamente las mismas que las cervicalgias, aunque a veces se plantea el uso de corticoides orales por un tiempo breve o, incluso, la inyección epidural de estos. La cirugía, la que consiste básicamente en técnicas de descompresión del canal medular y del foramen intervertebral, se indica en los siguientes casos:

- persistencia de los síntomas después de 6 semanas de tratamiento óptimo.
- progresión del déficit motor.
- presencia de mielopatía.

Estas patologías que requieren resolución quirúrgica se confirman con estudios de imágenes, los que, además de diagnósticos, proveen información anatómica importante para el procedimiento. Las técnicas quirúrgicas más utilizadas son la discectomía (resección del disco intervertebral) y fusión cervical anterior (fijación de dos o más vértebras a través un abordaje anterior a la columna, para evitar manipulación de la médula espinal y sus raíces).

PRONÓSTICO

Por lo general, el pronóstico de la cervicalgia y cervicobraquialgia es muy bueno. La gran mayoría de estos síndromes dolorosos se resuelven en dos a tres semanas con medidas conservadoras.

¿CUÁNDO DERIVAR AL ESPECIALISTA?

- Cervicalgia con signos de alarma (banderas rojas).
- Cervicalgia o cervicobraquialgia que no responde a tratamiento conservador de primera línea.
- Cervicobraquialgia que presenta déficit neurológico severo o progresivo.

PUNTOS CLAVES

- Las cervicalgias pueden tener diversos orígenes como trastornos musculares, del disco intervertebral, de las articulaciones facetarias o del proceso degenerativo en la espondilosis cervical.
- Las cervicobraquialgias con disfunción neurológica son causadas generalmente por radiculopatías secundarias a hernias del núcleo pulposo y espondilosis cervical.
- En ocasiones poco frecuentes estos dolores pueden ser producto de patologías graves, como lesiones medulares, tumores, infecciones, mesenquimopatías y fracturas. Los elementos de la historia, como déficit neurológico, baja de peso, fiebre, compromiso del estado general y severa impotencia funcional, llamados signos de alarma o banderas rojas, permiten sospechar estos diagnósticos.
- En cervicobraquialgias la exploración clínica requiere de un examen neurológico que evalúe minuciosamente la fuerza muscular, sensibilidad y reflejos osteotendíneos específicos para cada raíz espinal, además de pruebas provocativas de síntomas.
- El tratamiento inicial es generalmente conservador, considerando terapias farmacológicas, medidas físicas, medidas posturales, ejercicios y kinesioterapia.

Preguntas y ejercicios de autoestudio

- ¿Cuáles son las causas más frecuentes que pueden producir una cervicalgia?
- ¿Cuáles son las causas más frecuentes de una cervicobraquialgia por radiculopatía?
- Describa la maniobra de Spurling cuando es positiva.
- Mencione cuáles son las alternativas terapéuticas en el tratamiento inicial de una cervicalgia.

CAPÍTULO 20

DOLOR DE HOMBRO

Francisco Soza y Arturo Meissner

Resumen

Debido a su alta prevalencia, el dolor de hombro requiere un enfrentamiento ordenado que oriente su etiología, la que puede ser de tipo intra o extraarticular.

Las claves están en una adecuada anamnesis y examen físico específico que permitan distinguir entre patología por sobreuso/trauma, generalmente asociada a pacientes jóvenes, y aquella de predominio degenerativa, propia de pacientes mayores.

El uso de imágenes como radiografías se prefiere ante el antecedente de trauma. La ecografía y RM tienen utilidad en el estudio de partes blandas, entre las que destaca la patología del mango rotador como una de las causas más frecuentes de dolor.

El tratamiento en la mayoría de los casos es conservador, salvo en pacientes jóvenes con historia de traumatismos, en cuyo caso la opción de cirugía dependerá del tipo de estructura lesionada.

DEFINICIÓN

El dolor de hombro considera a las articulaciones de la cintura escapular. Esta, que se describirá en detalle más adelante, corresponde al conjunto de huesos, articulaciones y músculos que unen la extremidad superior con el tronco. El dolor de hombro se irradia y compromete frecuentemente a regiones adyacentes como son la región cervical, la región torácica anterior y la región dorsal proximal.

A pesar de que se utiliza con frecuencia el término omalgia como sinónimo de dolor de hombro, no se recomienda su uso, puesto que la raíz del término viene del griego ōmos que significa espalda.

EPIDEMIOLOGÍA

Después del lumbago, el dolor de hombro es la segunda causa de dolor músculo-esquelético que motiva consulta. Se estima que hasta un 60% de la población general va a sufrir de dolor de hombro en algún momento de su vida, en especial después de los 50 años, dado que su prevalencia aumenta con la edad. Además, es una patología que, si bien tiende a ser autolimitada, puede causar discapacidad importante y limitar las actividades de la vida diaria y laborales. Es por esto que el médico general debe familiarizarse con el diagnóstico y tratamiento, en especial, considerando que la prevención y mejora de los factores de riesgo de dolor de hombro han demostrado un alto impacto en la evolución natural de la enfermedad.

ANATOMÍA

El hombro es el conjunto de estructuras que unen la extremidad superior con el tronco. Se compone de cuatro articulaciones: la glenohumeral (que une la escápula con la cabeza del húmero), la acromioclavicular (que une el acromion escapular con la clavícula), la esternoclavicular (entre el esternón y la clavícula) y la escápulo-torácica (entre la escápula y la parrilla costal). De estas, la de mayor relevancia es la glenohumeral, por lo que este capítulo se referirá a ella con mayor detalle.

La articulación glenohumeral presenta un componente óseo (estabilizador estático formado por las superficies articulares de la escápula y del húmero), un componente muscular (estabilizador dinámico formado por los músculos del manguito rotador) y un componente formado por partes blandas articulares (estabilizador estático, labrum, cápsula articular, ligamentos y bursas) [Figuras 20.1 y 20.2].

En la articulación glenohumeral existe una desproporción entre ambas superficies articulares, ya que la superficie glenoidea es más pequeña que la cabeza humeral y es casi plana, con una minina concavidad. Esta desproporción y geometría le otorgan un amplio rango de movimiento articular, siendo esta la articulación más móvil del cuerpo humano. Sin embargo, al mismo tiempo, la hace considerablemente más inestable. Así, su estabilidad depende, en gran parte, de las otras estructuras como son los músculos, tendones, ligamentos, labrum y cápsula articular.

En los músculos y tendones destacan el deltoides y manguito rotador (MR) compuesto este último por los músculos y tendones subescapular, supraespinoso, infraespinoso y redondo menor.

La función que posee cada músculo y tendón en relación al brazo es:

- Deltoides: abducción.
- Subescapular: aducción y rotación interna. Entrega estabilidad por anterior.
- Supraespinoso: abducción y estabilidad por superior. Entrega estabilidad por superior.
- Infraespinoso: rotación externa.
- Redondo menor: aducción y rotación externa.

Los tendones de los músculos del manguito rotador confluyen en el trocánter mayor humeral y se fusionan con la cápsula articular y las partes blandas articulares, lo que ayuda a mantener estable la cabeza humeral contra la escápula.

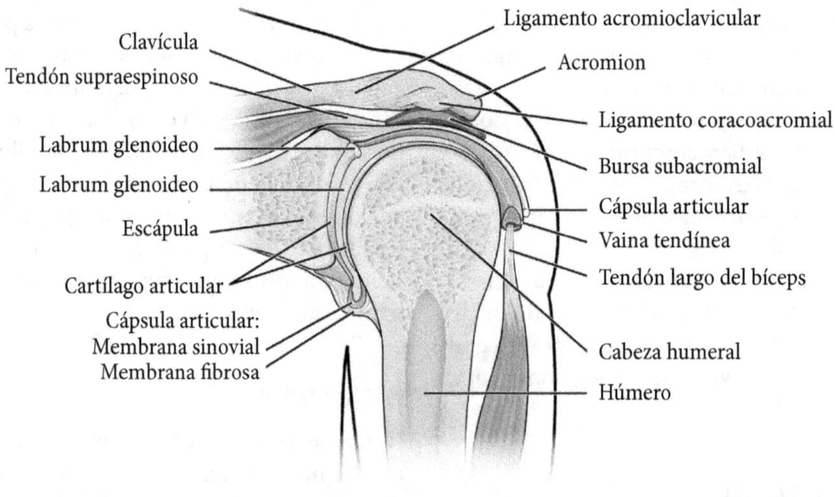

Figura 20.1. Estructuras anatómicas principales relacionadas con la articulación glenohumeral. Visión anterior del hombro izquierdo, plano coronal.

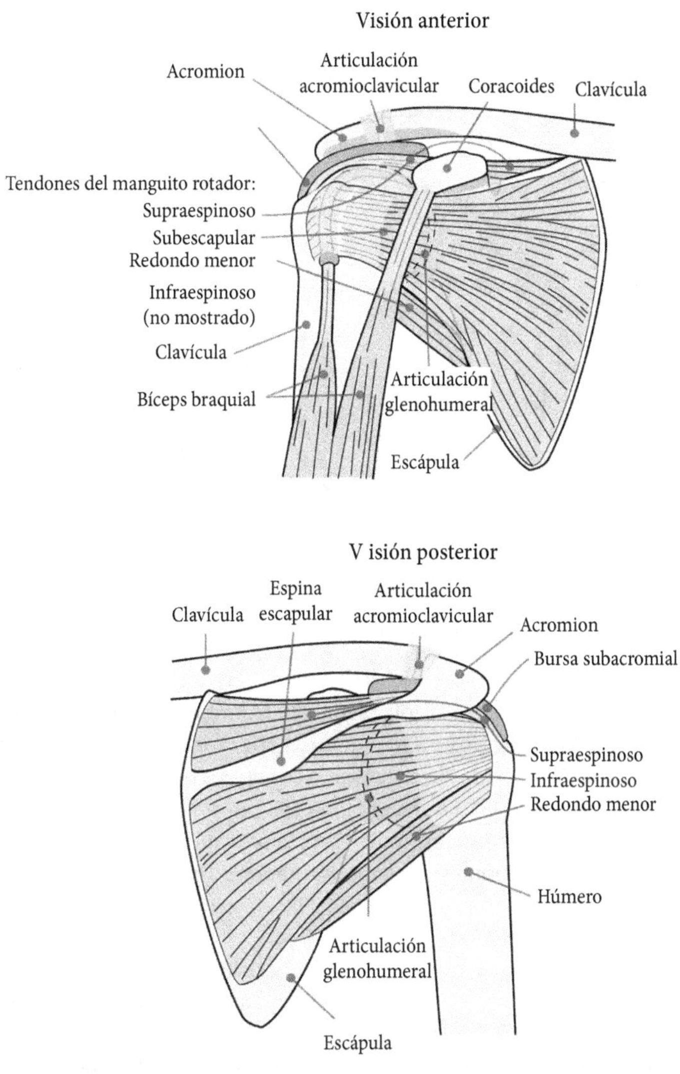

Figura 20.2. Estructuras anatómicas del manguito rotador.

En las partes blandas articulares destacan los ligamentos glenohumerales, el ligamento coracohumeral (que otorga estabilidad por superior), el ligamento coracoacromial y la bursa subacromial. Esta última corresponde a una estructura laxa ubicada entre el tendón conjunto del MR y el acromion, cuya función es disminuir la fricción que producen los tendones sobre el hueso [Figura 20.3].

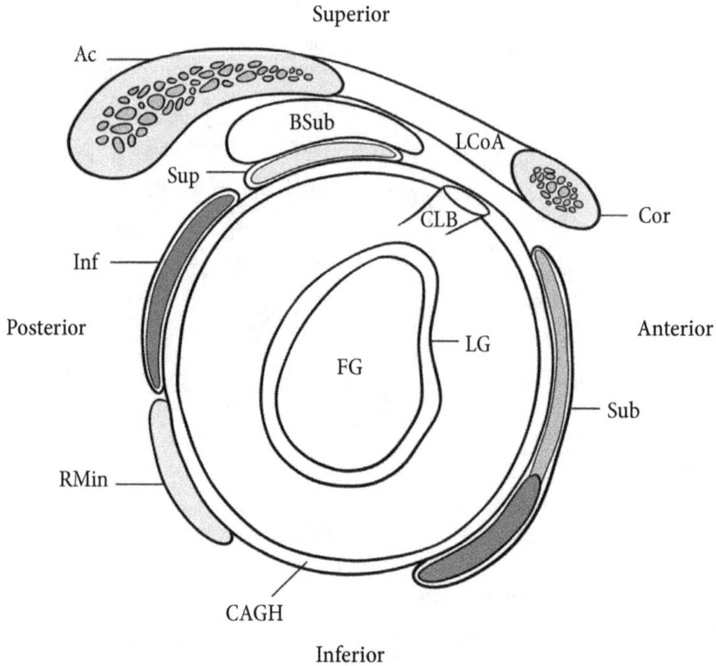

Figura 20.3. Diagrama que ejemplifica un corte sagital del hombro, en el que se muestra el balance de las fuerzas que ejercen los músculos del manguito rotador sobre la articulación, manteniéndola estable. Ac. Acromion; CLB. Tendón de la cabeza larga del bíceps braquial; Cor. Proceso coracoides; LCoA. Ligamento coracoacromial; FG. Fosa glenoidea; LG. Labrum glenoideo; CAGH. Cápsula de la articulación glenohumeral; Inf. Infraespinoso; Sub. Subescapular; BSub. Bursa subacromial; Sup. Supraespinoso; RMin. Redondo menor.

PRESENTACIÓN CLÍNICA

Anamnesis

Como primer paso, es importante definir la edad y comorbilidades del paciente, ya que esto nos orienta al espectro de patologías a las que es más susceptible. En pacientes más jóvenes, que tienen huesos y partes blandas de mejor calidad biológica, el dolor suele ser de origen post-traumático, secundario a inestabilidades o sobreuso. En cambio, en pacientes de mayor edad, con tejidos que ya presentan procesos degenerativos variables, son más frecuentes las roturas del MR, capsulitis adhesiva y artrosis glenohumeral. En estos últimos casos existe mayor tendencia a la cronicidad del dolor, llegando a durar hasta 2 años en la mitad de estos pacientes.

Entre los antecedentes generales, es importante entender la realidad funcional de cada paciente, salud metabólica, expectativas, la actividad laboral y deportiva. Los pacientes que realizan deportes de impacto o levantamiento de pesas son más propensos a presentar ciertas lesiones, como patología acromioclavicular. Las enfermedades metabólicas tales como diabetes, hipotiroidismo e hipercolesterolemia han demostrado alterar la capacidad de reparación de los tejidos. Lo mismo sucede con hábitos nocivos como el consumo de tabaco, drogas o alcohol. Además, hay que indagar si el paciente presenta historia de lesiones previas en el hombro, episodios de dolor de hombro en el pasado, historia de luxación o inestabilidad de la articulación glenohumeral y cirugías previas en la zona.

Historia del dolor:

- Tiempo de evolución: es relevante indagar acerca de las circunstancias de inicio, por ejemplo, asociado o no a trauma o a actividades específicas. En el caso que el inicio del dolor esté asociado a un trauma o a una acción específica, es importante definir el mecanismo de la lesión.
- Localización e irradiación: nos puede guiar hacia la etiología del dolor. Un dolor irradiado hacia el cuello o hacia la extremidad superior completa sugiere patología cervical (radiculopatía o mielopatía). Un dolor anterosuperior es sugerente de patología de la articulación acromioclavicular. El dolor lateral sugiere patología del músculo deltoides o del MR.
- Intensidad (mediante escala visual análoga —EVA—): esto determina el grado de limitación de las actividades de la vida diaria y el compromiso en su calidad de vida.
- Dolor nocturno: si el dolor produce algún grado de privación de sueño en el paciente, puede ocasionar alteraciones serias en la salud mental y metabólica. El dolor de hombro induce trastornos del sueño en un 80% de las personas que lo padecen, el cual se puede categorizar como leve, si despierta en las mañanas con dolor; moderado, si despierta mientras duerme cuando se apoya sobre el hombro; o severo, si no logra conciliar el sueño o el dolor lo despierta en la noche, no pudiendo volver a conciliar el sueño.
- Desencadenantes y atenuantes.
- Síntomas asociados: aumento de volumen, impotencia funcional, ruidos anormales ("clicks o crujidos") y sensación de inestabilidad.

EXAMEN FÍSICO

Para realizar un adecuado examen físico del hombro el paciente debe estar lo más cómodo posible y la aproximación debe ser sistemática, siguiendo en líneas generales la secuencia inspección, palpación, rango de movimiento articular, pruebas específicas (que incluyen las pruebas de fuerza y provocativas) y la evaluación neurovascular.

- Inspección: se inicia desde el momento en el que el paciente ingresa a la consulta, observando la posición general y las relaciones entre los distintos ejes del cuerpo. Esto es importante, porque uno de los factores condicionantes para la aparición de patología de hombro es la inadecuada posición crónica. Luego, se debe solicitar al paciente que se desvista desde la cintura hacia arriba, para inspeccionar por posterior y anterior, observando la presencia de asimetrías entre ambos hombros o disquinesia escapular (alteración de la sincronización en la articulación escápulo-torácica). En relación al hombro afectado, hay que buscar signos de deformidad evidente, tumoración, lesiones cutáneas, signos de inflamación local (eritema, calor local, aumento de volumen, derrame), atrofia muscular y signos de algunas patologías específicas, como el aspecto de "hombro en charretera", en el que se pierde el contorno habitual del hombro, característico de la luxación de hombro.
- Palpación: es importante palpar sistemáticamente, tanto en el cuello como en el hombro, buscando posibles puntos dolorosos. De encontrarse puntos dolorosos cervicales, esto podría orientar a un origen del dolor irradiado desde el cuello, al igual que si el dolor se reproduce a la movilización pasiva o activa de la columna cervical. En el hombro hay que palpar los distintos hitos anatómicos (músculos, inserción de tendones, puntos de prominencias óseas y articulaciones) buscando reproducir el dolor. Por ejemplo, un dolor a la palpación exquisito en las articulaciones acromioclavicular o esternoclavicular puede ser sugerente de artrosis o sinovitis.
- Rango de movimiento: es importante evaluar el rango de movimiento articular pasivo y activo del hombro afectado y compararlo con el hombro sano, examinando grados

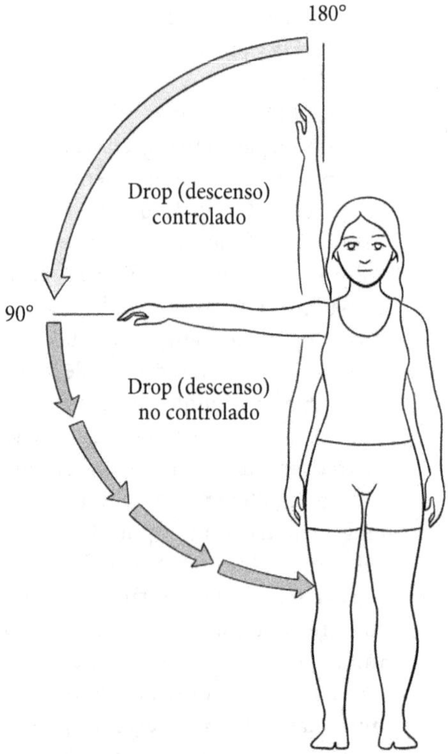

Figura 20.4. Prueba de brazo caído o *drop arm test*

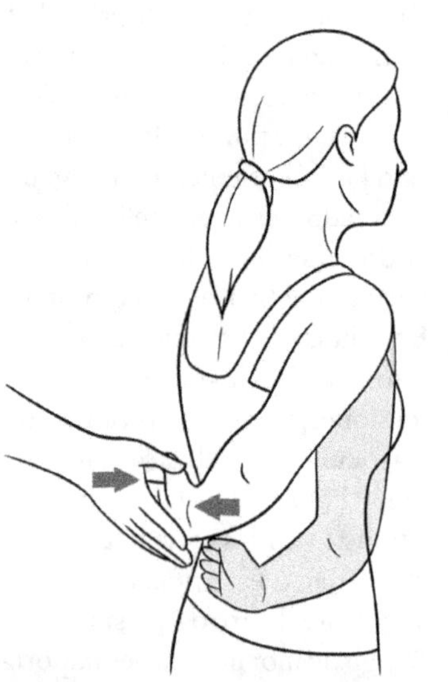

Figura 20.5. Prueba de rotación interna o *lift off test.*

de flexión, extensión, abducción, aducción, rotación interna y rotación externa. Frente a la presencia de limitación pasiva del rango de movimiento, por ejemplo, una rotación interna menor de 30°, debiese plantearse como diagnóstico diferencial patologías degenerativas (artrosis glenohumeral o capsulitis adhesiva). Si existe limitación activa del rango de movimiento, con el rango pasivo conservado, es más probable una patología del MR, que se podrá estudiar con mayor detalle con las pruebas funcionales ya descritas.

Un aumento del rango de movimiento articular normal puede dar luces de una condición preexistente de hiperlaxitud, la que predispone a la aparición de luxaciones o una rotura del tendón del músculo que limita la acción a examinar. Por ejemplo, una rotura del tendón del subescapular va a traducirse en un aumento en la rotación externa.

- Pruebas específicas: están destinadas a evaluar la integridad de músculos específicos. Se pueden clasificar en pruebas de fuerza, provocativas y de estabilidad.

  Las pruebas de fuerza buscan déficit motor y sugieren rotura parcial o total de los tendones del MR. Las más utilizadas con mayor frecuencia son las pruebas de brazo caído o *drop arm*, rotación interna y rotación externa.
- Prueba de brazo caído ("*Drop arm test*"): evalúa la integridad del músculo supraespinoso. Consiste en abducir el brazo del paciente en 180° y luego pedirle que lo baje lentamente. El signo es positivo si el brazo cae bruscamente, acompañado de dolor [Figura 20.4].
- Rotación interna o lift off test: prueba que evalúa la integridad del músculo subescapular. El paciente debe apoyar el dorso de su mano en su zona lumbar, con el codo flexionado en 90°. Luego, el examinador debe separar la mano de la espalda. La prueba es positiva si el paciente no es capaz de mantener esta posición [Figura 20.5].

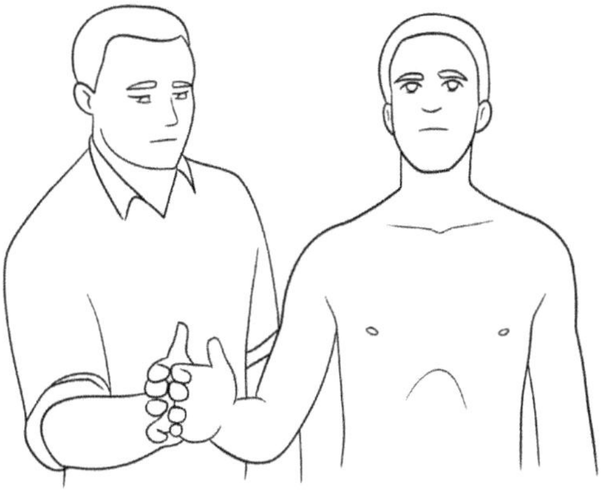

Figura 20.6. Prueba de rotación externa.

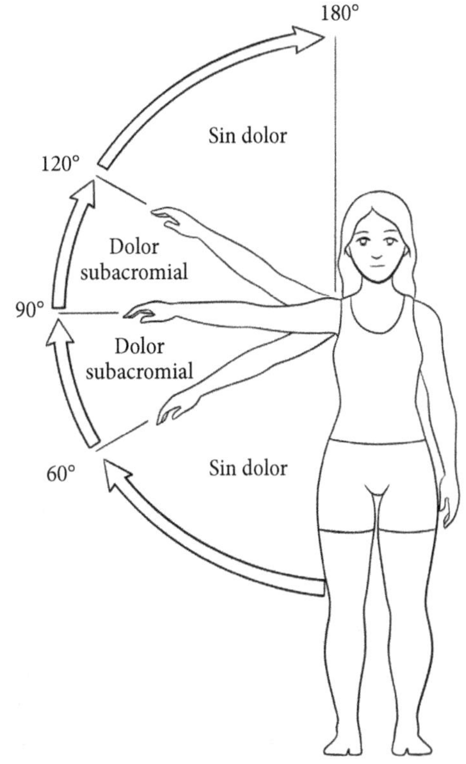

Figura 20.7. Prueba de arco doloroso.

- Rotación externa: prueba que evalúa la integridad de los músculos infraespinoso y redondo menor. El paciente debe mantener el codo flexionado en 90°. Luego, el examinador debe llevar el brazo hacia lateral, logrando rotación externa máxima. La prueba es positiva si el paciente no puede mantener esta posición [Figura 20.6]. Las pruebas provocativas buscan provocar dolor y sugieren el síndrome doloroso de pinzamiento subacromial. Las más frecuentemente utilizadas son las pruebas de arco doloroso, Neer y Hawkins.
- Arco doloroso: corresponde a la prueba de elección para detectar patología subacromial o pinzamiento (tendinopatías del MR o bursitis subacromial). Consiste en abducir el brazo del paciente hasta 180° y luego pedirle que lo baje extendido lentamente. Es positivo si se reproduce el dolor de hombro entre los 60° y los 120°. Tiene una sensibilidad de hasta un 80% para detectar patología subacromial [Figura 20.7].
- Prueba de Neer: consiste en abducir el hombro en 90° con el codo extendido y solicitar al paciente que apunte con el dedo pulgar hacia abajo. El signo es positivo cuando esta acción reproduce el dolor [Figura 20.8].

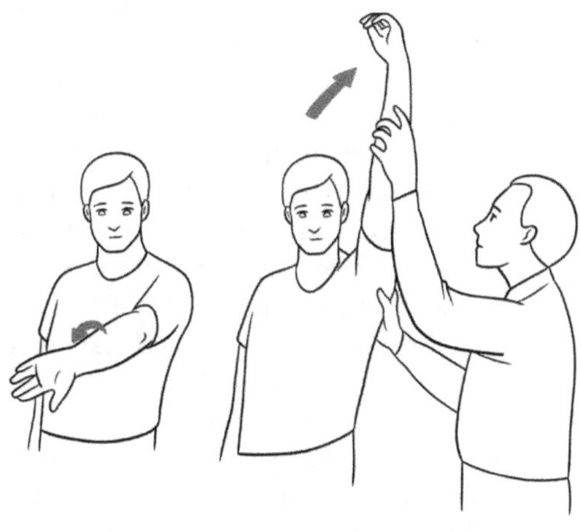

Figura 20.8. Prueba de Neer.

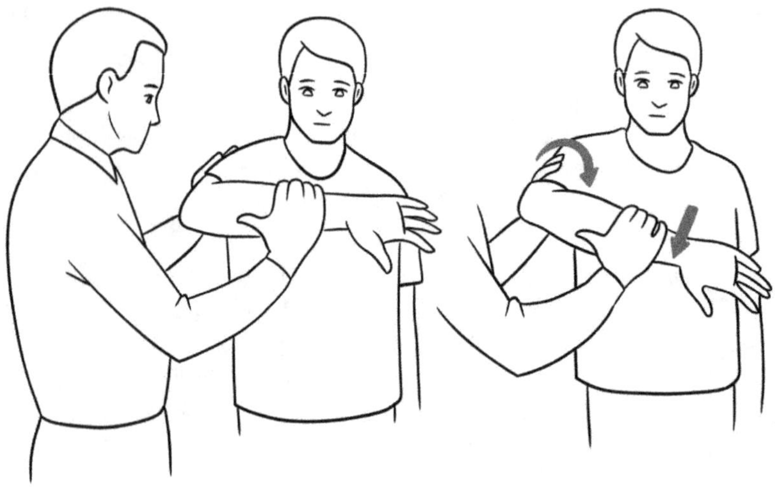

Figura 20.9. Prueba de Hawkins.

- Prueba de Hawkins: consiste en abducir el hombro en 90°, con el codo flexionado en 90° al mismo tiempo, para evaluar rangos de rotación interna y externa. Es positivo cuando se reproduce el dolor con esta maniobra [Figura 20.9].

Las pruebas de estabilidad son importantes para descartar un componente de luxación o subluxación de la articulación glenohumeral. Una herramienta útil para diagnosticar inestabilidad es la prueba de aprensión, que consiste en abducir el hombro en 90° con el codo flexionado y luego rotar externamente con suave presión por posterior. La maniobra es positiva si genera sensación de aprensión, es decir, el paciente siente que el hombro "se va a salir de su lugar" si se sigue realizando la maniobra (nota: la palabra "aprehensión" se usa para la acción de agarrar o detener y "aprensión" para describir recelo).

Otra prueba que se puede usar para este fin es la maniobra de Gagey, la que consiste en abducir el hombro de forma pasiva y observar el rango de abducción que se logra. Si este es a 105° o más de 30° en relación al brazo contralateral, es sugerente de una disfunción del ligamento glenohumeral inferior y de inestabilidad de la articulación. Ambas maniobras deben diferenciarse de la hiperlaxitud, en que el aumento del rango de movimiento articular es recurrentemente asintomático [Figura 20.10].

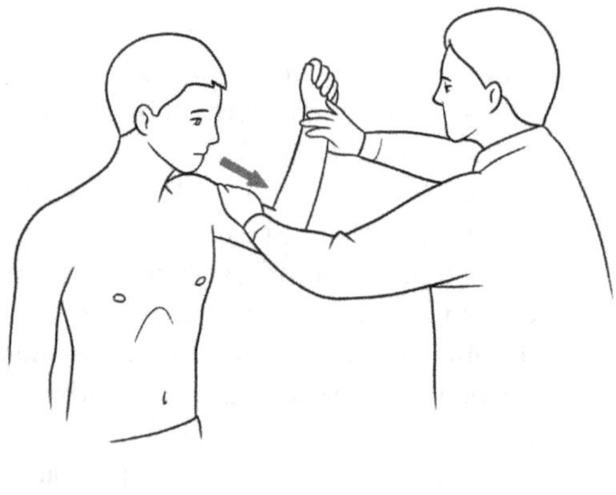

Figura 20.10. Prueba de aprensión.

- Evaluación neurovascular: es esencial para descartar una radiculopatía, una mielopatía (revisar capítulo 19 de cervicalgia y cervicobraquialgia) o la existencia de posibles lesiones debidas a patologías específicas (ej.: lesión del nervio axilar en la luxación de hombro). En la evaluación vascular es importante palpar pulsos proximales (braquial) y distales (radial).

Cuadro 20.1.

Banderas rojas (signos de alarma) en hombro doloroso	Posibilidad diagnóstica
Tumoración o derrame articular al examen físico.	Patología tumoral.
Fiebre, compromiso del estado general, signos de inflamación local y parámetros inflamatorios elevados.	Infección.
Antecedente de trauma reciente. Deformidad de la extremidad. Pérdida aguda de rango de movimiento articular pasivo.	Fractura o luxación.
Déficit motor o sensitivo en extremidades superiores.	Probable lesión neurológica.
Alto riesgo cardiovascular.	Infarto de presentación atípica. Realizar electrocardiograma antes de continuar evaluación.

ESTUDIO IMAGENOLÓGICO

Se debe tener precaución al solicitarlo y sobre todo con la interpretación de los sus hallazgos, ya que en la población general existe una alta frecuencia de lesiones de hombro asintomáticas, por lo que siempre se debe correlacionar con la clínica. Las imágenes se utilizan ante la sospecha de trauma, frente al fracaso del tratamiento conservador o en situaciones específicas de signos de alarma (banderas rojas) que se describen más adelante.

RADIOGRAFÍAS

Reservar para pacientes con antecedente de trauma reciente, asociado al inicio del dolor, o en los que al examen físico destaque la presencia de inestabilidad, limitación a la movilización activa o pasiva, signos inflamatorios, un tumor o deformidad importante. Es útil en el diagnóstico de fenómenos degenerativos. Siempre deben ser solicitadas como parte de estudio inicial en casos con dolor de hombro asociados a banderas rojas, tal y como se muestra en el siguiente Cuadro 20.1.

Si luego de la evaluación inicial y la toma de imágenes persiste una sospecha alta de alguna de las patologías mencionadas, se debe derivar a un especialista.

ECOGRAFÍA

De utilidad para evaluar la integridad de los tendones de los músculos del MR, especialmente frente a una duda diagnóstica. Tiene una sensibilidad de hasta un 100% en el diagnóstico de rotura de tendones del MR. Presenta como ventajas ser un examen dinámico, más barato que la RM, pero con operador dependiente y menos preciso para evaluar el estado de base de los tejidos.

Resonancia magnética

Se utiliza para evaluar con mejor definición la integridad de las partes blandas del hombro. Se solicita frente a la sospecha, o confirmación por ecografía, de la rotura de algún tendón del MR en pacientes candidatos a una resolución quirúrgica, ya que entregará detalles de la anatomía, tamaño y ubicación de la rotura, calidad biológica de las fibras de los tendones y del porcentaje de degeneración muscular grasa, el cual es un indicador pronóstico de éxito en la cirugía. Otra indicación común es frente a la sospecha de una radiculopatía, mielopatía u otras lesiones intraarticulares como roturas del labrum y bíceps.

DIAGNÓSTICO DIFERENCIAL DEL DOLOR DE HOMBRO

Causas intrínsecas

- Síndrome subacromial o del manguito rotador (SMR): es la principal causa de dolor de hombro una vez descartado el dolor referido. Puede ser secundaria a patología de los músculos del manguito rotador (supraespinoso, infraespinoso, subescapular y redondo menor), incluyendo tendinopatías, roturas de tendones o bursitis subacromial. Característicamente el dolor se exacerba con movimientos de extremidad superior por sobre la cabeza y suele presentar pruebas funcionales alteradas. Al final del capítulo se describe esta patología en mayor detalle.
- Inestabilidad articular (luxación-subluxación): se debe sospechar en pacientes con historia previa de inestabilidad glenohumeral (antecedentes de luxaciones) y hallazgos sugerentes al examen físico (prueba de aprensión). El diagnóstico precoz de la inestabilidad de hombro es esencial, ya que de no diagnosticarse ni tratarse, predispone al desarrollo de artrosis glenohumeral y a daño neurovascular. Corresponde derivar a especialista para su evaluación [Figura 20.11].
- Capsulitis adhesiva ("hombro congelado"): patología de causa idiopática, asociada a un engrosamiento y retracción de la cápsula anteroinferior del hombro. Es más frecuente en pacientes entre 40 a 65 años, con factores de riesgo (hipotiroidismo o diabetes mellitus). Presenta limitación al movimiento articular activo y pasivo del hombro, precedida de una fase inicial dolorosa que puede durar hasta 6 meses. Tiende a la resolución espontánea en 1 a 2 años con tratamiento conservador (analgesia y kinesiología), pero alrededor de un 50% de los casos queda con algún grado de síntomas residuales. En el examen físico destaca una limitación importante a la rotación externa del hombro (pasiva y activa), siendo su principal diagnóstico diferencial la artrosis glenohumeral [Figura 20.12].
- Enfermedad acromioclavicular: en general es de origen postraumático o por sobreuso, más frecuente en pacientes jóvenes que realizan cargas pesadas con el hombro o que presentaron un trauma reciente en la zona. Se presenta con un dolor localizado en la zona de la articulación acromioclavicular, asociado a dolor nocturno o al apoyarse en el lado afectado. El tratamiento inicial es conservador cuando se diagnostica un esguince, y quirúrgico cuando se diagnostica una subluxación severa o luxación (disyunción acromioclavicular).

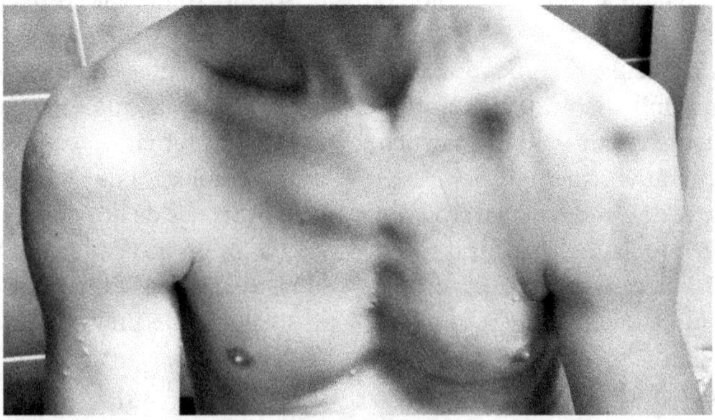

Figura 20.11. Luxación glenohumeral izquierda, manifestación más severa de la inestabilidad glenohumeral.

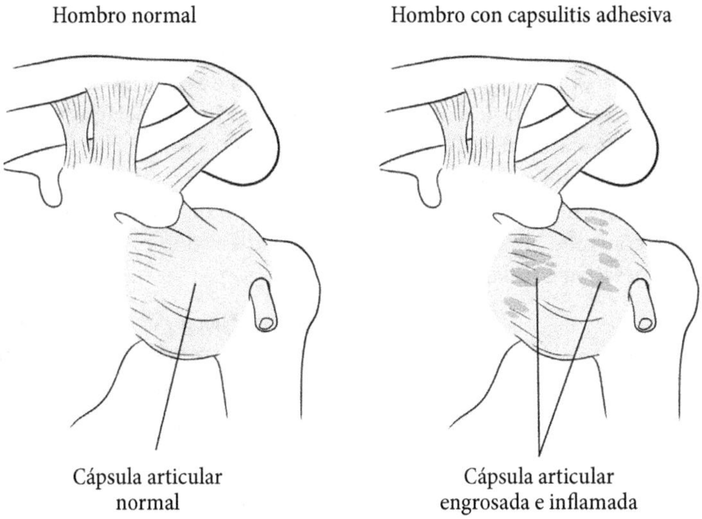

Figura 20.12. Capsulitis adhesiva u hombro congelado.

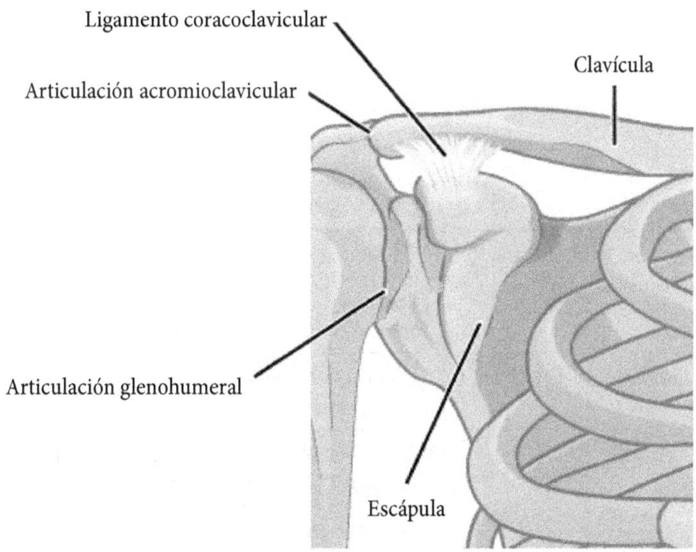

Figura 20.13.

De no responder adecuadamente se sugiere solicitar radiografías y derivar a un traumatólogo para su evaluación. Esta articulación puede también producir dolor por cambios degenerativos (artrosis acromioclavicular) [Figura 20.13].

- Patología degenerativa, inflamatoria o infecciosa (ejemplos respectivos: artrosis de la articulación glenohumeral, artritis reumatoide y artritis séptica): sospechar en pacientes con factores de riesgo, derrame articular extenso, signos inflamatorios cutáneos y crépitos a la movilización pasiva. Para mayor detalle en relación al pronóstico y tratamiento de este grupo de enfermedades, consultar el capítulo 29 de patología degenerativa e inflamatoria.

Causas extrínsecas (dolor referido)

[Cuadro 20.2]

PRONÓSTICO

Se estima que un 50% de los casos de dolor de hombro se recupera completamente a los 6 meses, porcentaje que aumenta a 60% después de un año de evolución. Los principales factores asociados a un mal pronóstico son el dolor de alta intensidad, más de un año de evolución y dolor concomitante de cuello. Se agregan a este grupo pacientes de mal pronóstico que presentan somatización (patrón crónico de conducta de enfermedad, con numerosas consultas médicas asociadas), kinesiofobia (temor patológico a realizar ciertos movimientos que puedan provocar dolor o que puedan empeorar una lesión previa) o pensamiento catastrófico asociado al dolor.

SÍNDROME DEL MANGUITO ROTADOR (SMR) O ENFERMEDAD DEL MANGUITO ROTADOR

Introducción

Síndrome que incluye a las tendinopatías y roturas de los músculos del manguito rotador y la bursitis subacromial. La tendinopatía corresponde a una lesión de un tendón y de las estructuras que lo rodean. En su presentación se distinguen tendinosis y tendinitis.

- Tendinosis: tendinopatía producida por sobrecarga, degeneración, problemas vasculares y microtrauma repetido.

Cuadro 20.2.

Causas de dolor	Características clínicas
Patología coronaria (angina, infarto agudo al miocardio)	Considerar en todos los pacientes con alto riesgo cardiovascular.
	En estos casos es mandatorio realizar un electrocardiograma antes de continuar la evaluación.
Neuritis braquial	Dolor severo de inicio agudo y atraumático, asociado a debilidad muscular.
Radiculopatía cervical	Dolor severo, de carácter eléctrico, que sigue un dermatoma conocido y que empeora al mover el cuello.
	Puede presentar déficit neurológico (motor o sensitivo) o parestesias en el dermatoma comprometido.
Dolor referido diafragmático	En contexto de paciente con irritación peritoneal.
Fibromialgia y otras causas asociadas	Sospechar en todo dolor crónico, asociado a otros dolores corporales con puntos gatillo, síndrome intestino irritable, migraña, cambios de ánimo, trastornos del sueño y fatiga.

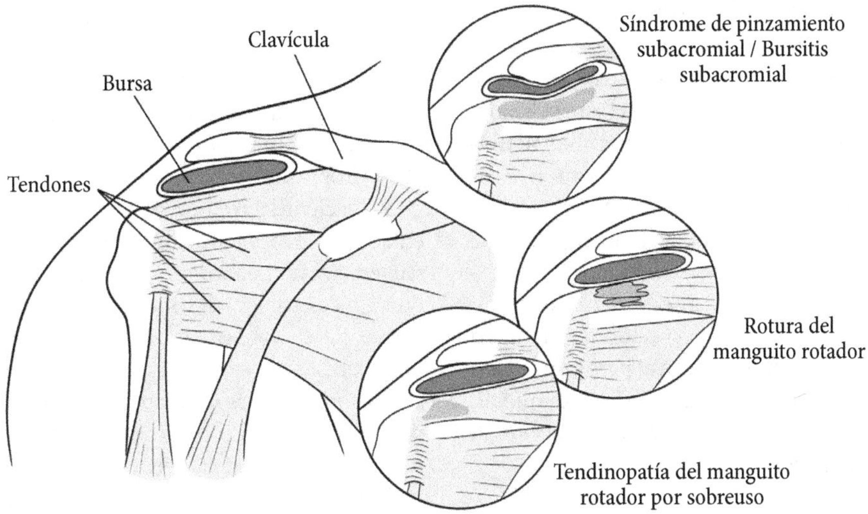

Figura 20.14. Causas más frecuentes de la enfermedad del manguito rotador: síndrome de pinzamiento y bursitis subacromial, roturas tendíneas y tendinopatías.

- Tendinitis: tendinopatía secundaria a un proceso inflamatorio del tendón propiamente tal, en general en contexto de sobrecarga aguda o enfermedades inflamatorias sistémicas como artritis reumatoide [Figura 20.14].

Las roturas de tendones presentan una solución de continuidad de tamaño variable. Al romperse el tendón, dependiendo del tamaño y ubicación de la lesión, el músculo puede quedar parcial o totalmente inutilizado. Esto produce secundariamente una atrofia y degeneración grasa progresiva de los músculos asociados, exacerbando el problema.

En general, para que se genere un SMR deben existir condiciones predisponentes y gatillantes, las que se describen más adelante. Mientras más factores predisponentes existan, el gatillante podrá ser de menor magnitud. Esto es muy importante tenerlo en cuenta, especialmente al momento de elegir cuál tratamiento ofrecerle al paciente. El tamaño de la lesión es el factor predictor más importante para los resultados del tratamiento, ya que se correlaciona directamente con el deterioro en la fuerza, el rango de movimiento articular y las actividades de la vida diaria.

Etiopatogenia

Condiciones predisponentes:

La condición predisponente más importante es la edad, dado que está directamente relacionada con los cambios degenerativos de los tendones. También se pueden agregar como factores de riesgo el tabaquismo, hipotiroidismo, inyecciones de corticoides y dislipidemia.

El proceso degenerativo de los tendones del MR se caracteriza por una deficiencia vascular en la zona asociada a una disminución progresiva en la cantidad de fibroblastos (células que producen tejido conectivo), con una pérdida de su resistencia, lo que favorece la aparición de micro y, posteriormente, macroroturas. Personas asintomáticas mayores de 50 años pueden tener hasta un 40% de lesiones de MR. Esta aumenta a un 60% en mayores de 70 años.

Condiciones gatillantes:

Corresponden a factores de estrés para el manguito rotador. En lesiones crónicas suele ser una mala posición mantenida en el tiempo, la cual deriva en disquinesia escapular, actividades laborales que impliquen mantener los brazos elevados por sobre la cabeza, generando estrés continuo en el MR y traumas agudos que afecten al MR.

Por la tanto el SMR puede presentarse en pacientes jóvenes como resultado de trauma o sobrecarga, laboral o deportiva, pero con tejidos de base relativamente sanos, mientras que en pacientes de mayor edad tiene una etiología más bien degenerativa.

Presentación clínica

El SMR se presenta característicamente con dolor de hombro asociado a impotencia funcional, especialmente acentuada con los movimientos del brazo por sobre la cabeza. Es común que el dolor aparezca en la noche, dificultando la conciliación de sueño y generando un círculo vicioso en la medida que la falta de sueño exacerba el dolor de la lesión.

Tanto la tendinopatía de los músculos del MR como la bursitis subacromial pueden manifestarse con el síndrome de pinzamiento subacromial, caracterizado por presentar pruebas de fuerza y provocativas positivas al examen físico.

Tratamiento

Como se mencionó anteriormente, para definir el tratamiento del SMR se deben considerar múltiples factores, como la edad del paciente, la funcionalidad y el estado previo del tejido músculo tendinoso.

El tratamiento conservador es el más frecuente y consiste principalmente en autocuidado y educación sobre la enfermedad, la implementación de medidas básicas como frío local periódico, tratamiento kinesiológico y medicamentos para el control dolor.

En pacientes jóvenes, con buen tejido de base, en quienes el mecanismo de la lesión es predominantemente traumático, será necesaria la resolución quirúrgica. Esto es relevante en pacientes activos con su extremidad superior dominante afectada, pues dependen de la adecuada funcionalidad de su extremidad para desempeñar sus actividades de la vida diaria. En estos casos, la derivación y resolución quirúrgica debe ser precoces, ya que mientras más se espere, mayor es el porcentaje de degeneración grasa del músculo comprometido y la rigidez articular secundaria.

En pacientes mayores, con un tejido dañado por fenómenos degenerativos tipo infiltración grasa y en quienes la expectativa funcional no es tan alta, se prefiere un tratamiento conservador. De ser necesario, en casos excepcionales se podrá recurrir a la instalación de una prótesis de hombro cuando las roturas se consideren no reparables.

¿CUÁNDO DERIVAR AL ESPECIALISTA?

- Ante la sospecha o confirmación de banderas rojas (signos de alarma) por la historia, examen físico o imágenes.
- En casos de inestabilidad glenohumeral (luxación de hombro) aguda o crónica.
- Roturas del manguito rotador postraumáticas en pacientes jóvenes.
- Pacientes con fenómenos degenerativos que no responden a tratamiento conservador.

PUNTOS CLAVES

- El dolor de hombro es muy frecuente, pero se debe descartar dolor referido de etiología extra-articular como columna cervical u otros.
- La patología aguda predomina en jóvenes y se asocia más frecuentemente a sobreuso o trauma, a diferencia de los fenómenos degenerativos, más comunes en pacientes mayores.
- Las imágenes se utilizan ante la sospecha de trauma o frente al fracaso del tratamiento conservador.
- Frente a banderas rojas (signos de alarma) se debe derivar al especialista.

Preguntas y ejercicios de autoestudio

- ¿Cómo se enfoca una anamnesis en el dolor de hombro?
- ¿Cuáles son las características del dolor que deben evaluarse?
- Describa las pruebas diagnósticas del examen físico que se utilizan con mayor frecuencia. ¿Qué evalúan y sugieren cada una como etiología del dolor?
- Mencione y explique las causas intrínsecas y extrínsecas del dolor de hombro.
- ¿Cuáles son las imágenes más utilizadas en el dolor de hombro y cuándo se prefiere cada una de ellas?
- ¿Qué se entiende por síndrome o enfermedad del manguito rotador? ¿En cuáles situaciones se recomienda tratamiento conservador o quirúrgico?

CAPÍTULO 21

DOLOR DE CODO

PHILIPP ANWANDTER, ARTURO MEISSNER Y CRISTIÁN RUZ

Resumen

El dolor de codo es una causa común de consulta médica. Este dolor puede surgir de diversas estructuras del codo, ya sean intraarticulares o extraarticulares. La anamnesis del dolor de codo orienta a la patología traumática y el examen físico permite discriminar entre etiología intraarticular y extraarticular. Las causas más comunes de dolor de codo incluyen la epicondilitis (también conocida como codo de tenista o golfista), bursitis, atrapamiento del nervio cubital y trastornos articulares como la sinovitis o artrosis.

La mayoría de las causas del dolor de codo se pueden diagnosticar clínicamente y el tratamiento generalmente es conservador. Sin embargo, en las situaciones que no presentan mejoría con el tratamiento inicial, se debe considerar estudios complementarios y la derivación a un especialista.

INTRODUCCIÓN

El dolor de codo no traumático es un motivo de consulta frecuente en la atención primaria. Para abordar este tema se debe tener conocimiento de la anatomía del codo y se debe realizar un adecuado examen físico, teniendo en cuenta los posibles diagnósticos diferenciales.

ANATOMÍA

El codo es la articulación que une el brazo con el antebrazo, conectando el extremo distal del húmero con los extremos proximales del radio y de la ulna. Se encuentra formado por tres articulaciones: ulno-humeral, radio-capitelar y radio-ulnar [Figura 21.1].

El codo realiza movimientos de flexo-extensión y pronación-supinación. Los movimientos de flexo-extensión ocurren a través de la articulación ulno-humeral. La flexión ocurre gracias a la acción de los músculos braquial, braquiorradial y en menor medida del bíceps. La extensión ocurre gracias a la acción del tríceps braquial. En general la flexo-extensión va desde la extensión completa hasta la flexión en 150°. Los movimientos de pronación-supinación en el antebrazo suceden a través de la articulación radio-capitelar y de las articulaciones radio-ulnar proximal y distal, mediante la acción de los músculos bíceps braquial, braquioradialis y supinador (supinación) y de los músculos pronador redondo y pronador cuadrado (pronación), con un rango de 180°.

La estabilidad de la articulación está dada de forma pasiva por la configuración articular y por los ligamentos colaterales mediales y laterales; de forma activa, por la musculatura que rodea la articulación [Figura 21.2].

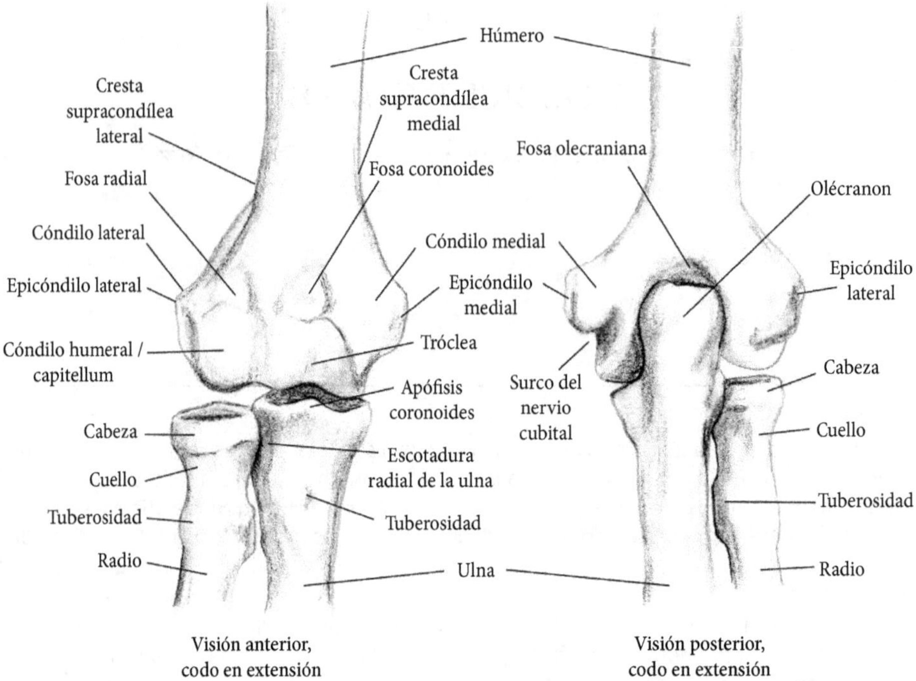

Figura 21.1. Anatomía ósea del codo. Visión anterior (izquierda) y posterior (derecha).

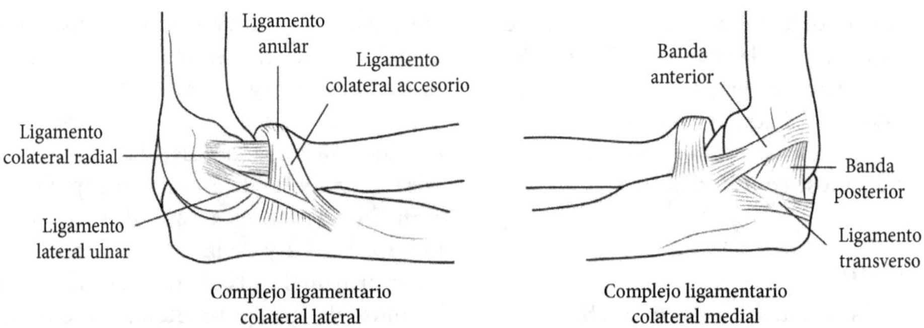

Figura 21.2. Estructuras ligamentarias principales del codo.

Los epicóndilos medial y lateral son prominencias óseas del extremo distal del húmero, fácilmente palpables. Los músculos extensores de la muñeca tienen su origen en el epicóndilo lateral, así como los flexores lo tienen en el medial [Figura 21.3].

En el codo existen múltiples bursas, siendo la más superficial la bursa del olécranon que lo recubre por su aspecto posterior.

El nervio ulnar atraviesa el codo pasando a través de la fosa ulnar o epitrocleo-olecraneana, justo medial al epicóndilo medial [Figura 21.4].

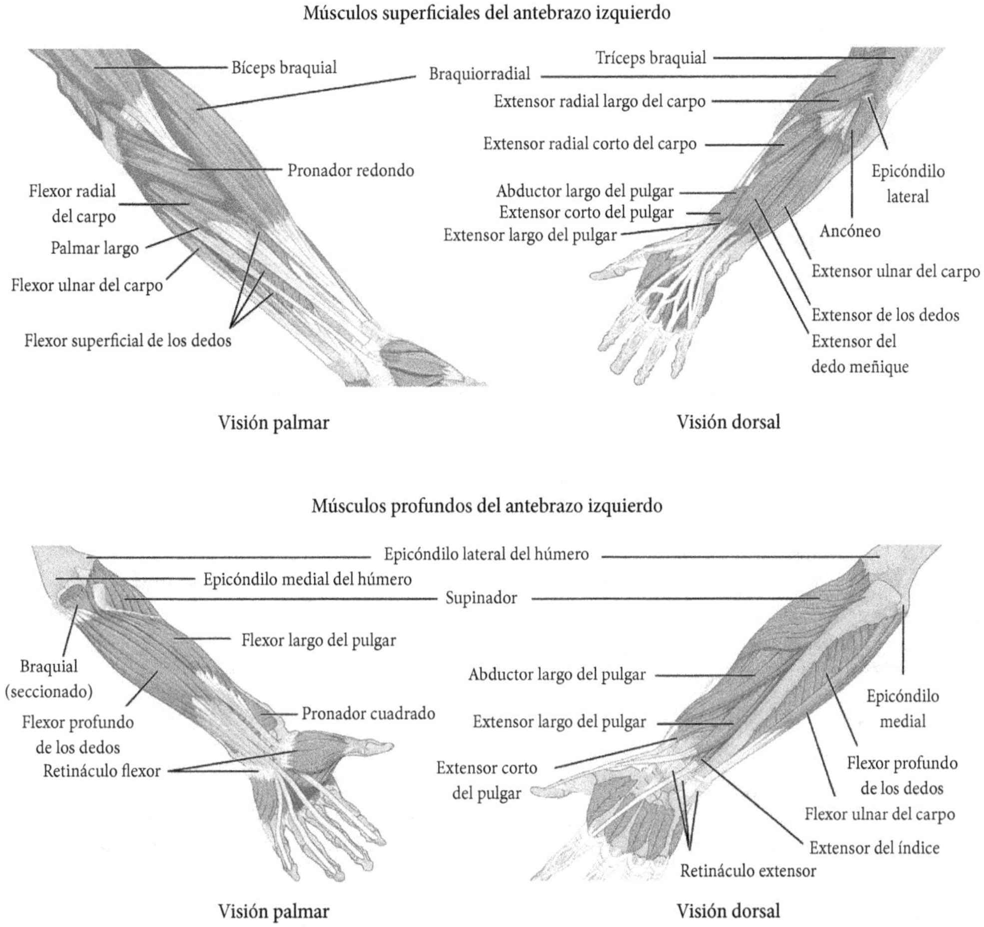

Figura 21.3. Músculos flexores y extensores del antebrazo.

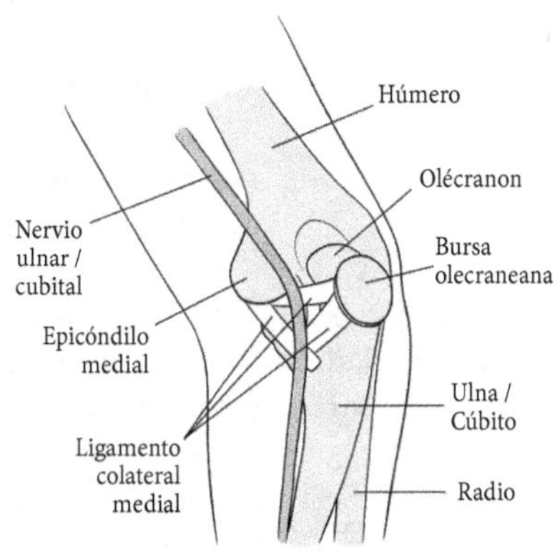

Figura 21.4. Visión postero-medial del codo derecho.
Se observa la disposición de la bursa olecraneana y el nervio cubital.

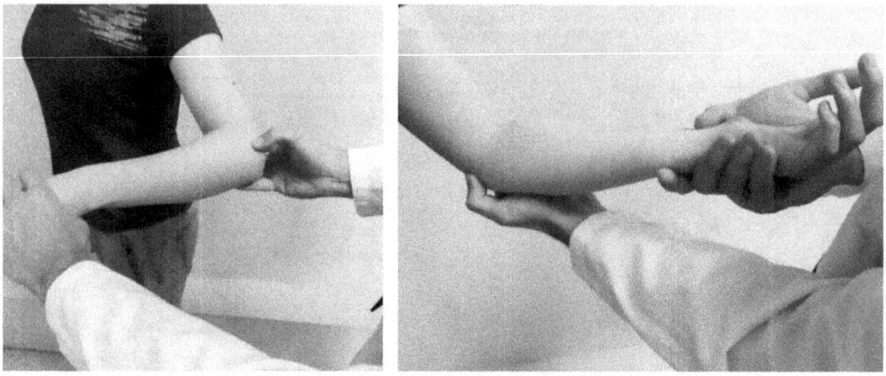

Figura 21.5. Método para realizar la palpación del epicóndilo lateral (izquierda) y medial (derecha).

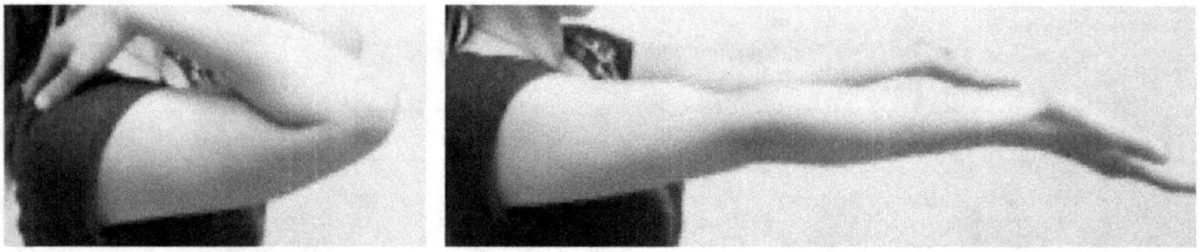

Figura 21.6. Evaluación de la flexión (izquierda) y extensión (derecha) de codo.

PRESENTACIÓN CLÍNICA

El examen físico requiere una aproximación sistemática, siguiendo el siguiente orden: inspección, palpación, rango de movimiento articular, pruebas especiales y evaluación neurovascular.

Inspección

Se debe evaluar la presencia de aumento de volumen, cambios inflamatorios o deformidades a nivel de la articulación.

Palpación

- Palpación epicondilar: se deben palpar ambos epicóndilos buscando sensibilidad local. Se debe examinar cada codo por separado [Figura 21.5].
- Palpación de la bursa olecraneana: se debe examinar con el codo flexionado en 90°, con la finalidad de evaluar si existe aumento de volumen o signos de inflamación local.

Rango de movimiento

Se debe evaluar tanto la flexo-extensión (asociada a la articulación ulno-humeral) como la pronación-supinación (vinculada a la articulación del antebrazo), de forma pasiva y activa, en ambos brazos para poder comparar.

La flexo-extensión de codo presenta un rango de movimiento normal entre 0° y 150° de flexión [Figura 21.6].

La prono-supinación del antebrazo debiese evaluarse con el codo flexionado en 90° y localizado a nivel de los flancos. El rango normal debiese ser de 180°. Es aconsejable que mientras se evalúe de forma pasiva, se palpe la cabeza radial, buscando posibles luxaciones de esta [Figura 21.7].

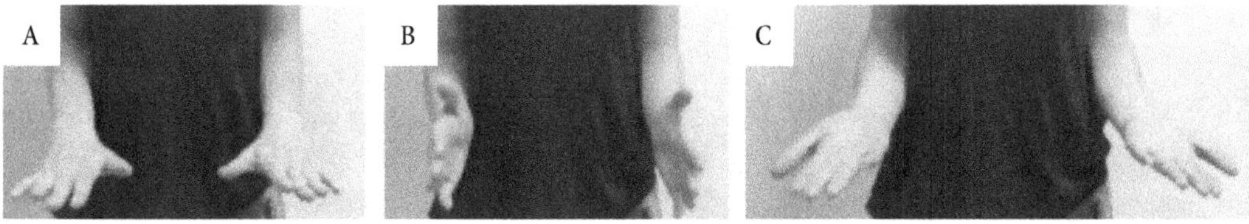

Figura 21.7. Secuencia completa desde pronación completa (A) hasta supinación completa (C).

Pruebas de provocación

- Prueba para epicondilitis lateral: el paciente ubica el codo flexionado en 90° con el antebrazo en pronación. Una mano del examinador se ubica bajo el codo y la otra sobre la muñeca ipsilateral, mientras se solicita al paciente que extienda la muñeca contra resistencia del examinador. La prueba es positiva cuando evoca dolor en el epicóndilo lateral, lo que es sugerente de epicondilitis lateral [Figura 21.8].
- Prueba para epicondilitis medial: se posiciona el codo a 90° con antebrazo en supinación. Una mano del examinador se ubica bajo el codo y la otra sobre la muñeca ipsilateral, mientras se solicita al paciente que flexione la muñeca contra resistencia del examinador. La prueba es positiva cuando evoca dolor en el epicóndilo medial, lo que es sugerente de epicondilitis medial [Figura 21.9].
- Prueba de gancho o *hook test*: realizar frente a la sospecha de una rotura del tendón distal del bíceps. Flexionar levemente el codo afectado y solicitarle al paciente que supine activamente el antebrazo, mientras se palpa la zona antecubital por lateral, buscando enganchar el tendón del bíceps. La prueba es positiva si no se logra palpar el tendón. Esta evaluación, además, posee una alta sensibilidad y especificidad para detectar rotura del tendón distal del bíceps [Figura 21.10].
- Prueba de Froment: se realiza solicitándole al paciente que sostenga firmemente una hoja de papel entre su dedo pulgar y el índice, pero manteniendo el pulgar recto, mientras el examinador intenta retirar

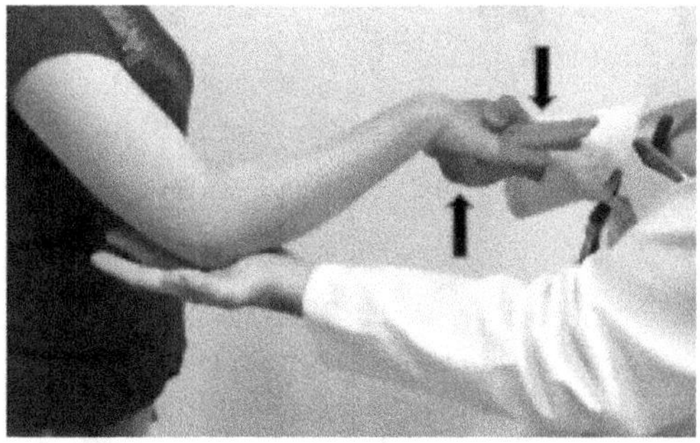

Figura 21.8. Prueba para epicondilitis lateral.

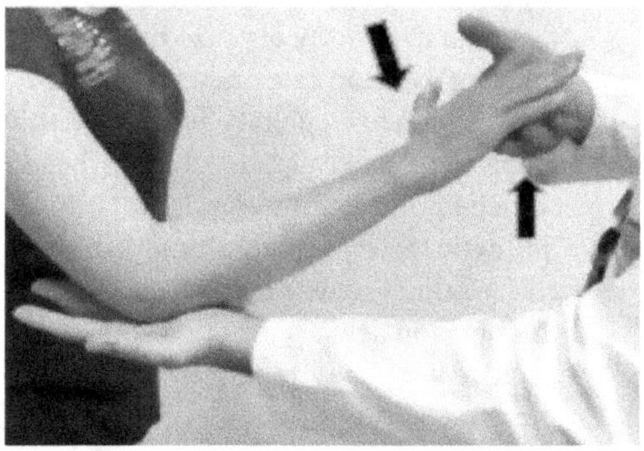

Figura 21.9. Prueba para epicondilits medial.

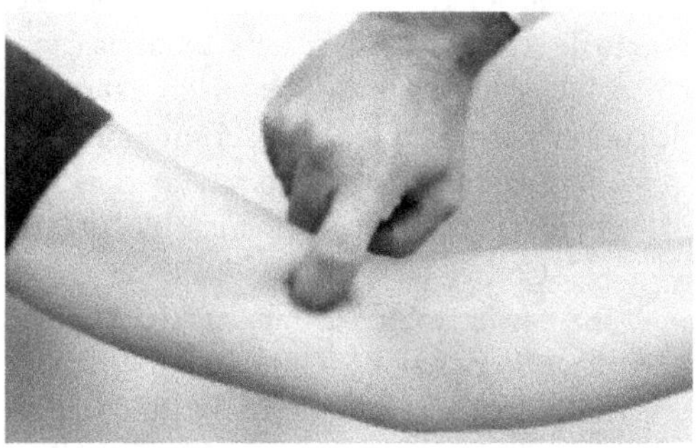

Figura 21.10. Prueba de gancho o *hook test*.

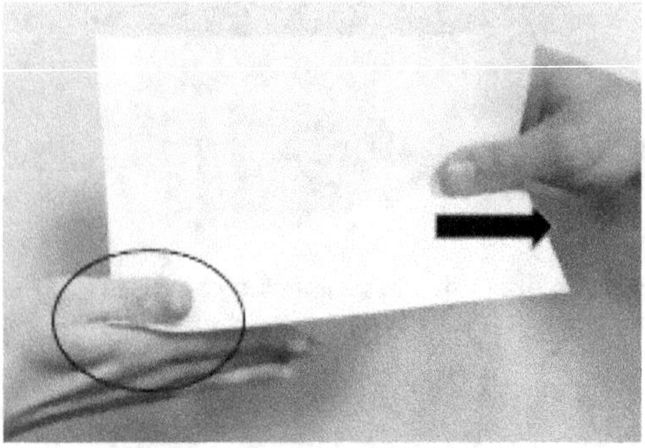

Figura 21.11. Prueba de Froment, la cual evalúa la función del nervio ulnar.

la hoja de papel. El signo es positivo si el examinador logra retirar el papel sin dificultad. Este signo evalúa la acción del aductor del pulgar y de ser positivo sugiere una compresión del nervio ulnar que inerva a este músculo [Figura 21.11].

- Signo de Tinel: el codo afectado debe flexionarse en 90° y el brazo debe recibir una leve rotación externa, exponiendo de esta forma la fosa cubital por medial (entre el epicóndilo medial y el olécranon). Luego, se debe golpear esta zona con la punta del dedo. Si esto genera una sensación eléctrica que se desplaza a lo largo de la distribución del nervio cubital, el signo es positivo y sugiere atrapamiento del nervio ulnar.

Evaluación neurológica

Evalúa la acción de la musculatura del codo y el estado de su inervación. Se debe medir la capacidad del paciente para realizar flexo-extensión de codo y prono-supinación del antebrazo.

- Flexión: evalúa la integridad de los músculos braquial y bíceps (nervio musculocutáneo, C5-C6).
- Extensión: evalúa la integridad del tríceps (nervio radial, C7-C8).
- Supinación: evalúa la integridad del bíceps (nervio musculocutáneo, C5-C6) y braquioradialis (nervio radial C6).
- Pronación: evalúa integridad del pronador redondo (nervio mediano C6) y pronador cuadrado (rama interósea del nervio mediano C8-T1).

ENFRENTAMIENTO DIAGNÓSTICO

En general, el dolor de codo puede ocurrir secundario a problemas con la articulación propiamente tal o estar relacionado con las estructuras periarticulares, como son las inserciones de tendones o músculos, la bursa olecraneana y los nervios ulnar y radial. Además, siempre se debe tener en cuenta la posibilidad de que el dolor sea referido desde una radiculopatía cervical o desde el hombro.

Para realizar un enfrentamiento diagnóstico es importante realizar una adecuada anamnesis y un buen examen físico, para finalizar con una aproximación sistemática.

A continuación, sugerimos una aproximación diagnóstica clasificando el dolor de codo en patrones según los hallazgos asociados y la localización del dolor.

Dolor de codo asociado a aumento de volumen

Comúnmente, esto se asocia a una patología inflamatoria, ya sea articular propiamente tal (sinovitis) o periarticular (bursitis olecraneana). Como ambas patologías pueden cursar con cambios inflamatorios asociados al aumento de volumen, la principal herramienta clínica de la que disponemos para diferenciarlas es el examen del rango de movimiento articular.

Si al examen físico destaca aumento de volumen y cambios inflamatorios asociados a una disminución del rango de movimiento, especialmente en flexo-extensión, se debe sospechar un compromiso intraarticular. En estos casos, secundario a la inflamación se acumula líquido articular produciendo derrame articular. Como la extensión del codo reduce significativamente el espacio intraarticular, a medida que se acumula líquido, se limita el rango de movimiento desde la extensión hasta llegar a limitar la flexión. Es por esto que pacientes que cursan con sinovitis tienden a mantener el codo en flexión, para así maximizar el volumen intraarticular, disminuir la presión que genera el derrame articular y disminuir el dolor asociado.

Si el paciente presenta una limitación del rango de movimiento de pronación-supinación, se debe sospechar patologías como secuelas de luxación de codo, fracturas previas, cuerpos libres intraarticulares, artrosis u osteonecrosis.

Si al examen físico destaca aumento de volumen y cambios inflamatorios —especialmente hacia la zona posterior del codo, pero con rango de movimiento conservado—, en general, se excluye la posibilidad de un compromiso intraarticular y aumenta la probabilidad de que corresponda a una bursitis olecraneana.

Dolor de codo lateral aislado sin aumento de volumen

Puede ser secundario a una epicondilitis lateral, plica sinovial, dolor de origen muscular o puede corresponder a un dolor referido desde el hombro o cuello.

La epicondilitis lateral corresponde a la causa más frecuente de dolor lateral de codo y será descrita con más detalle al final del capítulo. Clínicamente se manifiesta con un dolor bien localizado en el epicóndilo lateral que se agrava con actividades que requieren acción de los extensores de la muñeca, por ejemplo, al darse la mano o levantar objetos pesados. También se presenta dolor frente a la resistencia a la desviación radial del carpo. En general, el rango de movimiento de la articulación se encuentra conservado y presenta una prueba de epicondilitis lateral positiva.

La plica sinovial corresponde a un repliegue de la cápsula articular que se pellizca entre el húmero y la cabeza radial. Característicamente duele en movimientos de prono-supinación pasivos. A la palpación, el dolor se localiza justo en el espacio articular radiocapitelar.

Otra causa de dolor lateral de codo corresponde al dolor originado de los vientres musculares de la musculatura extensora del antebrazo, que, si bien pueden acompañar a una epicondilitis lateral, también puede ser de origen miofascial en contexto de fibromialgia o sobreuso.

Por último, si la localización del dolor es vaga, sin hallazgos al examen físico del codo, no cambia con la movilización del codo, pero sí al mover el cuello u hombro, debemos sospechar un dolor referido.

Dolor de codo medial aislado sin aumento de volumen

Puede ser secundario a una epicondilitis medial, a un atrapamiento del nervio ulnar o a una lesión del ligamento colateral medial.

La epicondilitis medial se manifiesta con un dolor bien delimitado al aspecto medial del codo, que se exacerba con la flexión de la muñeca, por ejemplo, al levantar objetos y frente a la resistencia a la desviación ulnar. El rango de movimiento de la articulación se encuentra usualmente conservado.

El dolor originado de un atrapamiento o compresión del nervio ulnar se acompaña con frecuencia de irradiación del dolor y parestesias hacia el lado ulnar de la mano ipsilateral, así como debilidad ocasional para flexionar el cuarto y quinto dedo de la mano. Suele presentar el signo de Tinel positivo a nivel del codo. Puede existir debilidad de la musculatura intrínseca de la mano, lo que es objetivable mediante el signo de Froment positivo. El diagnóstico es clínico, requiriendo confirmación diagnóstica con electromiografía solo frente a debilidad muscular o frente a persistencia del dolor.

La lesión del ligamento colateral medial se puede observar en atletas que se dedican al lanzamiento. Suele presentarse con dolor medial de codo asociado a diferentes grados de inestabilidad en valgo.

ESTUDIO IMAGENOLÓGICO

El uso de radiografías de codo tiende a ser solo necesario frente al antecedente de trauma o frente a la sospecha de artrosis de codo.

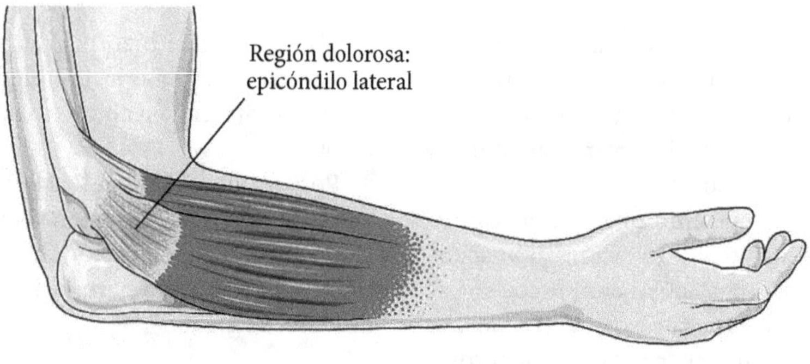

Figura 21.12. Epicondilitis lateral: tendinopatía de la inserción de los músculos extensores de muñeca.

Si se sospecha epicondilitis, se puede confirmar el diagnóstico mediante una ecografía de partes blandas. No obstante, esto último se recomienda realizarlo solo si el cuadro persiste luego de 6 semanas de tratamiento conservador.

Frente a la sospecha de sinovitis o bursitis olecraneana que no respondió a tratamiento conservador, excepcionalmente se puede considerar aspiración y análisis del líquido (citoquímico, búsqueda de cristales, Gram y cultivo). En este sentido, un conteo de glóbulos blancos mayor de 1.000 células/ml es sugerente de infección, artritis reumatoide o gota y la presencia de cristales es sugerente de gota. Sin embargo, es poco frecuente que sea necesario este procedimiento.

DIAGNÓSTICO DIFERENCIAL

A continuación, se describen brevemente los principales diagnósticos diferenciales del dolor de codo y su tratamiento inicial.

Epicondilitis medial y lateral

Patología dolorosa del codo, que, a diferencia de lo que indica su nombre, rara vez corresponde a una lesión inflamatoria. Corresponde más bien a una tendinosis, es decir, a lesiones de la inserción muscular causadas por microrroturas secundarias al sobreuso. Es por esto que cada vez se usa menos el término "epicondilitis" y se ha ido reemplazando progresivamente por los términos "epicondilosis" y "epicondalgia". Por lo tanto, esta patología se da frecuentemente en actividades en las que se requiere un giro repetitivo de la muñeca o uso de herramientas manuales, siendo un riesgo ocupacional en carpinteros, jardineros y dentistas.

La epicondilitis lateral es comúnmente llamada el "codo de tenista" y es causada por microdesgarros o microavulsiones en el origen, o éntesis, de los músculos extensores del carpo, que se insertan en el epicóndilo lateral. De estos el más afectado es el extensor carpi radialis brevis [Figura 21.12].

La epicondilitis medial, en cambio, también llamada el "codo de golfista", es menos frecuente que la anterior y en general es secundaria a lesiones en la inserción de los músculos flexores de la muñeca que se insertan en el epicóndilo medial.

Antes de indicar un tratamiento específico para la epicondilitis lateral o medial, es necesario aclarar que la epicondilitis tiende a ser autolimitada y sus molestias pueden durar entre 8 a 12 meses. Dado que este es un período muy extenso, que varía en cada paciente, se recomienda iniciar un esquema de tratamiento conservador, el que resulta efectivo en un alto porcentaje de los casos. Este tratamiento consiste en los siguientes pilares:

- reposo relativo de la extremidad superior afectada, evitando someter el codo a actividades que reproduzcan las molestias. Sin embargo, al mismo tiempo, se debe mantener el uso de la extremidad en la medida que el dolor lo permita, con la finalidad de evitar la atrofia muscular por desuso.

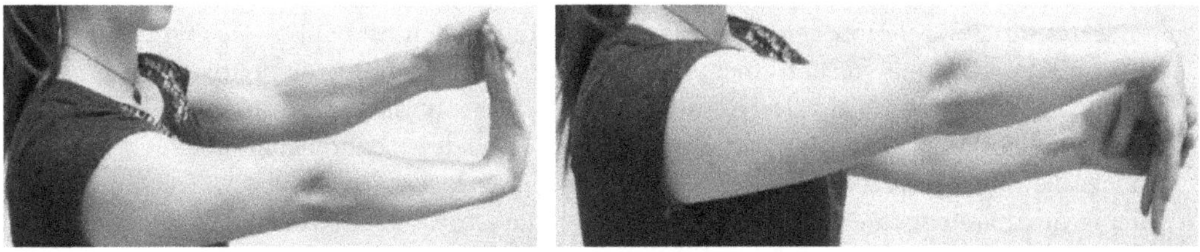

Figura 21.13. Ejercicios de elongación de la musculatura flexora (izquierda) y extensora (derecha).

- analgésicos-antiinflamatorios no esteroidales por 5 a 7 días, los cuales ayudan a aliviar los síntomas. En general, no son suficientes como tratamiento único.
- frío local, idealmente 10 minutos, 3 a 4 veces al día.
- ejercicios de elongación de la musculatura extensora y/o flexora según el tipo de epicondilitis [Figura 21.13].

Adicionalmente, se pueden usar dos tipos de órtesis: muñequeras o banda de antebrazo. El fin de la muñequera es limitar la extensión de la muñeca y, con esto, relajar los músculos extensores y favorecer su regeneración. La órtesis de apoyo de musculatura de codo, o banda de antebrazo, se debe colocar aproximadamente 5 cm distal al epicóndilo para disminuir la tensión sobre la éntesis comprometida.

Si a las 6 semanas de tratamiento el paciente persiste con dolor, se puede recurrir a exámenes complementarios como una ecografía de codo y derivar al especialista. Con esto se indican terapias de segunda línea como son las infiltraciones con corticoides.

Bursitis olecraneana

La bursa olecraneana posee una membrana sinovial que puede verse afectada por traumas, como un golpe directo o al apoyarse en el codo repetidamente. Otras causas menos frecuentes de bursitis son celulitis de tejidos adyacentes o menos frecuentemente gota, artritis reumatoide o hemorragia intrabursal.

Es muy importante recalcar el concepto de la mal llamada "bursitis séptica". La mayor parte de las veces no es séptica, ya que es muy raro que el líquido bursal esté infectado. En general, el aumento de volumen bursal es reactivo a una celulitis bacteriana adyacente, por lo que las bursitis no deben ser puncionadas de rutina para su análisis.

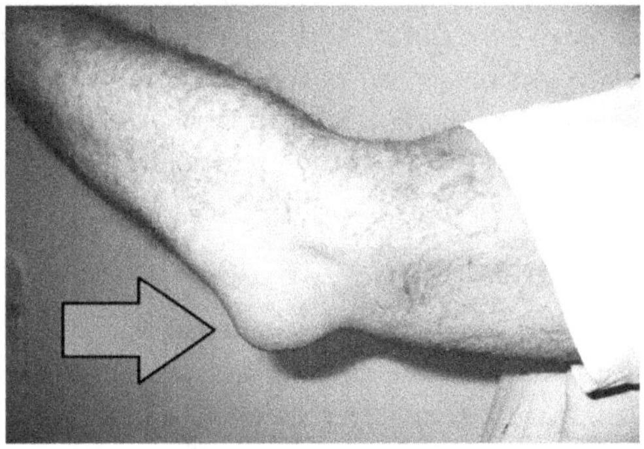

Figura 21.14. Bursitis olecraneana con clásico aumento de volumen asociado.

El tratamiento inicial de elección consiste en reposo y analgésicos-antiinflamatorios no esteroidales. Se adiciona tratamiento antibiótico que cubra la flora bacteriana de la piel en el caso de sospechar una bursitis secundaria a una celulitis. Si luego de este tratamiento el cuadro persiste, se debe considerar realizar un examen de líquido bursal por punción para descartar causas más infrecuentes [Figura 21.14].

Atrapamientos nerviosos

Los nervios cubital, radial y mediano transcurren cerca de la articulación del codo, por lo que cualquier enfermedad que afecte al codo puede involucrar a estos nervios o sus ramas y generar síntomas sensoriales o motores en sus áreas de inervación. De estos, el más frecuentemente afectado en las patologías de codo es el nervio ulnar.

El tratamiento consiste en evitar posturas que reproduzcan los síntomas, como actividades que requieran que mantengan el brazo flexionado por largos períodos de tiempo, evitar inclinarse sobre el codo o poner presión en la parte interna del brazo. Además, es útil recomendar a los pacientes dormir con codo extendido, ya sea con el brazo en la funda de almohada o con órtesis en extensión. Si con esto no se logra mejoría, se recomienda derivar a un especialista para evaluar terapias de segunda línea.

Sinovitis

Las causas de sinovitis del codo incluyen artritis reumatoide, espondiloartropatías seronegativas, como artritis reactiva, psoriáticas o secundaria a enfermedad inflamatoria intestinal, sinovitis inducida por cristales (gota o pseudogota) y artritis séptica. El tratamiento se enfoca en la causa de la sinovitis.

Artrosis de codo

Al ser una articulación que no soporta peso corporal, el codo raramente presenta artrosis u otros procesos degenerativos. Sin embargo, estos pueden estar presentes en casos en los que existan patologías predisponentes, como fracturas intraarticulares previas, lesiones por avulsión de los cóndilos humerales o episodios previos de osteonecrosis.

La artrosis de codo debe ser sospechada principalmente por la presencia de deformidades al examen físico, en pacientes con factores de riesgo descritos y con rango de movimiento pasivo disminuido o que genere crépitos a la movilización.

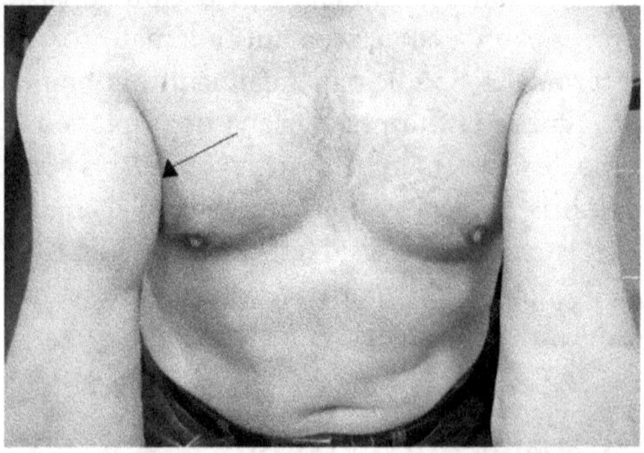

Figura 21.15. Retracción proximal del bíceps braquial derecho secundario a una rotura de su tendón distal.

Lesiones ligamentosas

Los ligamentos colaterales del codo, especialmente el complejo colateral medial, se pueden lesionar en atletas que realicen movimientos de estrés repetitivo, ya que estos puede generar sobrecarga en valgo y repercutir en este ligamento.

Rotura del tendón distal del bíceps

El tendón del bíceps distal se adhiere al tubérculo radial justo distal a la cabeza radial, siendo su principal función la de supinar el antebrazo. Sin embargo, también actúa como flexor secundario del codo.

Este tendón se puede lesionar al levantar un peso o supinar el antebrazo bruscamente contra resistencia y se manifiesta con dolor inmediato en la fosa antecubital. El diagnóstico es sugerido por la historia de dolor que se agrava con la flexión y la supinación del antebrazo. Al examen físico se puede observar una retracción proximal del bíceps, sensibilidad a la palpación sobre el tubérculo radial y prueba de gancho o hook test positivo.

El diagnóstico puede ser complementado con la ecografía del antebrazo y su tratamiento dependerá del grado funcional y edad del paciente, siendo, por lo general, quirúrgico [Figura 21.15].

¿CUÁNDO DERIVAR AL ESPECIALISTA?

- Dolor de codo sin respuesta a tratamiento conservador inicial.
- Dolor de codo asociado a rigidez articular.
- Dolor de codo asociado déficit neurológico.

PUNTOS CLAVES

- El codo es una articulación compleja que presenta movimientos de flexión y extensión, además de pronación y supinación del antebrazo.
- La patología dolorosa no traumática se puede dividir en intraarticular (sinovitis, plicas y artrosis), extraarticular (epicondilitis, epitrocleitis, bursitis olecraneana, rotura de tendón del bíceps y lesiones ligamentosas) y patología del nervio ulnar.
- Dado que la gran mayoría de las causas de dolor de codo son de diagnóstico clínico, los exámenes complementarios debiesen realizarse según sospecha, solo si falla el tratamiento inicial.
- El tratamiento es específico según la causa de dolor.

Preguntas y ejercicios de autoestudio

- Señale las áreas articulares que tiene el codo y qué movimientos determinan cada una de ellas.
- Enumere los diagnósticos diferenciales de un dolor medial del codo.
- Describa e interprete el signo de Froment.

CAPÍTULO 22

DOLOR DE MUÑECA Y MANO

Esteban Urrutia, Pablo Moreno y Joaquín Ananías

Resumen

El dolor de mano y muñeca es una consulta frecuente. Este segmento corporal presenta la dificultad que tiene una anatomía compleja, con múltiples estructuras, todas las cuales potencialmente pueden ocasionar dolor y, por lo mismo, es fundamental el conocimiento de esta.

Para realizar un adecuado diagnóstico existen distintas aproximaciones posibles. Nosotros recomendamos un enfrentamiento por distribución topográfica del dolor, que nos permite un enfrentamiento práctico, sistemático y más fácil de aprender.

Habitualmente el diagnóstico es posible a través de la anamnesis completa y examen físico detallado. En ocasiones es es necesario el estudio complementario imagenológico para corroborar algunos diagnósticos, en caso de dudas diagnósticas o de falla de tratamiento inicial.

GENERALIDADES

El dolor de muñeca y mano es un motivo de consulta frecuente. Las múltiples funciones que permite la mano, tanto motoras de fuerza y precisión como de receptor sensorial de gran precisión, hacen que una pequeña alteración de ellas pueda causar una gran discapacidad.

Las patologías y lesiones de la muñeca y la mano pueden involucrar una o varias de las estructuras presentes: nervios, huesos, articulaciones, tendones, vasos sanguíneos, piel y tejidos blandos. Estas se encuentran íntimamente relacionadas, lo que constituye una dificultad en su diagnóstico y tratamiento.

ANATOMÍA

La mano tiene 27 huesos que se pueden dividir en 4 grupos: dedos (3 falanges cada dedo largo y 2 en el pulgar), metacarpianos (5), huesos del carpo (8) y antebrazo (2), con una compleja biomecánica entre ellos [Figura 22.1].

Los músculos extrínsecos de la mano se originan en el área del codo y antebrazo. En la región dorsal se encuentran los extensores y en la región volar los flexores, definidos en distintos compartimentos. Los tendones flexores extrínsecos para cada dedo largo —el flexor digitorium superficialis (FDS) y profundus (FDP)— atraviesan la muñeca a través del túnel carpiano, junto al nervio mediano y al flexor pollicis longus(FPL). Luego ingresan a los dedos a través de un túnel osteofibroso compuesto, por dorsal, por los huesos respectivos de cada dedo y por volar, por un complejo sistema de poleas, para finalmente insertarse en la falange media (FDS) y en la falange distal (FDP). Por su parte los tendones extensores extrínsecos pasan sobre el dorso de la muñeca en 6 túneles independientes denominados compartimientos, insertándose en los metacarpianos o en los dedos, en donde se conforma el aparato extensor de los dedos con la colaboración de los musculatura intrínseca de la mano (músculos interóseos y lumbricales).

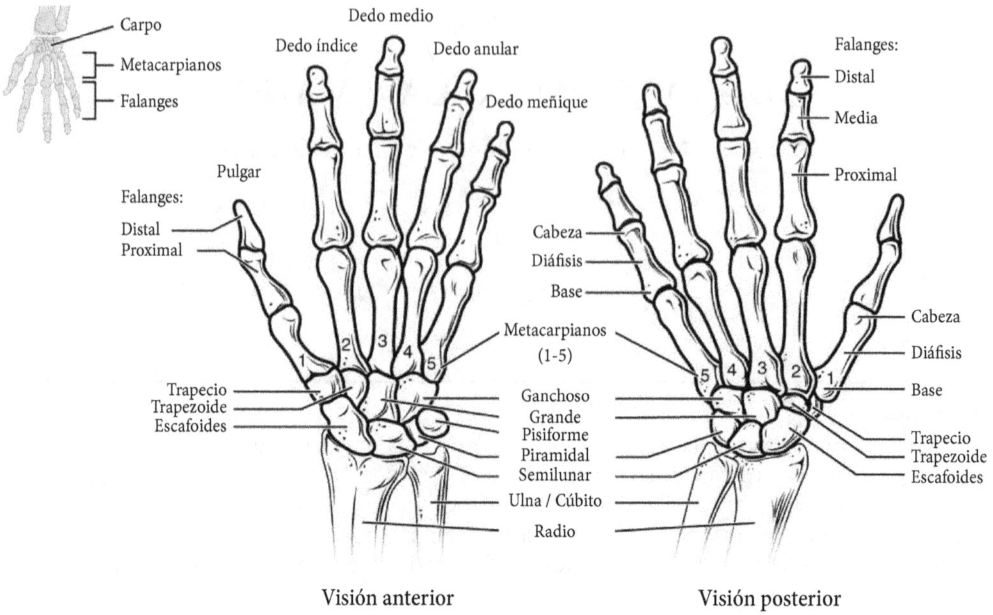

Figura 22.1. Anatomía ósea de la mano y muñeca.

Los músculos intrínsecos de la mano incluyen los músculos de la eminencia tenar, hipotenar, los interóseos y los lumbricales. Los músculos de la eminencia tenar (flexor pollicis brevis, abductor pollicis brevis, opponens pollicis y adductor pollicis) controlan el movimiento del pulgar, a excepción de la extensión que depende de los extensores extrínsecos del pulgar. Los músculos de la eminencia hipotenar (abductor digiti minimi, flexor digiti minimi, opponens digiti minimi) controlan el movimiento del dedo meñique, con excepción de la extensión. Finalmente, los interóseos y lumbricales en conjunto aportan al aparato extensor de los dedos y realizan simultáneamente la extensión de las articulaciones interfalángicas y la flexión de las metacarpofalángicas. Además los interóseos dorsales abducen y los palmares aducen los dedos [Figuras 22.2 22.3].

En relación a la inervación existen 3 nervios mixtos (motor y sensitivo) que ejercen su acción a este nivel. El nervio mediano provee inervación motora a casi todos los músculos flexores del antebrazo (con excepción del flexor carpi ulnaris y el margen cubital del FDP) y en la mano a los músculos de la eminencia tenar y a los dos lumbricales radiales. El nervio mediano otorga también inervación sensitiva de la región palmar radial de la mano, además del pulgar, índice medio y mitad radial del dedo anular. El nervio cubital realiza inervación motora del flexor carpi ulnaris y el margen cubital del FDP a nivel del antebrazo, los músculos intrínsecos de la mano (excepto los 2 lumbricales radiales y los tenares) y provee inervación sensitiva de la región cubital de la mano, del dedo meñique y a la mitad cubital del dedo anular. El nervio radial otorga inervación motora a todos los músculos extensores en el antebrazo, así como inervación sensitiva de la región dorso-radial de la mano.

La irrigación de la mano está dada por la arteria cubital y radial. Estas se anastomosan formando el arco palmar superficial y profundo y un arco dorsal, los que dan origen a las arterias metacarpianas, digitales y a la arteria principal del pulgar. El drenaje venoso se da en arcos, relacionados con los arcos arteriales, que drenan en las venas profundas del antebrazo [Figura 22.4].

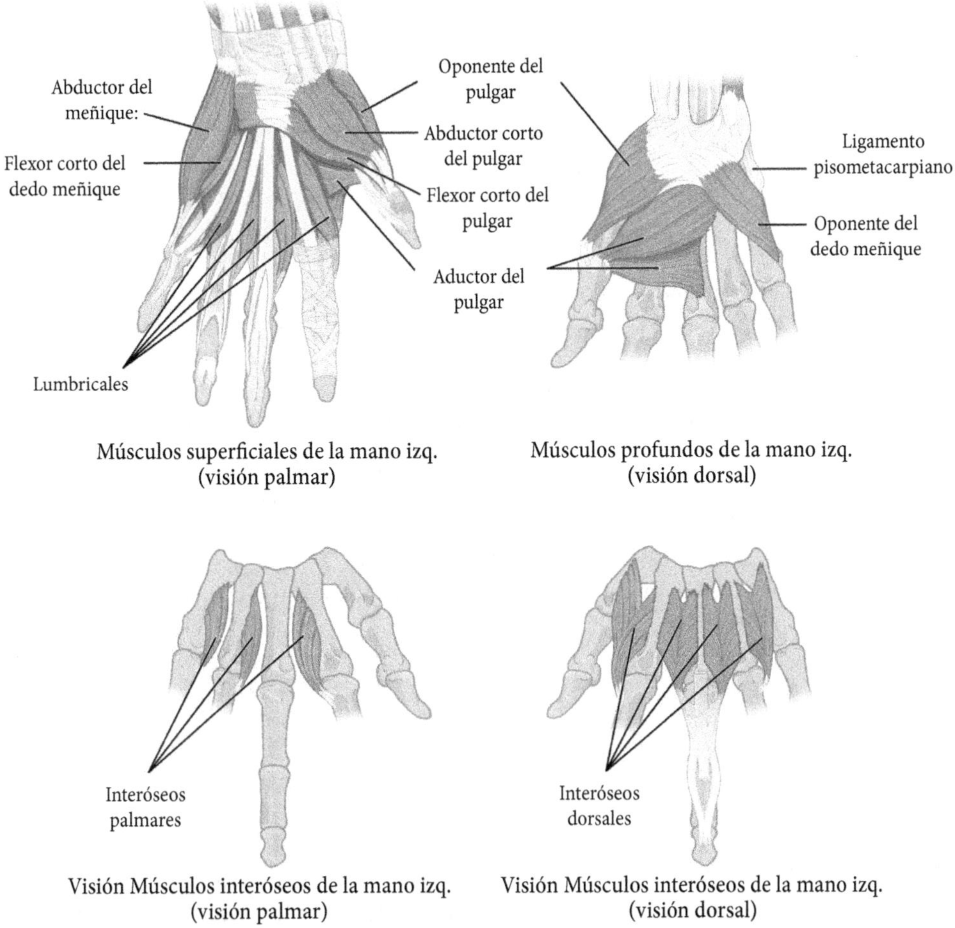

Figura 22.2. Músculos intrínsecos de la mano. © CC BY 4.0.

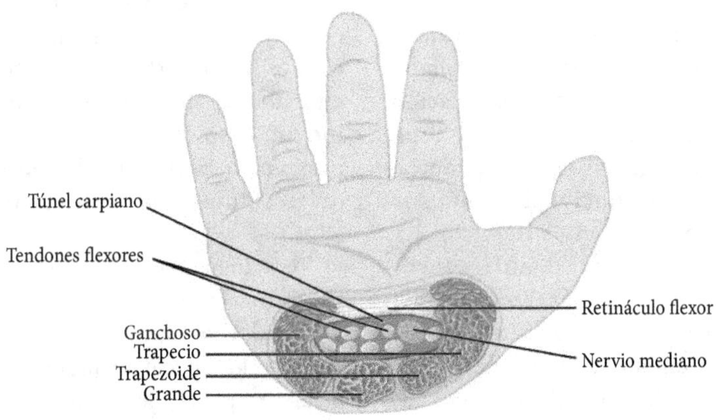

Figura 22.3. Túnel carpiano. © CC BY 4.0.

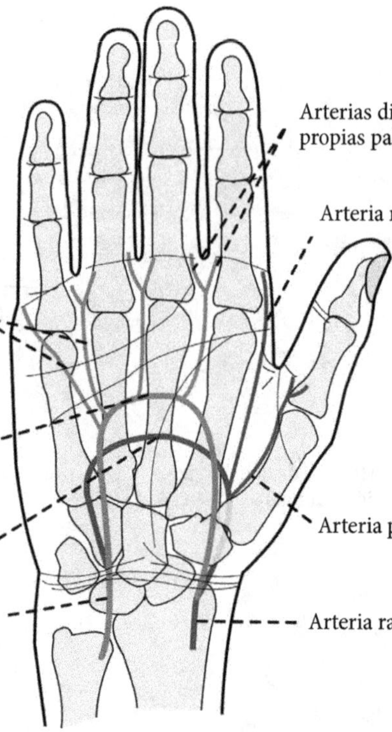

Figura 22.4. Arterias de la mano.

EVALUACIÓN CLÍNICA

En la anamnesis del dolor lo primero es determinar las características del paciente, siendo los elementos más relevantes la edad, dominancia de la extremidad, antecedentes médicos, ocupación y actividades recreativas.

En relación a la anamnesis del dolor de la mano y muñeca es necesario establecer su tiempo de evolución, localización, irradiación, relación con trauma, si es constante o intermitente, ritmo horario, actividades agravantes o atenuantes, grado de compromiso funcional y síntomas asociados, tanto locales como sistémicos. En el examen físico es preciso examinar ambas manos para poder compararlas. En la inspección se debe buscar deformidades, cicatrices, tumores, cambios en la coloración de la piel, edema aumento de volumen articular. Además, se debe visualizar la posición de la mano y los dedos, buscando pérdida del efecto tenodésico de los flexores o extensores y la presencia de contracturas de la musculatura intrínseca. La palpación ayuda a localizar la zona específica en la que se genera dolor, intentando identificar la estructura responsable. Se debe evaluar el movimiento de las articulaciones, tanto activo como pasivo, determinando el rango y si el tope es fijo o elástico. Para esto se puede solicitar al paciente que abra y empuñe la mano, movimiento con el cual los dedos divergen para converger hacia el punto del tubérculo del escafoides, no sobreponiéndose entre ellos.

El examen neurológico evalúa el componente sensitivo y motor de los nervios mediano, radial y cubital. Una rápida prueba motora se realiza solicitando al paciente que ejecute las posiciones de piedra-papel-tijera. Para evaluar sensibilidad es eficaz la discriminación de 2 puntos según la zona que corresponde a cada nervio.

En el examen vascular se observa la coloración de la piel y de los pulsos radial y ulnar. Para evaluar la dominancia de estos en la mano y sus comunicaciones, se realiza la prueba de Allen, en la que se presionan las arterias radial y cubital. Luego el paciente empuña la mano para realizar retorno venoso y, posteriormente, se libera una de las arterias verificando la reperfusión en la mano.

CLASIFICACIÓN

Recomendamos organizar el enfrentamiento del dolor según zona topográfica. De esta forma es posible realizar sistemáticamente el diagnóstico diferencial de las patologías más recurrentes y considerar aquellas infrecuentes. Cada patología tiene características específicas con una presentación variable, por lo que esta aproximación resulta orientadora como enfoque inicial.

Esquema de etiologías de dolor de la mano y muñeca

En este esquema topográfico se describen las patologías más frecuentes según la región del dolor en la mano y muñeca. En la mano se utilizan los términos volar o palmar para referirse a anterior y dorsal para posterior. De la misma forma, radial para lateral y cubital para medial [Figuras 22.5 y 22.6].

En este capítulo se describen las patologías más frecuentes, las cuales se encuentran destacadas en negrita. En el capítulo 8, de fracturas de muñeca y mano, se describen en detalle las principales fracturas de este segmento corporal.

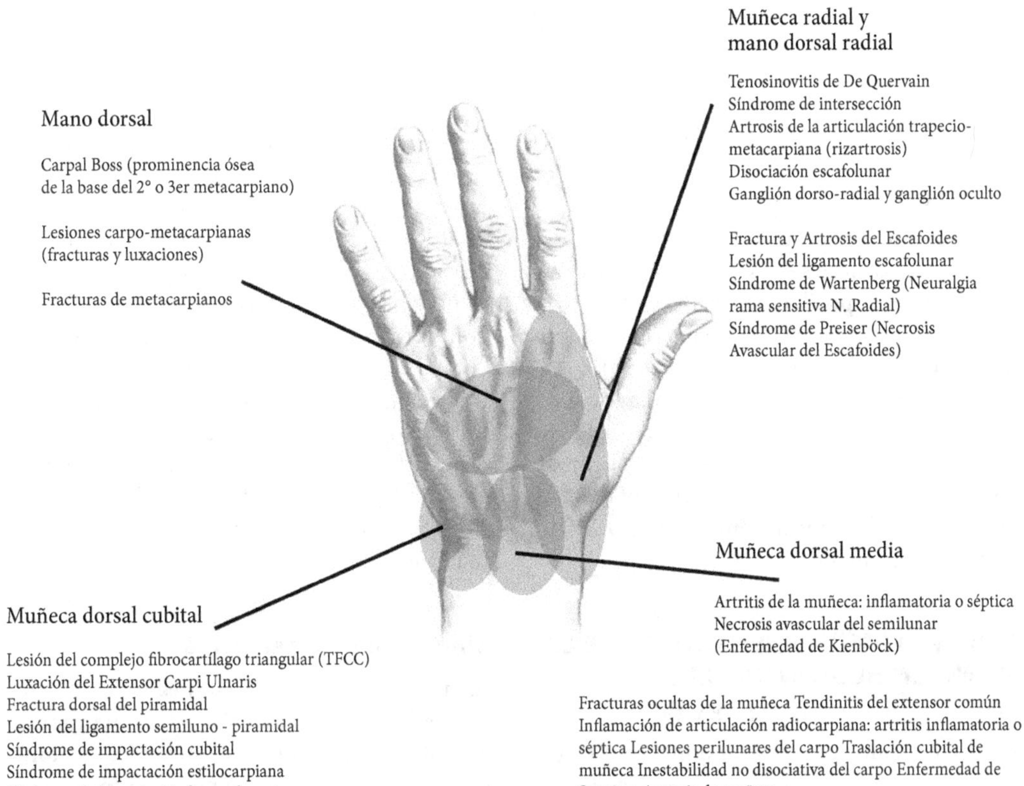

Figura 22.5.

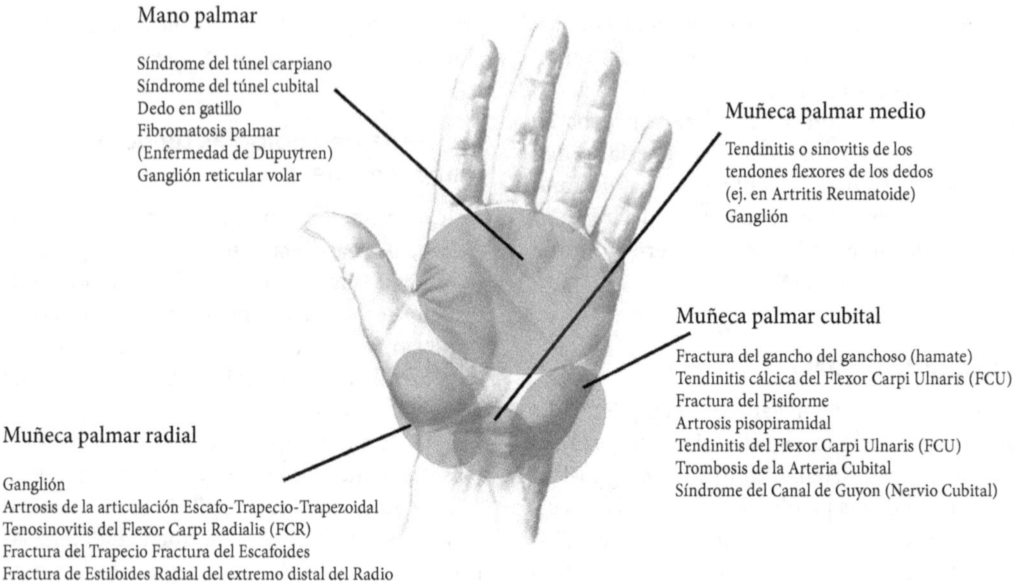

Figura 22.6.

DOLOR DE MANO EN REGIÓN DORSAL

Carpal boss

Es una protuberancia ósea dorsal de la base del tercer y en ocasiones del segundo metacarpiano, secundaria posiblemente a una patología degenerativa carpo-metacarpiana. De manera habitual es asintomática, pero puede presentarse con dolor local intenso. Su diagnóstico diferencial generalmente son gangliones o tumores. En las radiografías de mano se puede visualizar una formación de hueso hipertrófico en la base del metacarpiano. El tratamiento inicial es sintomático.

DOLOR DE MUÑECA Y DORSO DE LA MANO EN REGIÓN RADIAL

Tenosinovitis de De Quervain

Es una tenosinovitis de los tendones del primer compartimento extensor (extensor pollicis brevis y abductor pollicis longus) al pasar por su retináculo. Es más frecuente en mujeres con edad cercana a los 40 años o durante el puerperio. Clínicamente se presenta con dolor de muñeca en la región radial al mover el pulgar. Para evaluarlo se utiliza la maniobra de Eichhoff. Esta consiste en pedir al paciente que incorpore el pulgar al puño y realizar flexión completa del pulgar en conjunto con un movimiento de desviación cubital de la muñeca, siendo positivo si aparece o aumenta el dolor. El tratamiento inicial es ortopédico con inmovilizador y antiinflamatorios. Si persiste, se puede realizar una infiltración con corticoides y frente al fracaso del tratamiento conservador, la liberación quirúrgica de estos tendones [Figura 22.7].

Síndrome de intersección

El síndrome de intersección es una patología asociada con inflamación por movimientos repetitivos en la zona que cruzan los tendones del primer y segundo compartimento extensor (abductor pollicis longus y extensor pollicis brevis con extensor carpi radialis brevis y longus,

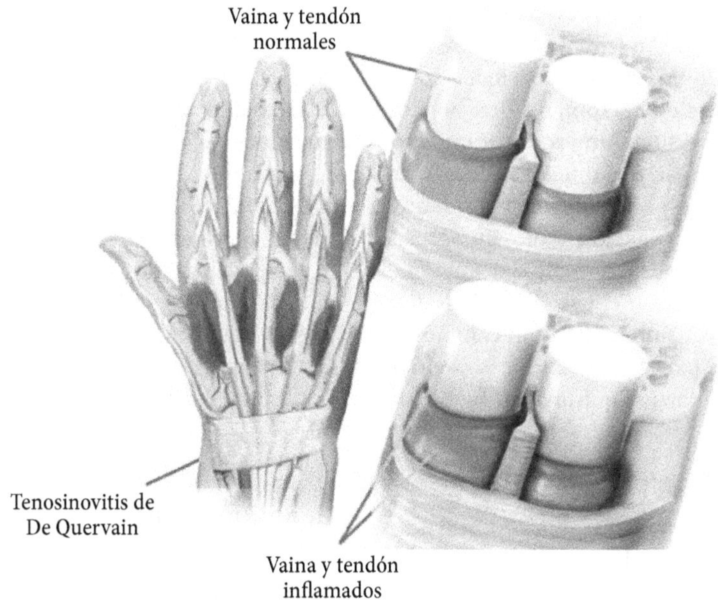

Figura 22.7. Tenosinovitis de De Quervain.

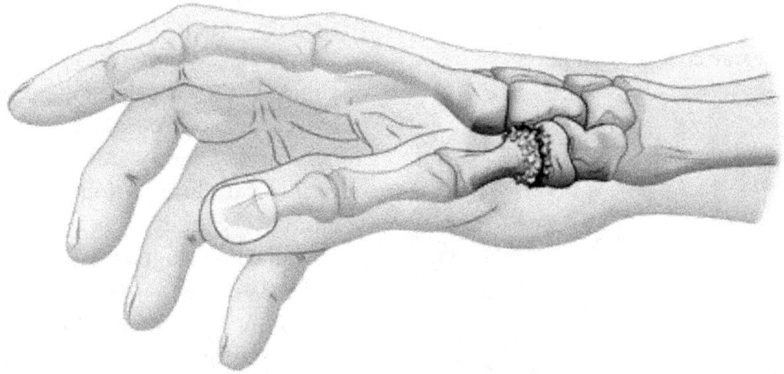

Figura 22.8. Rizartrosis.

respectivamente). Es diagnóstico diferencial de la tenosinovitis de De Quervain, diferenciándose clínicamente porque el área afectada es más proximal y dorsal. Su tratamiento inicial es ortopédico con reposo, frío local, antiinflamatorios e inmovilización.

Artrosis de la articulación trapecio-metacarpiana (rizartrosis)

La presencia de artrosis en la mano es muy frecuente. En general, afecta las articulaciones interfalángicas distales de los dedos largos y la base del pulgar en la articulación Trapecio-Metacarpiana (TMTC). La rizartrosis es más frecuente en mujeres y su prevalencia aumenta con la edad, siendo en la mayoría de los casos asintomática. Clínicamente los pacientes sintomáticos refieren dolor al tomar y girar objetos. Al examen impresiona un "encuadramiento" de la base del pulgar, una dificultad de la apertura del primer espacio intermetacarpiano y dolor frente a la palpación y movimiento de la TMTC. El diagnóstico es clínico y ayuda a evaluar la articulación el uso de radiografías. Su tratamiento es sintomático con cambios de hábitos, analgésicos y órtesis. En caso de falla existen varias alternativas quirúrgicas [Figura 22.8].

Disociación escafolunar

Corresponde a una inestabilidad entre los huesos del carpo, debido a una lesión de los ligamentos entre el escafoides y el semilunar. Esta lesión afecta el equilibrio dinámico de los huesos del carpo y produce alteraciones en su biomecánica. Es más frecuente en hombres jóvenes en relación a un trauma. Los síntomas van desde debilidad y sensación de "resalte" hasta dolor y limitación al movimiento articular. El dolor suele estar centrado en la región de la unión escafolunar. Al examen se puede gatillar un "click" al realizar desviación de la muñeca desde ulnar-volar a radial-dorsal, estabilizando el escafoides (prueba de Watson). En los exámenes imagenológicos se puede ver en la radiografía AP de muñeca un aumento del espacio entre el escafoides y el semilunar —este espacio aumenta aún más solicitando la radiografía con el paciente haciendo puño—, y en la lateral un aumento del ángulo entre el escafoides y semilunar. Estas alteraciones pueden ocasionar de manera progresiva una artrosis de muñeca. El tratamiento de esta patología es habitualmente quirúrgico [Figura 22.9].

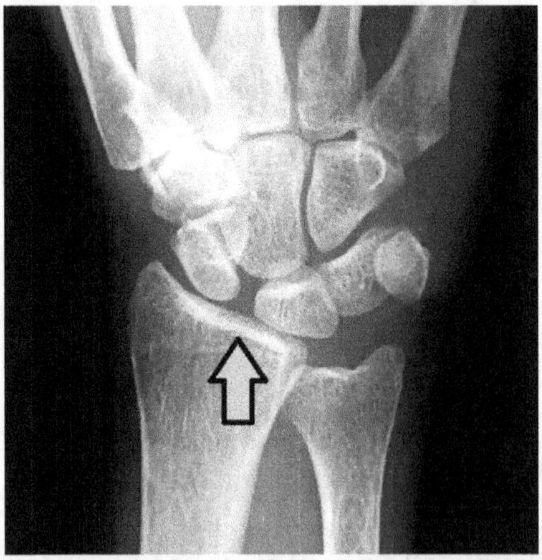

Figura 22.9. Disociación escafolunar.

Ganglión dorso-radial y ganglión oculto

Los gangliones son lesiones pseudotumorales benignas muy frecuentes en la mano y muñeca. Corresponden a colecciones de líquido sinovial, en los tejidos blandos adyacentes a las articulaciones y tendones. Usualmente aparecen en adultos jóvenes en varias regiones de la muñeca, siendo las más frecuentes en el dorso y por volar-radial. Al examen se aprecia un aumento de volumen que a la palpación presenta aumento de consistencia, paredes lisas, móvil y sin signos inflamatorios. Como ayuda diagnóstica se puede utilizar la transiluminación, maniobra en la que se ilumina el ganglión y se ve que la luz difunde por el quiste, distinguiéndolo del tejido circundante. Existen gangliones pequeños (llamados ocultos) que no son detectables clínicamente, pero causan dolor. Es posible corroborar su diagnóstico con exámenes imagenológicos.

La historia natural de los gangliones es variable e impredecible, puesto que tienden a desaparecer espontáneamente. Si es asintomático no requiere de tratamiento. En aquellos pacientes que produce dolor persistente y que interfiere con la funcionalidad o produce problemas estéticos, se puede realizar un tratamiento más invasivo. Este consiste en un drenaje por punción, simple de realizar, pero con una alta tasa de recidiva, o una excisión quirúrgica [Figura 22.10].

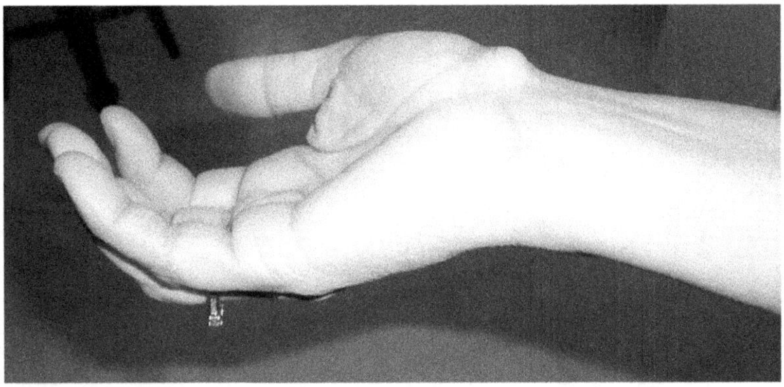

Figura 22.10. Ganglión volar radial. © CC BY 4.0.

DOLOR DE MUÑECA EN REGIÓN DORSAL MEDIA

Artritis de la muñeca

Existen múltiples patologías que pueden provocar inflamación de la articulación de la muñeca. Estas habitualmente presentan localmente inflamación y aumento de volumen, con dolor a la palpación en la región dorsal a nivel de la línea articular radiocarpiana y dolor intenso a la movilidad pasiva de la articulación. Las diferenciamos en inflamaciones secundarias a procesos degenerativos, postraumáticos, por cristales, enfermedades autoinmunes e infecciosas.

La artritis reumatoide puede afectar frecuentemente a la muñeca. Esta corresponde a una enfermedad crónica inflamatoria sistémica que produce compromiso poliarticular simétrico, caracterizado por dolor, edema y rigidez matinal. En las manos compromete las articulaciones radiocarpiana, radiocubital distal y metacarpofalángica, además de ocasionar compromiso tendinoso secundario a la inflamación del tejido sinovial. Puede provocar deformidades características como son la mano en ráfaga (desviación ulnar de los dedos), deformidades de los dedos (en cuello de cisne o deformidad de Boutonniere), deformidad del pulgar y roturas tendinosas (principalmente de los extensores cubitales). El tratamiento conservador considera medidas como reposo, terapias de rehabilitación y farmacológicas. El tratamiento quirúrgico está destinado a pacientes con mala respuesta al tratamiento conservador, para control de la enfermedad o en casos de daño articular importante o daño tendinoso, con la finalidad de recuperar la función de la mano [Figura 22.11].

Las artritis por cristales pueden generar cuadros clínicos muy agudos siendo diagnóstico diferencial de infecciones. Por lo general, estas tienen un inicio rápido con mucho dolor y signos inflamatorios locales. La muñeca es un sitio frecuente de presentación de la condrocalcinosis, apreciándose en las radiografías los depósitos de cristales de pirofosfato de calcio.

Las artritis infecciosas de muñeca, como en otras articulaciones, se caracterizan por signos inflamatorios locales, dolor intenso y presencia de síntomas sistémicos como fiebre. Su evolución natural produce daño de la articulación y del tejido óseo subyacente, por lo que requiere de tratamiento quirúrgico de urgencia para un aseo quirúrgico articular, toma de cultivos y para una antibioterapia endovenosa.

Necrosis avascular del semilunar (enfermedad de Kienböck)

Su etiología al parecer es multifactorial debido a alteraciones de vascularidad, anatómicas y traumáticas. Es más frecuente en hombres de entre 20 a 40 años. Se caracteriza por dolor en relación a la articulación radiosemilunar, disminución de la capacidad de movimiento articular, inflamación y debilidad. El estudio inicial es con

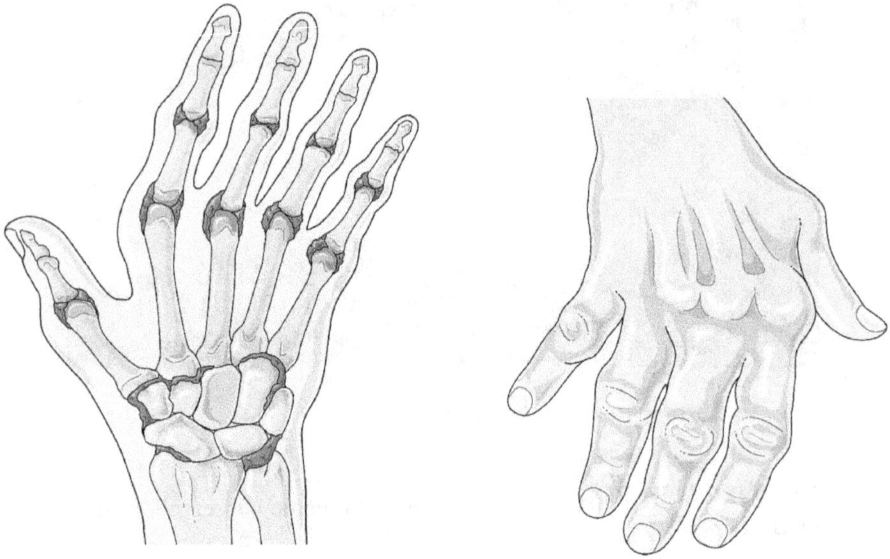

Figura 22.11. Manifestaciones de artritis reumatoidea en la mano.

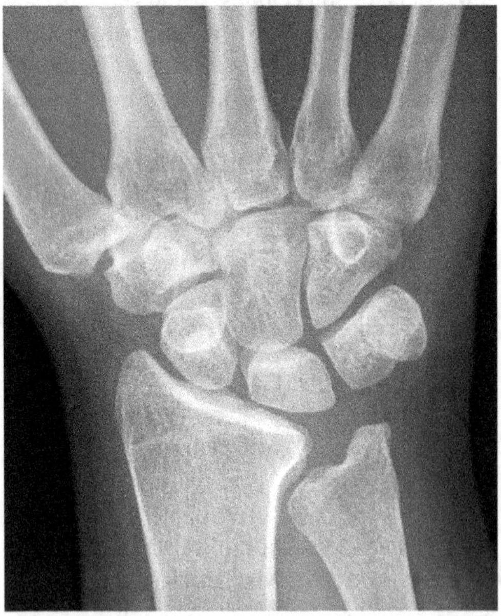

Figura 22.12. Signos radiográficos de la enfermedad de Kienböch.

radiografías, que en estadios iniciales puede ser normal o mostrar cambios sutiles. A medida que la necrosis progresa se observa fragmentación y colapso del semilunar. La RM puede evidenciar la necrosis, siendo extremadamente útil cuando la radiografía es normal. La evolución natural puede llegar a producir importante discapacidad. Dependiendo de la severidad, va a requerir de tratamiento quirúrgico, el que resulta complejo de decidir [Figura 22.12].

DOLOR DE MUÑECA EN REGIÓN DORSAL CUBITAL

Lesión del complejo fibrocartílago triangular (TFCC)

El complejo fibrocartílago triangular está compuesto por las estructuras de partes blandas que interconectan y tienen como finalidad estabilizar la articulación radiocubital distal (ARCD) y transmitir la carga del lado cubital del carpo. Esta estructura puede lesionarse por un trauma agudo o a causa de un proceso degenerativo. Clínicamente el paciente puede sentir un crépito al mover la muñeca, con dolor

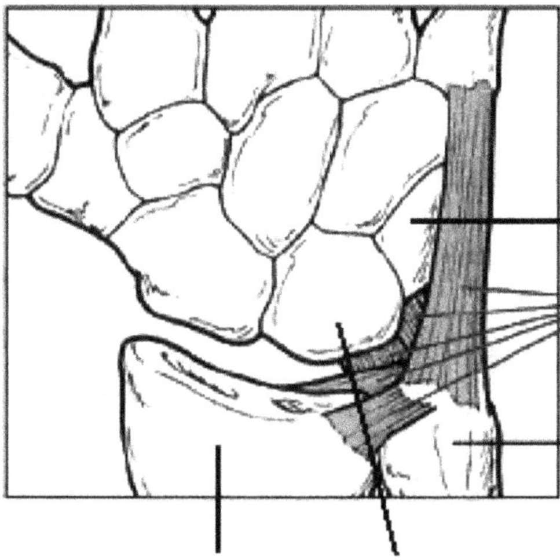

Figura 22.13. Complejo fibrocartílago triangular.

en el lado cubital de la muñeca al realizar una cubitalización forzada, por ejemplo, al cargar un hervidor de agua. Al examen se presenta dolor a la compresión y cubitalización de la muñeca, siendo indispensable evaluar si la lesión produce inestabilidad de ARCD. Esta se comprueba realizando maniobras de pelotea anteroposterior de la cabeza del cubito en pronación, supinación y posición neutra, comparándola con la muñeca contralateral. Para el diagnóstico ayuda el uso del artro-TAC y/o la RM, siendo el tratamiento inicial de las lesiones con ARCD estable. Ortopédico, pero en caso de inestabilidad o falla de tratamiento puede ser necesario un tratamiento quirúrgico [Figura 22.13].

Luxación del extensor carpi ulnaris

Corresponde a la luxación o subluxación del tendón desde el sexto compartimento extensor. Genera dolor e incomodidad principalmente con los movimientos de prono-supinación. Su origen puede ser traumático por un movimiento brusco o en pacientes hiperlaxos. Para diagnosticarlo debe solicitarse al paciente que realice una supinación, flexión y cubitalización de la muñeca. De esta forma, el tendón que se encuentra por dorsal se deslizará sobre el proceso estiloideo del cubito hacia volar, generando dolor con un chasquido audible y palpable. La ecografía, al ser dinámica, permite visualizar la luxación al realizar la maniobra.

DOLOR DE MUÑECA EN REGIÓN PALMAR CUBITAL

Fractura del gancho del ganchoso

El gancho del ganchoso se ubica en la región palmar y cubital de la muñeca, siendo palpable aproximadamente 1 cm distal y radial del pisiforme. Su fractura puede ocurrir secundario a un trauma directo o por estrés en personas que realizan deportes que requieren afirmar un mango con fuerza. Al examen es orientador la ubicación del dolor y que al realizar flexión contra resistencia del meñique en desviación cubital produce dolor, debido al el contacto que se produce entre los flexores y el gancho del ganchoso. Por su estrecha relación con el nervio cubital, puede haber signos de irritación de este nervio. Para visualizar el rasgo se deben solicitar radiografías con proyecciones oblicuas y axial de túnel carpiano o una TAC.

Tendinitis cálcica del flexor carpi ulnaris (FCU)

La tendinitis cálcica puede afectar cualquier tendón de la muñeca, pero es más frecuente en el FCU. La liberación de hidroxiapatita de calcio en el espacio intrasinovial provoca un cuadro agudo de inflamación con dolor, eritema y aumento de volumen en el aspecto proximal del pisiforme y en la inserción del tendón, habitualmente muy sintomático, siendo este último su diágnostico diferencial de una tenosinovitis infecciosa. La radiografía ayuda visualizando calcificaciones en la zona de la inflamación, la ecografía puede mostrar los signos inflamatorios y los depósitos de cristales. Su tratamiento inicial se basa en el uso de analgésicos-antiinflamatorios no esteroidales.

DOLOR DE MANO EN REGIÓN PALMAR

Síndrome del túnel carpiano

Es una neuropatía por compresión del nervio mediano en el canal del carpo (retináculo flexor). Muy frecuente en mujeres de mediana edad y embarazadas. Se presenta como parestesias en el territorio del nervio mediano de predominio nocturno. Algunos pacientes exhibenn además dolor de la palma y dedos, a veces con irradiación hacia proximal, incluso hasta el hombro. En caso más severos se comprometen las fibras motoras produciendo atrofia y debilidad de la musculatura tenar [Figura 22.14].

Al examen físico hay pruebas que complementan los síntomas descritos:

- Signo de Tinel: parestesia en territorio de nervio mediano al percutir en la muñeca sobre el nervio mediano.
- Maniobra de Phalen: parestesia en territorio mediano cuando el paciente realiza flexión en 90° enfrentando ambas muñecas por un minuto.
- Signo de Durkan: parestesias en territorio mediano cuando el examinador presiona con su pulgar la cara palmar de la muñeca a nivel del nervio mediano por un minuto.

El diagnóstico es clínico y se puede complementar con exámenes imagenológicos y exámenes electrofisiológicos, los que permiten

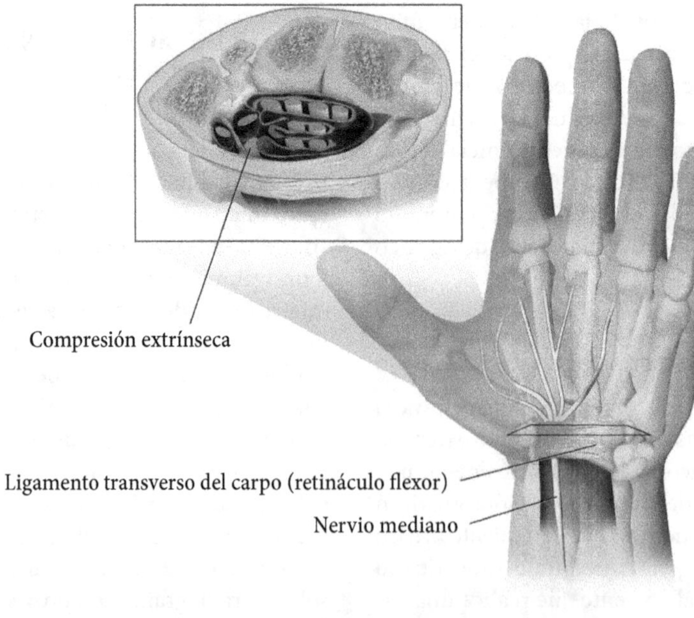

Figura 22.14. Síndrome de túnel carpiano.

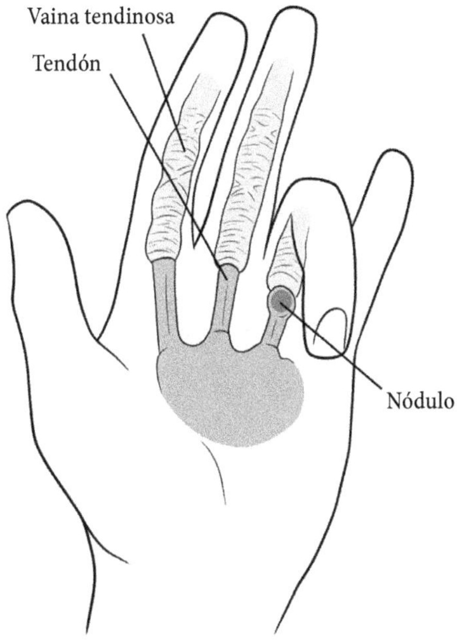

Figura 22.15. Dedo en gatillo.

dilucidar diagnósticos diferenciales o causas de compresión secundarias como tumores.

Inicialmente, el tratamiento es con inmovilización nocturna y fármacos estabilizadores de membrana. En casos sin respuesta al tratamiento inicial o más severos, se plantea la resolución quirúrgica.

Síndrome del túnel cubital

Es una neuropatía compresiva del nervio cubital a nivel del canal de Guyon. Esta compresión es mucho menos frecuente que la compresión del nervio cubital a nivel del codo. Se presenta con fatiga, debilidad y descoordinación para realizar actividades motoras finas con la mano e hipoestesia a nivel del dedo anular y meñique, pero sin incluir el dorso de la mano (la rama sensitiva dorsal se origina proximal a la muñeca). A diferencia del síndrome de túnel carpiano, muchas veces es posible identificar causas locales que producen la compresión (ej. tumores, trombosis de la arteria ulnar, fracturas del gancho del ganchoso). Para el diagnóstico es necesario un estudio imagenológico, con la finalidad de descartar una causa secundaria, y, además, suele indicarse un estudio electrofisiológico. El tratamiento depende de la etiología y severidad.

Dedo en gatillo

Corresponde a la tenosinovitis estenosante por atrapamiento de los tendones flexores de los dedos. Su causa es un problema entre el volumen de los tendones y el de su canal osteofibroso. Al realizar la flexo-extensión del dedo, se puede producir dolor, resalte o bloqueo. Su tratamiento depende de la severidad y consiste en medidas generales, inyección con corticoides o liberación quirúrgica del tendón en los casos más severos [Figura 22.15].

Fibromatosis palmar (enfermedad de Dupuytren)

Corresponde a una enfermedad fibroproliferativa de la fascia palmar y de los dedos que puede producir una contractura en flexión de estos. Su etiología es multifactorial, asociada a componentes genéticos y ambientales, siendo más frecuente en hombres. Se presenta inicialmente como nódulos pequeños en la fascia palmar que pueden progresar con cuerdas que limitan hasta impedir la extensión. Por lo general compromete los dedos anular y meñique, pero no es exclusivo de estos. Algunos pacientes pueden presentar además nódulos de Garrod, los que se ubican en la región dorsal de la articulación interfalángica proximal. La evolución natural es variable, aunque habitualmente benigna, ya que no todos progresan. Por esta razón el tratamiento inicial se considera expectante. La cirugía está indicada en pacientes en los que se compromete la función de la mano [Figura 22.16].

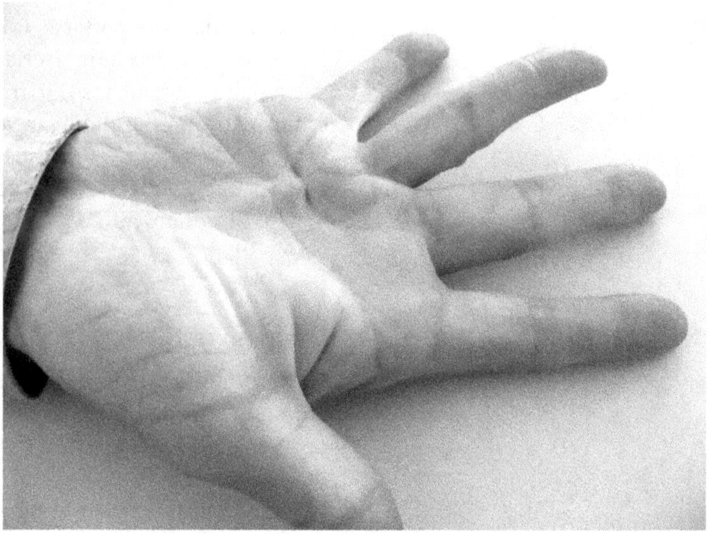

Figura 22.16. Enfermedad de Dupuytren.

ESTUDIO IMAGENOLÓGICO

El estudio con radiografías simples está indicado en casos de pacientes con dolor articular e inflamación, historia de trauma o presencia de deformidad al examen físico. En caso de necesitar una mayor definición ósea, el examen de elección es la TAC, mientras que para el estudio de partes blandas, estaría indicado el uso de ecografía o RM.

EXÁMENES COMPLEMENTARIOS

Exámenes de laboratorio

Se utilizan ante la sospecha de enfermedades inflamatorias sistémicas o infecciosas. Se recomienda considerar el uso de exámenes inflamatorios como el hemograma, velocidad de sedimentación y proteína C reactiva en caso de duda de infección. En los casos de sospecha de patología reumatológica, se deben solicitar los exámenes sanguíneos correspondientes.

El estudio del líquido articular se aconseja en casos de sospecha de infección o artropatía por cristales.

Estudios electrofisiológicos

Se utilizan en pacientes con síntomas o signos sugerentes de patología neurológica para corroborar el diagnóstico clínico. En cuadros no típicos ayudan en el diagnóstico diferencial entre distintas patologías neurológicas.

¿CUÁNDO DERIVAR AL ESPECIALISTA?

- Dolor de mano o muñeca sin respuesta a terapia inicial por más de 6 semanas.
- Dolor con síntomas neurológicos progresivos.
- Dolor asociado a cuadro infeccioso sin respuesta a terapia inicial o progresivo.

PUNTOS CLAVES

- El dolor de mano y muñeca es una consulta frecuente, presenta múltiples etiologías y el médico general debe manejar principios básicos para su evaluación inicial, tratamiento y derivación precoz en los casos que sea necesario.
- Es indispensable conocer la anatomía de la zona, ya que permite entender las patologías, orientar el examen físico, identificar posibles etiologías y facilitar el diagnóstico.
- Una forma práctica y ordenada de enfrentarse al dolor de mano y muñeca es realizar el diagnóstico diferencial según la distribución topográfica del dolor.
- En muchos casos el diagnóstico se realiza con una anamnesis completa y un examen físico detallado.
- El apoyo diagnóstico con imágenes y exámenes complementarios requiere de un fundamento en su solicitud, con la finalidad de hacer una adecuada interpretación de sus resultados.

Preguntas y ejercicios de autoestudio

- Señale los cuadros clínicos que se manifiestan como un dolor radial de muñeca.
- Describa la maniobra de Finkelstein y señale qué implica.
- ¿Qué tendones están involucrados en el síndrome de la intersección?
- Enumere los síntomas que caracterizan al síndrome del túnel carpiano y describa su tratamiento.

CAPÍTULO 23

DOLOR DE CADERA

Pedro Pablo Amenábar, Francisco Bengoa, José Antonio Jordán y Arturo Meissner

Resumen

El dolor de cadera es un motivo de consulta frecuente, especialmente en adultos mayores de 60 años.

El diagnóstico diferencial es amplio y varía de acuerdo a la edad del paciente. Sus causas pueden involucrar etiología intra y extraarticular. Regularmente predominan las patologías como artrosis, síndrome pertrocantérico y fracturas, sin embargo, también se presentan algunas menos frecuentes, como las artropatías inflamatorias y neoplasias.

La evaluación de un paciente con dolor de cadera debe incluir una anamnesis detallada y un examen físico sistemático. Las herramientas de diagnóstico van desde estudios de imagen, como radiografías y resonancias magnéticas, hasta pruebas de laboratorio.

La elección del tratamiento depende del diagnóstico específico y puede variar desde intervenciones conservadoras hasta quirúrgicas.

ANATOMÍA

La cadera es una articulación sinovial de tipo esferoidea que permite movimientos de flexo-extensión, abducción, aducción, rotación externa e interna y circunducción. Está formada por la unión del acetábulo con la cabeza femoral. Ambas porciones están cubiertas por cartílago hialino, rodeadas de la cápsula articular y una membrana sinovial. El labrum acetabular es un anillo fibrocartilaginoso que aumenta la estabilidad de la cabeza femoral en el acetábulo [Figura 23.1].

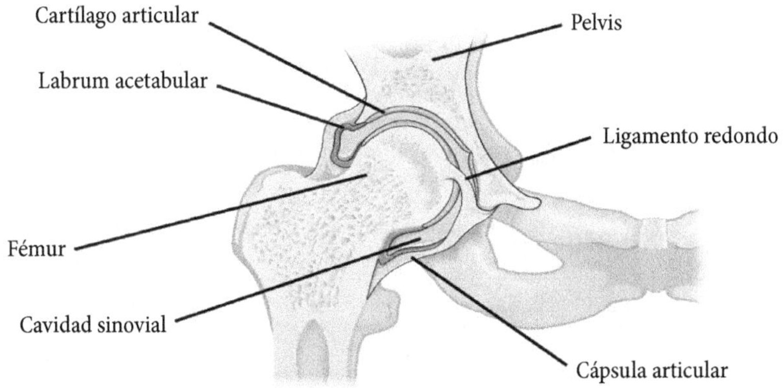

Figura 23.1. Anatomía de la cadera, visión anterior de la cadera derecha.

El cuello y la diáfisis femoral mantienen una posición específica entre ambas estructuras. En el plano coronal presentan un ángulo, definido como cervicodiafisario, entre 120° y 135°, y en el plano axial o transversal, de 15° hacia anterior, lo cual se conoce como anteversión femoral. Ángulos cervicodiafisarios menores de 120° se consideran coxa varas; mayores de 135°, coxa valga. La anteversión femoral define la rotación interna y externa del resto de la extremidad inferior [Figura 23.2].

El amplio rango articular de la cadera, únicamente superado por el del hombro, es ejecutado por un gran número de músculos que la rodean [Figura 23.3]. Los principales movimientos, rangos músculos involucrados e inserciones musculares se detallan a continuación [Cuadro 23.1].

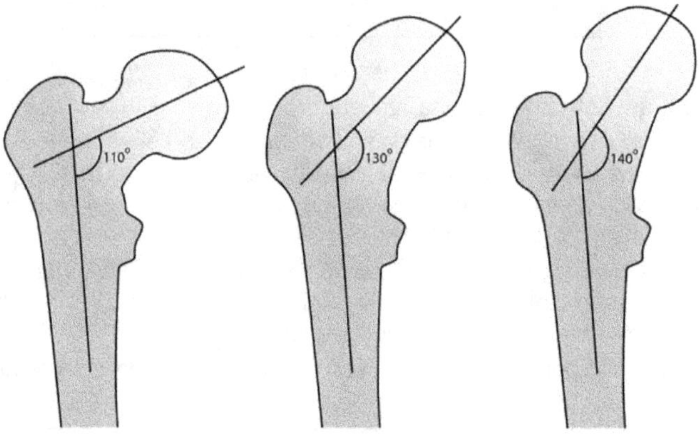

Figura 23.2. Ángulo cervicodiafisario: coxa vara, menor de 120° (izquierda); normal, 130° (centro); y coxa valga, mayor de 140° (derecha).

Cuadro 23.1

Acción	Rango	Músculos	Inserción distal
Abducción	30-50°	Glúteos medio y menor	Trocánter mayor
Aducción	20-30°	Aductores mayor, largo, corto y recto interno	Línea áspera del fémur
Rotación externa	40-60°	Piramidal, cuadrado femoral, obturador interno, gemelos superior e inferior	Trocánter mayor
Rotación interna	30-40°	Tensor de la fascia lata Glúteo menor	Tubérculo de Gerdy (tibia) Trocánter mayor
Flexión	110-120°	Iliopsoas	Trocánter menor
Extensión	10-15°	Glúteo mayor	Tuberosidad glútea y fascia lata

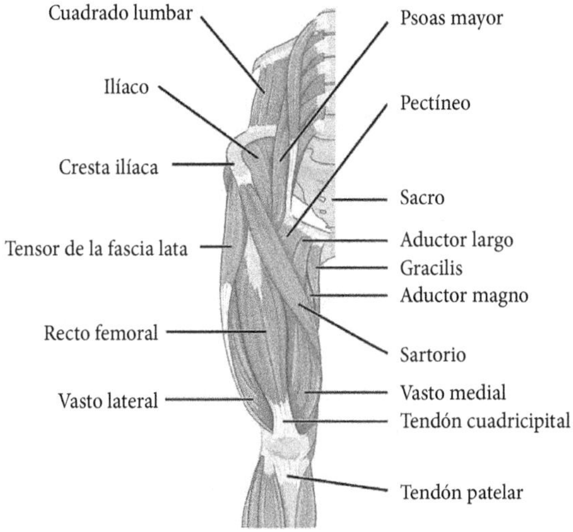

Músculos superficiales de la pelvis
y muslo de la extremidad inferior derecha
(visión anterior).

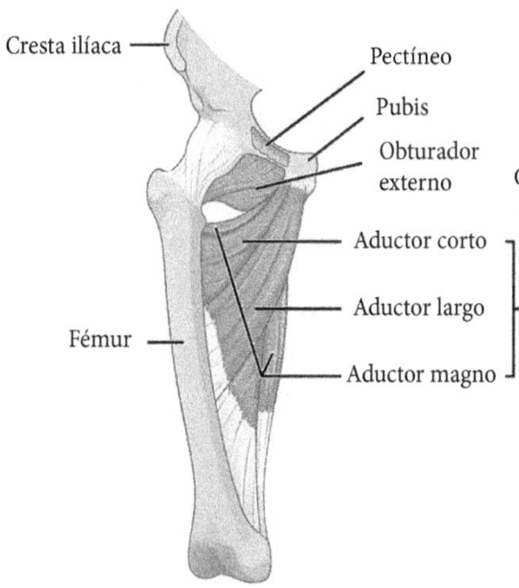

Músculos profundos de la pelvis
y muslo de la extremidad inferior derecha
(visión anterior).

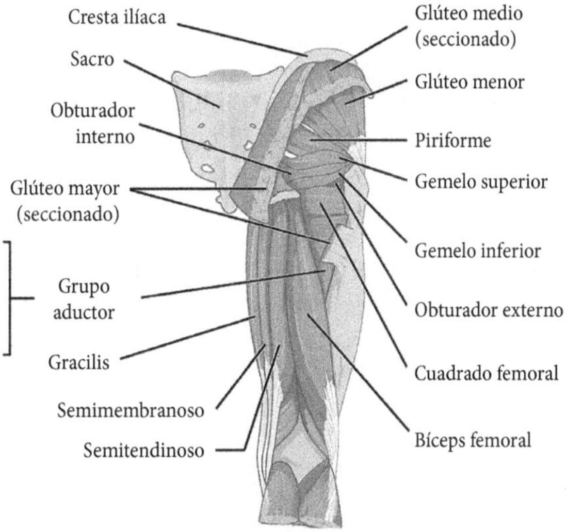

Músculos de la pelvis y muslo
de la extremidad inferior derecha
(visión posterior).

Figura 23.3. Músculos relacionados con la función de la cadera.

La irrigación de la cabeza femoral está dada principalmente por las arterias circunflejas femoral medial y lateral, con predominio de la primera. Ambas se anastomosan a nivel de la base del cuello, en la fosa piriforme, desde donde se proyectan los vasos por el cuello hacia la cabeza femoral, perforando la cápsula articular. Esto es fundamental de conocer y entender, puesto que influye directamente en la capacidad de consolidación de las fracturas de cadera. Estas fracturas pueden afectar la región peritrocantérica, cuya irrigación está asegurada por este rico anillo vascular. Sin embargo, no sucede lo mismo con las fracturas del cuello femoral, en las que los vasos terminales intracapsulares se ven comprometidos y, por lo tanto, afectan la irrigación de la cabeza femoral, pudiendo llevar a una necrosis de la misma [Figura 23.4].

La inervación de la cadera proviene de las raíces lumbosacras, lo que puede dificultar distinguir algunas patologías originadas de la cadera con dolores radiculares. Además, algunas ramas sensitivas se prolongan hasta la rodilla, lo que explica el dolor referido comúnmente a esa zona en pacientes con patología de cadera.

ANAMNESIS

Como en toda patología musculoesquelética, es clave realizar una buena evaluación y caracterización del dolor. En el caso particular de la cadera, la edad puede ayudar a delimitar el diagnóstico diferencial. A continuación, se describirá en detalle la anamnesis para el dolor de cadera, siendo puntos claves los antecedentes generales del paciente, incluyendo su funcionalidad basal, su edad y la caracterización del dolor.

Antecedentes generales del paciente y funcionalidad

Es relevante conocer los antecedentes generales del paciente, comorbilidades, haciendo énfasis en indagar antecedentes de displasia de caderas en la infancia, neoplasias, inmunosupresión, enfermedades reumatológicas o endocrinopatías. Se debe preguntar acerca del uso de fármacos, incluyendo corticoides y anticoagulantes, hábitos como el tabaco, alcohol, drogas y actividad física. Son relevantes los antecedentes de trauma, ya sea reciente o antiguo, fracturas de cadera y cirugías en la zona.

Algunas preguntas que evalúan aspectos funcionales de la vida del paciente son útiles, como la autovalencia, cuantificar la capacidad de deambular en plano, la facilidad de entrar y salir de un auto, ponerse y sacarse los zapatos o los calcetines, cortarse las uñas de los pies, subir y bajar escaleras, la actividad deportiva, entre otras actividades.

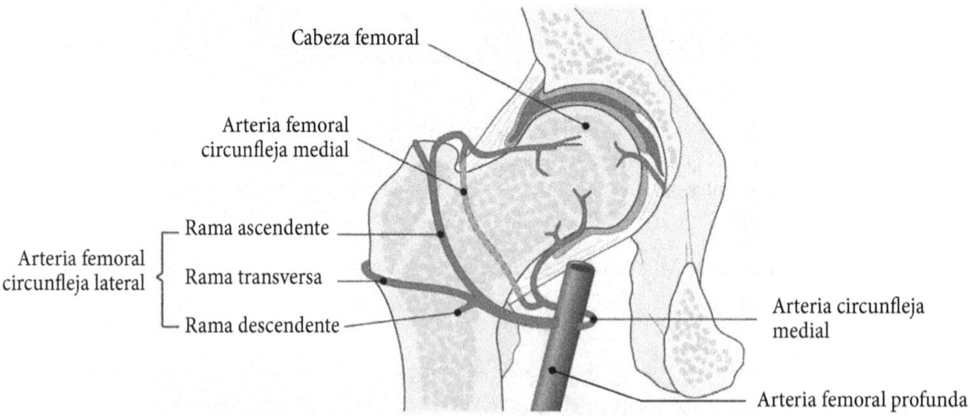

Figura 23.4. Irrigación de la cabeza femoral.

Diferencias entre niños y adolescentes versus adultos mayores

En niños y adolescentes, se deben considerar lesiones avulsivas si existe el antecedente de trauma. En dolores espontáneos hay que sospechar deformidades óseas, como secuelas de displasia, enfermedad de Legg-Calvé-Perthes (necrosis avascular idiopática de cadera en población pediátrica), lesiones fisarias como la epifisiolisis (migración anterosuperior de la metáfisis proximal del fémur) y tumores.

En pacientes con esqueleto maduro, el dolor puede ocurrir por lesiones musculares, ligamentosas, contusiones o bursitis. Al igual que en los más jóvenes, en este grupo puede existir dolor por alteraciones morfológicas como un pinzamiento femoroacetabular o la presencia de displasia de cadera. En cambio, en adultos mayores las primeras opciones serán artrosis, neoplasias y fracturas [Cuadro 23.2].

El pinzamiento femoroacetabular se produce debido a una morfología anormal entre la cabeza del fémur y el acetábulo, lo que produce un contacto anormal entre ambas estructuras, predisponiendo a lesiones del labrum y cartílago. Esta patología se desarrollará en detalle más adelante.

Características del dolor

La localización del dolor es importante, dado que habitualmente el dolor que proviene de la cadera se describe en la región inguinal, incluyendo la zona anterior de la pelvis y el muslo proximal. El dolor puede referirse en la zona glútea y la cara lateral del muslo. Ocasionalmente, puede irradiarse a la rodilla.

Se debe constatar cuándo y cómo apareció el dolor, la duración de este, la presencia de trauma o alguna actividad asociada al inicio o aparición del dolor, el mecanismo de lesión, la localización e irradiación, su intensidad, agravantes y atenuantes. También hay que preguntar por la presencia de chasquido o resalte con algunos movimientos, lo que puede indicar la presencia de una coxa saltans, que es un resalte audible o palpable que se produce durante el movimiento de la articulación de la cadera.

Además, es importante preguntar si existe dolor en otras articulaciones, fiebre, compromiso general y otros elementos en la historia que sugieran una enfermedad sistémica o patología poliarticular.

Cuadro 23.2.

Patología	Grupo etario	Anamnesis	Clínica	Exámenes
Fractura de cadera	Tercera edad, baja energía. Jóvenes, alta energía.	Dolor, impotencia funcional.	Acortamiento, rotación externa, incapacidad de elevar talón.	Radiografía usualmente es suficiente.
Pinzamiento femoroacetabular	Adultos jóvenes y de edad media.	Dolor al estar mucho sentado, al hacer movimientos de flexión, con deportes.	FADIR, FABER positivos. Puede asociarse a coxa saltans.	Radiografías son el método inicial. Puede demostrar deformidad tipo cam o pincer, retroversión acetabular, coxa profunda y otros cambios.
Coxa saltans interna	Adultos jóvenes y de edad media. Más en corredores.	Dolor profundo, sensación de resalte o chasquido.	Resalte al llevar de FABER a extensión o de flexión a extensión.	Ecografía dinámica es el método de elección.

Patología	Grupo etario	Anamnesis	Clínica	Exámenes
Fractura de cadera	Tercera edad, baja energía. Jóvenes, alta energía.	Dolor, impotencia funcional.	Acortamiento, rotación externa, incapacidad de elevar talón.	Radiografía usualmente es suficiente.
Pinzamiento femoroacetabular	Adultos jóvenes y de edad media.	Dolor al estar mucho sentado, al hacer movimientos de flexión, con deportes.	FADIR, FABER positivos. Puede asociarse a coxa saltans.	Radiografías son el método inicial. Puede demostrar deformidad tipo cam o pincer, retroversión acetabular, coxa profunda y otros cambios.
Coxa saltans interna	Adultos jóvenes y de edad media. Más en corredores.	Dolor profundo, sensación de resalte o chasquido.	Resalte al llevar de FABER a extensión o de flexión a extensión.	Ecografía dinámica es el método de elección.
Enfermedad de Legg-Calvé-Perthes	5 a 8 años, más en hombres.	Dolor, marcha antálgica o claudicación.	Disminución del rango de movimiento articular.	Radiografía es el método de elección inicial. Los cambios son variables a medida que progresa la enfermedad.
Epifisiolisis	10 a 15 años, sobrepeso u obesos.	Marcha antiálgica. Pueden llegar a no cargar por dolor.	*Roll test* positivo.	Radiografía es suficiente. Se puede ver el desplazamiento del fémur hacia anterosuperior y la epífisis en el acetábulo.
Artritis séptica	Niños entre 3-8 años, adultos mayores de 80 años, inmunosuprimidos.	Claudicación, dolor intenso, pueden presentar fiebre.	Dolor con movimiento articular pasivo, extremidad en posición de mayor volumen (en abducción).	Parámetros inflamatorios elevados. Artrocentesis es diagnóstica. RM puede diferenciar entre osteomielitis, sinovitis transitoria y artritis séptica.
Displasia de cadera en el adulto	Adultos jóvenes y/o en edad media.	Dolor con el movimiento de cadera. Puede asociarse a rigidez con daño artrósico establecido.	Discrepancia de longitud de extremidades en aquellos luxados. Limitación de rango de movimiento articular.	Radiografía habitualmente es suficiente. Se puede observar luxación o subluxación, falta de cobertura, daño artrósico, entre otros cambios.

Patología	Grupo etario	Anamnesis	Clínica	Exámenes
Necrosis avascular	Pacientes con inmunosupresión, tabáquicos, uso de alcohol.	Dolor insidioso, puede ser agudo con un trauma reciente.	Dolor con deambulación, roll test positivo, limitación del rango de movimiento articular progresivo.	Radiografía puede evidenciar colapso de la cabeza femoral. En casos sin colapso, la RM puede hacer el diagnóstico.
Síndrome pertrocantérico	Preponderancia en mujeres.	Dolor en relación al trocánter, dolor al dormir contra ese lado.	Dolor a la palpación del trocánter mayor y/o banda iliotibial. Pueden tener prueba de Ober positiva o, en algunos casos, prueba de Trendelenburg positiva.	Radiografía puede evidenciar entesitis. Ecografía y RM confirman la etiología.
Artrosis de cadera	Mayores de 50 años.	Dolor con actividad, disminuye con reposo. Rigidez. Dificultad al flexionar la cadera.	Disminución de rango de movimiento articular, especialmente Rotaciones.	Radiografía evidencia disminución asimétrica de espacio articular, osteofitos, esclerosis subcondral y quistes subcondrales.

Toda esta primera evaluación va a arrojar algunas claves para orientar al diagnóstico. Por ejemplo, un dolor que se exacerba con el ejercicio y disminuye con el reposo, asociado a edad avanzada del paciente y hallazgos de examen físico sugerente, orienta a artrosis. Por otro lado, un adolescente obeso con incapacidad súbita de caminar hace sospechar la presencia de una epifisiolisis.

Examen físico

Para realizar un adecuado examen físico de cadera el paciente debe estar lo más cómodo posible y la aproximación debe ser sistemática. Hay que evaluar la cadera, la columna, la rodilla, el abdomen y realizar un examen neurológico y vascular.

Se comienza el examen analizando la marcha y la posición del paciente de pie, seguido por una evaluación sentado, en supino, en prono y en posición lateral.

Marcha e inspección

Es importante evaluar la posición del paciente al estar de pie y buscar alteraciones en la marcha. En algunos casos con patologías muy dolorosas, como fracturas de cadera o epifisiolisis inestables, el paciente no puede cargar la extremidad y la marcha no puede ser examinada. En aquellos que sí se puede evaluar, se debe buscar dirigidamente la presencia de alguna alteración, como marcha antiálgica o marcha en Trendelenburg. Esta última es una marcha anormal resultante de una alteración del mecanismo abductor de la cadera. La musculatura primaria involucrada es la musculatura glútea, incluidos los músculos glúteo medio y glúteo menor y la debilidad de estos músculos provoca la caída de la pelvis hacia el lado contralateral al caminar [Figura 23.5].

Una vez evaluada la marcha, hay que solicitar al paciente ponerse de pie frente al examinador e inspeccionar deformidades a nivel de la columna o de las crestas ilíacas, por ejemplo, desnivel pélvico. Finalmente, se debe solicitar al paciente que se suba a la camilla, prestar atención a la habilidad con la que realiza esta acción, solicitar que se descubra la región de la pelvis y las extremidades, observando si existen cambios de volumen, coloración o lesiones de la piel.

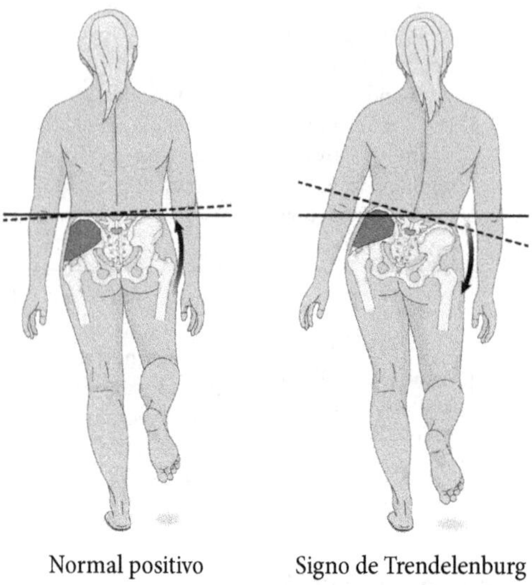

Figura 23.5. Signo de Trendelenburg.

Palpación

Palpar de forma sistemática las estructuras relevantes de la zona, buscando dolor puntual o signos inflamatorios. El conocimiento anatómico de la zona es esencial para poder realizar el diagnóstico, palpando de forma secuencial las inserciones musculares, en busca de entesopatías, desgarros o de un síndrome pertrocantérico. Esta última condición afecta los tendones de los glúteos y la bursa peritrocantérica, provocando dolor a la palpación en la región del trocánter mayor y alrededor de ella.

Es importante la evaluación de la banda iliotibial, la que puede ser una fuente significativa de dolor. También hay que examinar la zona inguino-femoral, palpando pulsos, adenopatías y buscando hernias. Por último, se debe evaluar la sínfisis púbica y la zona de la articulación sacroilíaca.

Rango de movimiento

Se debe buscar dirigidamente la presencia de limitaciones en el rango de movimiento articular o la presencia de dolor con la movilización pasiva o activa. Los rangos de movimiento pasivo normales, con el paciente en decúbito supino, son 110 a 120° de flexión, 30 a 50° de abducción y 20° a 30° de aducción. Con flexión de 90° de cadera, se puede evaluar la rotación interna (30° a 40°) y externa (40° a 60°). La extensión normal es de 10° a 30° en decúbito prono o lateral.

Si existe limitación de rango de movimiento pasivo, es importante considerar que probablemente estamos frente a una patología intraarticular. Ante este panorama, la edad del paciente toma especial relevancia, puesto que las enfermedades son distintas en cada grupo etario. En pacientes más jóvenes, algunas de las patologías que pueden dar limitación al movimiento pasivo son la presencia de cuerpos libres, lesiones condrales, pinzamiento femoroacetabular y enfermedad de Legg-Calvé-Perthes. En pacientes mayores, se puede producir secundario a artrosis o necrosis avascular, entre otras. Algunas de las patologías que pueden dar dolor con el movimiento pasivo dentro de los rangos normales son una sinovitis transitoria o una artritis séptica.

Pruebas especiales

- *Roll test*: con el paciente en decúbito supino se rota la extremidad inferior internamente y luego externamente de forma repetida. En caso de presentar dolor, es un indicador de presencia de patología intraarticular.
- Prueba de Trendelenburg: se explicó previamente (en la evaluación de la marcha) la prueba clásica. Esta se puede realizar también sin marcha, en cuyo caso se le conoce como prueba "modificada". Estando el paciente de pie, se le pide que se afirme en los hombros del examinador y que, de forma secuencial, descargue (levante) una extremidad inferior. Es positivo al existir un descenso del nivel de la cresta ilíaca de alrededor de 2 cm, indicando insuficiencia del músculo glúteo medio contralateral.

- FADIR: prueba realizada con el paciente en decúbito supino. Su nombre es un acrónimo para indicar el movimiento articular que se realiza (Flexión, Aducción, Rotación Interna). Es positivo si existe dolor o una restricción evidente de la rotación interna. Puede indicar presencia de lesiones condrales, lesiones del labrum, cuerpos libres o pinzamiento femoroacetabular.
- FABER: también se realiza con el paciente en decúbito supino, pero en este caso el movimiento es distinto (Flexión, Abducción y Rotación Externa). Es importante diferenciar la localización del dolor con esta prueba, puesto que puede producir dolor en la articulación sacroilíaca y en la cadera, dependiendo de su etiología. Por lo tanto, cuando el dolor es anterolateral, puede indicar presencia de lesiones de labrum y/o cartílago, cuerpos libres, pinzamiento femoroacetabular, artrosis. En casos de dolor sacroilíaco, es importante la evaluación dirigida de esa articulación [Figura 23.6].
- Prueba de Ober: con el paciente en decúbito lateral, con la pelvis estabilizada, la rodilla flexionada en 90° y la cadera levemente hiperextendida, se abduce pasivamente la cadera y se libera. La incapacidad de aducir la cadera hasta lo normal constituye una prueba positiva, que indicaría contractura de la banda iliotibial y los abductores de cadera [Figura 23.7].
- TEPE: descrito en el capítulo 26 de "Dolor lumbar y lumbociática", es útil para el diagnóstico diferencial con patología radicular de origen lumbar.
- Prueba de elevación activa de la extremidad: con el paciente en decúbito supino, se le pide que eleve activamente la extremidad, despegando el talón de la camilla. Es positivo al aparecer dolor inguinal y suele asociarse a patología intraarticular, así como patologías del psoas o fracturas.

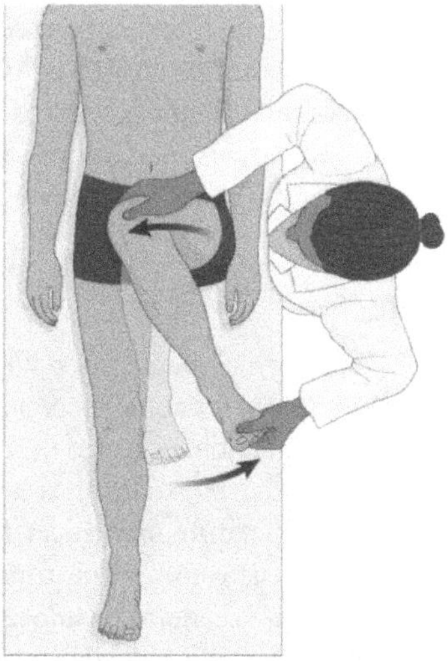

FADIR

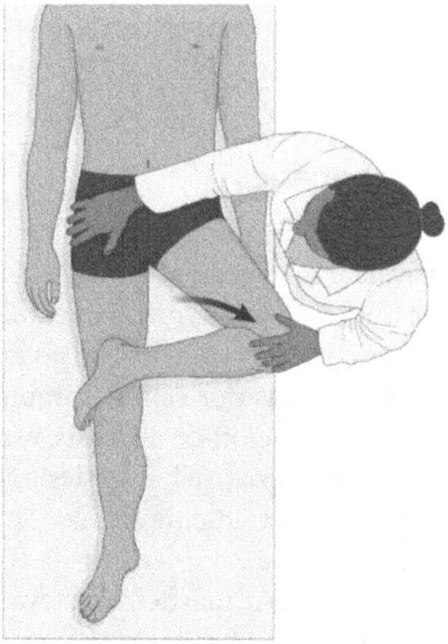

FABER

Figura 23.6. Pruebas de FADIR (Flexión, Aducción, Rotación Interna) y FABER (Flexión, Abducción y Rotación Externa).

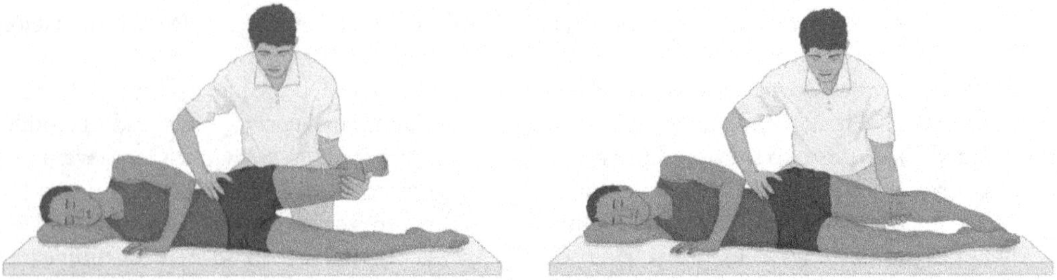

Figura 23.7. Prueba de Ober.

ESTUDIO IMAGENOLÓGICO

Radiografías

Es el estudio inicial a efectuar en la mayoría de los casos, especialmente si hay sospecha de fracturas, patología degenerativa o de alteraciones morfológicas. La proyección específica a realizar depende de la sospecha clínica, pero en la mayoría de los casos, una correcta aproximación incluye una radiografía de pelvis AP y una radiografía axial de la cadera afectada. En algunos casos, puede ser más útil solicitar una pelvis AP y proyección de Löwenstein, sobre todo en pacientes con fisis abiertas con sospecha de epifisiolisis.

Resonancia magnética

Es un complemento a las radiografías, de mayor utilidad para evaluar estructuras blandas o ante la sospecha de una fractura de cadera que no se visualice en la radiografía, ya sea porque no está desplazada o en fracturas por estrés. También se solicita ante la presunción de necrosis avascular, pinzamiento femoroacetabular y lesiones condrales, siendo la herramienta de elección. La artro-RM, en la que se complementa la RM con medio de contraste intraarticular, eleva el rendimiento del examen para la detección de lesiones del labrum acetabular.

Ecografía

Se puede utilizar para la evaluación de tendones y desgarros musculares, la búsqueda de derrame articular o para detectar patologías dinámicas como coxa saltans. Puede usarse para guiar infiltraciones o aspiraciones articulares.

EXÁMENES COMPLEMENTARIOS

Estudios de laboratorio

En caso de sospecha de compromiso sistémico se recomienda solicitar parámetros inflamatorios como hemograma, velocidad de sedimentación y proteína C reactiva. Algunos pacientes requieren exámenes más específicos como factor reumatoideo u otros marcadores de patologías autoinmunes.

Infiltración

Puede ser útil en el diagnóstico y/o tratamiento. Por ejemplo, en pacientes con sospecha de patología intraarticular, como un pinzamiento femoroacetabular, el uso de un test de lidocaína intraarticular permite identificar la fuente del dolor. Este consiste en realizar una infiltración bajo ecografía de la cadera con lidocaína y realizar pruebas de provocación del dolor como FABER y FADIR. Si el dolor desaparece, la prueba es positiva y demuestra que la patología que produce el dolor es intraarticular.

En otros casos, como en pacientes con síndrome pertrocantérico que no han respondido al tratamiento conservador, el uso de infiltración local con anestésicos y corticoides es una buena alternativa diagnóstico-terapéutica.

Artrocentesis de cadera

Frente a la sospecha de artritis séptica, el diagnóstico definitivo se realiza mediante artrocentesis. Por lo general, se recomienda realizar este examen guiado por radiografía o ecografía.

PATOLOGÍAS FRECUENTES

Artrosis de cadera (coxartrosis)

Es la causa más frecuente de dolor de cadera en mayores de 50 años. El cuadro clínico característico es un dolor crónico lentamente progresivo, localizado típicamente en la zona inguinal, anterior, asociado a rigidez y que empeora con la carga, la bipedestación prolongada o al levantarse de la silla. El examen físico evidencia el dolor y la limitación del rango de movimiento articular. La radiografía se caracteriza por la presencia de disminución asimétrica del espacio articular, asociada a osteofitos, esclerosis subcrondral y quistes subcondrales dependiendo de su gravedad [Figuras 23.8 y 23.9].

El tratamiento inicial es conservador e incluye educación al paciente, ejercicios, analgesia con paracetamol, antiinflamatorios no esteroidales o corticoides intraarticulares. En casos severos con dolor intratable que afecte severamente la calidad de vida, se puede requerir cirugía. Es importante tener en consideración que la artrosis de cadera es una patología GES, tanto en sus formas leves y moderadas en pacientes mayores de 55 años, en los que se indica tratamiento conservador, como en su forma avanzada en pacientes mayores de 65 años que requieren tratamiento quirúrgico con un recambio articular (prótesis de cadera o artroplastia).

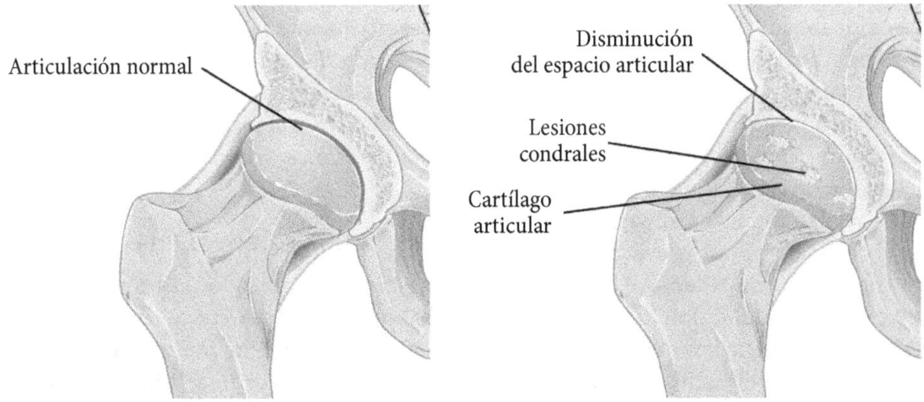

Figura 23.8. Representación de cadera normal (izquierda) y artrosis de cadera (derecha)

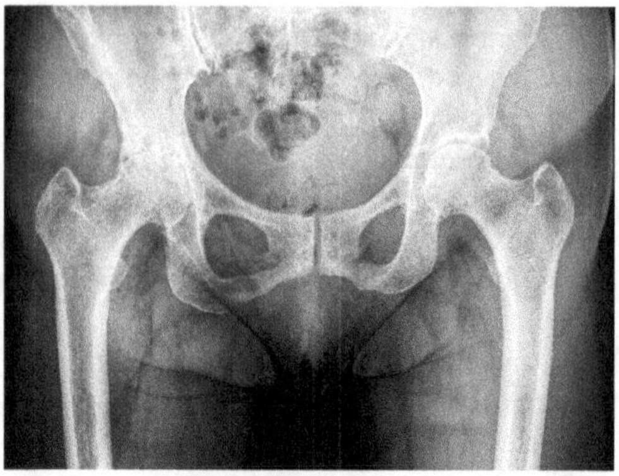

Figura 23.9. Radiografía de pelvis AP, en la que se observa artrosis de cadera derecha, caracterizada por disminución del espacio articular, esclerosis subcondral y quistes subcondrales.

Pinzamiento femoroacetabular o de cadera (PFA)

Habitualmente se presenta en pacientes más jóvenes y activos que aquellos con artrosis. El dolor aumenta con mecanismos de flexión, especialmente al sentarse, levantarse de una silla, salir de un auto o al agacharse. Las pruebas más utilizadas son el de FADIR y FABER. Existen tres tipos de pinzamiento: pincer, cam y mixto, dependiendo de cuál es la anormalidad morfológica que produce el dolor y el daño intraarticular a nivel condral o labral. El estudio inicial se realiza con una radiografía de pelvis AP, axial de cadera y a una proyección de Dunn en 45° (radiografía de cadera AP con la cadera flexionada en 45°, abducción de 20° y rotación neutra). El tratamiento comienza con kinesiología, modificación de actividades y analgesia, reservándose la cirugía solo para pacientes muy seleccionados que no responden al tratamiento conservador [Figura 23.10].

Necrosis avascular (NAV) de la cabeza femoral

Patología en la que se compromete la irrigación de la cabeza femoral, llevando a su necrosis y colapso. Se asocia a numerosas causas, pero el uso de corticoides crónicos, el abuso de alcohol y las complicaciones derivadas de fracturas de caderas (cuello femoral o intracapsulares) corresponden al 90% de los casos.

El cuadro clínico se caracteriza por dolor, generalmente inguinal, que se agrava con la carga sobre la extremidad o el movimiento articular. La mayoría presenta dolor en reposo y un tercio tiene dolor nocturno. Este cuadro clínico puede ser similar a múltiples otras patologías, pero es importante sospechar la NAV en presencia de los factores de riesgo mencionados. El diagnóstico se realiza con radiografías simples y se complementa con RM en casos de colapso evidente en la radiografía. El tratamiento definitivo corresponde al traumatólogo especialista [Figura 23.11].

Enfermedad de Legg-Calvé-Perthes

Es un tipo de NAV de la cabeza femoral de origen desconocido que ocurre en niños, especialmente entre los 5 y 8 años. La secuela más significativa es una deformidad de la cabeza femoral, bien tolerada en el corto y mediano plazo, pero que eventualmente llevará a artrosis secundaria y una posterior necesidad de artroplastia de forma precoz en la vida del paciente. El diagnóstico es radiológico y el tratamiento definitivo corresponde a un especialista.

Displasia de cadera en el adulto

La displasia de cadera es una patología que habitualmente se detecta en los primeros meses de vida (revisar capítulo 32: Displasia del desarrollo de la cadera). Sin embargo, algunos casos no se detectan y evolucionan con displasia residual que puede tener consecuencias en la vida futura. Habitualmente se presenta en pacientes jóvenes con coxalgia, en quienes las radiografías evidencian defectos de cobertura femoral que pueden ir asociados a cambios artrósicos, subluxación o luxación de la cabeza femoral. El tratamiento depende de múltiples factores y debe ser derivado al especialista [Figura 23.12].

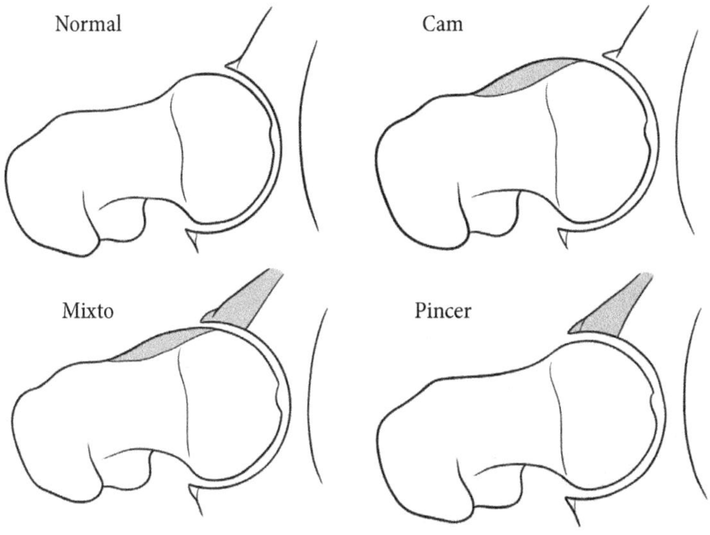

Figura 23.10. Tipos de pinzamiento femoracetabular.

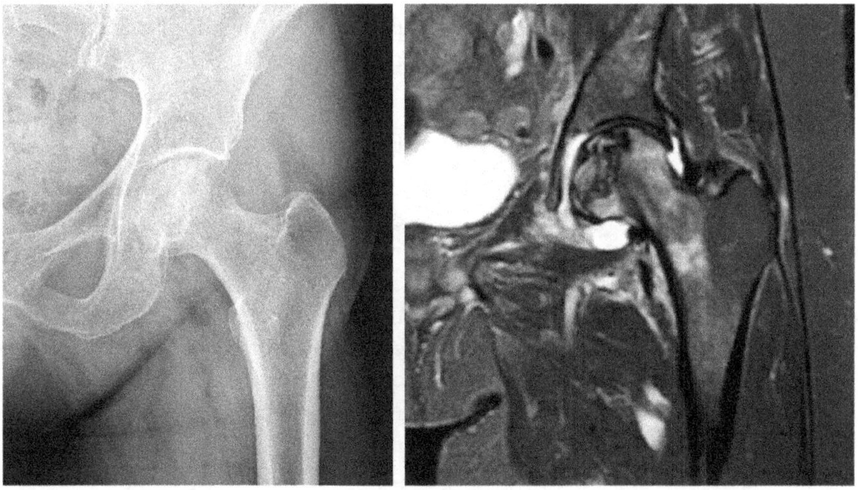

Figura 23.11. Radiografía de cadera AP (izquierda) y RM de la misma cadera (derecha), en la que se observa necrosis avascular de la cabeza femoral.

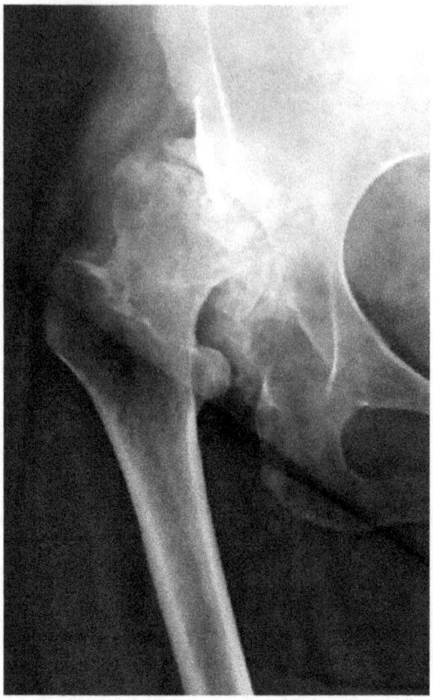

Figura 23.12. Radiografía de cadera AP, en la que se observa una displasia severa de la articulación, con signos de artrosis y subluxación de la articulación.

Fractura de cadera

Sospechar en pacientes jóvenes con trauma de alta energía, pacientes adultos mayores con trauma de baja energía o ancianos con dolor, aunque no se logre precisar historia de traumatismo claro. Para mayor detalle, se recomienda revisar el capítulo 9 de fracturas de cadera.

Fractura de cadera oculta o por estrés

Se debe sospechar en pacientes que presentan dolor secundario a trauma agudo (caída en adultos mayores) o repetitivo (ejercicios de impacto de pacientes jóvenes) que poseen radiografías sin evidencia de fractura. Al examen físico presentan dolor, sobre todo con los movimientos extremos de la articulación, y este empeora con la actividad física. El diagnóstico se confirma con RM y debe derivarse a un especialista para su tratamiento definitivo.

Dolor referido de origen lumbosacro o sacroilíaco

Son patologías de la región lumbosacra que presentan dolor referido en la región de la cadera. En ocasiones, la diferenciación entre ambas etiologías es difícil y puede retrasar el diagnóstico. Se debe sospechar cuando al dolor de cadera se asocia a dolor lumbar o cuando el examen físico de cadera es normal.

Síndrome pertrocantérico

El dolor lateral de cadera afecta entre un 10% a un 25% de la población, siendo múltiples sus causas, tales como afecciones de la banda iliotibial, bursitis trocantérica y lesiones del glúteo medio y mínimo. Puede asociarse a rigidez matutina e intolerancia al dormir sobre el lado afectado. La evolución es autolimitada en la mayoría de los pacientes y su tratamiento se basa en el uso de analgésicos y kinesiología. En algunos casos puede ser útil añadir una infiltración local con corticoides.

Epifisiolisis

Patología que ocurre únicamente en pacientes con fisis abierta, habitualmente niños obesos entre 10 y 15 años. Se asocia a endocrinopatías, especialmente hipotiroidismo. Corresponde a un desplazamiento anterosuperior con rotación externa de la zona metafisaria del fémur proximal, con mantención de la epífisis en el acetábulo. Puede comenzar en forma aguda, pero habitualmente es un dolor insidioso de algunas semanas de duración. Es una patología bilateral en un 30 a 60% de los casos. El acercamiento inicial es con radiografía AP de pelvis y Löwenstein (AP de pelvis con caderas en flexión y abducción). El tratamiento es habitualmente quirúrgico por especialista [Figura 23.13].

Artritis séptica

Cuando existe una coxalgia de inicio súbito y no traumático, que impide la marcha, se debe sospechar artritis séptica como primera opción,

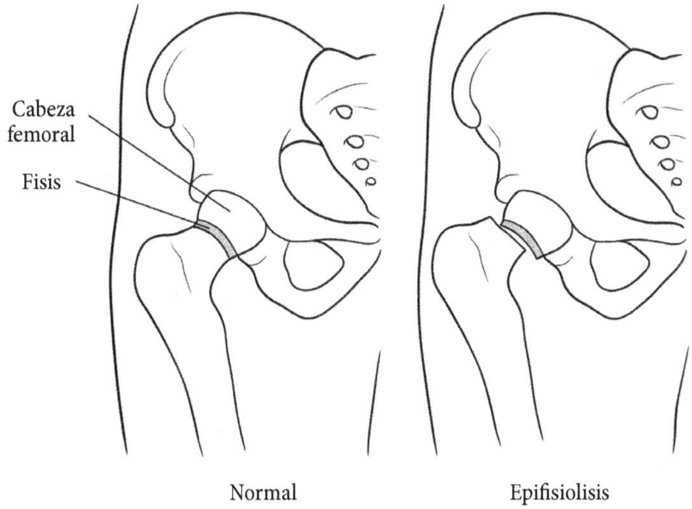

Figura 23.13. Epifisiolisis de cadera derecha, en la que se observa desplazamiento anterosuperior de la zona metafisaria del fémur proximal, con mantención de la epífisis en el acetábulo.

sobre todo considerando su gravedad y secuelas a futuro. En los niños suele acompañarse de fiebre y compromiso del estado general, a diferencia de los adultos, en los cuales el cuadro clínico es menos evidente. Dentro de la evaluación inicial se requieren radiografías y parámetros inflamatorios. En aquellos pacientes con clínica concordante y parámetros séricos elevados, se debe realizar una artrocentesis diagnóstica, guiada bajo imágenes (radiografías y ecografía). Los pacientes con diagnóstico de artritis séptica deben tratarse de forma quirúrgica de urgencia a través de un aseo de la articulación, complementado con tratamiento antibiótico endovenoso.

Coxa saltans

La presencia de resalte o chasquido alrededor de la cadera al realizar algunas actividades puede hacer sospechar la presencia de una coxa saltans, la cual puede ser externa o interna. La coxa saltans interna corresponde a un resalte que ocurre al momento de llevar la cadera desde una posición de flexión y abducción a extensión, en la que el psoas pasa por la eminencia iliopectínea y genera un resalte y ocasionalmente dolor. La coxa saltans externa puede ocurrir como consecuencia de un resalte de la banda iliotibial contra el trocánter mayor. Para el diagnóstico es útil la realización de una ecografía dinámica. Su tratamiento es conservador y se basa en la kinesiología.

¿CUÁNDO DERIVAR AL ESPECIALISTA?

- Todas las urgencias como artritis séptica y fracturas.
- En niños y adolescentes con sospecha o confirmación de una epifisiolisis o enfermedad de Legg-Calvé-Perthes.
- En adultos con fracaso del tratamiento conservador, especialmente en una artrosis avanzada, pinzamiento fémoro-acetabular o sospecha de una fractura por estrés.

PUNTOS CLAVES

- El dolor de cadera es una presentación común de múltiples patologías, por lo que debe tenerse claro el diagnóstico diferencial para poder evaluar, derivar y tratar adecuadamente al paciente.
- La edad es un buen punto de partida para diferenciar probables patologías, por lo que debe considerarse al momento de enfrentar al paciente.
- El examen físico debe hacerse de forma secuencial y ordenada, incluyendo pruebas específicas.
- En general, el estudio imagenológico de cada paciente se inicia con radiografías simples. La solicitud de RM o ecografía dependerá de la patología que se sospecha.
- Es muy importante tener en consideración que algunas patologías que producen coxalgia deben ser derivadas y evaluadas de forma rápida a un servicio.

Preguntas y ejercicios de autoestudio

- Describa la anatomía osteoarticular de la cadera , incluida su irrigación
- Haga un resumen de los movimientos, rangos articulares normales y músculos involucrados en la articulación de la cadera.
- ¿Cuáles son las diferencias a considerar en el dolor de la cadera de acuerdo a la edad de presentación?
- Describa en qué consisten la pruebas de: Trendelemburg, FADIR y FABER
- Mencione cuando se solicitan exámenes de imágenes frente a un dolor de cadera.
- Mencione y describa patología dolorosa frecuente de la cadera en adultos y niños.

CAPÍTULO 24

DOLOR DE RODILLA

Rafael Vega, Sebastián Irarrázaval y Arturo Meissner

Resumen

El dolor de rodilla o gonalgia es un motivo de consulta frecuente desde pacientes jóvenes a adultos mayores. Sus causas son diversas, destacando las patologías traumáticas, por sobrecarga y degenerativas. Se debe descartar siempre las etiologías menos frecuentes, pero más graves, como son las infecciosas, inflamatorias y tumorales, para lo cual es clave una completa anamnesis y examen físico estructurado. En el examen físico es fundamental el conocimiento de la anatomía de las estructuras de la rodilla, así como las pruebas específicas frente a la sospecha de los distintos diagnósticos diferenciales.

Las imágenes radiológicas, como son las radiografías, resonancia magnética y tomografía computada, y los exámenes de laboratorio son complementarios a la anamnesis y examen físico. Estos exámenes también se solicitan cuando las patologías no tienen una buena respuesta al tratamiento conservador o deben definirse mejor debido a su gravedad o la planificación del tratamiento quirúrgico.

GENERALIDADES

El dolor de rodilla o gonalgia es un motivo de consulta frecuente en atención primaria, lo que se explica considerando que es la articulación más grande del cuerpo humano, tanto en volumen como en área de cartílago articular, y es parte de la cadena de soporte de peso corporal. Está, por lo tanto, más expuesta a sufrir daño ya sea traumático, degenerativo o inflamatorio.

La gonalgia es frecuente a lo largo de la vida, sin embargo, la distribución etaria de las distintas patologías es variable. En pacientes jóvenes predomina la etiología patelofemoral y las lesiones traumáticas. En cambio, en la población mayor de 45 años son comunes los fenómenos degenerativos del cartílago articular y de los meniscos.

ANATOMÍA

La rodilla es una articulación biaxial (realiza movimientos principalmente en dos ejes: sagital y coronal) formada por tres huesos, el fémur distal, la tibia proximal y la rótula. En ella se pueden distinguir tres compartimentos:

- tibiofemoral medial: entre el platillo tibial medial y cóndilo femoral medial.
- tibiofemoral lateral: entre el platillo tibial lateral y cóndilo femoral lateral.
- patelofemoral: entre la rótula y tróclea femoral

Estas superficies óseas se encuentran cubiertas por cartílago articular hialino, el que puede sufrir daño traumático, degenerativo (artrosis) o inflamatorio (artritis).

Es importante considerar el extremo proximal del peroné, ya que, si bien no participa directamente en la articulación, es fundamental en brindar estabilidad en la región lateral frente a fuerzas en varo, debido a la inserción distal del ligamento colateral lateral.

Dado que la congruencia articular entre el fémur distal y la tibia proximal es escasa, la estabilidad de la rodilla está dada principalmente por un grupo de elementos o estructuras no óseas, distinguiéndose estabilizadores estáticos (ligamentos, meniscos y cápsula) y dinámicos (músculos y tendones que se insertan en las proximidades de la articulación).

La cápsula articular es una estructura fibrosa que rodea completamente a la articulación, otorgando estabilidad multidireccional.

Los ligamentos de la rodilla son fundamentales para la estabilidad articular, distinguiéndose los siguientes:

- ligamentos cruzados anterior y posterior (LCA y LCP): restringen el movimiento de la tibia respecto al fémur hacia anterior y posterior respectivamente.
- ligamentos colaterales medial y lateral (LCM y LCL): otorgan estabilidad en valgo y en varo, respectivamente.

Lo descrito corresponde a la función principal de estas estructuras, sin embargo, todas ellas se deben considerar como un grupo sinérgico, pues cada una también contribuye en menor medida a la función de las otras y a la estabilidad rotacional de la rodilla.

Los meniscos son estructuras fibrocartilaginosas de forma semilunar, ubicadas entre los cóndilos femorales y platillos tibiales. Aumentan la congruencia articular compensando la falta de concavidad de los platillos tibiales, actuando como cojinetes que distribuyen y disipan las cargas y el impacto entre el fémur y la tibia. Son además estabilizadores secundarios de la articulación, especialmente en el eje antero-posterior [Figura 24.1].

El menisco lateral es más circular y tiene mayor capacidad de movimiento que el menisco medial. Este último tiene forma de "C" y se encuentra unido al ligamento oblicuo posterior y al ligamento colateral medial. Esto, sumado a que el compartimento medial soporta más carga que el lateral, condiciona que el menisco medial sea más propenso a sufrir lesiones que el menisco lateral. El tercio periférico de cada menisco es nutrido directamente por vasos sanguíneos, mientras que los dos tercios internos son nutridos por difusión a partir el líquido sinovial, reduciendo su capacidad para cicatrizar después de una lesión.

Dentro de las estructuras músculo-tendinosas, destaca el aparato extensor, la pata de ganso y la banda iliotibial. El aparato extensor está formado

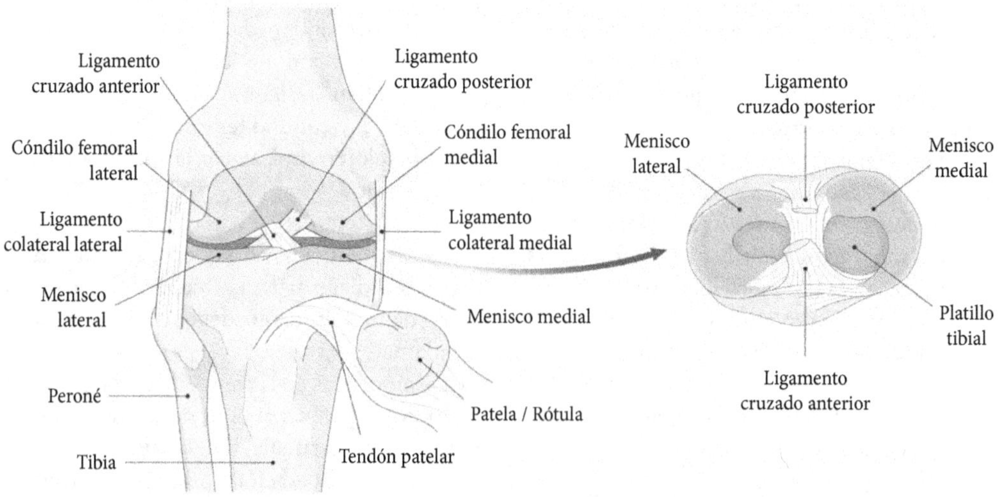

Figura 24.1. Anatomía de la rodilla, incluyendo estructuras óseas, ligamentosas y meniscos, y sus relaciones anatómicas.

por el cuádriceps, tendón cuadricipital y tendón rotuliano o patelar que otorgan estabilidad secundaria hacia anteroposterior. La pata de ganso o pes anserina corresponde a la inserción común de los tendones de los músculos sartorio, gracilis y semitendinoso, en el aspecto medial de la tibia proximal, confiriendo estabilidad secundaria a este nivel. El músculo semitendinoso es uno de los integrantes del grupo muscular conocido como isquiotibiales. Este nombre se deriva de las inserciones características de estos músculos. Junto al semitendinoso, el grupo incluye al músculo semimembranoso y a la cabeza larga del bíceps femoral. La banda iliotibial transcurre por lateral, concediendo estabilidad secundaria al varo y estabilidad rotacional [Figura 24.2].

Las bursas son estructuras de tejido conjuntivo laxo que se interponen entre diversas estructuras, tales como tendones, huesos y músculos, y que facilita el deslizamiento entre ellas. En la articulación de la rodilla hay más de doce bursas siendo las principales la prepatelar (anterior), la bursa anserina (en relación a la pata de ganso, medial) y poplítea (posterior). Tienen relevancia cuando presentan inflamación, condición que se conoce como bursitis [Figura 24.3].

La región poplítea está ubicada en la zona posterior de la rodilla, contiene el paquete neurovascular, compuesto por el nervio tibial (rama del nervio ciático), la arteria poplítea y la vena poplítea. Es frecuente, en personas sanas, encontrar una dilatación de la bursa semimembranoso-gastrocnemio medial que puede estar comunicada con la articulación de la rodilla dando origen al denominado quiste poplíteo o quiste de Baker.

ETIOLOGÍA

Al igual que en otras articulaciones, la gonalgia puede ser secundaria a las siguientes patologías:

- Traumática: como fracturas, luxaciones, esguinces de distintos grados o lesiones meniscales en pacientes jóvenes (en pacientes mayores las lesiones meniscales son predominantemente degenerativas).
- Degenerativa: clásicamente, la artrosis en sus distintos grados, ya sea patelofemoral o tibiofemoral, la cual habitualmente también se acompaña de roturas meniscales degenerativas.

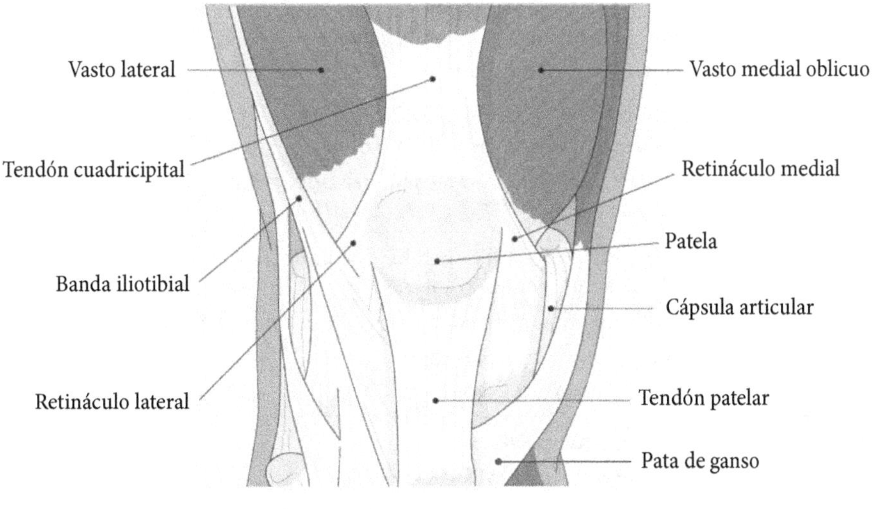

Figura 24.2. Visión anterior de las estructuras músculo tendinosas de la rodilla.

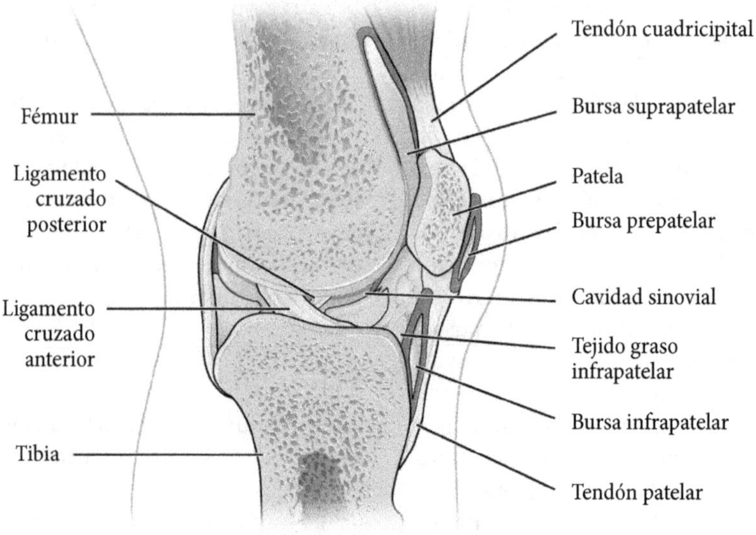

Figura 24.3. Visión lateral de las principales estructuras anatómicas de la rodilla.

Cuadro 24.1. Patologías de rodilla más frecuentes según la edad del paciente.

Grupo etario	Patologías frecuentes
Niños y adolescentes	Traumática: fracturas avulsivas, disyunciones fracturas de las fisis (lesiones del cartílago de crecimiento). Sobreuso: tendinopatía rotuliana, lesión de Osgood Schlatter (osteocondritis de la tuberosidad anterior de la tibia). Infecciosa: artritis séptica. Tumoral: tumores benignos y malignos. Dolor referido de cadera: epifisiolisis. Otras: inestabilidad patelofemoral, osteocondritis disecante (tipo de lesión osteocondral).
Adultos	Traumática: fracturas, esguince de ligamentos, rotura de meniscos, rotura del ligamento cruzado anterior. Sobreuso: dolor patelofemoral, síndrome de fricción de la banda iliotibial. Inflamatoria: artritis reumatoide. Infecciosa: artritis séptica.
Adultos mayores	Traumática: fracturas. Degenerativa: artrosis. Inflamatoria: artropatía inflamatoria inducida por cristales (condrocalcinosis). Otras: quiste poplíteo o de Baker.

- Sobreuso: cada vez más frecuente en los deportes o trabajos con movimientos repetitivos. Estas patologías son más habituales en tendones y sus inserciones (entesopatías). Pueden acompañarse de compromiso de las bursas.
- Inflamatorios: en los que se incluyen las artritis autoinmunes.
- Infecciones y tumores: menos frecuentes pero de alta relevancia por gravedad y peor pronóstico.
- Dolor referido: desde la cadera, fémur o columna.

Para orientarnos hacia cuál de estos problemas es el causante del dolor, se debe realizar una acuciosa anamnesis y examen físico.

ANAMNESIS

En líneas generales es importante definir la edad, actividad y comorbilidades del paciente, ya que esto nos orienta al espectro de patologías causantes del dolor [Cuadro 24.1].

Debe preguntarse dirigidamente por antecedentes personales o familiares de alguna enfermedad inflamatoria sistémica (artritis reumatoidea, lupus, etc.). Se debe indagar lesiones antiguas en la rodilla o en otra articulación cercana, historia de luxación o subluxación rotuliana y cirugías previas.

Lo más importante es investigar en detalle el dolor, las circunstancias de inicio (por ejemplo, asociado o no a trauma o a actividades específicas), su localización exacta (anterior, posterior, medial o lateral), puesto que existe una directa relación con posibles estructuras comprometidas. También hay que consignar la irradiación, intensidad, el tiempo de evolución, desencadenantes y atenuantes.

En el caso de que el inicio del dolor esté asociado a un accidente o a un movimiento específico, es fundamental establecer el tipo de trauma (ejemplo: deportivo, tránsito o trauma directo en la rodilla), el mecanismo de la lesión, la dirección de la fuerza deformante (varo, valgo, anterior o posterior) y si existe un componente rotacional asociado (rotación interna o externa).

Finalmente, se debe indagar la presencia de otros síntomas acompañantes, tales como: aumento de volumen, derrame articular (importante averiguar la rapidez de instalación de este), impotencia funcional (dificultad para caminar, subir o bajar escaleras o agacharse), sensaciones de bloqueo y/o inestabilidad. La presencia de ruidos tales como crépitos, "clicks" y chasquidos son inespecíficos, pero pueden orientar hacia la presencia de artrosis, condropatía patelofemoral, roturas meniscales y/o patología de la banda iliotibial. Historia de bloqueos pueden corresponder a cuerpos libres intraarticulares, lesiones meniscales desplazadas u osteocondritis disecante (tipo de lesión osteocondral en niños que se describirá en detalle en el capítulo 31:Claudicación e infecciones osteoarticulares en niños).

EXAMEN FÍSICO

El paciente debe estar lo más cómodo posible y la aproximación debe ser ordenada y sistemática, siguiendo en líneas generales la secuencia de inspección, palpación, rango de movimiento articular, pruebas específicas y evaluación neurovascular. Además, siempre es aconsejable realizar un examen general de la cadera y columna, para descartar dolor referido y examinar primero la rodilla sana, para tenerla como referencia de lo normal.

Inspección

Se realiza desde que el paciente entra en la consulta, observando su postura, marcha, capacidad para soportar el peso corporal y cómo mueve la extremidad inferior afectada. Es conveniente pedirle al paciente que deambule y observar deformidades evidentes (ej.: varo, valgo, recurvatum). Esto puede otorgar información de la repercusión general del dolor en la vida diaria del paciente y además permite distinguir deformidades dinámicas en la articulación. Una vez evaluada la postura, la marcha y algunas pruebas funcionales, se solicita al paciente que se descubra ambas extremidades inferiores.

Se inspecciona buscando soluciones de continuidad de la piel (heridas), aumento de volumen, cambios cutáneos inflamatorios (eritema, calor local), equimosis o hematomas (sugerentes de lesiones traumáticas), atrofia muscular y, finalmente, se examina el alineamiento de la extremidad (varo o valgo).

Solicitar al paciente sentado que flexione la rodilla en 90° y luego la extienda completamente, mientras se observa el desplazamiento de la rótula. Si esta se desvía hacia superior y lateral durante la fase terminal de la extensión, se denomina "signo de J" positivo, y suele traducir algún grado de mal alineamiento e inestabilidad patelofemoral [Figura 24.4].

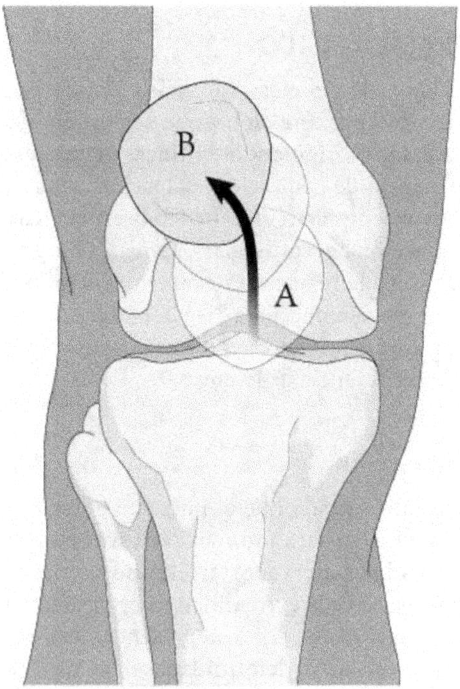

Figura 24.4. El "signo J" invertida, característico de pacientes con inestabilidad patelofemoral. A. posición en flexión de rodilla. B. posición en extensión.

Para la búsqueda de derrame articular, con el paciente acostado en supino, se debe observar aumento de volumen de los recesos peripatelares medial, lateral y suprapatelar (subcuadricipital). Pequeños derrames suelen llenar estos espacios, dando a la rodilla una apariencia de aumento de volumen en comparación a la contralateral. Se puede complementar con signos específicos como son el de la ola y el témpano.

Para el signo de la ola, con el paciente en decúbito supino y la rodilla extendida, se pasa la mano por el receso medial de distal hacia proximal, tratando de vaciar el receso de líquido. A continuación, con ambos pulgares se presiona el receso lateral de posterior hacia anterior. El signo es positivo si se observa abombamiento medial, por traslación de la masa de líquido.

El signo del témpano se realiza con el paciente en decúbito supino y se comprime con ambos dedos índices la rótula hacia posterior. El signo es positivo si se siente que la rótula rebota, como si se encontrara "flotando".

El hallazgo de derrame articular al examen físico refleja lesiones intraarticulares, como fracturas, lesiones de ligamentos cruzados, meniscos o lesiones de cartílago. También se observa en fenómenos de artritis e infección intraarticular [Figura 24.5].

Palpación

Debe realizarse con la rodilla extendida y luego levemente flexionada entre 20 a 30°, buscando minuciosamente puntos dolorosos y teniendo en cuenta un esquema mental de las estructuras anatómicas que se están examinando. Si la palpación evoca dolor en un punto específico, es sugerente de una inflamación o lesión puntual de una estructura que se encuentre en esa ubicación. Si el dolor es más bien difuso a lo largo de la interlínea articular, es más sugerente de una sinovitis causada por un proceso degenerativo o inflamatorio, aunque lesiones en los meniscos o en los ligamentos colaterales también podrían causar dolor difuso ocasionalmente. A continuación, se indican las zonas que deben ser examinadas durante la palpación.

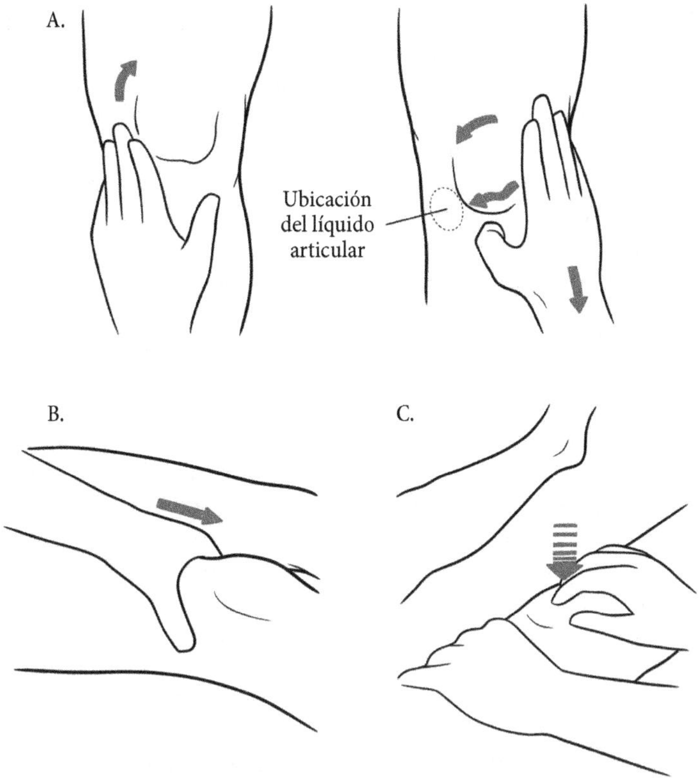

Figura 24.5. Signos de la ola (superior) y el témpano (inferior).

- Interlíneas articulares: iniciar el examen posicionando ambos pulgares en ambas interlíneas por anterior y avanzando hacia posterior.
- Región lateral de la rodilla: se palpan de forma secuencial las siguientes estructuras: cuerno anterior del menisco lateral, ligamento colateral lateral, cuerno posterior del menisco lateral y, finalmente, la porción distal del bíceps femoral. Además, se palpan la inserción distal de la banda iliotibial, el cóndilo femoral lateral y la cabeza del peroné.
- Región medial de la rodilla: se palpan el cuerno anterior del menisco medial, el ligamento colateral medial, el cuerno posterior del menisco medial y, finalmente, la porción distal del músculo semimembranoso.
- Región anterior de la rodilla: de distal a proximal se pueden encontrar la tuberosidad anterior de la tibia, el tendón rotuliano, la rótula y el tendón del cuádriceps. Medial al tendón rotuliano, justo por debajo del platillo tibial medial, se puede palpar la inserción de la pata de ganso. Además, se deben palpar las bursas prepatelar y anserina, buscando signos de inflamación local.
- Región posterior de la rodilla: permite palpar buscando masas, las que en general corresponden al quiste poplíteo o de Baker.

En la palpación también se puede evaluar la temperatura cutánea. Frente a aumentos de temperatura local hay que sospechar patología inflamatoria o infecciosa.

Rango de movimiento articular

Normalmente va desde la extensión completa (0°) hasta una flexión de aproximadamente 120 a 130°. Se puede examinar de forma activa, realizado bajo el control muscular voluntario del paciente, o pasiva, en la que el examinador mueve la articulación, sin mediar control voluntario por parte del paciente. Dada la variabilidad en el rango entre los distintos pacientes, es fundamental evaluar la rodilla contralateral si es sana, para definir simetría de los rangos.

Si el paciente logra un rango de movimiento activo normal, no es necesario evaluar el rango pasivo. Sin embargo, si el paciente presenta un movimiento activo anormal, se debe examinar el rango pasivo. Si el rango pasivo se encuentra completo, el diagnóstico diferencial incluye lesiones músculo-tendinosas, articulares o daño neurológico que evitan el movimiento de la articulación.

Si el rango pasivo se encuentra disminuido, hay que descartar una contractura de cuádriceps, derrame articular, fragmentos osteocondrales o meniscales, quiste poplíteo o cambios degenerativos difusos, por lo que se aconseja derivar para ser evaluado por el especialista.

Siempre es conveniente examinar la rotación externa e interna de la cadera, ya que, si estas generan dolor, podrían ser sugerentes de dolor referido desde la cadera y debe ser estudiado con mayor profundidad.

Pruebas específicas

Estas son pruebas que permiten evaluar estructuras específicas de la rodilla. Algunas de ellas ya se mencionaron en inspección y palpación (ejemplo: signo de la J, ola y témpano). Las pruebas específicas deben entrenarse para evitar falsos negativos y se presentan a continuación según el foco diagnóstico.

Evaluación de la estabilidad articular de ligamentos colaterales y cruzados:

Consiste en pruebas orientadas principalmente a estimar la integridad de las estructuras ligamentosas. Estas son principalmente las pruebas de estrés en varo y valgo para los ligamentos colaterales, así como pruebas para evaluar la estabilidad de los ligamentos cruzados (Lachman, cajón anterior, pivot shift, cajón posterior).

- Estrés en varo y valgo: ambas son pruebas que permiten evaluar la integridad del LCM (realizando estrés en valgo) y LCL (realizando estrés en varo), con una sensibilidad reportada de hasta un 93%. Estas pruebas se ejecutan manteniendo la rodilla en 0 y 30° de flexión, dado que a 0° se evalúa la estabilidad de los ligamentos colaterales y ligamentos cruzados y a 30° la estabilidad aislada de los ligamentos colaterales. Se sostiene la rodilla con una mano por el lado hacia el que se va a realizar la fuerza y con la otra mano realizar el varo o valgo, según corresponda. Debe compararse siempre con la rodilla sana [Figura 24.6].
  Cuando la prueba es positiva se denomina bostezo, el cual se clasifica según el grado de apertura de la interlínea articular que se logra en relación a la rodilla sana: grado I (menor de 5 mm), grado II (5 a 10 mm) y grado III (mayor de 10 mm). Si estas pruebas muestran algún grado de inestabilidad articular y esto se asocia a historia de trauma reciente y dolor a la palpación en el ligamento afectado, es muy probable que exista una lesión importante, en cuyo caso la conducta adecuada es derivar a un traumatólogo para su evaluación y tratamiento.
- Prueba de Lachman: permite evaluar la integridad del LCA. Se realiza con la rodilla flexionada en 30°. Con una mano se sujeta firmemente el extremo distal del muslo. La otra mano toma el extremo superior de la tibia y realiza tracción y contratracción simultánea de ambas manos, intentando desplazar la tibia en el eje antero-posterior (moviendo la tibia hacia anterior y el muslo hacia posterior). Se debe observar el grado de desplazamiento anterior de la tibia y compararlo con el grado de desplazamiento de la rodilla contralateral. Si existe un grado de desplazamiento anterior

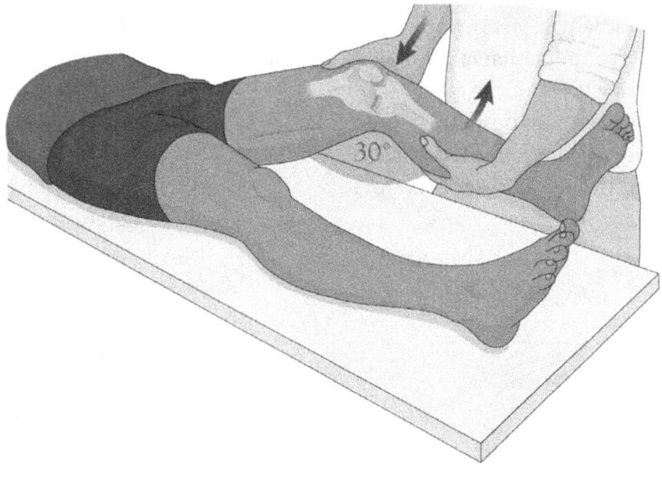

Figura 24.6. Prueba de estrés en valgo con la rodilla en 30° de flexión.

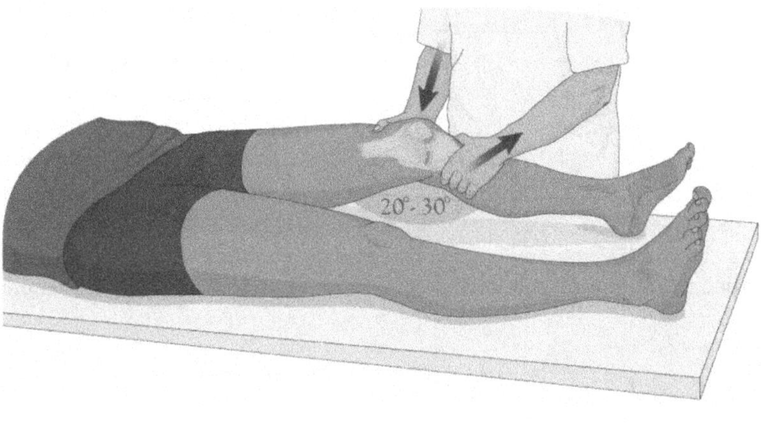

Figura 24.7. Prueba de Lachman: traslación anterior de la tibia con la rodilla en 30° de flexión.

significativo del lado afectado es sugerente de una rotura del LCA [Figura 24.7].

- Prueba de cajón anterior: se realiza con la rodilla en flexión de 90° y el talón apoyado en la camilla. Se ejerce fuerza hacia anterior, intentando desplazar la pierna hacia adelante. Es positivo si se logra un desplazamiento anterior de la tibia significativo en relación a la rodilla contralateral y traduce una rotura del LCA
- *Pivot Shift*: con el paciente en decúbito supino, el examinador eleva la extremidad con la rodilla en extensión y si existe lesión del LCA esto produce una subluxación anterior de la tibia. Para exagerar esta subluxación se aplica de forma simultánea una fuerza de valgo y rotación interna de la pierna. Manteniendo estas fuerzas se procede a flexionar pasivamente la rodilla, lo que produce una reducción de la subluxación que el examinador puede percibir como un resalte. Se considera una prueba dinámica y muy específica de rotura del LCA.
- Prueba del cajón posterior: permite evaluar la integridad del LCP. Se realiza con flexión

de 90° de la rodilla y talón apoyado en la camilla. Se ejerce fuerza hacia posterior, intentando desplazar la pierna hacia atrás. Es positivo si se logra un desplazamiento posterior de la tibia significativo en relación a la pierna contralateral, y traduce una rotura del LCP.

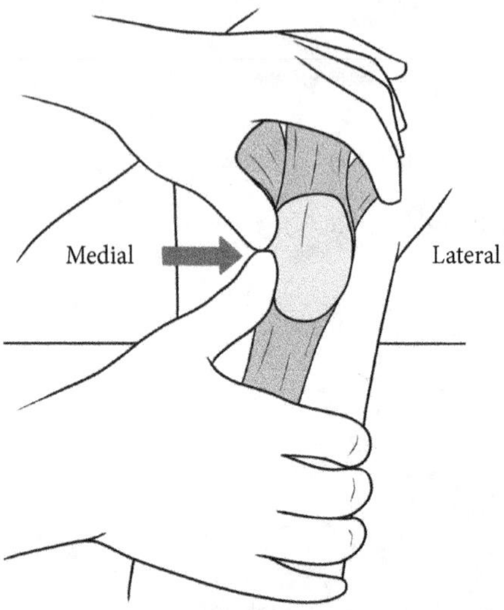

Figura 24.8. Prueba de aprensión patelofemoral.

Evaluación de la estabilidad articular y dolor patelofemoral:

- Aprensión patelofemoral: útil para evaluar estabilidad de la articulación patelofemoral. Se realiza desplazando la rótula hacia lateral. El signo es positivo si este desplazamiento genera aprensión en el paciente, es decir, sensación de que la rótula se va a "salir" (nota: la palabra "aprehensión" se usa para la acción de agarrar o detener y "aprensión" para describir recelo) [Figura 24.8].
- *Glide* rotuliano: se evalúa desplazando la rótula en reposo hacia medial y lateral. Si el desplazamiento es mayor de 2/4 del ancho de la rótula, se considera hipermovilidad rotuliana. Si el desplazamiento es menor de 1/4 refleja retináculos tensos [Figura 24.9].
- Tilt rotuliano: se realiza con la rodilla completamente extendida, tomando la rótula entre los dedos pulgares e índice y luego intentando bajar su borde medial y levantar el lateral. Si no se logra elevar el borde lateral por lo menos por sobre la línea horizontal, la prueba es positiva e indica tensión de estructuras laterales,

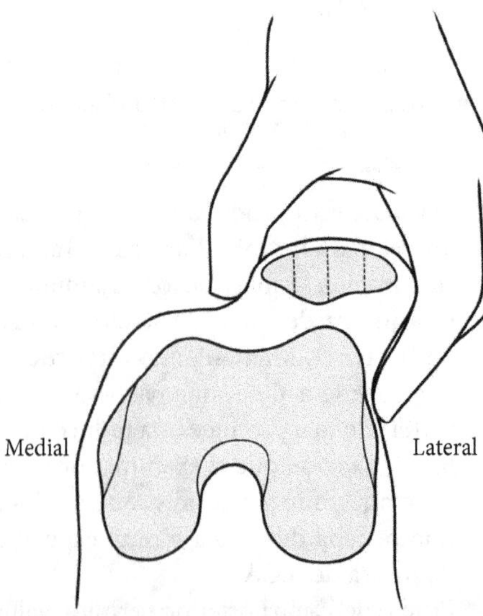

Figura 24.9. Prueba de glide rotuliano.

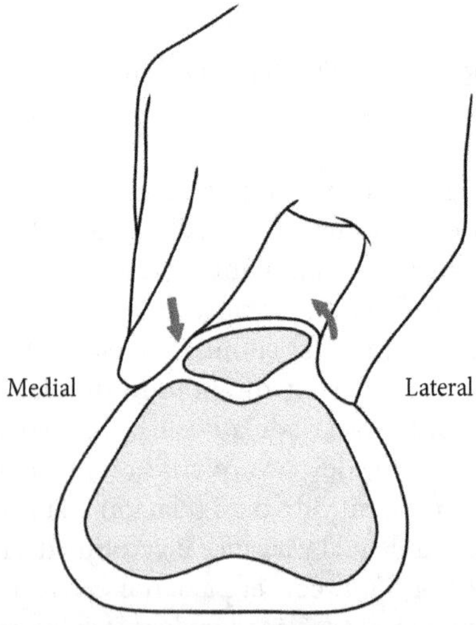

Prueba 24.10. Prueba de tilt rotuliano.

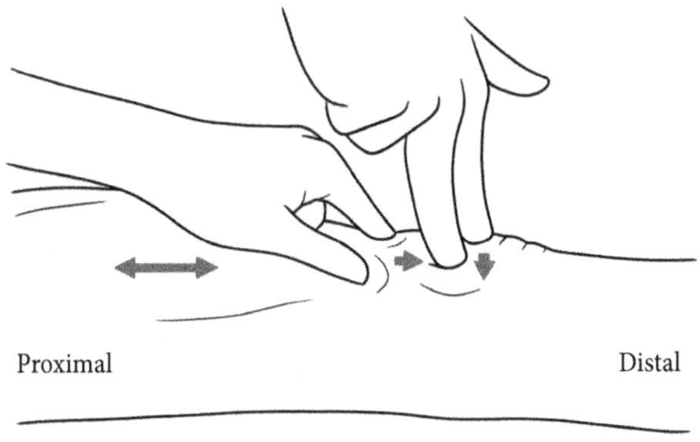

Figura 24.11. Prueba de Zohlen.

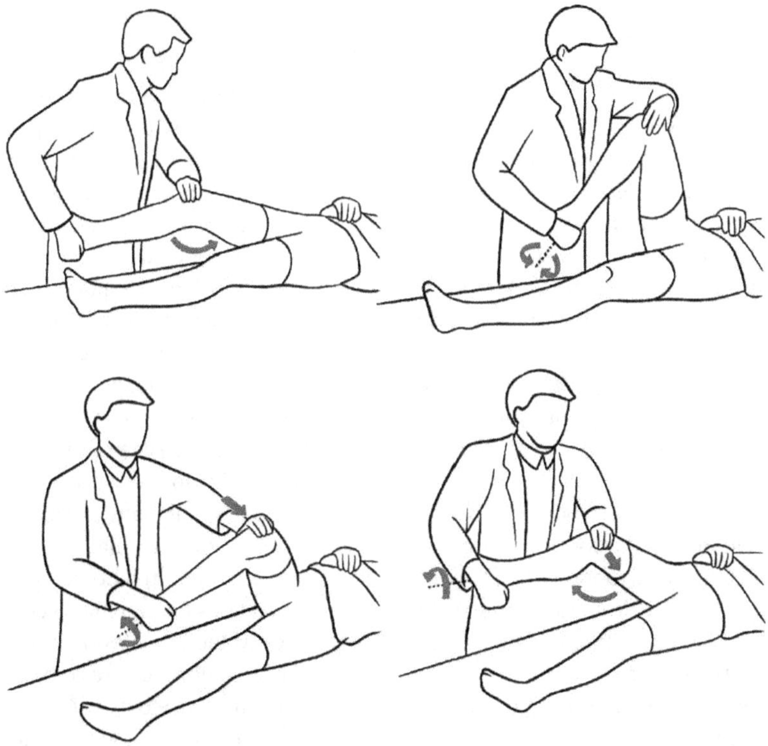

Figura 24.12. Maniobra de McMurray.

factor de riesgo para dolor patelofemoral [Figura 24.10].

- Prueba de Zohlen: se realiza con el paciente en decúbito supino, con la rodilla extendida. El examinador empuja la rótula desde proximal a distal con sus pulgares y luego solicita al paciente que realice una contracción lenta del cuádriceps. La prueba es positiva si luego de esta maniobra el paciente presenta dolor en relación a la rótula, lo que traduce dolor patelofemoral [Figura 24.11].

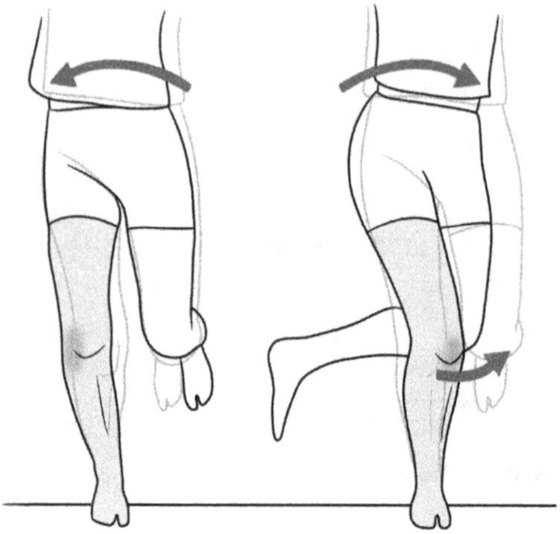

Figura 24.13. Maniobra de Thessaly.

Evaluación de los meniscos:

- Maniobra de McMurray: se lleva a cabo con el paciente en decúbito supino, con una mano del examinador sosteniendo el pie del paciente y con la otra palpando la interlínea medial o lateral por separado. Luego se realizan movimientos de flexo-extensión con rotaciones, más valgo forzado para menisco lateral y varo para el medial. Es positiva si reproduce dolor o si se asocia a chasquidos o resaltes de la rodilla [Figura 24.12].
- Maniobra de Thessaly: también busca patología meniscal. Reproduce una mecánica similar a la maniobra de McMurray, pero con el paciente de pie, apoyando solo la extremidad afectada en semiflexión. Se le solicita que realice giros con el pie apoyado y describa si hay dolor en alguna de la interlíneas [Figura 24.13].
- Maniobra de Moragas: esta maniobra es solo para el menisco lateral. Con el paciente en decúbito supino, se le solicita flexionar y rotar externamente la cadera y la rodilla afectada, colocando el borde lateral del tobillo sobre la pierna contra lateral. Palpando la interlínea lateral por anterior y posterior del ligamento colateral lateral, el paciente va extendiendo la rodilla, deslizando el pie hacia distal sobre la extremidad opuesta. Es positivo si aparece dolor en algún momento de la prueba.

Todas estas pruebas o maniobras para detección de lesiones meniscales son altamente sensibles pero muy inespecíficas, puesto que cualquier patología patelofemoral (como dolor patelofemoral) o femorotibial (como artrosis, edema óseo o pellizcamientos sinoviales) puede generar dolor.

PATOLOGÍA FRECUENTE ORIENTADA AL SITIO DEL DOLOR

Dolor en la cara anterior

- Síndrome de dolor patelofemoral (o disfunción patelofemoral): es la principal causa de gonalgia en la consulta ambulatoria, especialmente en pacientes mujeres, jóvenes, sin antecedente de evento traumático. Se produce por un desbalance entre las fuerzas que controlan el desplazamiento rotuliano durante la flexo-extensión de la rodilla, el que aumenta el contacto patelofemoral y, en consecuencia, genera una sobrecarga mecánica progresiva en la articulación. El diagnóstico es principalmente clínico, caracterizado por la presencia de gonalgia anterior, usualmente localizada "alrededor" o debajo de la rótula y que se exacerba al trotar, al estar mucho tiempo sentado con las rodillas flexionadas o con actividades que involucren la flexión de la rodilla, como subir o bajar escaleras o hacer sentadilla. El examen físico puede mostrar signo de Zohlen positivo, glide disminuido y dolor que se reproduce cuando el paciente se encuentra en cuclillas. Se recomienda complementar con radiografías, las cuales muchas veces son normales, así como RM y TAC en los casos severos para objetivar algún daño condral y grado de mal alineamiento. El tratamiento consiste en reposo relativo, evitando realizar las actividades que generen el dolor y kinesioterapia, destinada a compensar la musculatura alrededor de la rodilla, requiriéndose habitualmente elongación de las estructuras retinaculares tensas. El pronóstico es favorable si el paciente realiza autocuidado y completa la kinesioterapia.

- Bursitis prepatelar: en general existe el antecedente de actividad irritativa o trauma leve en la zona. Al examen físico se pueden apreciar aumento de volumen y cambios inflamatorios en la región prepatelar. Se trata con reposo relativo y analgésicos-antiinflamatorios.
- Tendinopatía rotuliana o "rodilla del saltador": sospechar si el dolor es focal en el polo inferior de la rótula o el trayecto del tendón rotuliano. El dolor se exacerba con rebotes y trote. Su tratamiento es conservador con base en reposo relativo y kinesiología [Figura 24.14].
- Enfermedad de Osgood Schlatter: es una osteocondrosis o apofisitis por tracción que se presenta en pacientes jóvenes con esqueleto inmaduro. Se caracteriza por dolor focal y aumento de volumen en la tuberosidad anterior de la tibia en el lugar de inserción del tendón rotuliano. Las radiografías son típicas, con imagen de fragmentación del núcleo de osificación de la tuberosidad. Tiene un curso autolimitado y requiere restringir la actividad física [Figura 24.15].
- Rotura del LCA: es una lesión frecuente en quienes practican deportes con cambios de dirección (pivote). Se manifiesta de forma aguda como dolor súbito practicando deporte al realizar una maniobra de valgo. Secundariamente el paciente presenta impotencia funcional y siente la rodilla inestable, con episodios de aumento de la inestabilidad al realizar maniobras de pivote, lo cual se conoce como fallo articular. Son hallazgos sugerentes en el examen físico el derrame articular e inestabilidad anteroposterior, con alguno de estos signos positivos: Lachman, cajón anterior y/o pivot shift. Frente a la sospecha

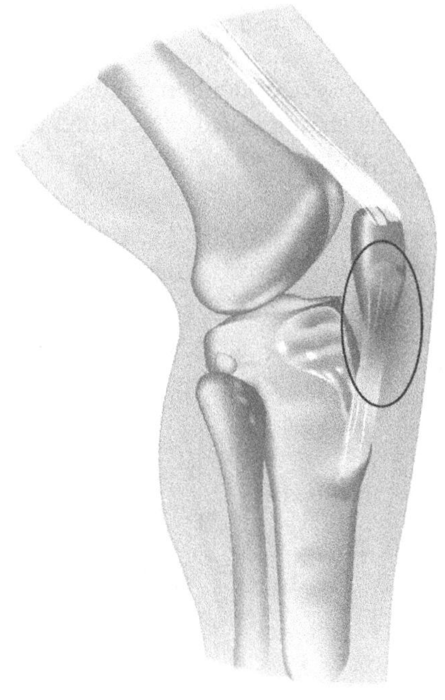

Figura 24.14. Ubicación del dolor de la tendinopatía rotuliana o "rodilla del saltador".

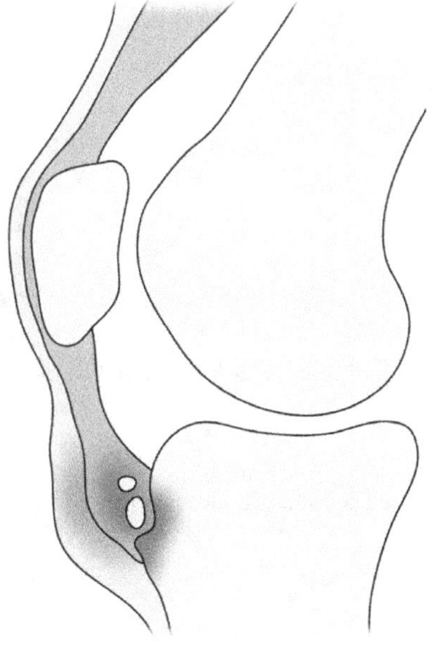

Figura 24.15. Enfermedad de Osgood Schlatter.

de esta patología es conveniente derivar a un traumatólogo especialista en rodilla para su evaluación y tratamiento, el que suele ser quirúrgico en pacientes jóvenes o activos [Figura 24.16].

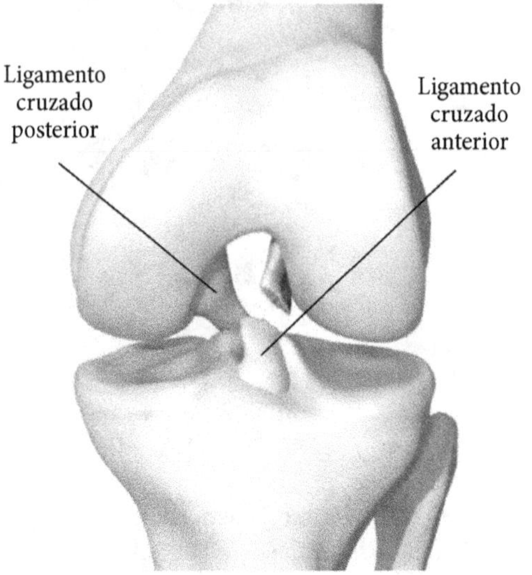

Figura 24.16. Rotura del ligamento cruzado anterior.

Dolor en la cara medial

- Esguince del ligamento colateral medial (LCM): hay que sospecharlo cuando existe el antecedente de un mecanismo en valgo forzado. En el examen físico puede observarse equimosis medial y dolor a la palpación en el aspecto medial de la rodilla en el trayecto del LCM. El dolor aumenta con maniobra de estrés en valgo en 30°, pudiendo existir bostezo medial en distinto grado de acuerdo a la gravedad de la lesión. El tratamiento es conservador en la gran mayoría de los casos, con inmovilización y luego kinesiología [Figura 24.17].
- Lesión del menisco medial: es una lesión frecuente en deportistas jóvenes, cuyo mecanismo de lesión típico es la torsión de la rodilla con flexión parcial y el pie fijo o una flexión profunda al encuclillarse. Se caracteriza por sensibilidad puntual en la línea interarticular, que puede exagerarse con las maniobras de McMurray y Thessaly. Dependiendo del tipo de desgarro, pueden presentarse resaltes o bloqueos como ocurre en los desgarros tipo "asa de balde", en los que un fragmento meniscal inestable puede

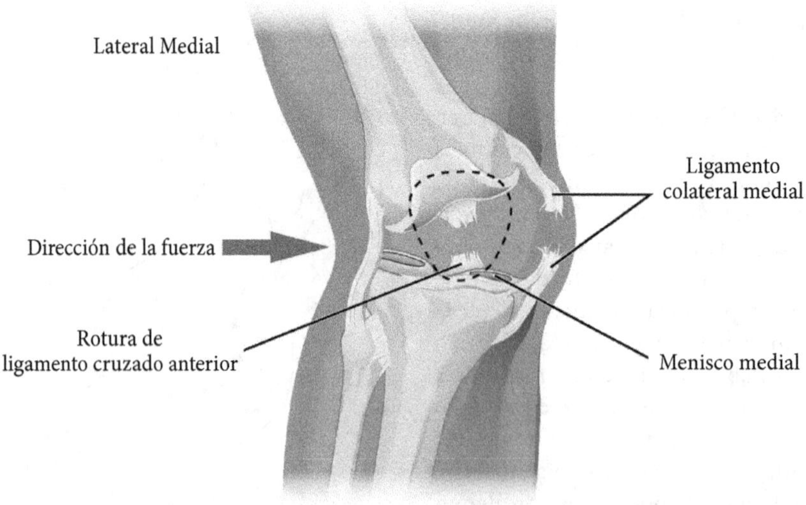

Figura 24.17. Esguince del LCM asociado a rotura del LCA producto de un valgo forzado.

impedir el movimiento normal de la articulación. El diagnóstico se confirma con RM. Cuando se trata de roturas agudas en jóvenes, su tratamiento es generalmente quirúrgico mediante técnicas artroscópicas de resección o sutura de acuerdo a las características de la lesión. En pacientes sobre 50 años, es muy común que existan roturas de carácter degenerativo, que pueden hacerse sintomáticas con traumas menores o solo por sobrecarga. En este tipo de pacientes es importante solicitar radiografías de rodilla junto con la RM y la mayoría de estos casos son de tratamiento conservador con reposo relativo y analgésicos, pudiendo también indicarse infiltración con corticoides si se acompañan de signología inflamatoria como derrame [Figura 24.18].

- Bursitis de la "pata de ganso" o anserina: sospechar si existe dolor a la palpación por debajo de la línea articular por el aspecto medial y si además el dolor se agrava con la actividad física. El tratamiento es conservador a través del reposo relativo, analgésicos y kinesiología.
- Artrosis del compartimento medial: corresponde a una patología degenerativa del cartílago articular que también compromete el hueso subcondral y sinovial. Hay que sospecharla en pacientes de mayor edad y/ o con factores de riesgo como un genu varo primario o secundario a lesiones previas. Se revisará esta patología con mayor detalle en el capítulo 29: Patología degenerativa e inflamatoria osteoarticular [Figura 24.19].

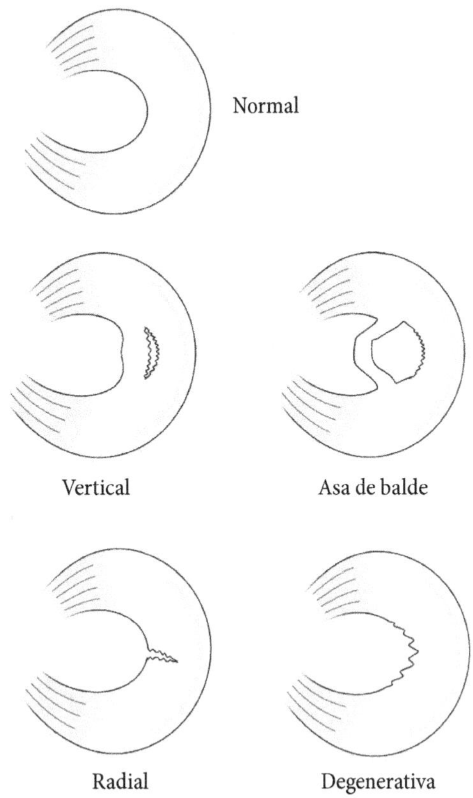

Figura 24.18. Esquemas de tipos de roturas meniscales según su morfología.

Dolor en la cara lateral

- Síndrome de fricción de la banda iliotibial: patología frecuente en corredores, ciclistas, futbolistas y práctica de trekking. En general es un dolor focal localizado en el cóndilo femoral lateral durante la flexión cercana a los 60° que cede al detener la actividad física y reaparece con la actividad. Traduce una falta de elongación de la banda iliotibial y su tratamiento es básicamente kinesiológico [Figura 24.20].
- Lesión de menisco lateral.
- Lesión del ligamento colateral lateral.
- Artrosis del compartimento lateral.

Las últimas tres patologías son en general menos frecuentes que su contraparte medial. Su sospecha diagnóstica y tratamiento son similares a los de los casos mediales.

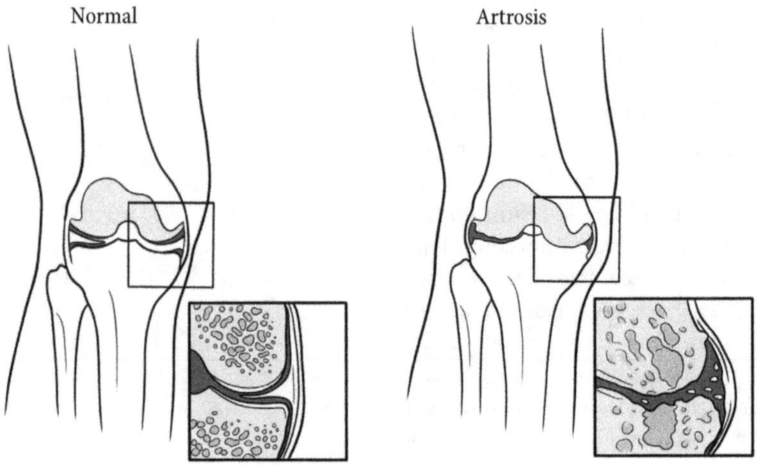

Figura 24.19. Artrosis de rodilla.

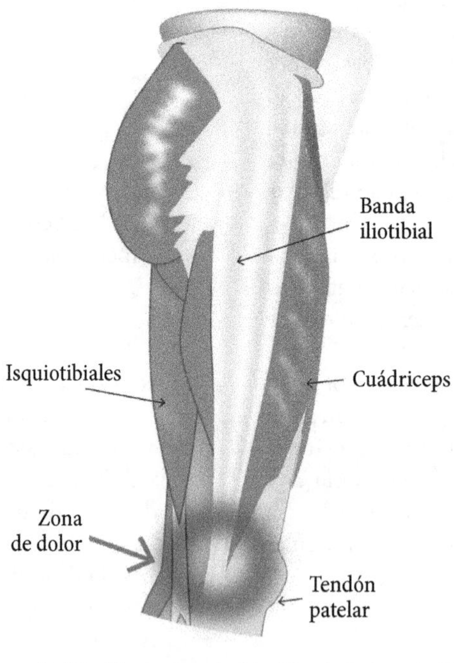

Figura 24.20. Síndrome de fricción de la banda iliotibial.

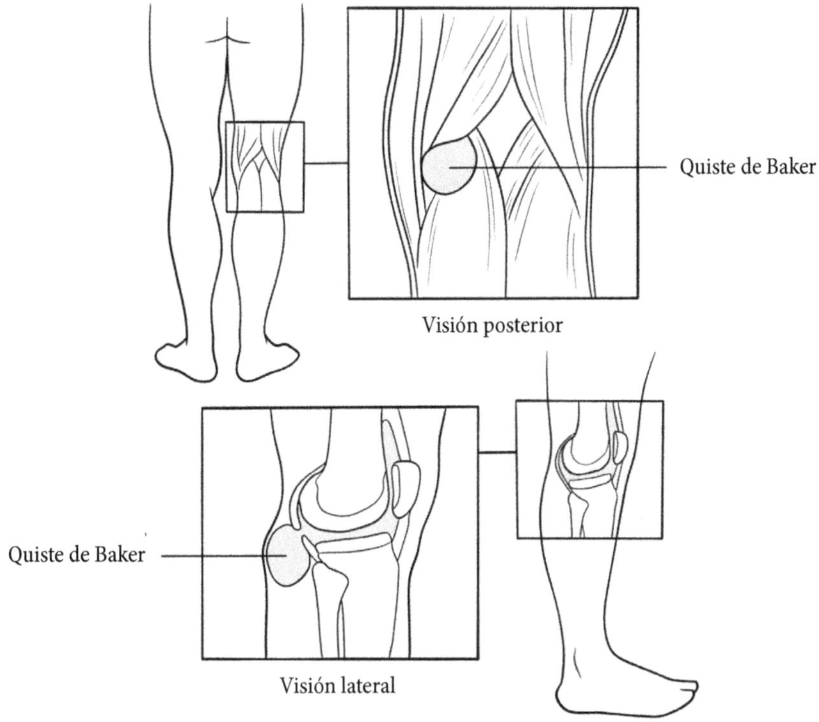

Figura 24.21. Quiste poplíteo o de Baker.

Dolor en la región posterior

- Quiste poplíteo: como se describió previamente, consiste en una dilatación de la bursa gastrocnemio-semimebranoso por acúmulo de líquido articular, el que es pequeño y asintomático la gran mayoría de las veces. En los casos en los que el quiste es más grande o se rompe puede presentarse dolor poplíteo. Frente a la sospecha se confirma el diagnóstico con ecografía o RM. El tratamiento es sintomático excepto en algunos pocos casos más severos, en los que se indica infiltración o resección quirúrgica [Figura 24.21].
- Dolor irradiado: en algunos casos de patología meniscal de cuernos posteriores, como también dolores originados en la articulación patelofemoral puede producirse un dolor irradiado a la región posterior de la rodilla. También la trombosis venosa profunda puede producir un dolor posterior de pierna que se irradia hacia la región poplítea [Figura 24.22].

Dolores difusos

Sospechar patología degenerativa, especialmente en pacientes de mayor edad, si no existe el antecedente de trauma reciente y el dolor es de larga data. Los síntomas se pueden asociar a rigidez articular variable.

Las artropatías inflamatorias también pueden producir dolor difuso y para distinguir entre las causas de patología inflamatoria se puede recurrir a la artrocentesis y análisis de líquido sinovial.

Ambas patologías se revisarán con mayor detalle en el capítulo 29: Patología degenerativa e inflamatoria osteoarticular.

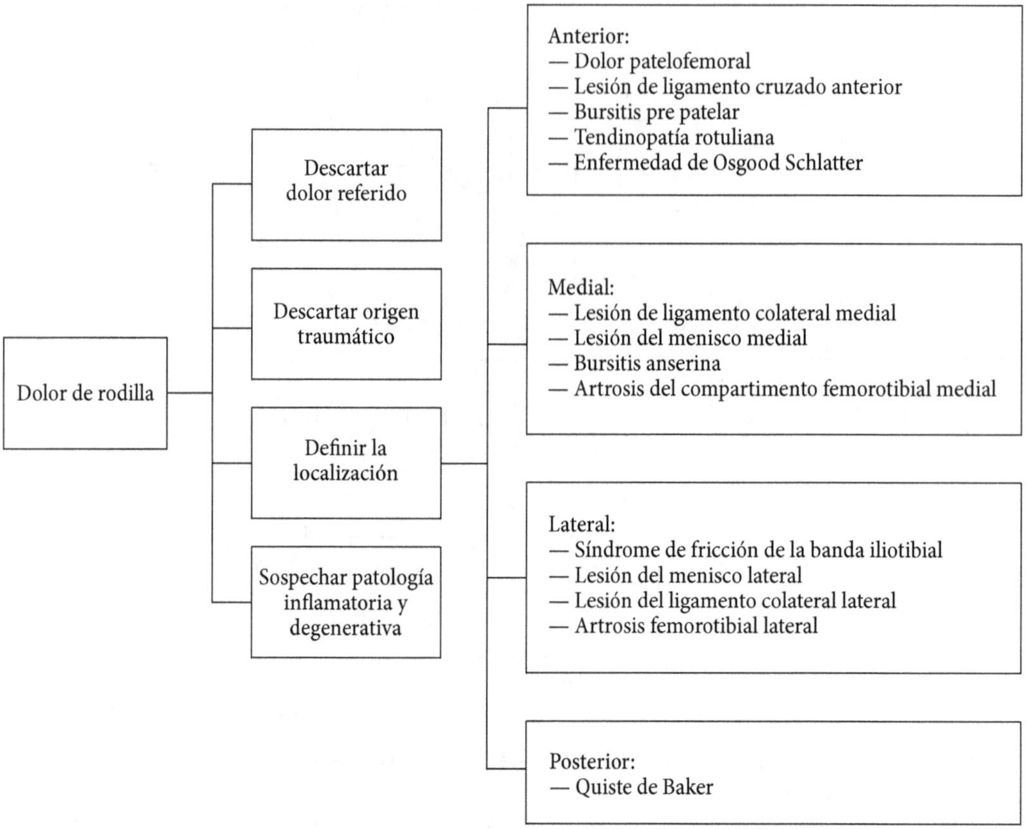

Figura 24.22. Algoritmo general de la evaluación clínica de gonalgia.

EXÁMENES COMPLEMENTARIOS

Radiografías

Las radiografías son fundamentales en el estudio de gonalgia aguda de origen traumático, ya que permiten realizar el diagnóstico de fracturas asociadas. Sin embargo, como las principales causas de gonalgia aguda son por causa de lesiones de partes blandas que no se observan en las radiografías, se utilizan como tamizaje o *screening* las "reglas de Ottawa para rodilla" que tienen una sensibilidad cercana a 100% y especificidad de 50% para identificar pacientes que presentan fracturas y que, por lo mismo, requieren radiografías.

Reglas de Ottawa para rodilla:

Se deben tomar radiografías de rodilla (AP, lateral y axial de rótula en 30°) luego de un trauma reciente en los pacientes que cumplan uno o más de los siguientes criterios:

- Edad mayor o igual que 55 años.
- Dolor a la palpación de la rótula.
- Dolor a la palpación de la cabeza del peroné.
- Incapacidad para flexionar la rodilla hasta 90°.
- Incapacidad para soportar peso corporal durante 4 pasos (ya sea al momento del trauma o al momento de la atención).

En pacientes adultos mayores sin antecedentes de trauma, el estudio con radiografías sirve para confirmar y definir patología degenerativa. En estos casos las imágenes deben solicitarse de pie y con carga, agregando la proyección de

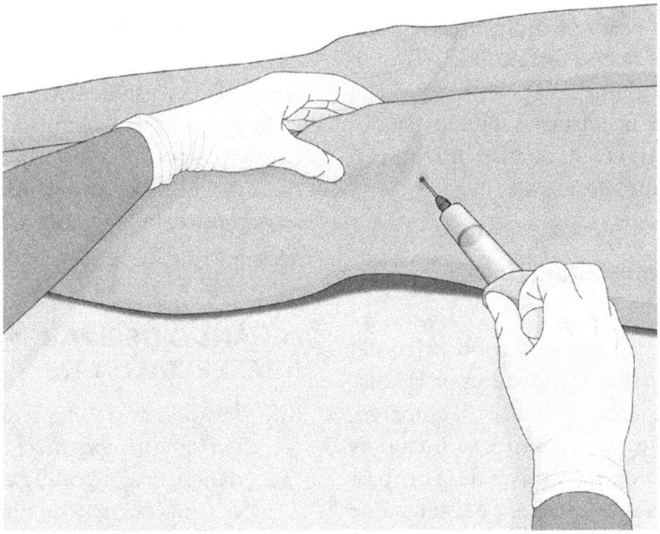

Figura 24.23. Punción de rodilla para artrocentesis y estudio de líquido articular.

Rosenberg, la cual permite objetivar mejor la disminución del espacio femorotibial comprometido. Además, son muy útiles las telerradiografías de extremidades inferiores si se ha detectado un varo o valgo excesivo.

Resonancia magnética

Es el examen de elección para la confirmación de lesiones de partes blandas (condrales, ligamentosas o meniscales) o si existen dudas en el diagnóstico de fracturas "ocultas", las cuales no se observan en las radiografías. Ejemplo de este tipo de fracturas son las fracturas por estrés o fracturas subcondrales por insuficiencia.

Tomografía computada

Permite definir en detalle las fracturas, por lo que es muy útil en la toma de decisiones quirúrgicas en fracturas complejas, sobre todo con compromiso articular. También se utiliza en el estudio avanzado de patología patelofemoral, generalmente solicitada por el especialista.

Artrocentesis y análisis de líquido sinovial

Ante la presencia de derrame articular no asociado a trauma, un análisis del líquido sinovial puede dar la clave del diagnóstico. Es importante correlacionar los hallazgos de este examen con la clínica [Figura 24.23].

Se presentan a continuación las variables específicas del estudio del líquido sinovial de rodilla y sus límites según la Asociación Estadounidense de Reumatología.

- Recuento celular total:
  - No inflamatorio: menor de 2.000 leucocitos/ml (mm^3)
  - Inflamatorio: 2.000 a 50.000 leucocitos/ml
  - Infeccioso: más de 50.000 leucocitos/ml
- Recuento diferencial de polimorfonucleares: >75% de polimorfonucleares es indicativo de infección articular bacteriana.
- Otros análisis: si se sospecha una artritis séptica se deben realizar también cultivos y tinción de Gram. La presencia de

cristales de urato es indicador de gota, así como los de pirofosfato cálcico lo son de condrocalcinosis (pseudogota). La existencia de hemartrosis sugiere lesiones ligamentosas, coagulopatías, fracturas o punción traumática.

Tratamiento general del dolor de rodilla

Tanto el tratamiento como el pronóstico del dolor de rodilla está determinado por las distintas patologías que la provocan. Sin embargo, en líneas generales, el tratamiento inicial es conservador a menos que a través de la historia o el examen físico se sospeche la existencia de lesiones traumáticas agudas como fracturas, roturas tendinosas, ligamentosas o meniscales, en cuyo caso se debe derivar a un traumatólogo para un tratamiento definitivo.

En los casos en que sea necesario inmovilizar la rodilla como medida analgésica, se indica una férula de rodilla larga bien acolchada, reposo relativo de la articulación con elevación y descarga parcial o total de la extremidad a través del uso de bastones. Se recomienda complementar con analgésicos y uso de frío local.

Si el tratamiento conservador no ha sido exitoso, o frente a la sospecha de patología traumática, inflamatoria, infecciosa o tumoral, se recomienda la evaluación del especialista [Figura 24.23].

¿CUÁNDO DERIVAR AL ESPECIALISTA?

- Historia de trauma agudo en presencia de derrame e impotencia funcional, también denominada "rodilla aguda". El derrame es consecuencia de una hemartrosis, secundaria a fracturas, luxaciones, rotura de ligamentos o meniscos. Por lo general, estos casos requieren tratamiento quirúrgico.
- Patología crónica o por sobreuso que no responde a tratamiento conservador.
- Artritis séptica, por cristales o autoinmune.
- Historia o hallazgos de bloqueos articulares.
- Dolor en niños y adolescentes.

PUNTOS CLAVES

- La gonalgia es un motivo de consulta frecuente en atención primaria.
- En la anamnesis se deben considerar la edad y comorbilidades del paciente, antecedentes de lesiones previas en la rodilla y características relevantes del dolor tales como origen traumático/atraumático, localización, irradiación, intensidad y síntomas asociados.
- El examen físico debe ser ordenado y sistemático, siguiendo la secuencia: inspección, palpación, búsqueda de derrame articular, evaluación de rango de movimiento articular y pruebas específicas, sobre todo de estabilidad articular.
- En caso de antecedente traumático y para evitar el uso indiscriminado de radiografías se recomienda seguir las reglas de Ottawa de rodilla.
- El análisis de líquido sinovial puede ser de utilidad en el diagnóstico diferencial de causas de derrame articular, pero siempre se debe tener en cuenta la clínica.

Preguntas y ejercicios de autoestudio

- ¿Por qué es importante conocer y saber enfrentar a un paciente con dolor de rodilla?
- Describa las principales estructuras anatómicas de la rodilla.
- ¿Cómo se pueden agrupar las etiologías en el dolor de rodilla?
- ¿Cuáles son los elementos claves en la historia del dolor de rodilla?
- ¿Cuándo y con qué propósito se utilizan los criterios de Ottawa en la rodilla?
- ¿Cómo se debe realizar un correcto examen físico?
- Describa maniobras o pruebas específicas del examen físico. Explique su utilidad.
- ¿Por qué es importante precisar la ubicación del dolor?
- ¿Cuáles son las patologías más frecuentes de acuerdo con la ubicación del dolor? ¿Cómo se confirma el diagnóstico y cuál es el tratamiento en general?
- Describa los exámenes complementarios más utilizados al enfrentar un paciente con dolor de rodilla. ¿Cuándo se prefiere uno u otro?
- Realice un algoritmo de la evaluación clínica de un paciente con gonalgia.
- ¿Cuándo se debe derivar al paciente a un especialista?

CAPÍTULO 25

DOLOR DE TOBILLO Y PIE

ANDRÉS VILLA, ANDRÉS ROSENBAUM Y ARTURO MEISSNER

Resumen

El dolor de tobillo y pie es un problema frecuente en adultos, afectando a un quinto de la población durante su vida. Las estructuras anatómicas del tobillo y pie son complejas, constituidas por múltiples estructuras óseas, ligamentosas, tendíneas y neurovasculares.

Considerando el dolor como síntoma cardinal, en la anamnesis es fundamental identificar la localización anatómica del dolor y las características que se asocian a causas específicas. El examen físico se realiza desde la marcha hasta el paciente en decúbito supino en la camilla siguiendo los pasos del examen músculo-esquelético. Si bien los exámenes complementarios como las radiografías pueden ayudar a confirmar el diagnóstico de las distintas patologías, una buena anamnesis y examen físico permite definirlo en la mayoría de los casos. Ayuda en este proceso definir la ubicación del dolor y conocer las patologías más frecuentes según las estructuras anatómicas que constituyen cada zona del tobillo y pie.

Pese a la diversidad de diagnósticos diferenciales, en general, la patología del pie de origen no traumático se puede tratar inicialmente en forma conservadora si se logra una buena certeza diagnóstica.

GENERALIDADES

El dolor de tobillo y pie es un problema frecuente en adultos, estimándose que afecta a aproximadamente un 20% de la población durante su vida. La población de riesgo afectada con mayor frecuencia corresponde a mujeres, por el tipo de calzado, y los adultos mayores, obesos y deportistas, como saltadores y corredores. En las lesiones deportivas, las lesiones de tobillo y pie constituyen el 20% de todas las lesiones.

Estos dolores son un factor de riesgo para presentar inestabilidad locomotora, trastornos del equilibrio y riesgo de caídas, limitando, por tanto, las actividades de la vida diaria y deportes.

ANATOMÍA Y BIOMECÁNICA

La articulación del tobillo (tibiotalar) está compuesta por el astrágalo o talo, la tibia y el peroné distal. Su función principal es la flexión y dorsiflexión del pie en el plano sagital.

Desde el punto de vista anatómico, el pie puede dividirse en el plano sagital en tres zonas [Figuras 25.1 y 25.2]:

- Retropié: incluye talo y calcáneo. Se encuentra limitado por anterior con la articulación de Chopart (mediotarsiana) formada entre talo-navicular y calcáneo-cuboidea.
- Mediopié: incorpora todos los huesos del tarso, limitado por anterior por la articulación de Lisfranc (tarsometatarsiana).
- Antepié: considera los huesos sesamoídeos, metatarsianos (MTT) y falanges.

Los ligamentos estabilizan las estructuras óseas, siendo los complejos ligamentarios lateral y medial del tobillo los principales. Al complejo ligamentario medial se le conoce como ligamento deltoideo [Figuras 25.3].

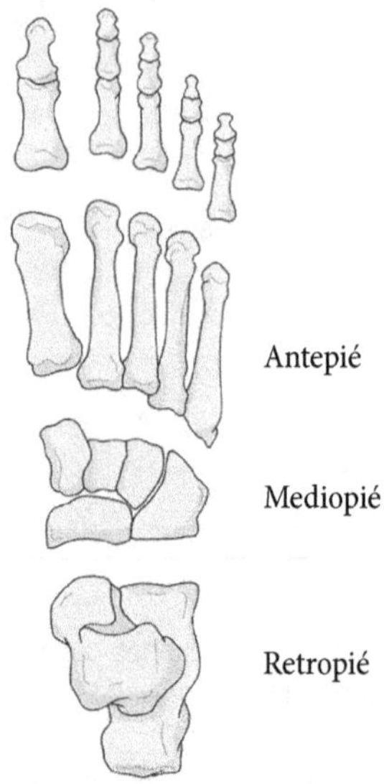

Figura 25.1. Esquema de los segmentos del pie: antepié, mediopié, retropié.

El pie funciona como una plataforma rígida que entrega estabilidad y absorbe el impacto durante la marcha, pero a la vez como una palanca flexible que permite el empuje al caminar.

ANAMNESIS

La anamnesis del dolor de tobillo y pie se enfoca en identificar la localización anatómica del dolor y algunas características que se asocian a causas específicas. Es por esto que es fundamental revisar en cada paciente la ubicación e irradiación, tipo o carácter del dolor, comienzo y evolución, intensidad, factores modificadores y síntomas acompañantes.

El dolor de inicio reciente sugiere lesiones agudas en articulaciones o tendones, mientras que, si es de larga data y de carácter sordo, orienta a una lesión crónica de partes blandas.

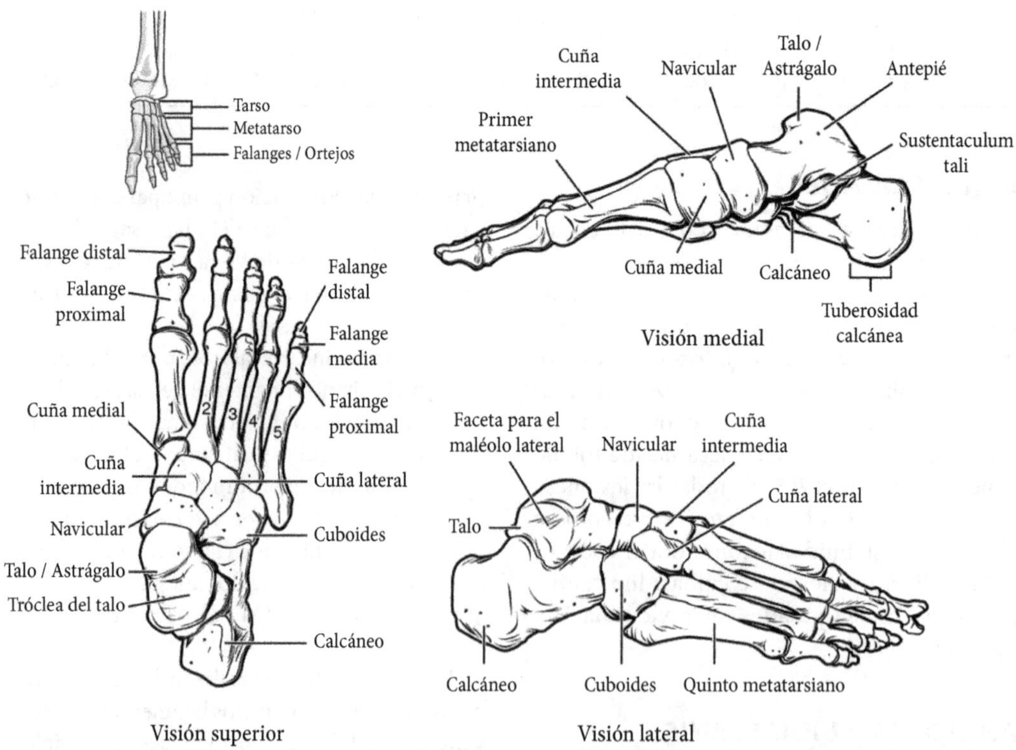

Figura 25.2. Anatomía ósea del pie (derecho).

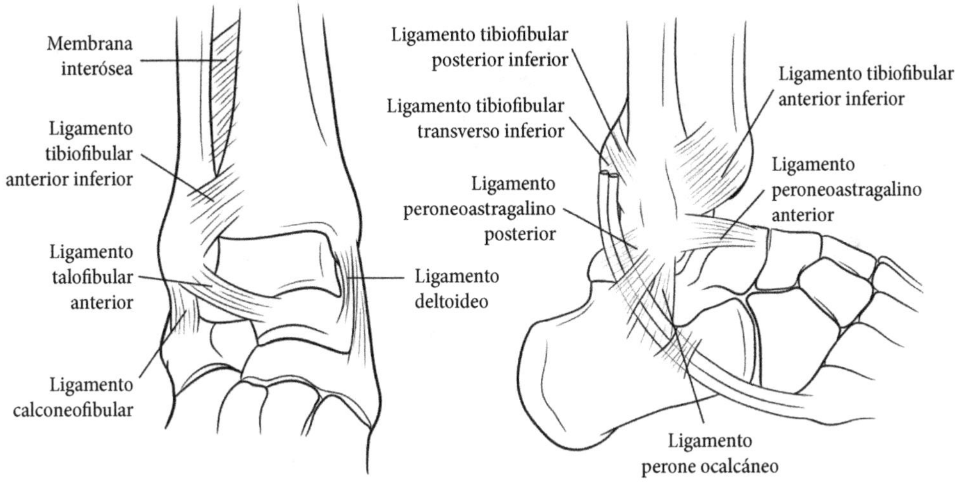

Figura 25.3. Ligamentos del tobillo.

Si el dolor es del tipo urente hace sospechar compromiso nervioso.

Un dolor constante o intermitente hace pensar en una lesión más severa o una enfermedad inflamatoria crónica. El dolor intermitente, en cambio, ocurre frecuentemente con ciertas lesiones asociadas a actividades específicas.

El adormecimiento y parestesias en el pie se asocian, en general, a compresión radicular o de un nervio periférico. El dolor irradiado sugiere que la causa del síntoma es compromiso de un nervio local o a distancia.

El dolor con la carga es característico de fascitis plantar o tendinopatías aunque no se pueden descartar otras patologías y el dolor nocturno orienta a lesiones por estrés, artritis, neuropatía diabética y tumores.

En las lesiones deportivas el mecanismo orienta al diagnóstico. Por ejemplo, dolor aquiliano puede ser secundario a estrés acumulativo sobre el tendón, por correr largas distancias, mientras que el dolor por rotura del tendón se desarrolla de forma abrupta durante una actividad en velocidad, especialmente en personas no entrenadas.

Muchas enfermedades crónicas causan síntomas que afectan al aparato locomotor, destacando enfermedades metabólicas (diabetes), reumatológicas y vasculares. El sobrepeso afecta estructuras del pie que dan soporte durante la marcha, por ejemplo, la fascia plantar, produciéndose el cuadro de fascitis plantar.

Pacientes con hallux valgus o neuroma de Morton sienten alivio del dolor al usar un calzado más amplio, ya que así se evita la compresión del juanete o del nervio, respectivamente.

Respecto a los antecedentes familiares de dolor de pie, el hallux valgus y el pie cavo varo, por mencionar algunos, tienen una relación con la estructura del pie que puede ser hereditaria.

Las mujeres embarazadas desarrollan una laxitud en los ligamentos causada por cambios hormonales, asociado a aumento del peso corporal, lo que puede gatillar dolor en la región de los MTT y arco longitudinal del pie.

EXAMEN FÍSICO

Inspección

Incluye la observación de la marcha desde que el paciente entra a la consulta. En este punto, es relevante recordar las dos fases de la marcha: la fase de apoyo y la fase de balanceo. La primera constituye el 60% de la marcha, debido a que se produce la carga de peso y va desde el apoyo del talón hasta el despegue del pie. La segunda

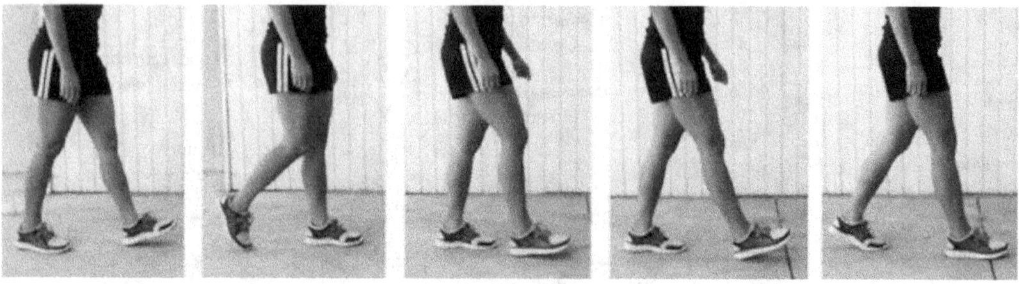

Figura 25.4. Fases de la marcha.

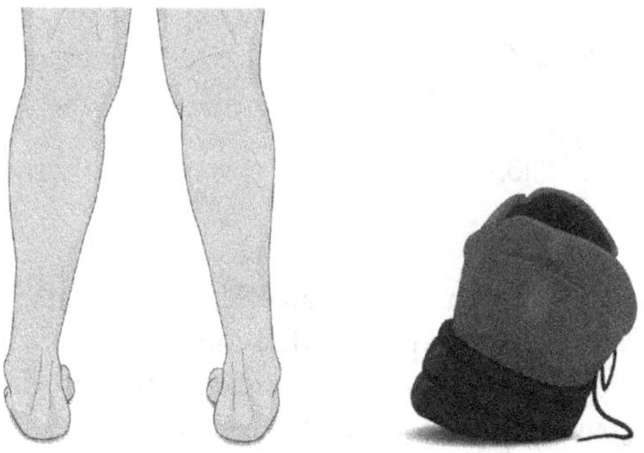

Figura 25.5. Aspecto de retropié en varo a la inspección.

fase corresponde al 40% restante y considera desde el despegue del pie hasta el apoyo del talón [Figura 25.4].

Los pacientes con marcha antiálgica tendrán una fase de apoyo acortada en el lado afectado. En casos que presenten algún grado de déficit neurológico de L5 o del peroneo común, se puede apreciar durante la fase de balanceo una marcha equina en el lado afectado, con una marcada flexión de cadera y rodilla, y arrastre de la punta del pie (marcha en *steppage*).

Se debe observar también si existe varo o valgo del calcáneo, pronación o supinación. Es recomendable evaluar que el paciente camine sobre los talones, para evaluar una posible disfunción tibial o radicular L5, y sobre puntas de pie, para evaluar una posible disfunción gastrocnemio-sóleo o radicular S1.

Una vez evaluada la marcha, se debe continuar con la inspección del paciente descalzo, observando la forma del arco plantar, marcas del calzado y posibles signos de lesiones como cambio de color, asimetría, deformidades o irregularidades anatómicas. En general, la localización de la inflamación se correlaciona bien con las articulaciones comprometidas. Además, es importante analizar el patrón de desgaste del calzado, el cual puede deformarse por alguna anomalía del pie. Por ejemplo, pacientes con retropié en varo suelen gastar el zapato por lateral [Figura 25.5].

Palpación

Debe realizarse de forma ordenada y sistemática de acuerdo a la región anatómica (antepié, mediopié, retropié, tobillo anterior, posterior, lateral y medial) y luego palpar las interlíneas articulares, buscando áreas sensibles o con signos de inflamación como calor, eritema o aumento de volumen. Ante un hallazgo a la palpación, es importante diferenciar si la lesión es de tejidos blandos u óseos.

En el antepié se evalúan las articulaciones metatarso-falángicas, superficie plantar de las articulaciones metatarso-falángicas y espacios intermetatarsianos.

En el mediopié se evalúan los huesos navicular, cuboide y cuñas. Además, se debe poner atención a las articulaciones tarso metatarsianas, base del quinto MTT y posibles fibromas plantares.

En el retropié se evalúan los huesos calcáneo y talo. También se observa la inserción de la fascia plantar en calcáneo, inserción del tendón de Aquiles, túnel tarsal, articulación talo-tibial y subastragalina.

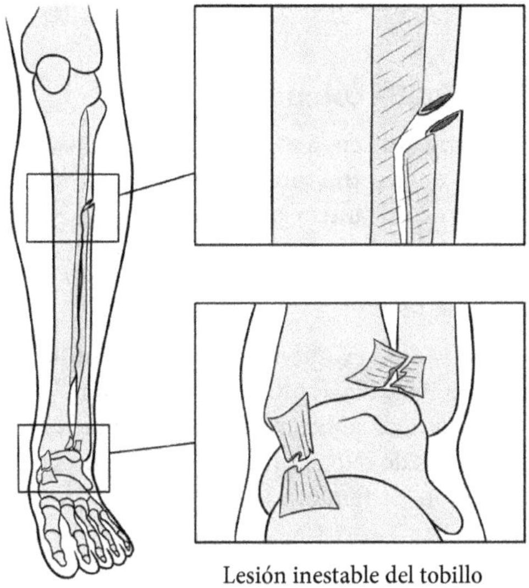

Figura 25.6. Fractura de peroné proximal y lesión de membrana interósea Fractura de Maissoneuve.

El tobillo debe ser evaluado desde la rodilla, palpando el peroné desde proximal hacia distal, buscando lesiones óseas. Estas pueden pasar desapercibidas de otra forma, como una fractura de *Maissoneuve*, la cual es una combinación de una fractura del peroné proximal, una lesión de la membrana interósea y una lesión inestable del tobillo (esguince y/o fractura). Además, se pueden realizar pruebas de estabilidad o dolor sindesmal como son el *squeeze test* (compresión intermaleolar) y la prueba de rotación externa.

También se deben palpar ambos maléolos, el tendón de Aquiles en su región corporal e insercional y los tendones peroneos [Figuras 25.6 y 25.7].

Rango de movimiento

Es importante evaluar el movimiento de la articulación del tobillo, subtalar y de Lisfranc. Esto se logra tomando el extremo distal de la pierna con una mano y movilizando el pie con la otra [Figura 25.8].

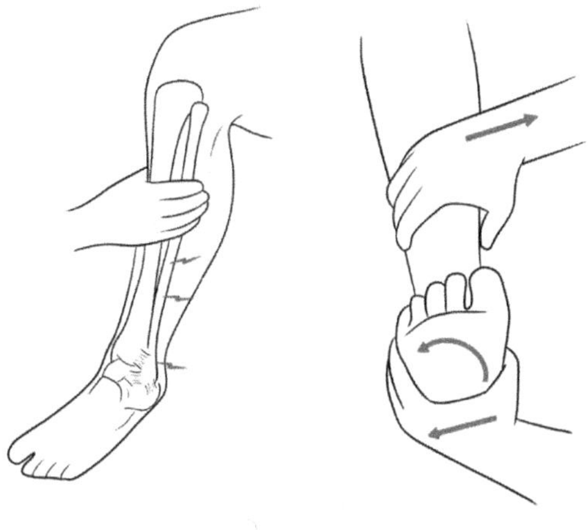

Figura 25.7. Squeeze test y prueba de rotación externa para evaluar lesión sindesmal del tobillo.

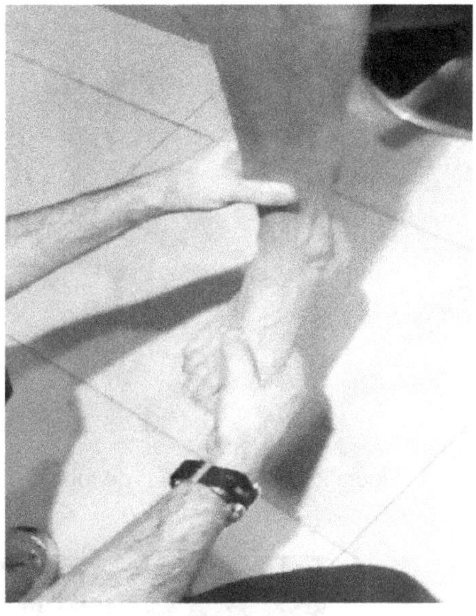

Figura 25.8. Evaluación del rango de movimiento del tobillo y pie.

El rango de movimiento articular pasivo del tobillo es normalmente 20° de dorsiflexión y 50° de flexión plantar. La inversión normal es de 30° y la eversión de 20°. La primera metatarsofalángica debiese tener 45° de flexión y 70 a 90° de extensión.

IMÁGENES COMPLEMENTARIAS

Radiografías

Son fundamentales en la evaluación del dolor de tobillo y pie. Se deben obtener imágenes con carga dentro de lo posible, ya que permiten evaluar tanto cambios en el espacio articular como, de forma indirecta, posibles insuficiencias cápsulo-ligamentosas.

Las imágenes estándar son radiografía anteroposterior (AP), lateral (L) y oblicua (O) con carga, tanto del tobillo como del pie [Figura 25.9].

Resonancia magnética

Es el examen de elección en la evaluación de tejidos blandos. Útil frente a la sospecha de sinovitis, bursitis, tenosinovitis, tendinopatías, lesiones osteocondrales y fracturas ocultas. También se puede solicitar para confirmar lesiones cápsulo-ligamentosas.

Tomografía computada

Muy utilizada en la evaluación pre y postoperatoria de luxofracturas de tobillo y pie, como son las de calcáneo y pilón tibial [Figura 25.10].

Ecografía

Pese a ser un examen operador dependiente, es poco invasivo, rápido y más económico que la RM. Puede aportar mucha información en patologías de estructuras no óseas superficiales como son los tendones.

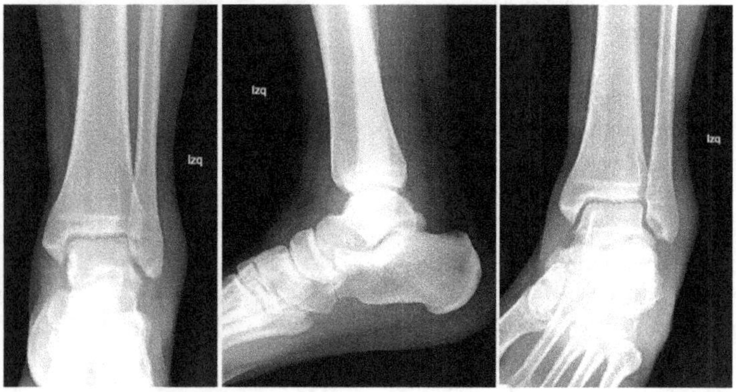

Figura 25.9. Radiografías de tobillo AP (izquierda), lateral (centro) y oblicua (derecha).

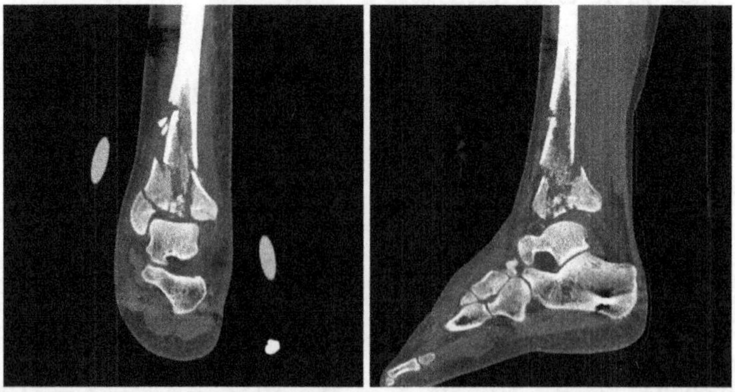

Figura 25.10. TAC que muestra una fractura de pilón tibial. Corte coronal a izquierda y sagital a derecha.

DIAGNÓSTICO DIFERENCIAL DEL DOLOR DE TOBILLO

En este capítulo se abordará el diagnóstico diferencial del dolor de tobillo que no está relacionado a trauma reciente. El dolor de tobillo postraumático se aborda en los capítulos 11 (Fracturas de pierna, tobillo y pie) y 14 (Esguinces y lesiones ligamentosas).

Orientándose a la aplicación clínica, las causas de dolor de tobillo se pueden dividir según su región anatómica en dolor anterior, posterior, medial y lateral [Cuadro 25.1].

Dolor anterior de tobillo

Habitualmente su causa es intraarticular, sin embargo, ya que existen numerosos tendones que están relacionados a esta zona, estos deben ser palpados uno a uno para poder establecer claramente la correlación de dolor e historia clínica [Figura 25.11].

El dolor anterior es referido por los pacientes al realizar dorsiflexión del pie o al caminar sobre un plano inclinado. Esto es muy frecuente en personas que han sufrido esguinces de tobillo a repetición y que evolucionan en muchos

Cuadro 25.1. Resumen de la aproximación clínica al dolor de tobillo y pie

Dolor en antepié	¿Existe dolor focalizado sobre la primera articulación metatarsofalángica? - Desviación en valgo del hallux: hallux valgus ("juanete"). - Rango de movimiento articular restringido en extensión: hallux rigidus. - Dolor agudo posterior a trauma por extensión del hallux: esguince de la base del hallux (turf toe). - Dolor agudo con inflamación y calor local sin trauma: gota.
	¿Existe dolor focalizado sobre la superficie plantar de los metatarsianos distales? - Pérdida del arco transverso, hiperqueratosis: metatarsalgia. - Dolor en espacios intermetatarsianos gatillado por squeeze test: neuroma de Morton.
	¿Existe dolor y deformidad en varo, en la quinta articulación metatarsofalángica? Juanetillo del sastre.
Dolor en mediopié	¿ Existe dolor alrededor del navicular? - Dolor a la palpación de navicular: fractura por estrés, necrosis avascular. - Dolor a la palpación de la prominencia del navicular y del tendón tibial posterior: insuficiencia y degeneración del tendón tibial posterior, primera causa del pie plano del adulto. - Prominencia navicular pronunciada: navicular accesorio.
	¿Existe dolor sobre el dorso del mediopié? - Deformidad o irregularidad ósea de la articulación tarsometatarsiana (Lisfranc): artrosis, artritis o enfermedad de Charcot. - Dolor sobre la articulación de Lisfranc posterior a trauma: esguince o luxofractura de Lisfranc. - Inflamación a lo largo de tendones extensores y dolor con extensión de pie: tendinopatía de extensores.
	¿Existe dolor sobre el mediopié lateral? - Dolor base del quinto MTT: fractura por trauma o por estrés. Tendinopatía del peroneo corto. - Dolor gatillado en eversión del pie: tendinopatía de peroneo largo o corto. - Dolor asociado a sensibilidad del cuboide: Subluxación del cuboide.
Dolor en retropié	- Dolor a la palpación plantar: fascitis plantar. - Dolor nocturno y sensibilidad difusa a la palpación del calcáneo sin antecedentes de trauma: fractura por estrés o tumores. - Dolor en cara lateral urente, sensación de inestabilidad: síndrome del seno del tarso.

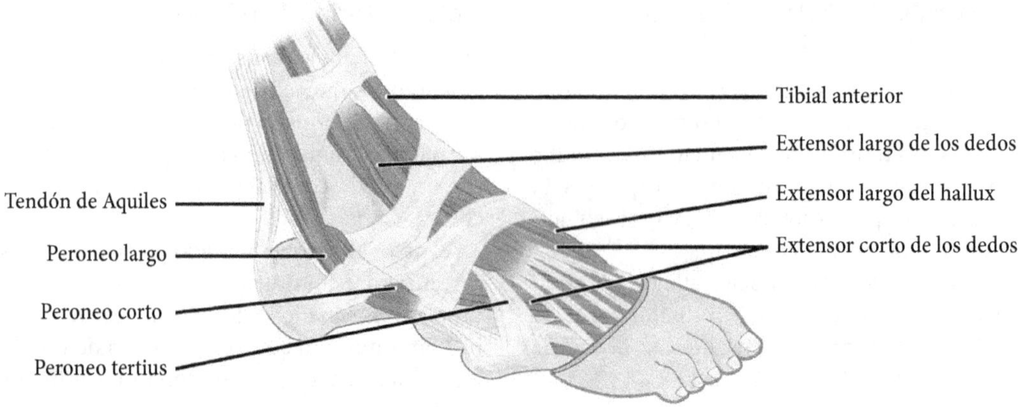

Figura 25.11. Tendones del dorso del pie. © CC BY 4.0.

casos con pellizcamiento anterior de tobillo. En el examen físico destacan la sensibilidad a la palpación de la región anterolateral o el dolor al realizar dorsiflexión del pie.

Otras causas que deben ser consideradas son las fracturas por estrés y defectos osteocondrales, los que son más frecuentes en el talo.

Dolor posterior de tobillo

En general, el dolor en la región posterior del tobillo se origina en el tendón de Aquiles o en su inserción en el calcáneo. La tendinitis aislada del tendón de Aquiles es poco frecuente y se observa más usualmente asociada a un cuadro crónico degenerativo de tendinosis.

La bursitis superficial por calzado mal ajustado o la bursitis retrocalcánea, frecuentemente asociada a tendinosis, también pueden ser causas de dolor en esta región anatómica.

Dolor medial de tobillo

Si el dolor es anterior al maléolo medial, probablemente la causa sea intraarticular; mientras que si es posterior a este, el motivo puede ser inflamación o degeneración de los tendones flexores posteromediales (tibial posterior, flexor hallucis longus y flexor largo común de los dedos). Una sinovitis o disfunción del tendón tibial posterior, el cual tiene como función la inversión del retropié y soporte del arco longitudinal, produce un colapso de este arco y una deformación secundaria del pie, siendo esta la principal causa de pie plano adquirido en el adulto. Por otro lado, un dolor justo por sobre el maléolo medial debe alertar sobre la posibilidad de una fractura por estrés.

Dolor lateral de tobillo

Al igual que en su contraparte medial, si el dolor es directamente sobre el maléolo lateral, se debe sospechar una fractura por estrés. En cambio, si el dolor es anterior al maléolo lateral, el origen es comúnmente intraarticular, y si es posterior a este, indica con frecuencia una patología de los tendones peroneos.

DIAGNÓSTICO DIFERENCIAL DEL DOLOR DE PIE

También se abordará según las distintas regiones anatómicas, específicamente antepié, mediopié medial, mediopié lateral y retropié.

Dolor en el antepié

La primera articulación metatarsofalángica es la región más frecuentemente afectada del antepié. Las principales patologías son el hallux valgus, hallux rigidus y el esguince de la primera articulación metatarsofalángica también llamado "*turf toe*". A continuación, se profundizará brevemente en cada una de ellas. Otra causa es la gota, la que produce dolor agudo, inflamación y eritema alrededor de la articulación.

- Hallux valgus: también conocido como juanete, es una malformación del hallux o "dedo gordo" del pie, la cual se asocia principalmente al calzado (tacos y zapatos angostos) y, por lo tanto, es más frecuente en mujeres. Tiene también un componente genético por lo que en ocasiones puede afectar a población infantil u hombres adultos. El diagnóstico se realiza por la historia de dolor en el hallux y una deformidad en valgo creciente, que se confirma con el examen físico. Se indica corrección quirúrgica de la deformidad según los síntomas, para lo cual hay diversas técnicas según el grado de deformidad [Figura 25.12].
- Hallux rigidus: corresponde a una rigidez de la primera articulación metatarsofalángica secundaria a artrosis, lo que limita la extensión del hallux, reduciéndose a menos de la mitad. Clínicamente se asocia a dolor dorsal e incremento de volumen localizado. En el examen físico se observa eritema, aumento de volumen, calor local y sensibilidad articular. En las radiografías del pie se aprecian disminución del espacio articular, osteofitos y calcificaciones. Al ser la artrosis un fenómeno irreversible, el tratamiento inicial se enfoca en los síntomas. Algunos pacientes responden favorablemente al uso de calzado más ancho y/o de suela rígida, mientras que, en otros, especialmente casos leves, la infiltración con corticoides es una alternativa para aliviar síntomas. Sin embargo, la mayoría de los pacientes termina requiriendo un tratamiento quirúrgico [Figura 25.13].
- Metatarsalgia: es la segunda causa más frecuente de dolor en el antepié. Se localiza en la cabeza del segundo, tercer, cuarto y quinto metatarsiano por plantar, muchas veces asociada a queratosis ("callosidades"). Se produce por el colapso parcial o total del arco transverso, formado por las cabezas de los MTT. Afecta de preferencia a pacientes de mayor edad y mujeres. Así también, se observa en casos de pie plano (disminución del arco longitudinal normal), pie cavo (aumento del arco) o con hallux valgus [Figura 25.14].

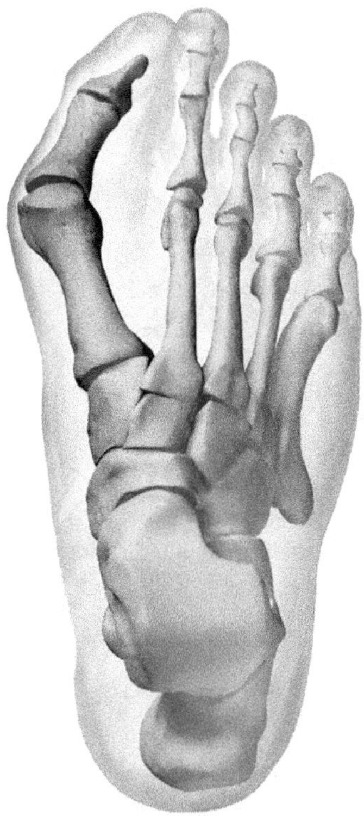

Figura 25.12. Hallux valgus.

Clínicamente se manifiesta por dolor agudo ("como pisar piedras"), en la superficie plantar del pie sobre la región distal de los MTT. En el examen físico destaca dolor a la palpación de las cabezas metatarsianas, asociado a queratosis. Solo se solicitan imágenes cuando hay sospecha concomitante de fractura por estrés, así como para descartar otras patologías óseas que pueden producir metatarsalgia como la enfermedad de Freiberg (necrosis avascular de la cabeza del segundo MTT). El tratamiento inicial consiste

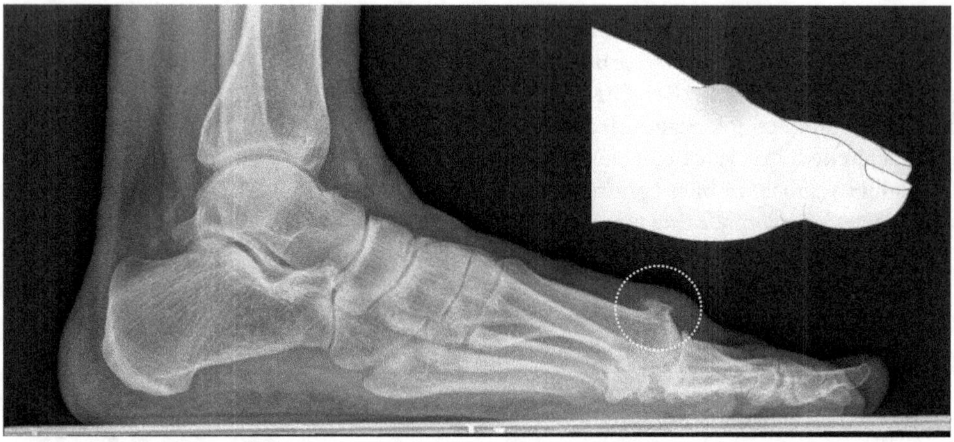

Figura 25.13. Aspecto del hallux rigidus en el examen físico y en la radiografía lateral de pie con carga, en la cual se observa una disminución del espacio articular, osteofitos y calcificaciones en torno a la primera articulación metatarsofalángica.

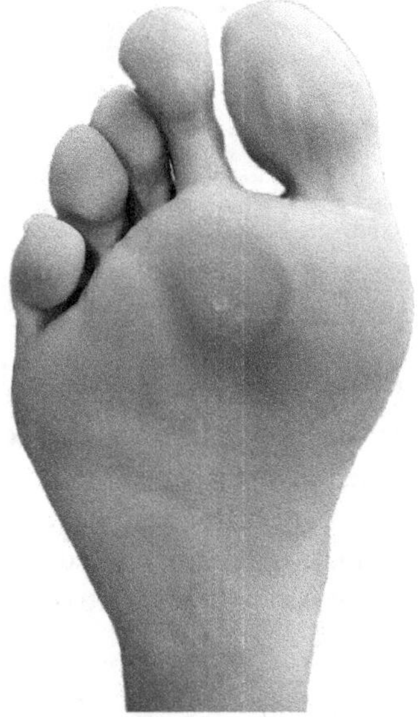

Figura 25.14. Foto en la cual se observa queratosis a nivel de las cabezas metatarsianas, en un paciente con metatarsalgia.

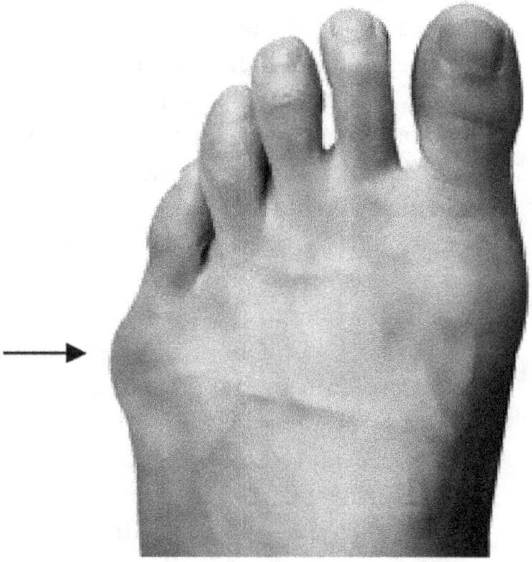

Figura 25.15. "Juanete del sastre", juanetillo o bunionette.

en el uso de plantillas que descargan la zona afectada. El tratamiento quirúrgico se reserva para los pacientes con fracaso del tratamiento conservador.

Otras causas de dolor en antepié:

- Neuroma de Morton: su etiología no es clara, pero se atribuye, al igual que la metatarsalgia, a un colapso del arco transverso del pie y compresión secundaria del nervio interdigital. A nivel clínico se presenta con dolor urente plantar y en la zona anterior del pie, específicamente en el segundo o tercer espacio intermetatarsiano, distal a las cabezas de los MTT. En el examen físico, es posible reproducir el dolor al realizar la compresión del pie entre medial y lateral, prueba conocida como *squeeze test*. Este cuadro es diagnóstico diferencial de la metatarsalgia, pero no suele observarse la hiperqueratosis característica.

Las imágenes de elección son la ecografía o RM, que ayudan a confirmar la lesión y descartar otros diagnósticos diferenciales como inflamación bursal o sinovitis adyacente.

El tratamiento inicial es similar a la metatarsalgia, esto es, con plantillas que disminuyen la presión de apoyo de las cabezas de los MTT. También se pueden realizar infiltraciones con corticoides. El tratamiento quirúrgico se reserva para pacientes refractarios al tratamiento conservador.

- Esguince de la base del hallux (*turf toe*): es frecuente en deportistas que realizan actividades sobre césped sintético. Corresponde a un esguince de la primera articulación metatarsofalángica producida por hiperextensión del hallux. El paciente refiere dolor a la flexión y extensión del hallux. El tratamiento es conservador, enfocado en el reposo deportivo y rehabilitación.
- "Juanete del sastre", juanetillo o *bunionette*: prominencia dolorosa de la quinta articulación metatarsofalángica, producida por un exceso de varo del antepié. Causa dolor en el compartimiento lateral, específicamente en la superficie plantar y lateral de la quinta articulación metatarsofalángica. Rara vez se complica y el dolor suele ceder con el uso de calzado más amplio [Figura 25.15].

Dolor en el mediopié medial

- Patología relacionada con el hueso navicular: el navicular posee un rol esencial en mantener la estabilidad del arco medial. Las lesiones asociadas a este hueso son relativamente frecuentes entre corredores e incluyen fracturas por estrés, tendinopatías de la inserción del tibial posterior, separaciones traumáticas del navicular accesorio y roturas parciales o totales del ligamento calcáneo navicular. En estos casos, el paciente refiere dolor por anterior e inferior del maléolo medial, en relación al tendón del tibial posterior. Si existe dolor sobre el hueso navicular, asociado a una prominencia inusual a la palpación, es probable la presencia de un navicular accesorio que está presente en más del 20% de los pacientes y el cual es causa de pie plano. Por lo tanto, siempre se debe evaluar la integridad del arco medial. Como estudios complementarios se pueden solicitar una radiografía de pie AP, L y oblicua, y si se sospecha tendinopatía, una RM ante la sospecha de fractura por estrés o necrosis avascular [Figura 25.16].
- Enfermedad degenerativa del medio pie o de la articulación de Lisfranc: el dolor ocurre sobre el dorso de la primera articulación tarso metatarsiana y muchas veces se extiende a las segunda y tercera articulaciones tarso metatarsianas (la articulación de Lisfranc incluye la primera, segunda y tercera tarso-metatarsiana).

Esta patología, cuando es crónica, se observa con mayor frecuencia en pacientes mayores de cuarenta años. En diabéticos puede corresponder a una enfermedad o artropatía de Charcot, que se acompaña habitualmente de una neuropatía periférica y deformidades como pie cavo y ortejos en martillo. Los pacientes crónicos refieren sentir una prominencia en el dorso del pie (en la unión del mediopié con el antepié), asintomática al inicio, pero que se torna dolorosa conforme aumenta la deformidad. En el examen físico se encuentra inflamación y sensibilidad a la palpación de la articulación de Lisfranc. El diagnóstico se realiza a través del examen físico y radiografías complementarias, solicitándose

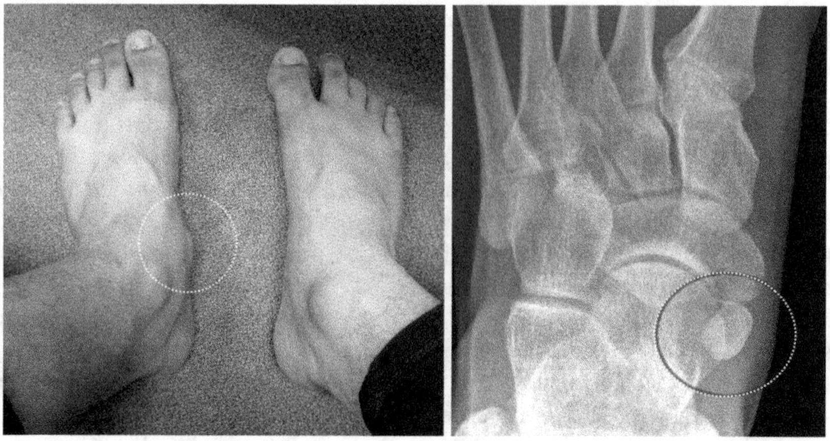

Figura 25.16. Pie plano y retropié en valgo izquierdo secundario a navicular accesorio.

radiografías AP con carga comparativa de ambos pies, más una radiografía lateral y oblicua en carga del pie afectado.

Dolor en mediopié lateral

En general traduce una lesión del hueso cuboides o de la base del quinto MTT. También puede corresponder a una lesión del tendón peroneo corto en su inserción en la base del quinto MTT. En el caso de las fracturas de la base del quinto MTT, se diferencian según zonas, en fracturas avulsivas (zona 1), fractura metafisaria o de Jones (zona 2) y fracturas diafisarias (zona 3). Para establecer un diagnóstico preciso se requieren radiografías [Figura 25.17].

Dolor en el retropié

- Fascitis plantar: es la principal causa de dolor en el talón o talalgia, relacionada la inserción de la fascia plantar en el calcáneo. Los pacientes relatan dolor intenso en la zona de inserción del calcáneo al dar el primer paso de la mañana o al bajarse de la cama, el cual se mantiene o aumenta al caminar o correr, cediendo parcialmente con el reposo y por la noche. En el examen físico destaca sensibilidad en la inserción de la fascia plantar sobre el lado medial del calcáneo. Existen múltiples condiciones que influyen en el desarrollo de fascitis plantar como pie plano rígido, pie cavo, sobrepeso y uso de zapatos sin una adecuada amortiguación. Una ecografía puede mostrar aumento de grosor de la fascia, nódulos o rotura de fascia. Sin embargo, si la clínica y el examen físico son típicos, inicialmente no requiere ninguna imagen como estudio complementario. Muchas veces los pacientes consultan ya con una radiografía tomada, que muestra un "espolón calcáneo" al cual se le atribuye el dolor. Es importante explicarles que esta imagen no es la causante del problema, sino una manifestación de inflamación crónica o entesopatía de la inserción de la fascia plantar. El tratamiento es conservador, bajando de peso, elongando con kinesiología el tendón de Aquiles y la fascia plantar. El uso de plantillas con taloneras y un realce longitudinal medial puede ayudar a aliviar la sintomatología, pues disminuyen el impacto en la zona y relajan las estructuras mencionadas al producir un leve equino y soporte del arco medial [Figuras 25.18 y 25.19].
- Tendinopatía aquiliana: patología crónica, asociada a la degeneración mixoide del tendón, generalmente distal, cercana a su

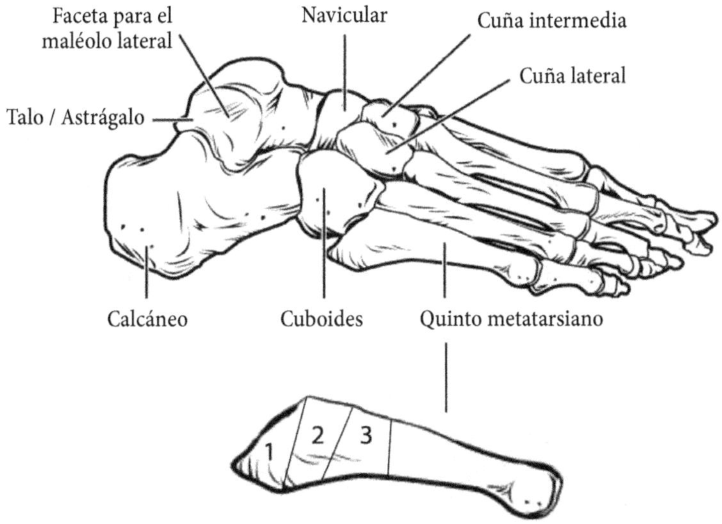

Figura 25.17. Tipos de fracturas de la base del quinto metatarsiano. 1. Zona de fractura de la tuberosidad, 2. Zona de fractura de Jones (metáfisis), 3. Zona de fractura por estrés diafisaria.

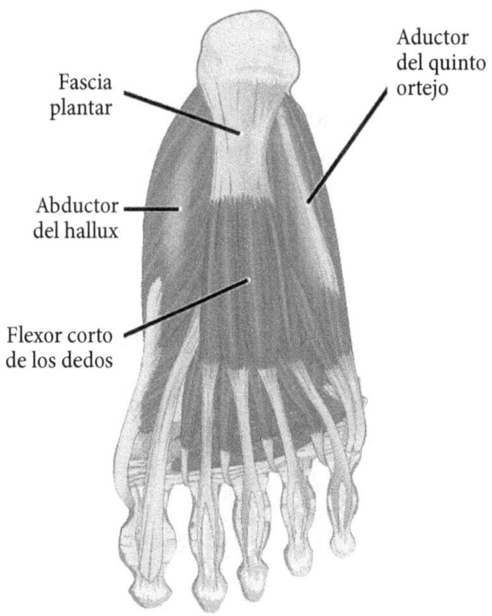

Figura 25.18. Visión plantar del pie, observándose la fascia plantar y su inserción en el calcáneo.

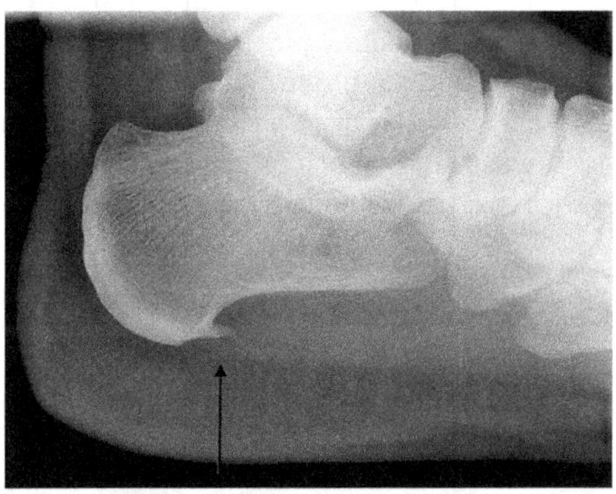

Figura 25.19. Imagen radiográfica del calcáneo, proyección lateral, en la cual destaca signos de entesopatía inserciónal de la fascia plantar, conocida comúnmente como "espolón calcáneo".

inserción calcánea. En un inicio se manifiesta solo por dolor, pero en la medida que progresa puede acompañarse de aumento de volumen sensible, incluso con signos inflamatorios en la piel. El diagnóstico se realiza al palpar la zona sensible que puede acompañarse de un engrosamiento local. La confirmación es por ecografía y el tratamiento es similar al de la fascitis plantar [Figura 25.20].

- Síndrome del túnel tarsiano: el túnel del tarso es un canal que se encuentra distal el maléolo medial, cubierto por el retináculo flexor y por el que transcurren el tendón tibial posterior, el flexor del hallux, flexor de los dedos, la arteria y vena tibial posterior y el nervio tibial. La reducción del espacio en el túnel puede comprimir las estructuras que contiene, dando origen a este síndrome. Por esta razón, es frecuente que afecte a personas con lesiones previas de tobillo y pie. La neuropraxia del nervio tibial produce dolor neuropático y parestesias que típicamente se irradian a la superficie plantar del antepié y hacia proximal. Las molestias empeoran durante la noche o en bipedestación. La RM puede mostrar atrofia del abductor del quinto metatarsiano y signos de denervación, dada la compresión de la rama plantar lateral. El examen físico comúnmente puede ser normal y deben buscarse de forma dirigida los signos de Valleix y de Tinel (compresión y percusión del túnel tarsiano respectivamente, lo que evoca síntomas neuropáticos como parestesias y disestesias) [Figura 25.21].
- Síndrome del seno del tarso: el seno del tarso es un canal osteoligamentoso inferoanterior al maléolo lateral, a nivel de la articulación subtalar. Contiene múltiples estructuras como ligamentos, tendones, tejido adiposo y nervios. Este síndrome se caracteriza por dolor y sensación de inestabilidad en la cara lateral del retropié. En jóvenes la causa suele ser una lesión aguda del tobillo lateral, mientras que en pacientes mayores su etiología es multifactorial. En consideración con lo anterior, siempre es necesario descartar patología reumática, sobre todo en mujeres. El examen físico suele ser inespecífico, pero se puede buscar

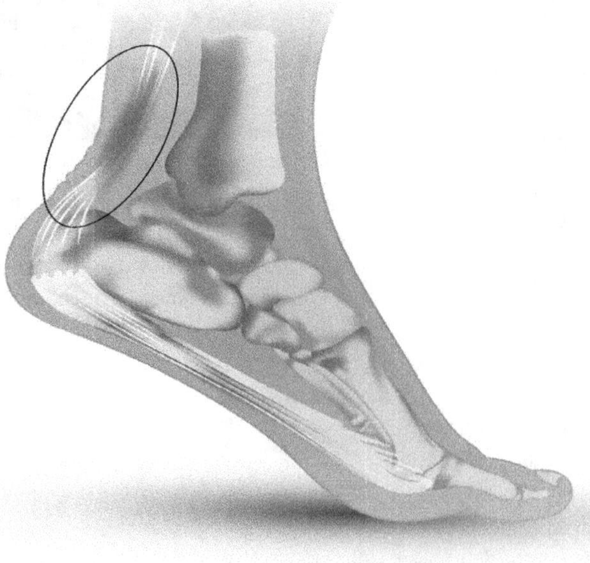

Figura 25.20. Tendinopatía aquiliana.

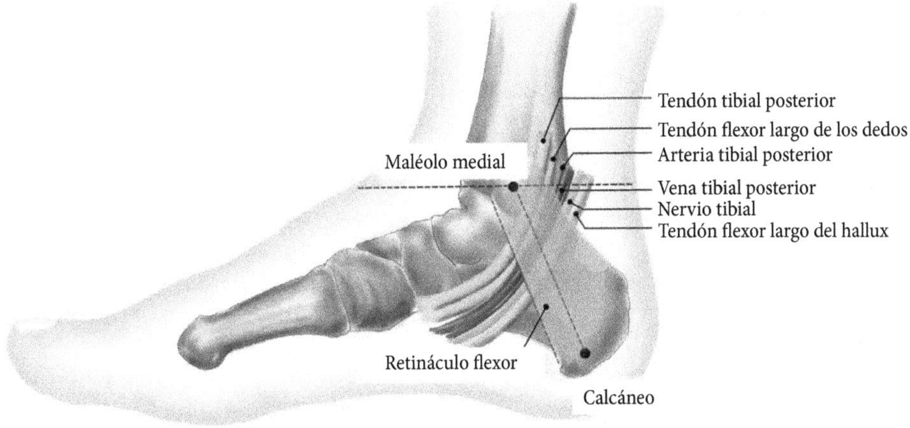

Figura 25.21. Estructuras del túnel tarsiano.

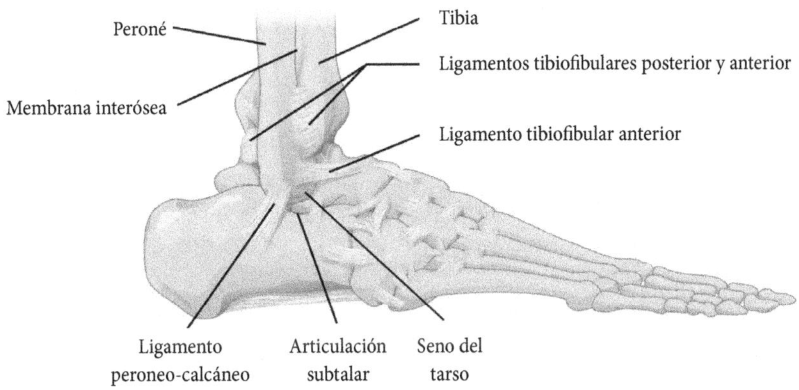

Figura 25.22. Ubicación del seno del tarso.

reproducir el dolor mediante maniobras que estresen la articulación subtalar. El tratamiento es conservador, con analgésicos-antiinflamatorios y kinesiología, pudiendo también usarse plantillas que corrijan la posición del retropié durante la marcha. La infiltración con corticoides se utiliza excepcionalmente para controlar el dolor y la cirugía se reserva ante el fracaso del tratamiento conservador, cuyo propósito se centrará en corregir posibles deformidades relacionadas [Figura 25.22].

- Dolor del hueso calcáneo: puede ser secundario a lesiones traumáticas producto de caídas de altura, con distintos grados de gravedad, presentándose desde una contusión y edema óseo, hasta fracturas de distinto tipo, las que se diagnostican con radiografías y TAC. Se deben sospechar fracturas por estrés e incluso tumores si hay dolor nocturno que aumenta con actividades de la vida diaria y con un examen físico doloroso a compresión lateral del calcáneo.

¿CUÁNDO DERIVAR AL ESPECIALISTA?

Se debe derivar al especialista ante las siguientes situaciones:

- Sospecha de enfermedades sistémicas que puedan causar dolor en el tobillo y pie.
- Dolor postraumático que no cede a medidas generales, incluyendo fracturas y luxaciones.
- Sospecha o confirmación de tumores.
- Deformidades rígidas y dolorosas.
- Fracaso del tratamiento conservador independiente de la etiología.

PUNTOS CLAVES

- Conocer la anatomía del tobillo y pie.
- Realizar una detallada anamnesis y examen físico orientados al tipo de dolor o ubicación anatómica de este.
- Pese a la gran cantidad de diagnósticos diferenciales, en general, la patología del pie de origen no traumático se puede tratar inicialmente en forma conservadora si se logra una buena certeza diagnóstica. Los pilares del tratamiento son el reposo de la extremidad, uso de analgésicos-antiinflamatorios y kinesiología. Lo anterior, más el uso del calzado amplio, muchas veces asociado a plantillas, suele ser suficiente en la mayoría de los casos.
- Si existen dudas, derivar a especialista.

Preguntas y ejercicios de autoestudio

- Esquematice en un dibujo el tobillo y pie. Destaque cada uno de los huesos y articulaciones principales que los componen y las principales áreas anatómicas.
- ¿Cómo se debe realizar una correcta anamnesis? Mencione aspectos claves del dolor y cómo influyen estos en la orientación diagnóstica.
- ¿Cómo y por qué se debe examinar la marcha? ¿En qué casos se sospecha alguna patología?
- ¿Por qué es tan importante realizar una palpación detallada? ¿Existe alguna secuencia recomendada?
- ¿Cuáles son los rangos de movimiento articular normales del tobillo y pie?
- Resuma la indicación y utilidad de las imágenes orientadas a distintos diagnósticos.
- ¿Cómo se enfrentan los diagnósticos diferenciales del dolor de tobillo y pie?
- Mencione los principales diagnósticos de un dolor de tobillo de acuerdo a su localización anatómica.
- Mencione los principales diagnósticos de un dolor de pie de acuerdo a su localización anatómica.
- ¿Cómo se diagnostica y trata el hallux valgus y la metatarsalgia?
- ¿Por qué es relevante conocer las patologías asociadas al hueso navicular?
- ¿Cómo se confirma el diagnóstico de pie plano del adulto? ¿Cómo se trata?
- ¿Qué es la articulación de Lisfranc? ¿Qué patología la puede afectar? ¿Cómo se diagnostica y trata?
- ¿Cuáles enfermedades se asocian a dolor en la base del quinto MTT? ¿Cómo se diagnostican y tratan?
- ¿A qué corresponde la fascitis plantar? ¿Cómo se diagnostica y trata?
- ¿Qué es un síndrome del túnel tarso? ¿Cómo se diferencia del síndrome del seno del tarso?

CAPÍTULO 26

DOLOR LUMBAR Y LUMBOCIÁTICA

Sebastián Mobarec, Arturo Meissner, Montserrat Lemus y Andrés Schneider

Resumen

El lumbago o síndrome de dolor lumbar es un dolor ubicado en la región posterior inferior del tronco. La lumbociática es el dolor con irradiación hacia la extremidad inferior.

El lumbago puede originarse directamente en la columna lumbosacra o derivarse de otras afecciones de estructuras cercanas, siendo el origen muscular el más común. Es la segunda causa más frecuente de consulta médica y afecta al 80-90% de las personas en algún momento de su vida. La lumbociática, menos habitual, recurrentemente está asociada a una hernia del núcleo pulposo de alguno de los discos intervertebrales de la columna lumbar.

La evaluación clínica de ambos síndromes dolorosos implica una anamnesis detallada y un examen físico minucioso para descartar síntomas de alarma. La imagenología, especialmente radiografías y la resonancia magnética, puede ayudar en el diagnóstico. El tratamiento inicial de ambos se centra en la analgesia, la educación del paciente y la rehabilitación con kinesiología, excepto en los casos con signos de alarma, los que están relacionados a patologías más graves que pueden requerir tratamiento quirúrgico.

INTRODUCCIÓN

El lumbago o síndrome de dolor lumbar (SDL) corresponde a cualquier dolor en la región posterior inferior del tronco localizado entre el borde inferior de la última costilla y la región glútea inferior.

El dolor puede ser de causa intrínseca (originado directamente en la columna lumbosacra) o extrínseca (como enfermedad ginecológica, renal, sacroilíaca o secundaria a un cuadro psicosomático).

EPIDEMIOLOGÍA

El lumbago corresponde a la segunda causa de consulta médica más frecuente. Afecta al 80-90% de las personas en algún momento de su vida, con hasta un 90% de recurrencia reportada. El 85-90% de los lumbagos se resuelve en 4-6 semanas, el 95% al año y el 5% se hace crónico. Es más usual entre los 20-50 años y afecta con mayor frecuencia a pacientes de sexo femenino. Corresponde a la primera causa de discapacidad laboral temporal y permanente.

ANATOMÍA

Las estructuras de la columna lumbosacra relacionadas al dolor lumbar son:

- Vértebras: su parte más sensible es el periostio, por lo que las lesiones que lo comprometen generan un dolor muy bien delimitado, mientras que lesiones intraóseas (por ejemplo, tumores) generan un dolor menos preciso y que generalmente aparece solo cuando se compromete la integridad mecánica de la vértebra (por ejemplo, en una fractura).

- Articulaciones: las articulaciones de la columna vertebral deben soportar el peso del cuerpo tanto en reposo como en movimiento. Se componen de los discos intervertebrales y las articulaciones facetarias (interapofisarias posteriores) [Figuras 26.1 y 26.2]:
- Discos intervertebrales: formados por un anillo fibrocartilaginoso y un centro semilíquido, el núcleo pulposo, que permiten los movimientos de flexión, extensión y rotación, siendo las últimas articulaciones (L4-L5 y L5-S1) las expuestas a mayor sobrecarga. Además, la superficie articular de L5-S1 se encuentra en un plano inclinado. Junto con la horizontal forman un ángulo que se denomina lumbosacro. Este ángulo genera una fuerza cizallante constante hacia adelante y abajo, contrarrestada por la acción de los músculos lumbares posteriores, ligamentos y articulaciones interapofisarias posteriores. Estos factores explicarían que la gran mayoría de las lesiones de columna lumbar ocurran a este nivel.
- Articulaciones facetarias: constituyen articulaciones sinoviales diartrodiales, por lo que pueden causar dolor por inflamación o por sobrecarga (secundario a alteraciones discales, hiperlordosis, posturas viciosas y artrosis facetaria).
- Ligamentos: los principales ligamentos que participan en la estabilización de la columna son los ligamentos comunes posterior y anterior, el ligamento amarillo y los ligamentos interespinosos. De estos, el único sensible es el común posterior, que puede producir dolor en la medida en que exista degeneración discal o un abombamiento hacia atrás del núcleo pulposo.
- Raíces nerviosas: conforman el plexo lumbar y lumbosacro (nervio ciático L4-L5-S1-S2-S3). Su compresión puede provocar dolor intenso denominado lumbociática. El dolor puede ser producido por el simple contacto con la raíz, por compresión o tracción. El dolor se irradia siguiendo el dermatoma del nervio correspondiente y se puede asociar a parestesias o paresias. Cuando la compresión es mayor o permanente se altera la función, provocando déficit motor e hipo o arreflexia.
- Músculos y fascias: muchas veces el dolor de las articulaciones vertebrales y de los ligamentos lumbosacros origina un espasmo reflejo de los músculos posteriores de la columna vertebral, generando una contractura muscular dolorosa de por sí y que, además, aumenta la sobrecarga de las articulaciones adyacentes, perpetuando el dolor. Un desgarro muscular puede provocar lo mismo.

FISIOPATOLOGÍA

El dolor lumbar ocurre, en general, secundario a una serie de eventos que ocasionan sobrecarga y daño en sus estructuras anatómicas. El origen más común del dolor es muscular. La musculatura vertebral posterior, además de limitar el movimiento articular lumbar hacia anterior, debe equilibrarse con la musculatura abdominal anterior. Por lo tanto, en pacientes con musculatura abdominal anterior débil (sedentarios, por ejemplo) se incrementa la hiperlordosis, perpetuando el dolor lumbar. Es así que son causas frecuentes de sustrato de dolor lumbar la hiperlordosis (que es más frecuente en mujeres), el uso de calzado con taco alto, el embarazo, la obesidad que actúa por sobrecarga en pacientes que además adquieren un abdomen prominente, levantar peso, dismetría y escoliosis con desnivel pélvico.

En relación al disco intervertebral, este no duele por sí solo, pero un disco alterado tiene menor capacidad para absorber las fuerzas ejercidas sobre él. Por este motivo, puede transmitir la sobrecarga a estructuras vecinas y producir dolor en estas. Además, una degeneración discal puede derivar en la herniación de parte del núcleo pulposo (HNP) al canal espinal y causar compresión e inflamación radicular dolorosa.

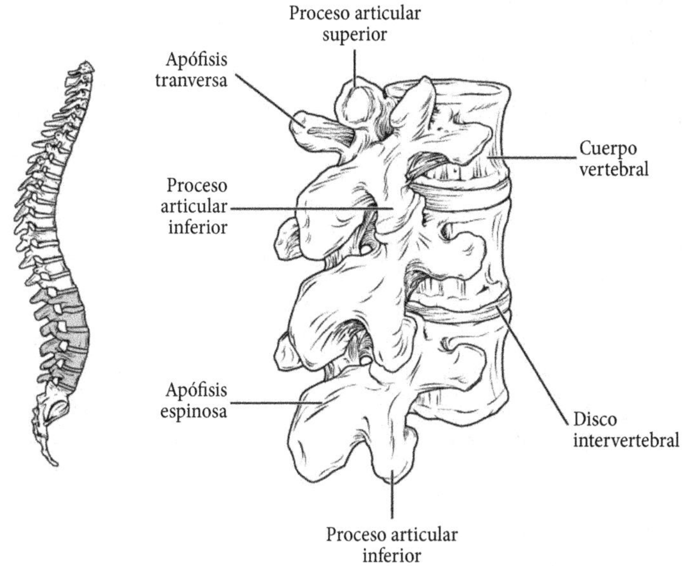

Figura 26.1. Proceso articular superior

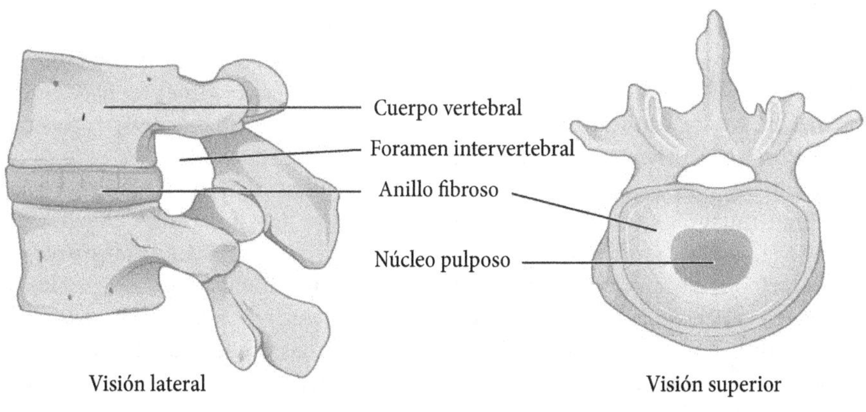

Figura 26.2. Estructura anatómica del disco intervertebral.

La degeneración de las diferentes estructuras vertebrales —manifestada como protrusiones discales, hipertrofia de las articulaciones facetarias y del ligamento amarillo, deformaciones traslacionales (espondilolistesis) y rotacionales (escoliosis)— puede determinar un estrechamiento progresivo del canal raquídeo (raquiestenosis), lo que también produce compresión e irritación radicular, especialmente en el adulto mayor.

También hay factores generales que implican un riesgo para el síndrome de dolor lumbar como: obesidad, tabaquismo, actividades laborales con carga de pesos, sedentarismo, bajo grado de satisfacción laboral y personalidad con rasgos depresivos y/o ansiosos.

CLASIFICACIÓN DEL SÍNDROME DE DOLOR LUMBAR

El síndrome de dolor lumbar se puede clasificar según su duración y su etiología.

Duración

- SDL agudo (menor de 6 semanas): suele existir el antecedente de haber realizado sobreesfuerzo. Habitualmente se presenta acompañado de contractura muscular paravertebral y rigidez. No presenta compromiso neurológico. Es autolimitado y con recuperación rápida independiente del tratamiento.
- SDL crónico (mayor de 12 semanas): en general sin asociación a algún factor desencadenante. Puede presentar irradiación a dorso y glúteos, contractura muscular y rigidez vertebral. Se puede asociar a sobrecarga postural, sobrepeso, estrés y otras patologías.

Etiología

1. Mecánica (98% de los lumbagos): se asocia a causas degenerativas. Puede ser provocado por:
   - Origen muscular (contractura): la mayoría.
   - Alteraciones degenerativas (artrosis facetaria o espondiloartrosis, degeneración discal, raquiestenosis y HNP).
   - Sobrecarga funcional.
   - Trastornos del balance espinal (escoliosis, lordosis, cifosis).
   - Trastornos musculares/tendinosos (desgarros musculares, síndromes miofasciales).
   - Malformaciones adquiridas (espondilolistesis, espondilolisis)
2. No mecánica o inflamatoria:
   - Enfermedades autoinmunes: artritis reumatoidea, artritis reactiva o psoriática, sinovitis, espondiloartritis anquilosante.
   - Infecciones: tuberculosis, brucelosis, piógena, abscesos epidurales.
   - Neoplasias: tumores primarios, metástasis vertebrales, mieloma múltiple.

EVALUACIÓN CLÍNICA

Anamnesis

Debe centrarse en definir bien el dolor y en descartar síntomas de alarma.

- Dolor: se debe interrogar sobre el tipo de dolor, la localización exacta, si presenta irradiación y si se asocia a agravantes o atenuantes. La primera definición es si el dolor se limita a la región axial (zona lumbar, glúteos y hasta región posterior de los muslos) o si presenta irradiación a extremidades superiores sugerente de compromiso radicular. Luego, se debe diferenciar un dolor de origen mecánico de uno inflamatorio (el mecánico aumenta con la actividad y con ciertas posturas y disminuye con el reposo, en cambio, el lumbago inflamatorio, en general, no cede con el reposo).
- Signos de alarma (banderas rojas): cuando están presentes obligan a un estudio dirigido para descartar patologías graves como infecciones, neoplasias, fracturas o síndrome de cauda equina. Los síntomas o antecedentes a considerar son: edad mayor de 50 o menor de 20 años, antecedente personal de cáncer, fiebre, trastornos esfinterianos, presencia de síntomas neurológicos en ambas extremidades inferiores (parestesias, hipoestesia o paresia), anestesia en silla de montar, baja de peso inexplicable, dolor en reposo, dolor de predominio nocturno, antecedente de infecciones recientes, inmunodeprimidos o usuarios de corticoides, historia de trauma significativo en los últimos 30 días, usuarios de drogas endovenosas.

Examen físico

- Inspección: en posición de pie se debe buscar la presencia de asimetrías (hombros, escápulas, triángulo del talle, altura de crestas ilíacas) y alteraciones del balance (desviaciones laterales, rotaciones y flexión).
- Palpación: se deben buscar dirigidamente puntos de sensibilidad en apófisis espinosas y la presencia de contractura muscular uni o bilateral.
- Percusión sobre las apófisis espinosas. Puede pesquisar localmente una lesión vertebral (fractura, infección, tumor).
- Movimientos: se puede evaluar mediante la observación de la flexo-extensión de la columna y de la rotación. La hiperextensión de la columna sobrecarga los elementos posteriores de la columna (articulaciones facetarias). La flexión anterior sobrecarga los elementos anteriores de la columna (discos).
- Examen neurológico: en caso de síntomas de compromiso ciático, deben buscarse los signos de compromiso neurológico radicular sensitivo o sensitivo y motor, reflejos osteotendíneos de acuerdo a las raíces correspondientes L4, L5 y S1. En casos de sospecha de compromiso medular buscar signos de mielopatía (Babinski, clonus y aumento de área reflexógena).
- Prueba de provocación o signos irritativos: debe reproducir el dolor irradiado relatado por el paciente que indica sufrimiento radicular.
- TEPE (Test de Elevación de la Pierna Extendida): con el paciente en decúbito supino, con la rodilla completamente extendida, se debe flexionar de forma pasiva y lentamente la cadera del lado afectado. La prueba se considera positiva cuando genera dolor en la extremidad, alcanzando a la región distal a la rodilla, antes de los 60° de elevación [Figuras 26.3 y 26.4].
- TEPE contralateral: se levanta la pierna sana y duele el lado enfermo. Tiene aún más valor. Este signo tiene una sensibilidad de 92% y especificidad de 18-40% para HNP (que aumenta si se usa combinado con otras pruebas irritativas).
- Lasegue: paciente en decúbito supino, con la rodilla en 90°, se flexiona lentamente la cadera del lado a examinar hasta generar dolor. Se considera positivo cuando genera dolor en el trayecto del nervio ciático. Es concluyente para HNP si el dolor aparece antes de los 30° de elevación; sugerente, si aparece entre los 30-60°; dudoso, si aparece luego de los 60° [Figura 26.5].

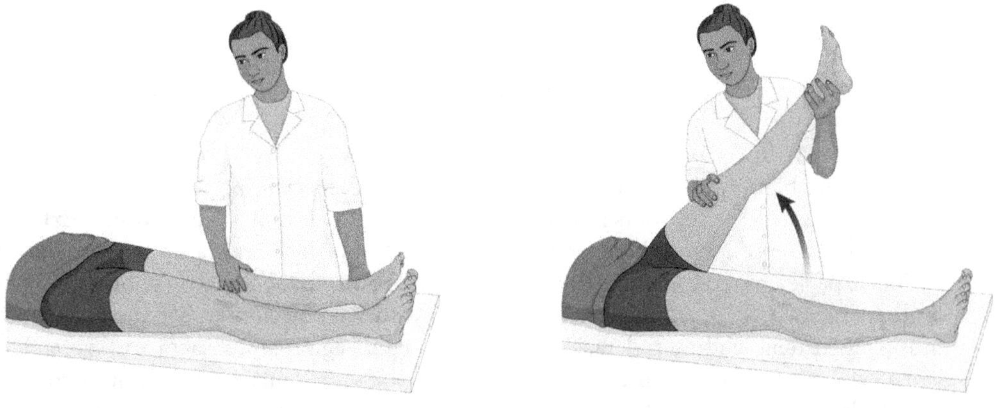

Figura 26.3. Prueba de TEPE (Test de Elevación de la Pierna Extendida).

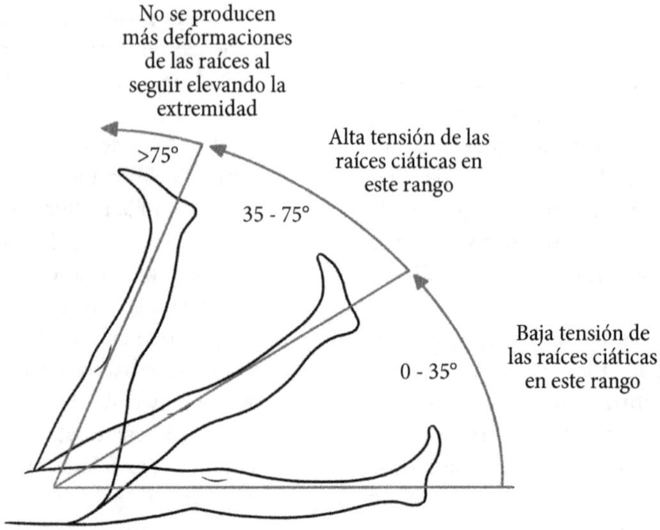

Figura 26.4. Significado del dolor en la prueba de TEPE según los rangos de flexión de la cadera.

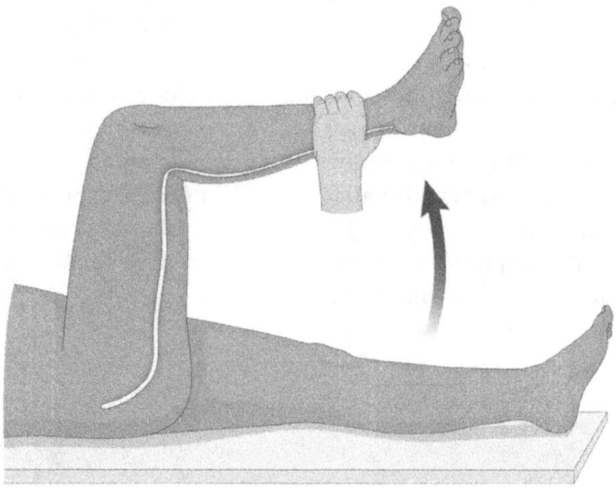

Figura 26.5. Signo de Lasegue.

- Gowers: bajar 10° desde la posición en que generó dolor el TEPE y luego dorsiflexionar el pie, debiera reproducir el dolor ciático.
- O'Conell: paciente en decúbito prono con las rodillas en 90° de flexión, se levanta el muslo hiperextendiendo la cadera, lo que genera dolor por elongación del nervio crural y las raíces L2, L3 y L4 cuando hay hernia del núcleo pulposo en dichos niveles.

Pruebas especiales:

- Faber (Flexion - Abduction - External Rotation): se realiza un movimiento de flexión, abducción y rotación externa del muslo (posición en 4). Si genera dolor en la región lumbosacra, es sugerente de una sacroileitis o disfunción sacroilíaca, mientras que si genera dolor hacia la zona inguinal sugiere patología de cadera.

- Prueba de Adams: para buscar escoliosis. Se realiza flexión anterior de tronco con rodillas en extensión para demostrar la presencia de gibas, estas traducen la presencia de curvas con rotación de cuerpos vertebrales.
- Signo de Schober: objetiva la presencia de rigidez de la columna a nivel lumbar. Se marcan dos puntos a una distancia conocida (generalmente 15 cm) y luego se le pide al paciente que flexione el tronco. Si el aumento de la distancia es menor de 4 cm, se debe sospechar restricción del movimiento articular y si es menor de 2 cm definitivamente confirma la limitación, presente típicamente en las espondiloartropatías anquilosantes.
- Signos de Wadell: sistema que permite evaluar los síntomas de dolor lumbar no orgánico (por ejemplo, simulación). Es clínicamente significativo si es que hay tres o más positivos:
- Hipersensibilidad superficial y no anatómica.
- Dolor a la compresión axial y rotación simulada de la columna.
- Signos de distracción negativos (no duele al distraer al paciente y repetir la maniobra dolorosa).
- Déficit sensitivo o motor que no sigan dermatomas.
- Sobrerreacción al examen físico.

ENFRENTAMIENTO SINDROMÁTICO

Síndrome de dolor lumbar puro

Su origen está en estructuras espinales o sus anexos. En general responde a causas musculares, discogénicas o facetarias. En menos del 10% de los casos se puede identificar la causa con certeza. La presentación aguda suele ser muy incapacitante y, a su vez, autolimitante.

Síndrome de dolor lumbociático

Dolor con irradiación hacia miembro inferior, siguiendo un patrón dermatomérico según la raíz comprometida. Puede ser uni o bilateral y aumenta con flexión y al estar sentado, mejorando con reposo y posición antiálgica. Puede presentar déficit neurológico focal motor, sensitivo o de reflejos osteotendíneos, y síntomas neuropáticos como hipoestesia, parestesias o disestesias. El 95% de los síntomas radiculares son por patología discal (hernia, protrusión, extrusión, secuestro) que irrita y/o comprime las raíces espinales en el canal neural. El otro 5% son por estenosis espinal lumbosacra, espondilolistesis, tumores, infecciones o fracturas [Cuadro 26.1, Figura 26.6].

- Lumbociática: dolor que se irradia siguiendo la cara posterior del muslo, llegando bajo rodilla y que continúa por el aspecto posterior o lateral de la pierna hasta tobillo o pie. Traduce compromiso de raíces L4, L5 o S1. A veces se puede identificar la raíz comprometida solo con la clínica, según el dermatoma por el que se irradian las molestias del paciente y por el compromiso neurológico que presenta.
- Lumbocruralgia: dolor que sigue por la cara anterior de muslo, normalmente hasta la rodilla. En general, traduce compromiso de raíces L2, L3 y L4.
- Cauda equina: cuadro de ciática aguda o subaguda, de gran intensidad, habitualmente bilateral, que cursa con anestesia en silla de montar, disfunción esfinteriana y genital. Es una emergencia quirúrgica, pues el retardo en su tratamiento se asocia a secuelas neurológicas irreversibles. Frente a la sospecha de que un paciente esté cursando con un síndrome de cauda equina, se debe derivar de forma inmediata a un centro con capacidad resolutiva (con equipo de cirugía de columna entrenado) y tomar una RM de urgencia para definir conducta.

Cuadro 26.1. Examen neurológico de las raíces nerviosas del plexo lumbosacro

Raíz	Evaluación motora	Reflejo osteotendíneo
L2	Flexores de cadera (iliopsoas)	Rotuliano
L3	Extensores de rodilla (cuádriceps)	
L4	Dorsiflexores del tobillo (tibial anterior)	
L5	Extensor ortejo mayor (extensor largo del hallux)	-
S1	Flexión plantar del pie (gastrocnemio-sóleo)	Aquiliano
Evaluación sensitiva según raíces (dermatomos)		

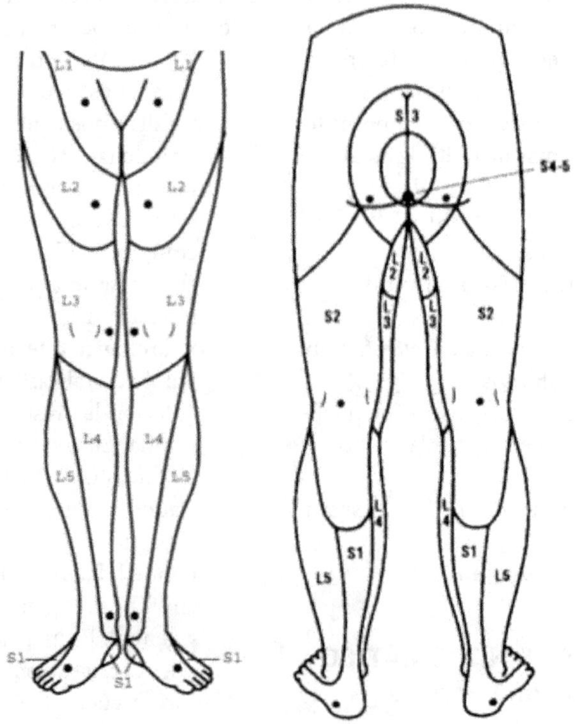

Figura 26.6. Examen neurológico de las raíces nerviosas del plexo lumbosacro. Este examen permite evaluar las manifestaciones clínicas del déficit neurológico producido por el compromiso de una raíz determinada, así como la distribución del dolor y de las parestesias según la raíz comprometida.

Síndrome de dolor lumbar referido (facetario irradiado o esclerotógeno)

Se presenta como un dolor difuso que afecta desde la región posterolateral del muslo hasta su cara anterior y que no supera el hueco poplíteo. No es radicular, aumenta con la rotación y extensión del tronco, y disminuye con la flexión. Ocurre por activación de los nervios sinuvertebrales recurrentes y/o los ramos comunicantes grises. El diagnóstico de mayor certeza se logra con una infiltración de anestesia y corticoides a nivel facetario, la que, además, es terapéutica.

Síndrome de dolor miofascial

Afecta a los músculos antigravitacionales. Asociado a pacientes con trastornos del ánimo, sedentarios, con estrés y alteración del sueño. También se ve en atletas de fin de semana o vacaciones, sobre todo, en entrenamiento. Presenta 3 componentes:

- Dolor referido que sigue irradiación atípica no radicular.
- Banda muscular palpable.
- Punto gatillo: al tocarlo causa dolor referido y desencadena respuesta vasomotora o un "reflejo" que responde al bloqueo del punto gatillo.

Síndrome de dolor lumbar atípico

No sigue los patrones anteriores. Puede ser orgánico o psicógeno. Se incluyen:

- Presencia de signos de alarma.
- Dolor no mecánico.
- Presencia de hallazgos positivos extraespinales al examen físico.
- 3 o más criterios de Waddel en ausencia de patología orgánica demostrable.

ESTUDIO IMAGENOLÓGICO

Radiografía de columna

Es el estudio más simple y de mayor disponibilidad con el que se puede iniciar el estudio etiológico, pues permite descartar la mayoría de las patologías graves. En general, está indicada luego de un mes de dolor que no responde a tratamiento conservador o en presencia de signos de alarma (banderas rojas).

Se deben solicitar 3 proyecciones: AP, lateral y 5° espacio (lateral enfocada en L5-S1).

Su interpretación debe considerar la enorme frecuencia de fenómenos degenerativos asociados a la edad, que no constituyen patología en sí mismos y que rara vez modifican el enfrentamiento terapéutico.

Tomografía computada

Se utiliza preferentemente en fracturas o evaluación del compromiso óseo. Comúnmente, es muy inferior a la RM para el estudio de patología intrarraquídea, salvo por motivos de costos o en pacientes con contraindicación de resonancia (por ejemplo, usuarios de marcapaso).

Resonancia magnética

Es cada vez más utilizada por su alta sensibilidad y especificidad, ya que muestra estructuras tanto óseas como blandas, permite ver cambios inflamatorios y presenta excelente discriminación del tejido neural (extra e intradural). Dada la alta sensibilidad de la RM, hay una alta tasa de hallazgos anormales en personas sanas (HNP, cambios degenerativos) que aumenta con la edad. La mayoría de las imágenes encontradas no predicen respuesta al tratamiento estándar cuando no hay signos de alarma. Esto hace que su uso de rutina sea controvertido.

Cintigrafía ósea

Puede aportar información si se sospechan infecciones (espondilitis séptica o espondilodiscitis), fracturas o compromiso tumoral. Es altamente inespecífica.

TRATAMIENTO

En los pacientes sin síntomas de alarma: en este caso el tratamiento inicial consiste en tratamiento sintomático enfocado en la analgesia.

Las herramientas disponibles son:

- Educación: es importante, pues impacta en la intensidad y tiempo del dolor, la funcionalidad y la reincorporación al trabajo. Las recomendaciones que se incluyen son:
- Disminuir la actividad, evitando el reposo en cama y reincorporarse al trabajo tan pronto como sea posible.
- Transmitir que lo más probable es que se trate de una "sobrecarga" mecánica o una mala postura de la columna.
- El pronóstico es casi universalmente favorable en pacientes sin signos de alarma, independiente de la intensidad del dolor y la discapacidad funcional inicial.
- Buscar estrategias para aliviar la tensión en la espalda y evitar futuras lesiones. En ese sentido es importante ayudar al paciente a tomar conciencia de los factores de riesgo modificables para evitar futuros episodios (sedentarismo, tabaquismo, obesidad). El sobrepeso es una variable importante cuando existen otros factores de sobrecarga o posturales.
- Calor local húmedo: se recomienda en intervalos de máximo 20 minutos, 3-4 veces al día.
- Analgésicos: la primera línea consiste en paracetamol 500 mg-1g cada 8 horas. Sin embargo, existe evidencia que sugiere que el uso de este fármaco versus placebo no mejora desenlaces como tiempo de recuperación, intensidad del dolor, discapacidad, funcionalidad, síntomas nocturnos o calidad de vida, lo que sugeriría revisar su indicación.
- Antiinflamatorios: pueden usarse como primera línea de tratamiento o en combinación con paracetamol, pero no deben recetarse por períodos mayores a 7-10 días por sus efectos adversos, principalmente gastrointestinales y renales. No existen diferencias significativas entre los distintos analgésicos-antiinflamatorios no esteroidales. Se recomienda que el tratante se familiarice con uno para conocer mejor su perfil de acción y efectos adversos (diclofenaco, ibuprofeno, ketoprofeno, ketorolaco). Considerar inhibidores de la COX 2 (celecoxib, meloxicam, rofecoxib, valdecoxib) en pacientes con riesgo de hemorragia y sin factores de riesgo coronarios.
- Relajantes musculares: pueden indicarse en pacientes con contractura muscular, componente psicógeno o psicosomático marcado y alteraciones del sueño. El esquema más avalado por la evidencia consiste en ciclobenzaprina 5 a 10mg/1-2 veces al día, aunque por sus efectos asociados frecuentes de sedación, suele ser tolerado únicamente de noche.
- Opioides y opiáceos débiles: no constituyen la primera línea, debido a su amplia gama de efectos adversos (náuseas). Se recomienda usar tramadol 50-100 mg c/ 6-8 horas (iniciar con dosis bajas y titular según necesidad).
- Análogos GABA: se utilizan en dolor neuropático o radicular (carbamazepina, pregabalina y gabapentina).
- Fisiokinesioterapia: es de utilidad en casos muy sintomáticos en relación al dolor. Si hay importante contractura muscular lumbar posterior, solo indicar fisioterapia (calor superficial o profundo a saber compresas calientes, ultrasonido y/o ultratermia) y dejar los ejercicios para una segunda instancia (mejorar postura, equilibrar musculatura lumbar y abdominal).

Si las molestias persisten por un período mayor de 4 semanas o si en algún momento aparece algún síntoma o signo de alarma, se recomienda un estudio diagnóstico dirigido con laboratorio o imágenes.

Terapias de segunda línea

- Terapias físicas: existe alguna evidencia que apoya la práctica de pilates, puesto que al compararla con intervenciones mínimas parece ser superior en cuanto a dolor, discapacidad y funcionalidad a mediano plazo (excepto para la ciática). No obstante, dado que la evidencia no es concluyente, su uso debe considerarse en el contexto del paciente.

- Acupuntura: existe evidencia que apoyaría su uso en el tratamiento de ciática.
- Infiltraciones espinales: la infiltración peridural de corticoides o analgésicos ha demostrado eficacia en el control de dolor y la funcionalidad en casos de compromiso radicular. Esta puede hacerse bajo TAC o fluoroscopia. Así mismo la infiltración de la articulación facetaria (bloqueo facetario) es útil en pacientes con dolor lumbar refractario con sintomatología facetaria.

Tratamiento quirúrgico

Su indicación, que corresponde a una responsabilidad del especialista, va a depender del diagnóstico etiológico y de los distintos hallazgos y patologías que presente cada paciente.

Sin embargo, las indicaciones generales para tratamiento quirúrgico son:

- Síndrome de cauda equina,
- Déficit neurológico severo al principio del cuadro, o déficit progresivo a lo largo de los controles posteriores, especialmente si hay compromiso radicular motor.
- Falla del tratamiento conservador (4-6 semanas) con etiología conocida.
- Pacientes que presenten criterios de resolución quirúrgica deben ser derivados a un especialista cirujano de columna.

PRONÓSTICO

Por lo general, el lumbago tiene un curso benigno. Es frecuente que su duración sea prolongada y continúe generando limitación funcional entre 1 y 4 semanas. La evidencia señala que el 90% es autolimitado y que solo un 2-7% se vuelve crónico. Sin embargo, el dolor puede recurrir hasta en un 75% de los pacientes.

En los casos de dolor lumbar crónico, si bien en menos de 10% de los casos es esperable un alivio definitivo de los síntomas, la evolución en el tiempo no es progresiva ni conduce necesariamente a invalidez.

En el caso del dolor lumbociático por HNP, la evidencia muestra que el pronóstico a largo plazo es similar para los pacientes tratados médica y quirúrgicamente, lo que refuerza el concepto de que la cirugía está indicada solo cuando el tratamiento conservador falla.

Algunos estudios han asociado factores como presentar síntomas nocturnos y tabaquismo activo con fracaso a tratamiento conservador, pero su evidencia es cuestionable.

Un caso especial corresponde a los pacientes obesos con lumbago por HNP, quienes sí tendrían peor recuperación en relación a pacientes no obesos.

¿CUÁNDO DERIVAR AL ESPECIALISTA?

El lumbago requiere inicialmente un tratamiento por parte del médico general y debe ser derivado en caso de:

- Lumbago persistente.
- Signos de alarma presentes.
- Sospecha de síndrome de cauda equina.
- Lumbago con indicación quirúrgica.

PUNTOS CLAVES

- El lumbago es el motivo de consulta más frecuente en relación a dolor músculo-esquelético.
- La gran mayoría de los lumbagos son de origen mecánico o postural y, por lo tanto, autolimitados. Sin embargo, siempre se deben evaluar signos de alarma que sugieran alguna patología subyacente como causa del dolor.
- El uso de imágenes debiese reservarse para pacientes con síntomas de alarma, o si el dolor no responde a la primera línea de tratamiento conservador.
- Las principales indicaciones quirúrgicas incluyen: síndrome de cauda equina, déficit neurológico importante al inicio del cuadro (o déficit progresivo) y falla del tratamiento conservador (4-6 semanas) con etiología conocida.
- En pacientes con radiculopatía es de suma importancia descartar que estén cursando un síndrome de cauda equina, para derivar oportunamente a un centro con capacidad resolutiva. En estos casos, el examen que cambia conducta es la RM.

Preguntas y ejercicios de autoestudio

- ¿Cuáles son las causas de lumbago y lumbociática? Relaciónelas con la anatomía de la columna.
- Mencione y explique en qué consisten los signos de alarma en la historia del del dolor lumbar
- ¿Cuándo se debe sospechar un Síndrome de cauda equina? ¿Por qué se considera una urgencia?
- Señale los dermatomas y signos clínicos para el diagnóstico de compromiso del nervio ciático.
- ¿Cuáles son los exámenes utilizados en el estudio del dolor lumbar? ¿Cuándo está indicado cada uno de ellos?
- Señale las medidas terapéuticas para un caso de lumbago agudo.

CAPÍTULO 27

ATRAPAMIENTOS NERVIOSOS

Javier Román, Annette Madison, Gonzalo Muñoz y Pablo Moreno

Resumen

Las lesiones por atrapamientos nerviosos implican daños transitorios o permanentes en los nervios periféricos, resultantes de compresión por estructuras cercanas. Estos daños pueden variar desde isquemias transitorias hasta secciones completas del nervio.

Son más comunes en el miembro superior, destacando el síndrome del túnel carpiano, en el cual se comprime el nervio mediano. Sin embargo, los síndromes compresivos en el miembro inferior, aunque menos frecuentes, también tienen relevancia. El tratamiento varía desde medidas conservadoras hasta intervenciones quirúrgicas, dependiendo de la gravedad y la causa subyacente del atrapamiento.

GENERALIDADES

Las lesiones secundarias a atrapamientos nerviosos corresponden a lesiones transitorias o permanentes de un nervio periférico secundario a su compresión por estructuras adyacentes. El tipo de lesión nerviosa dependerá del grado de compresión, así como de la duración de esta.

Los nervios periféricos están compuestos por fibras nerviosas que tienen axones ordenados en fascículos, los que están cubiertos por tejido intersticial dispuesto ordenadamente: endoneuro, perineuro y epineuro. El epineuro, la capa más superficial, contiene una rica red vascular llamada vasa nervorum que irriga el tejido neural. Estructuras vecinas pueden comprimir estos vasos superficiales, produciendo cambios isquémicos que provocan alteraciones de la conducción nerviosa.

CLASIFICACIÓN

Las lesiones de nervio periférico pueden clasificarse desde un punto de vista patológico de la siguiente manera:

- Isquemia transitoria: se debe a anoxia endoneural transitoria que no provoca cambios morfológicos evidentes y que al cesar no deja secuelas en el tejido nervioso.
- Neuropraxia: desmielinización segmentaria producto de la compresión con isquemia habitualmente focal mantenida. Esta, sin embargo, puede recuperarse ad integrum, ya que no genera daño axonal.
- Axonotmesis: es una lesión que provoca daño axonal, pero mantiene la envoltura epineural indemne. Es posible verla en compresiones crónicas. La característica fundamental es la producción de una degeneración Walleriana distal a la compresión.
- Neurotmesis: corresponde a la sección completa del nervio, habitualmente por un objeto cortante (por lo que no se considera una patología por compresión).

Las dos primeras categorías corresponden a lesiones de primer grado según la clasificación de Sunderland, mientras que la axonotmesis corresponde a una lesión de segundo, tercer y cuarto grado de Sunderland.

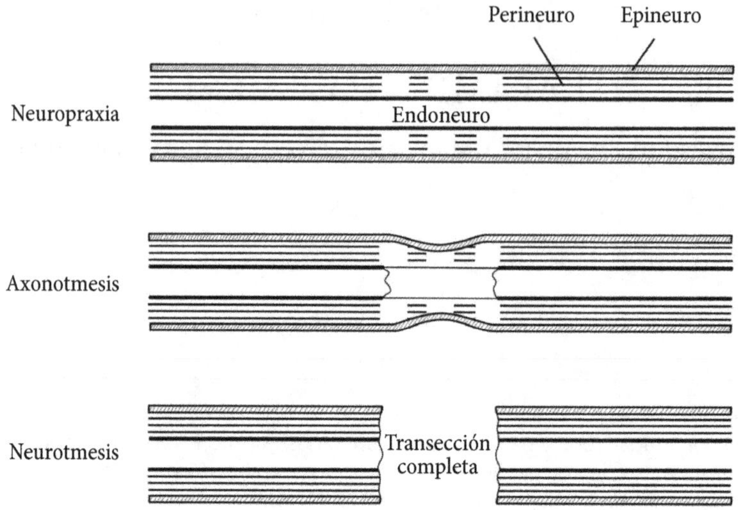

Figura 27.1. Tipos de lesiones neurológicas en nervio periférico, secundarias a trauma, según Seddon.

La clínica asociada al atrapamiento nervioso se discutirá para cada caso en particular [Figura 27.1].

SÍNDROMES COMPRESIVOS DE MIEMBRO SUPERIOR

Las neuropatías compresivas se presentan con mayor frecuencia en el miembro superior. Para poder orientarse topográficamente es necesario comprender la anatomía subyacente del plexo braquial. Las raíces nerviosas de C5 a T1 emergen de los espacios intervertebrales y convergen lateral a la columna cervical formando el plexo braquial, el que se conforma proximalmente de las divisiones anteriores de las raíces cervicales que se derivan en tronco superior (C5-C6), medio (C7) e inferior (C8-T1). Cada tronco se divide a su vez anteriores y posteriores. La división anterior del tronco superior y medio forman el cordón lateral. Las divisiones posteriores de los 3 troncos forman el cordón posterior. El cordón medial se forma por la división anterior del tronco inferior de manera aislada. El cordón lateral termina dividiéndose en dos ramas: una que conforma el nervio musculocutáneo y otra que contribuye a la porción lateral del nervio mediano (uniendo con la contribución medial que viene del cordón medial). El cordón posterior termina dividiéndose en el nervio axilar y radial; mientras que el cordón medial, en el nervio ulnar y la contribución medial del nervio mediano [Figura 27.2].

Compresión del nervio mediano

Síndrome del túnel carpiano:

Corresponde a la compresión del nervio mediano a nivel del túnel del carpo en la muñeca, por debajo del ligamento retinacular transverso o retináculo flexor. Es por lejos la neuropatía compresiva más frecuente de todas las que se conocen como idiopáticas [Figura 27.3].

Habitualmente la etiología es desconocida, aunque es posible identificar múltiples factores asociados, pero no necesariamente causales. Puede estar vinculado a traumatismos como en fracturas de muñeca o lesiones con aumento de volumen intersticial: tenosinovitis de flexores, lipomas, quistes sinoviales, hipotiroidismo, diabetes mellitus, embarazo, artritis reumatoide, entre otros.

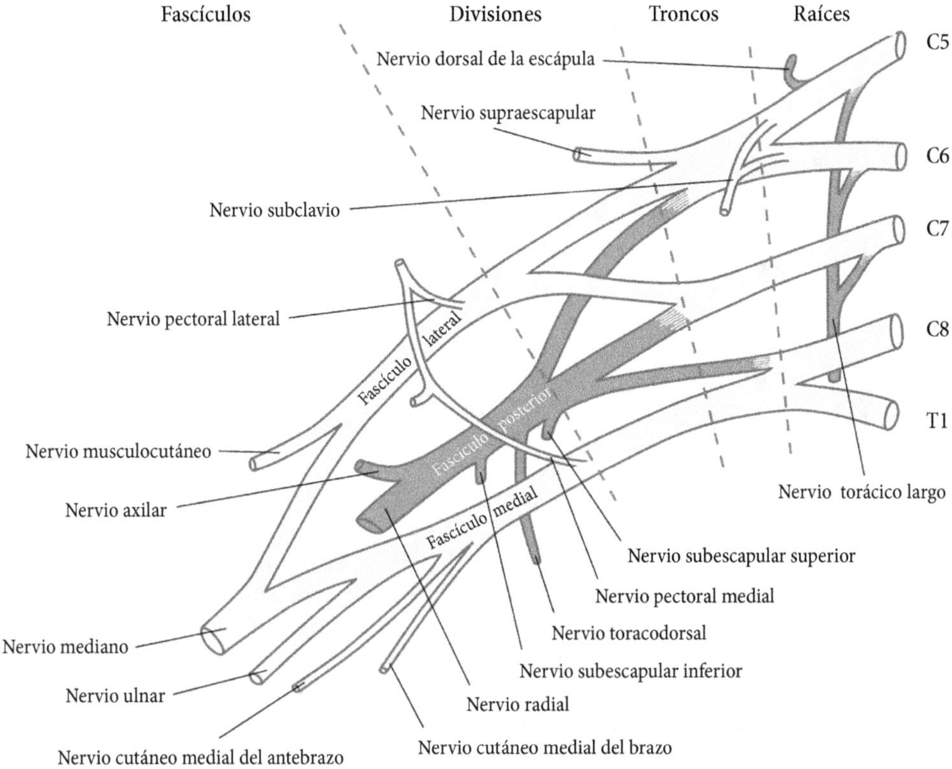

Figura 27.2. Plexo braquial. © CC BY 4.0.

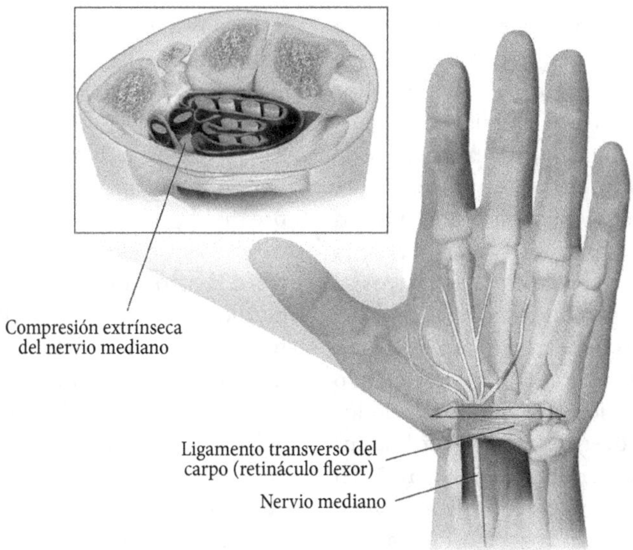

Figura 27.3. Síndrome de túnel carpiano. © CC BY 4.0.

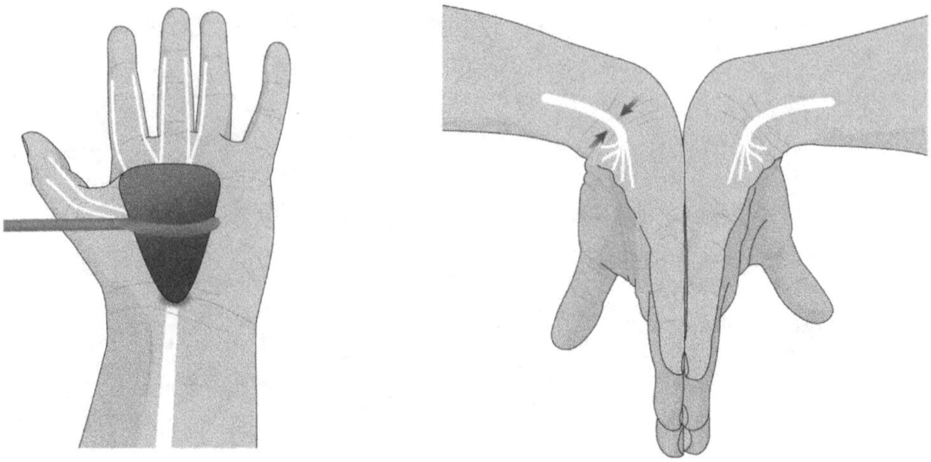

Figura 27.4. Pruebas de Tinel (izquierda) y Phalen (derecha).

El cuadro clínico clásico de esta neuropatía se presenta con mayor recurrencia en mujeres (relación de 7-8/1 versus hombres), de manera frecuente sobre los 40 años, manifestado como parestesias. Estas se definen como una sensación anormal, que no necesariamente es experimentada como desagradable, con independencia de que sea espontánea o provocada. La parestesia más frecuente es la sensación de hormigueo percibida al comprimir un nervio con adormecimiento de un área corporal. También puede manifestarse como disestesia o dolor en territorio de nervio mediano (aspecto volar o palmar de dedos pulgar, índice, medio y cara radial de anular), lo que se presenta con mayor frecuencia de madrugada, pudiendo interrumpir el sueño. En casos más severos de compresión pueden existir alteraciones motoras con atrofia de la musculatura tenar. Los síntomas sensitivos se pueden reproducir percutiendo por encima del trayecto del nervio mediano (Signo de Tinel) a nivel del pliegue de la muñeca, flexionando completamente la muñeca reproduciendo los síntomas antes de 60 segundos (Signo de Phalen) o comprimiendo el nervio mediano a nivel del túnel (Signo de Durkan). Se considera positivo la presencia de parestesias en territorio de nervio mediano, no así el dolor o irradiación proximal de las molestias [Figura 27.4].

El tratamiento del túnel carpiano se inicia con la educación al paciente, teniendo como opción de tratamiento conservador el uso de una férula nocturna (mantiene la posición de la muñeca en neutro y evita la compresión por flexión y extensión extrema). También puede utilizarse una infiltración local con corticoides y medicamentos para manejar el dolor neuropático como antidepresivos o pregabalina. En caso de falta de respuesta al tratamiento médico por lo menos 3 meses, se puede considerar liberar quirúrgicamente el retináculo flexor.

Síndrome del pronador redondo:

Corresponde a la compresión proximal del nervio mediano a nivel del codo y antebrazo proximal pudiendo localizarse por debajo del músculo pronador redondo, de la expansión medial de la aponeurosis bicipital (lacertus fibroso), debajo del ligamento de Struthers (ligamento de frecuencia variable que conecta el epicóndilo medial con el proceso supracondilar medial del húmero) o por la aponeurosis del origen del flexor superficial de los dedos. Se asocia al ejercicio, ocurriendo con mayor recurrencia en deportistas (ej.: ciclistas profesionales) por mayor volumen muscular, considerándose una compresión dinámica.

La clínica se caracteriza por dolor del antebrazo y pérdida sensitiva en la cara lateral de la palma, incluyendo eminencia tenar, lo que lo diferencia del síndrome del túnel carpiano. Los síntomas se reproducen de acuerdo al sitio anatómico de compresión, por ejemplo, al flexionar el codo contra resistencia con el antebrazo supinado (en caso de contracción de la aponeurosis bicipital), al realizar pronación forzada con el codo extendido (en caso tensión bajo el músculo pronador redondo) o por flexión contra resistencia de la articulación interfalángica proximal del dedo medio (contracción del arco tendinoso proximal del músculo flexor superficial de los dedos). El signo de Phalen es negativo y el signo de Tinel puede ser positivo en el tercio proximal del antebrazo, no a nivel del túnel del carpo.

El tratamiento consiste en disminuir actividades que promuevan el dolor y compresión. Los antiinflamatorios no esteroidales (AINEs), inyección de corticoides o anestésicos locales en sitios dolorosos pueden aliviar las molestias, sin embargo, si persisten los síntomas puede considerarse la descompresión quirúrgica.

Compresión del nervio interóseo anterior:

Corresponde a una compresión más distal del nervio mediano en el antebrazo por disfunción del nervio interóseo anterior, el cual inerva el flexor largo del pulgar, el flexor profundo del índice y dedo medio y el pronador cuadrado.

Se asocia principalmente a neurálgica amiotrófica (una forma de neuritis del plexo braquial autoinmune conocida como síndrome de Parsonage-Turner). Con menor frecuencia, el nervio también puede comprimirse a los mismos niveles que el nervio mediano proximal o dañarse por trauma del antebrazo.

De forma característica los pacientes no pueden formar un círculo con el pulgar y segundo dedo por debilidad muscular para activar los músculos flexor largo del pulgar y flexor profundo del dedo índice y medio, inervados por el ramo interóseo anterior del nervio mediano. En este tipo de lesión no hay compromiso sensitivo evidente.

El cuadro generalmente cede de manera espontánea. Muy rara vez requiere descompresión quirúrgica.

Síndrome del túnel cubital:

Corresponde a la compresión a nivel del codo en el túnel o canal cubital o epitroclear. Es el segundo atrapamiento nervioso más frecuente de la extremidad superior. La compresión se produce por anormalidades óseas, musculares, sinovitis, adenopatías, por compresión en la arcada de Struthers (banda aponeurótica proximal) o al pasar el nervio entre las cabezas del flexor ulnar del carpo (distal) [Figura 27.5].

Se presenta con parestesias y/o hipoestesia en meñique y mitad ulnar del dedo anular. En casos graves genera debilidad y atrofia muscular, en especial de los músculos interóseos. Se pierde la motricidad fina y la fuerza para aducir el pulgar. Pueden existir dolor a nivel del epicóndilo medial, reproducción de los síntomas al flexionar el codo y extender la muñeca y puede tener signo de Tinel positivo.

El tratamiento consiste en la modificación de la postura, evitando mantener el codo flectado, principalmente al dormir, por lo que se puede recomendar colocar el codo con una férula blanda como una almohada en ligera flexión de antebrazo, de cerca de 30 grados. Si los síntomas persisten y, sobre todo, si existe atrofia muscular se indica descompresión quirúrgica.

Síndrome del canal de Guyon:

Consiste en la compresión del nervio ulnar a nivel de la muñeca, debajo de la aponeurosis del antebrazo distal, a nivel del canal de Guyon entre los ligamentos transverso del carpo por dorsal, el ligamento carpal volar por palmar, el gancho del ganchoso por lateral, el hueso pisiforme y ligamento piso-piramidal por medial [Figura 27.6].

Se asocia principalmente a lesiones que provocan efecto de masa con compresión, como quistes sinoviales de la articulación entre el hueso piramidal y ganchoso, o causas menos frecuentes como la fractura del gancho del ganchoso o un aneurisma o pseudoaneurisma de la arteria ulnar.

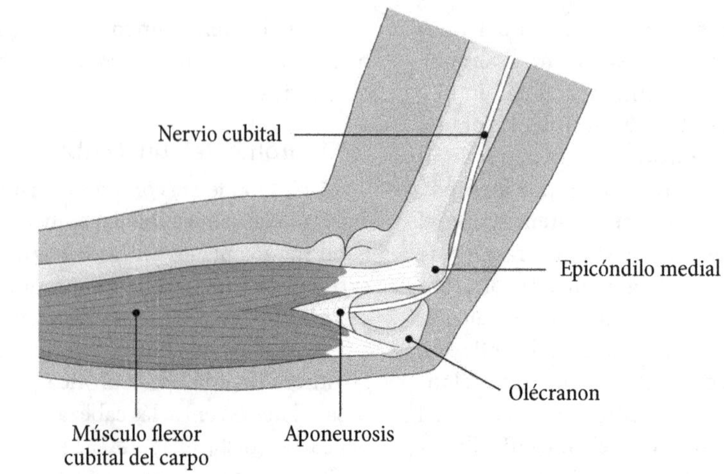

Figura 27.5. Anatomía del nervio cubital (ulnar) a nivel del codo.

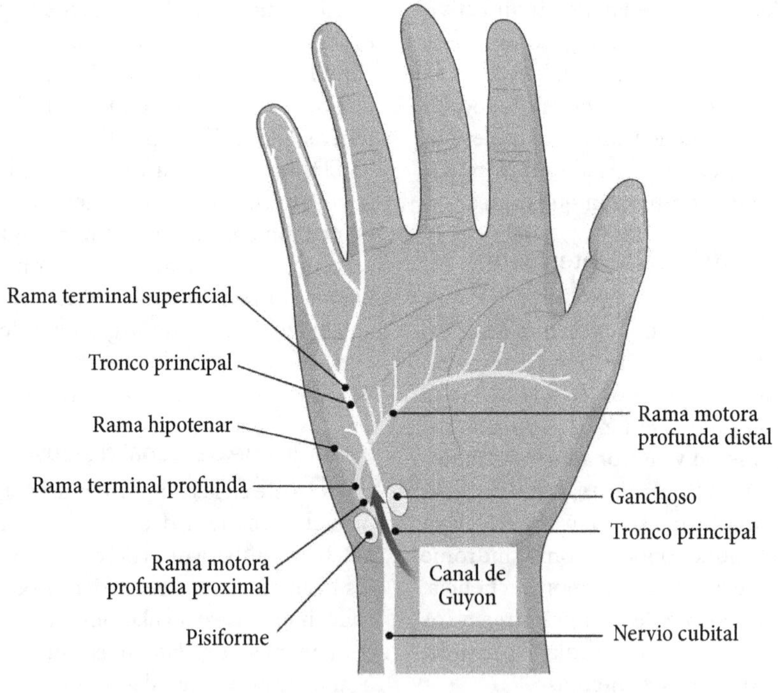

Figura 27.6. Principales ramas del nervio cubital (ulnar) a nivel de la muñeca y su relación con el canal de Guyon.

Respecto a su presentación clínica, puede haber compromiso motor puro, sensitivo puro o mixto, compartiendo características con el síndrome del canal cubital, como debilidad en los interóseos y parestesias en el dedo anular y meñique. No obstante, no se afectan los músculos flexores de los dedos profundo del meñique y anular, inervados más proximalmente, ni la sensibilidad de la región dorsal ulnar de la mano.

El tratamiento depende de la causa, pero, por lo general, requiere corrección quirúrgica.

Compresión del nervio radial

Síndrome del interóseo posterior:

Corresponde a una compresión de la rama interósea posterior del nervio radial a lo largo de su trayecto. Se usa la nemotecnia "FREAS" para recordar los 5 principales sitios en los que ocurre: bandas fibrosas alrededor de la articulación radiocapitelar, ramas arteriales recurrentes, aponeurosis del extensor radial corto del carpo, Arcada de Frohse (engrosamiento de la aponeurosis en el borde proximal del supinador), borde distal del supinador. También puede deberse a aumento de volumen secundario a lipomas, epicondilitis lateral severa (codo de tenista), quistes sinoviales o proliferación sinovial cerca del túnel radial.

En muchos casos el único síntoma es dolor aproximadamente 5 cm distal al epicóndilo lateral, que suele aumentar en las noches y se exacerba con la extensión del codo, pronación del antebrazo y flexión de la muñeca. Cuando el compromiso es con predominancia sensitivo, algunos autores lo denominan como "síndrome del túnel radial", el que puede confundirse con epicondilitis lateral o codo de tenista. Además, puede existir debilidad progresiva de extensión de las articulaciones metacarpofalángicas. La muñeca se desvía hacia radial por debilidad del extensor ulnar del carpo, con extensión radial de la muñeca preservada. También puede existir debilidad a la supinación.

Puede resolverse de forma espontánea, habitualmente dentro de 3-6 meses. En caso contrario, puede ser de resorte quirúrgico.

Neuropatía radial a nivel del surco espiral:

Corresponde a una compresión del nervio radial mientras desciende adyacente al húmero por el surco espiral del húmero.

Por lo general, se produce por episodios de compresión prolongada sobre el nervio, especialmente por malas posturas durante un sueño muy profundo, ya sea por efectos de alcohol o drogas, por lo que la patología también es conocida como "parálisis de sábado por la noche". Otras causas son el mal uso de bastones, apoyo prolongado del brazo fijo durante una cirugía, uso duradero de torniquete, posterior a una fractura, particularmente en el tercio distal del húmero, entre otras.

En la presentación clínica, la principal característica es debilidad a la extensión de la muñeca por compromiso de los extensores del carpo, asociado a debilidad o falta de extensión de los dedos a nivel metacarpo-falángico y compromiso del músculo braquiorradial, sin daño del tríceps. También puede existir compromiso sensorial del dorso de la mano y antebrazo, por lesión de la rama sensitiva dorsal del nervio radial.

La mayoría de las veces existe resolución ad integrum con medidas conservadoras como uso de férulas, analgésicos y kinesioterapia. En caso de persistir, se realiza exploración quirúrgica.

Neuropatías proximales

Neuropatía supraescapular:

Corresponde a la compresión del nervio supraescapular a nivel de las escotaduras supraescapular y espinoglenoídea. Se produce principalmente por trauma directo, pero también se puede deber a causa compresiva producto de quistes sinoviales (gangliones) o tumores.

La mayoría de los pacientes presenta dolor de hombro, además de debilidad, y, con posterioridad, atrofia a la abducción y rotación externa del hombro por compromiso de los músculos supraespinoso e infraespinoso.

Inicialmente se recomienda reposo y luego ejercicios de reforzamiento muscular progresivos por 3 a 6 meses. Si existe falta de recuperación o hay evidencia de una lesión expansiva como un ganglión, puede estar indicado realizar una descompresión quirúrgica.

Síndrome del opérculo torácico:

Corresponde a una compresión del tronco inferior del plexo braquial (raíces C8 y T1) y vasos subclavios (que afecta, por lo general, a los vasos venosos más que arteriales), por compresión de estos entre la clavícula y la primera costilla, adyacente a la inserción de músculos escalenos anterior y medio (por lo que se conoce también como síndrome costoclavicular)

Se produce por fenómenos que alteran la anatomía del triángulo formado entre la primera costilla y los músculos escalenos anterior y medio, que aumentan la tensión del paquete neurovascular en ciertas posiciones, especialmente en abducción y rotación externa del hombro (por ejemplo, la presencia de una costilla cervical, una apófisis transversa de C7 prominente, variantes anatómicas musculares, inflamación o deformación crónica posterior a trauma, como una fractura de clavícula). Gran parte de los pacientes con una costilla cervical inician sus síntomas luego de un episodio de trauma local.

La presentación clínica consiste en dolor, parestesias y debilidad que puede percibirse desde el hombro. Sin embargo, característico en el borde medial o ulnar del brazo y antebrazo, alcanzando hasta los dos dedos mediales, por lo que se asemeja un poco a una compresión del nervio cubital. No obstante, se diferencia de esta neuropatía, porque el paciente percibe síntomas en el antebrazo proximal. Los síntomas se exacerban en la noche y clásicamente al elevar el brazo sobre el nivel del hombro (por ejemplo, al dormir con los brazos por encima de la cabeza). Como se mencionó, el diagnóstico diferencial con el síndrome de túnel cubital se hace con la presencia de alteraciones sensitivas en la cara medial del brazo y antebrazo (nervio cutáneo braquial y antebraquial medial), las que no están en la neuropatía cubital pura. Lamentablemente, existe un porcentaje de pacientes en que ambos atrapamientos pueden estar presentes, lo que dificulta un poco más el diagnóstico y manejo (doble compresión).

El diagnóstico es fundamentalmente clínico, con pruebas provocativas como la prueba de Adson o Wright. La electromiografía, registro de volúmenes de pulso y eco Doppler, en especial venoso con y sin maniobras de provocación, pueden mostrar la compresión dinámica de los vasos, sobre todo de los venosos, puesto que tienen una pared más colapsable.

La mayoría de los pacientes responden bien a tratamiento conservador con ejercicios, el que ayuda a aumentar el espacio costoclavicular, elongar las estructuras musculares en tensión (como el músculo pectoral menor) y corregir la postura (retropulsión de hombros u hombros hacia atrás) y como analgesia. En casos de dolor severo, compromiso vascular o nervioso progresivo o falta de respuesta a tratamiento conservador estará indicada la descompresión quirúrgica, ya sea removiendo la costilla cervical o ampliando el espacio costo clavicular. De manera habitual, esto implica remover la primera costilla o liberar la inserción de los músculos escaleno anterior y medio.

SÍNDROMES COMPRESIVOS DE MIEMBRO INFERIOR

Los síndromes compresivos de miembro inferior se ubican anatómicamente en el plexo lumbosacro. Este está constituido por las raíces nerviosas de L2 a S4, emergiendo desde los forámenes intervertebrales, conformando el plexo lumbar (L2-L5) y el plexo sacro (S1-S4). Los dos nervios principales que emergen del plexo lumbar son el nervio femoral (L2-L4), que transcurre por debajo del ligamento inguinal, y el nervio obturador, que emerge a través del foramen obturador. También se origina a partir del plexo lumbar el nervio cutáneo femoral lateral (L2-L3) que desciende por debajo del ligamento inguinal, lateral al nervio femoral. El plexo lumbar inferior y sacro superior forman el nervio ciático, el que atraviesa el foramen ciático y desciende por la cara posterior de la pierna. Una vez que alcanza la fosa poplítea, se divide en los nervios peroneo común y tibial. El primero, luego de rodear la cabeza del peroné, se divide en los nervios peroneo superficial y peroneo profundo. El nervio tibial por su parte desciende profundo al músculo sóleo y por detrás del maléolo medial para inervar el pie [Figura 27.7 al 27.9].

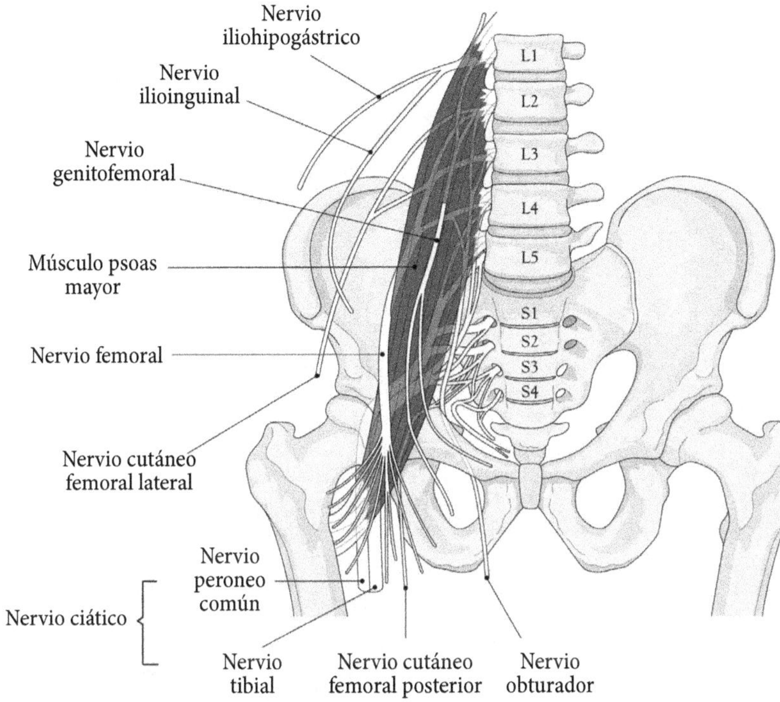

Figura 27.7.

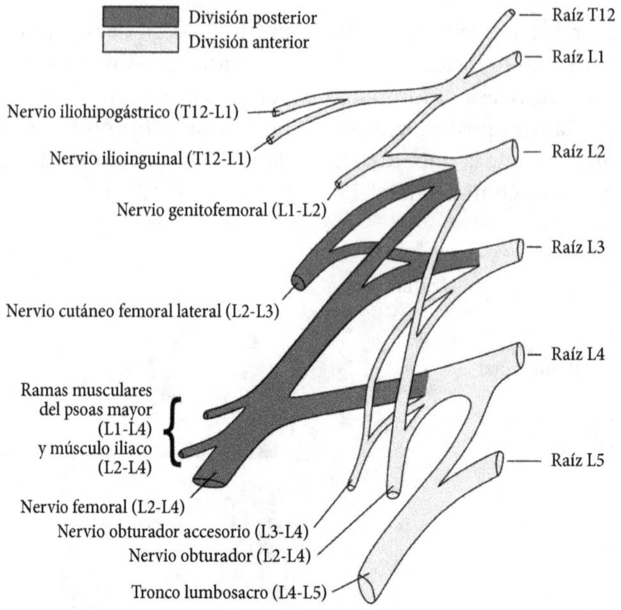

Figura 27.8. Plexo lumbar. © CC BY 4.0.

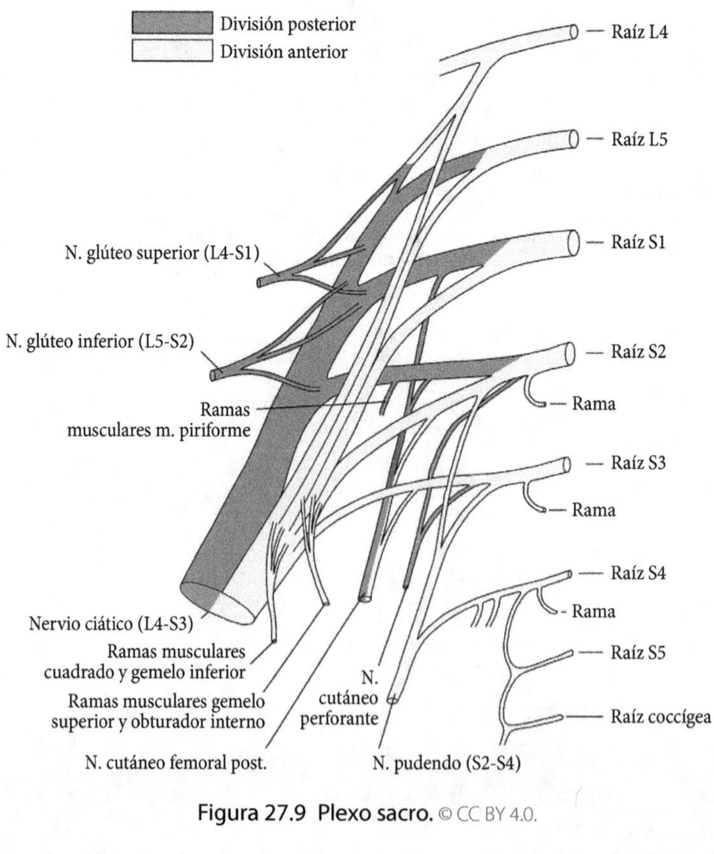

Figura 27.9 Plexo sacro. © CC BY 4.0.

Compresión del nervio cutáneo femoral lateral (meralgia parestésica)

Este síndrome se produce debido a un atrapamiento del nervio cutáneo femoral lateral al pasar por debajo del ligamento inguinal. Generalmente, se asocia a obesidad, diabetes mellitus y edad avanzada. También se presenta en relación con cirugías de la región inguinal o puede ocasionarse por compresiones externas, como uso de cinturón en pacientes obesos.

Aparece con un cuadro subagudo de sensación urente, parestesias e hipoestesias en la cara lateral del muslo, más o menos a nivel de la ubicación del bolsillo delantero de un pantalón. El examen físico es compatible con lo descrito por el paciente.

El diagnóstico se basa en una clínica compatible asociada a la ausencia de alteraciones neurológicas infrapoplíteas.

Dado que corresponde a una patología benigna autolimitada, el tratamiento en agudo consiste en disminuir la presión sobre el nervio. En caso de síntomas persistentes se puede considerar el uso de pregabalina, bloqueo nervioso o corticoides inyectables. Ante la falta de respuesta puede considerarse la cirugía.

Compresión del nervio peroneo

Compresión del nervio peroneo común:

El sitio más común de compresión es a nivel del cuello del peroné. Suele deberse a presión externa que puede estar dada por postración prolongada, por ejemplo, en una cirugía u hospitalización extensa.

Se presenta con marcha en "steppage" o equina, asociada a parestesia de los extensores de tobillo e hipoestesia en el dorso del pie. Al examen físico se puede evidenciar debilidad en la dorsiflexión y eversión del pie, por lo que el paciente arrastra la punta del pie al caminar, sin alteración de los reflejos osteotendíneos.

Se trata retirando la presión externa y con terapia física para recuperar función.

Compresión del nervio peroneo profundo:

Es una condición poco frecuente dada por compresión a nivel del tobillo. Comúnmente se produce por uso de calzado muy ajustado. Se presenta con paresia mínima del pie e hipoestesia entre el primer y segundo ortejo (primera comisura dorsal del pie). El tratamiento está dirigido a evitar la causa.

Compresión del nervio tibial

Síndrome del túnel del tarso:

Generado por la compresión que puede sufrir el nervio tibial al pasar por debajo del retináculo flexor del tarso. Se puede producir por fractura o luxación del talo, calcáneo o maléolo medial que comprime el nervio de manera directa. Otras causas menos frecuentes son artritis reumatoide o tumores.

Se presenta con dolor, adormecimiento, sensación urente y parestesias en planta del pie y ortejos, los que suelen ser peores en las noches o luego de estar de pie. Ocasionalmente compromete el talón y puede irradiarse hacia la cara posterior de la pierna. Al examen físico se puede evocar el signo de Tinel posterior al maléolo medial. Es posible observar atrofia muscular del pie en casos severos.

El diagnóstico se realiza luego de una historia sugerente y examen físico compatible.

La primera línea de tratamiento corresponde a terapia conservadora con AINEs y modificación de calzado. En casos refractarios puede aliviarse con infiltración de corticoides. De no responder se puede considerar la descompresión quirúrgica.

Compresión de los nervios digitales del pie

Metatarsalgia de Morton:

Se presenta por la compresión de un nervio interdigital (generalmente, del tercer espacio intermetatarsiano). Dicha compresión ocasiona un engrosamiento secundario con la apariencia de un neuroma en continuidad.

La presentación clínica consiste en dolor en el antepié que se exacerba al caminar o con la carga del pie. Los pacientes relatan la sensación de tener una piedra en el zapato. Al examen físico es posible reproducir el dolor comprimiendo el antepié entre el pulgar e índice, a nivel de la cabeza de los metatarsianos, y el espacio interdigital, produciéndose un clic que corresponde al desplazamiento del engrosamiento nervioso/neuroma entre las cabezas de los metatarsianos ("clic de Mulder").

El tratamiento de primera línea consiste en el uso de plantillas y calzado más holgado. La segunda línea de tratamiento corresponde a la inyección de corticoides, con 50% de éxito. Para el 50% que persiste con dolor existe la posibilidad de una intervención quirúrgica con resección del nervio engrosado, la que soluciona el problema en el 90% de los casos. Por lo tanto, existe un porcentaje de pacientes con metatarsalgia de Morton que va a ser refractario a tratamiento.

Compresión del nervio ciático

Se presenta con mayor frecuencia a nivel de la escotadura ciática. Menos común es su presentación a nivel del tercio medio del muslo.

Para la compresión a nivel de la escotadura ciática, la causa más frecuente es el trauma de cadera, ya sea por fractura o secundario a una lesión por cirugía de reemplazo articular de cadera. Cuando es a nivel del tercio medio del muslo puede deberse a una compresión secundaria a una fractura del fémur o una lesión con efecto de masa que comprime al nervio.

La presentación clínica consiste en paresia de todos los músculos infrapoplíteos con disminución de reflejo aquiliano. Además, existe dolor e hipoestesia en dicho territorio, exceptuando la región medial de la pantorrilla y el arco del pie que están inervados por el nervio safeno. A diferencia de la compresión a nivel del tercio medio del muslo, la compresión a nivel de la escotadura presenta paresia de músculos isquiotibiales.

El tratamiento se basa en la corrección de la causa subyacente.

Compresión del nervio femoral

Cuadro poco común que puede ocurrir en relación al paso del nervio femoral bajo el ligamento inguinal. Se puede producir debido a fracturas de pelvis o cadera o lesiones con efecto de masa que afectan al músculo ilíaco. También se ha descrito como complicación secundaria a mantener la posición de litotomía durante un período prolongado.

Se presenta con paresia del cuádriceps sin compromiso de la aducción que puede ser objetivada al examen físico, junto con disminución del reflejo patelar. Además, conlleva compromiso sensitivo del territorio dependiente del nervio safeno (rama del nervio femoral) en la cara medial de la pantorrilla y arco del pie.

El tratamiento consiste en terapia de soporte con analgesia y terapia física. De existir alguna causa identificable y potencialmente tratable, se debe actuar en consecuencia.

Plexopatías lumbosacras por compresión

Plexopatía periparto:

Se divide en plexopatía preparto (PP) y plexopatía intraparto/postparto (PI/P).

La PP se debe a la compresión por el útero gravídico, por lo que generalmente compromete el plexo lumbar superior. La PI/P se debe a una compresión ocasionada por el feto en descenso y suele afectar la porción terminal del plexo lumbosacro.

La PP aparece con dolor lumbar o inguinal asociado al desarrollo de paresia en la flexión y aducción de la cadera junto con parestesias en la región antero-medial del muslo. La PI/P se manifiesta con compromiso sensitivo de la cara lateral de la pierna y dorso del pie, asociado a desarrollo posterior de caída del pie.

Factores de riesgo para PI/P lo es la baja talla materna, longitud aumentada del recién nacido y parto prolongado.

Es una patología de buen pronóstico que tiende a resolverse a los 2-6 meses.

Plexopatía por hematoma retroperitoneal:

Suelen ocurrir a nivel del psoas como consecuencia de una complicación hemorrágica luego de la cateterización de la vena o arteria femoral, especialmente cuando existe anticoagulación concomitante.

Por lo general, se presenta con parestesia e hipoestesia en la cara antero-medial del muslo y paresia en flexión de la cadera, aducción del muslo y extensión de la rodilla.

El tratamiento consiste en tratar el hematoma, ya sea en forma aguda, si se presenta asociado a complicaciones, o conservadoramente. Desde el punto de vista de la plexopatía, estos pacientes suelen tener buen pronóstico.

¿CUÁNDO DERIVAR AL ESPECIALISTA?

- Se recomienda derivar al especialista todos los casos de sospecha de atrapamientos nerviosos moderados y graves, considerando que son patologías que tienen el potencial de dejar secuelas con déficit neurológico.

PUNTOS CLAVES

- Las lesiones secundarias a atrapamientos nerviosos ocurren por fenómenos de compresión del nervio periférico. El tipo de lesión estará determinado por el grado de compresión y la duración de esta.
- El síndrome del túnel carpiano es la neuropatía compresiva más frecuente, mientras que la neuropatía cubital en el codo (síndrome del túnel cubital) es la segunda en frecuencia de la extremidad superior.
- El diagnóstico de las neuropatías compresivas es fundamentalmente clínico, basado en una adecuada anamnesis y examen físico, conociendo las pruebas de provocación pertinentes a cada caso.
- El tratamiento de las neuropatías compresivas es principalmente conservador, con medidas físicas y analgésicas, reservándose el tratamiento quirúrgico para aquellos casos refractarios a las terapias conservadoras o secundarios a compresiones externas como tumores.

Preguntas y ejercicios de autoestudio

- ¿A qué se denomina lesiones por atrapamientos nerviosos?
- Describa las características morfológicas del patrón de organización estructural en un nervio periférico.
- Según el patrón de daño estructural, describa una clasificación de lesiones de un nervio periférico
- ¿Cuáles son los síntomas habituales asociados con el síndrome del túnel carpiano?
- Describa la anatomía del plexo braquial y sus principales ramos terminales.
- Explique brevemente las diferencias clínicas entre el síndrome del túnel carpiano y el síndrome del pronador redondo.
- ¿Cuál es la causa de la meralgia parestésica y cuáles son sus síntomas asociados?

CAPÍTULO 28

TUMORES ÓSEOS Y LESIONES PSEUDOTUMORALES

Eduardo Botello, Pablo Moreno y Diego Carrillo

Resumen

Los tumores óseos y lesiones pseudotumorales son un grupo de patologías que debe ser conocido por todo médico general y especialista. Estas patologías varían desde benignas hasta malignas muy agresivas y pueden manifestarse de manera similar, haciendo crucial su identificación temprana para un adecuado tratamiento.

El diagnóstico se basa en la evaluación clínica, las radiografías y exámenes imagenológicos complementarios. La biopsia es vital para confirmar el diagnóstico. El tratamiento varía según la naturaleza y gravedad de la lesión y debe ser planificado y administrado por especialistas en centros terciarios.

GENERALIDADES

Los tumores óseos y las lesiones pseudotumorales se originan de células que forman parte del tejido óseo y del hueso como órgano, abarcando desde lesiones benignas indolentes hasta neoplasias muy agresivas. Se agrupan dentro de un mismo capítulo de la traumatología, ya que comparten, en muchas ocasiones, su presentación clínica y aproximación diagnóstica.

Las lesiones pseudotumorales son entidades que se presentan clínica y radiológicamente simulando un tumor óseo. Son un grupo heterogéneo de enfermedades, con una presentación clínica similar, pero con pronósticos y tratamientos muy distintos.

Los tumores óseos pueden dividirse en primarios o secundarios. Los tumores óseos primarios tienen su origen en tejido esquelético (tejido conectivo); los secundarios, comprometen el hueso, pero derivan de otro origen histológico (metástasis).

El diagnóstico se basa en 3 pilares fundamentales que son:

- clínica.
- imagenología, dentro de la que las radiografías son lo más importante.
- histopatología.

EPIDEMIOLOGÍA

Los tumores óseos son motivo de consulta y derivación frecuente en traumatología. De estos, un pequeño porcentaje representa neoplasias malignas primarias del hueso. Los tumores benignos son aproximadamente 100 veces más frecuentes que los malignos, pero es difícil de calcular su real incidencia, ya que en la mayoría de los casos son asintomáticos, siendo diagnosticados de forma incidental. Al contrario, los tumores óseos malignos son frecuentemente sintomáticos. La incidencia de tumores óseos primarios malignos es aproximadamente de 10 casos por cada 1.000.000 habitantes, con una mortalidad muy variable. El año 2016 fueron diagnosticados 3.300 casos de tumores óseos malignos en los Estados Unidos, y se produjeron 1.490 muertes por esta causa.

A pesar de representar cerca del 0.2% de todos los casos de cáncer, en adolescentes y adultos jóvenes es la tercera neoplasia más común, después de leucemias y linfomas.

Las metástasis son una causa frecuente de tumores óseos secundarios, especialmente en pacientes mayores de 45 años. El esqueleto (especialmente el axial) es el tercer sitio más frecuente de localizaciones de metástasis de otros órganos, luego de los pulmones e hígado.

PRESENTACIÓN CLÍNICA

La presentación clínica varía dependiendo de la naturaleza y ubicación del tumor. Pueden aparecer de forma asintomática como hallazgo en un estudio de imágenes, con dolor óseo, síntomas compresivos, fracturas en hueso patológico o síntomas sistémicos de la enfermedad subyacente.

Las lesiones benignas suelen presentarse en edades más tempranas (generalmente en las primeras 3 décadas de la vida). Suelen tener una evolución asintomática u oligosintomática, siendo común su hallazgo en estudios de imágenes.

Las lesiones malignas, primarias y secundarias, tienden a presentarse con mayor frecuencia con dolor o malestar óseo localizado, persistente, progresivo, exacerbado con la actividad física, que permanece tanto en el día como en la noche.

Se debe considerar que la presentación clínica de los tumores óseos es inespecífica y depende no solamente de la naturaleza de la lesión, sino también de su ubicación, relación con estructuras vecinas y nivel de actividad física del paciente (por ejemplo, un tumor benigno puede causar síntomas tempranamente en el caso de comprimir estructuras nerviosas, mientras que un tumor maligno puede causar síntomas tardíamente en el caso de crecer en cavidades complacientes como la pelvis).

La edad es el factor clínico más importante en el planteamiento de la hipótesis diagnóstica de una lesión. Por un lado, es necesario considerar que en niños y adolescentes el osteosarcoma y el sarcoma de Ewing son los tumores malignos más frecuentes, por lo que siempre se debe tener en cuenta frente a un dolor persistente por más de dos semanas en este grupo etario. Por otro lado, en pacientes mayores de 45 años con una lesión ósea, las metástasis y mieloma dan cuenta del 90% de los casos [Cuadro 28.1].

Cuadro 28.1. Tumores óseos más frecuentes según grupo etario.

Grupo etario	Tumores más frecuentes
Recién nacidos	Metástasis de neuroblastoma
Infancia y adolescencia	Quiste óseo simple, condroblastoma
	Quiste óseo aneurismático
	Fibroma no osificante
	Osteosarcoma
	Sarcoma de Ewing
Adulto joven	Osteoma osteoide
	Tumor de células gigantes
Adultos	Condrosarcoma, fibrosarcoma
Adulto mayor	Metástasis
	Mieloma múltiple

ESTUDIO IMAGENOLÓGICO

La radiografía simple en dos proyecciones es una buena aproximación a las lesiones óseas, siendo suficiente hasta en un 80% de los tumores benignos. Se deben considerar varios aspectos a describir en forma siempre ordenada para evitar omisiones importantes:

- hueso comprometido (largo, corto o plano),
- ubicación en las distintas zonas del hueso de manera longitudinal (epifisaria, metafisaria o diafisaria) y en el -plano axial (céntrico, excéntrico, cortical, perióstico, yuxtacortical o intraauricular),
- tamaño
- contenido de la lesión que puede ser lítico (destrucción de tejido), osteoblástico (produce tejido óseo) o mixta o cartilaginosa (calcificaciones en su interior) o fibrosa (vidrio esmerilado).

- otras características importantes son la determinación de la definición de los márgenes, compromiso del hueso cortical, reacción perióstica (continua o discontinua) y compromiso de partes blandas.

Es importante que el estudio radiográfico incluya toda la extensión del hueso, con el propósito de descartar lesiones no continuas (por ejemplo, enfermedad medular dentro del hueso, pero no directamente comunicada con la lesión primaria, la que puede corresponder a metástasis saltatoria, también llamada *skip* metástasis).

En tumores óseos primarios, existen signos radiográficos que orientan a histologías benignas. Por ejemplo: [Figura 28.1]

- tamaño pequeño.
- bordes bien definidos o escleróticos.
- zona de transición bien delimitada. Limitación por barreras naturales (como tumor limitado a la corteza o a la fisis).
- ausencia de destrucción cortical.
- ausencia de reacción perióstica o presencia de reacción perióstica continua.
- ausencia de extensión a partes blandas.

Mientras los siguientes signos sugieren histologías malignas o agresivas localmente: [Figuras 28.2 al 28.4]

- gran tamaño.
- tumor de márgenes mal definidos.
- destrucción cortical (hueso "apolillado" o patrón permeativo).
- reacción perióstica espiculada o interrumpida (discontinuas).
- extensión a partes blandas.

A pesar de que la radiografía es adecuada para determinar las características de la mayor parte de los tumores óseos, la definición del tamaño y la extensión intra y extraósea puede ser evaluada de forma más precisa por una RM con gadolinio (Imágenes 2 A-B), la que, además, tiene un adecuado rendimiento en la evaluación de lesiones de partes blandas y cartílago. La RM es el examen de elección para complementar la radiografía en

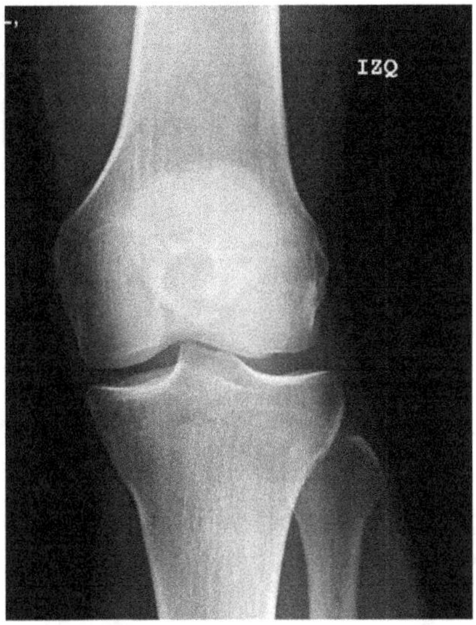

Figura 28.1. Radiografía rodilla AP con lesión ósea rotuliana, bien delimitada con halo esclerótico, de 1cm de diámetro, lítica, sin compromiso cortical, ni reacción perióstica, que corresponde a un quiste óseo simple.

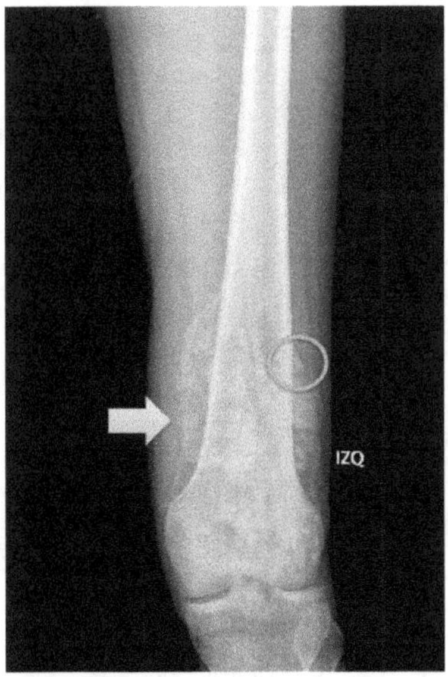

Figura 28.2. Radiografía de fémur distal AP evidencia extensa lesión diáfisometafisaria, con zonas radiolúcidas y radiopacas con reacción perióstica en sol radiante (flecha) y triángulo de Codman (círculo).

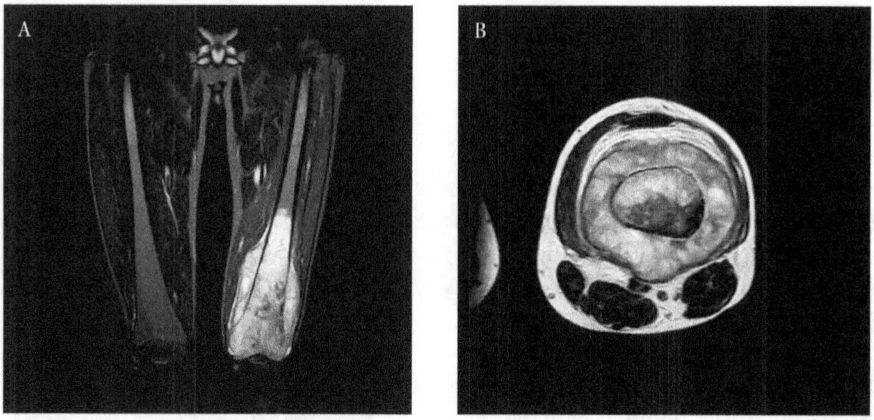

Figura 28.3. RM que muestra la extensión longitudinal del tumor en secuencia STIR coronal (A) y el compromiso de partes blandas y su relación con el paquete neurovascular en el corte axial T2 (B).

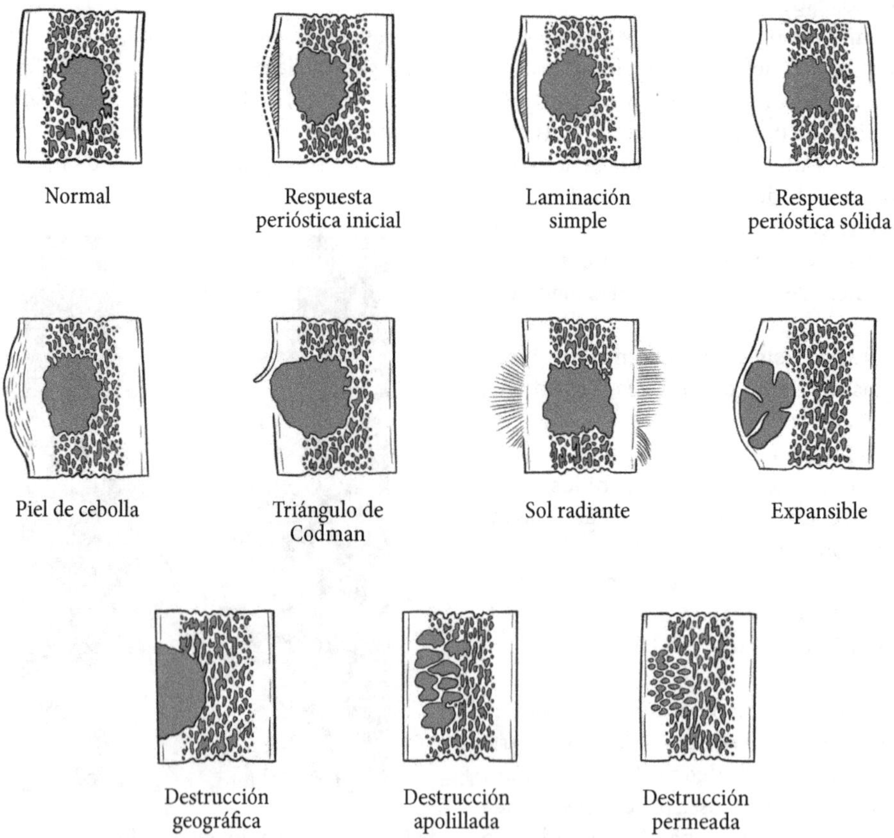

Figura 28.4. Representación esquemática que muestra diferentes tipos de reacción perióstica y patrones de destrucción ósea.

Adaptado de "Tumors of Bones and Joints - Atlas Of Tumor Pathology 3rd Series- Robert E. Fechner y Stacey E. Mills, 1993.

el estudio local de una lesión ósea y siempre debe ser realizada antes de ser practicada la biopsia para evitar la alteración de las imágenes.

La TAC tiene un rol limitado, siendo utilizada para evaluar tumores corticales (como el osteoma osteoide), definir bien matriz calcificada de una lesión y determinar destrucción ósea. Puede revelar también lesiones sospechosas en lugares de difícil visualización, como la columna y pelvis. Permite dirigir biopsias cerradas por punción y es el método de elección para evaluar el compromiso torácico en enfermedad metastásica o en la búsqueda de un primario pulmonar.

El cintigrama óseo tiene como rol principal determinar si una lesión es única o múltiple, quedando la intensidad de la captación con un rol limitado en la determinación del comportamiento biológico (benigno o maligno) de una lesión.

EXÁMENES DE LABORATORIO

Se deben realizar exámenes de laboratorio orientados a la sospecha diagnóstica de cada paciente, con base en la presentación clínica y los hallazgos en exámenes de imágenes. No se solicitan de regla en el estudio de todos los tumores óseos. Algunos exámenes permiten orientar al diagnóstico de ciertas lesiones como velocidad de sedimentación (VHS) elevada, disociación albúmino-proteica y electroforesis de proteínas sugieren mieloma. Antígeno prostático específico (APE) elevado en enfermedad metastásica de carcinoma prostático. Lactato deshidrogenasa (LDH) y fosfatasas alcalinas elevadas son poco específicas en el diagnóstico de lesiones óseas. Las pruebas de coagulación deberán ser consideradas para la realización de toda biopsia.

HISTOPATOLOGÍA

El estudio histopatológico es mandatorio frente a una lesión ósea sospechosa de un tumor óseo que complementa la triada diagnóstica. En algunas ocasiones imágenes típicas pueden ser evitadas de una biopsia previa (por ejemplo, osteocondroma pediculado característico en la metáfisis de la rodilla).

Las indicaciones de biopsia son:

- cuando se presenta duda diagnóstica entre una lesión benigna o maligna.
- cuando la distinción histológica entre distintos diagnósticos diferenciales podría alterar el tratamiento de la lesión.
- cuando se requiere un diagnóstico histológico confirmado para decidir tratamientos riesgosos, costosos o potencialmente desfigurantes.

La muestra se puede obtener a través de los siguientes procedimientos:

- Biopsia por punción (tru-cut o core): realizada con el apoyo de radioscopia, ecografía o TAC que, en ocasiones, permite obtener una muestra de difícil acceso y tomar una muestra de las zonas más sospechosas de mayor malignidad de la lesión.
- Biopsia quirúrgica abierta: permite conseguir una mejor muestra para su estudio histopatológico.
- Biopsia incisional: es una forma confiable de obtener una muestra representativa, sin embargo, tiene mayor morbilidad y riesgo de diseminación. Se realiza cuando la biopsia por punción puede comprometer paquetes neurovasculares, si el diagnóstico no ha sido posible luego de una punción o si no coincide con el cuadro clínico sospechado.
- Biopsia escisional: se realiza solamente en los tumores de características benignas o posiblemente malignos que puedan ser sacados desde un comienzo con margen adecuado (lesiones menores de 3 cm y superficiales).

Toda biopsia debe tener diversas consideraciones en su realización, con la finalidad de evitar complicaciones que determinen errores diagnósticos y complicaciones locales, las que pudiesen implicar cambios de tratamiento. La biopsia debe ser realizada por el traumatólogo oncólogo que hará la intervención final o al menos dirigida por este, para que la contaminación producida sea la menor posible y salga el trayecto de biopsia en la cirugía definitiva. Será una punción o incisión única, longitudinal, alejada de paquetes vasculo-nerviosos y evitará la producción de hematomas. Tomará una muestra representativa (región más excéntrica del tumor), suficiente para que el patólogo que la analizará pueda realizar todos los estudios necesarios para llegar a diagnóstico [Figuras 28.5 y 28.6].

CLASIFICACIÓN

La clasificación de los tumores según su origen histológico hecha a mediados del siglo veinte por Jaffe y Lichtenstein, actualmente reeditada por la Organización Mundial de la Salud (OMS), clasifica los tumores óseos primarios y lesiones pseudotumorales de acuerdo a su origen histológico [Cuadros 28.2 y 28.3].

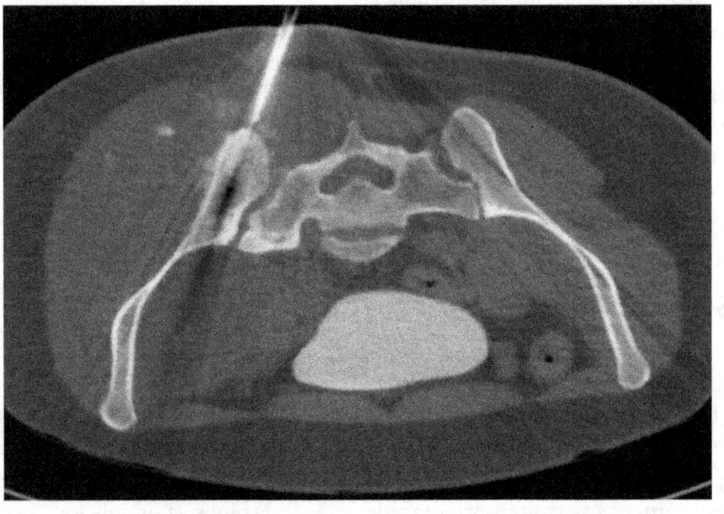

Figura 28.5. Biopsia por punción bajo TAC de tumor ilíaco.

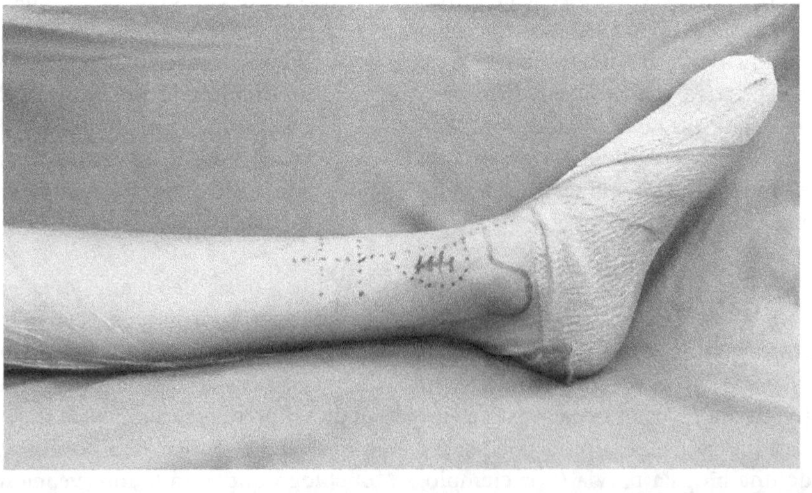

Figura 28.6. Planificación de resección de tumor tibia distal, incluyendo trayecto de biopsia.

Cuadro 28.2. Clasificación OMS de tumores óseos primarios

Origen	Benignos	Intermedios	Malignos
Formadores de hueso	Osteoma Osteoma osteoide y osteoblastoma	Osteoblastoma agresivo	Osteosarcoma
Formadores de cartílago	Encondroma Osteocondroma Condroblastoma Fibroma condromixoide		Condrosarcoma
Tumor de células gigantes		Tumor de células gigantes	
Tumores medulares			Sarcoma de Ewing óseo Tumor neuroectodérmico óseo Linfoma óseo maligno Mieloma
Tumores vasculares	Hemangioma Linfangioma Tumor glómico (glomangioma)	Hemangioendotelioma Hemangiopericitoma	Angiosarcoma Hemangiopericitoma maligno
Otros tumores de tejido conectivo	Histiocitoma fibroso benigno Lipoma	Fibroma desmoplástico	Fibrosarcoma Histiocitoma fibroso maligno Liposarcoma Mesenquimoma maligno Leiomiosarcoma Sarcoma indiferenciado
Otros tumores	Neurilemoma Neurofibroma		Cordoma Adamantinoma

Cuadro 28.3. Clasificación OMS de lesiones pseudotumorales

1. Quiste óseo solitario (simple o unicameral)
2. Quiste óseo aneurismático
3. Quiste óseo yuxta-articular (ganglión intraóseo)
4. Defecto fibroso metafisario (fibroma no osificante)
5. Granuloma eosinófilo (solitario)
6. Displasia fibrosa y displasia osteofibrosa
7. Miositis osificante
8. Tumor pardo del hiperparatiroidismo
9. Quiste epidermoide intraóseo
10. Granuloma de células gigantes (reparativo) de manos y pies

TUMORES MALIGNOS MÁS FRECUENTES

Osteosarcoma

Fuera del mieloma, es el tumor óseo maligno primario más frecuente. Se presenta mayoritariamente en pacientes jóvenes adolescentes (10 a 20 años). Puede aparecer en adultos mayores de tipo secundario a irradiación o malignización otras lesiones previas. Es común que tenga un alto grado de malignidad. Se ubica preferentemente en las metáfisis de huesos largos. El osteosarcoma convencional se presenta a la radiografía con destrucción del patrón trabecular, con mezcla de zonas radiolúcidas y radiopacas (destrucción y formación de tejido osteoide), márgenes mal definidos, formación de reacción perióstica discontinua tipo triángulo de Codman o sol radiante. El compromiso de las partes blandas se puede visualizar a la radiografía como un aumento de la densidad de estas últimas. Es un tumor que precozmente da metástasis pulmonares lo que acentúa su malignidad.

Condrosarcoma

Se presenta en edades medias y avanzadas de la vida. En las imágenes se puede observar crecimiento nodular, con calcificaciones en forma de comas o rosetas de maíz y gran contenido de agua (hiperintenso en T2 en la RM). Su comportamiento en el esqueleto axial, por lo general, será más agresivo que su imagenología e histopatología, ocurriendo lo inverso en relación a manos y pies, en los que su comportamiento es más benigno.

Sarcoma de Ewing

Es una neoplasia típica de edades pediátricas (5 a 25 años) que aparece en imágenes con un patrón permeativo o apolillado, con márgenes pobremente diferenciados, en diáfisis de huesos largos y gran masa de partes blandas. El sarcoma de Ewing produce una reacción perióstica característica, pero no patognomónica, formando capas de hueso activo, lo que se observa en las imágenes como una disposición en capas de cebolla. Se presenta con fractura en hueso patológico hasta en 15% de los casos y, en ocasiones, puede tener una presentación clínica y de laboratorio muy parecida al de una osteomielitis subaguda. I incluso la punción puede tener un aspecto macroscópico purulento, por lo que los cultivos y el estudio histológico serán de utilidad en el diagnóstico diferencial.

Metástasis óseas

Son lesiones muy frecuentes, sobre todo en pacientes mayores de 45 años. En algunos tipos de cánceres, como el de próstata, alcanzan hasta el 90% de prevalencia en estudios post-mortem. Los cánceres de mama, próstata, pulmón, tiroides y riñón dan cuenta del 80% de los casos de metástasis óseas, sin embargo, casi cualquier neoplasia sólida puede afectar al hueso de forma secundaria. Se ubican preferentemente en zonas ricas en médula ósea roja, como el esqueleto axial, calota y metáfisis de huesos largos. En las imágenes pueden presentarse con compromiso osteolítico, osteoblástico o mixto, lo que puede orientar a la histología del tumor primario. Las metástasis osteoblásticas son características del cáncer de próstata y algunos tumores menos frecuentes son de origen fibroso (por ejemplo, fibrosarcoma gástrico).

TRATAMIENTO

El tratamiento debe ser llevado a cabo por un especialista y dependerá del diagnóstico específico de la lesión. En el caso de las lesiones reconocidamente benignas y asintomáticas puede tenerse una conducta conservadora con observación y seguimiento adecuado para cada patología.

A medida que va aumentando la sintomatología o agresividad de la lesión, se optará por tratamientos más invasivos y complejos. Los tumores benignos sintomáticos o en crecimiento pueden ser resecados, lesiones de índole quística en su mayoría por curetaje y complementado con adyuvancia local y relleno, ya sea con autoinjerto, aloinjerto, sustituto óseo o polimetilmetacrilato (cemento óseo).

En el caso de mínima sospecha de un tumor maligno o benigno de comportamiento agresivo, el tratamiento debe ser por equipos multidisciplinarios, en centros terciarios. En el estudio y tratamiento participan especialistas de distintas áreas, como traumatólogos (oncología ortopédica), radiólogos, patólogos, oncólogos médicos, radioterapeutas y psicólogos. En el caso de las metástasis óseas, el tratamiento está determinado por la enfermedad de base, el pronóstico, estado funcional y sintomatología del paciente. Los inhibidores de la resorción ósea como bifosfonatos, la cirugía, quimioterapia y radioterapia pueden cumplir un rol tanto en el tratamiento con intención curativa como paliativa.

¿CUÁNDO DERIVAR AL ESPECIALISTA?

- Frente a la sospecha de un tumor óseo con estudio clínico y radiografía derivar dirigidamente al oncólogo ortopeda (traumatólogo dedicado a los tumores óseos y de partes blandas) o a un centro oncológico con los antecedentes correspondientes.

PUNTOS CLAVES

- Los tumores óseos tienen baja frecuencia relativa. Sin embargo, es altamente probable que un médico, independiente de su especialidad, se vea enfrentado a una lesión de este tipo.
- El alto nivel de sospecha, con un adecuado enfrentamiento inicial y posterior derivación al traumatólogo oncólogo (oncólogo ortopeda) permitirá un diagnóstico certero y precoz, pudiendo hacer la diferencia muchas veces entre la vida o la muerte, o la preservación de una extremidad o su amputación.

Preguntas y ejercicios de autoestudio

- ¿Cuándo se debe sospechar un tumor óseo benigno?
- ¿Cuáles son los estudios imagenológicos más utilizados?
- ¿Cuál es la clasificación de los tumores óseos y lesiones pseudotumorales?
- ¿Qué elementos de imagen son sugerentes de malignidad?
- Describa la edad de presentación de los tumores óseos más frecuentes y sus características en la radiología simple
- ¿Cómo se confirma el diagnóstico en los tumores óseos?

CAPÍTULO 29

PATOLOGÍA DEGENERATIVA E INFLAMATORIA OSTEOARTICULAR

Ianiv Klaber, Alejandra Núñez y Davor Miranda

Resumen

La artrosis en una patología degenerativa crónica que afecta inicialmente al cartílago articular y luego a su entorno (hueso subcondral, sinovial y cápsula articular). Es de lenta progresión y tiene un gran impacto en la calidad de vida de los pacientes, llegando incluso a producir discapacidad importante. Los tratamientos que se utilizan actualmente son en su mayoría sintomáticos. Para algunas articulaciones es posible ofrecer alternativas quirúrgicas llegando hasta al recambio articular.

La artritis reumatoide tiene una presentación, etiología, evolución y tratamiento muy distinto. Es una enfermedad más agresiva, rápida e invalidante y puede llegar a comprometer otros sistemas, por lo que debe ser manejada por especialistas. Las artropatías por cristales constituyen un diagnóstico diferencial obligatorio, su tratamiento y pronóstico son más benignos y pueden ser tratadas en un comienzo por médicos generales.

ARTROSIS U OSTEOARTRITIS (OA)

Introducción

La artrosis es la patología articular crónica más frecuente. Se caracteriza por el daño y pérdida progresiva de cartílago hialino con una disminución del espacio articular, acompañada de un aumento de la densidad ósea (esclerosis subcondral) y formación de hueso (osteofitos) en el borde articular, sumado a una hipertrofia sinovial, retracción capsular y atrofia de la musculatura adyacente. Todo lo anterior produce dolor e impotencia funcional. Las áreas más comúnmente afectadas son los dedos de las manos, caderas, rodillas y columna [Figuras 29.1 y 29.2].

La prevalencia de la artrosis ha aumentado en los últimos años debido al envejecimiento poblacional y al incremento de factores de riesgo como la obesidad. La relevancia de esta patología radica en su alta prevalencia y consecuencias socioeconómicas. En pacientes mayores de 60 años, se pueden encontrar alteraciones radiológicas hasta en un 80% de los casos, con grados variables de discapacidad dependiendo de la severidad del daño, constituyendo un problema de salud pública.

La artrosis se puede clasificar en primaria (idiopática) o secundaria. La primaria o idiopática corresponde a aquella que se desarrolla sin un factor predisponente identificable. Puede ser localizada o generalizada dependiendo del número de articulaciones involucradas (se denomina generalizada si hay más de 3 articulaciones comprometidas). La artrosis secundaria ocurre debido a un evento precipitante como displasia, trauma, cirugías, desórdenes del desarrollo, necrosis avascular, enfermedades metabólicas y endocrinas, inflamatorias, autoinmunes, infecciosas o neuropáticas, entre otros.

Fisiopatología

La degeneración del cartílago articular puede ser inducida por la interacción entre factores biomecánicos (sobrecarga o sobreuso de la

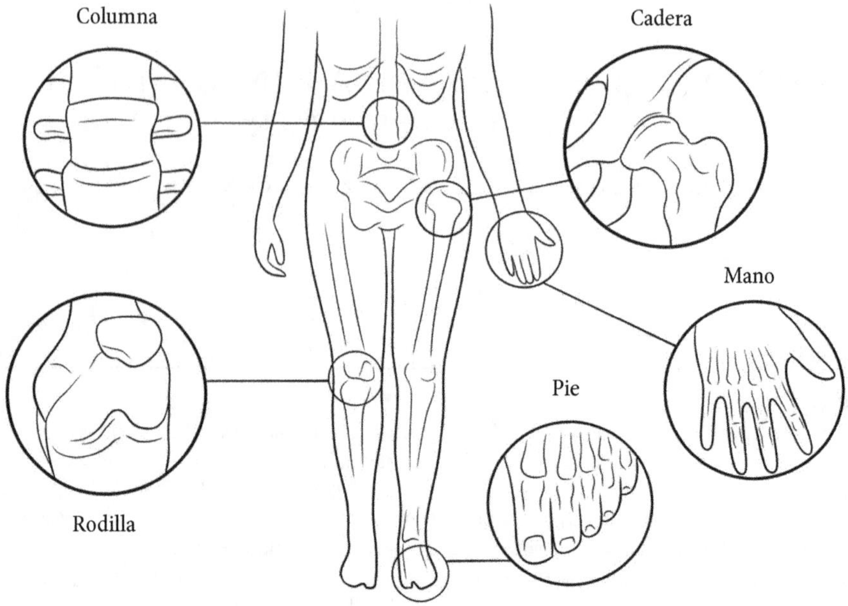

Figura 29.1. Articulaciones más comúnmente afectadas por artrosis.

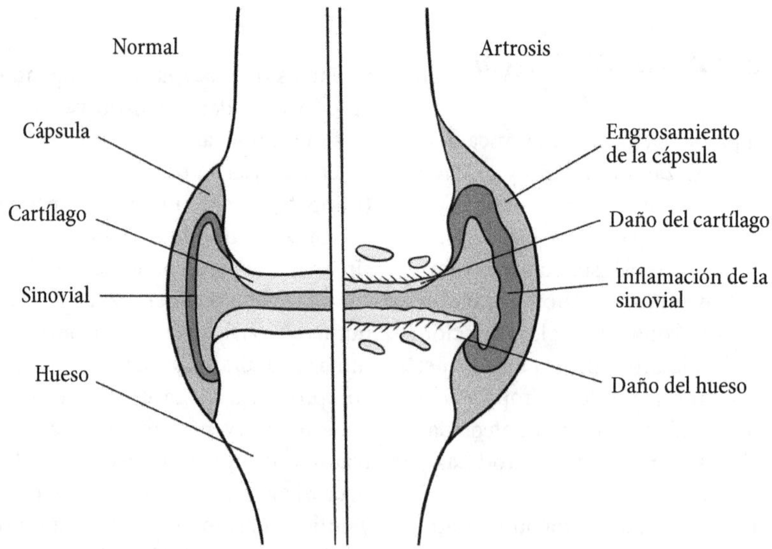

Figura 29.2. Diferencias entre articulación normal y con artrosis.

articulación), genéticos, metabólicos y bioquímicos cuya consecuencia es un desbalance entre producción y destrucción de matriz extracelular que involucra la superficie articular y el hueso subcondral.

El daño articular ocurre en etapas. En una primera etapa se produce edema de la matriz extracelular y alteración en la proliferación de condrocitos sin pérdida focal del cartílago. Luego, en una segunda etapa, se observan fisuras superficiales. En una tercera etapa las fisuras se profundizan y aparecen grietas que pueden llegar hasta el hueso subcondral, lo que activa osteoblastos y osteoclastos por mediadores inflamatorios, produciendo la remodelación ósea, con esclerosis y formación de quistes subcondrales. La membrana sinovial se hipertrofia por este estímulo crónico y produce mediadores proinflamatorios que favorecen la proliferación de las células que perpetúan el daño articular. En la periferia articular, en zonas cercanas a los lugares en que ocurren estos procesos inflamatorios, se ocasiona una proliferación de cartílago nuevo, el cual es lentamente invadido por fibras nerviosas y vasos sanguíneos que llevarán a su osificación y producción de osteofitos. En una última etapa, se pierde el tejido condral y se produce exposición del hueso subcondral [Figura 29.3].

Factores de riesgo

Existen múltiples factores de riesgo. Los más importantes son el envejecimiento y sexo femenino, este último, además, se asocia a una mayor agresividad de la enfermedad. La obesidad es el principal factor modificable, y se produce por aumento de la carga articular, lo que favorece principalmente artrosis de cadera y rodilla. También se ha visto una relación menor con artrosis de manos, lo que sugiere la existencia de un factor metabólico sistémico circulante en obesos que pudiera predisponer a su desarrollo. Con respecto a la dieta, algunas avitaminosis como D, C y K, entre otras, se han relacionado con mayor riesgo de desarrollar artrosis. Además, se han comprobado factores genético asociados relevantes en artrosis

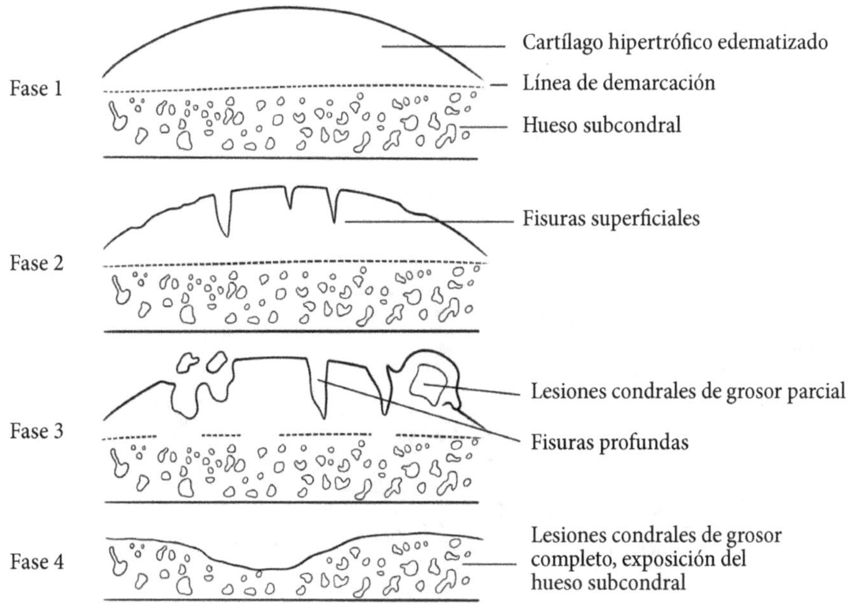

Figura 29.3. Etapas del daño del cartílago articular por artrosis.

de manos, cadera y rodilla. Por otro lado, el uso repetitivo de la articulación aumenta el riesgo de artrosis, lo que se produce tanto por ocupación como por deportes recreacionales. Finalmente, los factores del entorno articular como anomalías anatómicas, lesiones de estructuras ligamentosas o fibrocartilaginosas, alteraciones en alineación de la articulación o debilidad de los músculos que estabilizan la articulación aumentan el riesgo de presentar la patología [Figura 29.4].

Evaluación clínica

Anamnesis:

Existen 2 síntomas cardinales: dolor y rigidez.

- Dolor articular: exacerbado con actividades de la vida diaria y mitigado con el reposo. Al comienzo de la enfermedad es episódico o intermitente, pero en etapas más avanzadas el dolor se vuelve continuo y puede aparecer durante la noche.
- Rigidez articular: rigidez matinal generalmente menor de 30 minutos, puede ocurrir también después de períodos de inactividad [Cuadro 29.1].

Además, se pueden manifestar otros síntomas como crujidos, bloqueo o derrame articular. Es importante señalar que, como cualquier enfermedad crónica, la OA evoluciona tanto con períodos de menor sintomatología, en los que la articulación está compensada, como con episodios "agudos", en los que bruscamente puede aumentar el dolor basal. Muchas veces estos sucesos se asocian a derrame y el paciente es capaz de identificar el factor gatillante.

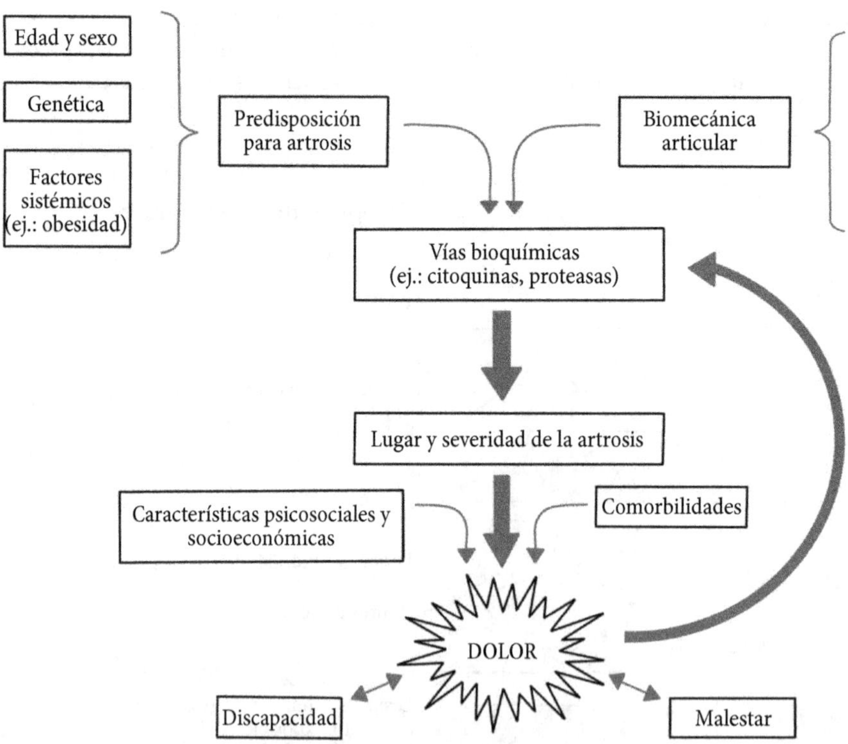

Figura 29.4. Representación esquemática de las relaciones entre los factores de riesgo ambientales y endógenos de daño articular en la artrosis.

Cuadro 29.1. Criterios de clasificación para artrosis según el Colegio Estadounidense de Reumatología (ACR).

Rodillas	Caderas	Manos
Dolor de rodilla más osteofitos en la radiografía y al menos uno de los siguientes: - Edad mayor de 50 años. - Rigidez matinal de 30 minutos o menos. - Crepitación al movimiento.	Dolor de cadera más uno de los siguientes: - VHS menor de 20 mm / hora. - Osteofitos acetabular o femoral en la radiografía. - Espacio articular estrechado en la radiografía.	Dolor o rigidez de mano, más engrosamiento con tejidos duros de 2 o más de 10 articulaciones seleccionadas*, más al menos 3 articulaciones metacarpofalángicas tumefactas, más engrosamiento con tejidos duros de 2 o más articulaciones interfalángicas distales o deformidad de 2 o más de 10 articulaciones seleccionadas*. *10 articulaciones seleccionadas son la segunda y tercera articulaciones interfalángicas distales, la segunda y tercera articulaciones interfalángicas proximales y la primera articulación carpometacarpiana (de ambas manos).

1 Altman R, Alarcon G, Appelrouth D, Bloch D, Borenstein D, Brandt K, et al. The American College of Rheumatology criteria for the classification and reporting of osteoarthritis of the hip. Arthritis Rheum 1991;34:505-14.
2 Altman R, Asch E, Bloch D, Bole D, Borenstein K, Brandt K, et al. Development of criteria for the classification and reporting of osteoarthritis. Classification of osteoarthritis of the knee. Arthritis Rheum 1986;29:1039-49.
3 Altman R, Alarcon G, Appelrouth D, Bloch D, Borenstein K, Brandt K, et al. The American College of Rheumatology criteria for the classification and reporting of osteoarthritis of the hand. Arthritis Rheum 1990;33:1601-10.

Examen físico:

Puede haber sensibilidad a la palpación de la articulación comprometida, a veces asociada a signos de inflamación, también puede existir disminución del rango de movimiento articular, en conjunto con dolor en los extremos de los rangos. Otros signos son derrame articular, crépitos a la movilización y palpación de osteofitos. La deformidad articular es una característica tardía.

Diagnóstico diferencial

- Artritis reumatoide, artritis por cristales o artritis infecciosa.
- Tumorales, ya sea intra o periarticulares.
- Otras causas de dolor articular: sinovitis de distinto origen.
- Causas extraarticulares de dolor: tendinitis, entesopatías, etc.

Estudios complementarios

El diagnóstico es clínico, con la historia y el examen físico del paciente. Se comprueba y etapifica con radiografía de la articulación comprometida. En pacientes con cuadro clínico clásico no se recomienda estudiar con títulos de factor reumatoideo ni otros parámetros inflamatorios. Estos pueden ser útiles si se consideran otras posibilidades diagnósticas. Los hallazgos radiográficos más relevantes son la disminución asimétrica del espacio articular, osteofitos y los cambios en hueso subcondral como esclerosis, quistes, alteraciones en la arquitectura y pérdida de masa ósea. La RM es capaz de identificar alteraciones más tempranas, pero no está indicada como parte del estudio inicial de un paciente con artrosis. Se debe destacar que las imágenes no tienen una buena correlación con la clínica.

La punción articular solo está indicada si es necesario descartar una artritis, ya sea infecciosa, por cristales o autoinmune. En la artrosis el líquido sinovial presenta un aspecto claro, viscosidad mayor de 3 cm, recuento de leucocitos menor de 2.000 células/mm^3 y ausencia de patógenos.

Tratamiento

Los objetivos terapéuticos son la analgesia, funcionalidad y mejorar la calidad de vida. Por lo general, esto se logra mediante tratamiento conservador (no farmacológico y farmacológico), reservándose la cirugía para casos avanzados en los que haya fracasado lo anterior, tema que será desarrollado más adelante con articulaciones específicas.

- Tratamiento no farmacológico: evitar actividades que sobrecarguen la articulación, fortalecimiento de los músculos estabilizadores, pérdida de peso, ejercicio aeróbico o de resistencia, ejercicios de rango de movimiento articular, uso de calzado adecuado y aparatos para asistir deambulación u otras actividades de la vida diaria. Todo esto se puede entrenar en conjunto con el kinesiólogo para optimizar los resultados.
- Tratamiento farmacológico: La evidencia y recomendaciones de tratamiento presentadas se basan en las guías de la Academia Estadounidense de Cirujanos Ortopédicos (American Academy of Orthopaedic Surgeons, AAOS) y el Colegio Estadounidense de Reumatología (American College of Reumathology, ACR).

Para la artrosis con bajo grado de inflamación se inicia la terapia con paracetamol en caso de necesidad u horario 3 o 4 veces al día, a pesar de que la evidencia no es concluyente respecto a su efectividad. Si esto no es suficiente o hay presencia de inflamación (derrame), se agregan antiinflamatorios no esteroidales. Estos últimos se pueden también usar de forma tópica (medio de administración de preferencia en pacientes mayores de 75 años). No se han encontrado diferencias significativas en el tratamiento del dolor y/o scores de funcionamiento ni rigidez articular entre inhibidores de COX-2 y no selectivos. Se pueden agregar opiáceos (tramadol) si no hay respuesta a los agentes antes mencionados. Dependiendo de la articulación comprometida, si la respuesta a los fármacos anteriores es inadecuada o existe contraindicación a analgésicos-antiinflamatorios no esteroidales, es posible utilizar corticoides intraarticulares. Las infiltraciones con ácido hialurónico intraarticular no están recomendadas por evidencia de alta calidad, sin embargo, forman parte del arsenal terapéutico y son ampliamente utilizadas en Europa y Asia.

Existen también compuestos a partir de condroitín sulfato y glucosamina, no obstante, a pesar de estar bastante estudiados, no se ha demostrado beneficio clínico mínimo suficiente. Otras opciones terapéuticas comprenden productos naturales como los insaponificables de palta y soya, que en algunos estudios han confirmado poseer propiedades condroprotectoras y anabólicas con pocos efectos adversos, pero sin mayores efectos clínicos, por lo que no están recomendados por la AAOS.

Otras terapias como la inyección intraarticular de factores de crecimiento o concentrados de plaquetas no presentan evidencia de calidad suficiente que permitan recomendarlas como opciones demostradas. Aunque en los últimos años han aparecidos trabajos alentadores, faltan aún estudios de mejor calidad.

Pronóstico

Depende de las articulaciones comprometidas y factores de riesgo de progresión presentes.

- Artrosis de manos: edad avanzada.
- Artrosis de cadera: sexo femenino, dolor nocturno, baja capacidad funcional basal, radiografía que muestre al menos artrosis moderada.
- Artrosis de rodilla: índice de masa corporal aumentado, deformación en varo o valgo.

ARTROSIS DE ARTICULACIONES ESPECÍFICAS

Artrosis de cadera

Clínica:

El dolor se ubica más frecuentemente en la ingle, también puede ser referido a la zona lateral de la cadera, tercio proximal del muslo, zona glútea o irradiado hacia la rodilla. El paciente típicamente presenta rigidez y dolor al inicio de la marcha que cede tras algunos pasos, pero se reagudiza con distancias largas y disminuye con el reposo. Es frecuente que existan limitaciones al subir escaleras, estar sentado y en otras actividades con la cadera en flexión (ponerse zapatos, conducir, etc.). En el examen físico destaca inicialmente disminución de la rotación interna así como limitación en la abducción que por lo habitual es examinada en flexión y se relaciona con las preguntas en la anamnesis sobre las dificultades para cruzar la pierna al sentarse, abrocharse zapatos o entrar y salir de un auto. Luego, se compromete el resto de los rangos articulares con dolor y claudicación en la marcha.

Factores de riesgo:

En forma general, son factores de riesgo de artrosis de cadera la edad avanzada, obesidad, daño de la articulación de la cadera por trauma o infección y trabajos con alta demanda física. Frente a un paciente menor de 50 años con artrosis de cadera se deben plantear los siguientes factores predisponentes: displasia congénita de cadera (especialmente en mujeres), epifisiolisis, enfermedad de Legg-Calvé-Perthes, pinzamiento femoroacetabular, necrosis avascular, trauma antiguo y enfermedades reumatológicas.

Diagnóstico:

Lo esencial para el diagnóstico de esta patología es una historia de dolor compatible, descartar otras enfermedades y confirmar cambios característicos en radiografías. Usualmente se solicita una combinación de pelvis AP y una Löwenstein o pelvis AP y una visión axial de la cadera a estudiar. Existen múltiples clasificaciones radiológicas. Una de las más utilizadas es la de Tönnis, que se detalla en la tabla a continuación [Cuadro 29.2].

Tratamiento:

Se inicia el tratamiento con medidas generales no farmacológicas y analgesia. En Chile las garantías explícitas de salud (GES) para artrosis de cadera y/o rodilla leve a moderada aseguran el tratamiento a pacientes mayores de 55 años, tanto del sistema de salud público como privado. Esto incluye una atención integral por médicos generales, enfermeras o nutricionistas, kinesioterapia y tratamiento farmacológico con analgésicos-antiinflamatorios, paracetamol, tramadol y omeprazol. Además, cubre infiltraciones articulares de betametasona y triamcinolona. Para más detalles se recomienda revisar la "Guía Clínica 2009: Tratamiento médico en personas de 55 años y más con artrosis de cadera y/o rodilla leve a moderada".

La guía GES para pacientes desde 65 años con artrosis de cadera con limitación funcional severa cubre la atención de especialista en traumatología y la intervención quirúrgica integral con prótesis total de cadera, además de atención kinesiológica durante la hospitalización y al alta [Figura 29.5].

Artrosis de rodilla

Clínica:

Similar a la cadera, con más énfasis en el dolor durante desniveles, acompañado muchas veces de aumento de volumen. En el examen físico se puede observar atrofia muscular, siendo lo característico en los casos más severos, sensibilidad a la palpación tricompartimental, interlineas y patelofemoral, aunque antes de que la enfermedad afecte a toda la articulación los síntomas y signos pueden localizarse en un solo compartimento. Es común encontrar crépitos o resaltes con o sin derrame y un signo característico es mayor dolor a la flexión profunda. En la medida que avanza la enfermedad se compromete el rango de movimiento articular activo y pasivo, se pueden palpar osteofitos con "crecimiento" del

Cuadro 29.2. Escala de Tönnis para la artrosis de cadera.

Grado	Características radiográficas	Representación radiográfica
0	- No hay signos de artrosis.	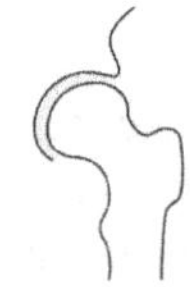
1	- Ligero estrechamiento del espacio articular. - Pequeño osteofito en el margen de la articulación. - Ligera esclerosis de la cabeza femoral o del acetábulo.	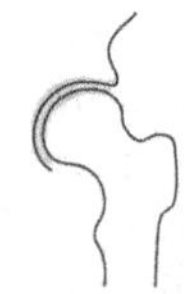
2	- Pequeños quistes en la cabeza femoral o acetábulo. - Aumento del estrechamiento del espacio articular. - Pérdida moderada de esfericidad de la cabeza femoral .	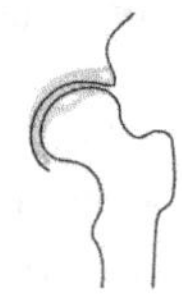
3	- Quistes de mayor tamaño. - Estrechamiento severo u obliteración del espacio articular. - Deformidad grave de la cabeza femoral.	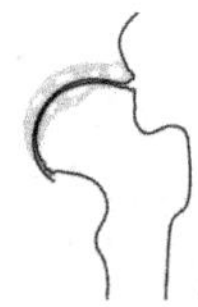

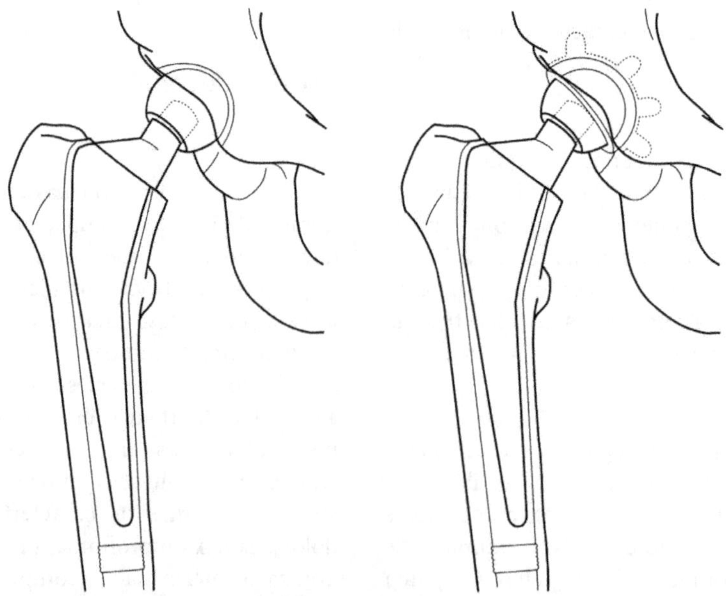

Figura 29.5. Artroplastia parcial (izquierda) y total (derecha) de cadera.

contorno articular como también ver deformaciones angulares, más frecuentemente en varo.

Factores de riesgo:

Sexo femenino, mayor de 40 años, obesidad, antecedentes de trauma o cirugías, alteraciones primarias o secundarias de alineamiento articular, debilidad del cuádriceps.

Diagnóstico:

Así como ya se describió en artrosis general y de cadera, el diagnóstico es eminentemente clínico. Se complementa con estudio radiográfico simple (rodilla AP con carga, lateral, axial de rótula y Rosenberg más una telerradiografía en casos de desejes o deformidades angulares [Figuras 29.6 al 29.8].

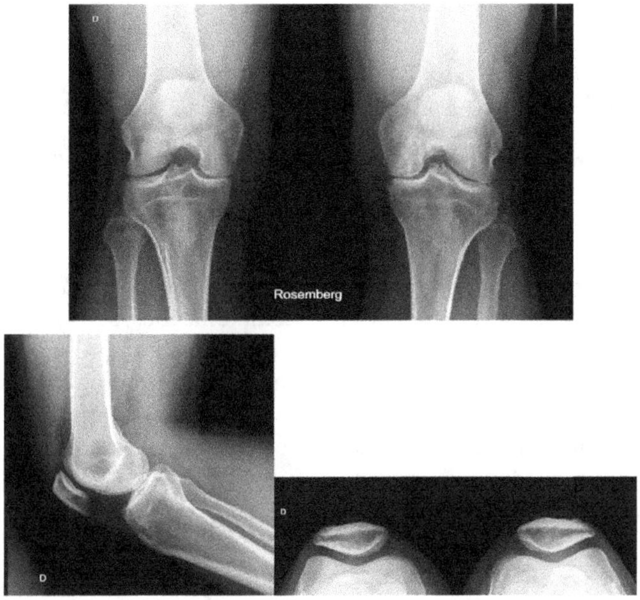

Figura 29.6.

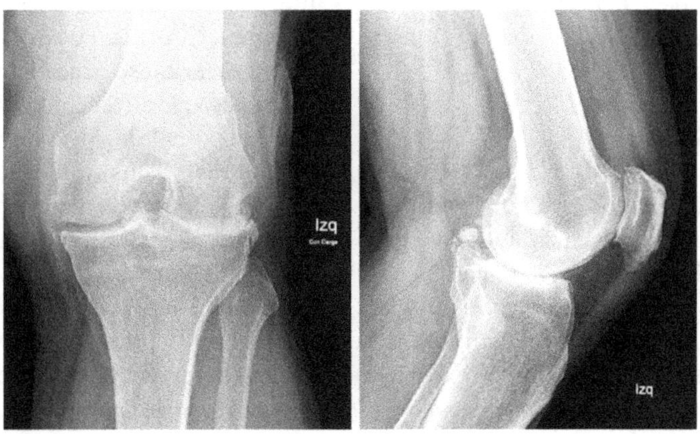

Figura 29.7. Radiografías de rodilla AP (izquierda) y lateral (derecha), en las que se observa artrosis avanzada, predominantemente del compartimento femorotibial lateral y patelofemoral.

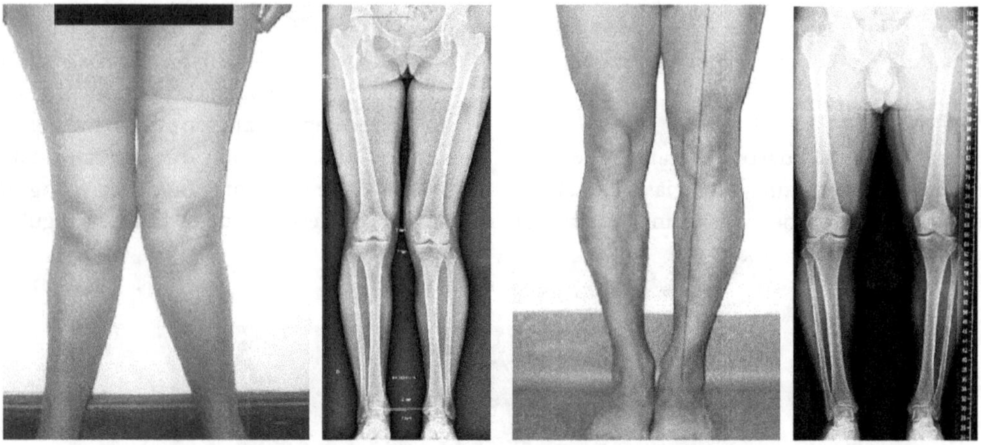

Figura 29.8. Genu valgo (izquierda) y varo (derecha) al examen físico y en telerradiografías de extremidades inferiores.

Es importante poder clasificar el grado de artrosis radiológica, de acuerdo al avance de la enfermedad. En la rodilla se utilizan los métodos de Ahlbäck o Kellgren-Lawrence que, en forma secuencial, describen las distintas etapas del daño. La primera de ellas es la esclerosis del hueso subcondral, que se produce en respuesta a la sobrecarga, calcificándose la matriz ósea secundariamente a la pérdida de las propiedades mecánicas del cartílago. A continuación, aparecen osteofitos, reducción del espacio articular y presencia de quistes subcondrales. Finalmente, se llega al colapso del espacio articular debido a la ausencia completa del cartílago.

Solo se solicitan otros exámenes ante dudas diagnósticas [Cuadro 29.3].

Tratamiento:

Inicialmente similar al de cadera. Por ser de fácil acceso, la infiltración con corticoides es indicada con mayor frecuencia. En pacientes con enfermedad incapacitante, refractaria a tratamiento conservador, se puede ofrecer cirugía. Si son jóvenes o muy activos con compromiso de un solo compartimento una alternativa corresponde a los procedimientos de realineamiento u osteotomías. La artroplastia de rodilla se reserva para enfermos mayores, y el tipo de prótesis dependerá de los compartimentos comprometidos, pudiendo ser solo femorotibial o patelofemoral que son prótesis unicompartimentales. No obstante, lo más frecuente es la utilización de prótesis tricompartimental o total [Figura 29.9].

Artrosis de manos

Clínica:

Las articulaciones más afectadas son las interfalángicas distales y en menor medida las interfalángicas proximales y las carpometacarpianas. El principal síntoma es el dolor de comienzo insidioso relacionado con actividades habituales, que alivia con reposo. También hay rigidez matinal de corta duración (menor de 30 minutos). Estos síntomas pueden ser muy incapacitantes y afectar gravemente la calidad de vida. En el examen físico destaca la aparición de nódulos de consistencia dura en cara dorsal de las articulaciones interfalángica distal (nódulos de Heberden) y proximal (nódulos de Bouchard) que corresponden a la formación de osteofitos. La hipertrofia de la primera articulación carpometacarpiana confiere un aspecto encuadrado a la mano comprometida [Figura 29.10].

Cuadro 29.3. Clasificaciones de Ahlbäck y Kellgren and Lawrence para la artrosis femorotibial.

Grado	Ahlbäck	Kellgren y Lawrence	Radiografías
0	Normal	Normal	
1 (dudosa)	Estrechamiento del espacio articular (< 3 mm)	Estrechamiento dudoso del espacio articular y posible osteofito.	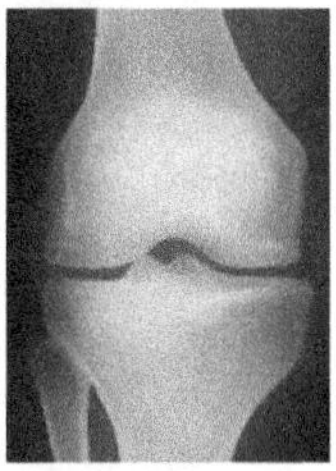
2 (leve)	Obliteración del espacio articular	Osteofitos definidos y posible estrechamiento del espacio articular.	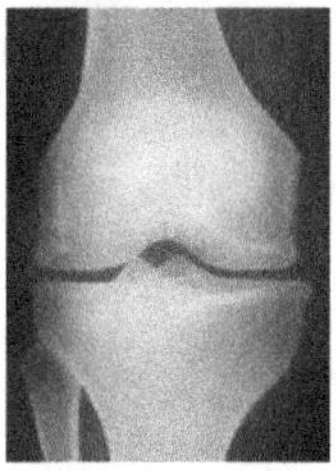
3 (moderada)	Desgaste óseo mínimo (0-5 mm)	Osteofitos múltiples moderados, estrechamiento definido del espacio articular y algo de esclerosis y posible deformidad de los extremos óseos.	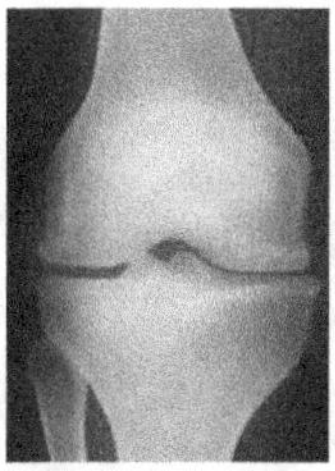
4 (severa)	Desgaste óseo moderado (5-10 mm)	Osteofitos grandes, estrechamiento marcado del espacio articular, esclerosis grave y deformidad definitiva de los extremos óseos.	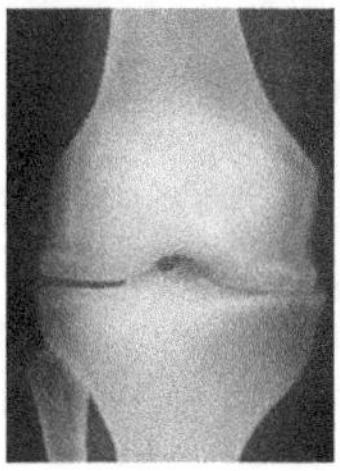
5 (severa)	Desgaste óseo severo (> 10 mm)		

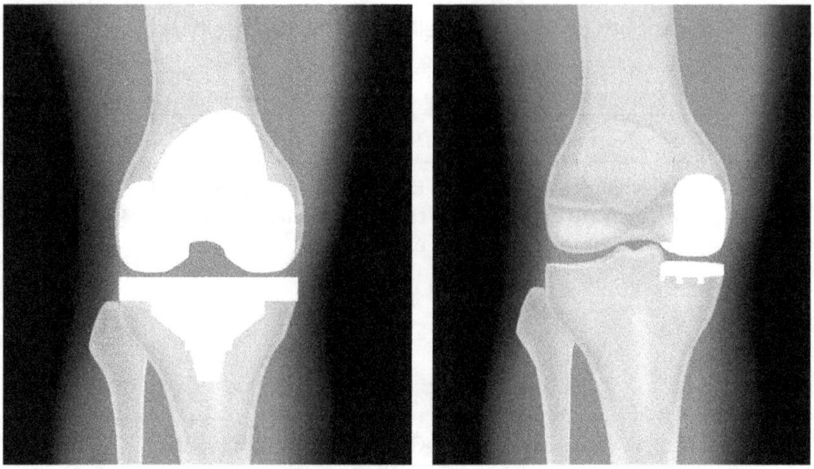

Figura 28.9. Artroplastia total de rodilla (izquierda) y unicompartimental del compartimento medial (derecha).

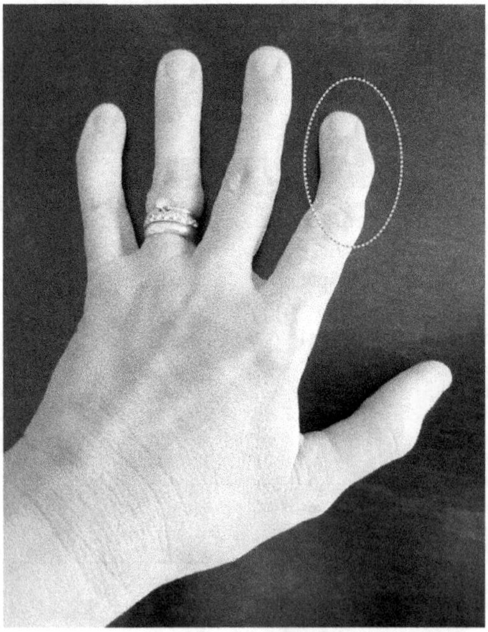

Figura 29.10. Mano izquierda de paciente con artrosis de articulaciones interfalángicas en la que destaca el nódulo de Heberden del dedo índice.

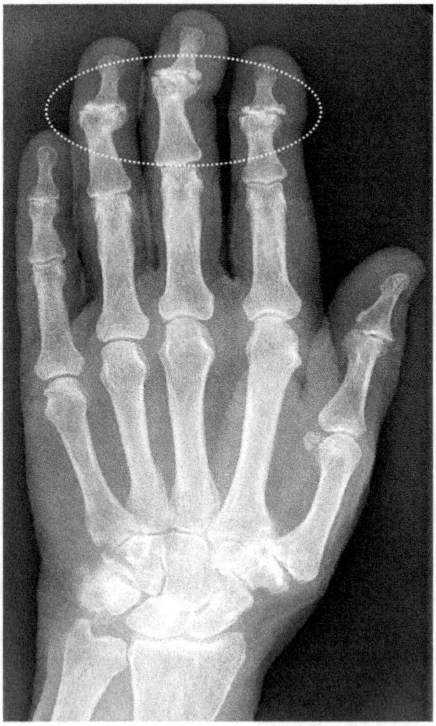

Figura 29.11. Radiografía de mano AP que muestra artrosis interfalángica de dedos, apreciándose las características radiográficas de los nódulos de Heberden.

Factores de riesgo:

Componente hereditario potente, mayor riesgo en pacientes con sobrepeso u obesidad, mayores de 40 años, mujeres postmenopáusicas y ocupaciones que requieran uso constante de las manos.

Diagnóstico:

Es clínico al igual que en el resto de las articulaciones. Las radiografías utilizadas son la AP y oblicua de mano. En caso de la primera articulación carpometacarpiana se solicita radiografía de pulgar con foco en articulación trapecio metacarpiano (rizartrosis) [Figura 29.11].

Tratamiento:

Comúnmente, el tratamiento de la artrosis leve y moderada corresponde al médico general/atención primaria de manera similar a lo mencionado para cadera y rodilla. Deben derivarse para evaluación por traumatología aquellos pacientes con artrosis severa que no responden al tratamiento conservador y que puedan requerir cirugía reparadora o de reemplazo articular, también los casos en que el cuadro clínico no sea característico y puedan existir dudas en el diagnóstico.

ARTRITIS REUMATOIDE

Definición

La artritis reumatoide (AR) es una enfermedad inflamatoria crónica, de origen autoinmune y de causa desconocida que primariamente afecta a la membrana sinovial. Se caracteriza por una poliartritis erosiva simétrica secundaria a la sinovitis. Se manifiesta en pequeñas y grandes articulaciones. Es un trastorno sistémico, por lo que si bien las manifestaciones articulares son las más frecuentes y características, también hay síntomas extraarticulares que pueden ser de gran gravedad e incluso amenazar la vida. A nivel mundial afecta a 0,5-1% de la población aproximadamente.

Se presenta en mayor proporción en mujeres que hombres y tiene un máximo de incidencia entre los 40-50 años. Es una enfermedad que produce gran discapacidad, con un número variable de años de vida perdidos (entre 7 y 8).

Clínica

Síntomas y signos articulares:

Es importante indagar la forma de presentación (aguda versus crónica), revisar las articulaciones comprometidas y la variación de los síntomas a lo largo del día.

Los síntomas se deben principalmente a la inflamación articular, tendinosa y de bolsas sinoviales. Por lo general son insidiosos, desarrollándose en semanas a meses, pero también se pueden dar casos de presentación abrupta, comúnmente como una poliartritis y de manera muy ocasional se puede presentar como una monoartritis. Los pacientes refieren rigidez matinal que dura más de una hora y que se va aliviando con la actividad física, o que requiere inmersión en agua caliente para mejorar el movimiento articular.

Las articulaciones inicialmente más afectadas son las del carpo, metacarpofalángicas (MCF), interfalángicas proximales (IFP) y metatarsofalángicas (MTF). A medida que avanza la enfermedad se pueden comprometer articulaciones de mayor tamaño como los tobillos, rodillas, codos y hombros. El daño articular es recuurentemente simétrico y respeta articulaciones interfalángicas distales (IFD) y columna tóraco-lumbar. La articulación atlantoaxoidea también se puede ver afectada, produciendo dolor y rigidez cervical al inicio e inestabilidad articular de forma posterior, lo que puede llevar a una mielopatía compresiva y disfunción neurológica. Además, pueden existir síntomas de neuropatía compresiva periférica como el síndrome de túnel carpiano y síndrome de túnel tarsiano, secundarios a la destrucción articular.

En el examen físico se encuentra habitualmente edema, eritema y sensibilidad articular simétrica, todos signos de sinovitis activa. Cuando la enfermedad avanza también se pueden ver las consecuencias permanentes de daño articular como disminución de rango de movimiento articular, alteraciones en la alineación, deformaciones severas o luxaciones producto de erosiones óseas, daño en los tendones y en la cápsula articular. En las manos, clásicamente es posible apreciar una desviación ulnar de las MTCF "mano en ráfaga", dedos con deformación en "cuello de cisne" (hiperextensión interfalángica proximal, flexión interfalángica distal) o en "*boutonniere*" (flexión interfalángica proximal, hiperextensión interfalángica distal) y deformidad en línea Z (subluxación primera metacarpofalángica con hiperextensión primera interfalángica). En los pies es posible encontrar hallux valgus y "dedos en garra" que corresponden a la subluxación de las metatarsofalángicas [Figura 29.12].

Síntomas sistémicos y extraarticulares:

Fiebre, compromiso del estado general, mialgias, anorexia, baja de peso. Nódulos subcutáneos, anemia, linfadenopatías, derrame pleural, hipertensión pulmonar, pericarditis, entre otros.

Diagnóstico diferencial

Patologías degenerativas como la artrosis, otras enfermedades autoinmunes como artritis psoriática, lupus eritematoso sistémico, espondiloartropatías, síndrome de Sjögren y causas infecciosas como artritis inducida por virus (Parvovirus, virus Hepatitis C).

Estudio inicial

Dentro de los exámenes generales se solicitan hemograma, VHS (velocidad de sedimentación), PCR (proteína C reactiva), pruebas hepáticas y pruebas de función renal. En estos destaca el aumento de marcadores de fase aguda por constante estado inflamatorio y alteraciones en hemograma, lo que traduce compromiso sistémico. Además, se pueden realizar estudios específicos como factor reumatoide, anticuerpos contra péptidos citrulinados, análisis de líquido sinovial.

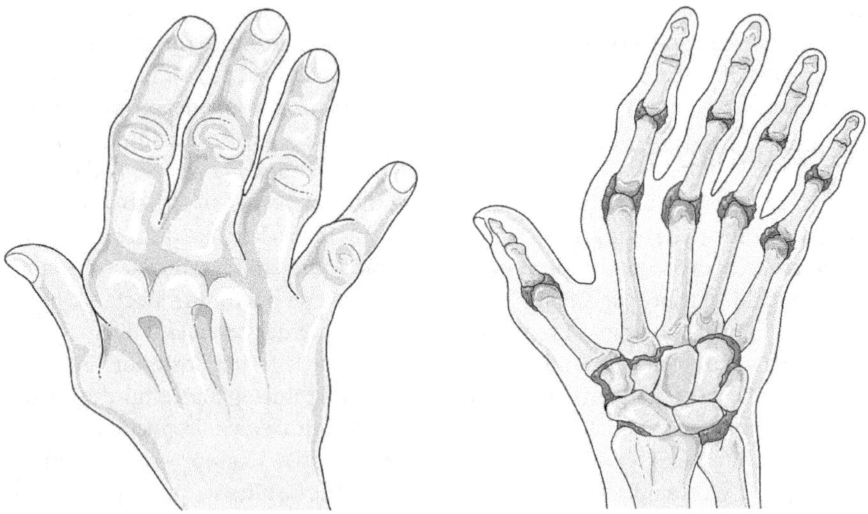

Figura 29.12. Deformidades características de la artritis reumatoidea en la mano (izquierda) secundarias al compromiso poliarticular predominantemente de las articulaciones del carpo, metacarpofalángicas e interfalángicas proximales.

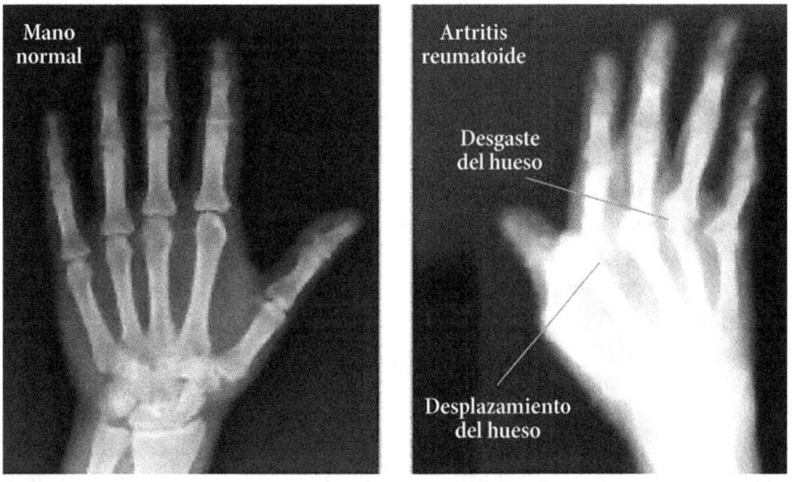

Figura 29.13. Radiografías de mano derecha (AP) de una paciente sin artritis reumatoidea (izquierda) y con artritis reumatoidea (derecha).

Imágenes articulares

Se requiere comenzar el estudio con radiografías simples, en las que el primer signo es osteopenia yuxtaarticular. Luego, se puede observar edema de partes blandas, disminución simétrica del espacio articular y erosiones subcondrales [Figura 29.13].

Derivación

Es labor del médico general la sospecha clínica y el estudio inicial de un paciente con una posible artritis reumatoide, para posteriormente derivarlo a un especialista en reumatología, quien debe confirmar el diagnóstico e iniciar el tratamiento a la brevedad.

GOTA

Definición

La gota consiste en el depósito de cristales de ácido úrico (urato monosódico) en las articulaciones y en el tejido periarticular. El curso clásico de la enfermedad contempla 3 fases: hiperuricemia asintomática, gota aguda intermitente y gota tofácea. Estas etapas serán descritas más adelante. Tiene una incidencia mayor de 3% en población adulta y se da principalmente en hombres en edad media y avanzada y en mujeres post-menopáusicas. Es la artritis inflamatoria más común en hombres mayores de 40 años y se debe considerar siempre como diagnóstico diferencial de artralgias no traumáticas.

Clínica

- Hiperuricemia asintomática: es, por lo general, un hallazgo de laboratorio. La mayoría de los pacientes que la padece no desarrollarán síntomas.
- Gota aguda intermitente: el primer evento agudo, por lo habitual, sigue a décadas de hiperuricemia asintomática. Consiste en dolor articular agudo, acompañado de calor local, eritema y edema. El dolor llega a ser máximo en 8 a 12 horas y, por lo general, comienza en la madrugada. Frecuentemente es monoarticular y en 50% de los pacientes la articulación afectada es la primera metatarsofalángica (podagra), pero también puede ocurrir en el mediopie, tobillo, talón, rodillas y de manera menos común en dedos, muñeca y la bursa del olécranon. Estos síntomas pueden acompañarse de manifestaciones sistémicas como fiebre y compromiso del

estado general. Los episodios pueden resolverse algunas veces en horas o prolongarse hasta 1-2 semanas, dando paso a períodos de intercrisis, en los que el paciente se encuentra asintomático.

- Gota avanzada o crónica tofácea: con frecuencia ocurre cerca de 10 años desde el inicio de gota aguda intermitente, pero también puede desarrollarse sin haber presentado episodios agudos. Los períodos inter-crisis dejan de ser asintomáticos debido al daño permanente y crónico de la articulación, presentándose con dolor, rigidez y deformidad de las articulaciones involucradas, generalmente poliarticular, asociados a frecuentes episodios de reagudización. Los tofos son las lesiones características de esta etapa y son comunes de visualizar en dedos, muñecas, orejas, rodillas, en la bursa del olécranon y en zonas de presión, como el tendón de Aquiles o el aspecto ulnar del antebrazo. Estos se ven como zonas de aumento de volumen de consistencia dura que pueden tener áreas de color blanco, reacción inflamatoria de la piel e incluso ulceraciones. El daño extraarticular más importante es a nivel de riñón, el que puede llevar a una insuficiencia renal.

Diagnóstico diferencial

Corresponden a patologías infecciosas como artritis séptica, infección de partes blandas (celulitis, erisipela, bursitis, etc.), otras artropatías por cristales (condrocalcinosis o pseudogota) y a enfermedades autoinmunes como artritis reumatoide o artritis reactiva.

Estudio

La hiperuricemia asintomática se diagnostica con valores de ácido úrico en sangre mayores a 7 mg/dL y ausencia de síntomas de gota. En los episodios agudos de gota con compromiso sistémico se puede encontrar leucocitosis y elevación de parámetros inflamatorios.

El diagnóstico certero de gota se realiza mediante estudio de líquido articular de las articulaciones comprometidas o biopsia del tofo.

Las radiografías de las articulaciones comprometidas pueden mostrar solo edema de partes blandas en los episodios agudos llegando en casos avanzados a producir cambios característicos como erosión ósea en forma de sacabocados ligeramente alejadas de la articulación. Se preserva el espacio articular y no hay osteopenia yuxtaarticular.

Tratamiento

La gota es una enfermedad que puede ser manejada en la atención primaria de salud. Deben derivarse los pacientes en que haya sospecha de otros diagnósticos diferenciales, según la clínica y/o la respuesta a tratamiento.

¿CUÁNDO DERIVAR AL ESPECIALISTA?

- Pacientes artrósicos, con patología leve a moderada que no responden a tratamiento conservador. Casos severos candidatos a tratamiento quirúrgico, obligatorio en la cadera sobre los 65 años, puesto que tiene cobertura GES para resolución con artroplastia.
- Dudas en el diagnóstico.
- Sospecha de artritis reumatoide u otras artropatías autoinmunes.

PUNTOS CLAVES

- La artrosis es la patología articular crónica más frecuente. Afecta a múltiples articulaciones, con altísima prevalencia en población sobre los 60 años, lo que en la actualidad constituye un problema de salud pública.
- El diagnóstico es a partir de la historia y examen físico, en el que destaca un dolor de predominio matinal, con rigidez que ceden parcialmente con actividad liviana, pero que empeora ante demandas físicas y se calma con el reposo. Las articulaciones afectadas de van deformando y perdiendo rango de movimientos y función en la medida que avanza la enfermedad. Las imágenes radiológicas son características con esclerosis y quistes subcondrales, osteofitos y disminución del espacio articular.
- Su etiología es multifactorial, predominando factores mecánicos y genéticos. Fisiopatológicamente se produce daño progresivo del cartílago hialino, con compromiso del hueso subcondral, sinovial y cápsula, lo que lleva a la destrucción articular, secundaria a un proceso mecánico e inflamatorio crónico.
- Su evolución, como en toda patología crónica, considera períodos de menos dolor y otros más intensos por reagudizaciones producto de descompensaciones, las que muchas veces son mecánicas.
- El tratamiento conservador se compone de medidas no farmacológicas (cambios de estilo de vida, kinesioterapia) y farmacológicas (analgesia oral, infiltraciones intraarticulares). Se reserva la cirugía ante el fracaso del tratamiento conservador.
- La artrosis de rodilla y cadera son patologías GES, lo que obliga al tratante a notificarlas y ofrecer las prestaciones incluidas en estas garantías.
- La artritis reumatoide difiere de la artrosis en su presentación clínica, evolución y tratamiento. Ante su sospecha se debe realizar un estudio general para derivar al especialista, quien confirmará el diagnóstico para iniciar tratamiento.
- Las artropatías por cristales, incluida la Gota, forman parte del grupo de diagnósticos diferenciales de cualquier artralgia no traumática.

Preguntas y ejercicios de autoestudio

- ¿Cómo se diagnostica la artrosis? ¿Por qué es un problema relevante?
- Describa la fisiopatología de la artrosis. ¿Qué factores de riesgo se relacionan con esta?
- ¿Cuáles son los criterios del Colegio Estadounidense de Reumatología para artrosis de manos, cadera y rodilla?
- ¿Qué factores pronósticos de artrosis se conocen?
- Describa las bases del tratamiento de la artrosis.
- ¿Cuáles son los diagnósticos GES relacionados a artrosis?
- ¿Cuál es el examen físico característico de la artrosis de cadera y rodilla? ¿Cómo se puede confirmar el diagnóstico y certificar su gravedad?
- Describa la clasificación de Tönnis, Ahlback y Kellgren-Lawrence.
- ¿En qué se diferencia la artritis reumatoide de la OA? ¿Por qué es importante sospecharla?
- ¿En qué consiste la gota? ¿Cómo se diagnostica y trata?

CAPÍTULO 30

PATOLOGÍA ORTOPÉDICA FRECUENTE EN NIÑOS

Felipe Hodgson, Angélica Ibañez, Carolina Pérez, Arturo Meissner, Irini Nicolaides y Francesca Moller

Resumen

Las consultas ortopédicas en el niño son muy frecuentes y, por lo general, corresponden a condiciones fisiológicas o variantes anatómicas que no se consideran patológicas, pero que provocan gran preocupación y ansiedad en los padres y familiares. Las consultas más frecuentes corresponden a variaciones rotacionales de extremidades inferiores como la marcha convergente, deformidades angulares de rodilla como genu valgo y alteraciones del pie como pie plano. Es fundamental conocer el desarrollo normal de los niños, a fin de pesquisar alteraciones patológicas que requieran un estudio y tratamiento oportuno.

VARIACIONES ROTACIONALES DE EXTREMIDADES INFERIORES

Introducción

Es un motivo de consulta muy frecuente que los padres refieren como: "mi hijo camina con los pies hacia adentro". La gran mayoría de las veces corresponde a un desarrollo normal, por lo que es importante educar a los padres, con el objetivo de evitar tratamientos innecesarios (ellos esperan una respuesta y un tratamiento que le corrija inmediatamente la marcha al niño). Sin embargo, es necesario conocer y descartar algunas eventuales patologías que producen alteración en el perfil rotacional.

El perfil rotacional fisiológico varía durante el desarrollo y está determinado por la rotación del fémur (versión femoral), la tibia y la alineación del pie. Para establecer en qué segmento(s) de las extremidades superiores está la rotación, es necesario evaluar cada uno en forma independiente:

1. Versión femoral: anteversión o retroversión del cuello femoral.
2. Torsión tibial: interna (marcha convergente), externa (marcha divergente).
3. Metatarso varo/valgo: varo es más frecuente, provocando marcha convergente.

Respecto al desarrollo normal, este es un continuo y varía según la edad del paciente.

En recién nacidos lo común es que exista una anteversión femoral aumentada (rotación interna de fémur), lo que se compensa generalmente por una retroversión del acetábulo, además de una contractura de los rotadores externos de cadera por la posición intrauterina (rotación externa amplia de caderas). La tibia habitualmente está arqueada y con una torsión tibial interna aumentada.

En el lactante y preescolar cede la contractura de rotadores externos y predomina la anteversión femoral (rotación interna de caderas). Además, la tibia persiste con torsión interna, por lo tanto, predomina una marcha convergente.

En los escolares (5-10 años) disminuye gradualmente la anteversión femoral (la rotación de la cadera se hace más externa) y la tibia rota de forma progresiva a externo, por lo que disminuye la convergencia y la marcha comienza a hacerse neutra o incluso divergente (entre los 5-7 años la marcha se hace neutra).

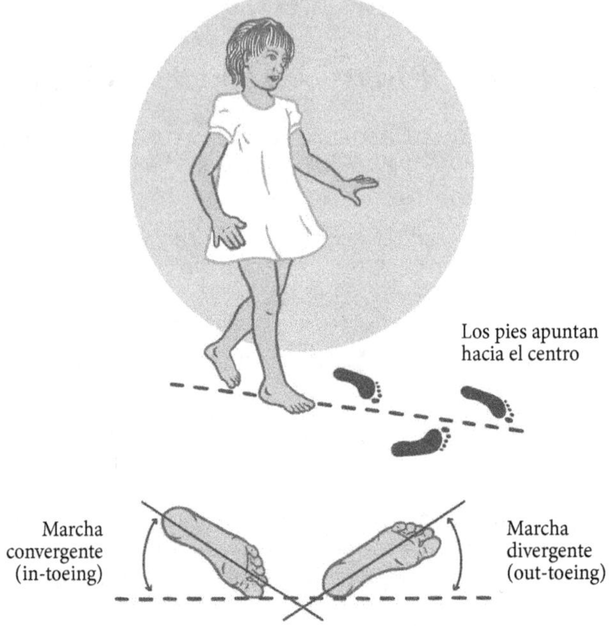

Figura 30.1. Marcha convergente en lactantes y preescolares, neutra en escolares y divergente en adolescentes.

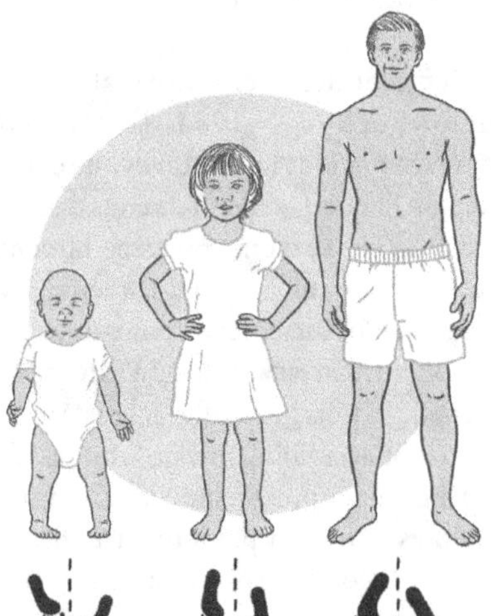

Figura 30.2. Ángulo de progresión de la marcha.

En los adolescentes la tendencia es a una marcha cada vez más divergente, por disminución de la anteversión femoral (cadera rota más a externo) [Figura 30.1].

Existen diferentes tipos de variaciones rotacionales, dentro de las cuales es posible encontrar la marcha convergente (in-toeing) y la marcha divergente (out-toeing). La marcha convergente se caracteriza por caminar con los pies hacia adentro, debido a anteversión femoral, torsión tibial interna o existencia de metatarso varo. Respecto a la marcha divergente, el niño camina con los pies hacia afuera. Esta condición es menos habitual y ocurre en niños más grandes. Se debe a la retroversión femoral (poco frecuente), pie plano valgo, pie plano rígido, epifisiolisis, entre otras causas.

Para evaluar el perfil rotacional se debe hacer un examen físico dinámico (marcha) y estático (cada segmento de las extremidades superiores).

En el examen dinámico se evalúa la deambulación con y sin zapatos. Se debe medir el ángulo de progresión del paso, el cual corresponde al ángulo del pie con respecto a la línea de progresión de la marcha. Puede ser neutro, convergente o divergente respecto a la línea media imaginaria. Debe llamar la atención si es asimétrico o en rangos no habituales para una edad determinada [Figura 30.2].

En el examen estático evaluamos la rotación de los huesos largos, los que siempre es mejor evaluar en decúbito prono. Para evaluar la rotación de las caderas, debemos flexionar las rodillas en 90° y evaluar las rotaciones de las caderas midiendo la caída natural de la pierna hacia interno o externo, tomando la pierna vertical como punto cero. Se comparan los grados de rotación interna y externa. Si predomina la rotación interna por sobre la externa, significa que hay una mayor anteversión femoral. Por el contrario, si predomina la externa quiere decir que hay una retroversión femoral. El fémur en los lactantes tiene una anteversión aumentada (35-40°), que disminuye de manera progresiva durante todo el crecimiento hasta llegar a los 15- 20° aproximadamente en el adolescente [Figuras 30.3 y 32.4].

Para evaluar la rotación de la tibia debemos medir el ángulo muslo-pie. Esta es una medición más objetiva que determina el grado de torsión tibial. En decúbito prono y con la rodilla y tobillo en 90°, se establece el ángulo que forma el eje central del pie con el muslo (si es interno o externo). La rotación tibial varía bastante entre individuos, sin embargo, siempre hay una tendencia a rotar a externo durante el desarrollo, sobre todo, en los primeros 5 años. Lo normal es una rotación interna en lactantes, a los 5-6 años se encuentra por lo general mayor rotación

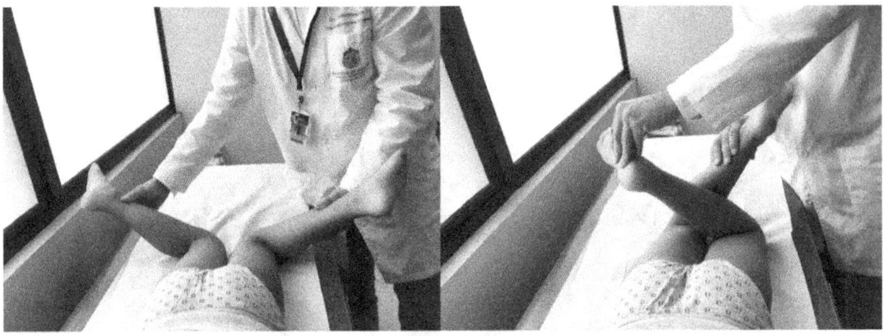

Figura 30.3. En decúbito prono, medición de rotación interna de caderas (70° bilateral) y de rotación externa de caderas (30° bilateral).

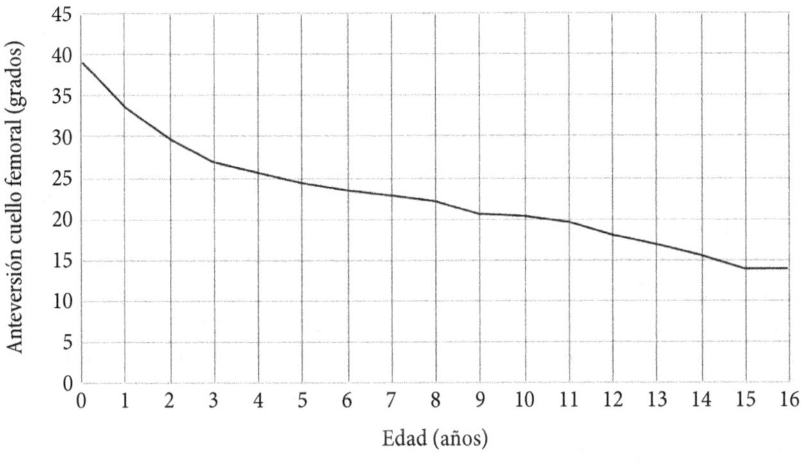

Figura 30.4. Anteversión fisiológica del cuello femoral

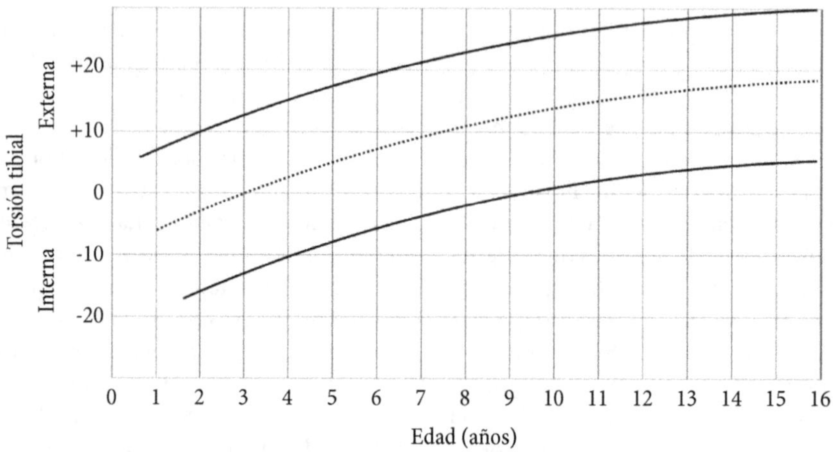

Figura 30.5. Torsión tibial fisiológica.

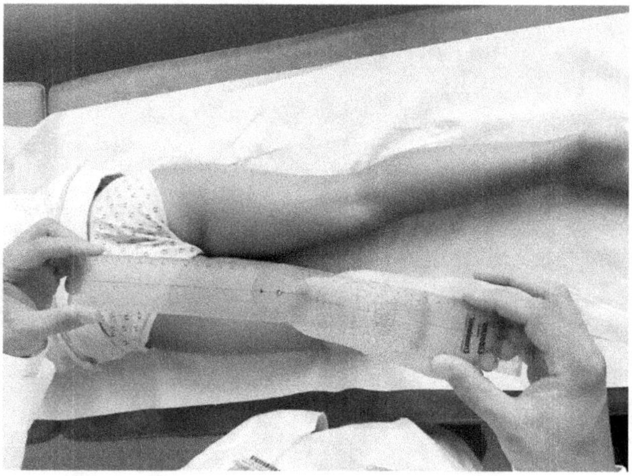

Figura 30.6. Medición ángulo muslo-pie (20° de rotación externa en este caso).

externa (-5° a +30°) y en el adulto regularmente es hacia externo [Figuras 30.5 y 30.6].

Además, se debe examinar ambos pies y verificar que no exista alguna deformidad. Hay que evaluar especialmente el borde lateral en lactantes, el que debe ser absolutamente recto. En caso de presentar un borde lateral convexo (desviado hacia medial), puede corresponder a un metatarso varo que ocasionará una marcha convergente. Junto a esto, es necesario evaluar la rotación del antepié al cargar peso.

Marcha convergente

Se debe evaluar la deambulación, descartar una debilidad muscular y realizar examen neurológico completo, el que resulta normal en la gran mayoría de los niños. Es importante descartar neuropatías periféricas y espasticidad. Siempre se tiene que evaluar si los parámetros están bien para su edad o no. En su diagnóstico diferencial podemos encontrar: antetorsión femoral aumentada, rotación tibial interna aumentada, metatarso varo, otros. A continuación, se detalla cada uno de ellos.

Antetorsión femoral aumentada:

Es la causa más frecuente de marcha convergente en escolares, debido a la anteversión aumentada del cuello del fémur. Esto determina un aumento de la rotación interna de la cadera, llegando incluso a los 90° de rotación interna (camina con la cadera y la rodilla hacia adentro). La anteversión del cuello femoral va disminuyendo con el tiempo (fisiológica) y con la pubertad se adquiere la rotación femoral definitiva. La torsión femoral normal al nacer es de 35°-40° y en el adulto es de 15-20°.

El retraso de la rotación hacia externo por malos hábitos es un tema controversial, como sentarse en W (rotación interna de caderas). Se ha postulado como una probable causal de persistencia en la anteversión, pero no está claramente demostrado. Habitualmente los niños preescolares tienden a sentarse así porque es la posición más confortable, ya que tienen una mínima rotación externa de las caderas, en oposición a la posición de "meditación" o "indio" en rotación externa que les dificulta y resulta incómoda.

Torsión femoral patológica se considera cualquiera que exceda los límites normales para la edad o que sea asimétrica (mayor de 10°). Se encuentra con más frecuencia en pacientes con displasia de caderas o enfermedades neuromusculares. Es raro en pacientes sanos, siendo más recurrente en mujeres adolescentes.

Rotación tibial interna aumentada:

Es una causa común de marcha convergente en menores de 3 años. El ángulo muslo-pie interno o negativo es normal en lactantes y preescolares, sin embargo, su persistencia en etapa escolar y adolescente se puede observar con frecuencia en pacientes con secuelas de pie bot o en enfermedades neuromusculares. Es poco habitual en niños sanos.

Metatarso varo:

Puede ser idiopático o puede verse como una secuela de un pie de bot que no se corrigió totalmente. La parte lateral del pie es curva, a pesar de que debiese ser recta. Es considerado patológico a cualquier edad.

Otros

Otras causas de marcha convergente pueden ser pacientes con parálisis cerebral (por desbalance muscular), enfermedad de Blount (rotación tibial interna), enfermedades metabólicas, displasias esqueléticas, distrofias musculares y neuropatías periféricas.

Marcha divergente

Las marchas divergentes son mucho menos frecuentes que las convergentes. Entre los diagnósticos diferenciales que es posible descartar se encuentran:

- Retroversión femoral: poco frecuente. Se observa en adolescentes por pérdida excesiva de la anteversión femoral.
- Pie plano valgo: asociado a un pie plano flexible con valgo del retropié, lo que produce que el pie se deforme hacia fuera.
- Pie plano rígido: una coalición del tarso (fusión de los huesos del pie), puede determinar un pie plano rígido con deformidad del pie hacia lateral.
- Epifisiolisis: el desplazamiento patológico y progresivo de la cabeza femoral produce una marcha en rotación externa de cadera, por lo que progresivamente aumenta la divergencia al caminar (habitualmente unilateral).

Con respecto al tratamiento de las alteraciones rotacionales, si se determina que estas son fisiológicas, estas se corrigen espontáneamente y no es necesario tratarlas. Es importante transmitir que los métodos ortopédicos para corregir rotaciones óseas son inefectivos e innecesarios. Si existe una alteración rotacional patológica, generalmente, se resuelve con cirugía (osteotomías desrotadoras de tibia o fémur; o cirugías correctoras del pie). Por un lado, la persistencia de una marcha convergente en un adulto tiende a ser más problemática desde el punto de vista funcional. Por otro lado, la marcha divergente excesiva (mayor de 30°) puede llegar a ocasionar algunos trastornos, pero tiene menos impacto funcional que la convergente. Los trastornos rotacionales combinados de la tibia y el fémur pueden generar disfunción e inestabilidad patelofemoral, sobre todo en mujeres jóvenes.

DEFORMIDADES ANGULARES DE RODILLAS

Introducción

Corresponde a la alteración de los ejes de las extremidades inferiores en el plano coronal. Cuando nos referimos a varo o valgo, se alude a la dirección del segmento distal a la articulación [Figura 30.7].

- Genu varo: extremo distal de la rodilla se acerca a la línea media. Se hace de pie y se mide de pie la distancia intercondilar (entre los cóndilos femorales). No debe exceder los 2 cm (desde la edad escolar en adelante).
- Genu valgo: extremo distal de la rodilla se aleja de la línea media. Se hace de pie y se mide la distancia intermaleolar medial (entre los maléolos mediales), la que no debe ser más de 8 cm (desde la edad escolar en adelante).

La historia natural de la variación del eje de las extremidades inferiores durante el desarrollo fue descrita por Salenius y Vankka en 1975.

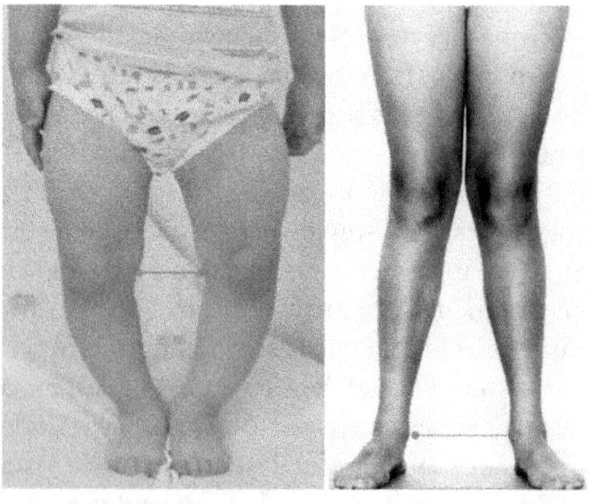

Figura 30.7. A izquierda genu varo y medición de la distancia intercondilar. A derecha genu valgo y medición de la distancia intermaleolar.

Ellos demostraron que existen variaciones con la edad. Así es como describieron:

- Entre los 0 a 18 meses (rodillas arqueadas): genu varo.
- Entre los 18 a 24 meses: genu neutro.
- Desde los 2 años a los 6 años: genu valgo.

El máximo valgo se alcanza alrededor de los 3 años y medio, para luego disminuir y alcanzar el eje definitivo después de los 7 años. Desde los 7 años existen mínimas modificaciones, sin embargo, los pacientes obesos pueden permanecer con mayor valgo por efecto del peso en sus rodillas y los ectomórficos más neutro o incluso con un leve varo de sus rodillas. El eje definitivo normal en un adulto tiene una media de 7° de valgo, pudiendo estar normal dentro de 2 DS de ese eje, desde un varo leve hasta un valgo de 12° aproximadamente [Figuras 30.8 y 30.9].

Lo importante es evaluar que el eje definitivo esté dentro de estos rangos, ya que va a determinar la forma que soportará el peso del cuerpo durante toda la vida. Si el eje está desviado hacia medial o lateral causará un deterioro progresivo de la rodilla hasta llegar a producir artrosis (medial en el genu varo y lateral en el genu valgo). Además, el valgo excesivo puede provocar trastornos patelofemorales importantes (disfunción patelofemoral e inestabilidad) .

Diagnóstico

La gran mayoría de las consultas por alteración de eje de las extremidades inferiores corresponden a variaciones normales del desarrollo y son asintomáticas. Sin embargo, si luego de una anamnesis y examen físico exhaustivo se considera que la alteración puede ser patológica, se debe iniciar el estudio. Entre las características que generan sospecha de una alteración patológica se encuentran la magnitud +2 desviaciones estándar para la edad, la asimetría o dismetría de extremidades y si presenta síntomas. El estudio inicial se realiza con una telerradiografía de extremidades inferiores anteroposterior de pie, la cual es una imagen desde la pelvis hasta

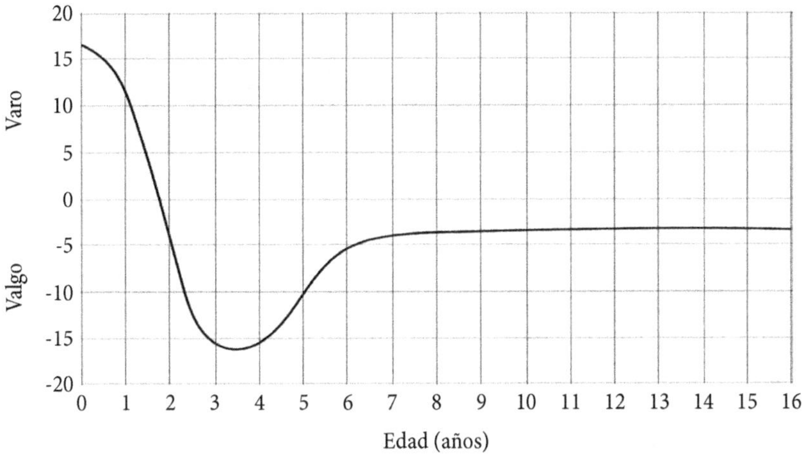

Figura 30.8. Eje fisiológico de extremidades inferiores.

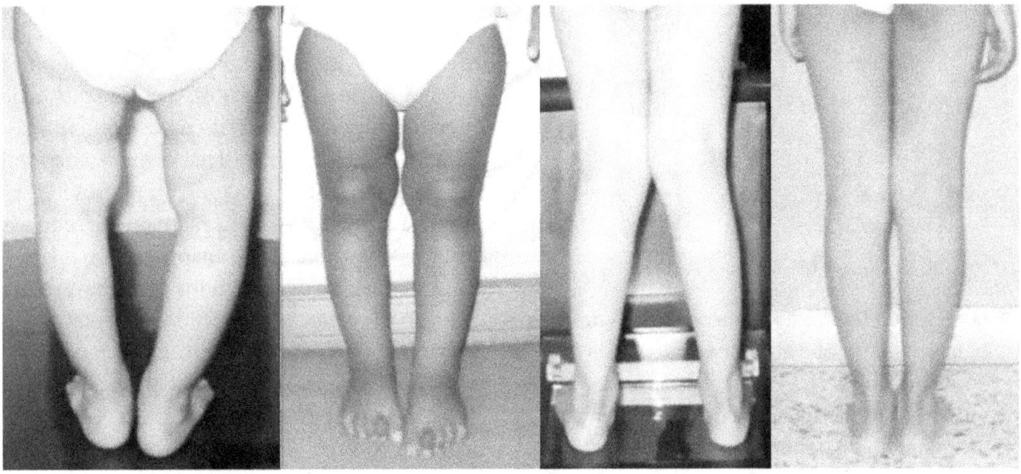

Figura 30.9. Imágenes de pacientes a diferentes edades: de izquierda a derecha, genu varo (14 meses), genu neutro (2 años), genu valgo (4 años) y genu neutro (10 años).

los pies. Se evalúa el eje mecánico de la extremidad, trazando una línea desde el centro de la cadera hasta el centro del tobillo: esta línea debe pasar por la zona central de la rodilla, ya que cualquier desviación hacia el compartimiento medial o lateral significa que hay un varo o valgo respectivamente. Luego, se evalúan los ejes de cada hueso por separado, con la finalidad de determinar dónde está la deformidad y decidir el tratamiento a seguir [Figura 30.10].

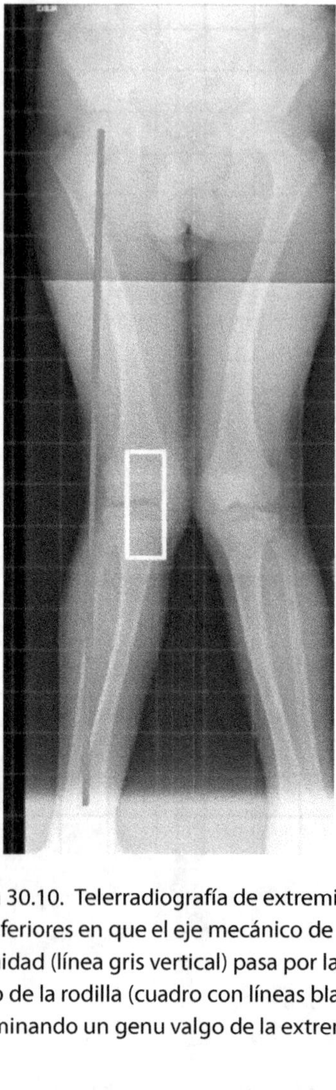

Figura 30.10. Telerradiografía de extremidades inferiores en que el eje mecánico de la extremidad (línea gris vertical) pasa por lateral al centro de la rodilla (cuadro con líneas blancas), determinando un genu valgo de la extremidad.

Genu valgo

Respecto a la etiología, es posible considerarlo fisiológico cuando el genu valgo se presenta a una edad adecuada, es simétrico, no sale de las curvas, hay menos de 8 cm distancia intermaleolar, es asintomático y no presenta una dismetría. Por el contrario, se debe considerar patológico si no cumple estas características. Entre las causas de un genu valgo patológico podemos encontrar al raquitismo hipofosfémico, displasias esqueléticas, post-traumático, post-infeccioso (por daño en el cartílago de crecimiento) u osteodistrofia renal. Sin embargo, la mayoría de los genu valgo son idiopáticos.

En la anamnesis se debe evaluar los antecedentes familiares (raquitismo: generalmente produce genu varo, pero también puede producir valgo), perinatales (fractura perinatal de tibia proximal que puede dar genu valgo), fractura metafisaria tibial proximal que puede generar un valgo transitorio. El genu valgo severo puede producir síntomas como: dolor anterior de rodilla (por disfunción e inestabilidad rotuliana), marcha con circunducción (circular), dificultades para correr (al paciente le chocan las rodillas), lesiones meniscales por sobrecarga lateral y preocupación por estética.

En el examen físico se debe medir la estatura (para descartar enfermedades metabólicas, displasias esqueléticas, síndromes) y la proporción de extremidades, evaluar la simetría y diferencia de longitud de extremidades, medir la distancia intermaleolar o interaxial (medición clínica). Además de medir el índice de masa corporal (genu valgo es más frecuente en obesos).

El tratamiento del genu valgo puede requerir observación en los casos fisiológicos o leves, o tratamiento quirúrgico en los casos severos.

La observación está indicada en el genu valgo fisiológico (corrección espontánea después de los 4 años) y algunos genu valgo postraumáticos (potencial de remodelación de algunas fracturas en la rodilla). En estos casos es necesario esperar para que los huesos retornen a su forma original, sobre todo en niños pequeños. No se deben utilizar férulas, plantillas ni zapatos especiales, ya que no contribuyen a modificar el eje de las extremidades y pueden significar un impedimento funcional para el desarrollo del niño, además de los costos económicos innecesarios.

El tratamiento quirúrgico está indicado en cualquier valgo mayor de lo fisiológico o asimétrico. Habitualmente se toma la decisión de tratarlo cuando se tiene el eje definitivo (no antes de los 8 años, a menos que sea muy severo).

Genu varo

Podemos considerarlo fisiológico cuando el paciente es menor de 18 meses de edad, tiene una estatura normal, es simétrico y con arqueamiento tibial armónico. Por el contrario, debemos considerarlo patológico si no cumple estas características. Entre las causas que pueden producir un genu varo podemos encontrar displasias esqueléticas, acondroplasia, enfermedad de Blount (tibia vara idiopática patológica), raquitismo, displasia fibrocartilaginosa (lesión pseudotumoral, que produce deformidad de la metáfisis tibial, y que con el tiempo corrige espontáneamente).

En la anamnesis debemos evaluar en la historia clínica antecedentes familiares, perinatales y de fractura. Averiguar si es asintomático o si presenta dolor de rodilla (en compartimiento interno: es el que más se sobrecarga y se pueden producir lesiones meniscales o fracturas por estrés tibial proximal medial). En muchas ocasiones la preocupación de los padres es estética.

En el examen físico debemos medir la estatura (descartar síndromes como acondroplasia), evaluar la proporción de las extremidades, la simetría de las extremidades superiores (recién nacido normal: 10-15° de varo más arqueamiento tibial armónico), diferencia de longitud de extremidades y medir la distancia intercondílea.

El tratamiento, al igual que en el genu valgo, requiere observación en los casos fisiológicos o leves, y tratamiento quirúrgico en los casos severos.

Se observan los genu varo fisiológicos en menores de 2 años, además de algunos varos postraumáticos (esperando remodelación de fracturas). También la displasia fibrocartilaginosa focal tiende a mejorar con el tiempo. En algunos casos puntuales podrían requerirse yesos correctores u órtesis (ej.: enfermedad de Blount en niños preescolares).

El tratamiento quirúrgico está indicado en cualquier varo mayor de lo normal para la edad.

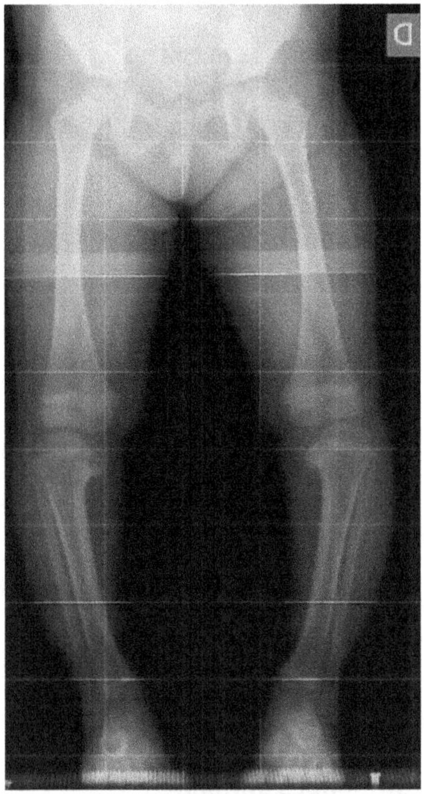

Figura 30.11. Telerradiografía de extremidades inferiores en la que se observa paciente con genu varo por Enfermedad de Blount. Se aprecia deformidad en región medial de ambos platillos tibiales mediales.

Enfermedad de Blount

Es una de las causas de genu varo patológico. Corresponde a una tibia vara debido a una alteración del cartílago de crecimiento de la tibia proximal medial (colapsa por medial y la tibia se desvía en varo). De etiología desconocida, la que se asocia a caminar precoz, sobrepeso y raza negra. En la telerradiografía aparece alteración de la metáfisis y fisis proximal, con inclinación medial mayor de 16°. El tratamiento consta de observación, órtesis y/o cirugía [Figura 30.11].

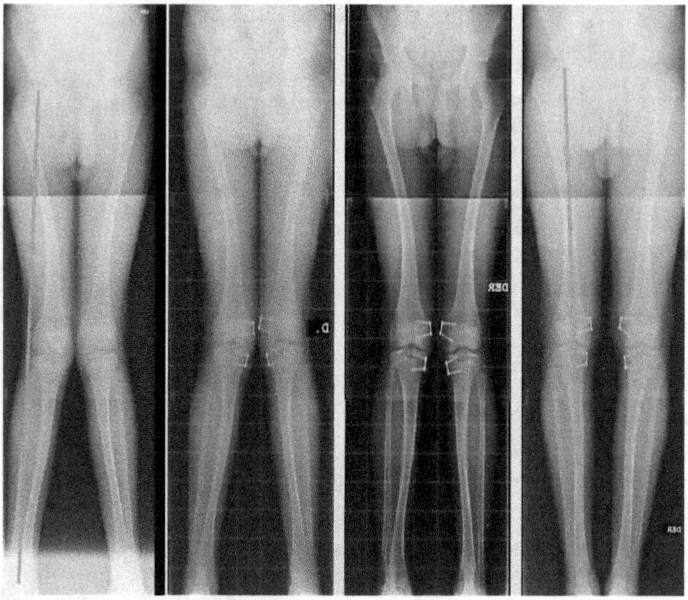

Figura 30.12. Telerradiografía de extremidades superiores que muestra un eje mecánico en valgo inicial y su corrección progresiva al realizar una hemiepifisiodesis medial con placas y tornillos.

Tratamiento quirúrgico de deformidades angulares

La modificación del eje, tanto para valgo como varo, puede hacerse con procedimientos poco invasivos en niños mediante la manipulación del cartílago de crecimiento femoral y/o tibial, frenando el crecimiento por lateral o medial (hemiepifisiodesis) en forma transitoria o definitiva, usando implantes especiales para ese efecto. Esto provoca una corrección angular espontánea al crecer el segmento óseo intervenido. En esqueleto maduro (sin cartílago de crecimiento) es necesario realizar osteotomías correctoras, las que son más complejas y de más larga recuperación funcional [Figura 30.12].

PATOLOGÍA ORTOPÉDICA DEL PIE

Introducción

Entre los principales motivos de consulta, tanto en atención primaria como en pediatría, se encuentran las alteraciones del pie, siendo la más frecuente el pie plano. Existe otro grupo de patologías que, a pesar de ser menos frecuentes, su diagnóstico precoz tiene gran importancia, por lo que deben ser pesquisadas a tiempo. Algunos problemas del pie podrán ser solucionados por médicos generales o pediatras, sin embargo, en otras ocasiones se necesitará y deberá recurrir al especialista para su completo diagnóstico y correcta resolución.

Anatomía funcional

Los huesos del pie se ordenan en 3 segmentos: el proximal o retropié, constituido por el talo y el calcáneo, donde se encuentra la articulación subastragalina; el segmento medio o mediopié, está integrado por el navicular, cuboides y las 3 cuñas, donde se encuentra la articulación mediotarsiana o de Lisfranc; y el segmento distal o antepié, que está constituido por los metatarsianos y las falanges. El esqueleto del pie se mantiene mediante elementos de soporte, generalmente tendinosos o músculo-ligamentosos, y gracias a su elasticidad puede adaptarse a todas las irregularidades del terreno.

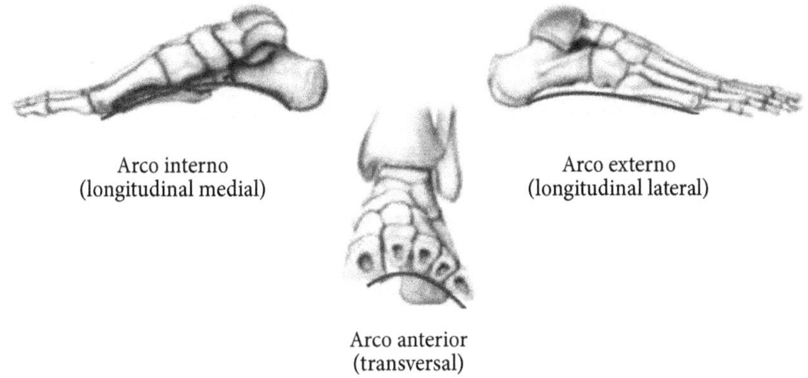

Figura 30.13. Esquema de los principales arcos del pie: interno (longitudinal medial), externo (longitudinal lateral), anterior (transversal).

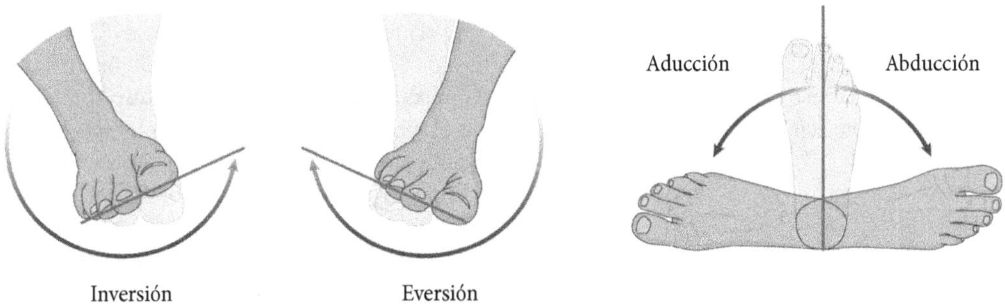

Figura 30.14. Esquema de los movimientos del pie: en inversión, el pie gira hacia adentro; en eversión, el pie gira hacia fuera.

La planta del pie tiene tres arcos principales, un arco anterior (transverso), un arco externo (longitudinal lateral) y un arco interno (longitudinal medial). Estos tienen que estar perfectamente equilibrados para conseguir un apoyo perfecto del pie tanto al andar como al estar de pie. Los arcos se encuentran sometidos a grandes fuerzas y existen diversos desequilibrios que pueden llevar a alteraciones en la forma del pie [Figura 30.13].

Movimientos del pie

En el tobillo, que es una articulación en mortaja, los movimientos principales son: flexión plantar y flexión dorsal. Existe un mínimo grado de movimiento lateral cuando el pie está en flexión plantar. El mantenimiento del pie en flexión plantar determina un pie equino; en flexión dorsal, determina un pie talo.

En la articulación subastragalina se producen los movimientos de inversión y eversión. Este movimiento sucede en un plano frontal, durante el cual la superficie plantar del pie se inclina (gira hacia adentro o hacia afuera). El mantenimiento del pie en inversión origina un pie varo (calcáneo se inclina hacia línea media) y en eversión origina un pie valgo (calcáneo se inclina hacia lateral) [Figura 30.14].

En el antepié, en la articulación mediotarsiana, tienen lugar los movimientos de aducción y abducción. En aducción la parte distal del pie se acerca a la línea media del cuerpo, lo que da lugar a un metatarso aducto. En abducción la zona distal del pie se aleja de la línea media del cuerpo y, si el pie se mantiene en esta posición, se origina un metatarso abducto.

Los movimientos del pie no son puros, de tal manera que los del tobillo se complementan con los de la articulación subastragalina y la articulación mediotarsiana, dando lugar a los movimientos se supinación (flexión plantar, inversión y aducción) y pronación (flexión dorsal, eversión y abducción).

Deformidades del pie

Ante una deformidad del pie es fundamental explorar su flexibilidad y valorar el grado de rigidez de las distintas articulaciones, pues cuanto más rígida y estructurada esté la deformidad más difícil será de corregir. Las deformidades del pie pueden afectar a una o a varias articulaciones de este, así como a los tejidos blandos circundantes.

Cuadro 30.1. Localización anatómica de las deformidades del pie.

Localización	Deformidad
Retropié	Equino-varo-valgo
Mediopié	Cavo (equino del antepié)
	Plano (aplanamiento del arco plantar)
Antepié	Adductus-abductus

Aunque pueden ser adquiridas, la mayor parte son congénitas. Describiremos el pie plano, el pie cavo, el metatarso aducto (varo), el pie equino y pie bot (equino varo congénito) [Cuadro 30.1].

Pie plano

Es un término genérico poco preciso que se utiliza para describir cualquier cuadro del pie en el que el arco longitudinal medial es demasiado bajo o está desaparecido, creando un área de máximo contacto de la planta del pie con el suelo. El retropié habitualmente presenta una deformidad en valgo y el antepié se encuentra abducido. La mayoría de los niños presenta un pie plano antes de los 3 o 4 años. Se considera que el arco plantar inicia su desarrollo a partir de los 3-6 años, en cuya formación influyen la pérdida de la grasa plantar, muy abundante en el pie del niño, la disminución de la laxitud ligamentosa, el aumento de la potencia muscular y el desarrollo de una mayor configuración ósea. Este proceso es absolutamente fisiológico y no es posible intervenir su historia natural con órtesis, plantillas, calzados especiales u otros métodos extrínsecos. Como consecuencia de todo lo anterior, el pie plano no es una condición necesariamente patológica, sin embargo, es la causa más frecuente de consulta en la edad pediátrica. Entre los factores que se asocian a pie plano se encuentran la hiperlaxitud y la obesidad, describiéndose un incremento en la prevalencia de un 14 a un 64% en relación al aumento de peso [Figura 30.15].

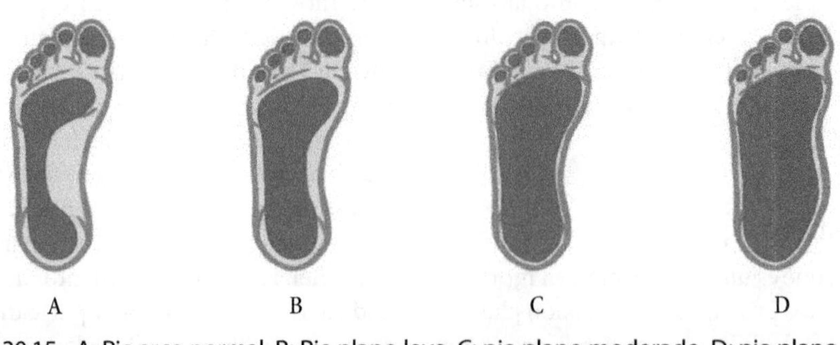

Figura 30.15. A: Pie arco normal, B: Pie plano leve, C: pie plano moderado, D: pie plano severo.

Hay que diferenciar diversos tipos de pies planos que, según sus características, presentan sintomatología o tratamientos diversos: flexibles, rígidos y neurológicos.

Los pies planos flexibles son aquellos que presentan recuperabilidad morfológica, tanto activa como pasivamente, es decir, se forma arco medial al estar en punta de pie o al elevar el hallux (maniobra de Jack). Constituyen la mayoría de los pies planos de los niños (90%). Suelen ser niños obesos, hiperlaxos, habiéndose considerado que la debilidad muscular sería la responsable del pie plano. Sin embargo, estudios electromiográficos han desmentido esta aseveración, ya que suelen acompañarse de alteraciones torsionales y angulares de los miembros inferiores como genu valgo.

La gran mayoría de los pacientes es asintomática y no requiere tratamiento. Es importante la educación a los padres sobre el desarrollo espontáneo del arco plantar. Las plantillas y modificaciones del calzado no han demostrado cambiar la historia natural e incluso pueden causar mayor incomodidad al niño. Si persiste el pie plano flexible asintomático en la adolescencia tampoco es problema, salvo que vaya empeorando demasiado, en cuyo caso es recomendable una cirugía para evitar artrosis del tarso o tobillo a futuro.

Los pocos casos sintomáticos (dolor plantar o del retropié) o asimétricos se deben estudiar con imágenes radiológicas. Las molestias generalmente asociadas a casos severos o enfermedades neuromusculares. Si hay molestias pueden indicarse plantillas con realce medial, blandas y cómodas, órtesis en enfermedades neuromusculares e incluso cirugía si persisten molestias o se hace muy severo.

Los pies planos rígidos son aquellos que no son susceptibles de modificación pasiva. Siempre debemos estudiarlos para descartar alteraciones congénitas, como el talo vertical congénito, o del desarrollo, como las coaliciones tarsianas (fusiones de huesos del pie) que requieren un tratamiento específico.

Los pies neurológicos son los que se presentan secundariamente a desequilibrios neuromusculares graves. Las causas suelen ser la parálisis cerebral y la espina bífida. En estos casos el plan terapéutico difiere entre procedimientos estabilizadores (cirugía) y movilizaciones (rehabilitación).

El examen de pie hay que realizarlo en apoyo estático y durante la marcha, tanto de talón como de puntillas, lo que proporcionará información sobre la rigidez, la deformidad y la tensión del tendón de Aquiles. Debe observarse de frente (antepié en abducción), de perfil (desaparición del arco plantar) y por detrás (valgo de calcáneo). Existe un examen complementario llamado prueba de Jack que se realiza produciendo una hiperextensión pasiva del dedo gordo, con el niño en bipedestación. Esta prueba, junto con la marcha de puntillas, puede evidenciar la reaparición del arco plantar y descartar, así, un pie plano rígido [Figura 30.16].

Diversos estudios confirman el criterio de que las plantillas no corrigen un pie plano, pero sí pueden ayudar a equilibrarlo y evitar que sea doloroso, por lo tanto, su utilización debe reservarse a pies planos flexibles sintomáticos. En cuanto a calzados, se aconseja usar calzados flexibles, que sujeten retropié y que permitan estimular el desarrollo muscular y la función dinámica del pie. Además, se debe recomendar bajar de peso en el caso de niños obesos, y efectuar ejercicios de reeducación de los músculos de la pantorrilla, tibial anterior e intrínsecos del pie.

Es necesario insistir en la nula indicación de la cirugía de un pie plano estático asintomático. Exclusivamente en casos más severos y refractarios al tratamiento, se puede recurrir a la resolución quirúrgica, pero esto solo es necesario entre el 1 y 5% de los pacientes. El 90% de los pacientes con pie plano flexible se resolverá de forma espontánea.

Pie cavo

Es el pie que presenta un aumento anormal de la altura del arco longitudinal medial por flexión acentuada de los metatarsianos. Es una entidad compleja dada la diversidad etiológica, su diferente evolución y sus múltiples formas de

Pie plano laxo (flexible) (99%)

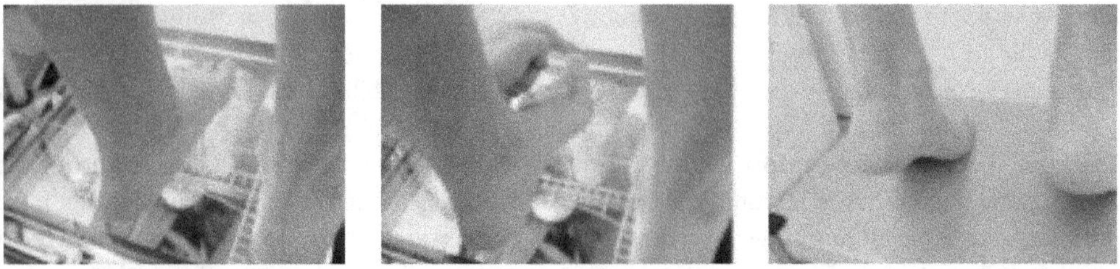

Pie plano rígido (1%)

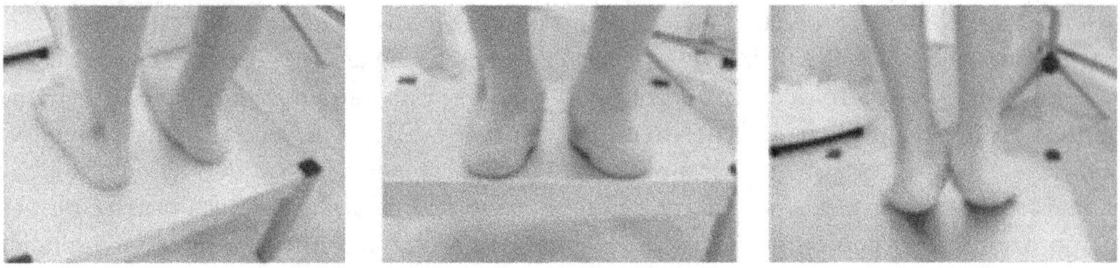

Figura 30.16. Arriba: Pie plano flexible bilateral, maniobra de Jack y maniobra en punta de pies y aparición de arco plantar. Abajo: pie plano rígido bilateral.

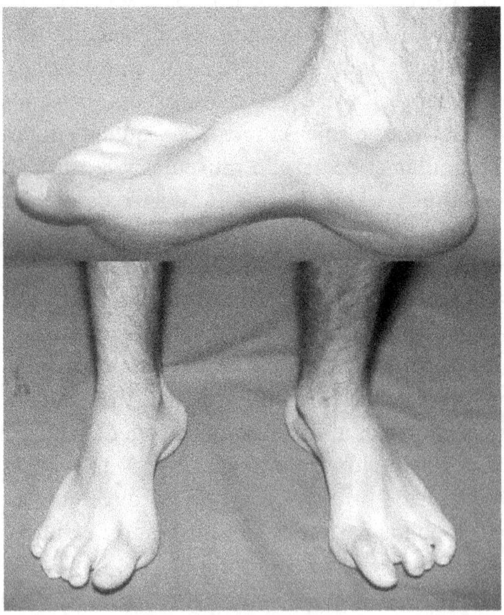

Figura 30.17. Pie cavo-varo bilateral, se aprecia aumento del arco longitudinal medial, dedos en garra y varo del retropié.

tratamiento. La edad de presentación habitual es entre los 8-12 años, aunque en ocasiones está presente al nacer con el primer dedo en garra. Raramente es idiopático, la mayoría de las veces (80%) está asociado a una causa neurológica (ante todo, hay que buscar una lesión del cono medular que se acompaña a veces de una enuresis nocturna, o de un nevo en la región lumbar), a una enfermedad degenerativa tipo Charcot-Marie-Tooth o a una malformación lumbosacra (espina bífida oculta, espondilolístesis).

Habitualmente el pie cavo se compone de un aumento del arco plantar que progresa con la edad de forma lenta desde los 5 a los 11 años, un varo del calcáneo y ortejos en garra con horizontalización del talo. Clínicamente existen trastornos en la marcha, con tensión permanente y contractura dolorosa en la planta del pie, metatarsalgias y durezas en la zona de la cabeza de los metatarsianos y con dificultades para el calzado por la garra de los dedos y la joroba del dorso del pie [Figura 30.17].

Al comienzo, la deformidad es flexible, ya que puede ser corregida mediante la simple elevación del antepié. Antes de los 5 años de edad no precisan tratamiento, pues el niño no se queja de nada y la deformidad del pie es inaparente. Los pies cavos con ligera alteración morfológica y sin trastornos funcionales nunca deben ser tratados quirúrgicamente. La cirugía solo está indicada ante una deformidad grave y de alguna manera incapacitante en adolescentes y adultos, o con evidencia de mala evolución en los niños, pues en estos la deformidad y el trastorno funcional suelen ser muy discretos.

Pie equino

Deformidad del pie caracterizada por posición de flexión plantar con relación a la pierna. La contractura del músculo tríceps (tendón de Aquiles acortado) es la causa más frecuente de que el pie adopte esta posición. El paciente realizará la marcha con el apoyo del antepié (marcha de puntillas). Es frecuente de observar en niños menores de 2 años como parte del desarrollo (idiopático), pero en niños mayores debe descartarse una patología neurológica.

Puede constituir una entidad patológica aislada, aunque habitualmente se encuentra asociado a otro tipo de deformidad del pie como pie bot, pie equino de trastornos neuromusculares, los que deben ser evaluados por traumatólogo infantil.

Metatarso aducto (varo)

Esta alteración es una de las más frecuentes y se estima que está presente en 1 en 100 recién nacidos. Se piensa que está relacionada con posición intrauterina y antecedentes familiares. Afecta solo a la parte anterior del pie y consiste en una desviación interna o medial de los metatarsianos y de los dedos, con supinación leve a moderada del antepié, estando el talón en posición neutra o moderado valgo. Se caracteriza por un antepié aducto, borde lateral curvo y talón neutro, se le reconoce por la forma de Frijol o "C" plantar. La relación entre talo y calcáneo permanece normal y es característico un pliegue transversal en el navicular. El metatarso aducto puede acentuar la marcha en convergente cuando se asocia a torsión tibial interna o anteversión femoral. Se ha llamado de diferentes maneras: metatarso varo (Kite) y metatarso aducto (Ponseti), y la diferenciación es principalmente un problema de nomenclatura [Figura 30.18].

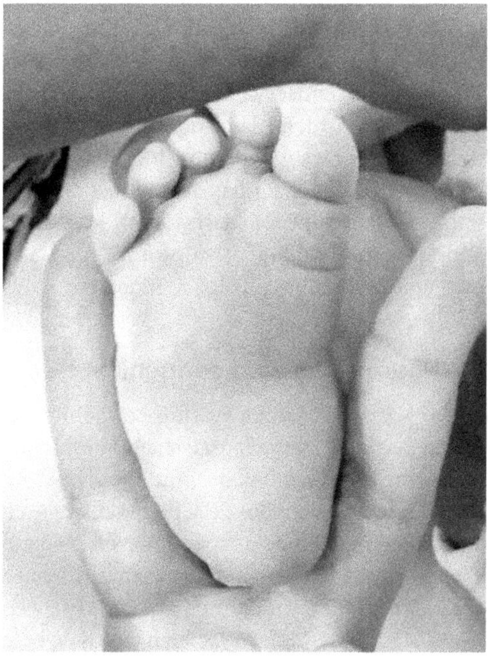

Figura 30.18. Metatarso varo pie derecho, se aprecia borde lateral convexo y desviación medial de los dedos del pie.

Es importante reconocer si la alteración es flexible o rígida. Se pueden clasificar en leve (flexible) cuando corrige con mínimo esfuerzo; moderado si corrige hasta línea media; o severo (rígida) cuando no pasa línea media. La evolución es favorable en los casos leves. El tratamiento suele ser conservador (manipulaciones simples por parte de la familia) entre los 12 y los 18 meses de edad. Algunos casos (formas moderadas o graves) precisan tratamiento en servicio de ortopedia infantil mediante manipulaciones simples o asociadas a yesos y posterior calzado corrector. Los resultados son sintomática y clínicamente satisfactorios en todas las series con menos de un 2% de recidivas. Cuando el diagnóstico se realiza en niños mayores la respuesta al tratamiento conservador no es homogénea y habrá que considerar la cirugía. La alternativa quirúrgica es rara y se plantea luego de 3 años con deformaciones rígidas que no responden a tratamiento ortopédico, considerando sección abductor del hallux, capsulotomía medial y osteotomía de la base de los metatarsianos.

Pie bot (equino varo congénito)

El pie bot es una deformación congénita del pie en la que, durante la marcha o la estación, no se apoya en forma plantígrada y sus ejes no guardan relación con los de la pierna. Ocurre en 1 en 1.000 recién nacidos, aunque varía según etnia, siendo más frecuente en la polinésica (hasta 7 en 1.000) y menor en asiáticos (0.57 en 1.000). Es más común en recién nacidos de sexo masculino que femenino en una relación 2:1, y en alrededor del 50% de los casos es bilateral. La deformidad tiene 4 componentes: cavo, aducto, varo y equino, asociados a una torsión tibial interna. Las deformidades más graves de pie bot se localizan a nivel del retropié.

- Cavo: viene determinado por la pronación del primer y segundo rayo junto con el varo de retropié.
- Adductus: el antepié está desviado medialmente.
- Varo: el retropié está invertido a nivel de la subastragalina. El navicular está desviado medialmente y el calcáneo y el talo están deformados y en equino. Sus ejes son paralelos.
- Equino: el pie está en flexión plantar.

Existen múltiples teorías respecto a su etiopatogenia, sin conocerse una sola como verdadera. Actualmente, se acepta que existen distintos factores combinados, teniendo una etiología multifactorial. En un 80% se considera idiopático y un 20% secundario a causas extrínsecas, como restricción del movimiento fetal ya sea por embarazo múltiple, oligohidroamnios o malformaciones uterinas; o por causas intrínsecas fetales, como cromosomopatías (trisomía 18 o deleciones) y alteraciones del tejido conectivo, musculares o neurológicas, siendo más frecuentemente asociado a espina bífida. Hasta en un 67% de los fetos en que se diagnostica pie bot hay otras malformaciones asociadas, en cuyo caso suele ser bilateral.

El pie bot puede ser diagnosticado de forma prenatal a través de ultrasonido, siendo visible en ecografía transvaginal desde las 12 semanas de gestación. Al sospecharlo, debe realizarse una observación anatómica fetal completa (incluyendo ecocardiografía fetal) y buscar causas de restricción como sinequias y bandas amnióticas.

Al realizar el diagnóstico en recién nacidos o niños se debe explorar la extremidad inferior, para descartar la existencia de un metatarso aducto (fácil de diferenciar por no existir componente equino y sus deformidades ser muy flexibles y corregirse manualmente) o un pie bot postural, en el que las deformidades son igualmente flexibles y se corrigen manualmente. En ambos casos no se precisa tratamiento. Al mismo tiempo, hay que descartar una displasia de cadera, enfermedad que se asocia con frecuencia al pie bot.

Una vez que se ha diagnosticado un pie bot, y con la mayor brevedad posible, se debe derivar a un servicio de ortopedia infantil para su tratamiento inmediato. Dependiendo de la precocidad del tratamiento será el éxito alcanzado. El tratamiento empleado en la actualidad, en los servicios especializados de ortopedia infantil, es el preconizado por el Dr. Ponseti, mediante manipulaciones y yesos seriados. Para la inmovilización se utilizan yesos inguinopédicos con la rodilla en flexión en 90°, los que deben cambiarse después de 7-14 días, teniendo buenos resultados en aproximadamente el 90% de los casos. Luego, se realiza una mínima cirugía de alargamiento del tendón de Aquiles, una vez que se han corregido todos sus componentes, a excepción del equino. Posteriormente, se utilizan órtesis con botas en rotación externa para prevenir recidivas. La finalidad de este método de tratamiento es que el pie sea funcional, indoloro, plantígrado con buen rango de movimiento y no precise calzado especial. El tratamiento quirúrgico, cada vez

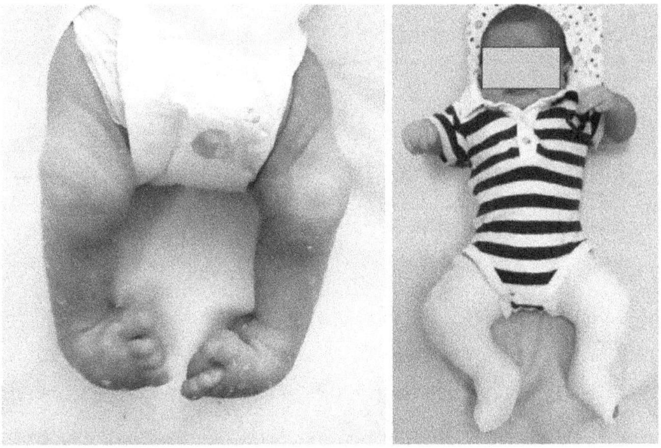

Figura 30.19. Pie bot bilateral (izquierda) y tratamiento con yesos según técnica Dr. Ponseti (derecha).

menos frecuente, debe plantearse en aquellos casos que son irreductibles o por fracaso en el tratamiento conservador, o en caso de recidiva o deformación residual [Figura 30.19].

¿CUÁNDO DERIVAR AL ESPECIALISTA?

Respecto a las variaciones rotacionales y angulares de extremidades inferiores:

- Las variaciones que persisten o se agravan más allá de los rangos normales para la edad.
- Asimetría al compararla con la extremidad inferior contralateral
- Existen síntomas adicionales como dolor, debilidad, o alt.eraciones neurológicas.

En relación a las alteraciones del pie::

- El pie plano rígido o progresiva o si presenta dolor o dificultades al caminar pese al tratamiento conservador.
- El pie cavo que presenta dolor, dificultad para caminar o lesiones recurrentes (fracturas o esguince). Además de los pacientes en los que se sospecha rigidez, patología neuromuscular o es asimétrico.
- El pie equino debe ser derivado en recién nacidos o mayores de 5 años. Además si presenta alteraciones neurológicas, deformidad rígida o asimétrica.
- Se deben derivar todos los pie bot para tratamiento con técnica de Ponseti, el cual debe ser realizada por un subespecialista
- Pie plano rígido progresivo.

PUNTOS CLAVES

- Ante la presencia de una deformidad del pie en el recién nacido, hay que descartar siempre otras alteraciones, como una displasia del desarrollo de la cadera.
- Al diagnosticar un pie cavo, es necesario descartar una enfermedad neurológica.
- Al evaluar un pie plano, es necesario determinar si este es flexible (laxo) o rígido.
- El pie plano laxo infantil asintomático no requiere tratamiento de órtesis (plantillas) ni calzado ortopédico.
- El pie plano rígido debe ser estudiado (coaliciones tarsianas, astrágalo vertical) y habitualmente requiere tratamiento quirúrgico.
- El pie bot y el astrágalo vertical congénito requieren un diagnóstico precoz y un tratamiento oportuno en el servicio de ortopedia infantil especializado.

Preguntas y ejercicios de autoestudio

- ¿Cuáles son las causas de marcha convergente?
- ¿Cuándo considera patológica una marcha convergente en el niño?
- ¿Cuál es la curva de alineación normal de las rodillas según la edad del niño?
- ¿Cuándo considera que un genu varo o genu valgo es patológico?
- ¿Cuáles son los principales movimientos del pie y en qué articulación se produce dicho movimiento?
- ¿Cuáles son las características de un pie plano flexible fisiológico?
- ¿Cuándo considera un pie plano patológico y cuáles son sus principales causas?
- ¿Cuándo considera un pie cavo varo patológico y cuáles son sus principales causas?
- ¿Cuáles son las deformidades características de un pie bot y cuál es su tratamiento inicial?

CAPÍTULO 31

CLAUDICACIÓN E INFECCIONES OSTEOARTICULARES EN NIÑOS

Felipe Hodgson, Angélica Ibáñez, Gino Martínez, María José Poblete, Carolina Pérez y Francesca Moller

Resumen

La claudicación, entendida como una alteración en el patrón de marcha, suele ser un motivo de consulta frecuente en niños tanto en atención primaria como en urgencia. Entre las múltiples causas de claudicación debemos descartar traumatismos, enfermedades infecciosas osteoarticulares, procesos inflamatorios y otros. El desafío diagnóstico consiste en distinguir entre enfermedades de curso benigno y otras que podrían generar secuelas de distinta gravedad y que requieren un tratamiento oportuno.

Los niños con claudicación deben ser evaluados cuidadosamente para identificar la causa subyacente. Además de la historia clínica y el examen físico, se pueden utilizar pruebas como radiografías y exámenes de laboratorio para precisar el diagnóstico.

La sinovitis transitoria es una causa común de claudicación y se cree que es una respuesta autoinmune después de una infección viral. Es esencial diferenciarla de la artritis séptica, la que corresponde a una infección bacteriana de las articulaciones que puede causar daño permanente si no se trata adecuadamente. La artritis séptica requiere tratamiento inmediato con antibióticos y, a menudo, aseo quirúrgico de la articulación.

La osteomielitis es una infección ósea que afecta principalmente a niños y adultos mayores, originada con frecuencia por bacterias como Staphylococcus aureus. Requiere diagnóstico y tratamiento precoz, el que incluye tratamiento antibiótico endovenoso e intervención quirúrgica en algunos casos, dado que puede cronificarse, complicando su tratamiento y pronóstico.

CLAUDICACIÓN

Introducción

La claudicación o cojera en los niños es un motivo de consulta frecuente y tiene una incidencia de 3,6/1.000 niños.

Habitualmente es manifestación de una patología dolorosa (80% de los casos), sin embargo, otras causas pueden producir una claudicación indolora, por ejemplo, las enfermedades neurológicas, musculares, displasia de caderas, entre otras. Lo más importante en el enfrentamiento de un niño con claudicación es evaluar los posibles diagnósticos diferenciales, ya que muchas condiciones pueden producir esta alteración.

Es fundamental diferenciar patologías potencialmente graves, que requieran un diagnóstico precoz y un tratamiento oportuno. Además, es de ayuda enfrentar al paciente en forma ordenada y sistemática, examinarlo completo, independiente del porqué llegó.

Historia

Una completa anamnesis puede orientar a la causa de la claudicación y, por lo tanto, es primordial preguntar dirigidamente sobre algunas de sus características:

- Tiempo de comienzo: la claudicación aguda es sugerente de patología inflamatoria, infecciosa o trauma.

- Evolución: si ha aumentado, se ha mantenido o ha mejorado en el tiempo.
- Evento traumático asociado, nos hace sospechar fractura.
- Síntomas asociados: preguntar directamente por compromiso del estado general, aumento de volumen o calor local, fiebre, infecciones respiratorias o gastrointestinales recientes.
- Antecedentes perinatales: preguntar por asfixia neonatal, problemas neurológicos, etc.
- Antecedentes familiares: interrogar por displasia de cadera, escoliosis, malformaciones, etc.

Examen físico

Se debe realizar de forma completa, con paciente en ropa interior y siempre en la presencia de los padres. El examen físico, sobre todo en un preescolar, debe ser hecho en un ambiente tranquilo, de ser necesario en brazos de su madre, y lo más breve posible. Se deben identificar los puntos dolorosos palpando sistemáticamente de proximal (columna) a distal (extremidades inferiores), para luego realizar movilizaciones articulares y pruebas específicas. Debemos evaluar:

- Deambulación: observar la marcha y capacidad de esta.
- Columna: evaluar rigidez, dolor axial, incapacidad para mantenerse sentado (obs. espondilodiscitis u osteomielitis vertebral).
- Caderas: ver si hay irritación articular por artritis. *Roll test* (dolor a las rotaciones pasivas con el paciente acostado). Se debe evaluar el rango de movimiento articular, principalmente rotación interna y abducción. La cadera es el principal sitio de claudicación en los niños (sinovitis transitoria, enfermedad de Perthes, epifisiolisis, displasia de caderas, artritis séptica, etc.).
- Rodillas: rango de movimiento articular, ver si hay derrame, etc.
- Huesos largos: si hay dolor se debe descartar fractura, tumores, osteomielitis (evaluar si hay dolor puntual a la palpación ósea o "one finger pain").
- Pies: rango de movimiento articular, plantas del pie (verrugas, cuerpos extraños, espinas, etc.).

Es muy importante tratar de focalizar clínicamente el sitio del dolor en caso de que el niño no lo manifieste, con la finalidad de poder solicitar los estudios imagenológicos más adecuados. De no ser posible, se puede solicitar una radiografía panorámica de extremidades inferiores (disponible de inmediato) o un incluso, y de ser necesario, un cintigrama óseo (no disponible de urgencia).

Tipos de claudicación

Según el patrón de marcha del menor, podemos diferenciar la claudicación en:

- Antiálgica: más frecuente. Niño no quiere caminar porque le duele. Si camina, la fase de apoyo de la extremidad afectada es más corta.
- Trendelenburg: se observa por insuficiencia de musculatura glútea de distintas causas.
- Debilidad muscular proximal: evaluar antecedente de enfermedad neurológica.
- Discrepancia longitud extremidades superiores: mayor de 2 cm (discrepancias menores de 1,5 cm no producen alteraciones en la marcha).
- Neuropática: pacientes con enfermedades neurológicas (parálisis cerebral, distrofias musculares).

En la primera aproximación, siempre se debe descartar infecciones o fracturas ocultas, ya que son los cuadros más urgentes de tratar. Solicitar radiografías del segmento doloroso en dos proyecciones (panorámicas de extremidades superiores si no focaliza claramente) y exámenes hematológicos (hemograma, velocidad de sedimentación —VHS— y proteína C reactiva —PCR—).

Diagnóstico diferencial

Se recomienda la orientación según el rango etario, existiendo 3 grupos principales: preescolares, escolares y adolescentes [Cuadro 31.1].

Cuadro 31.1

Preescolares: 1 a 3 años	
Inflamatorias	— Sinovitis transitoria: causa más frecuente. Inflamación de una articulación reactiva a una infección viral, ya sea respiratoria o gastrointestinal. — Artritis idiopática juvenil: enfermedad inflamatoria autoinmune. Es poco frecuente.
Infecciosas: importante diagnóstico precoz, más frecuente en niños pequeños	— Artritis séptica. — Osteomielitis. — Espondilodiscitis.
Trauma	— Fractura del lactante: fracturas de tibia es lo más común, que se producen con caídas banales. — Maltrato.
Neurológicas	— Parálisis cerebral. — Distrofia muscular.
Displasia de caderas	El tamizaje o screening a los 3 meses hace que sea poco frecuente la claudicación como síntoma inicial de una displasia de cadera no tratada.
Neoplasias	Leucemia: causa poco frecuente de claudicación, sin embargo, el 10 al 15% de las leucemias se manifiestan inicialmente como claudicación.
Escolares: 4 a 10 años	
Inflamatorias	— Sinovitis transitoria: causa más común de claudicación en este grupo, es un diagnóstico de descarte. — Artritis idiopática juvenil.
Infecciosas	— Artritis séptica: disminuye levemente su frecuencia. — Osteomielitis: mantiene frecuencia que en edad preescolar.
Enfermedad de Perthes	Necrosis avascular de la cabeza femoral.
Menisco discoideo	Malformación del menisco lateral que produce una alteración de su forma normal, siendo un menisco más ancho y más grande. Es frecuente que se rompa produciendo bloqueos, dolor de rodilla y claudicación.
Discrepancia longitud de extremidades	Hay distintas causas por las que se puede producir una diferencia de largo de extremidades significativa (trauma, infecciones, tumores, malformaciones). Cuando la diferencia es mayor de 2 cm puede producir una claudicación evidente.
Osteocondrosis	Se trata de una inflamación de la fisis relacionadas a las apófisis en épocas de crecimiento rápido. Enfermedad de Osgood Schlatter (tuberosidad anterior de la tibia), enfermedad de Sever (calcáneo).
Neoplasias	— Leucemia. — Osteosarcoma y Sarcoma Ewing.

Adolescentes: 11 a 15 años	
Epifisiolisis	Es la causa más frecuente de coxalgia en adolescentes y se trata de un deslizamiento de la epífisis sobre la metáfisis del fémur proximal.
Inflamatorias	Poco frecuente la sinovitis transitoria.
Infecciosas	A esta edad es más frecuente la osteomielitis que la artritis séptica.
Síndrome de sobreuso	Frecuente en deportistas competitivos o amateurs, ya sea lesiones óseas, osteocondrosis o lesiones de partes blandas.
Neoplasias	— Osteosarcoma. — Linfoma.

SINOVITIS TRANSITORIA

Introducción

Es una artritis aséptica aguda que se produce por inflamación de la sinovial de origen autoinmune, transitoria y autolimitada. Es la patología más frecuente, responsable del 30 a 40% del total claudicaciones. Algunos autores muestran que hasta un 95% de los casos corresponden a esta causa.

Su causa es desconocida, puede ser atribuida a una infección viral, por ejemplo, respiratoria o gastrointestinal y a un componente inmunológico post-episodio de infección viral, que vendría dado por anticuerpos que generan inflamación de la sinovial. Puede ocurrir en cualquier articulación, pero lo más común en niños es cadera y rodilla.

Se presenta principalmente entre los 3 y los 8 años de edad. La clínica en la sinovitis transitoria de cadera es predominantemente dolor de comienzo rápido, limitación del movimiento articular, claudicación y temperatura menor de 38°C.

Exámenes

Lo principal es diferenciarla de una artritis infecciosa. Para ello se inicia el estudio con exámenes hematológicos (hemograma, VHS y PCR) y una radiografía para diagnóstico diferencial de otras causas de claudicación. Si no hay evidencias de infección bacteriana ni otras patologías, el cuadro debiera resolverse espontáneamente en el transcurso de 5-7 días. Por esta razón, es importante hacer un control periódico que considere:

- Recuento leucocitos, VHS, PCR normales.
- Radiografía normal: se solicita por diagnóstico diferencial.
- Ecografía: leve derrame articular.
- Líquido articular inflamatorio: células 5.000-15.000/ml. Infecciones: más de 50.000 células y menor o igual a 25% polimorfonucleares (predominio mononuclear).

Criterios de Kocher

En niños que presentan una cadera dolorosa, algunos criterios son útiles para diferenciar entre una artritis séptica y una sinovitis transitoria. Estos son:

- Fiebre (mayor de 38,5° C).
- Incapacidad de cargar peso.
- Glóbulos blancos en sangre mayor de 12.000/ml.
- VHS mayor de 40 mm/hr.

A mayor cantidad de criterios, más probabilidades de que sea un proceso infeccioso; menos criterios indican una mayor probabilidad de que sea sinovitis transitoria.

- 0 = 2%
- 1 = 9.5%
- 2 = 35%
- 3 = 73%
- 4 = 93%

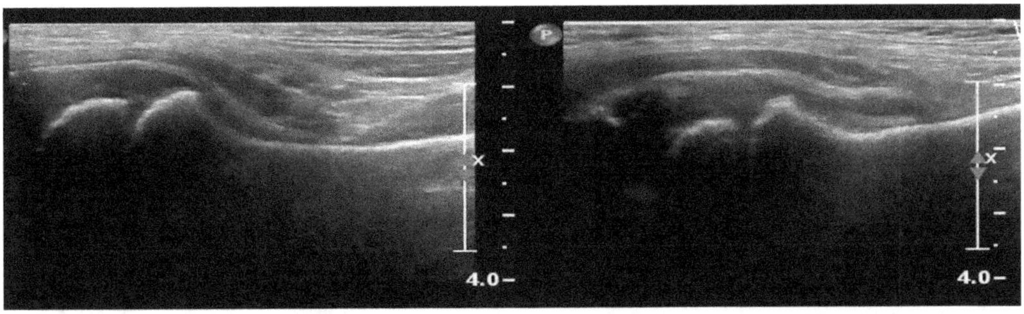

Figura 31.1. Paciente de 3 años con artritis séptica cadera izquierda. Se observa importante derrame articular en cadera izquierda comparado con la derecha en la ecografía.

A los criterios de Kocher se les ha agregado la PCR, la que por sí sola tiene un valor predictivo positivo y negativo de infección bacteriana muy alto. Por lo que una PCR normal prácticamente descarta una artritis séptica.

Si se evidencia derrame articular, se puede realizar una artrocentesis para estudiar el líquido articular y descartar infección.

Si persisten las sospechas de infección, es mejor complementarlo con exámenes complementarios como ecografía (mostrará derrame articular en artritis séptica) o una RM, que tiene la ventaja de visualizar tanto partes blandas como tejido óseo, pero la desventaja de requerir sedación o anestesia en niños pequeños [Figuras 31.1 y 31.2].

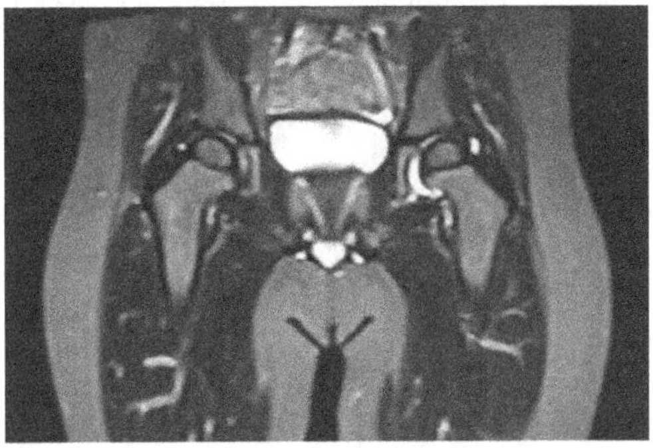

Figura 31.2. Paciente de 2 años con claudicación izquierda y diagnóstico final de sinovitis transitoria de cadera. Se observa derrame articular leve (líquido articular hiperintenso) en cadera izquierda en RM de caderas.

Tratamiento

- Reposo.
- Analgésicos-antiinflamatorios.
- Duración 5-7 días. Luego de 10 días no debiera haber ningún síntoma residual.
- Se controla a las 24-48 horas, para vigilar resolución o complementar estudio de probable infección si el cuadro empeora.
- Radiografía de pelvis a los 3 meses en caso de compromiso de la cadera (se aconseja porque un porcentaje menor de los pacientes son sinovitis por enfermedad de Perthes incipiente, que al inicio la radiografía es normal, pero se hace visible luego de 3 meses), especialmente si presenta episodios de sinovitis a repetición.
- Criterios de derivación: si existe certeza del diagnóstico, esta patología puede ser tratada por el médico general o pediatra sin requerir derivación. Se recomienda que el niño sea evaluado por el especialista ante una duda diagnóstica o evolución desfavorable.

ARTRITIS SÉPTICA

Introducción

La artritis séptica (AS) es una infección bacteriana articular con baja prevalencia (1:2.500), pero de gran importancia porque, tanto la infección como la reacción inflamatoria que provoca dentro de la articulación, puede causar daño del cartílago articular de manera irreversible. Por lo tanto, lo principal es realizar un diagnóstico y tratamiento precoz.

Vías de transmisión

La infección puede llegar de muchas formas a la articulación. La más frecuente es a través de la sangre (bacteremia) en la que se crean las condiciones locales para que la bacteria se instale en la sinovial. También puede ser por inoculación directa (por un cuerpo extraño o una cirugía) o por contigüidad de una infección adyacente, siendo lo más común una osteomielitis en que el material purulento ingresa al espacio articular.

Los factores predisponentes son deficiencia inmunológica, ya sea en edades extremas de la vida o por alguna enfermedad inmunosupresora, diabetes mellitus, trauma, cirugía local o artritis reumatoídea en que la articulación se encuentra inflamada, propensa a ser colonizada por bacterias.

El principal agente causal en todos los grupos etarios corresponde al Staphylococcus aureus en un 80-90%. Sin embargo, en los últimos años ha aparecido frecuentemente en niños menores de 5 años una bacteria denominada Kingella kingae, cocobacilo gram negativo, que antes no era detectada porque no existían los medios adecuados, siendo el segundo agente causal en niños. Luego, siguen otras bacterias que dependen de la edad del paciente, siendo siempre las dos más frecuentes las ya mencionadas. En neonatos es común el Streptococcus Grupo B; en diabéticos, los Gram negativos; en adolescentes, el Gonococo.

En estudios histológicos, se observa que las bacterias, sus enzimas proteolíticas y las sustancias generadas por los neutrófilos en reacción a la infección ya hacen daño al cartílago a las 48 horas de la infección y, si no se eliminan mediante aseo quirúrgico, terminan destruyendo la articulación.

Clínica

El síntoma más común es el dolor articular súbito y gran impotencia funcional, siendo un cuadro bastante agudo y de rápida progresión. Además, se encuentra compromiso del estado general, fiebre y signos inflamatorios locales como eritema, calor local, derrame y aumento de volumen, salvo en la cadera que es una articulación profunda por lo que estos signos no son tan evidentes. En neonatos se observan signos inespecíficos propios de una sepsis. Los niños muy pequeños están muy comprometidos, por lo que la bacteria genera una reacción inflamatoria sistémica, afectando rápidamente el estado general.

Diagnóstico

Lo principal es determinar si una inflamación articular aguda es de origen infeccioso, ya que requiere de un tratamiento inmediato. Lo primero es ver el perfil hematológico en que se observa leucocitosis con desviación izquierda, PCR que es precoz en elevarse (primeras 24 horas) y VHS que demora más en elevarse (5-7 días).

Siempre debemos solicitar una radiografía de la articulación para descartar diagnósticos diferenciales, no para el diagnóstico de AS porque eso significa que el diagnóstico es muy tardío. La radiografía estará alterada en 10-20 días de evolución de la artritis séptica. En esta se podrá observar:

- aumento de partes blandas periarticulares y espacio articular,
- desmineralización ósea subcondral,
- disminución espacio articular,
- destrucción articular.

Puede ser de ayuda realizar una ecografía, pues resulta útil para evaluar articulaciones profundas como la cadera que son difíciles de examinar. Además, cuantifica el derrame, ayuda a orientar para poder puncionar el líquido y detecta el engrosamiento sinovial.

Cuadro 31.2.Recuento celular total y diferencial.

	Leucocitos por mm^3	Porcentaje de polimorfonucleares
Normal	Menor de 200	Menor de 25
Artritis séptica	Mayor de 50.000	Mayor de 80

Estudio de líquido articular

El estudio del líquido articular confirma el diagnóstico certero de AS. Este se realiza mediante una artrocentesis con técnica estéril. Siempre se debe tomar muestras previo a dar antibióticos. El recuento celular es lo más determinante (mayor de 50.000 células), con polimorfonucleares sobre un 80% [Cuadro 31.2].

Se utiliza un frasco heparinizado para medir el recuento celular total y diferenciado y observar la presencia de cristales; un frasco de cultivo (tapa roja) en que se realiza gram, baciloscopía (TBC) y cultivos corrientes; y un frasco de hemocultivo pediátrico, puesto que en este último aumenta el rendimiento de cultivos al estar en medio sólido, lo que ha mejorado significativamente la identificación de los agentes etiológicos.

El uso de la RM permite ayudar en el diagnóstico diferencial de una artritis aguda: sinovitis transitoria, neoplasias hematológicas, osteomielitis subyacente a AS, AS propiamente tal. La RM con contraste de gadolinio muestra el aumento de la señal sinovial, es decir, que se encuentra inflamada. También se puede ver el daño producido a la vascularización de la cabeza femoral por la AS que se manifiesta en cambios isquémicos en la epífisis, lo cual no ocurre en la sinovitis transitoria. Por otro lado, es un examen útil para evaluar la existencia de un foco de osteomielitis adyacente a la artritis séptica, ya que un 40% de las osteomielitis agudas en niños cercanas a una articulación tienen asociado una AS, en especial si es un niño muy pequeño. La desventaja es que a los niños preescolares hay que sedarlos o anestesiarlos para realizar este examen.

Tratamiento

La evacuación y lavado de la articulación, junto con la administración de antibióticos (ATB), es el tratamiento de elección en una artritis séptica. Para esto, se realiza una artrotomía o artroscopia, se toman muestras para cultivo, se realiza un aseo con abundante suero y se administran antibióticos endovenosos. Además, se deja un drenaje durante las primeras 24-48 horas de ser necesario.

El paciente es inmovilizado inicialmente para evitar el dolor. Sin embargo, se debe movilizar precozmente porque el cartílago articular necesita del movimiento tanto para su viabilidad y nutrición como para que la articulación no presente rigidez, evitando adherencias sinoviales y retracciones capsulares.

Antes de obtener el cultivo, se utiliza un antibiótico empírico para cubrir Staphylococcus aureus en niños escolares (cloxacilina o cefalosporina de 1ª generación como cefazolina). Se debe agregar cobertura para Kingella kingae en niños entre los 6 meses y 4 años (cefalosporina de 3ª generación como Ceftriaxona). Luego, debemos ajustar los ATB según resultado de los cultivos.

Durante el período postoperatorio se realiza un control clínico y de laboratorio con PCR, lo que determinará el momento del traslape a ATB vía oral y alta hospitalaria: 24 horas sin fiebre y PCR normal.

Clásicamente, se administran antibióticos endovenosos por una semana, no obstante, existen algunos protocolos de tratamiento ATB EV abreviado de 3-4 días con resultados exitosos también. La elección de la duración de la terapia endovenosa depende de la agresividad de la bacteria y de las condiciones clínicas del paciente. Después, se continúa el tratamiento con ATB vía oral hasta completar 4 a 6 semanas manteniéndose con control clínico y radiográfico.

Criterio de derivación: toda artritis séptica requiere hospitalización y evaluación por un traumatólogo de forma urgente, ya que se necesita un aseo quirúrgico precoz. El médico general o pediatra debe ser capaz de sospechar, realizar el estudio inicial y derivar oportunamente al paciente.

OSTEOMIELITIS

Corresponde a la infección del tejido óseo, la cual puede ser aguda, subaguda o crónica. La vía de entrada de la osteomielitis (OM) es similar a la artritis séptica, pudiendo ser hematógena, por contigüidad, postraumática o posquirúrgica. La única diferencia es que en vez de iniciarse en la sinovial, se inicia en el hueso.

OM AGUDA HEMATÓGENA

Esta vía es la más frecuente, secundaria a bacteremia. Las poblaciones más susceptibles son los niños (1:5.000 niños/año) y adultos mayores (inmunosupresión), siendo los más comprometidos los menores de 5 años (50% de las OM agudas hematógenas). Predomina en el sexo masculino, probablemente porque se asocia en un 50% a eventos traumáticos locales previos.

Fisiopatología

Existen bacteremias transitorias que provienen de las vías respiratorias, de la piel, entre otras, en donde las bacterias son rápidamente eliminadas por el organismo. Sin embargo, se dan ciertas condiciones (ej. en casos de trauma en los que existe edema óseo y estasia venosa) para que estas bacterias se localicen y crezcan en las metáfisis de los huesos largos de las extremidades inferiores y en zonas de crecimiento rápido.

El Staphylococcus aureus tiene enzimas que destruyen el hueso y proteínas que se adhieren a él, especialmente en el hueso en crecimiento.

Se produce un primer proceso denominado osteítis, en el que solamente hay una inflamación de las trabéculas óseas y todavía no existe absceso. Una vez que el hueso empieza a necrosarse y a destruirse, se acumula pus en esa cavidad, formando un absceso. Este tiene dos caminos a seguir: por un lado, puede crecer hacia el periostio, generando un absceso subperióstico; por otro, si la metáfisis está dentro de la articulación, el absceso puede pasar directamente a la articulación y ocasionar una osteoartritis séptica (como es el caso de la cadera).

Hasta los 18 meses de vida, los lactantes poseen vasos transfisarios que atraviesan la metáfisis a la epífisis. Esto provoca que que la infección se disemine rápidamente al cartílago de crecimiento, epífisis y articulación, dejando secuelas más graves. Estos niños se encuentran mucho más comprometidos y sépticos y típicamente se da dentro de un contexto de sepsis neonatal. Después de los 18 meses de vida, estos vasos se cierran y el cartílago de crecimiento sirve como barrera (barrera fisaria) [Figuras 31.3 y 31.4].

En un adulto que tiene una cortical más gruesa y más rígida y no tiene estos vasos, la infección se puede mantener endomedular e infectar el hueso completo antes de salir fuera de él.

Una infección no tratada, tratada tardíamente o simplemente cuando corresponde a una bacteria de difícil tratamiento, puede transformarse en una osteomielitis crónica: con la formación de un secuestro óseo (área de hueso necrótico dentro de un absceso) rodeado de tejido inflamatorio y hueso esclerótico reactivo (involucro). Este último cuadro es de difícil tratamiento y requiere de múltiples cirugías y antibióticos [Figura 31.5].

Microbiología

Las bacterias involucradas coinciden con las de la artritis séptica, también siendo Staphylococcus aureus la más frecuente en todos los grupos etarios, junto con Kingella kingae en niños entre 6 meses y 4 años de vida, siendo los sitios de infección preferidos alrededor de la rodilla, la cadera y el húmero proximal.

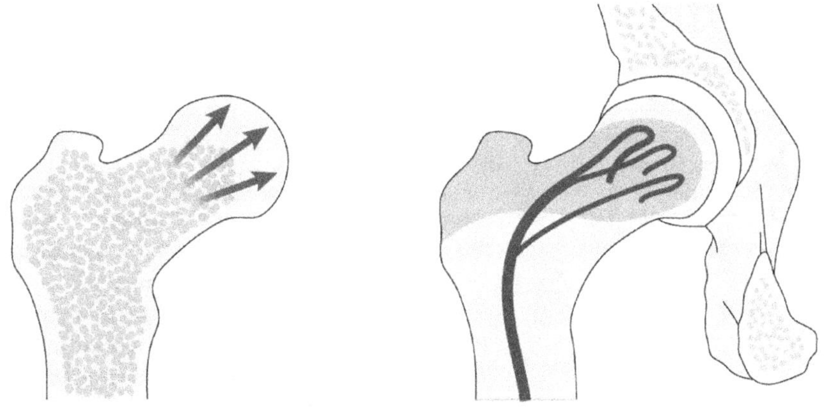

Figura 31.3. Diseminación de infección transfisaria en lactantes.

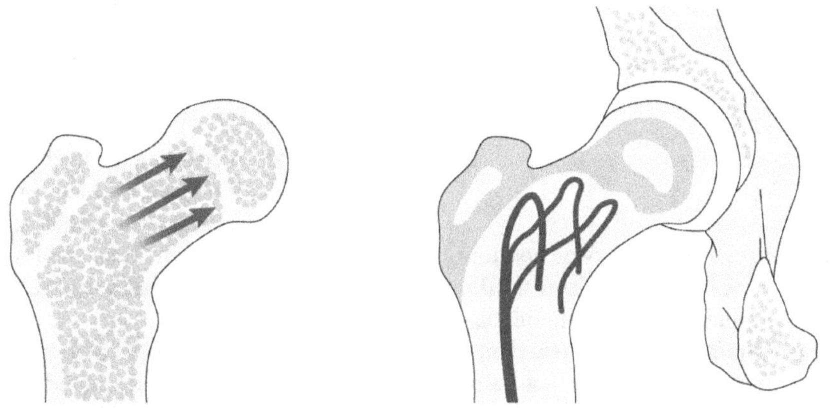

Figura 31.4. Después de los 18 meses, las fisis son barreras de la diseminación de infección ósea. Diferencias en la fisiopatología de la osteomielitis antes y después de los 18 meses de vida.

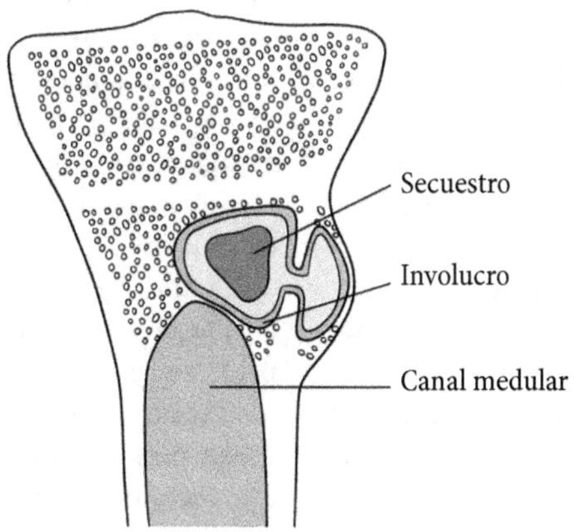

Figura 31.5. Secuestro e involucro, signos radiológicos de osteomielitis crónica.

Cuadro 31.3.

Grupo etario	Microorganismo más frecuente
Neonatos (multifocal)	Streptococcus grupo B, S. aureus, Gram negativo, Candida albicans
Lactantes - Niños	S. aureus (90%), Haemophilus, K. kingae
Diabéticos	S. aureus, Gram negativo

Los últimos años han aparecido infecciones emergentes asociadas a bacterias resistentes, especialmente intrahospitalarias como S. aureus meticilino resistente (MRSA) en infecciones invasivas y bacterias fastidiosas que tienen crecimiento lento y son difíciles de cultivar (la PCR universal ayuda en la detección de estas bacterias) [Cuadro 31.3].

Clínica

El cuadro clínico es más larvado y menos florido que la artritis séptica. Se inicia con un dolor óseo progresivo que aumenta lentamente, sin una causa aparente, aunque puede tener antecedente de trauma en un 50%. Puede manifestarse solo con claudicación, especialmente en niños pequeños. El síntoma cardinal es el dolor. La fiebre y compromiso del estado general se dan cuando el niño está muy comprometido o en etapas avanzadas de la infección.

Los signos locales de inflamación son bastante tardíos porque la infección es profunda, en la médula ósea, por lo que ocurren cuando el absceso sale del hueso. Estos son eritema, calor local, derrame articular e impotencia funcional.

Los neonatos y lactantes hasta los 18 meses de vida son el grupo etario más comprometido y más difícil de evaluar por no poder interpretar de forma fácil la presencia de dolor. Presentan gran compromiso del estado general, irritabilidad, compromiso de conciencia, pseudoparálisis. En el recién nacido, el cuadro está en el contexto de una sepsis neonatal y, generalmente, coexisten artritis y osteomielitis aguda, pudiendo ser poliarticular.

Diagnóstico

Inicialmente, los exámenes hematológicos pueden ser normales debido a que el absceso se encuentra confinado en la metáfisis y no se ha producido una respuesta inflamatoria sistémica todavía. Se puede observar un hemograma con leucocitosis y desviación izquierda en un 40 a 50% de los casos, la PCR aumenta en las primeras 24 a 48 horas con una sensibilidad de 97% y la VHS aumenta en 5 a 7 días y descarta otras patologías. Se debe recordar que si la PCR se encuentra en rangos normales puede que sea muy precoz o que definitivamente no corresponda a una infección osteoarticular.

La radiografía tiene poca utilidad en el diagnóstico precoz, ya que se encuentra alterada a los 7-10 días de evolución pudiéndose observar: caries óseas, lesiones líticas, reacción perióstica y fractura en hueso patológico. Es una herramienta útil en el diagnóstico diferencial de tumores y fracturas.

El cintigrama óseo es útil como primera aproximación al paciente cuando no se logra identificar el foco infeccioso o si hay más de uno. Sin embargo, no es un examen muy específico porque el hecho de encontrarse captante corresponde a que estamos frente a tejido óseo metabólicamente activo, como lo están las zonas de crecimiento de los huesos del niño. Es importante detenerse en la simetría de la captación para poder distinguir una zona inflamada, pues ayuda en la localización del segmento afectado en niños que no se expresan o que son difíciles de examinar.

Cuando se conoce la localización del foco o ante la sospecha clínica de osteomielitis se prefiere realizar una RM. Esta permite evaluar si hay extensión a partes blandas, si hay compromiso articular y, lo más importante, es que reconoce una osteomielitis en etapas muy precoces e identifica la presencia de abscesos y

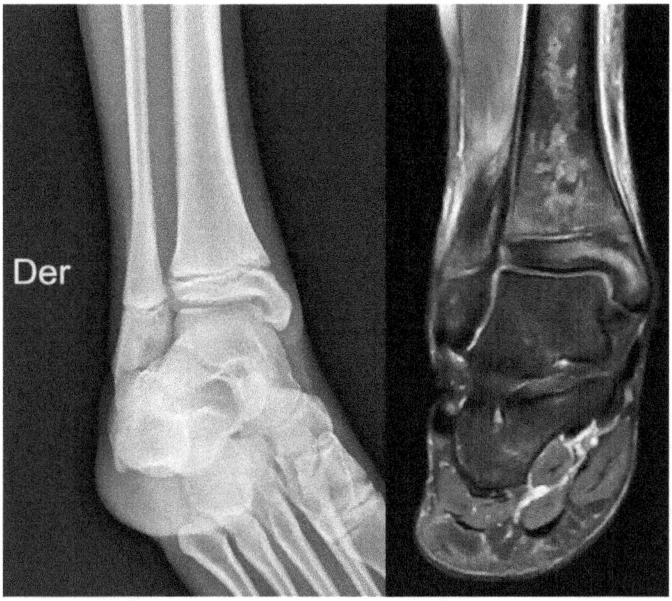

Figura 31.6. Paciente de 11 años con dolor de tobillo de 1 semana de evolución, asociado a fiebre. Estudio inicial con radiografías no muestra lesiones, RM del mismo día, muestra edema óseo de tibia distal con formación de microabscesos.

su localización. Esto último es de ayuda para tomar decisiones de tratamiento del paciente, en relación a la necesidad de aseo quirúrgico y el abordaje quirúrgico a usar [Figura 31.6].

Los exámenes microbiológicos son de gran relevancia para determinar la etiología. Sin embargo, el rendimiento de los cultivos es relativamente bajo: hemocultivos positivos en un 30-50%, cultivos locales positivos en un 60% y, por último, la PCR universal (reacción de la polimerasa en cadena) positiva en más del 90%, la que amplifica DNA o RNA de bacterias. Es un examen útil para identificar microorganismos directamente de una muestra o a partir de cultivos, especialmente si son bacterias de crecimiento lento como lo son las fastidiosas Kingella kingae y Streptobacillus moniliformis.

Se ha evidenciado que la toma de muestras para cultivo mejora su rendimiento significativamente si son sembradas en frasco de hemocultivo pediátrico. Por lo tanto, se sugiere hacerlo de esta manera.

Tratamiento

Si el diagnóstico es precoz, es decir, inicio reciente del cuadro (menos de 48 horas) y se descarta un absceso mediante RM, el paciente puede tratarse solo con antibióticos, en un principio endovenosos y después continuarlos vía oral hasta completar 4-6 semanas. Durante el primer período debe monitorizarse clínicamente y mediante PCR por si es necesario hacer un aseo quirúrgico.

El tratamiento quirúrgico está indicado cuando falla el tratamiento antibiótico durante las primeras 24-48 horas, si se detecta un absceso por imagen o aspiración de pus o si existe una artritis séptica asociada. El objetivo es eliminar el material purulento y necrótico y así evitar secuelas. A diferencia de la AS, el hueso puede regenerarse completamente salvo si compromete el cartílago de crecimiento o la articulación, por su mayor probabilidad de secuelas. La cirugía consiste en hacer una ventana cortical, a través de la que se hará un curetaje y lavado con abundante suero.

El antibiótico a usar debe cubrir Staphylococcus aureus y, si el paciente tiene entre 6 meses y 4 años, se debe agregar ceftriaxona para cubrir Kingella kingae (Gram negativo). Luego ajustar antibioterapia según cultivos y hacer control clínico y con exámenes (PCR). Habitualmente se indica el alta hospitalaria manteniendo tratamiento antibiótico vía oral cuando el paciente está sin dolor, lleva al menos 24 horas sin fiebre y con PCR normal.

Las complicaciones de la OM aguda son: necrosis de la epífisis, luxación, anquilosis, rigidez, desejes y asimetría de longitud. Las más importantes son las que comprometen el cartílago de crecimiento.

Criterios de derivación: todos estos pacientes deben ser hospitalizados y se debe solicitar una evaluación por especialista de manera urgente para definir la necesidad de aseo quirúrgico.

OM SUBAGUDA HEMATÓGENA

La osteomielitis hematógena subaguda es un cuadro de curso insidioso y más larvado que, generalmente, se diagnostica a las 2-3 semanas de evolución.

Clínica

El paciente presenta claudicación y dolor leves que empeoran progresivamente, por lo que puede ser ignorado por los padres y ser difícil de sospechar y diagnosticar para el médico. Se produce por bacterias de baja virulencia como Kingella kingae o acción de antibióticos previos, teniendo VHS elevado en un 50% de los casos y cultivos positivos por punción en un 40-50%.

Diagnóstico

El diagnóstico se realiza por sospecha clínica e imágenes. La radiografía, en general, muestra cambios, lo que debe complementarse en lo posible con RM para evaluar la presencia de colecciones.

Tratamiento

Se debe realizar un aseo quirúrgico con toma de muestras para cultivo, PCR y biopsia. Luego, se instala el tratamiento antibiótico endovenoso por un tiempo variable dependiendo de la evolución clínica y la bacteria involucrada, para seguir con terapia oral por aproximadamente 6 semanas.

Criterios de derivación: ante la sospecha diagnóstica, estos pacientes deben ser hospitalizados y se debe solicitar una evaluación por especialista de manera urgente para definir la necesidad de aseo quirúrgico.

OM CRÓNICA

Es una infección ósea persistente, como curso natural de infección aguda no tratada o tratada en forma insuficiente. La infección puede tener un origen traumático, cirugía o vía hematógena. Se comporta con reactivaciones y remisiones.

No es un concepto temporal, sino que fisiopatológico, en el que la bacteria coloniza un ambiente "favorable" (inmunosupresión, hueso necrótico o de poca irrigación, daño de partes blandas adyacentes, implantes metálicos que facilitan su adhesión). La bacteria coloniza y se incorpora al hueso permanentemente, generando resistencia contra los mecanismos de defensa fisiológicos y protegiéndose de la acción de los antibióticos, lo que hace muy difícil erradicarla.

Clínica

Se presenta en períodos asintomáticos y otros de reactivación en el que presenta dolor y supuración, fístula, inflamación local, compromiso del estado general, fiebre ocasional e incluso como fractura en hueso patológico.

Diagnóstico

El diagnóstico de OM crónica se basa en una combinación de evaluación clínica, análisis de laboratorio que incluyen marcadores de inflamación y estudios de imagen como radiografías y RM. Las pruebas definitivas consideran la biopsia y el cultivo óseo para identificar el agente

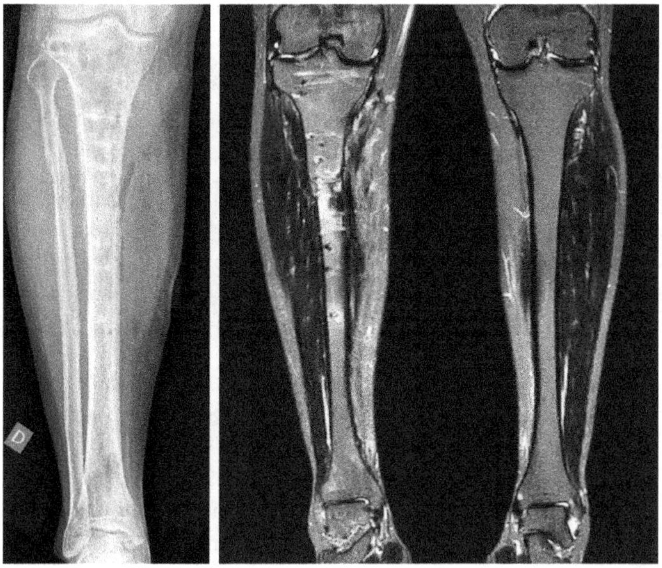

Figura 31.7. Radiografía de pierna derecha AP y RM de ambas piernas que muestran signos de osteomielitis en la tibia derecha, en contexto de secuelas de una fractura de tibia antigua operada.

causante y su sensibilidad a los antibióticos. Métodos adicionales como el cintigrama óseo y la tomografía por emisión de positrones (PET/CT) pueden emplearse para detectar inflamación activa y evaluar el alcance de la infección, facilitando así una planificación del tratamiento más efectiva y un seguimiento adecuado del paciente [Figura 31.7].

Tratamiento

En una reagudización leve, solo se administran antibióticos orales. El tratamiento tiene por objeto disminuir la inflamación aguda y controlar la infección.

En una reagudización hiperaguda se usan antibióticos endovenosos y se realiza un aseo quirúrgico. Es importante el retiro del implante o segmento de hueso necrótico. También es relevante mejorar las condiciones nutricionales e inmunológicas del paciente. Se pueden realizar intervenciones reconstructivas con tutores externos, que son implantes que dan estabilidad, y no dejar cuerpos extraños intraóseos. La estabilización y compresión del hueso ayuda a la consolidación.

Criterios de derivación: se recomienda que estos pacientes sean evaluados y controlados por un especialista.

TUBERCULOSIS OSTEOARTICULAR

Se produce por la infección por Mycobacterium tuberculosis, en que un 7% genera una patología osteoarticular. Lo más frecuente es que afecte a la columna vertebral. Se localiza en un 50% en columna exclusivamente, denominado Mal de Pott, lo que podría producir lesiones neurológicas por compromiso del canal medular. Le sigue en frecuencia la cadera y rodilla.

El tratamiento consiste en aseo el foco de infección y estabilización ósea, ya que el colapso vertebral podría generar lesiones neurológicas y, por supuesto, de debe usar el tratamiento antimicrobiano específico para TBC.

Criterios de derivación: ante la sospecha diagnóstica, estos pacientes deben ser hospitalizados y se debe solicitar una evaluación por especialista de manera urgente para definir la necesidad de aseo quirúrgico.

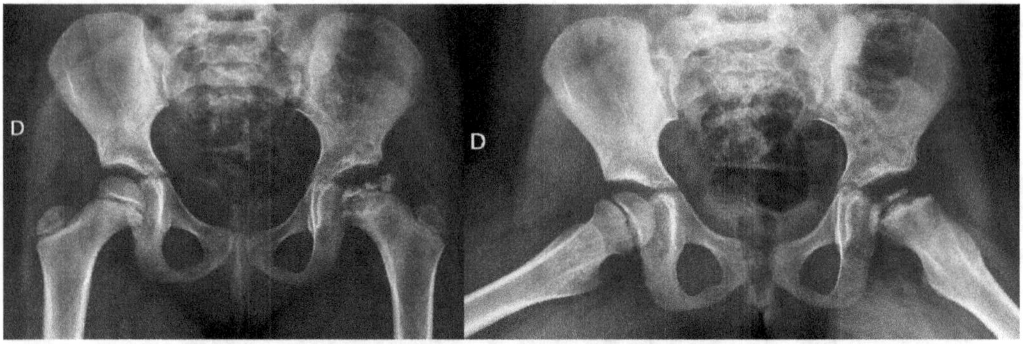

Figura 31.8. Radiografías de pelvis AP y Löwenstein, en paciente de 6 años con gonalgia izquierda de 6 meses de evolución. Se observa necrosis y fragmentación de cabeza femoral izquierda.

ENFERMEDAD DE LEGG-CALVÉ-PERTHES

La enfermedad de Perthes se caracteriza por ser una necrosis avascular de la cabeza femoral, en la que se produce una fragmentación de la cabeza femoral, una reabsorción ósea y posterior reparación. La causa es idiopática, pero se han involucrado trastornos vasculares y déficit de proteínas que producirían hipercoagulabilidad. Es más frecuente entre los 4 a 8 años de edad, con una relación hombre/mujer de 4/1. Es bilateral en 20-30% de los casos, generalmente asincrónico.

Clínica

Habitualmente el inicio de dolor y/o claudicación son insidiosos, de semanas a meses de evolución, con períodos asintomáticos. Debemos recordar que el dolor de cadera puede manifestarse en la ingle, muslo o rodilla: "la cadera llora por la rodilla".

Al examen físico será evidente la claudicación, la limitación de la abducción y rotación interna de la cadera y una atrofia del cuádriceps si tiene más tiempo de evolución.

Diagnóstico

Las radiografías de pelvis AP y Löwenstein son suficientes para el diagnóstico, aunque en períodos iniciales podrían ser normales. Inicialmente se observará un núcleo de osificación de la cabeza femoral más denso y pequeño, lo que en etapas más avanzadas se asocia a fragmentación. En casos muy tempranos podría usarse un cintigrama óseo que será hipocaptante en etapas iniciales, y luego hipercaptante, por la reabsorción y osificación [Figura 31.8].

La RM es muy sensible para un diagnóstico precoz, ya que se verán cambios de intensidad de señal de la cabeza femoral.

Clasificación

- Clasificación del pilar lateral o de Herring: compara en una radiografía anteroposterior (AP), la altura del pilar lateral de la cabeza femoral con la contralateral en la etapa de fragmentación inicial de la enfermedad. La cabeza femoral se divide verticalmente en 3 partes:
- pilar lateral ocupa 25% (5-30%).
- pilar central 50%.
- pilar medial 20-35%.

La clasificación original divide el compromiso del pilar lateral en 3 grupos:

- Grupo A: no se pierde la altura del pilar lateral. Buena evolución.
- Grupo B: el pilar lateral tiene una altura conservada, mayor al 50% de su altura original. Niños menores tienen buen pronóstico. 1/3 de niños mayores tendrán cabeza plana.

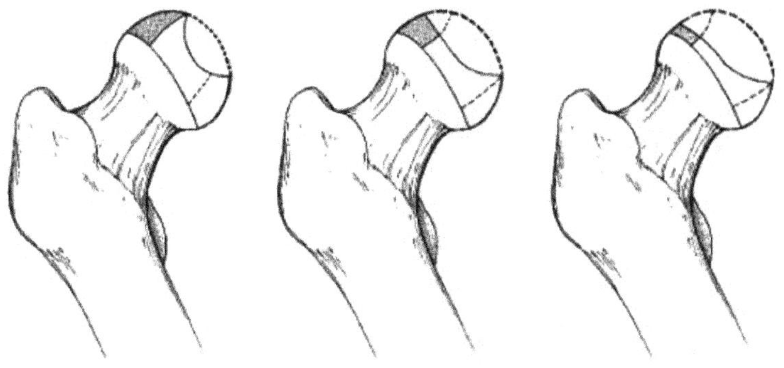

Figura 31.9. Clasificación de Herring según compromiso del pilar lateral: Grupo A normal, Grupo B menor de 50%, Grupo C mayor de 50% compromiso.

Cuadro 31.4. Clasificación de Stulberg

Clase 1	Cabeza esférica y congruente	0% artrosis
Clase 2	Cabeza esférica pero con coxa magna	0% artrosis
Clase 3	Cabeza y acetábulo ovoideos, congruente	50% artrosis
Clase 4	Cabeza y acetábulo planos, congruente	75% artrosis
Clase 5	Cabeza plana, incongruente	Artrosis severa menor de 50 años

- Grupo C: el pilar lateral colapsa en más del 50% de su altura original. Tiene el mayor riesgo de deformidad secuelar de la cabeza [Figura 31.9].

Clasificación de Stulberg: tiene relación con las secuelas que deja la enfermedad al término del proceso completo. Considera la esfericidad y congruencia articular al final del crecimiento [Cuadro 31.4].

Tratamiento

El tratamiento es muy variable según la etapa en que se encuentre la enfermedad. Dependerá de la limitación del movimiento articular, los síntomas, la edad y la congruencia articular.

Los objetivos del tratamiento son aliviar los síntomas, recuperar y mantener un buen rango de movimiento articular, disminuir el colapso de la epífisis, prevenir la subluxación de la cabeza femoral y lograr una cabeza esférica y congruente al final del proceso.

En etapas iniciales se indica reposo relativo, evitando impacto y terapia kinésica que incluye ejercicios de rango articular, fortalecimiento muscular y elongación de grupos musculares acortados.

En casos en lo que se observa subluxación de la cabeza, puede ser necesario algún método de contención de cadera, asociado a alargamiento quirúrgico de la musculatura aductora. Esto se logra con la ayuda de métodos ortopédicos (botas de yeso yugo, férulas Atlanta, etc.) o quirúrgicos (osteotomías femorales o acetabulares).

El paciente se debe controlar hasta el término del crecimiento evaluando la clínica, la radiografía y el movimiento articular. La forma y congruencia que se logre al término de la enfermedad va a determinar el pronóstico de esa cadera.

Criterios de derivación: se recomienda que estos pacientes sean evaluados y controlados por un especialista.

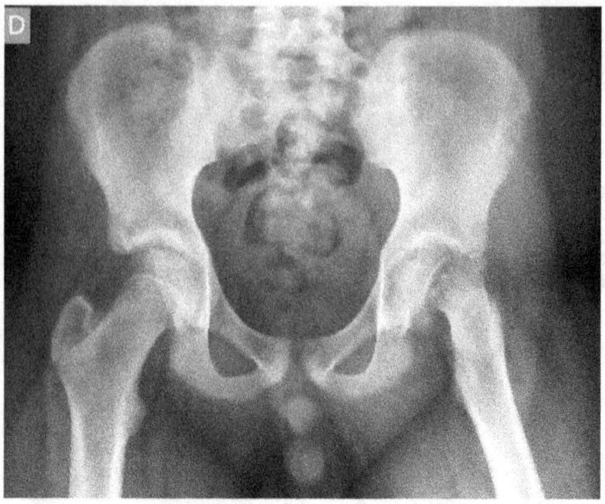

Figura 31.10. Radiografía de pelvis AP en la que se observa desplazamiento severo cabeza femoral izquierda.

EPIFISIOLISIS

Adolescente que claudica por coxalgia es una epifisiolisis hasta que se demuestre lo contrario, debido a que es la patología de cadera más frecuente en este rango etario. Se produce por un desplazamiento de la cabeza femoral (epífisis) a posterior y medial sobre la metáfisis.

Epidemiología

La prevalencia es variable (0,2-10 x 100 mil), mayor en afroamericanos e hispánicos. La relación hombre/mujer es de aproximadamente 4 a 1. La edad de presentación más frecuente es de los 9 a los 16 años, siendo el promedio de edad en niños de 12,7 años y de las niñas es de 11,1 años.

El 50% de los niños afectados está sobre el p95 peso-edad, es decir, la mayoría tiene sobrepeso o son obesos. El compromiso bilateral se presenta en el 18-50% de los casos.

Etiología

Existen múltiples factores asociados a un mayor riesgo de epifisiolisis:

- Factores mecánicos: fisis más plana por mayor carga
- Trastornos endocrinos: asociado a sobrepeso
- Factores hereditarios
- Osteodistrofia renal
- Radioterapia
- Pacientes que reciben hormona de crecimiento
- Idiopática.

Clínica

Habitualmente genera un dolor insidioso, progresivo, de semanas de evolución, asociado a claudicación. Los pacientes refieren dolor en ingle, muslo o rodilla. Según el desplazamiento de la epífisis, se genera progresivamente una marcha en rotación externa, marcha divergente. Un signo habitualmente encontrado es el signo de Dremann positivo, en el que al flexionar la cadera se produce una rotación externa de esta.

Diagnóstico

La radiografía de pelvis confirma el diagnóstico en el 98% de las veces. Por esta razón, siempre se debe solicitar radiografías de pelvis AP y Löwenstein, ya que cuando es leve puede pasar desapercibido en la radiografía AP y solo ser observado en esta proyección [Figura 31.10].

Clasificación

- Clasificación según severidad de desplazamiento: el ángulo de desplazamiento de la cabeza femoral (Southwick) determina epifisiolisis leve (menor de 30°), moderada (entre 30 y 50°) o severa (mayor de 50°).
- Clasificación clínica: según la capacidad de marcha del paciente se clasifica en:
- Estable, paciente puede caminar con o sin muletas, el riesgo de necrosis avascular es casi nulo (3%).
- Inestable, paciente es incapaz de caminar de un momento a otro (por desplazamiento brusco). El problema es que los vasos retinaculares se lesionan, lo que conlleva un alto riesgo de necrosis avascular (22-47%).

Tratamiento

Siempre es quirúrgico. Debe estabilizarse la epífisis para evitar mayores desplazamientos y secuelas por deformidad en la cadera. Si es inestable la estabilización debe ser urgente (antes de 24 hrs) y se debe intentar reducir lo máximo posible, sin provocar mayor daño en la irrigación de la epífisis femoral. La estabilización habitualmente se hace con un tornillo.

Complicaciones

- Necrosis avascular: 3 a 47% que depende de si es estable o inestable.
- Condrolisis: 5 a 7% (daño de cartílago, habitualmente por protrusión del tornillo).
- Progresión del desplazamiento.
- Deformidad residual y artrosis a largo plazo: es la principal complicación tardía y se trata con artroscopia de cadera y osteotomías correctoras, o prótesis de cadera si hay artrosis avanzada.

Criterios de derivación: se recomienda que todos estos pacientes sean hospitalizados y evaluados de manera urgente por el traumatólogo. En el caso de los pacientes estables pueden mantenerse en descarga a la espera de cirugía al día siguiente idealmente. Los pacientes con epifisiolisis inestable requieren cirugía de urgencia.

OSTEOCONDROSIS JUVENIL

Es una inflamación de la zona en la que existe cartílago de crecimiento apofisario, debido ala tracción de inserciones tendinosas o sobrecarga. Las más frecuentes son en las inserciones de los mayores tendones, aquiliano y rotuliano, existiendo en múltiples otros sitios con menor frecuencia. Son generalmente autolimitadas, pero pueden provocar síntomas por varios meses (mientras exista crecimiento acelerado).

ENFERMEDAD DE OSGOOD SCHLATTER

Es una apofisitis de la tuberosidad anterior de la tibia (TAT), causa común de dolor anterior de rodilla. Se produce por una tracción del tendón rotuliano de la zona de crecimiento de la tibia. En general, se presenta entre los 10 y los 15 años, siendo más prevalente en hombres que en mujeres, con una relación 4 es a 1. El 25% de las veces es bilateral. Los deportistas que tienen mayor riesgo son los saltadores y corredores.

Al examen físico se encuentra dolor y prominencia en TAT y dolor en extensión contra resistencia. La radiografía puede mostrar una fragmentación e irregularidad en núcleo osificación, por lo que se debe descartar fracturas o tumores.

Tratamiento

Reposo relativo, modificación de actividades, frío local y analgésicos-antiinflamatorios. En caso de dolor severo se puede realizar inmovilización transitoria. La fisioterapia con elongación del aparato extensor ayuda a quitarle tensión a esa zona. Los Brace de tendón rotuliano en caso necesario, sobre todo en deportistas, pueden ayudar a disminuir el dolor. El retorno al deporte debe ser progresivo.

Criterios de derivación: si existe certeza del diagnóstico, está patología puede ser tratada por el médico general o pediatra sin requerir derivación. Se recomienda que el niño sea evaluado por el especialista ante una duda diagnóstica o evolución desfavorable.

ENFERMEDAD DE SEVER

Es una apofisitis del calcáneo, causa más común de dolor de talón en escolares y adolescentes. El 8% de lesiones se produce por el sobreuso, por tracción del complejo gastro-sóleo a través de tendón de Aquiles. Se presenta con mayor frecuencia entre los 8 y los 15 años de edad, principalmente entre los 10 y los 12 años. Futbolistas, basquetbolistas, corredores, gimnastas y bailarines son los que tienen mayor riesgo. Se manifiesta por dolor en uno o ambos talones, relacionado con la actividad deportiva.

Al examen físico se encuentra dolor en la apófisis del calcáneo y en la inserción del tendón de Aquiles. La radiografía puede ser normal o mostrar fragmentación de apófisis hiperdensa y esclerótica, como también sirve para descarta otras patologías.

Tratamiento

Reposo y modificación actividades, frío local y analgésicos-antiinflamatorios. La fisioterapia con elongación del tendón de Aquiles ayuda a que traccione menos la zona del cartílago de crecimiento del calcáneo. Se utilizan taloneras de silicona como tratamiento sintomático y calzado adecuado. Se debe evitar el andar descalzo. En casos severos se puede inmovilizar (1-3%). El retorno debe ser progresivo al deporte.

Criterios de derivación: si existe certeza del diagnóstico esta patología puede ser tratada por el médico general o pediatra sin requerir derivación. Se recomienda que el niño sea evaluado por el especialista ante una duda diagnóstica o evolución desfavorable.

OSTEOCONDRITIS DISECANTE

Corresponde al desprendimiento de un fragmento osteocondral como consecuencia de un traumatismo y/o alteraciones vasculares. Es más frecuente en hombres, suele presentarse entre los 10 y 16 años. El sitio más comúntemente afectado es la rodilla.

Diagnóstico

Previo al desprendimiento del fragmento en el caso de la rodilla, el paciente refiere dolor inespecífico. Cuando el fragmento se desprende, se forma un cuerpo libre intraarticular y aparecen episodios de bloqueo.

El estudio inicial es con una radiografía (AP, lateral, axial de rótula y túnel intercondíleo) en la que se puede observar un anillo esclerótico que demarca la lesión del hueso sano. Estosto ocurre en etapas más avanzadas. La RM es el método más sensible de diagnóstico, permite realizar un diagnóstico precoz y delimitar la lesión.

Tratamiento

El tratamiento conservador es posible en niños con fisis abierta y lesiones estables. Consiste en una órtesis de rodilla y carga parcial de la extremidad afectada con dos bastones.

En lesiones inestables o en pacientes que presentan falla al tratamiento conservador se debe plantear tratamiento quirúrgico. En general, se realiza por vía artroscópica. Si es posible se reinserta el fragmento, sino se debe extirparlo y tratar el defecto osteocondral.

Criterios de derivación: se recomienda que estos pacientes sean evaluados y controlados por un especialista.

¿CUÁNDO DERIVAR AL ESPECIALISTA?

- Se recomienda derivar a especialistas a todos los pacientes que presenten claudicación de sospecha de infecciones osteoarticulares para su evaluación y tratamiento definitivo, considerando que un error o retraso en el diagnóstico y tratamiento puede conllevar secuelas para toda la vida.

PUNTOS CLAVES

- La claudicación en niños es un motivo de consulta desafiante para el médico, debido a la cantidad de diagnósticos diferenciales existentes. Habitualmente el estudio se complementa con imágenes.
- La edad es el factor clave para sospechar los diagnósticos diferenciales más frecuentes de claudicación.
- La cadera es la fuente más común de patología. El dolor a menudo se refiere a la rodilla o el muslo, por lo que es importante examinar en forma completa al paciente.
- Las causas más comunes de claudicación en los niños a todas las edades son las traumáticas.
- Debemos descartar patologías potencialmente graves como las infecciones osteoarticulares.
- Para la sinovitis transitoria y la artritis séptica que pueden ser difíciles de diferenciar, la clínica y los exámenes de laboratorio pueden orientar en el diagnóstico.
- No olvidar causas menos frecuentes como las neoplasias.

Preguntas y ejercicios de autoestudio

- ¿Qué es importante evaluar en la historia clínica y examen físico de los niños que consultan por claudicación?
- ¿Cuáles son las principales causas de claudicación en los niños según grupo etario?
- ¿Cuál es el estudio inicial de un niño en el que se sospecha artritis séptica?
- ¿Qué estudios pueden ayudar a diferenciar una sinovitis transitoria de una artritis séptica? ¿Cómo se interpreta el líquido articular?
- ¿Cuáles son las principales vías de infección de las infecciones osteoarticualres?
- ¿Por qué la artritis séptica es considerada una urgencia traumatológica?
- ¿Cuáles son las diferencias entre la enfermedad de Perthes y la epifisiolisis?
- Definir las osteocondrosis juveniles, su estudio y el tratamiento.

CAPÍTULO 32

DISPLASIA DEL DESARROLLO DE LA CADERA

Felipe Hodgson, Angélica Ibáñez, María José Poblete, Pablo Moreno, Francisca Belmar, Valentina Cox y Francesca Moller

Resumen

La displasia del desarrollo de la cadera (DDC) involucra un amplio espectro de anormalidades en el desarrollo de la articulación de la cadera en crecimiento, desde una displasia acetabular leve hasta la luxación de la cabeza femoral. Su diagnóstico precoz es fundamental para obtener buenos resultados, disminuir el riesgo de complicaciones y alterar favorablemente la historia natural de la enfermedad. La historia clínica y el examen físico son relevantes para una derivación oportuna antes de los 3 meses. En Chile, todos los niños sin factores de riesgo deben realizarse una radiografía de pelvis anteroposterior (AP) a los tres meses como tamizaje o screnning y deben ser derivados al especialista en caso de estar alterada. El uso del arnés de Pavlik se ha convertido en el pilar del tratamiento inicial para el niño que no camina. El tratamiento quirúrgico está reservado para pacientes con falla de tratamiento ortopédico o diagnósticos tardíos. El objetivo de este capítulo es conocer los factores de riesgo, signos clínicos y estudio por imágenes para el diagnóstico precoz y tratamiento oportuno.

INTRODUCCIÓN

La displasia del desarrollo de la cadera (DDC), también llamada enfermedad luxante de cadera o simplemente displasia de cadera, corresponde a una alteración de su desarrollo que genera inestabilidad de la articulación y que lleva a su subluxación o luxación. Anteriormente se denominaba luxación congénita de cadera, pero la luxación es solo una condición final resultante de su insuficiente desarrollo.

DEFINICIONES

- Displasia acetabular: desarrollo inadecuado de la cadera por falta de osificación del acetábulo. Los huesos en la vida intrauterina son cartilaginosos y con el tiempo se van osificando para formar una articulación anatómica y estable. Para que esto pase la cadera debe estar centrada (contacto total entre cabeza femoral y acetábulo) y móvil. Si esto no ocurre se produce un retardo en la osificación del acetábulo, lo que puede llevar a inestabilidad de la cadera y secuelas a largo plazo.
- Luxación congénita: la cabeza femoral se encuentra fuera de su posición central en el acetábulo en el nacimiento, ya que la cadera no alcanzó a estabilizarse por lo que se luxa antes de nacer. Son los casos más graves.

Existen 2 tipos diferentes de enfermedad luxante de cadera:

1. Forma clásica: no corresponde a una malformación congénita y representa el 98% de los casos.
2. Teratológica o prenatal: el niño nace con la cadera luxada, lo que puede estar asociado a otras enfermedades congénitas graves como artrogriposis, agenesia lumbosacra, mielomeningocele o alteraciones cromosómicas.

EPIDEMIOLOGÍA

Es una de las enfermedades ortopédicas del niño más comunes, aunque la incidencia es variable según métodos de detección, raza y regiones. En Europa Central existe una prevalencia del 2 al 4% de displasia congénita de cadera y del 0,5-1% de luxación. En EE.UU. y Reino Unido 0,5 a 1% de DDC y un 0,05% de luxación.

En Chile un 2 a 3% de los recién nacidos vivos nacen con displasia congénita de cadera, por lo que es una patología muy frecuente con una relación mujeres:hombres de 4-7:1, siendo el 95% displasia acetabular pura (sin subluxación o luxación). El 60% de las displasias son en el lado izquierdo; el 20%, en el lado derecho;y el 20%, bilateral.

ANATOMÍA

La articulación coxofemoral está formada por el acetábulo (componente óseo) con su cartílago trirradiado (cartílago que hace crecer al acetábulo y la pelvis hacia el íleon, isquion y el pubis) y la cabeza femoral.

DESARROLLO NORMAL DE LA CADERA

La articulación de la cadera tiene origen mesenquimático. A las 7-8 semanas de gestación se observa el inicio del crecimiento y a la 11va semana está formada con todas sus estructuras, incluido el labrum acetabular (estructura de fibrocartílago que rodea el acetábulo y da mayor estabilidad a la cabeza femoral). En la DDC todo esto ocurre normalmente.

El desarrollo posterior, en que se va formando el techo óseo alrededor de la epífisis femoral (cabeza femoral), depende de un adecuado rango de movimiento articular concéntrico de la cadera. La compresión del cartílago trirradiado en el fondo del acetábulo por la cabeza femoral estimula la osificación de la pelvis y el desarrollo de un acetábulo que contenga en forma estable la epífisis femoral.

La epífisis femoral comienza a osificarse después del nacimiento. El centro de osificación aparece en promedio entre los 4 y 6 meses de edad.

FISIOPATOLOGÍA

Durante el último mes de gestación hay una falta de espacio y movimiento que retrasan el desarrollo de la cadera. La falta de espacio también genera posiciones anómalas, haciendo que las presiones en la cadera no sean en el centro del acetábulo, lo que también afecta el desarrollo de este. Este fenómeno explica que aproximadamente un 30% de las caderas tengan cierto grado de inmadurez al nacer, por falta de osificación acetabular e incluso cierto grado de inestabilidad (sin luxación). Lo anterior se manifiesta como un click (chasquido) de inestabilidad leve clínico, que es frecuente en un recién nacido. La cadera termina de estabilizarse durante el 1er mes de vida. Si después del primer mes persiste inestabilidad, es anormal.

Respecto a la progresión de la enfermedad, una cadera displásica puede permanecer centrada permanentemente (lo más probable). Sin embargo, en ocasiones puede ocurrir una salida progresiva de la cabeza, ejerciendo una carga excéntrica, por lo que hay una falta de osificación del techo y el cartílago se vuelve hipertrófico (neolimbus). Además, se genera una contractura muscular de los aductores y el psoas ilíaco que tienden a desplazar aún más al fémur proximal. Si no hay contacto de la cabeza con el fondo acetabular, este se ocupa con tejido adiposo y fibroso. Si pasa mucho tiempo, los cambios anatómicos y estructurales harán que el acetábulo ya no sea capaz de recibir a la epífisis femoral, transformándose la luxación en irreductible [Figura 32.1].

EVALUACIÓN CLÍNICA

El diagnóstico se realiza con base en el estudio clínico e imagenología. Se denomina diagnóstico precoz de la enfermedad luxante de la cadera cuando se hace antes del primer mes de vida. No obstante, en la práctica clínica el diagnóstico antes de los 3 meses de vida sigue siendo de gran valor, ya que con un tratamiento ortopédico adecuado se obtendrá una cadera normal al año en más de un 90% de los casos alterados. En casos excepcionales una cadera normal inicialmente

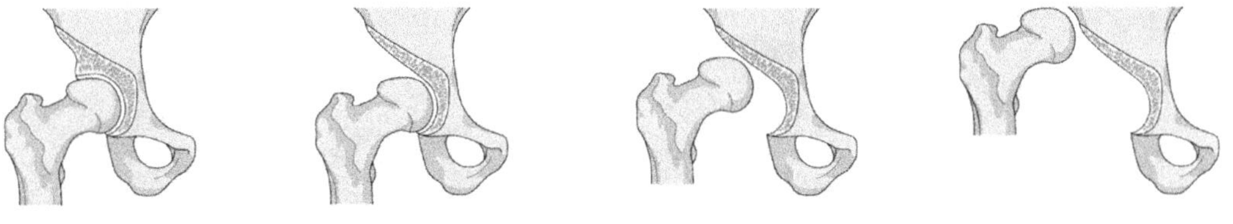

Figura 32.1. Alteraciones en la displasia de cadera.

puede evolucionar hacia una cadera luxante (controles posteriores de niño sano).

Factores de riesgo

Es fundamental una adecuada anamnesis, dado que los niños que presenten estos factores de riesgo de DDC deberán ser derivados precozmente para un tamizaje o *screening* con ecografía (idealmente) o radiografía (en caso de no tener acceso a ecografía).

- Podálica: en esta situación se mezclan todos los factores, poco espacio y además la cadera mira hacia abajo (descentrada). Es el principal factor de riesgo identificable. La mitad de los recién nacidos que nacen en posición podálica tienen displasia del desarrollo de cadera.
- Genéticos: el antecedente de un familiar directo con displasia de caderas es el segundo factor de riesgo más importante. Si la madre tuvo displasia existe una probabilidad 17% si es niña y 6% si es niño que tenga DDC. Un hermano con displasia de cadera le otorga un riesgo de 36%.
- Otras condiciones que generen poco espacio y capacidad de movimiento: embarazos gemelares, primer hijo, oligohidroamnios y recién nacidos macrosómicos se asocian a mayor riesgo (aunque en menor medida que los 2 anteriores).
- Etnia: existe una mayor incidencia en etnia blanca, polinésicos y esquimales.
- Sexo: existe una mayor incidencia en mujeres que en hombres, en relación 4-7 es a 1.
- Condiciones que se asocian a DDC: metatarso varo o aducto, torticolis congénita, disrafias espinales y el pie bot son patologías frecuentemente asociadas, ya que se relacionan a falta de espacio intrauterino.
- Inestabilidad clínica persistente en mayores de un mes: click de inestabilidad "fisiológico" debe desaparecer antes del mes de vida. Una luxación completa nunca es fisiológica (incluso antes del mes).

La guía MINSAL de displasia luxante de caderas recomienda realizar screening precoz a los pacientes con uno o más FR: presentación podálica, antecedentes familiares de 1er grado, alteraciones al examen físico de cadera o patologías asociadas.

Examen físico

Los pacientes con displasia acetabular no presentarán alteraciones al examen físico, por eso es imprescindible el tamizaje o *screening* o tamizaje con imagen. Los signos clínicos aparecen cuando se empieza a extruir la cadera, haciéndose evidentes las contracturas musculares de aductores y psoas, pudiendo encontrar limitación de la abducción en la cadera afectada como la única manifestación clínica. Es importante realizar un examen sistemático en todos los niños.

En la inspección se deben buscar otras deformidades derivadas de la limitación del movimiento intrauterino, como en el pie (metatarso varo, pie bot) o tortícolis congénita. También es importante la búsqueda de debilidad y/o espasticidad en

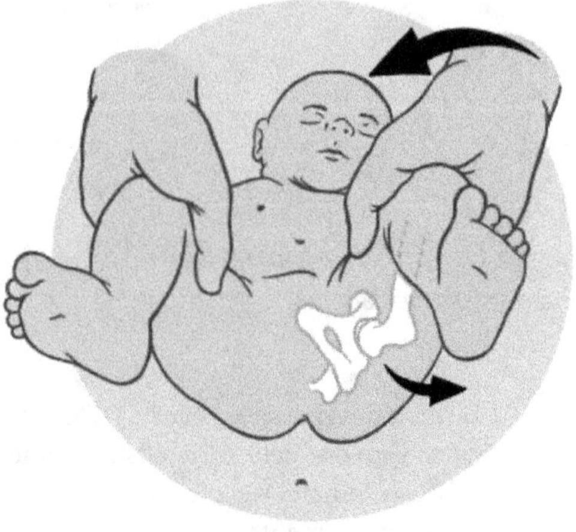

Figura 32.2. Maniobra de Barlow intentando luxación de cadera.

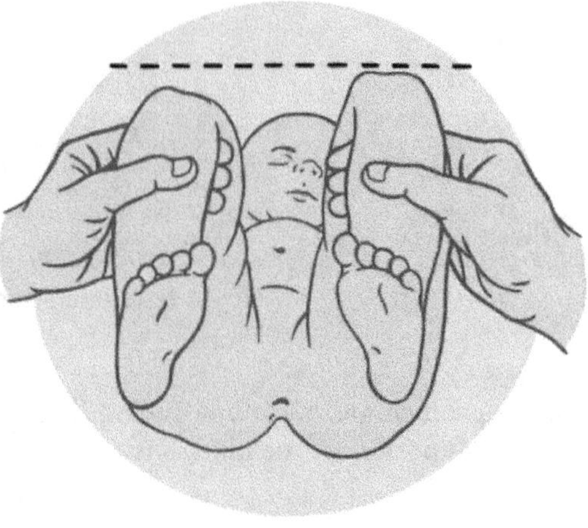

Figura 32.3. Maniobra de Galeazzi, observando asimetría de rodillas, luxación cadera.

músculos de la cadera y extremidades inferiores, por asociarse a condiciones más graves como espina bífida o parálisis cerebral. La asimetría de pliegues cutáneos no es válida como signo clínico, ya que los pliegues son aleatorios y no se correlacionan con la DDC.

Se debe evaluar el rango de movimiento de cada articulación, poniendo énfasis en la abducción y su simetría. Si esta se encuentra limitada (menor de 60°), se debe sospechar displasia de cadera, especialmente si persiste en niños mayores de tres meses. Se debe considerar que durante las primeras semanas de vida puede existir un aumento de la tonicidad muscular que limite la abducción de las caderas, sin existencia de patología. La limitación de la abducción de cadera es el signo más importante a considerar en el examen.

En los casos más severos se encuentran signos de inestabilidad franca y luxación:

- Prueba de Ortolani: se coloca al recién nacido en decúbito supino con las caderas y rodillas flexionadas en 90°. Luego, se abduce la cadera generando tracción hacia arriba mientras se sitúan los dedos anular y medio en el trocánter mayor. Si se percibe un chasquido, como un "clic" audible y/o palpable, entonces el signo es positivo, lo que representa la reducción de una cadera luxada.
- Prueba de Barlow: en igual posición que la prueba anterior y esperando el mismo chasquido, se realiza aducción de la cadera y tracción hacia abajo, intentando subluxar o luxar posteriormente la articulación. La combinación de ambos tests tiene una alta especificidad (98-99%) para detectar inestabilidad articular, pero la sensibilidad es variable según la experiencia de quien examina [Figura 32.2].
- Prueba de Galeazzi: evaluar al infante en decúbito supino con las caderas y rodillas flexionadas en 90°, con los talones en contacto con los glúteos. Observar la simetría de la altura de las rodillas: si una de ellas está más arriba que la otra, probablemente una cadera esté luxada a posterior [Figura 32.3].
- Prueba de Klisic: Con el paciente en decúbito supino pero con las extremidades inferiores extendidas, se coloca el dedo índice en la espina ilíaca anterosuperior y el dedo medio en el trocánter mayor. Si se traza una línea imaginaria que pase por estos puntos y se aprecia que la proyección pasa bajo el ombligo, la cadera está dislocada, puesto que significa que el trocánter

se encuentra en una posición superior a la normal. Esta prueba es especialmente útil en infantes en los que se sospecha displasia bilateral y en los que realizar la prueba de Ortolani y Barlow no es del todo efectivo dado que la cadera ya se estabilizó en la posición luxada.

Los pacientes con displasia acetabular pura no presentan sintomatología y su desarrollo y marcha es normal hasta la adultez, pudiendo debutar solamente con dolor por artrosis en edad avanzada (mayor de 40 años). Los pacientes con subluxación pueden también tener una marcha normal y asintomática en la infancia, sin embargo, pueden debutar con dolor por lesiones del labrum y cartílago articular en la adolescencia. Si la cadera está luxada, los pacientes marchan precozmente con claudicación, especialmente si es unilateral, sin dolor (por efecto principalmente de la discrepancia de longitud de extremidades y la ineficiencia biomecánica de la cadera luxada).

Destacan la marcha claudicante (cojera), por acortamiento de la extremidad luxada y el signo de Trendelenburg, en el que existe imposibilidad de mantener la pelvis horizontal al apoyar el peso en la cadera afectada, lo que traduce insuficiencia del músculo glúteo medio. Esta claudicación también puede estar presente sin dolor. En el niño mayor y adulto la luxación alta bilateral de cadera produce la típica "marcha de pato".

ESTUDIO IMAGENOLÓGICO

El diagnóstico de DDC se debe realizar lo más precoz posible. A continuación, se entregan las recomendaciones internacionales aplicadas en Chile para el diagnóstico de displasia del desarrollo de la cadera.

Screening

- Ecografía de caderas: es el estándar más común en menores de 3 meses. Se ven estructuras anatómicas que en la radiografía no se evidencian (cartílago, labrum). Se debe realizar cuando existen factores de riesgo de DDC, idealmente entre la cuarta y sexta semana de vida. Si la ecografía se realiza en menores de un mes existe riesgo de falsos positivos, debido a la inmadurez fisiológica a esa edad. Sobre los 3 meses va perdiendo su efectividad por la mayor profundidad de la cadera y por la osificación de la epífisis que bloquea el ultrasonido a estructuras más profundas. Es de uso universal en algunos países de Europa (países germánicos) en lo que la displasia residual es cercana a cero. Se pueden medir los siguientes ángulos anatómicos: ángulo Alfa (corresponde al techo óseo) y ángulo Beta (techo cartilaginoso). En el sistema público chileno solo se realiza ecografía si el paciente tiene factores de riesgo mayores: podálica, antecedentes familiares directos (padres y hermanos), examen físico sugerente durante el primer mes, hallazgos asociados (pie bot, metatarso varo o torticolis congénita).
- Radiografía: es de uso universal en Chile a los 3 meses desde los años 90, actualmente pertenece al programa GES (Garantías Explícitas en Salud). Es barata, reproducible e interpretable por cualquier personal de salud. Bajó la tasa de cirugías de 3/1.000 en recién nacidos vivos a 0,2/1.000, por lo que hoy casi no se operan DDC. Idealmente no se debe realizar antes de los 3 meses, porque su rendimiento baja producto de la escasa osificación de la cadera (sí realizar en caso de no disponer de ecografía).

Interpretación de la radiografía de pelvis

- Radiografía AP bien tomada: muestra ambas caderas, alas ilíacas y agujeros obturadores simétricos, fémur vertical, posición de ileon e isquion al mismo nivel.
- Evaluación subjetiva: es lo que se ve a simple vista. Cadera normal: techo horizontal, cóncavo, ceja o límite externo bien definido, metáfisis proximal en buena posición.

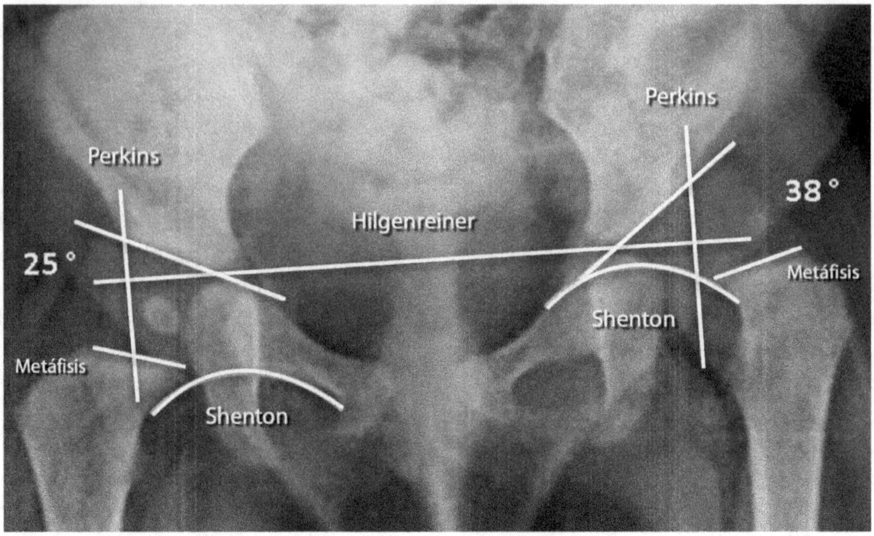

Figura 32.4. Radiografía de pelvis anteroposterior (AP), la que muestra las líneas de Hilgenreiner (horizontales); de Perkins (verticales); las líneas tangentes al acetábulo; las líneas de los arcos de Shenton; y la línea que marca la metáfisis. Se observa displasia acetabular izquierda (índice acetabular mayor de 30°) y luxación de cadera izquierda (núcleo osificación cuadrante supero- externo).

- Arco de Shenton: es un arco continuo que se dibuja a lo largo del borde superior del foramen obturador. Si el arco está quebrado significa que la cabeza femoral está ascendida.
- Evaluación objetiva. en la radiografía podemos realizar las siguientes líneas y mediciones:
  1. Línea de Hilgenreiner: pasa horizontalmente por los cartílagos trirradiados, tangente al borde inferior de la porción ilíaca del hueso iliaco.
  2. Línea tangente del acetábulo óseo: parte desde el cartílago trirradiado hacia el borde lateral del acetábulo.
  3. Línea de Perkins: pasa verticalmente por la parte más externa del techo acetabular y es perpendicular a la línea de Hilgenreiner.

Utilizando estas líneas se puede medir:

- Índice acetabular: mide la oblicuidad del techo óseo. A los 3 meses debe medir menos de 30°. Disminuye 1° cada mes hasta el año. Al año de vida debe estar alrededor de 24°.
- Relación de la línea de Perkins con la metáfisis femoral: recordar que a los 3 meses aún no hay núcleo de osificación, por lo tanto, la referencia para ver que la cabeza esté centrada en el acetábulo es la metáfisis. La metáfisis se divide en tres porciones, la línea de Perkins normalmente debe cruzar la porción media o externa. Si la línea cae en la porción medial hay subluxación y si cae aún más adentro está luxada. La cabeza del fémur normal debe encontrarse en el cuadrante inferior y medial, cuadrantes formados por la línea de Hilgenreiner y línea de Perkins.

Conocida para el diagnóstico de la DCC es la "tríada de Putti" ya con presencia del núcleo epifisario podemos observar: hipoplasia del núcleo femoral, mayor oblicuidad del techo acetabular y separación externa del fémur proximal [Figura 32.4].

CLASIFICACIÓN

La clasificación de estadios clínicos de Sommerville se divide en tres grados:

- Displasia acetabular: es solo el acetábulo que no tiene la contención adecuada del techo. Es la más frecuente. Ocurre una osificación deficiente por presión excéntrica.
- Subluxación: si progresa. Ocurre un cambio estructural acetábulo y cabeza ovalada.
- Luxación: estadio más severo, epífisis completamente fuera del acetábulo. Baja o alta si está bajo el techo o sobre este. Se producen cambios anatómicos irreversibles [Figura 32.5].

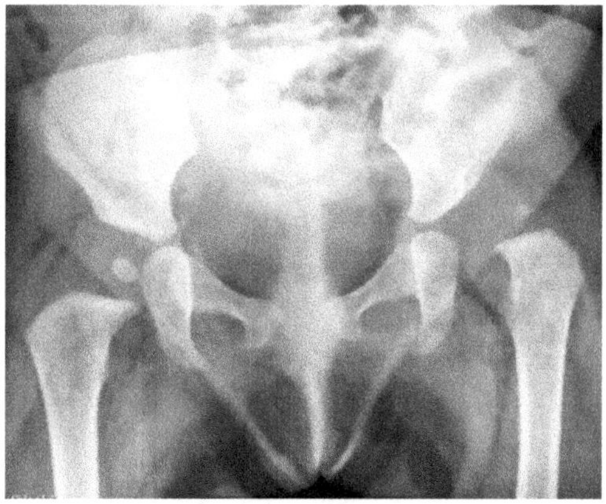

Figura 32.5. Radiografía de pelvis anteroposterior (AP) en la que se observa cadera normal a derecha y displasia acetabular con luxación de cadera a izquierda.

TRATAMIENTO

El objetivo del tratamiento es obtener una reducción progresiva, anatómica y permanente de la cadera. Además, de lograr una restauración radiológica y una función normal. Para ello, existen diversas alternativas, tanto ortopédicas como quirúrgicas, a evaluar según la edad del paciente y el nivel de compromiso articular.

En Chile la normativa ministerial indica tratar a todo paciente con:

- Displasia acetabular pura (caderas centradas): todo índice acetabular radiológico mayor al correspondiente para su edad (mayor de 30° a los 3 meses) o cualquier cadera con ecografía patológica (que no sea tipo 1 o IIA de Graf).
- Caderas subluxadas o luxadas.

Generalmente, el tratamiento ortopédico es el tratamiento de elección, dado su carácter menos invasivo y que se asocia a un mejor resultado a largo plazo. El arnés o correa de Pavlik (dinámico) es el estándar de oro, puesto que permite centralizar y mantener movimiento de la cadera, de manera que pueda seguir desarrollándose (es más fisiológico). El calzón de Frejka es rígido y tiene un mayor riesgo de necrosis. Con respecto al uso del doble pañal o cojín no se ha demostrado eficacia clínica.

Arnés de Pavlik

Se creó en los años 50 en Europa del Este y en los 80 llegó a Chile y al resto del mundo. Genera un centraje dinámico de la cadera. Este método consta de correas que posicionan la cadera en abducción gradualmente, posición que centra la cadera, limitando la extensión y la aducción. Así, se promueve la estabilización gradual de la articulación incluso cuando esta no es reductible del todo por medio de maniobras.

Se debe utilizar las 24 horas del día, los 7 días de la semana, con el objetivo de lograr unas radiografías de cadera normales. Se ajusta conforme el niño va creciendo. Control cada 2 meses con radiografías. Se considera un resultado exitoso cuando se normaliza la radiografía. Es la primera línea de tratamiento para niños hasta los 10 meses, independiente del grado de displasia, incluso en caderas luxadas [Figura 32.6].

Falla en el tratamiento ortopédico

Es poco frecuente en pacientes tratados precozmente. Deben distinguirse dos situaciones:

- No se logró radiografía normal con cadera centrada: esto se puede deber a que el niño ya no tolera el arnés de Pavlik, lo

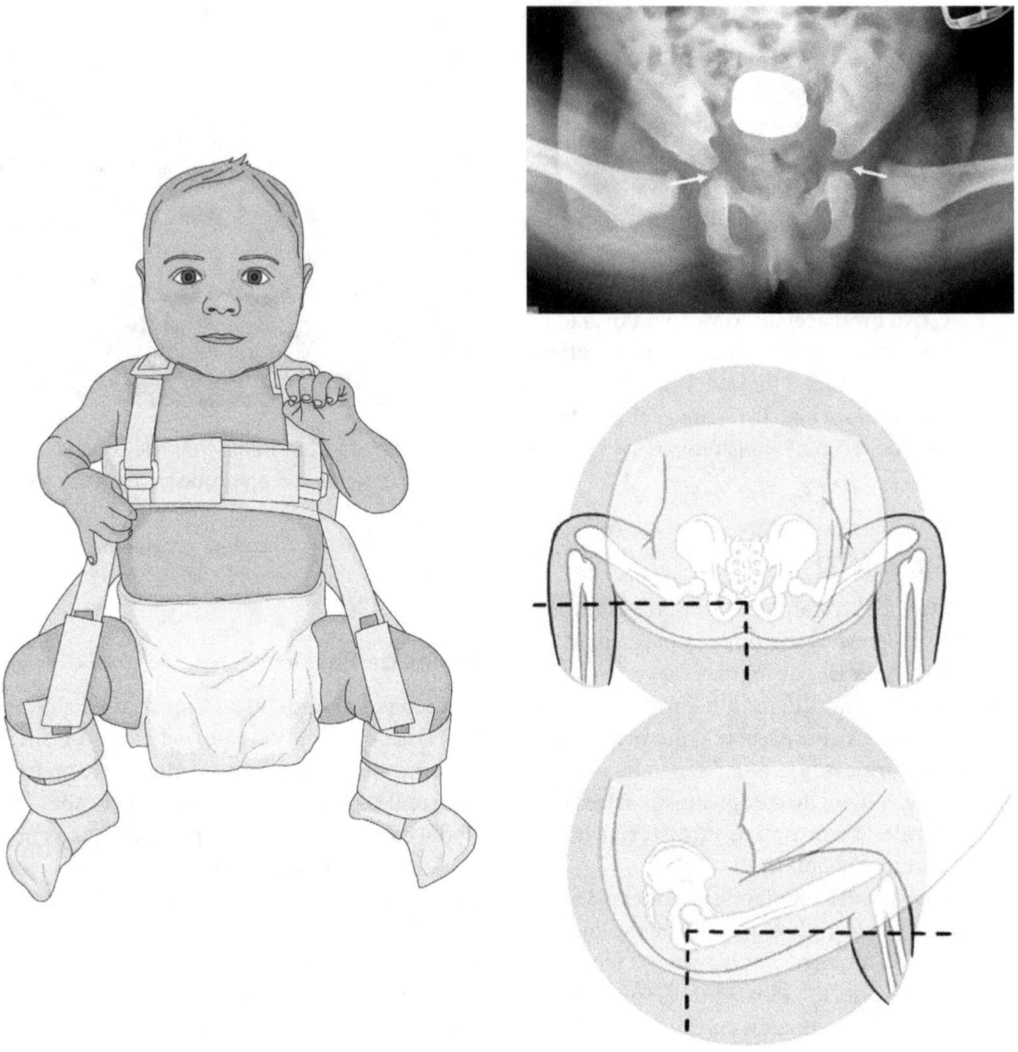

Figura 32.6. Lactante en tratamiento con arnés de Pavlik. Se observa mantención de caderas en una posición de flexión de 90° y una abducción de 60°. Radiografía de pelvis AP con arnés de Pavlik que muestra adecuado centraje de ambas caderas, en la que metáfisis apunta a cartílago trirradiado.

que suele ocurrir alrededor de los 10 a 12 meses de vida. Se debe cambiar a órtesis rígida. Uso máximo hasta los 18 meses (después del año ya no es muy efectivo el tratamiento ortopédico). En un paciente con displasia residual mayor de 2 años, se debe hacer una cirugía sobre el acetábulo para disminuir el índice acetabular (techo óseo).

- No se logró centrar cadera luxada: frente a esta situación se debe optar por la reducción en quirófano más artrografía (administrar medio de contraste para ver el borde cartilaginoso, borde real de la cadera), tenotomías y yeso. Luego se debe observar con TAC si la cadera logra mantenerse centrada. Si la cadera no se reduce en quirófano, se debe realizar una reducción cruenta. Se puede realizar osteotomía femoral de centraje y osteotomía acetabular si es necesario, cuando las alteraciones anatómicas son muy importantes [Figura 32.7].

Como tratamiento de displasias acetabulares residuales en adolescentes o adultos con subluxación, se efectúan osteotomías femorales y/o acetabulares para lograr un adecuado centraje de la cadera y retrasar en lo posible la aparición de una artrosis de cadera (triple osteotomía, osteotomía de Ganz).

Finalmente, tras el alta se recomienda controlar cada dos a cuatro años a todo niño que haya necesitado tratamiento, clínica y radiográficamente, hasta completar el desarrollo puberal.

PRONÓSTICO

El pronóstico es muy bueno si el tratamiento es precoz. La evolución de esta enfermedad sin tratamiento varía según la edad del paciente y severidad de la displasia. Los pacientes que persistan con algún grado de displasia podrán desarrollar en la adultez artrosis y podría explicar la necesidad de muchas de las artroplastias totales de cadera efectuadas.

El dolor a la marcha se puede presentar a edades tempranas, posterior a la madurez esquelética y en mujeres durante el primer o segundo embarazo y menopausia.

COMPLICACIONES

La complicación más severa del tratamiento ortopédico es la necrosis avascular. Esta puede presentarse hasta en un 28% de los casos si se trata de una luxación, mientras que el tratamiento con arnés de Pavlik para displasia acetabular pura tiene una tasa cercana a cero. Es recomendable evitar la flexión y abducción forzada y extrema al ajustar el dispositivo. Otras complicaciones, pero menos frecuentes y en relación al mal uso de las órtesis son la parálisis del nervio femoral, las subluxaciones y la inestabilidad medial de la rodilla.

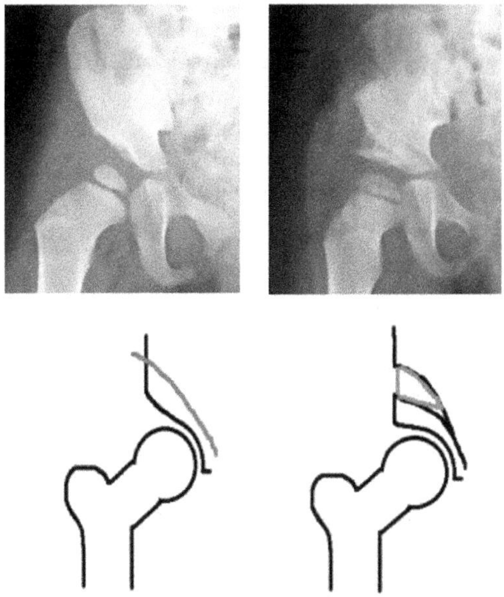

Figura 32.7. Paciente de 2 años con displasia acetabular residual de cadera derecha (índice acetabular elevado). Se realiza corrección quirúrgica mediante osteotomía supraacetabular tipo Dega con instalación de injerto óseo.

El tratamiento quirúrgico conlleva una serie de riesgos propios de cualquier procedimiento invasivo, como son las complicaciones relacionadas a la anestesia o infecciones secundarias a la herida. Otras complicaciones posibles son: necrosis avascular, falla en la reducción y a largo plazo displasia residual (que tiene mayor incidencia de artrosis).

¿CUÁNDO DERIVAR AL ESPECIALISTA?

- La displasia de cadera es una patología GES, que entrega un protocolo y plazos que todo médico debe conocer y cumplir.
- Se deben derivar niños menores de 3 meses con factores de riesgo o examen físico sugerente para estudio con ecografía (idealmente 4-6ta semana de vida).
- La radiografía de pelvis AP debe ser realizada a los tres meses. El GES garantiza

este examen en todos los niños y otorga 1 mes de plazo para su realización. Se debe derivar todo niño con índice acetabular alterado en la radiografía.
- Se deben derivar niños preescolares o escolares con claudicación de la marcha (cojera).
- Cabe destacar que el niño debe ser visto por el especialista dentro de los 30 días siguientes y el inicio del tratamiento debe ser dentro de los 15 días posteriores a la indicación del especialista.

PUNTOS CLAVES

- La displasia de cadera es una patología frecuente en Chile, con mayor incidencia en sexo femenino, pacientes con antecedentes familiares y recién nacidos en presentación podálica.
- El diagnóstico precoz es fundamental para el adecuado tratamiento y pronóstico.
- Se pueden realizar distintas maniobras en el examen físico para evaluar la sospecha de displasia, sin embargo, la confirmación se debe hacer con radiografía antero-posterior de pelvis y/o ecografía de cadera.
- La primera línea de tratamiento en niños menores de 10 meses son las correas de Pavlik, las que han demostrado gran eficacia y bajas complicaciones.
- La complicación más temida de los distintos tratamientos es la necrosis avascular de la epífisis femoral.
- El pronóstico varía según la edad de diagnóstico y la magnitud del compromiso articular.

Preguntas y ejercicios de autoestudio

- ¿Cuándo sospechar una displasia de cadera en el lactante menor?
- ¿Qué estudio debe realizarse en el niño sano para descartar una displasia de cadera? ¿A qué edad?
- Describa los hallazgos clínicos de una enfermedad luxante de cadera.
- ¿Cómo se determinan los hallazgos radiológicos de una displasia de cadera?
- ¿Por qué el tratamiento debe ser precoz?

CAPÍTULO 33

ESCOLIOSIS Y DEFORMIDADES VERTEBRALES

Mauricio Campos, Davor Miranda, Clara Schulze y María Jesús Santander

Resumen

La escoliosis es una desviación lateral de la columna vertebral, específicamente mayor o igual que 10°, que produce una deformidad tridimensional de la columna. Esta condición es prevalente, cercana a un 3% de la población, generalmente asintomática, y es fundamental su diagnóstico precoz para lograr un tratamiento oportuno.

El tratamiento de la escoliosis depende de la etiología, grado y avance, requiriéndose en 1% de los casos un tratamiento quirúrgico.

El diagnóstico clínico, el que debe ser realizado por el médico general, se confirma con estudios radiográficos y requiere derivación a especialista en los casos que hagan sospechar escoliosis congénita, neuromuscular o en casos de escoliosis idiopática del adolescente que no sea de bajo grado.

INTRODUCCIÓN

La escoliosis es una desviación lateral de la columna vertebral, específicamente mayor o igual que 10°, medido a través del ángulo de Cobb en una radiografía frontal de columna total tomada de pie. Esta desviación produce una deformidad tridimensional de la columna que afecta los planos axial, coronal y sagital. Si la curvatura es menor de 10°, se encuentra dentro de los rangos normales y no tiene mayor relevancia clínica [Figura 33.1].

En algunos casos puede constituir una enfermedad progresiva, que sin tratamiento oportuno se va agravando con el desarrollo y en la mayoría de los casos se estabiliza al término de la madurez ósea.

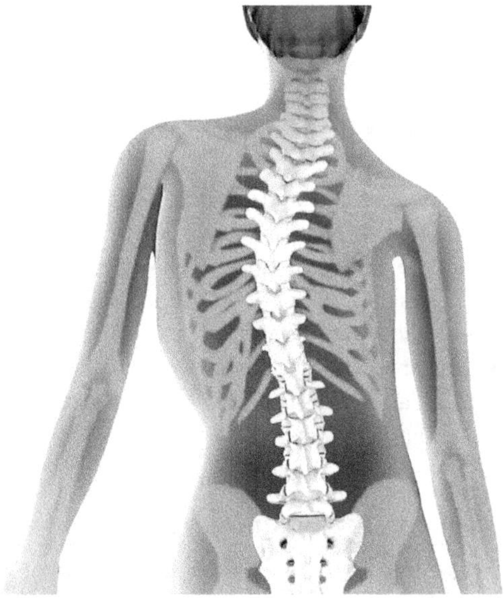

Figura 33.1. Escoliosis, caracterizada por la desviación lateral de la columna vertebral, asociada a deformidad tridimensional de la misma.

EPIDEMIOLOGÍA

La mayoría de los estudios de prevalencia se refieren a la escoliosis idiopática del adolescente (EIA), reportándose un 3% de prevalencia, con igual proporción según sexo. Si se consideran curvas mayores de 30°, la prevalencia desciende a 0,3%, con un claro predominio de mujeres (10:1).

Solo el 10% de los casos requerirá tratamiento activo y el 1% requerirá de cirugía. Sin embargo, el riesgo de progresión, que define la necesidad de tratamiento, es mayor en mujeres que en hombres (10 veces), en curvas torácicas, y en curvas que se presenten de mayor magnitud y de forma más precoz.

La prevalencia de las formas no-idiopáticas de escoliosis (15%) es menos conocida, siendo más frecuente en mujeres que en hombres.

CLASIFICACIÓN

La escoliosis se puede clasificar en escoliosis no estructural o funcional y en escoliosis estructural o verdadera.

Escoliosis no estructural o funcional

En este tipo, la columna es estructuralmente normal y no presenta rotación vertebral. Es secundaria o compensatoria a alguna condición externa a la columna, benigna, reversible y no progresiva.

Ejemplos de escoliosis funcional son la postural, compensatoria, ciática, inflamatoria y psicógena. La postural desaparece al inclinarse hacia adelante, la compensatoria se produce por una asimetría en la longitud de las extremidades inferiores, la ciática por una lumbociática que produce una postura antiálgica y la inflamatoria por un proceso infeccioso, por ejemplo, apendicitis. Las escoliosis psicógenas son raras y se presentan por causas no orgánicas.

Escoliosis estructural o verdadera

En este tipo existe una deformidad irreversible del segmento afectado, ya que el componente esencial es la rotación vertebral.

Presenta distintos subtipos:

- Idiopática: de causa desconocida. Es un diagnóstico de exclusión, pero es la causa más frecuente, alcanzando hasta un 80%. Se clasifica según edad en infantil de 0-3 años, juvenil de 3-10 años, del adolescente de 10-18 años y del adulto a partir de los 18 años.
- Congénita: se produce por un desarrollo vertebral anómalo, por falla en la formación (hemivértebras), falla en la segmentación (fusión congénita) o una combinación de ambas. Se presenta en menores de 10 años y se asocia a malformaciones en otros sistemas (por ejemplo, genitourinario).
- Degenerativa: corresponde a deformidades atribuibles a cambios relacionados con la edad (por ejemplo, patología degenerativa).
- Neuromuscular: asociada a enfermedades neurológicas o musculares. Aparece a temprana edad, progresa rápidamente durante el crecimiento óseo y continúa su progresión luego de la madurez esquelética.
- Asociada a síndromes genéticos.
- Secundaria a enfermedades sistémicas. Por ejemplo, enfermedades reumatológicas.
- Tumoral.

EVALUACIÓN CLÍNICA

Está orientada a descartar causas no idiopáticas de escoliosis, identificar la magnitud de la curva, la necesidad de radiografías y el riesgo de progresión, lo cual es necesario para definir el tratamiento.

Anamnesis

Dentro de la anamnesis se debe recoger los antecedentes perinatales, registrando anomalías durante el embarazo o el parto. Asimismo, es importante la detección de antecedentes familiares, ya que un hijo de padre o madre con escoliosis tiene una probabilidad 3 veces mayor de presentarla, mientras que, en un hermano de un paciente con escoliosis, la probabilidad aumenta hasta 7 veces.

En los antecedentes mórbidos es de interés las fracturas de extremidades, infecciones articulares o presencia de artritis, las que pueden resultar en asimetría en la longitud de las extremidades inferiores. Además, se puede contar con antecedentes que orienten a otra etiología de escoliosis (por ejemplo, malformaciones cardiacas sugieren escoliosis congénita). Por otro lado, es de suma importancia conocer la edad de inicio y progresión de la enfermedad. El inicio en menores de 10 años se asocia a una rápida progresión y síntomas neurológicos.

En el desarrollo en niños y adolescentes deben tenerse en cuenta indicadores de crecimiento y madurez, como la curva de crecimiento, inicio de la pubertad, menarquia y desarrollo mamario. Esta información ayuda a estimar el crecimiento lineal restante y el riesgo de progresión (ver pronóstico). Con respecto a lo anterior se debe identificar la menarquia en las mujeres y el vello facial en los hombres. El máximo de velocidad de crecimiento en mujeres ocurre 0,5 años antes de la menarquia. Posteriormente, el crecimiento significativo longitudinal continua por 18 meses post-menarquia. En pacientes hombres con barba, el fin del crecimiento óseo puede situarse estimativamente en el momento en que para mantenerse sin barba deben afeitarse diariamente.

Otros datos importantes de la anamnesis son el dolor lumbar, los síntomas neurológicos y la presencia de disnea, la cual puede estar presente en escoliosis severa. Se debe preguntar por dolor lumbar, ya que en la escoliosis idiopática puede encontrarse dolor en el sitio de deformidad dorsal, pero este debería ser no significativo. Si el dolor es la causa principal de consulta y necesita de medicamentos como tratamiento, orienta a causa tumoral o infección y no idiopática. Además, se debe realizar una historia neurológica completa, incluyendo cefalea, dolor en la columna cervical, debilidad muscular, cambios sensitivos, problemas de equilibrio, alteraciones de la marcha y coordinación, incontinencia vesical o intestinal.

Finalmente, es importante conocer los sentimientos personales y familiares principalmente enfocados al aspecto estético y compromiso psicológico secundario.

Examen físico

Se realiza exponiendo el tronco de modo que sean visibles las crestas ilíacas y las espinas ilíacas anteriores y posteriores.

Se debe inspeccionar la cabeza y observar su posición en reposo, evaluando si se encuentra girada hacia algún lado o si no está centrada con el sacro. Además, se debe observar la curvatura de la columna en busca de asimetría torácica o lumbar. En el caso de la EIA, el 90% de las curvas son torácicas y convexas hacia la derecha (llamadas "torácicas derechas"). Las curvas torácicas izquierdas se asocian a causas no idiopáticas, por lo que tienen indicación de estudio adicional. Finalmente, se debe inspeccionar asimetrías en la altura de hombros, de las escápulas, en la cintura y triángulos del talle, en la distancia en que los brazos cuelgan del tronco y en los pliegues cutáneos.

El examen general incluye los siguientes puntos: talla, relación entre largo de los brazos y tronco, prueba de Tanner (evaluación de caracteres sexuales secundarios), examen de la piel y articulaciones, incluyendo manos y pies, evaluar asimetría en la longitud de las extremidades superiores, examen neurológico completo y examen pulmonar.

La medición de la talla permite monitorear el desarrollo óseo y el riesgo de progresión. Esto se realiza trazando una curva de crecimiento en una tabla estandarizada para sexo y edad, pudiendo también realizarse curvas de velocidad de crecimiento. Se estima que el crecimiento en altura se encuentra casi finalizado cuando ha habido menos de 1 cm de cambio durante seis meses.

En la prueba de Tanner, grado 2 indica el inicio de la pubertad, momento que precede al máximo de velocidad de crecimiento. En el máximo de velocidad de crecimiento es cuando existe el mayor riesgo de progresión de la escoliosis [Figura 33.2].

Una asimetría en la longitud de las extremidades inferiores se sospecha al palpar una diferencia en la altura de ambas crestas ilíacas y las espinas

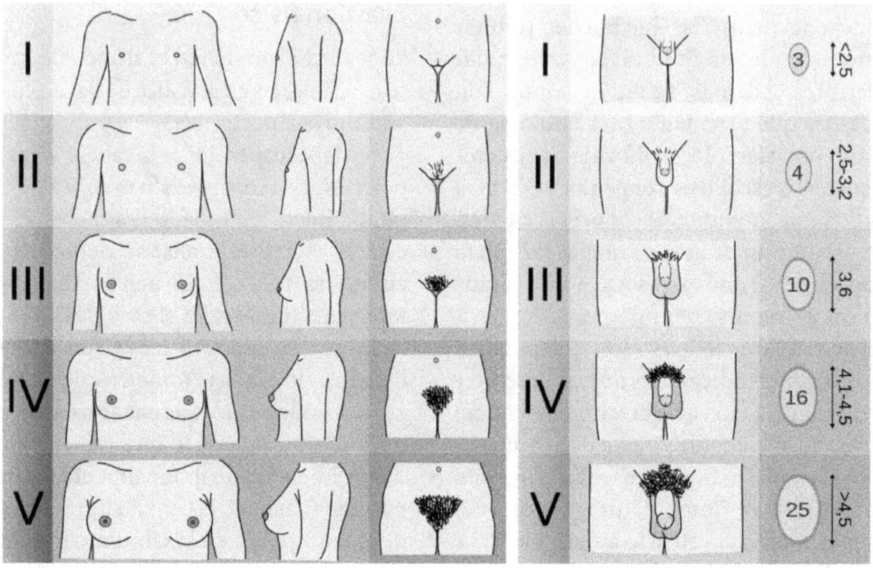

Figura 33.2. Escala de Tanner para mujeres (izquierda) y hombres (derecha).
La última columna en el Tanner de hombres se refiere al volumen y longitud de los testículos.

Cuadro 33.1.

Hallazgos al examen físico	Etiología probable
Curvatura lateral de la columna	Escoliosis de cualquier tipo
Asimetría de hombros, escápula, cintura o distancia de los brazos con respecto al tronco	Escoliosis de cualquier tipo
Prominencia torácica o lumbar durante prueba de Adams	Escoliosis de cualquier tipo
Angulo de rotación del tronco mayor de 7°	Ángulo de Cobb de aprox. 20°
Proporción brazos/Altura	Aumentada en síndrome de Marfan
Manchas café con leche	Neurofribromatosis
Cambios vasculares o de pigmentación en la línea media posterior	Disrafias espinales
Hundimiento lumbosacro	Disrafia oculta
Laxitud de la piel	Ehlers-Danlos, Marfan, Osteogénesis Imperfecta
Laxitud articular	Ehlers-Danlos, Marfan
Atrofia musculatura de la Mano	Siringomelia cervical
Aumento del arco del pie	Enfermedades neuromusculares (Ataxia de Friedreich)
Crestas ilíacas asimétricas	Discrepancia de longitud de extremidades inferiores
Reflejos anormales, problemas de fuerza y/o equilibrio	Escoliosis neuromuscular
Reflejo abdominal ausente	Patología intraespinal

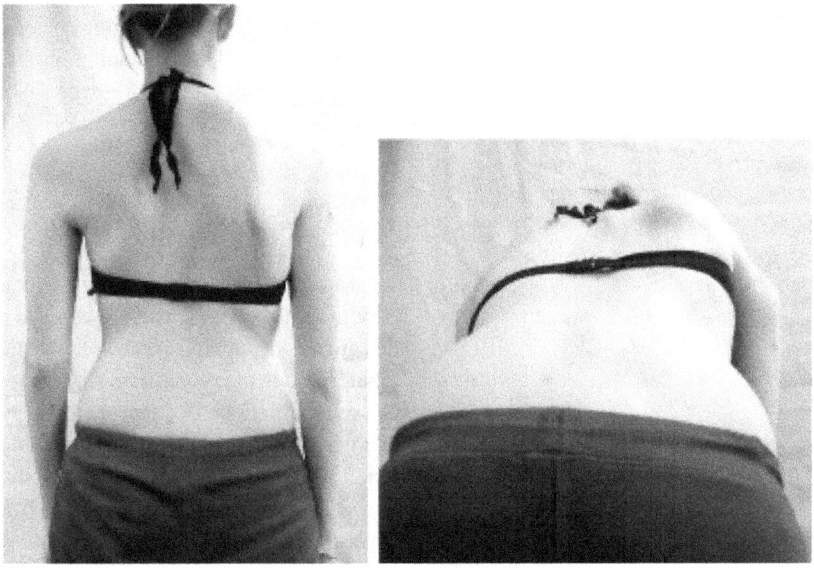

Figura 33.3. Prueba de Adams positiva.

ilíacas postero-inferiores al examinar al paciente de pie con las rodillas extendidas. Para estimar la influencia de la asimetría de extremidades en la escoliosis en un paciente, se debe repetir la inspección de las asimetrías de tronco ya sea con el paciente sentado, o ecualizando la longitud de las extremidades con un realce adecuado. Si el paciente es un niño y presenta asimetría mayor de 1,5 cm, debe ser derivado.

Los pacientes con ángulo de Cobb mayor o igual que 70°, en general, debutan con escoliosis antes de los 10 años de edad. En ellos el examen pulmonar se torna importante, ya que pueden presentar enfermedad pulmonar restrictiva.

A continuación [Cuadro 33.1] se muestra un listado de etiologías probables de escoliosis según hallazgos al examen. físico:

La prueba de Adams es el hallazgo más específico del examen físico de escoliosis para detectar curvas estructurales. Consiste en pedirle al paciente que se ubique en posición vertical con los brazos extendidos y las palmas juntas. Entonces, se le pide que se incline flexionando las caderas hasta que la columna torácica se encuentra paralela al suelo [Figura 33.3].

El examinador debe buscar asimetría en los hombros, escápulas, costillas, columna torácica y región tóraco-lumbar. Cualquier asimetría puede ser medida con un "escoliómetro" o "inclinómetro", instrumento que indica el componente rotacional de la escoliosis. Sus grados no son equivalentes a los grados de Cobb. Esto ha servido para objetivar la prueba y fijar parámetros de derivación.

Ciertos hallazgos en la prueba de Adams pueden dar pistas sobre la etiología de la escoliosis. Si el paciente es incapaz o presenta disminución en el rango de movimiento al inclinarse hacia delante o los lados, debe sospecharse escoliosis no idiopática. El que la prominencia se presente en el lado convexo de la curva orienta a escoliosis estructural.

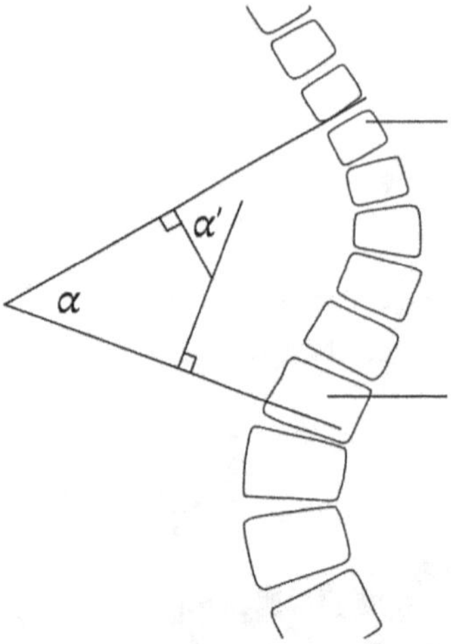

Figura 33.4. Ángulo de Cobb por método directo (ángulo) y método indirecto (ángulo ').

ESTUDIO IMAGENOLÓGICO

Radiografías

Son necesarias para confirmar el diagnóstico de escoliosis, buscar la etiología, determinar el patrón de la curva y medir la magnitud de esta, así como evaluar la maduración esquelética para determinar el riesgo de progresión.

El estudio inicial es la radiografía simple de columna total posteroanterior y lateral, que debe incluir desde C7 hasta las crestas ilíacas. Si en la radiografía lateral no existen alteraciones aparte de las propias de la escoliosis, no es necesario repetir esta proyección en controles posteriores.

Deben buscarse anomalías sugerentes de escoliosis no-idiopáticas, tales como anormalidades en los tejidos blandos (por ejemplo, masa paravertebral), vértebras fusionadas o hemivértebras, signos sugerentes de tumor óseo u osteomielitis vertebral y aumento del espacio interpedicular (sugerente de tumor de la médula espinal, siringomielia, diastematomielia y de espina bífida).

Existen proyecciones adicionales, entre ellas las radiografías con inclinación lateral (*side-bending*), que según el grado de corrección de la escoliosis permiten catalogarla en estructural o no estructural. Se utilizan habitualmente para la planificación preoperatoria en casos que tenga esta indicación de tratamiento.

Cuantificación del grado de escoliosis: el ángulo de Cobb

Para calcular el ángulo de Cobb, primero debe identificarse la vértebra más alta y la más baja de la curva principal. La vértebra cuya línea trazada paralela a la plataforma vertebral superior tenga la mayor inclinación respecto a la horizontal será la vértebra cefálica en la curva escoliótica. Para definir la vértebra caudal se utiliza el mismo procedimiento, pero trazando la línea paralela a la plataforma vertebral inferior.

El ángulo de Cobb puede medirse por dos métodos, directo e indirecto. El método "directo" o "de dos líneas" mide el ángulo formado por la intersección de ambas líneas previamente mencionadas. El método "indirecto" o "de cuatro líneas" mide el ángulo de la curva en la intersección de líneas perpendiculares trazadas a las líneas recién mencionadas [Figura 33.4].

La convexidad de la curvatura indica si la escoliosis es derecha o izquierda, mientras que el nivel de la escoliosis está indicado por el número de la vértebra que está más desviada y rotada respecto a la línea media, llamada "vértebra apical".

Evaluación de la maduración ósea: el índice de Risser

El índice de Risser evalúa el grado de aparición del núcleo de osificación de la cresta ilíaca y su fusión al ala ilíaca. La osificación de las apófisis ilíacas comienza luego de la pubertad y es un indicador de madurez esquelética. Cuanto menor sea el grado Risser en el momento de la detección de la curva, mayor será el riesgo de progresión. Cuando se encuentran completamente osificadas, la progresión de la escoliosis es mínima (signo de Risser) [Cuadro 33.2] [Figura 33.5].

Cuadro 33.2. Índice de Risser.

Risser 0	Sin aparición de núcleo de osificación de la cresta ilíaca
Risser 1	Inicio de la osificación desde lateral, hasta 25%
Risser 2	Inicio de la osificación desde lateral, hasta 50%
Risser 3	Inicio de la osificación desde lateral, hasta 75%
Risser 4	100% de osificación, aún sin fusión completa
Risser 5	Núcleo de osificación completamente fusionado

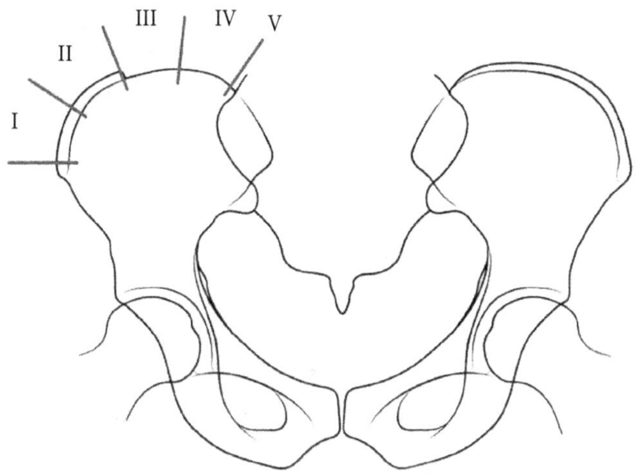

Figura 33.5. Índice de Risser: se esquematiza la división del ala ilíaca en cuatro cuartos, correspondiendo el Risser 1 a la osificación dentro del primer cuarto y así sucesivamente. Risser 5 corresponde a la fusión del núcleo de osificación completo.

Resonancia magnética

Se indica en presencia de síntomas o signos neurológicos, pie cavo, lesiones dermatológicas de la línea media, dolor significativo, sospecha de una infección o tumores óseos, inicio de la escoliosis antes de los 10 años con rápida progresión (progresión del ángulo de Cobb de mayor o igual que 10° por año) o radiografías simples que sugieran escoliosis congénita, patología intramedular o aumento de la cifosis (en particular de la torácica).

DIAGNÓSTICO

El diagnóstico de EIA es clínico-radiográfico y debe cumplir con los siguientes criterios:

- Edad: mayor o igual que 10 años.
- Curvatura coronal de la columna con ángulo de Cobb mayor o igual que 10°.
- Exclusión de otras causas de escoliosis.

TRATAMIENTO

El objetivo del tratamiento en la EIA es obtener un ángulo de Cobb menor de 40°-50° al alcanzar la madurez ósea. Las opciones terapéuticas incluyen observación, corsé o cirugía.

En la observación se realiza un seguimiento periódico. Si el ángulo de rotación del tronco es menor de 7°, se realiza un seguimiento clínico cada 6 meses. Si la rotación aumenta, debe controlarse con radiografías.

El corsé no corrige la curva presente al momento del diagnóstico, solo reduce el riesgo de progresión y su eficacia es directamente proporcional al tiempo de uso diario. Por lo tanto, prevendría que los casos progresaran a rangos quirúrgicos y disminuiría la necesidad de cirugía.

La cirugía consiste en la corrección parcial o total de la deformidad y la fusión vertebral. Para la evaluación y planificación quirúrgica de la EIA se utiliza la clasificación de Lenke, que considera el patrón de curva, precisando los límites y nombres de las escoliosis según el segmento comprometido.

El tratamiento se decide considerando la magnitud de la curva, el potencial de crecimiento restante (estimado en grados Risser), según el riesgo de progresión y de acuerdo a las preferencias familiares y personales.

Risser Grado 0-2

- Ángulo de Cobb menor de 20°: se realiza un seguimiento clínico cada 6-9 meses hasta alcanzar la madurez esquelética. La decisión de realizar estudio radiográfico debe evaluarse paciente a paciente. En el caso de indicarse radiografías de control, estas deben ser radiografías posteroanteriores de pie que permitan evaluar toda la columna. Si en la radiografía lateral inicial existía una cifosis torácica y lordosis lumbar normal, no es necesario repetir más radiografías laterales. Si en las radiografías de seguimiento el ángulo de Cobb progresó mayor o igual que 5° o mide mayor o igual que 20°, debe derivarse a un traumatólogo de columna para eventual tratamiento con corsé.
- Ángulo de Cobb menor de 40°: se indica corsé y control clínico y radiográfico cada 6 meses hasta alcanzar la madurez ósea (Risser grado 4 en niñas y grado 5 en niños). Existe indicación de cirugía si la curva progresa mayor o igual que 50° o si aumenta mayor o igual que 10° en 1 año.
- Ángulo de Cobb mayor de 50°: en este grupo de pacientes la tasa de falla del corsé es de 70% por lo que la indicación general es cirugía.

Risser Grado 3

- Ángulo de Cobb menor de 40°: se realiza seguimiento anual hasta 2 años post-menarquia en niñas y hasta que exista necesidad de afeitarse diariamente en niños (marcadores clínicos de madurez ósea).
- Ángulo de Cobb menor de 50°: se realiza seguimiento radiográfico cada 6-9 meses hasta alcanzar Risser grado 4 en niñas y 5 en niños.

Risser Grado 4 en niñas y Grado 5 en niños

- Ángulo de Cobb menor de 40°: no requieren tratamiento ni seguimiento.
- Ángulo de Cobb menor de 50°: se evalúa la indicación quirúrgica. El paciente debe decidir según los costos, riesgos y beneficios de la cirugía.
- Ángulo de Cobb mayor o igual que 50°: tiene indicación de cirugía independiente de la madurez ósea. Después del fin del crecimiento, el riesgo de progresión es de 1° anual.

PRONÓSTICO

En escoliosis idiopáticas el riesgo de progresión se estima a partir de la radiografía de columna total, observando el grado de la curva y el grado de madurez ósea [Cuadro 33.3].

En las escoliosis no idiopáticas, aunque su progresión depende del tipo y la condición de base, en general, tienden a tener mayor compromiso funcional y a evolucionar más agresivamente.

Cuadro 33.3.

10-12 años de edad	Probabilidad de progresión
Curva menor de 20°	25%
Curva 20-29°	60%
Curva 30-60°	90%
Curva mayor de 60°	100%
Madurez ósea	Probabilidad de progresión
Curva 20-29°	10%
Curva 30-60°	30%
Curva mayor de 60°	70%

¿CUÁNDO DERIVAR AL ESPECIALISTA?

Se debe derivar a un médico especialista cuando existan hallazgos clínicos o radiográficos que hagan sospechar escoliosis congénita o escoliosis neuromuscular, y en casos de escoliosis idiopática del adolescente.

En la EIA el médico general puede manejar al adolescente de bajo riesgo de progresión (por ejemplo: niñas post-menarquia o niños de 15 años o más), pero debe ser derivado cuando:

- existe una imposibilidad de medir el ángulo de Cobb en un paciente con 7° o más de rotación del tronco.
- el ángulo de Cobb se encuentra entre 20 y 29° en niñas sin menarquia o niños de 12 a 14 años.
- la curva es mayor de 30° en cualquier paciente.
- existe 5° o más de progresión en el ángulo de Cobb en cualquier paciente.

PUNTOS CLAVES

- La anamnesis y examen físico en escoliosis deben orientarse tanto a evaluar la presencia de escoliosis como a las diferentes etiologías.
- En pacientes que clínicamente pudieran tener una escoliosis significativa, el estudio inicial es con radiografía de columna total AP y lateral con el paciente de pie.
- La mayoría de los casos no requieren tratamiento, y solo un 1% de los pacientes requiere tratamiento quirúrgico.

Preguntas y ejercicios de autoestudio

- ¿Cómo se define escoliosis?
- ¿Cuál es la prevalencia de escoliosis en la población general y qué porcentaje requiere cirugía?
- ¿Cómo se clasifica la escoliosis?
- ¿Cuáles son los antecedentes dentro de la anamnesis que son claves en el diagnóstico?
- ¿Cuáles son los hallazgos del examen físico más relevantes?
- ¿Cuáles son las radiografías que deben solicitarse para el diagnóstico?
- ¿Cómo se realiza la medición del ángulo de Cobb?
- ¿Cómo se clasifica la maduración ósea a través del índice de Risser?
- ¿En qué casos es necesario solicitar resonancia magnética?
- ¿Cuáles son las líneas generales de tratamiento según el grado de Risser?
- ¿Cuándo se debe derivar a un paciente con escoliosis al especialista?

CAPÍTULO 34

KINESIOLOGÍA EN DISFUNCIONES MUSCULOESQUELÉTICAS

Javiera Fuentes, Gustavo Torres y Jorge Vergara

Resumen

La kinesiología es el estudio científico del movimiento del cuerpo.

El objetivo principal de la kinesiología musculoesquelética es la función del paciente, para esto el enfoque clínico considera: evaluación clínica funcional, diagnóstico kinésico, tratamiento de condiciones musculoesqueléticas y pronóstico.

El tratamiento en kinesiología para pacientes con condición músculo-esquelética contempla: terapia manual, ejercicio terapéutico, fisioterapia y educación, entre otros.

INTRODUCCIÓN

La kinesiología es el estudio científico del movimiento y aborda los principios y mecanismos de movimiento fisiológicos, biomecánicos y psicodinámicos. Las aplicaciones de la kinesiología a la salud humana incluyen biomecánica, adquisición de habilidades motoras, métodos de rehabilitación y fisiología del ejercicio. Los estudios del movimiento humano incluyen medidas de sistemas de seguimiento de movimiento, electrofisiología de la actividad muscular y cerebral, monitorización de la función fisiológica e investigación cognitiva y conductual.

La kinesiología ha evolucionado con rapidez y eficacia en las últimas tres décadas, centrando su desarrollo principalmente en las áreas musculoesquelética, neuromuscular y cardiorrespiratoria. El foco de la disciplina está puesto en el movimiento y la función, y su objetivo principal es la promoción de la salud y funcionamiento óptimos. Este propósito se logra mediante la aplicación de principios científicos a los procesos de examen, evaluación, diagnóstico, pronóstico e intervención para prevenir o remediar deterioros, limitaciones funcionales y discapacidades relacionadas con el movimiento y la salud.

Las condiciones musculoesqueléticas tienen un enorme impacto en la sociedad. En la actualidad, se han convertido en la causa más común de discapacidad y dolor a largo plazo en el mundo industrializado. La kinesiología musculoesquelética abarca una amplia gama de técnicas terapéuticas y filosofías de tratamiento. Los kinesiólogos en el campo músculo-esquelético trabajan en una variedad de entornos clínicos y tratan a pacientes de diversas edades, centrándose en la prevención y rehabilitación de lesiones musculoesqueléticas.

El eje conductor de la kinesiología es la función del paciente, que puede verse afectada cuando se produce un trastorno en el aparato locomotor. Este puede ser el resultado de un estrés traumático único o repetitivo en los tejidos, desequilibrios estructurales de los músculos o los huesos, afecciones congénitas, cirugías o cambios degenerativos en el cuerpo. Las disfunciones de este sistema a menudo provocan síntomas de dolor, rigidez, edema, debilidad muscular y pérdida del rango de movimiento articular y son la parte central del tratamiento en la kinesiología musculoesquelética.

El objetivo principal de la kinesiología musculoesquelética es determinar, a través de un examen exhaustivo, la causa y el alcance de las disfunciones, limitaciones de la actividad y restricciones de la participación, y trabajar con el paciente para devolverlo a su nivel de función previo a la lesión en el menor tiempo posible. Las habilidades de comunicación efectiva son esenciales para establecer una buena relación con el paciente, además de proporcionar la educación necesaria para lograr la adherencia al tratamiento.

Los trastornos musculoesqueléticos se presentan en todos los rangos etarios y estratos sociodemográficos, generando diversas consecuencias personales, sociales y económicas, por lo que se requiere de un equipo de salud capacitado que integre conocimientos actualizados de las patologías, los factores de riesgo asociados, las diferentes alternativas terapéuticas y las posibles formas de prevenir su recidiva.

INTERVENCIONES KINESIOLÓGICAS

Evaluación clínica funcional

La evaluación en kinesiología es el proceso mediante el cual se obtiene la información necesaria para plantear un diagnóstico kinesiológico y luego un plan de tratamiento. La kinesiología usualmente basa su enfoque en la Clasificación Internacional del Funcionamiento (CIF), lo que ha llevado a las escuelas formadoras y profesionales a cambiar la forma de enfrentar la evaluación y el tratamiento en kinesiología. Este enfoque tiene como principal característica lograr determinar desde el funcionamiento, el entendimiento de los problemas de los pacientes de manera global e integrada.

La evaluación kinesiológica podría dividirse en dos etapas, igualmente importantes, para lograr ser eficiente y efectiva: la evaluación subjetiva y el examen físico. Dentro de la evaluación subjetiva, se encuentra la historia clínica (identificación social y familiar del paciente, problema principal o motivo de consulta, anamnesis próxima y anamnesis remota, y revisión por sistemas o preguntas especiales), comportamiento de los síntomas y mapa corporal, y evaluación clínica del dolor.

Evaluación subjetiva

El objetivo de la historia clínica en kinesiología musculoesquelética es la obtención de la información suficiente acerca de la condición del paciente para realizar un examen físico eficiente, efectivo y seguro. Para ello, es indispensable que exista una comunicación fluida y que la entrevista sea realizada en un lugar adecuado, tomando el tiempo necesario. En esta instancia se debe encontrar el motivo principal de preocupación del paciente, además de preocupaciones subyacentes que podrían influir en el problema principal.

Examen físico en kinesiología musculoesquelética

El propósito del examen físico en kinesiología musculoesquelética es determinar qué estructura, segmento o factor es el responsable de los síntomas actuales del paciente.

El examen físico puede dividirse en etapas para mantener un cierto orden del proceso. El paso a paso propuesto en este capítulo es un ejemplo que debe ser adaptado a cada paciente según cada condición se salud.

1. Observación inicial e inspección: incluye una evaluación postural general y específica del segmento a evaluar, además de una inspección del segmento para determinar presencia de cicatrices, aumento de volumen, cambios tróficos, entre otros.
2. Evaluación funcional básica, que se subdivide en varios pasos importantes:
   - Evaluación del movimiento articular: que incluye la evaluación del movimiento activo, pasivo y sensación terminal de movimiento. Dentro de la evaluación del movimiento, se incluye el rango de movimiento articular y calidad del movimiento. Además, en esta etapa también se debe realizar la evaluación artrokinemática cuando corresponda.

   - Evaluación de tejidos blandos: en esta etapa se incluye la evaluación manual e instrumental de la fuerza muscular según corresponda y la evaluación isométrica resistida de tejidos. Se incorporan en esta etapa las pruebas de flexibilidad de tejidos y la evaluación miofascial.
   - Evaluación neurológica: según corresponda a la condición de salud de la persona, se deben incorporar pruebas para la evaluación de miotomas, dermatomas, reflejos, y pruebas de neurodinamia.
3. Pruebas especiales, en las que se consideran las pruebas ortopédicas u otras específicas capaces de detectar la causa de la disfunción o sintomatología del paciente. Para seleccionarlas, se debe tener en cuenta siempre la condición de salud del paciente, además de su evolución y tratamientos previos recibidos. Palpación específica, que ha sido muchas veces subvalorada dentro del examen físico, pero que es un gran aporte a los hallazgos que se pueden encontrar dentro de la evaluación kinesiológica. Se aconseja realizar de manera exhaustiva, dedicando el tiempo necesario para identificar puntos dolorosos, o que reproduzcan síntomas, puntos gatillo u otro tipo de limitaciones.
4. Diagnóstico por imágenes. En evaluación musculoesquelética es indispensable tener acceso a los exámenes complementarios solicitados por el médico tratante. Lo anterior permite obtener una visión más completa de la condición de salud del paciente y en muchos casos, por ejemplo, en pacientes con fracturas, permite el progreso de cargas.
5. Evaluación funcional específica:
   - Control sensoriomotor. El sistema sensoriomotor se refiere al procesamiento e integración central de los componentes del sistema sensorial y motor involucrados en mantener la homeostasis articular mientras se realizan los movimientos. Durante el examen físico es indispensable evaluar el control sensoriomotor, a través de pruebas que deben ser seleccionadas dependiendo de la condición del paciente. Entre ellas se encuentran el reposicionamiento articular, pruebas funcionales, pruebas de equilibrio, entre otras.
   - Índices de funcionalidad (cuestionarios y escalas) que pueden complementar el examen físico y aportar al seguimiento y evolución de los pacientes. Es importante realizarlos en un inicio del tratamiento y, posteriormente, en instancias intermedias y finales para valorar el avance funcional de los pacientes. Es importante señalar que la recomendación es contar con instrumentos validados y lo más específicos posible a la condición de cada paciente.

Luego del examen físico funcional, y como parte de la evaluación kinesiológica, la CIF plantea la importante tarea de determinar para cada persona y su condición de salud cuáles son sus limitaciones en la actividad (dificultad de un individuo en el desempeño o realización, por ejemplo, vestirse, comer, escribir) y restricciones en la participación (acto de involucrarse en una situación vital, por ejemplo, trabajar, cuidar a otro, realizar pasa tiempo favorito). Lo anterior es esencial para poder plantear un diagnóstico kinesiológico.

DIAGNÓSTICO KINESIOLÓGICO

El diagnóstico kinesiológico es uno de los pilares de la kinesiología, y constituye el punto de partida para cualquier posible estrategia de tratamiento. Su objetivo principal es proporcionar un punto de partida para decidir las intervenciones a realizar. El diagnóstico kinesiológico contempla una estructura, que permite al profesional contar con la información esencial resumida del paciente a intervenir: antecedentes principales, disfunciones o problema principal, impedimentos primarios y secundarios, limitaciones de la actividad y restricciones en la participación.

TRATAMIENTO DE PACIENTES CON CONDICIONES MUSCULOESQUELÉTICAS

El tratamiento en kinesiología musculoesquelética contempla un conjunto de técnicas de intervención que son seleccionadas teniendo en cuenta la evaluación previa que lleva al diagnóstico kinesiológico y los objetivos que se quieren lograr con el paciente. El foco del tratamiento en kinesiología está en las disfunciones y en poder recuperar al máximo el funcionamiento del paciente. Para facilitar la comprensión, se dividirá esta sección en los siguientes componentes: terapia manual, ejercicio terapéutico, fisioterapia y educación.

Terapia manual ortopédica

La Terapia Manual Ortopédica (TMO) constituye un área de especialización dentro de la kinesiología musculoesquelética que evalúa y trata las disfunciones sobre la base de razonamiento clínico, evidencia científica e incluye el abordaje biopsicosocial de cada paciente. Este enfoque global del paciente incluye la aplicación de conocimientos y un amplio abanico de técnicas entre las que se incluyen principalmente la movilización articular, miofascial y técnicas neurodinámicas. Estas herramientas proporcionan un tratamiento más eficaz del dolor, del rango de movimiento articular y son parte fundamental para restaurar la función. Son muy importantes para que el kinesiólogo detecte la existencia de disfunciones que requieran protección o precauciones especiales.

Ejercicio terapéutico

El ejercicio es la esencia de la kinesiología en cualquiera de sus disciplinas. Se define como movimientos, posturas o actividades físicas corporales sistemáticas, programadas y planificadas. En kinesiología musculoesquelética, cada paciente necesita de un plan de ejercicio terapéutico ajustado a su condición de salud. Los objetivos principales del ejercicio terapéutico son: prevenir o mejorar deterioros; mejorar, recuperar o potenciar la capacidad física; y optimizar estado de salud general.

Las disfunciones musculoesqueléticas más comúnmente tratadas a través del ejercicio terapéutico son:

- Síndromes dolorosos
- Debilidad muscular o pérdida de fuerza muscular
- Limitación en el rango de movimiento articular y rigidez
- Disminución de la flexibilidad
- Desbalances musculares.

La indicación y dosificación del ejercicio terapéutico sigue un proceso de razonamiento clínico derivado de la evaluación kinesiológica y el diagnóstico, y debe además ser progresado en la medida de los avances obtenidos por cada paciente.

FISIOTERAPIA

La fisioterapia o utilización de agentes físicos como terapia contempla todas las herramientas de apoyo al tratamiento en kinesiología, las que tienen como objetivo ser coadyuvantes a la rehabilitación. Los agentes físicos consisten en energía y materiales aplicados a los pacientes e incluyen calor, frío, agua, presión, sonido, radiación electromagnética, corrientes eléctricas, entre otros.

La aplicación de agentes físicos debe seguir un proceso de razonamiento clínico, sustentado en la evidencia disponible. Algunos de los objetivos de los agentes físicos son: disminuir la inflamación, acelerar la reparación de tejidos, disminuir o manejar el dolor, alterar la extensibilidad del colágeno, modificar el tono muscular, entre otros. Al seleccionar un agente físico se debe tener en cuenta su mecanismo, interacción, dosificación, precauciones y contraindicaciones.

EDUCACIÓN

El kinesiólogo es responsable de educar al paciente sobre su diagnóstico, entregar información para darle sentido a lo que está experimentando, prescribir los ejercicios para realizar en el hogar, recomendar cambios en la posición y/o movimiento durante las actividades diarias, impartir estrategias para la prevención de la disfunción y promover hábitos de vida saludables. Para comunicarse de manera efectiva, el terapeuta debe crear una atmósfera de tratamiento que tenga en cuenta los valores y objetivos del paciente y también debe proporcionar la información necesaria de una manera clara y fácil de entender.

Cada paciente acude a kinesiología con un conjunto diferente de valores, expectativas y antecedentes culturales. Todos estos factores deben ser considerados por el procesional si se quiere tratar con éxito al paciente y de manera efectiva como un individuo.

PRONÓSTICO

El proceso de generar un pronóstico funcional en kinesiología musculoesquelética es parte fundamental del proceso de rehabilitación del paciente. Se define como una predicción que permite determinar el nivel óptimo de la mejora en la función y el tiempo en el cual este nivel será alcanzado. El pronóstico, si bien se basa en elementos objetivos, contiene una subjetividad intrínseca basada principalmente en la experiencia del profesional.

El pronóstico debe estar sustentado en la condición de salud del paciente, en los factores personales y contextuales detectados al momento de la evaluación, en los conocimientos de epidemiología de la patología y disfunción presente, en las respuestas anteriores al tratamiento del paciente, y en factores socioeconómicos tales como acceso a rehabilitación y nivel educacional.

La generación de un pronóstico debe ser un paso obligado en kinesiología, y ser compartido con el equipo de salud y el paciente. Una de las formas de llevarlo a cabo, es describir todos los factores positivos encontrados en la evaluación kinesiológica y todos los factores negativos, de manera de poder establecer un juicio para llegar a un pronóstico.

PUNTOS CLAVES

- El pronóstico funcional en kinesiología es fundamental en la rehabilitación del paciente, y es una predicción que permite determinar el nivel óptimo y el tiempo para alcanzar la mejora de la función.La kinesiología es el estudio científico del movimiento.
- El objetivo principal de la kinesiología musculoesquelética es la función del paciente.
- El enfoque clínico para el enfrentamiento de paciente con disfunción músculo-esquelética considera: evaluación clínica funcional, diagnóstico kinesiológico, tratamiento y pronóstico.
- El tratamiento en kinesiología para pacientes con condición músculo-esquelética contempla: terapia manual, ejercicio terapéutico, fisioterapia y educación.
- El ejercicio terapéutico es la esencia del tratamiento en kinesiología. Se define como movimientos, posturas o actividades físicas corporales sistemáticas, programadas y planificadas.
- El pronóstico funcional en kinesiología es fundamental en la rehabilitación del paciente, y es una predicción que permite determinar el nivel óptimo y el tiempo para alcanzar la mejora de la función.

Preguntas y ejercicios de autoestudio

- ¿Cómo se define la kinesiología?
- ¿Cuáles son los objetivos de las acciones de kinesiología?
- Mencione los pasos del enfoque clínico de kinesiología en condiciones músculo-esqueléticas.
- Mencione los 4 tipos de intervenciones terapéuticas kinesiológicas.

CAPÍTULO 35

CONSIDERACIONES MÉDICO-LEGALES EN TRAUMATOLOGÍA

Jorge Vergara, Rodrigo Menchaca y Juan Ritz

Resumen

La medicina legal consiste en la aplicación de los conocimientos médicos a la solución de problemas judiciales. El traumatólogo tiene la responsabilidad y obligación de conocer los aspectos médico-legales de la especialidad, para poder realizar, en el contexto de pacientes con lesiones traumáticas, denuncia de hechos que sean consecuencia de un delito, el informe médico-legal, incluyendo constatación de lesiones, el estudio toxicológico cuando sea necesario y remitir al Servicio Médico Legal a los pacientes fallecidos por causas traumáticas en las circunstancias que lo ameriten.

INTRODUCCIÓN

La Medicina Legal consiste en la aplicación de los conocimientos médicos a la solución de problemas judiciales. Su foco está en aplicar los conocimientos médicos y biológicos en servicio de la aplicación del derecho positivo, que es el conjunto de normas del sistema jurídico chileno.

En este sistema jurídico, el médico juega un rol de perito (experto) a la hora de describir y explicar los hechos y hallazgos que se observasen en la atención de un paciente cursando por un proceso legal. De esta manera, se le puede pedir al médico, por ejemplo, que relate en calidad de testigo los hallazgos y sucesos relacionados con la muerte de un paciente herido de bala que fue atendido en su centro.

En un contexto distinto, cualquier médico puede ser llamado por los tribunales para entregar su opinión en calidad de experto sobre los asuntos relacionados a un proceso judicial en que existan pruebas o hechos relacionados al ámbito de experiencia del médico. De esta manera, un traumatólogo puede ser llamado para explicar su opinión respecto de si las características de las lesiones de un menor de edad son compatibles o no con la hipótesis de maltrato familiar.

Además, todo médico tiene la responsabilidad y obligación de denunciar hechos que sean consecuencia de un delito, tales como signos de maltrato infantil, heridas por arma de fuego, abuso sexual de menores, etc.

Este capítulo está orientado a aportar conocimientos prácticos para la atención cotidiana de pacientes en Traumatología en el contexto médico-legal. Se expondrán, tal como en los ejemplos anteriores, solo algunas de las responsabilidades médico-legales presentes en el actuar médico, en la medida en que son una problemática frecuente en la práctica del traumatólogo. Para obtener un conocimiento cabal de los aspectos legales de la medicina se recomienda buscar bibliografía especializada.

RESPONSABILIDAD MÉDICA Y CONFLICTOS LEGALES

En nuestro sistema jurídico, todo ciudadano es responsable de reparar los daños sufridos por un tercero como consecuencia de un acto del que se es culpable. Por muchos años se discutió sobre si era posible responsabilizar al médico de las consecuencias del ejercicio de su profesión, debido a que la medicina es un arte "conjetural" en el que no existen normas absolutas de tratamiento y curación. Sin embargo, se llegó al consenso de que el médico debe ser responsable de sus actos profesionales. Incluso, la responsabilidad médica está especificada en el código penal en su Artículo 491: "El médico, cirujano, farmacéutico, flebotomiano o matrona que causare mal a las personas por negligencia culpable en el desempeño de su profesión, incurrirá respectivamente en las penas del artículo anterior (Art. 490: presidio menor o multa de 1 a 4 UTM)".

Debido a los importantes avances en la tecnología y el conocimiento médico, así como en el acceso universal a la información, hoy en día existen muchos pacientes que consideran que su enfermedad es fácilmente tratable y desconocen y culpan al médico por los errores o consecuencias que no se ajusten a sus expectativas. Lo anterior, sumado al mayor acceso a abogados y a iniciar procesos judiciales, ha llevado a un aumento importante de demandas a equipos médicos y al subsecuente incremento de seguros de defensa legal médica. Cada año en EE.UU. se gasta en promedio sobre 100.000 dólares en medicina defensiva por cada cirujano traumatólogo. Las demandas y conflictos son una realidad en aumento, por lo que siempre se recomienda centrarse en la prevención y, si estos ocurren, buscar el apoyo legal de la institución y de los seguros específicos con los que se cuente.

Definiciones

Para comprender adecuadamente los alcances de la responsabilidad médica se revisarán los siguientes conceptos:

- [ex Artis: son las leyes propias de un arte u oficio. Este no se encuentra normado, sino que es el conocimiento y aplicación de la técnica médica aceptada como correcta.
- Delito: es toda acción u omisión voluntaria y dolosa que se encuentra penada por la ley en el Código Penal.
- Cuasidelito: es cualquier delito que se realiza sin malicia o "dolo". Es una acción u omisión que por ignorancia, negligencia, impericia, imprudencia o inobservancia de las normas es causa de un daño físico o moral en un tercero. Se distingue del mero accidente o error médico en que en este último existe una ejecución adecuada y oportuna de la [ex Artis que tiene un resultado inesperado y adverso. El caso de la negligencia médica está tipificado en el artículo 491 del Código Penal chileno.
- Daño: existe la obligación de todo ciudadano de indemnizar todo daño producido a un tercero por el cual se es responsable. Existen diferentes sistemas de indemnización:
- Penal: implica reparar las consecuencias de un delito o cuasidelito. La indemnización está definida por el Código Penal y, en general, se paga con cárcel.
- Civil: consiste en la indemnización total del daño producido a una persona. La indemnización es generalmente económica. Se estima la totalidad del daño considerando daño emergente (costos económicos asociados directamente al acto), daño por lucro cesante (cuánto se dejó de percibir como consecuencia) y daño moral (sufrimiento personal subjetivo del afectado. No está normado por lo que el juez dirime respecto a su valor).
- Administrativa: dirigida a los empleados públicos de acuerdo a las normas que los rigen. Es la que se aplica en los casos de sumario administrativo. Hoy en día el Colegio Médico de Chile no tiene facultades para suspender el título o el ejercicio de un médico, sin embargo, el contravenir sus normas podría ser considerado por el juez como un cuasidelito por imprudencia.

Prevención de conflictos legales

La relación médico paciente tiene un rol esencial en la prevención de conflictos legales. Debe estar enfocada en la generación de un vínculo de confianza, con la finalidad de que el paciente tome parte activa en las decisiones respecto a su salud, poniendo énfasis en fijar expectativas realistas y conocimiento de los posibles eventos adversos relacionados.

Los protocolos de seguridad quirúrgica no han demostrado resultados en todos los casos respecto a disminuir la morbimortalidad quirúrgica, por lo que la OMS recomienda adaptar estos protocolos a la realidad local de cada centro. La seguridad de atención de paciente quirúrgico debe estar centrada en certificar el procedimiento en cada persona, facilitar consentimientos informados, siendo honesto con las posible complicaciones, y en el registro meticuloso de los procedimientos, complicaciones o eventos adversos.

Traumatología forense

La Traumatología es la ciencia que estudia la acción de agentes externos sobre el organismo. Por su parte, la Traumatología Forense comprende el estudio de las lesiones en relación con los problemas judiciales (artículo 138 Código Procesal Penal).

Toda persona a cuyo cargo inmediato se encuentre un hospital u otro establecimiento de salud semejante, sea público o privado, dará en el acto cuenta al Juzgado del Crimen de la entrada de cualquier individuo que tenga lesiones corporales, indicando brevemente el estado del paciente y la exposición que hagan él o las personas que le hubieren conducido acerca del origen de dichas lesiones, y del lugar y estado en que se le hubieren encontrado.

La denuncia deberá consignar el estado del paciente, describir los signos externos de las lesiones e incluir la exposición que hagan el afectado o las personas que lo hubieren conducido, acerca del origen de dichas lesiones y del lugar y estado en que se le haya encontrado. El incumplimiento de la obligación prevista en este artículo se castigará con la pena que señala el artículo 494 del Código Penal.

Informe médico legal

Es el documento elaborado por un médico que detalla desde un punto de vista profesional los hallazgos relacionados a un paciente que se encuentre relacionado a un proceso judicial (como responsable o víctima). Su elaboración es un acto médico no delegable, su contenido será utilizado como medio de prueba por la fiscalía y, a su vez, el médico que lo redacta puede ser llamado como testigo a juicio oral para explicar su impresión profesional del caso.

No existe un formulario estandarizado para el informe médico legal, sin embargo, se distinguen secciones imprescindibles para la adecuada interpretación de la fiscalía y el juez sobre la gravedad funcional, estética o social de las lesiones, de su contexto y origen. Debe ser registrado en letra legible y lenguaje comprensible para la fiscalía, siendo útil el registro de fotografías y una adecuada manipulación de la evidencia (ropas, proyectiles encontrados, etc.)

El informe debe identificar tanto al paciente como al profesional que lo recibe, detallando el lugar, el momento y el servicio clínico en el que se realiza la atención. Al recibir un paciente accidentado o que sufre lesiones en el contexto de un crimen, el profesional deberá orientarse respecto a su identidad mediante el relato directo del paciente, de sus familiares o mediante su cédula de identidad o identificación si contase con ella. Sin embargo, para certificar su identidad se deben tomar sus huellas dactilares. Otros métodos de identificación son menos precisos e incluyen historia y registros dentales, estudios de ADN, análisis de fotografías, estimación de edad, sexo o identidad por antropometría.

El origen de las lesiones según el relato consiste en una anamnesis breve centrada en el contexto y causa de las lesiones. Difiere de una historia clínica, pues en este caso lo que se busca es esclarecer un hecho de importancia médico-legal más que los antecedentes relevantes desde un punto de vista terapéutico. Por supuesto, la obtención de la historia clínica habitual no puede ser diferida por centrarse en las implicancias legales de un paciente con lesión traumática. El relato puede ser aportado por el mismo paciente o por sus familiares, testigos del accidente o personal de rescate.

Independiente de la escasa información con la que se cuente, esta debe ser registrada.

El examen físico debe registrarse de forma minuciosa. Este consiste en un registro realizado posterior al examen físico dirigido a la estabilización e identificación de causas de riesgo vital para el paciente.

La lesionología y constatación de lesiones parte por un examen físico detallado que caracterice el tipo de lesiones, su forma y distribución, relación espacial con respecto a otras lesiones, una aproximación a su agente causal, su origen vital o post mortem y su pronóstico médico legal.

Conceptos de lesionología

Lesiones

- Lesión: toda alteración de la estructura anatómica y/o funcional de los tejidos, producida por la acción de agentes físicos, químicos o biológicos.
- Lesiones contusas: contusiones, equimosis o bolsas sanguíneas.
- Contusión: máculas cutáneas producidas por extravasación o infiltración sanguínea secundaria a rotura de capilares.
- Equimosis: colección de sangre dentro de un tejido, secundario a rotura de vasos mayores a capilares. Pueden ser superficiales o profundas, dentro de músculos, cavidades y órganos.
- Bolsas sanguíneas: colecciones sanguíneas que separan planos anatómicos.

Caracterización de las lesiones

- Temporalidad de la lesión describiéndose una progresión cromática: rojo/morada cuando es reciente; azulada a los 2-3 días; verdosa a los 7 a 12 días; amarilla a los 12-17 días, desapareciendo a los 25 días.
- Origen vital de la lesión: debido a alteraciones de la coagulación post mortem, contusiones y equimosis no se producen luego de que el sujeto ha fallecido, mientras que se observa ausencia de coagulación en bolsas sanguíneas producidas post mortem.
- Instrumento agresor: aunque en su mayoría son redondeadas, su forma puede orientar a algunos mecanismos específicos, como palos, látigos, sogas, etc.
- Lugar de aplicación de la violencia: generalmente se manifiestan en el lugar mismo del impacto violento, siendo excepciones las lesiones orbitarias o fracturas de base de cráneo. Su localización puede orientar a la causa de la lesión, observándose lesiones características de defensa, caída, sofocación, etc.
- Fracturas: solución de continuidad óseas, cerradas o expuestas. Generalmente, acompañadas de atrición de tejidos blandos adyacentes.
- Luxaciones: es una pérdida de la integridad articular con o sin fracturas asociadas.
- Herida: solución de continuidad de la epidermis. Puede ser originada por mecanismos contusos, lacerantes, penetrantes o por energía conducida "de adentro hacia afuera" en el caso de algunas fracturas expuestas.

Tipos de heridas

- Erosión y excoriación: herida de capa epidérmica de la piel. Es importante describir su localización dado que se relaciona con el mecanismo de la lesión. A su vez, es relevante describir su coloración, puesto que puede orientar a determinar la vitalidad de la lesión o su origen post mortem.
- Contusa: producida por el impacto de un elemento contuso contra el tejido o por compresión de los tejidos en contra una cresta ósea. Presentan forma irregular y dentada, con una zona marginal erosiva y otra equimótica con un fondo irregular característicamente cruzado por tejidos. Una forma especial de estas heridas es la mordedura, siendo esencial describir la arcada dentaria.
- Cortante: producida por deslizamiento de objeto cortante en el tejido. En general,

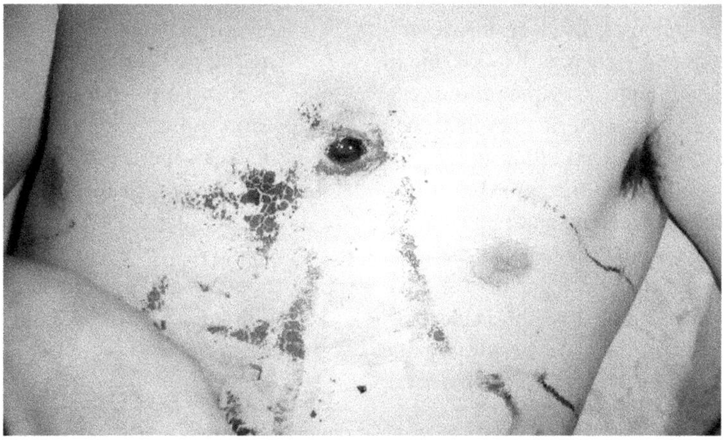

Figura 35.1. Lesión por arma de fuego en tórax.

tiene un rasgo único, bordes netos y poca infiltración sanguínea, con trayecto y profundidad uniforme. Se describe que ambos extremos de la herida tienen menor profundidad, lo que se denomina "cola". La cola de mayor profundidad corresponde al punto en el que se retiró el instrumento.

- Punzante: producido por objetos alargados y afilados, como agujas, clavos, astillas, etc. Su profundidad no es uniforme debido a que atraviesan diversos planos con diferente retracción de los tejidos. Por esta razón, su forma no suele guardar relación directa con el instrumento utilizado. Es importante describir su localización, número y relación con otras lesiones y con capas de ropa.
- Inciso-punzante: producidas por objetos cortantes mediante un mecanismo de presión perpendicular a la piel, por ejemplo, enterrar un cuchillo. En general, son de poca longitud, con mayor profundidad, con ligera excoriación de los bordes.
- Por arma de fuego: tienen un orificio de entrada, producen herida por el paso directo del proyectil entre las capas de tejido y por un mecanismo de onda expansiva del impacto. En las heridas que además tienen orificio de salida, se observa que este último es de mayor diámetro que el de entrada. Característicamente el orificio de entrada está rodeado por un anillo contuso-erosivo, el que en su disposición será uniforme si la bala ingresó perpendicularmente u oblicua en el caso contrario. Se describe además un "anillo de limpieza" por las marcas de la pólvora en la herida, las que pueden encontrarse en la piel, capas de ropa o incluso en planos más profundos de la dermis cuando el arma se encontraba "en carga" contra la piel. Existe otro hallazgo denominado tatuaje de pólvora que se origina por incrustación de pólvora en la dermis. Este, al igual que el anillo de limpieza, es orientador de la distancia, describiéndose una distancia necesaria máxima de 60 a 70 cm. En resumen, es esencial describir el orificio de entrada y salida, los órganos o cavidades comprometidas, lesiones asociadas y, de ser posible, describir el proyectil ya sea por observación o por características radiológicas. El anillo de limpieza orienta al tipo de arma, distancia y ángulo del disparo, por lo que debe buscarse y, en el caso de encontrarse "lavado" por capas de ropa, estas deben ser adecuadamente guardadas como evidencia [Figura 35.1].
- Quemaduras: pueden ser quemaduras químicas, por contacto con fuego o

materiales calientes. Es relevante describir su extensión y gravedad. Se clasifican médico-legalmente en primer grado (eritema), segundo grado (eritema y flictenas), tercer grado (escaras o tejido necrótico) y cuarto grado (carbonización).

- Por electricidad: se presentan heridas en el lugar de "entrada" de la corriente en la piel y una herida en el lugar de "salida" a tierra. Es importante describir la localización, patrón y forma de las heridas, ya que pueden orientar a su carácter accidental, suicida u homicida.
- Por agentes químicos/cáusticos: por ácidos (clorhídrico, sulfúrico) o álcalis (soda cáustica). Son utilizadas como medio de atentado personal o como accidente por intoxicación accidental en niños. Cada químico produce lesiones de aspecto característico de acuerdo a su coloración, por lo que debe ser descrito.

Otras lesiones

- Lesiones producidas por medios "psíquicos": producidas por emociones intensas en relación con un trauma, maltrato, acoso, etc. Se describen médico-legalmente de acuerdo a su intensidad, pudiendo incluso ser "mutilantes" en los casos en que el individuo presenta secuelas con gran deterioro de su funcionalidad. La psiquiatría forense es un capítulo aparte de la Medicina Legal, aunque es especialmente relevante en el contexto del traumatólogo cuando el paciente es encontrado en un estado de alteración mental que podría explicar el origen de las lesiones y/o del accidente o crimen, tales como estados psicóticos evidentes secundarios a una patología psiquiátrica descompensada o por drogas (en cuyo caso no pierde imputabilidad legal).
- Asfixia: a pesar de que no constituye una lesión elemental, existe un grupo de heridas y signos causadas por este mecanismo que es relevante diferenciar. Se describen heridas por ahorcamiento en que la erosión y la equimosis dejan la marca de la cuerda o material utilizado. Si el rasgo de la lesión es infrahioideo y "horizontal" da cuenta de un probable ahorcamiento por un tercero, mientras que si es suprahioideo con marcas de cuerda más verticalizada orienta a que el sujeto sufrió la asfixia estando colgado, lo que se observa frecuentemente en asfixias por suicidio.

ESTUDIO TOXICOLÓGICO

Cuando se recibe a un paciente que participó en un accidente de tránsito o un accidente laboral, o cuando un paciente es traído por la policía a constatar lesiones, es esencial determinar si se encuentra bajo la influencia de alcohol, drogas o fármacos que alteren su conducta. El rendimiento de los exámenes toxicológicos varía en relación a qué tipo de droga se quiere detectar, existiendo exámenes cuantitativos y otros cualitativos. De la misma manera, el tiempo en el que una droga es detectable en la sangre varía de acuerdo a su farmacocinética particular. Por esta razón, se recomienda pedir una muestra de sangre para alcoholemia de forma precoz y solicitar, además, una muestra de orina para estudio de la presencia de otras drogas. Muchas veces estas muestras no son requeridas de inmediato, sin embargo, ante un eventual proceso judicial es de gran utilidad tener una muestra guardada.

ORIGEN DE LA LESIÓN Y PRONÓSTICO

El origen de la lesión de acuerdo a la impresión clínica se basa en toda la información anterior. El médico debe entregar su impresión profesional sobre el origen de las lesiones en términos de posibilidad e imposibilidad de mecanismos causales, por ejemplo, "las lesiones descritas son o no compatibles con el método descrito en el relato, o con suicidio, homicidio, etc.". Es importante no entregar información que no pueda ser deducida directamente de los hallazgos y describir si existe información incompleta o faltante.

Cuadro 35.1.

<table>
<tr><th>Lesión</th><th>Tiempo de recuperación</th><th>Funcionalidad</th></tr>
<tr><td>Leve</td><td>menor de 15 días</td><td rowspan="3">Conservada</td></tr>
<tr><td>Menos grave</td><td>15 - 30 días</td></tr>
<tr><td>Grave</td><td>mayor de 30 días</td></tr>
<tr><td>Grave-Gravísima</td><td>mayor de 30 días</td><td>Gravemente afectada / muerte / amputación de órganos importantes / castración</td></tr>
</table>

El pronóstico médico legal tiene relación con el tiempo que se estima que demorará en curar una lesión y si la recuperación será completa o con deterioro de la funcionalidad. No tiene relación directa con el riesgo vital que significa para el paciente [Cuadro 35.1].

TANATOLOGÍA

La muerte es un evento único que ocurre en un proceso continuo, en el que progresivamente se van deprimiendo las funciones de autorregulación y homeostasis. El resultado final es un cuerpo en el que no existen funciones vitales, en proceso de descomposición. La tanatología es la ciencia que estudia el proceso de la muerte y los procesos fisiológicos involucrados. Mediante esta es posible aproximarse al momento exacto de la muerte del sujeto, y de los posibles mecanismos y circunstancias en que se habría desarrollado. Entonces, la tanatología aporta información respecto a la fecha estimada de muerte y su causa de muerte. No es objetivo de este capítulo abordar el proceso de autopsia, el cual se realizará en el Servicio Médico Legal.

Para el diagnóstico de muerte, a pesar de que puede existir una impresión evidente, hay que entender que la muerte es un proceso para el que no existen signos patognomónicos, existiendo algunos signos que pueden encontrarse en personas en riesgo vital reversible.

Signos negativos de muerte (inespecíficos)

- Circulación: la ausencia de pulso y latidos cardíacos puede observarse en el paciente en paro, y su tiempo para constituir muerte no está definido.
- Respiración: el cese de movimientos respiratorios e hipoxemia prácticamente carece de importancia médico legal para definir la muerte.
- Motividad: el cese de tono y movilidad vital, incluyendo inmovilidad o actitud cadavérica, facies cadavérica (caída de músculos faciales), relajación de esfínteres y midriasis.
- Sensibilidad: el cese de sensibilidad es inespecífica.

Signos positivos de muerte (específicos)

- Enfriamiento: velocidad dependiente de la temperatura del medio o si se encontraba en agua, hielo, etc. Como regla general, se iguala a la temperatura ambiental a las 24 horas.
- Deshidratación: dependiente de condiciones ambientales. Se observa acartonamiento de piel y heridas, se enturbia la córnea, se hunde el globo ocular.

- Livideces cadavéricas: fenómeno constante en casi todos los cadáveres que se produce por decantación de sangre de acuerdo a la gravedad. Traduce la posición en que fue encontrado el cadáver, que puede o no coincidir con la posición en la que murió. En órganos como hígado, pulmones, cerebro, se da este mismo fenómeno denominado hipóstasis.
- Rigidez y espasmo cadavérico: precedida por un período breve de flacidez. Es absolutamente constante. Se presenta desde las 3 horas de muerte, con un máximo a las 13 horas, desapareciendo a los 3 o más días. Una vez que se vence no se vuelve a producir, por lo que se encuentra alterada en cadáveres que fueron movidos.
- Putrefacción: por proliferación de microbiota habitual del organismo, que se extiende por mucosas y vasos. Se va produciendo de forma progresiva.
- Primera etapa (cromática): mancha verdosa típicamente abdominal por fermentación de microbiota del ciego. Ocurre entre 24 a 48 horas de la muerte.
- Segunda etapa (monstruosa): fermentación produce deformación del aspecto del cadáver. Se desarrolla entre la 3ª a 8-9ª semana.
- Tercera etapa: hasta los 3 años de descomposición, tejidos blandos se van transformando en una sustancia negra y maloliente como "grasa de carreta" (sanguis cadavérica).
- Cuarte etapa (preesquelética): desde los 3-4 años. Desaparición progresiva de partes blandas hasta quedar tendones, cartílagos y huesos.
- Quinta etapa (esquelética): quedan solo huesos de forma "indefinida".

Además, se describe una fauna cadavérica característica, con diferentes animales que pueden encontrarse en diferentes estados evolutivos que orientan al tiempo de muerte.

Remisión de fallecidos al Servicio Médico Legal (SML)

Deben ser derivados al SML todos los fallecidos que hayan muerto en las siguientes circunstancias:

- Muerte violenta: por accidentes de tránsito o laborales, homicidio o lesiones autoinferidas. Independiente del tiempo que haya estado hospitalizado el paciente.
- Muerte en lugar público.
- Toda muerte de causa no especificada que resulte sospechosa para el clínico.
- Toda muerte cuyo deceso genere un proceso penal, independiente de la causa de muerte.
- Todo fallecido no identificable por huellas dactilares.

El certificado de defunción será realizado en el SML, por lo que no debe realizarse en el centro de salud, sino que será:

- Notificado a Carabineros de Chile y, a través de ellos, a la fiscalía. Es necesario dejar constancia del nombre del fiscal notificado e, idealmente su N° de juzgado.
- Debe rellenarse el Formulario para Remisión de Fallecidos al Servicio Médico Legal
- Se debe solicitar el traslado al SML al servicio de movilización de este.
- El SML realizará la autopsia y otorgará el certificado de defunción.

Certificado de defunción

Debe realizarse por el primer médico que constata la muerte según lo dictado en el Decreto N° 460 en su Art. 1.: "Todo médico que asiste a una persona que fallece, está obligado a extender el certificado de defunción, señalando la causa de la muerte" y Art. 2: "En el caso de fallecimiento de una persona que haya sido atendida en algún servicio médico, con motivo de su última enfermedad, el certificado de defunción lo otorgará el jefe de servicio, siempre que el deceso ocurra dentro de las 48 horas de producida la atención ambulatoria u hospitalaria". En dicho certificado se señalará la causa de la muerte, teniendo como antecedente la información clínica de atención y siempre que no se presumiere fundadamente que ha fallecido por otra causa.

En esta ley se distinguen los casos en que el fallecido no hubiese sido atendido por un médico en las primeras 48 horas de su deceso. Frente a esta situación el certificado debe ser extendido por el jefe de servicio correspondiente (si se recibe a las 48 hrs a 30 días del deceso) o director del hospital (atención posterior a los 30 días, Art. 3 y 4).

Como se explicó previamente no se debe extender el certificado de defunción en los casos en que corresponda la remisión del fallecido al SML (Art. 5 y 6).

El certificado de defunción es una fuente de información estadística importante para el país y a su vez es un requisito para el proceso de sepultación, por lo que es crucial su adecuado registro. El documento consta de 2 secciones:

Sección I

Destinada al registro de hechos clínicos que produjeron la muerte:

- Causa inmediata: proceso o condición (evento o complicación terminal de una patología) que produjo la muerte.
- Causa intermedia: proceso ocasionado de una patología o complicación no terminal de una patología que llevó a la causa inmediata.
- Causa básica: patología originaria de la secuencia de complicaciones que llevaron a la muerte.

De estas, la causa inmediata es la única que debe ir descrita siempre, pudiendo dejar en blanco la causa básica o intermedia en el caso de que la causa inmediata explique todo el evento.

Es importante solo llenar un diagnóstico en cada casilla.

Sección II

Registro de condiciones clínicas o patológicas que influyeron en la muerte sin ser parte de la secuencia que llevó a la muerte.

Ejemplo:

- Sección I:
- Shock hemorrágico
- Hemorragia digestiva
- Daño hepático crónico
- Sección II: Diabetes Mellitus tipo II

¿CUÁNDO DERIVAR AL ESPECIALISTA?

- En cualquier situación en la que se sospeche un conflicto médico legal.
- Considerar aspecto médico legal en pacientes involucrados en accidentes laborales, de tránsito o lesiones violentas.
- Derivación al Servicio Médico Legal de todos los fallecidos por causas violentas o sospechosas, sin otorgar certificado de muerte.

PUNTOS CLAVES

- Aplicación de la Medicina Legal en Traumatología: la medicina legal utiliza conocimientos médicos para resolver cuestiones judiciales, siendo crucial para traumatólogos que manejan lesiones con posibles implicancias legales.
- Responsabilidad del médico: actuando como perito en casos judiciales, el médico debe aportar detalles esenciales sobre lesiones o muertes, y está obligado a denunciar posibles delitos que identifique durante su práctica.
- Enfrentando conflictos legales: con la evolución de la medicina y el mayor acceso a información, los médicos están más expuestos a demandas, enfatizando la importancia de la prevención de conflictos y el apoyo legal.
- Importancia del informe médico legal: en lesiones relacionadas con posibles delitos, es vital realizar un informe detallado que sirva como evidencia en procedimientos judiciales.
- Tanatología y reconocimiento de la muerte: reconocer y entender los signos y etapas de la muerte es crucial, especialmente, en casos de muerte sospechosa o violenta que requieran autopsia y otras investigaciones en el Servicio Médico Legal.

Preguntas y ejercicios de autoestudio

- Nombre tres ejemplos de responsabilidades médico-legales presentes en el actuar médico del traumatólogo.
- ¿Cuáles son las diferencias entre delito y cuasidelito?, ¿cuáles son las formas de indemnización de un daño médico-legal?
- ¿Cuál es la función del informe médico-legal y cuándo debe realizarse estudio toxicológico?
- ¿Cuándo debe derivarse a un fallecido al Servicio Médico Legal?
- ¿Cuándo y cómo debe completarse el certificado de defunción?

EPÍLOGO

ÉTICA, MORAL, DEONTOLOGÍA Y PROFESIONALISMO

Mario Orrego, Jorge Vergara y Jaime Paulos

Hace más de 70 año,s, en los albores de nuestra especialidad en Chile, un traumatólogo de la Escuela de Medicina de la Universidad Católica (UC), el Dr. Juan Fortune Haverbeck, no se cansaba de repetir a sus alumnos historias y consejos de cómo debían actuar frente a sus enfermos. Él no solo trasmitía verbalmente valiosos conceptos, sino que ejercía diariamente su trabajo de acuerdo a estos preceptos. De esta manera se convertiría en un verdadero maestro, inspirador de muchas generaciones de traumatólogos.

Por décadas, el Dr. Fortune entregaba a sus estudiantes apuntes con el contenido de sus clases. Con esa experiencia y gran esfuerzo, fue el primero en publicar en 1993 un Manual de Ortopedia y Traumatología UC, dedicado a los alumnos de pregrado y médicos generales. Es ese el texto que hoy nos orienta, tratando de incorporar el vertiginoso avance de la especialidad en los últimos años, manteniendo el espíritu UC, fundamentado en valores cristianos de amor y respeto al prójimo, con base en la ética, moral, deontología y profesionalismo.

La mayoría de los lectores de este libro habrá escuchado e incluso estudiado materias relacionadas con estos términos a lo largo de su carrera. Sin embargo, muchas veces todos nos confundimos en los mensajes y alcances de cada una de estas disciplinas, las que, por lo demás, con frecuencia son utilizadas como sinónimos o en forma combinada.

De manera muchas veces intuitiva sabemos que nuestro actuar como médicos se rige por principios básicos derivados de la beneficencia hacer el bien y la no maleficencia no hacer daño. ¿Cómo se relaciona y por qué resulta fundamental vincular lo anterior con la ética, moral y deontología?

El ejercicio médico hoy en día comprende infinitas y delicadas situaciones respecto de las que permanentemente estamos tomando decisiones en tiempos muy breves.

Revisaremos, con base en un caso clínico, aspectos prácticos de estos temas. "Hombre de 75 años, con dolor crónico en ambas rodillas, consulta para programar cirugía artroscópica por 'rotura de meniscos'".

Desde un punto de vista ético lo más importante es siempre privilegiar el interés primario del paciente. En este caso, aliviar el dolor. La ética es una disciplina reflexiva derivada de la filosofía y tiene un marcado carácter individual, aunque siempre basado en la búsqueda de hacer el bien. Aquí el traumatólogo deberá preguntarse si la cirugía artroscópica, con sus posibles complicaciones y en base en su experiencia y habilidades, puede aliviar el dolor o eventualmente producir más daño. La respuesta evidentemente deberá considerar muchos otros aspectos no mencionados en el caso: historia más completa, comorbilidades, examen físico, imágenes, etc. Será, por lo tanto, una recomendación personal la que el médico deberá proponer al enfermo.

Desde un punto de vista moral, nuestra sociedad espera y exige que el médico actúe a partir de principios éticos y técnicos propios de cada cultura. El criterio moral tiene, en consecuencia, un carácter de hacer lo aceptado por la mayoría y suele estar influenciado por aspectos religiosos. Es por esto que la moral en nuestro mundo occidental no necesariamente será igual a la moral de Oriente o África, aunque los principios éticos que la inspiran puedan ser similares.

Si retomamos nuestro caso clínico, hoy en día la mayoría de la población médica y no médica acepta que la cirugía meniscal artroscópica no está recomendada en pacientes mayores.

Desde un punto de vista deontológico, predominan las recomendaciones propias de cada profesión u oficio. La mayoría de ellas se basan en principios éticos, incorporan también aspectos morales, aceptados por grupos de profesionales afines (colegios profesionales, sociedades médicas, por ejemplo) que buscan el bien, pero están orientadas al actuar y al deber del profesional. Por lo tanto, en la deontología siempre existen eventuales sanciones, de distinta índole, para aquellos que no siguen las recomendaciones o no adhieren a las declaraciones de dichos grupos de interés. Por eso es fundamental que el médico revise las publicaciones que sus pares hacen al respecto en cada una de las situaciones que enfrente. Clásicamente para esto existen los códigos de ética profesional, manuales de buenas prácticas u otros textos similares. Todos ellos recomiendan actuar de acuerdo a la mejor evidencia disponible. En suma, en el caso clínico planteado, la indicación de cirugía artroscópica meniscal sería excepcional.

Desde el punto de vista del "profesionalismo médico" se espera que el profesional actúe con integridad, siempre privilegiando el interés del paciente por sobre el propio, de acuerdo a aspectos éticos, morales, deontológicos, pero además técnicos (conocimientos y habilidades), detallados y agrupados en un acuerdo o contrato entre la medicina y la sociedad que abarca un listado de competencias consideradas fundamentales para el ejercicio profesional. Estos compromisos en el actuar, aunque de suyo muy antiguos, han tomado más relevancia este último siglo gracias a acuerdos y consensos entre las más importantes organizaciones de la salud y de la educación médica mundial. En consecuencia, tienen un carácter de responsabilidades universales que buscan orientar al médico en cualquier escenario.

Retomemos el paciente presentado. Tal como hemos visto, tiene pocas posibilidades de ser operado. Sin embargo, imaginemos que el traumatólogo después de analizar el caso en detalle y tomando en consideración todos los aspectos señalados decide que la opción quirúrgica es la mejor alternativa. Para actuar "profesionalmente" antes de realizar la meniscectomía, deberá ofrecer no indicar el procedimiento al paciente, asegurándose de que lo comprenda y acepte, señalando las posibles complicaciones y malos resultados, considerando también costos financieros y de oportunidad. Deberá, además, actuar minimizando sus conflictos de interés, acompañando permanentemente al paciente, manteniendo la confidencialidad del proceso y estar dispuesto a ser escrutado por sus pares. No es, por lo tanto, fácil decidir operar a un paciente de 75 años que consulta por "rotura de meniscos".

En resumen, podemos entender todo lo expuesto, como un continuo de principios y reglas que guían el quehacer médico. La base fundamental es la ética personal y reflexiva, la que debe respetar la moral social, apoyándose en instrumentos deontológicos y enmarcándose bajo el concepto de profesionalismo médico, el cual compromete el actuar frente al paciente y la sociedad de acuerdo a valores contemporáneos.

Esperamos que los lectores comprendan la importancia de la ética, la moral, la deontología y el profesionalismo en su diario vivir. Les recomendamos que cuando revisen este manual se imaginen que al frente tienen una persona enferma, con un tipo de dolor relacionado con la patología que están estudiando y que nunca olviden que esa persona les consulta confiada en que recibirá la mejor atención.

Si hacen este ejercicio, obtendrán un beneficio directo para los pacientes, la sociedad y, por supuesto, para ustedes como médicos tratantes. Confiamos en que este texto los oriente en los escenarios cada vez más complejos y cambiantes de estos nuevos tiempos.

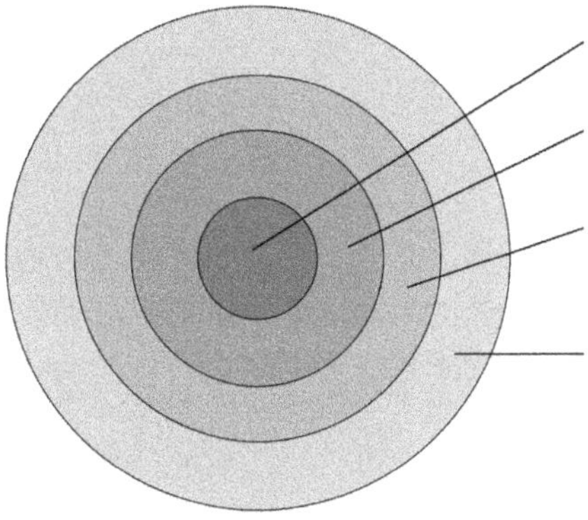

Ética: personal, reflexiva, autónoma, orientada a lo "bueno", no normativa ni exigible.

Moral: grupal, orientada al "deber", normativa y exigible.

Deontología: similar a lo moral, pero ejercida por un grupo de pares orientada al "cómo hacer". Establece mínimos esperados y sancionables.

Profesionalismo: incorpora todos los aspectos anteriores en el marco de un pacto o contrato exigible entre profesionales y la sociedad, considerando valores contemporáneos.

www.ingramcontent.com/pod-product-compliance
Lightning Source LLC
LaVergne TN
LVHW080301061026
849532LV00012BA/3999